Reinhard Larsen Thomas Ziegenfuß: Beatmung, 2. Auflage

Springer
*Berlin
Heidelberg
New York
Barcelona
Hongkong
London
Mailand
Paris
Singapur
Tokio*

Reinhard Larsen   Thomas Ziegenfuß

Beatmung
Grundlagen und Praxis

Mit 100 Abbildungen in 209 Einzeldarstellungen und 25 Tabellen

2., korrigierte Auflage

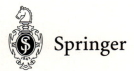

Prof. Dr. med. Reinhard Larsen
Universität Saarbrücken
Klinik für Anästhesiologie und Intensivmedizin
Universitätskliniken des Saarlandes
66421 Homburg

Dr. med. Thomas Ziegenfuß
St.-Josef-Krankenhaus
Abteilung für Anästhesie und Intensivmedizin
Asberger Straße 4
47441 Moers

ISBN 3-540-65436-4 2. Auflage
Springer Verlag Berlin Heidelberg New York

ISBN 3-540-60461-8 1. Auflage Springer-Verlag Berlin Heidelberg New York

Die Deutsche Bibliothek – CIP-Einheitsaufnahme
Larsen, Reinhard: Beatmung : Grundlagen und Praxis / Reinhard Larsen ; Thomas
Ziegenfuß. – 2., korrigierte Aufl. – Berlin ; Heidelberg ; New York ; Barcelona ;
Hongkong ; London ; Mailand ; Paris ; Singapur ; Tokio : Springer, 1999
ISBN 3-540-65436-4

Dieses Werk ist urheberrechtlich geschützt. Die dadurch begründeten Rechte, insbesondere die der Übersetzung, des Nachdrucks, des Vortrags, der Entnahme von Abbildungen und Tabellen, der Funksendung, der Mikroverfilmung oder der Vervielfältigung auf anderen Wegen und der Speicherung in Datenverarbeitungsanlagen, bleiben, auch bei nur auszugsweiser Verwertung, vorbehalten. Eine Vervielfältigung dieses Werkes oder von Teilen dieses Werkes ist auch im Einzelfall nur in den Grenzen der gesetzlichen Bestimmungen des Urheberrechtsgesetzes der Bundesrepublik Deutschland vom 9. September 1965 in der jeweils geltenden Fassung zulässig. Sie ist grundsätzlich vergütungspflichtig. Zuwiderhandlungen unterliegen den Strafbestimmungen des Urheberrechtsgesetzes.

© Springer-Verlag Berlin Heidelberg 1997, 1999
Printed in Germany

Die Wiedergabe von Gebrauchsnamen, Handelsnamen, Warenbezeichnungen usw. in diesem Werk berechtigt auch ohne besondere Kennzeichnung nicht zu der Annahme, daß solche Namen im Sinne der Warenzeichen- und Markenschutzgesetzgebung als frei zu betrachten wären und daher von jedermann benutzt werden dürften.

Produkthaftung: Für Angaben über Dosierungsanweisungen und Applikationsformen kann vom Verlag keine Gewähr übernommen werden. Derartige Angaben müssen vom jeweiligen Anwender im Einzelfall anhand anderer Literaturstellen auf ihre Richtigkeit überprüft werden.

Umschlag: de'blick, Berlin
Satz: Appl, Wemding
SPIN: 10707735   22/3133 – 5 4 3 2 1 0 – Gedruckt auf säurefreiem Papier

Widmung

Meinen Söhnen, Alexander und Nicolas, gewidmet (R. L.)

Für Kerstin und Alexander-David (T. Z.)

Vorwort zur 1. Auflage

> Daß die Menschen so oft falsche Urteile fällen, rührt gewiß nicht allein aus einem Mangel an Einsicht und Ideen her, sondern hauptsächlich davon, daß sie nicht jeden Punkt im Satz unter das Mikroskop bringen und bedenken.
> Lichtenberg (1778), Sudelbücher, Nr. 864

Die maschinelle Beatmung, früher ein eher einfacher mechanischer Vorgang, hat sich dank neuer Respiratortechnologie und einer Vielzahl unterschiedlicher Beatmungsmodi, zu einer komplexen therapeutischen Maßnahme entwickelt, die vom Intensivmediziner ein umfassendes Verständnis der Grundlagen, Prinzipien und Differentialindikationen verlangt. Diese Grundvoraussetzung jeder praktischen Beatmungstherapie kann heutzutage nicht mehr, gleichsam nebenbei am Krankenbett, erworben werden, sondern bedarf eines intensiven Studiums und Selbstdenkens. Das vorliegende Buch soll nach dem Willen der Autoren den Weg dorthin aufzeigen und zum „Gebrauch der eigenen Augen", sprich, zum Lernen durch sorgfältige Beobachtung und praktisches Tun anregen.

Das Buch ist eine systematische Einführung in die maschinelle Beatmung und Atemunterstützung des Intensivpatienten, ein Lehr- und Lernbuch, das dem Leser in leicht verständlicher Weise, ausgehend von den anatomischen, physiologischen und pathophysiologischen Grundlagen, das zwingend erforderliche Rüstzeug für die Praxis der Beatmung auf der Intensivstation und im Operationssaal vermittelt. Im praktischen Teil des Buches, der angewandten Atem- und Beatmungstherapie, werden die Einteilung und Klassifizierung der Beatmungsgeräte und Beatmungsformen dargestellt, gefolgt von einer ausführlichen Beschreibung der Einstellgrößen am Respirator, der Standardformen der Beatmung, der alternativen Beatmungsformen und schließlich der derzeit als unkonventionell eingestuften Verfahren der Atemunterstützung, bis hin zu den adjuvanten Maßnahmen wie Überwachung der Beatmung, Lungenpflege, fiberoptische Bronchoskopie und Thoraxdrainagen. Ein weiterer praktischer Teil des Buches befaßt sich mit der Atemunterstützung und Beatmung bei typischen respiratorischen Erkrankungen und Störungen wie ARDS, akute Dekompensation bei COPD, Status asthmaticus und Thoraxtrauma. Im vierten und letzten Teil schließlich werden spezielle Beatmungsprobleme dargestellt: Beatmung bei Schädel-Hirn-Trauma und erhöhtem intrakraniellen Druck, Beatmung von Kindern, Narkosebeatmung und die postoperative Routinebeatmung.

Es war unsere Absicht, ein umfassendes, aber dennoch kompaktes Lehrbuch für die Kitteltasche vorzulegen, in dem die maschinelle Beatmung und Atemunterstützung auf der Grundlage gesicherter physiologischer und klinischer Untersuchungen dargestellt und dem Intensivmediziner praktische Leitlinien für seine Tätigkeit auf der Intensivstation an die Hand gegeben werden. Daher haben wir uns nicht nur auf unsere eigene intensivmedizinische Erfahrung gestützt und neue Blicke durch alte Löcher geworfen, sondern, neben den aktuellen Erkenntnissen der wissenschaftlichen Literatur und der intensivmedizinisch tätiger Kollegen, wenn immer möglich, die Empfehlungen von Konsensuskonferenzen zur Klassifizierung von Respiratoren, Beatmungsformen und zur Therapie respiratorischer Erkrankungen berücksichtigt, wohl wissend, daß es sich hierbei nicht selten um vorläufige Leitlinien handelt, die weiterentwickelt und dem jeweiligen wissenschaftlichen Erkenntnisstand angepaßt werden müssen.

Das Buch wendet sich an alle Ärzte, die Intensivpatienten betreuen, seien es Anästhesisten, Chirurgen, Neurochirurgen, Internisten, Neurologen und Pädiater; weiterhin an Ärzte in Weiterbildung, die sich mit Fragen der Atemunterstützung und Beatmung befassen wollen; und nicht zuletzt an alle auf den verschiedenen Intensivstationen und in anästhesiologischen Operationsbereichen tätigen Schwestern und Pfleger. Die Gruppe der Fachschwestern und -pfleger für Intensivmedizin bedarf, wie die Ärzte, einer speziellen Unterweisung in der maschinellen Beatmung sowie der unterstützend und ergänzend eingesetzten respiratorischen Therapiemaßnahmen einschließlich derer spezifischer Auswirkungen und Gefahren. Denn gerade die Mitglieder dieser Gruppe sind es, die während ihrer kontinuierlichen Anwesenheit am Bett des beatmeten Patienten die Funktion des Respirators überwachen, bedrohliche Komplikationen rechtzeitig erkennen und besonders die respiratorische Therapie einschließlich der unterstützenden Maßnahmen umsetzen müssen. Für sie soll das vorliegende Buch als Ausbildungsgrundlage dienen, aber auch zum (zugegeben nicht ganz einfachen) Selbststudium anregen.

Die Autoren danken sehr herzlich Frau Kerstin Rupp, Klinik für Anästhesiologie und Intensivmedizin der Universitätskliniken des Saarlandes, für die perfekte EDV-Erfassung des Manuskripts und die unermüdliche Hilfe bei der Korrektur des Umbruchs, Herrn Victor Oehm, Springer Verlag, für die nie nachlassende Unterstützung und empathische Begleitung bei der Verwirklichung des Textes sowie Herrn J. Sydor, Springer Verlag, für stets kompetente, reibungslose und angenehme Zusammenarbeit bei der Herstellung des Buches.

Homburg, im Juli 1997   R. LARSEN   T. ZIEGENFUSS

Inhaltsverzeichnis

1 Anatomie der Atmungsorgane 1
2 Physiologie der Atmung 30
3 Blutgase 101
4 Säure-Basen-Haushalt 129
5 Respiratorische Insuffizienz –
  Allgemeine Pathophysiologie 159
6 Endotracheale Intubation 182
7 Tracheotomie 246
8 Klassifizierung und Steuerungsprinzipien
  der Beatmungsgeräte 272
9 Einteilung und Klassifikation
  der Beatmungsformen 295
10 Einstellgrößen am Respirator 313
11 Standardformen der Beatmung 343
12 Alternative Beatmungsformen 364
13 Unkonventionelle Verfahren
   der respiratorischen Unterstützung 397
14 Praxis der Beatmung 413
15 Auswirkungen und Komplikationen
   der Beatmung 440
16 Überwachung der Beatmung 473
17 Analgesie, Sedierung und Muskelrelaxierung . 516
18 Lungenpflege 537
19 Fiberoptische Bronchoskopie 564
20 Thoraxdrainagen 574
21 Akutes Lungenversagen (ARDS) 593

22 Akute respiratorische Insuffizienz bei chronisch-obstruktiver Lungenerkrankung (COPD) 618
23 Status asthmaticus 646
24 Beatmung beim Thoraxtrauma 662
25 Beatmung bei Schädel-Hirn-Trauma und erhöhtem intrakraniellem Druck 677
26 Beatmung von Kindern 685
27 Intra- und postoperative Beatmung 698
28 Sachverzeichnis 714

1 Anatomie der Atmungsorgane

ÜBERSICHT

1	**Atemwege**	2
1.1	Trachea	3
1.2	Extrapulmonale Hauptbronchen	4
2	**Lungen**	6
2.1	Lungenlappen	6
2.2	Lungensegmente, Segmenta bronchopulmonalia	8
2.3	Lungenläppchen, Lobuli pulmonalis	10
2.4	Azinus	11
2.5	Bronchialbaum der Lunge	11
2.5.1	Lappenbronchen	13
2.5.2	Segmentbronchen	13
2.5.3	Bronchiolen	13
2.5.4	Bronchioli respiratorii	13
2.5.5	Wandaufbau des konduktiven Bronchialbaums	14
2.5.6	Bronchialschleimhaut und muköziliäre Clearance	15
2.6	Alveolen, Ort des Gasaustausches	16
2.6.1	Interalveolarsepten	16
2.6.2	Blut-Luft-Schranke	19
2.7	Blutgefäßsystem der Lunge	20
2.7.1	Aa. pulmonalis	21
2.7.2	Lungenvenen	22
2.7.3	Blutmenge im Lungenkreislauf	22
2.7.4	Vasa privata	22
2.7.5	Lymphgefäße	23
2.8	Innervation der Lunge	23

3	Pleura und Pleurahöhlen	23
3.1	Lungen- und Pleuragrenzen	25
4	Thoraxskelett	27
5	Atemmuskulatur	27
	Literatur	29

Die Atmungsorgane bestehen aus den Atemwegen und den Lungen. Wichtigste Funktion der Atmungsorgane ist die **äußere Atmung**, die Aufnahme von Sauerstoff und die Abgabe von Kohlendioxid. Hierbei dienen die Atemwege dem Transport der Atemgase sowie der Reinigung, Anfeuchtung und Erwärmung der Inspirationsluft, weiterhin der Laut- und Sprachbildung. Der Austausch der Atemgase erfolgt in den Alveolen durch Diffusion, der Gaswechsel durch Volumenänderungen der Lunge. Dieser Vorgang wird als **Ventilation** bezeichnet.

1 Atemwege

Topographisch werden obere und untere Atemwege unterschieden (Abb. 1.1):
- **obere Atemwege:** Nasenhöhle, Pharynx, Kehlkopf,
- **untere Atemwege:** Trachea, Bronchialsystem der Lunge.

Funktionell werden die Atmungsorgane in luftleitende und respiratorische, d. h. gasaustauschende Abschnitte unterteilt:
- **luftleitende Abschnitte:** Nasenhöhle, Kehlkopf, Trachea, Bronchen, Bronchiolen, Bronchioli terminales,
- **gasaustauschende Abschnitte:** Bronchioli respiratorii, Alveolen.

Die Atemwege beginnen mit den beiden Nasenlöchern und enden in den Alveolen. Zwischen Nase und Alveolen sind die luftleitenden Abschnitte geschaltet. Sie leiten die Atemluft, am Gasaustausch sind sie hingegen nicht beteiligt.

Der Tracheobronchialbaum mit seiner zunehmenden Aufzweigung kann in verschiedene Generationen von luftleitenden Wegen eingeteilt werden, beginnend bei der Trachea als Generation 0 und endend in den Alveolarbläschen als Generation 23.

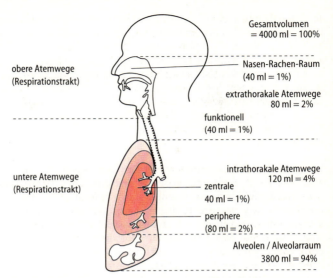

Abb. 1.1. Einteilung des Respirationstrakts und Verteilung der Luftvolumina bei Atemmittellage. Der Respirationstrakt besteht aus den extra- und intrathorakalen Atemwegen und dem Alveolarraum. Der Kehlkopf trennt den oberen vom unteren Respirationstrakt. Der Durchmesser der peripheren Atemwege beträgt weniger als 2 mm. (Mod. nach Matthys 1988)

1.1 Trachea

Die Trachea ist eine ca. 10–12 cm lange Röhre mit einem Durchmesser von 1,8–2 cm. Sie beginnt extrathorakal unterhalb des Ringknorpels (Pars cervicalis), in Höhe des 4.–7. Halswirbelkörpers und verläuft intrathorakal (Pars thoracica) durch das obere Mediastinum bis zur Verbindung zwischen Corpus und Manubrium des Sternums, 5–7 cm von der Haut entfernt; dort, an der Bifurkation, verzweigt sie sich in die beiden Hauptbronchen. Die Bifurkation befindet sich – abhängig vom Alter – in Höhe des 4.–5. Brustwirbels (beim Neugeborenen: 2. BW, beim Älteren: 7. BW).

Aufbau der Wand. Die äußere Wand besteht aus 16–20 elastisch miteinander verbundenen, hufeisenförmigen Knorpeln. Die Hinterwand dagegen wird von der knorpelfreien, bindegewebig-muskulösen Pars membranacea gebildet; diese membranöse Hinterwand liegt über den ganzen Verlauf der Trachea dem Ösophagus an. Durch die Knorpelspangen bleibt das Lumen der Trachea ständig geöffnet, allerdings genügen bereits Drücke von ca. 40 cm H_2O (1 cm H_2O = 98,07 Pa), um die Trachea im extrathorakalen, d. h. Halsbereich vollständig zu verschließen. Diese Gefahr besteht z. B. bei Nachblutungen von Schilddrüsenoperationen. Im Thorax kann die Trachea durch hohe intrathorakale Drücke, z. B. beim Husten, komprimiert werden.

Aufgrund ihrer hohen Elastizität verlängert sich die Trachea bei tiefer Inspiration um bis zu 5 cm, auch folgt sie allen Kopf-, Kehlkopf- und Halsbewegungen.

Schleimhaut. Die innere Schicht der Trachea wird von einer Schleimhaut mit Flimmerepithel und einer drüsenreichen Lamina propria gebildet. Die Schleimhaut ist fest mit den Knorpelspangen verbunden, über der Pars membranacea hingegen verschieblich. Die Drüsen bilden ein seromuköses Sekret, das als dünnflüssiger Film direkt dem Epithel aufliegt. In diesem Schleimfilm schlagen die Kinozilien in Richtung Kehlkopf und befördern einen eingedickten Film mit Staubteilchen und Mikroorganismen nach oben. Dieser Mechanismus, der selbst in den kleinsten Bronchiolen vorhanden ist, wird als **mukoziliäre Clearance** bezeichnet.

Zu den Zellen ohne Zilien gehören die schleimproduzierenden Becherzellen, weiterhin Basalzellen – kleine Zellen mit ovalem Kern.

Innervation und Gefäßversorgung. Der M. trachealis der Pars membranacea wird vom N. vagus über Äste des N. laryngeus recurrens innerviert, im unteren Bereich durch direkte Äste. Die sensible und sekretorische Innervation der Schleimhaut erfolgt ebenfalls durch den N. vagus. Die Gefäße der Schleimhaut werden von sympathischen Fasern des Grenzstrangs innerviert, die z. T. mit Vagusästen zur Trachea ziehen.

Die Blutversorgung der Trachea erfolgt überwiegend aus der A. thyroidea inferior.

1.2 Extrapulmonale Hauptbronchen

An der Bifurkation der Trachea springt vom letzten Trachealknorpel ein halbmondförmiger Sporn, die Carina, in die Lichtung vor. Hier beginnt die gabelförmige Aufteilung in den rechten und linken Hauptbronchus, die beide am jeweiligen Lungenhilus in ihre Lunge eintreten und sich unmittelbar danach weiter aufzweigen, beginnend mit dem Oberlappenbronchus (Abb. 1.2).

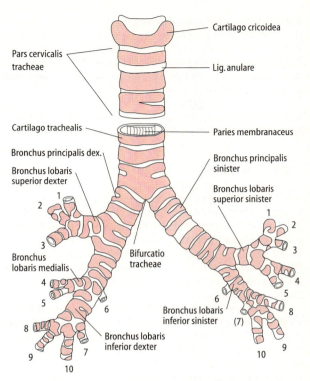

Abb. 1.2. Trachea, Haupt-, Lappen- und Segmentbronchien. Der mittlere Trachealabschnitt wurde weggelassen, um den Paries membranaceus darzustellen. (Mod. nach Schiebler 1995)

Zwischen rechtem und linkem Hauptbronchus bestehen folgende klinisch wichtigen Unterschiede:
- rechter Hauptbronchus: kurz, 1–2,5 cm lang; etwas größerer Durchmesser (ca. 14 mm); Winkel zwischen Trachea und Bronchus: nur 22°,
- linker Hauptbronchus: 4,5–5 cm lang; Durchmesser ca. 12,5 mm; stärkere Abwinkelung: mindestens 35°,
- Winkel zwischen beiden Bronchen: variabel, meist 55°–65°.

Wegen der geringeren Abwinkelung gelangen Fremdkörper oder ein zu tief eingeführter Tubus beim Erwachsenen leichter in den rechten Hauptbronchus.

Bei tiefer Inspiration erweitern sich die Hauptbronchen um 2–3 mm.

Wandaufbau und Schleimhaut. Der Aufbau von Wand und Schleimhaut der Hauptbronchen entspricht dem der Trachea: rechts 6–8, links 9–12 hufeisenförmige Knorpelspangen an den Vorder- und Seitenwänden, bindegewebig-muskulöse Membran an der Hinterseite mit hoher Elastizität, Schleimhaut aus zylindrischem Epithel mit Flimmerzellen und schleimproduzierenden Becherzellen.

Innervation und Gefäßversorgung. Innervation s. Trachea; die Gefäßversorgung der Hauptbronchen erfolgt überwiegend aus Rr. bronchiales.

2 Lungen

Die beiden Lungen, Pulmo dexter und Pulmo sinister, gliedern sich in Lappen, Segmente, Läppchen und Azini (Abb. 1.3). Jede Lunge füllt eine der beiden Pleurahöhlen aus und ist, bis auf den Lungenhilus, vollständig mit der **Pleura visceralis,** dem Lungenfell, überzogen. Die Pleura visceralis ist von der glatten mesothelialen Auskleidung der Pleurahöhle, der **Pleura parietalis** oder dem Rippenfell, durch den Pleuraspalt getrennt. Im Pleuraspalt befindet sich ein Flüssigkeitsfilm, der die Verschieblichkeit der Lunge ermöglicht.

Die Lungen sind durch das Mesopneumonium am Mediastinum befestigt; das Mesopneumonium wird durch die Umschlagfalte der Pleura visceralis in die Pleura parietalis gebildet. Der obere Teil des Mesopneumoniums umfaßt den **Lungenhilus,** Hilum pulmonis, mit Hauptbronchus, Lungengefäßen und Nerven, der untere Teil ist als Duplikatur zum Lig. pulmonale ausgezogen.

Beide Lungen sind grundsätzlich ähnlich gestaltet und gegliedert, allerdings mit einigen Unterschieden. So besteht die rechte Lunge aus 3 Lappen, die linke hingegen nur aus 2.

2.1 Lungenlappen

Beide Lungen werden durch Spalten, Fissurae interlobares, die fast bis zum Hilus einschneiden, in Lungenlappen getrennt. Die Lungenlappen

Abb. 1.3. Topographie der Lungenlappen und -segmente; *links* Ansicht von vorn, ▷ *rechts* Seitenansicht. Der rechte Mittellappen liegt der vorderen Thoraxwand an, der Unterlappen der lateralen und hinteren Wand. Die Zahlen kennzeichnen die entsprechenden Segmente. Die Lingulasegmente der linken Lunge weisen einen gemeinsamen Stamm auf, vergleichbar dem des rechten Mittellappenbronchus. Das 7. Segment ist links meist nicht ausgebildet

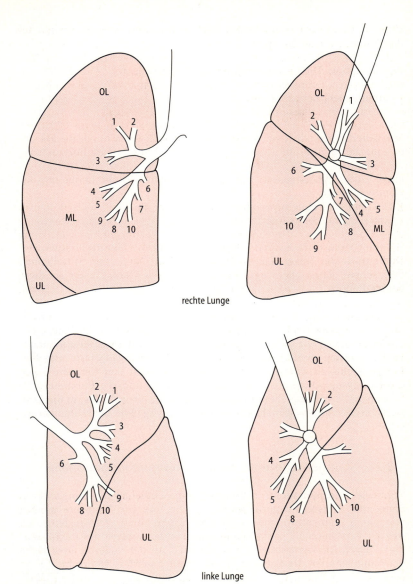

rechte Lunge

linke Lunge

Abb. 1.3 (Legende s. S. 6)

2 Lungen

sind von der Pleura visceralis überzogen, die in der Tiefe der Spalten auf den Nachbarlappen übergeht.

Rechte Lunge. Die rechte Lunge besteht aus 3 Lappen:
- Oberlappen, Lobus superior,
- Mittellappen, Lobus medius,
- Unterlappen, Lobus inferior.

Der Unterlappen wird von den beiden anderen Lappen durch die Fissura obliqua getrennt, Mittel- und Oberlappen durch die Fissura horizontalis.

Linke Lunge. Im Gegensatz zur rechten besteht die linke Lunge nur aus 2 Lappen:
- Oberlappen, Lobus superior,
- Unterlappen, Lobus inferior.

Getrennt werden die beiden Lappen nur durch die Fissura obliqua. Der Oberlappen der linken Lunge entspricht dem Ober- und Mittellappen der rechten. Er ist allerdings, bedingt durch das Herz, kleiner als diese beiden Lappen.

Lungenhilus. Hauptbronchus, Gefäße und Nerven bilden im Lungenhilus die **Lungenwurzel,** Radix pulmonis. Am weitesten dorsal liegt der Hauptbronchus; vor dem Bronchus verläuft die eintretende Pulmonalarterie. Die Lungenvenen verlaufen unterhalb der Lungenarterie und fließen im Hilus zu 2 Stämmen zusammen. Zwischen den Gefäßen liegen die Hiluslymphknoten; um den Hauptbronchus und die Pulmonalgefäße ziehen die Äste des Plexus pulmonalis, die Rr. bronchiales, in die Lunge, während die Vv. bronchiales und die Lymphgefäße den Hilus verlassen.

2.2 Lungensegmente, Segmenta bronchopulmonalia

Segmente sind pyramiden- bis kegelförmige Einheiten der Lunge, deren Spitze zur Hilusregion gerichtet ist (s. Abb. 1.4). Die Segmente werden von einem Segmentbronchus, seinen Ästen und einem stets begleitenden Ast der A. pulmonalis gebildet und voneinander – allerdings unvollständig – durch Bindegewebssepten abgegrenzt. An der äußeren Oberfläche der Lunge können die Segmente nicht erkannt werden. Die rechte Lunge besteht in der Regel aus 10 Segmenten, die linke hingegen aus 9 (Tabelle 1.1).

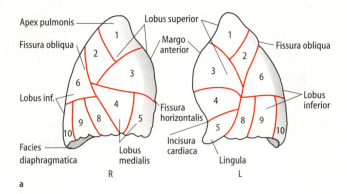
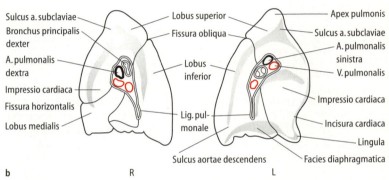

Abb. 1.4. a Seitenansicht (Facies costalis) der rechten und linken Lunge; Segmentgrenzen *rot*, Lungensegmente durch *Ziffern* gekennzeichnet; Felderung der Lungenoberfläche entsprechend den Lobuli. **b** Mediale Ansicht der rechten und linken Lunge; Lungenhilus mit Arterien *(schwarz)*, Venen *(rot)* und Bronchien (linker Hauptbronchus nicht bezeichnet). (Mod. nach Schiebler 1995)

> Beide Lungen enthalten folgende Anzahl an Segmenten:
> - rechte Lunge: 10 Segmente, davon 3 im Oberlappen, 2 im Mittellappen und 5 im Unterlappen,
> - linke Lunge: 9 Segmente, davon 5 im Oberlappen und 4 im Unterlappen.

Die Segmentbronchen treten am Hilus ein und verlaufen in der Segmentachse; sie verzweigen sich im Segment mit 6–12 dichotomen Aufteilungen

Tabelle 1.1. Lungensegmente und zugeordnete Bronchien

Rechte Lunge	
Lobus superior Segmentum apicale (1) Segmentum posterius (2) Segmentum anterius (3)	**Bronchus lobaris superior dexter** Bronchus segmentalis apicalis Bronchus segmentalis posterior Bronchus segmentalis anterior
Lobus medius Segmentum laterale (4) Segmentum mediale (5)	**Bronchus lobaris medius dexter** Bronchus segmentalis lateralis Bronchus segmentalis medialis
Lobus inferior Segmentum superius (6) Segmentum basale mediale (7) Segmentum basale anterius (8) Segmentum basale laterale (9) Segmentum basale posterius (10)	**Bronchus lobaris inferior dexter** Bronchus segmentalis superior Bronchus segmentalis basalis medialis Bronchus segmentalis basalis anterior Bronchus segmentalis basalis lateralis Bronchus segmentalis basalis posterior
Linke Lunge	
Lobus superior Segmentum apicoposterius (1+2) Segmentum anterius (3) Segmentum linguare superius (4) Segmentum linguare inferius (5)	**Bronchus lobaris superior sinister** Bronchus segmentalis apicoposterior Bronchus segmentalis anterior Bronchus lingularis superior Bronchus lingularis inferior
Lobus inferior Segmentum superius (6) Segment fehlt meist Segmentum basale anterius (8) Segmentum basale laterale (9) Segmentum basale posterius (10)	**Bronchus lobaris inferior sinister** Bronchus segmentalis superior Bronchus segmentalis basalis anterior Bronchus segmentalis basalis lateralis Bronchus segmentalis basalis posterior

in die mittleren und kleinen Bronchen, auf die schließlich die Bronchiolen folgen.

2.3 Lungenläppchen, Lobuli pulmonalis

Die Lungenläppchen (Abb. 1.5) sind durch lockeres Bindegewebe voneinander abgegrenzt, allerdings nur in der mittleren Zone der Lungenlappen zu erkennen. Hier bilden sie polygonale Felder mit einem Durchmesser von 1–4 cm, während im Lappenkern keine lobuläre Unterteilung vorhanden ist.

Ein Läppchen wird von Bronchiolen der 1. Generation versorgt, die sich im Läppchen 3- bis 4mal aufteilen. Die letzte Generation sind die Bronchioli terminales. Aus ihnen gehen die Endaufzweigungen des Bronchialbaums hervor, auf denen sich die Alveolen befinden.

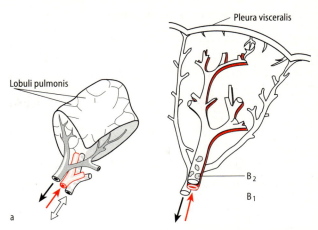

Abb. 1.5. a Bronchopulmonales Segment. Die Segmentarterie und der Bronchus segmentalis treten an der Kante in das keilförmige Segment ein, die Vene *(rot)* verläuft intersegmental. Lobuli durch eingelagerten Kohlenstaub scharf abgegrenzt. **b** Schematische Darstellung eines Lobulus. B_1 kleiner Bronchus, B_2 Bronchiolus. (Mod. nach Schiebler 1995)

2.4 Azinus

Ein Azinus umfaßt die aus einem Bronchiolus terminalis hervorgehende Endaufzweigung mit den zugehörigen Alveolen, den kammerartigen Lungenbläschen. Die Azini sind voneinander nicht durch Bindegewebe abgegrenzt. Ein Acinus pulmonalis umfaßt 1500–4000 Alveolen, der Durchmesser beträgt 2,5–5, maximal 8 mm.

2.5 Bronchialbaum der Lunge

Der Bronchialbaum besteht aus einem proximalen *konduktiven* Abschnitt, der die Atemluft lediglich leitet, und einem distalen Abschnitt, in dem der *Gasaustausch* stattfindet (Abb. 1.6).

Der konduktive Abschnitt entspricht dem Totraumanteil des Atemzugvolumens. Insgesamt lassen sich folgende luftleitende Abschnitte des Bronchialbaums unterscheiden:
- rechter und linker Hauptbronchus (s. oben),
- Lappenbronchen,
- Segmentbronchen,

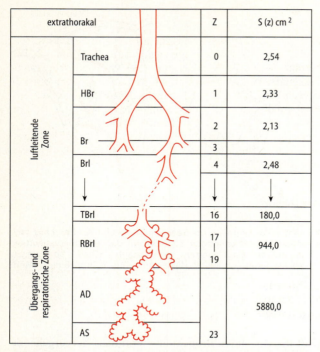

Abb. 1.6. Durchmesser der verschiedenen Anteile des Bronchialbaums; Gesamtquerschnitt $S(z)$ bezogen auf die jeweiligen Teilungsgenerationen. *Hbr* Hauptbronchus, *Br* mittlere und kleine Bronchien, *Brl* Bronchiolen, *TBrl* Bronchioli terminales, *RBrl* Bronchioli respiratorii, *AD* Ductus alveolares, *AS* Alveolarsäckchen. (Mod. nach Matthys 1988)

- Bronchiolen,
- terminale Bronchiolen.

Nach Weibel kann der Tracheobronchialbaum auch in „Generationen" unterteilt werden, wobei sich mit jeder neuen Generation die Anzahl der Luftwege etwa verdoppelt:
- Trachea: Generation 0,
- Haupt-, Lappen- und Segmentbronchien: Generation 1–4,
- kleine Bronchen: Generation 5–11,
- Bronchiolen: Generation 12–16,
- respiratorische Bronchiolen: Generation 17–19.

2.5.1 Lappenbronchen

Die Lappenbronchen, Bronchi lobares, entspringen aus dem Hauptbronchus; den Lungenlappen entsprechend gibt es rechts 3 und links 2. Ihr Durchmesser beträgt 8–12 mm. Der rechte Oberlappenbronchus entspringt direkt im Hilus, also extrapulmonal, Mittel- und Unterlappenbronchus im weiteren Verlauf des Stammbronchus. Der linke Oberlappenbronchus verläßt ebenfalls extrapulmonal den Hauptbronchus. In beiden Lungen setzen jeweils nur die Unterlappenbronchen den Verlauf und Bau des Hauptbronchus fort und bilden mit ihm zusammen die großen Bronchen. Die anderen Lappenbronchen und die Bronchen des Unterlappens umfassen hingegen die mittleren Bronchen.

2.5.2 Segmentbronchen

Die Segmentbronchen, Bronchi segmentales, entstehen aus den Lappenbronchen. Sie teilen sich zunächst in 6–12 mittlere Bronchen auf, wobei der Durchmesser bis auf 2 mm abnimmt. Es folgen dann die kleinen Bronchen, bei denen der kleinste Durchmesser nur noch 1 mm beträgt. Die beiden Hauptbronchen und die großen Bronchen besitzen, wie die Trachea, U-förmige Knorpelspangen, die mittleren und kleinen Bronchen hingegen nur noch unregelmäßig geformte Knorpelplatten.

2.5.3 Bronchiolen

Bronchiolen entspringen aus den kleinen Bronchen; sie teilen sich 3- bis 4mal dichotom und versorgen mit ihren Aufzweigungen jeweils ein Lungenläppchen. Knorpelanteile sind in den Bronchiolen nicht mehr vorhanden, jedoch ist die glatte Muskulatur hier kräftig entwickelt.

Bronchioli terminales. Dies sind die Endaufzweigungen der Bronchiolen, das Ende des konduktiven Bronchialbaums. Ihr Durchmesser beträgt 0,3–0,4 mm.

2.5.4 Bronchioli respiratorii

Die Bronchioli respiratorii entstehen durch weitere, dichotome Aufteilung der Bronchioli terminales. Ihr mittlerer Durchmesser beträgt 0,4 mm. Mit ihnen als Übergangszone beginnt der respiratorische Bronchialbaum. Die

Bronchioli respiratorii teilen sich in 5–8 gleichförmige Aufzweigungen, den **Ductus alveolares,** die vollständig aus aneinanderliegenden Alveolen bestehen. Die lichte Weite der Alveolargänge beträgt 0,25–0,4 mm. Meist enden die Gänge in 2 kurzen **Sacculi alveolares** von gleicher Struktur.

2.5.5 Wandaufbau des konduktiven Bronchialbaums

Bronchen. Alle Bronchen sind prinzipiell wie die Trachea aufgebaut, jedoch besitzen die Lappen- und Segmentbronchen keine hufeisenförmigen Knorpelspangen, sondern nur noch unregelmäßig geformte, immer kleiner werdende Knorpelstücke. Die Knorpelstücke sind in eine Faserschicht aus Kollagenfasern und elastischen Netzen eingebettet, mit denen sie die Tunica fibrocartilaginea bilden. Innen schließt sich eine dünne Schicht glatter Muskulatur, die Tunica muscularis, an. In den großen Bronchen verläuft die Muskulatur ringförmig, in den kleinen Bronchen wird sie kräftig und verläuft spiralig in sich überkreuzenden Windungen.

In der Lamina propria der Schleimhaut verlaufen die zahlreichen seromukösen Bronchialdrüsen, weiterhin die Lymphfollikel (Abwehrfunktion) und Venenplexus. Das peribronchiale Bindegewebe (Tunica adventitia) führt Nerven sowie Blut- und Lymphgefäße. Dieses lockere Bindegewebe ermöglicht gleitende Verschiebungen des Bronchialbaums gegen das umgebende Lungengewebe während der Atembewegungen. Es erstreckt sich bis zu den Bronchioli respiratorii.

Bronchiolen. Die Bronchiolen enthalten keinen Knorpel, auch keine Drüsen; die Muskulatur ist kräftiger und verläuft in zirkulären bis schraubigen Windungen. Mit dem Lungengewebe sind die Bronchiolen über eine Bindegewebsschicht mit elastischen Faseranteilen verspannt. Bei Erschlaffung der Muskulatur hält der elastische Zug das Lumen der Bronchiolen offen; Kontraktion der Muskulatur kann hingegen das Lumen vollständig verschließen.

> Kleine Bronchen und Bronchiolen können ihren Durchmesser durch Kontraktion der Muskulatur erheblich verändern, große und mittlere Bronchen hingegen nur wenig.

Bronchioli terminales. Der Wandaufbau entspricht dem der Bronchiolen.

Bronchioli respiratorii. Sie gehen, wie bereits beschrieben, aus den Bronchioli terminales hervor und sind ähnlich wie diese aufgebaut. Allerdings befinden sich in der Muskulatur und in der elastischen Tunica mucosa

Lücken, durch die sich Alveolen einzeln oder in Gruppen in das umgebende Lungengewebe vorwölben. Die Wände der Alveolen sind mit Plattenepithel ausgekleidet.

Ductus alveolares. Die Alveolargänge schließen sich an die Bronchioli respiratorii an; ihr Lumen wird von den aneinandergereihten Öffnungen der Alveolen gebildet. Die Wandabschnitte der Ductus sind von einschichtigem kubischem Epithel bedeckt. In den distalen Abschnitten ist keine Muskulatur mehr vorhanden, und die Alveolen besitzen nur noch elastische und kollagene Fasern.

2.5.6 Bronchialschleimhaut und mukoziliäre Clearance

Schleimfilm und Flimmerepithel. Die Schleimhaut des konduktiven Bronchialbaums besteht aus einem mehrreihigen Flimmerepithel, das sich auf einer Lamina propria aus lockerem Bindegewebe und elastischen Fasern befindet. Die Schleimhaut ist glatt ausgespannt, legt sich aber bei stärkerer Kontraktion der Muskulatur in Längsfalten. In den großen, mittleren und kleineren Bronchen enthält die Schleimhaut zahlreiche Becherzellen und Bronchialdrüsen. In den Bronchiolen wird das zylindrische Flimmerepithel einreihig, in den Bronchioli respiratorii kubisch. Bronchialdrüsen fehlen in den Bronchiolen.

Becherzellen und Bronchialdrüsen produzieren ein gemischtseromuköses Sekret, den **Schleimfilm,** der aus einer Sol- und einer Gelphase besteht und der Reinigung der Lunge von Staub und pathogenen Keimen dient.

In der basalen Solphase schlagen die Kinozilien und transportieren die oberflächliche Gelphase zusammen mit Staubpartikeln zur Trachea. Die Schlagfrequenz beträgt 15–25/s, die Transportgeschwindigkeit in den kleinen Luftwegen 1 mm/min, in der Trachea 2 cm/min.

Dieser Mechanismus wird als mukoziliäre Clearance bezeichnet.

Alveolarmakrophagen. Bis in die Alveolen gelangte Schwebeteilchen werden dort von Alveolarmakrophagen (Staubzellen) aufgenommen und gespeichert. Bei den Makrophagen handelt es sich um Monozyten aus dem Blut, die über die Kapillaren aus den Alveolarsepten durch das Alveolarepithel in das Alveolarlumen gelangen. Die Makrophagen wandern ins Bronchialsystem und werden nach oben transportiert. Ein Teil des Staubs gelangt über das Bindegewebe der Alveolarwände in das peribronchiale, subpleurale und interlobuläre Bindegewebe und wird dort von Histiozyten phagozytiert und abgelagert. Außerdem wird ein gewisser Teil der Staubpartikel über Lymphgefäße zu den regionären Lymphgefäßen transportiert.

2.6 Alveolen, Ort des Gasaustausches

In den Alveolen, den Lungenbläschen, findet der Gasaustausch statt. Die Alveolen sind allerdings keine Bläschen, sondern sechskantige bis kugelförmige Lufträume mit einem mittleren Durchmesser von 250–300 µm bei maximaler Entfaltung. Die Wände der Alveolen werden von den Interalveolarsepten gebildet, wobei benachbarte Alveolen jeweils eine gemeinsame Wand besitzen. Dies gilt auch für die aneinandergrenzenden Alveolen der benachbarten Ductus und Sacculi.

Die Gesamtzahl der Alveolen jeder Lunge wird auf durchschnittlich 300 Millionen geschätzt, beträgt jedoch in Abhängigkeit von der Größe 200–600 Millionen. Die Größe der Alveolen hängt vom Lungenvolumen ab. Bei voller Entfaltung sind alle Alveolen von der Basis bis zur Spitze gleich groß, ansonsten aber im oberen Teil größer als im unteren. Die geringere Größe der Alveolen in den abhängigen Lungenpartien ist für den pulmonalen Gasaustausch von Bedeutung. Die von den Alveolarwänden gebildete Gasaustauschoberfläche beträgt 70–140 m^2, abhängig von Geschlecht, Körpergröße, Alter und Trainingszustand.

2.6.1 Interalveolarsepten

Die Interalveolarsepten, die Wände der Alveolen, bestehen aus folgenden Strukturen (Abb. 1.7):
- Bindegewebsseptum,
- alveoläres Kapillarnetz,
- Alveolarepithel.

Bindegewebsseptum. Das Bindegewebe der Interalveolarsepten besteht aus kollagenen und retikulären Bindegewebsfasern und einem dichten elastischen Fasernetz, der Fortsetzung des elastischen Fasersystems der Wände von Bronchiolen und peribronchiolärem Gewebe. Hierdurch sind die Interalveolarsepten zwischen dem Bronchialbaum und der Lungenoberfläche elastisch ausgespannt.

Bei tiefer Inspiration werden die Kollagenfasern vollständig gestreckt und verhindern jede weitere Dehnung; gleichzeitig werden die elastischen Fasern etwa auf das Doppelte ihrer Ursprungslänge gedehnt und können nun bei abnehmender Entfaltung der Lunge auf ca. 60 % ihrer Länge verkürzt werden, ohne daß hierdurch der gestreckte Verlauf verlorenginge. Dieses Verhalten ist für die Interalveolarsepten von Bedeutung, denn sie bleiben hierdurch bis zu einer Verkleinerung der Alveolen auf 20 % ihres

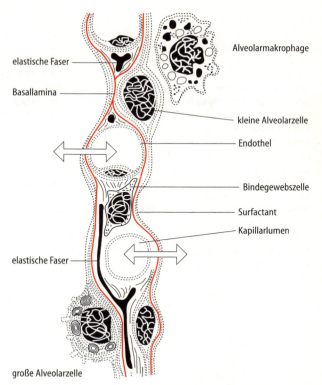

Abb. 1.7. Interalveolarseptum. 3 Kapillarquerschnitte im Bindegewebe. Die Basalmembran *(rot)* der Kapillaren und Alveolarepithelzellen sind an der Kontaktzelle zu einer gemeinsamen Membran verschmolzen. *Pfeile:* Weg des Gasaustausches. (Mod. nach Schiebler 1995)

maximalen Volumens gestreckt und legen sich erst bei einer weiteren Abnahme des Lungenvolumens in Falten.

Die elastischen und kollagenen Fasern der Interalveolarsepten sind in eine dünne Schicht von interstitieller Grundsubstanz eingebettet, in der sich Fibroblasten, Makrophagen, Mastzellen und Leukozyten befinden. An der Grenze zum Alveolarepithel verdichtet sich das Bindegewebe an beiden Seiten zu einer *Basalmembran*.

Insgesamt bildet das Bindegewebe der Interalveolarsepten keine geschlossene Schicht, sondern eine Platte mit zahlreichen großen Löchern und einem Netzwerk aus weitmaschigen Faserbündeln.

Alveoläres Kapillarnetz (Abb. 1.8). Das flächenhafte, einschichtige Kapillarnetz der Alveolen wird von der Bindegewebsplatte getragen. Die Kapillaren ziehen durch die Löcher der Platte und verlaufen teilweise auf der einen, teilweise auf der anderen Seite der Platte, jedoch immer so, daß sie an keiner Stelle der Bindegewebsplatte von beiden Seiten anliegen. Eine Kapillarseite ist also mit der Platte verbunden, die andere wölbt sich in den Alveolarraum vor.

Alveolarepithel. Die Alveolen werden vollständig von Alveolarepithel ausgekleidet. Das Alveolarepithel bedeckt beide Seiten der Bindegewebsplatte, außerdem das mit der Platte verflochtene Kapillarnetz. Zwei Typen von Epithelzellen (Pneumozyten) können unterschieden werden: Alveolarepithelzellen Typ I (Pneumozyten Typ I) und Alveolarepithelzellen Typ II (Pneumozyten Typ II).

Alveolarepithelzellen Typ I sind klein, dünn (50–150 nm) und flach ausgezogen. Sie bilden eine kontinuierliche Zellage und werden daher auch als **Deckzellen** der Interalveolarsepten bezeichnet. Obwohl gering an Zahl, bedecken diese Zellen mehr als 90 % der Oberfläche der Interalveolarsepten. Der Kern dieser Zellen befindet sich in einer Masche des Kapillarnetzes; die Zellfortsätze breiten sich großflächig aus und überziehen die Kapillaren und das Bindegewebsseptum. An der direkten Auflage-

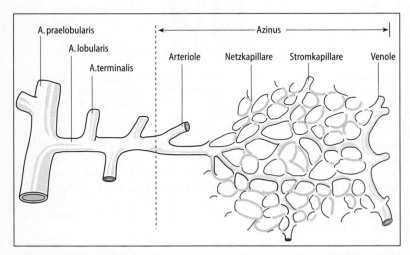

Abb. 1.8. Endstrombahn der Lunge mit Netz- und Stromkapillaren. (Schematisiert, mod. nach Ferlinz 1994)

stelle von Epithelzelle und Kapillare verschmelzen ihre beiden Basallamina miteinander, so daß eine extrem dünne, fest miteinander verbundene Austauschbarriere entsteht. Ein Teil der Fortsätze der Typ-I-Zellen zieht zusammen mit einer Kapillare durch die Löcher der Bindegewebsplatte und gelangt auf deren andere Seite, wo sie ebenfalls eine großflächige Epithelbekleidung bildet. Die Fortsätze der Epithelzellen sind durch „**tight juncions**" fest miteinander verbunden. Hierdurch wird der interstitielle Raum gegen das Alveolarlumen abgedichtet. Einige benachbarte Interalveolarsepten sind durch **Alveolarporen** verbunden; diese Poren sind durch Fortsätze der Alveolarepithelzellen ausgekleidet.
Alveolarzellen Typ II sind große Zellen, die meist einzeln zwischen den Typ-I-Epithelzellen liegen und nur ca. 70 % der Alveolaroberfläche bedecken. Typ-II-Zellen produzieren v. a. Phospholipide, außerdem spezifische Proteine, die zusammen mit den Phospholipiden sezerniert werden und sich als gemeinsamer, monomolekulärer Protein-Phospholipid-Film über der gesamten Oberfläche der Alveolen ausbreitet. Dieser sog. **Surfactant** setzt die Oberflächenspannung der Lunge ganz wesentlich herab und stabilisiert die Alveolen (Einzelheiten s. S. 50). Der Surfactant wird von Typ-I-Zellen und Alveolarmakrophagen resorbiert und von Typ-II-Zellen laufend neu gebildet. Daneben bilden Typ II-Zellen neue Typ-I-Zellen, die selbst nicht teilungsfähig sind.

Bürstenzellen. Hierbei handelt es sich um einen Epithelzelltyp, der einen Bürstensaum besitzt. Die Zellen kommen nicht nur in den Alveolen vor, sondern auch verstreut im gesamten Bronchialbaum. Sie sollen Rezeptorfunktionen aufweisen und Stickstoffmonoxid produzieren können.

Alveolarmakrophagen. Diese Zellen werden als Monozyten im Knochenmark gebildet. Sie wandern über das Blut in die Interalveolarsepten, verlassen dort die Kapillaren, durchdringen den Epithelbelag und kriechen auf der Oberfläche von Typ-I-Epithelzellen voran. Sie nehmen Keime sowie Staub- und Rußpartikel auf, weiterhin ausgetretene Erythrozyten und zerstörtes Alveolargewebe. Aktivierte Makrophagen können zudem eine Vielzahl sog. „proinflammatorischer Mediatoren" bilden, denen u. a. eine Schlüsselrolle in der Entstehung bzw. Aufrechterhaltung bestimmter Lungenerkrankungen wie z. B. ARDS zugeschrieben wird.

2.6.2 Blut-Luft-Schranke

In den Interalveolarsepten befindet sich die Grenze zwischen Blut und Luft, die Diffusionsbarriere, an der die Gase durch einfache Diffusion aus-

getauscht werden. Die dünnste und damit kürzeste Strecke für den Gasaustausch liegt dort, wo die Kapillaren dem Alveolarepithel angelagert sind, d. h. an der Verschmelzungsstelle der Basalmembranen des Alveolarepithels und der Kapillaren. In diesem für den Gasaustausch bevorzugten Bereich mit einer Dicke von 0,2–0,4 mm müssen die Gase folgende Barrieren überwinden:
- das Plasma zwischen Erythrozyt und Endothel,
- das Zytoplasma der Kapillarendothelzellen,
- die miteinander verschmolzenen Basalmembranen von Kapillare und Alveolarepithel,
- das Zytoplasma der Alveolarepithelzellen Typ I,
- den Surfactant der Alveolen.

Auf der dem Bindegewebsseptum zugewandten Seite der Kapillaren ist die Barriere hingegen am dicksten: Hier müssen zusätzlich das Septum mit seinen Fasern und Zellfortsätzen sowie die Endothelzellkerne überwunden werden; entsprechend ist auch das Ausmaß des Gasaustausches in diesem Bereich geringer.

2.7 Blutgefäßsystem der Lunge

Das Blutgefäßsystem der Lunge besteht aus den Vasa publica und den Vasa privata. Die Vasa publica führen das Körperblut zum Gasaustausch durch die alveolären Kapillaren, die Vasa privata hingegen dienen der O_2-Versorgung des überwiegenden Anteils der Lunge, d. h. der Bronchen bis zu den Bronchioli terminales und des Gewebes der Lungenarterien sowie des peribronchialen Gewebes. Dagegen werden die Bronchioli respiratorii, die Ductus alveolares und die Bindegewebssepten und das subpleurale Gewebe von den Vasa publica versorgt.

> Die **Vasa publica** umfassen:
> - Pulmonalarterien mit ihren Ästen,
> - alveoläres Kapillarnetz,
> - Vv. pulmonales.
>
> Zu den **Vasa privata** gehören:
> - Rr. bronchiales (Aa. bronchiales) des Körperkreislaufs,
> - Vv. bronchiales des Körperkreislaufs,
> - Anastomosen zwischen A. pulmonalis und Rr. bronchiales sowie zwischen Rr. bronchiales und Vv. bronchiales.

Die Vasa publica werden auch als **Lungenkreislauf** oder kleiner Kreislauf bezeichnet. Der Lungenkreislauf muß jeweils das gesamte Schlagvolumen des rechten Ventrikels aufnehmen. Aufgrund der kurzen Gefäßstrecke und des großen Gesamtquerschnitts ist der Gefäßwiderstand im Lungenkreislauf sehr niedrig: Er beträgt etwa $^1/_{10}$ des Widerstands der Körpergefäße. Lungenkreislauf, Körpervenen und rechter Vorhof gehören zum **Niederdrucksystem** des Kreislaufs.

2.7.1 Aa. pulmonalis

Die beiden Pulmonalarterien entspringen aus dem Truncus pulmonalis. Jede Lungenarterie tritt in den Lungenhilus ein und folgt mit ihren Aufteilungen den Lappen-, Segment- und anschließenden Bronchen und Bronchiolen. Nach Eintritt in den Lungenhilus kreuzt die Pulmonalarterie den Hauptbronchus von ventral; die Äste lagern sich den Bronchusverzweigungen von lateral an, den Unterlappenbronchen hingegen von dorsal. Die Arterien sind in das lockere peribronchiale Bindegewebe eingebettet und gegen die Bronchen und das Lungengewebe während der Atembewegungen verschieblich. Die Endäste der Pulmonalarterien verlaufen als Arteriolen zwischen den Ductus alveolares in den Interalveolarsepten und versorgen die Kapillarnetze aller umliegenden Alveolen. Die Äste der Aa. pulmonales sind Endarterien, d. h., zwischen ihnen gibt es keine Anastomosen von funktioneller Bedeutung.

Wandaufbau. Die Aa. pulmonales sind bis zu den kleinen Ästen Arterien vom elastischen Typ, da sie zum Niederdrucksystem gehören, allerdings mit dünnerer Wand als die entsprechenden Arterien des Körperkreislaufs. Die Endverzweigungen der Arterien gehören ab einem Durchmesser von 2–3 mm zum muskulären Bautyp.

Arteriolen. Die Lungenarteriolen sind keine typischen Widerstandsgefäße. Sie besitzen nur noch spiralige Muskelzellbündel, die durch muskelfreie Streifen unterbrochen werden und verlaufen bereits in den Interalveolarsepten. Ihr Durchmesser beträgt 150–50 µm.

Alveolarkapillaren. Die Arteriolen gehen über muskelfreie Präkapillaren mit einem Durchmesser von 70–40 µm in die Alveolarkapillaren mit einem Durchmesser von 6–9 µm über. Die Kapillaren bilden in den Interalveolarsepten engmaschige, flächige Netze mit einer großen Oberfläche für den Gasaustausch.

2.7.2 Lungenvenen

Das Blut der Alveolarkapillaren fließt über muskelfreie Postkapillaren in 50–80 μm weite Venolen, dann in kleine Venen mit einer dünnen Muskelzellschicht, schließlich in größere Venen, die in den Bindegewebslamellen zwischen den Segmenten oder unter der Pleura zum Lungenhilus verlaufen. Alle intersegmentalen Venen fließen im Hilus zu den beiden Lungenvenen zusammen. Die beiden Lungenvenen verlassen den Hilus ventral und kaudal vom Hauptbronchus und der A. pulmonalis. Die Vv. pulmonales sind relativ dünnwandig und weisen keine Klappen auf. Sie münden in den linken Vorhof.

2.7.3 Blutmenge im Lungenkreislauf

Im Lungenkreislauf befinden sich etwa 450 ml Blut, davon mehr als 50% in leicht dehnbaren Venen und ca. 100 ml im Kapillarbett. Bei körperlicher Anstrengung kann die Blutmenge im Kapillarbett auf 150–200 ml ansteigen. Intrathorakale Druckanstiege können die Lungenblutmenge hingegen drastisch reduzieren.

2.7.4 Vasa privata

Vasa privata sind Gefäße des großen Kreislaufs. 1–3 Rr. bronchiales jeder Lunge entspringen entweder direkt aus der thorakalen Aorta oder aus der 3. oder 4. Interkostalarterie. Sie versorgen die Wand der Bronchen und die Wand der Pulmonalarterien.

Aus den Kapillarnetzen der Rr. bronchiales sammeln sich die Vv. bronchiales, die in Nähe des Hilus zu 2 Venenstämmen zusammenfließen und in die V. azygos und V. hemiazygos münden. Die weiter peripher gelegenen Vv. bronchiales münden in die Vv. pulmonales.

Anastomosen. Äste der Rr. bronchiales versorgen über arteriovenöse Anastomosen die Venenplexus der Schleimhaut kleiner Bronchen. Diese Plexus fließen in den Vv. pulmonales ab. Außerdem bestehen im Bereich der kleinen Bronchen Verbindungen zwischen Ästen der Rr. bronchiales und der A. pulmonalis, sog. Rr. pulmobronchiales, also Verbindungsäste zwischen Lungen- und Körperkreislauf. Sie sind normalerweise geschlossen, können aber unter bestimmten Bedingungen geöffnet werden, z. B., wenn ein Lungenbezirk nicht belüftet ist.

2.7.5 Lymphgefäße

Zwei Lymphgefäßsysteme der Lungen können unterschieden werden:
- peribronchiales Lymphgefäßsystem,
- oberflächlich-segmentales Lymphgefäßsystem.

Diese beiden Systeme sind voneinander getrennt und fließen erst im Hilusbereich zusammen.

Peribronchiales Lymphsystem. Dieses System verläuft im Zentrum der Segmente; es beginnt im lockeren Bindegewebe der proximalen Bronchioli respiratorii mit Lymphkapillaren und verläuft über Lymphspalten und muskelfreie klappentragende Lymphgefäße. Zwischengeschaltet sind die Nodi lymphatici bronchopulmonales und die Nodi lymphatici tracheobronchiales superiores und inferiores („Hiluslymphknoten").

Oberflächlich-segmentales Lymphgefäßsystem. Das System beginnt mit Lymphkapillaren im Bindegewebe der Subserosa und der interlobulären und intersegmentalen Bindegewebssepten. Die Lymphkapillaren laufen zu Strängen zusammen entlang der Pulmonalvenenäste, mit denen sie bis zum Hilus ziehen. Erste Lymphknoten des Systems sind die Nodi lymphatici tracheobronchiales im Hilus. Hier fließen beide Lymphsysteme der Lunge zusammen.

2.8 Innervation der Lunge

Die efferenten Nervenfasern der Lunge stammen aus dem sympathischen Brustgrenzstrang (2., 3. und 4. Ganglion des Truncus sympathicus) und dem parasympathischen N. vagus. Sie vereinigen sich im Lungenhilus zum **Plexus pulmonalis** und ziehen mit ihren Ästen im peribronchialen Bindegewebe zu Muskulatur, Blutgefäßen, Drüsen und Pleura visceralis.

Die Äste des N. vagus enthalten auch *afferente* Fasern, über die Erregungen von den Dehnungsrezeptoren in Trachea, Bronchen, Bronchiolen und Pleura zu den Atemzentren in der Medulla oblongata laufen.

3 Pleura und Pleurahöhlen

Die Pleura ist eine seröse Haut aus Mesothel, einem einschichtigen Plattenepithel, und Lamina propria, die Lungen und Pleurahöhle überzieht. Unterschieden werden Pleura parietalis und Pleura visceralis.

Pleura parietalis (Brust- oder Rippenfell). Die Pleurahöhle wird vollständig von der Pleura parietalis ausgekleidet. Die Pleura mediastinalis überzieht seitlich das Mediastinum, die Pleura costalis die Innenfläche der Brustwand und die Pleura diaphragmatica die Oberseite des Zwerchfells. Die Umschlagstellen von der Pleura mediastinalis und der Pleura diaphragmatica in die Pleura costalis werden als **Pleuragrenzen** bezeichnet.

Pleura visceralis. Das Lungenfell überzieht die gesamte Lunge mit Ausnahme des Hilus; der Aufbau entspricht derjenigen der Pleura parietalis.

Pleurahöhlen. Die Pleurahöhlen sind geschlossene Räume ohne Verbindung zur umgebenden Atmosphäre. Sie werden von Rippen, Zwerchfell und Mediastinum begrenzt. Jede Pleurahöhle, Cavitas pleuralis, ist vollständig von einer Lunge ausgefüllt und mit parietaler Pleura ausgekleidet. Die innere, der Lunge zugewandte Schicht der Pleura parietalis besteht aus Mesothel, die äußere Schicht aus Kollagen und elastischen Fasern. An der Lungenwurzel gehen Pleura parietalis und Pleura visceralis ineinander über.

Zwischen Pleura parietalis und Pleura visceralis besteht ein kapillärer Spalt, der mit geringer Menge, ca. 5 ml, seröser Flüssigkeit gefüllt ist. Diese Flüssigkeit wird vom Mesothel beider Pleuren gebildet und auch resorbiert.

Die seröse Flüssigkeit im Pleuraspalt ermöglicht die Verschiebung der Lunge gegen die Brustwand und fixiert außerdem die Lunge adhäsiv an der Wand der Pleurahöhle.

Innervation der Pleura. Nur die Pleura parietalis ist sensibel versorgt, die Pleura costalis durch die Interkostalnerven, die Pleurae mediastinalis und diaphragmatica durch den N. phrenicus.

Reserveräume – Recessus pleurales. Diese Komplementär- oder Reserveräume entstehen an den Übergängen eines Pleuraabschnitts auf den anderen. Teilweise liegen die Pleurablätter übereinander und heben sich bei tiefer Inspiration voneinander ab, so daß die Lunge sich in den erweiterten (Reserve-)Raum ausdehnen kann. Folgende Recessus sind von Bedeutung:

Recessus costomediastinalis. In der linken Pleurahöhle bilden die beiden Pleurablätter durch das nach links verschobene Perikard v. a. kaudal zwischen Perikard und Brustwand breiten Recessus, in der rechten Pleurahöhle hingegen nur einen schmalen. Durch das Anheben der Rippen bei tiefer Inspiration werden die Recessus eröffnet und können mit ihren vorderen Rändern dort hineingleiten.

Recessus costodiaphragmaticus. Tiefer Komplementärraum zwischen Zwerchfell und Brustwand (Sinus phrenicostalis), der eine wesentliche Ausdehnung der Lunge bei tiefer Inspiration ermöglicht.

Bei tiefer In- und Exspiration verschiebt sich der untere Lungenrand vorn jeweils um 2–3 cm, seitlich und hinten um 5 cm. Hieraus ergibt sich bei jungen gesunden Erwachsenen eine Gesamtverschieblichkeit der Lungen gegen die Thoraxwand vorn um 5–6 cm, seitlich in Axillarlinie und dorsal in der Skapularlinie um 10 cm.

Die Atemverschieblichkeit der linken Lunge ist größer als die der rechten.

Pleura und Lunge stehen in enger topographischer Beziehung, wobei die Grenzen der Pleura parietalis fixiert sind, während sich die Lungengrenzen während der Atmung verschieben. Für die Bestimmung der Lungen- und Pleuragrenzen sind folgende Hilfslinien wichtig (Abb. 1.9):
- Linea sternalis,
- Linea medioclavicularis,
- Linea axillaris media,
- Linea scapularis,
- Linea paravertebralis.

3.1 Lungen- und Pleuragrenzen

In Atemmittellage ergeben sich folgende Lungengrenzen (Abb. 1.9):

Rechte Lunge. Die Lungenspitze liegt in Höhe des 1. Brustwirbels 3–5 cm oberhalb der Klavikula. Von hier aus verläuft die Lungengrenze hinter Manubrium und Corpus sterni abwärts, schneidet in der Sternallinie die 6. Rippe und folgt ihr bis zur Linea medioclavicularis. In der mittleren Axillarlinie wird die 8., in der Skapularlinie die 10. und in der Paravertebrallinie die 11. Rippe gekreuzt.

Linke Lunge. Der Verlauf entspricht, bis auf die Incisura cardiaca, dem der rechten Lunge: Links von der Sternallinie folgt die Lungengrenze der 4. Rippe, zieht dann bogenförmig nach unten, erreicht in der Medioklavikularlinie die 6. Rippe und verläuft dann wie die rechte Lunge.

Pleuragrenzen. Der Verlauf entspricht im wesentlichen dem der Lungengrenzen; wesentliche Abweichungen ergeben sich nur im Bereich der Reserveräume; am stärksten ist der Unterschied in der Axillarlinie (Abb. 1.9).

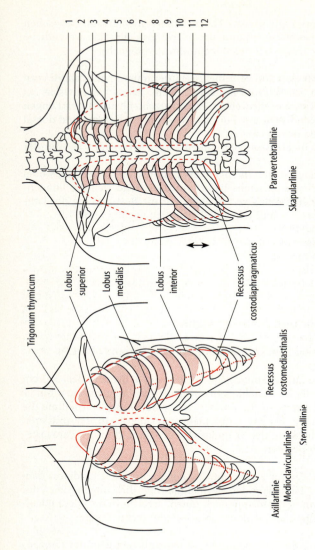

Abb. 1.9. Lungen- und Pleuragrenzen *(rot). Links:* Ansicht von vorn, *rechts:* Ansicht von hinten. *a* Sternallinie, *b* Medioklavikularlinie, *c* Axillarlinie, *d* Skapularlinie, *e* Paravertebrallinie, *f* Interspinallinie. *Pfeile:* Verschiebung der Lungengrenzen bei forcierter Atmung. Parallel zur 4. Rippe verläuft die Fissura horizontalis. Zwischen Lungen- und Pleuragrenzen befinden sich die Komplementärräume. (Mod. nach Schiebler 1995)

4 Thoraxskelett

Der knöcherne Thorax besteht aus den 12 Brustwirbeln, Sternum und Rippen. Die Rippen sind hinten mit den Wirbeln durch Gelenke verbunden, vorn mit dem Brustbein durch hyalinen Knorpel, die 8.–10. Rippe allerdings nur indirekt, da sie sich vorher mit der 7. Rippe vereinigt. Insgesamt verlaufen die Rippen von hinten oben nach vorne unten, d.h. schräg. Durch Kontraktion der äußeren Interkostalmuskeln werden die Rippen bei der Inspiration angehoben, und der Thorax erweitert sich in Quer- und Tiefendurchmesser (Abb. 1.9 und 1.10).

5 Atemmuskulatur

Zwerchfell und Interkostalmuskulatur sind die Hauptmuskeln der Atmung. Daneben gibt es noch die Atemhilfsmuskulatur.

Zwerchfell. Das Zwerchfell, der wichtigste Atemmuskel, ist eine 3–5 mm dünne Muskelplatte, die den Thorax von der Bauchhöhle trennt. Der Muskel ragt kuppelförmig in den Thorax hinein und ist an Sternum, Rippen und lumbaler Wirbelsäule befestigt. Die Mitte des Zwerchfells besteht aus einer V-förmig gelappten Sehnenplatte, dem Centrum tendineum, in das die Muskelfasern konvergierend einstrahlen. Das Centrum tendineum ist oben mit dem Perikard, unten mit der Area nuda der Leber verwachsen.

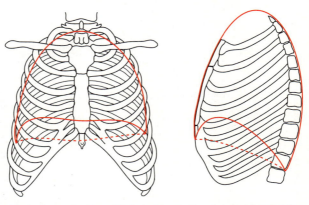

Abb. 1.10. Topographische Lage des Zwerchfells bei Inspiration (--) und bei Exspiration (—). (Mod. nach Ferlinz 1994)

Muskeln für Inspiration

Hilfsmuskeln (auxiläre Atemmuskeln)

M. sternocleidomastoideus
(Anheben von Sternum und Clavicula)

Mm. scaleni
(Anheben und Fixieren der oberen Rippen)

Hauptmuskeln

Mm. intercostales externi
(Anheben der Rippen, Erweiterung des Brustkorbes)

Mm. intercostales interni, pars intercartilaginea
(Anheben der Rippen)

Diaphragma
(Vergrößerung der Brusthöhle durch Abflachung der Zwerchfellkuppel, Anheben der unteren Rippen)

Muskeln für die Exspiration

Ruhige Atmung

Expiration erfolgt passiv durch Retraktion der Lunge

Aktive (forcierte) Exspiration

Mm. intercostales interni (ausgenommen Pars intercartilaginea)

Bauchmuskeln (Senken der unteren Rippen, Kompression der Bauchhöhle, dadurch Hochdrücken des Zwerchfells)
M. rectus abdominis
M. obliquus externus abdominis
M. obliquus internus abdominis
M. transversus abdomunis

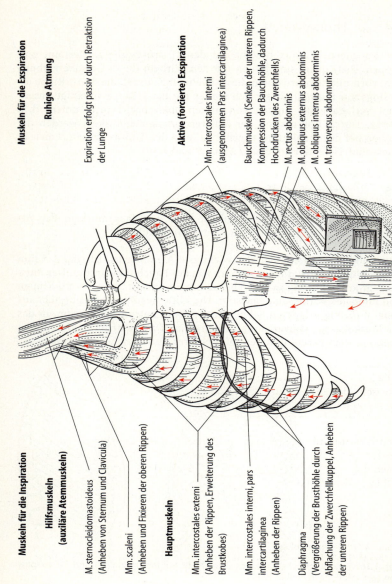

Abb. 1.11. Haupt- und Hilfsmuskeln der Atmung

1 Anatomie der Atmungsorgane

Im Zwerchfell befinden sich 3 große Öffnungen, durch die jeweils der Ösophagus, die V. cava und die Aorta ziehen. An der Oberseite wird das Zwerchfell von der Fascia phrenicopleuralis überzogen, die wiederum von der Pleura diaphragmatica bedeckt wird. An der Unterseite befindet sich, bis auf die Anheftung an der Leber, das Peritoneum parietale.

Die **Innervation** des Zwerchfells erfolgt durch den N. phrenicus (C 3–C 4) und die Nebenphrenici, die arterielle Gefäßversorgung aus der A. thoracica interna über die A. pericardiophrenica und A. musculophrenica sowie kleine Äste aus der Aorta.

> Das Zwerchfell ist der wichtigste Atemmuskel. Seine Kontraktion führt zur Abflachung der Kuppel und Zunahme des Thoraxraums in Längsrichtung (Abb. 1.10). Die hierdurch hervorgerufene Volumenzunahme entspricht etwa $^2/_3$ des Ruheatemzugvolumens.

Interkostalmuskulatur (Abb. 1.11). Sie besteht aus einer äußeren und einer inneren Schicht, die sich überkreuzen und in entgegengesetzte Richtung verlaufen. Die äußeren Interkostalmuskeln verlaufen schräg von oben, dem Unterrand der Rippe, nach unten zum Oberrand der nächsten Rippe. Demgegenüber verlaufen die inneren Interkostalmuskeln vom Seitenrand des Sternum zum Angulus costae, also nach hinten unten. Die Innervation der Interkostalmuskeln erfolgt durch die entsprechenden Interkostalnerven.

> Die äußeren Interkostalmuskeln heben die Rippen und wirken inspiratorisch, die inneren Interkostalmuskeln verengen den Thorax und wirken exspiratorisch.

Atemhilfsmuskulatur (Abb. 1.11). Hierzu gehören die Bauchmuskeln, Erector spinae, Scaleni, Sternocleidomastoidei und Serrati. Diese Muskeln treten bei gesteigerter Atmung oder erschwerter Inspiration, z. B. bei COLD, in Funktion.

Literatur

Ferlinz R (1994) Pneumologie in der Praxis. Thieme, Stuttgart
Matthys H (1988) Pneumologie, 2. Aufl. Springer, Berlin Heidelberg New York Tokyo
Schiebler TH et al. (1995) Anatomie, 6. Aufl. Springer, Berlin Heidelberg New York Tokio

2 Physiologie der Atmung

ÜBERSICHT

1	**Lungenvolumina**	34
1.1	Totalkapazität der Lunge	34
1.1.1	Vitalkapazität	34
1.1.2	Residualvolumen	35
1.2	Sollwerte und Bedeutung der Lungenvolumina	36
1.2.1	Klinische Bedeutung der Vitalkapazität	37
1.2.2	Bedeutung der funktionellen Residualkapazität	37
2	**Ventilation der Lunge**	39
2.1	Atemfrequenz	40
2.2	Atemzugvolumen	41
2.3	Anatomischer Totraum	41
2.3.1	Berechnung des anatomischen Totraums	41
2.4	Physiologischer Totraum	42
2.5	Atemminutenvolumen	42
2.6	Alveoläre Ventilation	43
3	**Atemmechanik**	43
3.1	Atemmuskulatur	43
3.1.1	Zwerchfell	44
3.1.2	Äußere Interkostalmuskeln	44
3.1.3	Andere Inspirationsmuskeln	44
3.1.4	Exspirationsmuskulatur	44
3.2	Warum strömt die Atemluft?	46

3.3	Welche Faktoren bestimmen das Füllvolumen der Lunge?	46
3.3.1	Intrapulmonaler Druck	47
3.3.2	Intrapleuraler Druck	48
3.4	Elastizität der Lunge	49
3.4.1	Alveoläre Oberflächenkräfte und Surfactant	50
3.5	Elastizität des Thorax	51
3.6	Compliance des Atemapparats	52
3.6.1	Ruhedehnungskurven von Lunge und Thorax	52
3.7	Atemwegswiderstand	55
3.7.1	Widerstand bei laminarer und turbulenter Strömung	56
3.7.2	Wo ist der Atemwegswiderstand am größten?	56
3.7.3	Faktoren, die den Atemwegswiderstand beeinflussen	58
3.8	Gewebewiderstand und Atembewegungswiderstand	60
3.9	Atemarbeit	60
3.9.1	Arbeit für die Bewegung der Lunge	60
3.9.2	O_2-Verbrauch der Atemmuskulatur	61
4	**Lungenkreislauf**	**61**
4.1	Drücke im Lungenkreislauf	62
4.1.1	Pulmonalarteriendrücke	64
4.1.2	Lungenkapillardruck	65
4.1.3	Erhöhter Pulmonalarteriendruck	65
4.2	Pulmonaler Gefäßwiderstand	66
4.2.1	Veränderungen des pulmonalen Gefäßwiderstands	67
4.2.2	Hypoxische pulmonale Vasokonstriktion	68
4.3	Lungendurchblutung	69
4.3.1	Ungleichmäßige Verteilung der Lungendurchblutung	69
5	**Ungleichmäßige Verteilung der alveolären Ventilation**	**71**
6	**Verhältnis von Ventilation und Perfusion**	**72**
6.1	Alveolärer Totraum	73
6.2	Shuntdurchblutung	73

7	**Pulmonaler Gasaustausch**	74
7.1	Zusammensetzung der Inspirationsluft	74
7.2	Partialdrücke der Atemgase	75
7.3	Alveoläre Ventilation	76
7.4	CO_2-Abgabe, O_2-Aufnahme und alveoläre Atemgasfraktionen	78
7.4.1	Umrechnung von Gasvolumina	79
7.5	Alveoläre Partialdrücke	80
7.5.1	Alveoläre Ventilation und alveolärer pCO_2	81
7.5.2	Alveoläre Ventilation und alveolärer pO_2	83
7.5.3	Alveoloarterielle pO_2-Differenz	84
8	**Regulation der Atmung**	89
8.1	Zentrale Rhythmogenese	90
8.1.1	Entstehung des Atemrhythmus in der Medulla oblongata	90
8.2	Chemische Regulation der Atmung	91
8.2.1	Kontrolle von p_aCO_2, p_aO_2 und pH-Wert durch periphere Chemorezeptoren	92
8.2.2	Zentrale Chemorezeptoren kontrollieren p_aCO_2 und H^+-Ionenkonzentration	93
8.2.3	pCO_2-Antwortkurve	93
8.2.4	pO_2-Antwortkurve	95
8.2.5	pH-Antwortkurve	95
8.2.6	Rückkopplung der chemischen Atemantriebe	96
8.3	Beeinflussung der Atmung durch zentrale und reflektorische Faktoren	96
8.4	Atemanhalten	97
9	**Nichtrespiratorische Funktionen der Lunge**	98
9.1	Schutzfunktionen und Infektionsabwehr	98
9.2	Metabolische Speicherfunktionen der Lunge	99
	Literatur	100

Wesentliche Aufgabe der Atmung ist die Versorgung der Körperzellen mit Sauerstoff und die Entfernung des im Stoffwechsel gebildeten Kohlendioxids aus dem Körper. An der Atmung sind 2 Funktionssysteme beteiligt: die Lunge und das Herz-Kreislauf-System. Die Lunge dient dem Aus-

tausch der Atemgase, das Herz-Kreislauf-System ihrem Transport. 4 Teilprozesse der Atmung können unterschieden werden:
- Ventilation: die Belüftung der Alveolen mit Frischgas aus der Umgebung während der Inspiration und ihre Entlüftung während der Exspiration. Sie geschieht durch Konvektion.
- Pulmonaler Gasaustausch: die Diffusion von Sauerstoff aus den Alveolen in das Lungenkapillarblut und von Kohlendioxid aus dem Lungenkapillarblut in die Alveolen.
- Transport von Sauerstoff zu den Geweben und von Kohlendioxid aus den Geweben zur Lunge mit dem zirkulierenden Blut.
- Regulation der Atmung.

Ventilation und Gasaustausch in der Lunge werden auch als äußere Atmung bezeichnet, der Verbrauch von Sauerstoff und die Bildung von Kohlendioxid im Stoffwechsel als innere Atmung. Beide Vorgänge sind durch den Blutkreislauf als Transportsystem miteinander verknüpft.

Im vorliegenden Kapitel wird die Physiologie der äußeren Atmung, also die Lungenfunktion beschrieben.

Die äußere Atmung besteht aus folgenden Teilprozessen:
- Ventilation der Alveolen,
- Diffusion der Atemgase in den Alveolen,
- Perfusion der Lunge,
- Abstimmung von Belüftung und Durchblutung.

Verwendete Abkürzungen

V	Gasvolumen	$\dot{V}$	Gasmenge pro Zeiteinheit
Q	Blutvolumen	$\dot{Q}$	Blutmenge pro Zeiteinheit
p	Druck		
F	fraktionelle Konzentration		

A   Alveolarraum
I   Inspirationsluft
E   Exspirationsluft
D   Totraum („deadspace")

a   arterielles Blut
v   venöses Blut
v̄   gemischtvenöses Blut
c   Gehalt
s   Sättigung

1 Lungenvolumina

Lungenvolumen ist das in der Lunge befindliche Gas, Atemvolumen das ein- und ausgeatmete Gasvolumen (Abb. 2.1). Bei den Lungenvolumina kann zwischen statischen und dynamischen Volumina sowie zwischen mobilisierbaren und nicht mobilisierbaren Volumina unterschieden werden.

- Dynamische Lungenvolumina: Volumina, deren Größe vom zeitlichen Verlauf bzw. der Atemstromstärke abhängig ist.
- Statische Lungenvolumina: Volumina, deren Größe nicht von der Atemstromstärke abhängig ist.
- Mobilisierbare Lungenvolumina: Volumina, die durch die Aktivität der Atemmuskulatur ein- und ausgeatmet werden können.
- Nichtmobilisierbares Lungenvolumen: das auch nach maximaler Ausatmung in der Lunge verbleibende Residualvolumen.
- Kapazität: Lungenvolumina, die aus mehreren spirometrisch abgrenzbaren Teilvolumina zusammengesetzt sind.

Die mobilisierbaren Lungenvolumina können direkt mit einem Spirometer gemessen werden, das Residualvolumen hingegen nur indirekt, da es nicht ausgeatmet werden kann.

1.1 Totalkapazität der Lunge

Als Totalkapazität (TLC: „total lung capacity") wird das nach einer maximalen Inspiration in der Lunge befindliche Volumen bezeichnet. Die Totalkapazität ist aus 2 großen Teilvolumina zusammengesetzt: der Vitalkapazität und dem Residualvolumen (Abb. 2.1).

1.1.1 Vitalkapazität

Die Vitalkapazität (VC) ist die Volumendifferenz zwischen maximaler Ein- und Ausatmung, d.h. die Luftmenge, die nach einer maximalen Inspiration maximal ausgeatmet werden kann, also die Summe aus Atemzugvolumen, inspiratorischem Reservevolumen und exspiratorischem Reservevolumen. Die Vitalkapazität wird spirometrisch bestimmt und kann weiter unterteilt werden in:

Inspiratorische Vitalkapazität (VC_I). Volumen, das nach einer maximalen Ausatmung maximal eingeatmet werden kann.

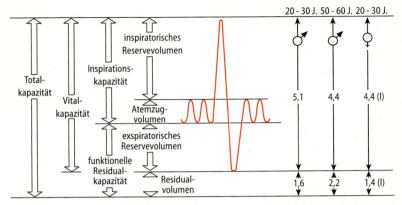

Abb. 2.1. Lungenvolumina und Lungenkapazitäten. Die Größen hängen vom Alter und vom Geschlecht ab. (Mod. nach. Schmidt u. Thews 1995)

Exspiratorische Vitalkapazität (VC$_E$). Volumen, das nach maximaler Inspiration maximal ausgeatmet werden kann.

Atemzugvolumen. Volumen, das bei jedem Atemzug ein- und ausgeatmet wird. Es beträgt beim Erwachsenen ca. 500 ml bzw. 7 ml/kg KG.

Inspiratorisches Reservevolumen (IRV). Luftvolumen, das nach einer normalen Inspiration noch zusätzlich eingeatmet werden kann. Normalwert ca. 3 l.

Exspiratorisches Reservevolumen (ERV). Volumen, das nach einer normalen Exspiration noch zusätzlich ausgeatmet werden kann. Normalwert ca. 1 l.

Der Anteil der Vitalkapazität an der Totalkapazität der Lunge beträgt etwa 74 %.

1.1.2 Residualvolumen

Das Residualvolumen (RV) ist die Luftmenge, die nach maximaler Exspiration in der Lunge verbleibt und daher spirometrisch nicht erfaßt werden kann. Der Anteil des Residualvolumens an der Totalkapazität der Lunge beträgt ca. 26 %. Das Residualvolumen kann mit Körperplethysmographie oder mit Fremdgasverdünnungsmethoden bestimmt werden.

Funktionelle Residualkapazität (FRC). Dies ist die Summe aus Residualvolumen und exspiratorischem Reservevolumen, also das endexspiratorische Lungenvolumen: RV + IRV. Bei Lungengesunden entspricht das intrathorakale Gasvolumen (IGV) der FRC.

1.2 Sollwerte und Bedeutung der Lungenvolumina

Totalkapazität, Vitalkapazität und Residualvolumen hängen von Körpergröße, Geschlecht, Alter und Trainingszustand ab, während der Anteil der Vitalkapazität und des Reservevolumens an der Totalkapazität weitgehend unabhängig von Geschlecht und Größe ist. Bei Frauen sind alle angeführten Volumina und Kapazitäten um 20–25 % niedriger als bei Männern. Insgesamt ist die Schwankungsbreite der Meßwerte selbst bei vergleichbaren Gruppen relativ groß; auch ändern sich selbst bei einigen schweren Lungenerkrankungen die Meßwerte nicht wesentlich; außerdem können größere Abweichungen von den Normwerten auch durch extrapulmonale Störungen hervorgerufen werden.

Klinisch ist daher folgendes wichtig:

> Lungenvolumina sind anatomische Meßgrößen; sie ermöglichen keine Aussagen über den pulmonalen Gasaustausch. Nur ausgeprägte Veränderungen können diagnostisch verwertet werden. Für die Lungenfunktion sind Veränderungen der Ventilation und Perfusion von größerer Bedeutung als Veränderungen der Lungenvolumina.

In Tabelle 2.1 sind die Normwerte der Lungenvolumina zusammengestellt.

Die Lungenvolumina werden von der Temperatur und vom Atmosphärendruck beeinflußt; daher sollten die gemessenen Werte auf BTSP-Bedingungen umgerechnet werden.

Tabelle 2.1. Lungenvolumina bei gesunden jungen Männern und Frauen (Maßeinheit: l)

Parameter	Männer	Frauen
Totalkapazität, TLC	7,0	6,2
Vitalkapazität, VC	5,6	5,0
Residualvolumen, RV	1,4	1,2
Funktionelle Residualkapazität, FRC	3,2	2,8

1.2.1 Klinische Bedeutung der Vitalkapazität

Wie bereits dargelegt, hängt die Vitalkapazität sehr stark vom Lebensalter und der Körpergröße ab. Daneben sind aber noch andere Faktoren zu berücksichtigen. Hierzu gehören:
- tageszeitliche Schwankungen,
- Körperlage,
- extrapulmonale Einflüsse,
- pulmonale Erkrankungen.

Tageszeitliche Schwankungen. Die Vitalkapazität und die Reservevolumina schwanken im Tagesverlauf um etwa 3–5% des Absolutwerts.

Körperlage. Im Liegen sind die Reservevolumina um ca. 20% niedriger als im Sitzen. Sie werden daher für klinische Zwecke nur selten bestimmt.

Extrapulmonale Einflüsse. Bestimmte außerpulmonale Faktoren können die Vitalkapazität vermindern. Hierzu gehören:
- Behinderungen der Thoraxbeweglichkeit durch Deformitäten,
- Störungen der Ventilation durch Paresen der Atemmuskulatur,
- Einschränkung der Zwerchfellbeweglichkeit, z. B. durch Aszites,
- Schmerzen im Bereich von Pleura oder Abdomen,
- Pleuraerguß, Pleuraverwachsungen.

Pulmonale Erkrankungen. Von Bedeutung sind v. a. Erkrankungen, die zum Verlust der Lungendehnbarkeit führen. So geht die Lungenfibrose mit einer Abnahme der Vitalkapazität einher, diagnostisch verwertbar allerdings erst in fortgeschrittenen Stadien. Atemwegsobstruktionen können ebenfalls die Vitalkapazität einschränken, jedoch sind die Veränderungen diagnostisch nicht verwertbar.

Klinisch ist folgendes wichtig:

> Erst eine reproduzierbare Abnahme der Vitalkapazität um >25% des Sollwerts weist auf eine wesentliche Funktionsstörung hin, ohne daß hieraus auf die Ursache geschlossen werden könnte.

1.2.2 Bedeutung der funktionellen Residualkapazität

Das Residualvolumen, also das nach maximaler Exspiration in der Lunge verbleibende Volumen, hängt vom Alter ab (Abb. 2.2). So nimmt im hö-

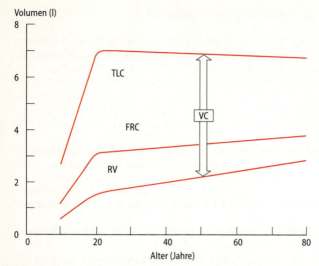

Abb. 2.2. Altersabhängigkeit der Vitalkapazität *(VC)*, Totalkapazität *(TLC)*, funktionellen Residualkapazität *(FRC)* und des Residualvolumens *(RV)* beim Mann. (Mod. nach. Schmidt u. Thews 1995)

heren Lebensalter der prozentuale Anteil des Residualvolumens an der Totalkapazität auf 23–35 % zu. Die funktionelle Residualkapazität, Residualvolumen + exspiratorisches Reservevolumen, verändert sich hingegen weniger mit dem Alter, kann aber im Einzelfall erheblich zunehmen. Große Menschen haben eine größere FRC als kleine; Adipositas und Schwangerschaft vermindern die FRC erheblich; im Liegen ist die FRC kleiner als im Stehen, bedingt durch den Druck der Eingeweide auf das Zwerchfell. Insgesamt wirken also zahlreiche Faktoren auf die Größe der FRC ein, so daß entsprechend starke Schwankungen zu erwarten sind.

> Die funktionelle Residualkapazität wirkt normalerweise als Puffer gegen zu starke Schwankungen der alveolären und arteriellen O_2- und CO_2-Partialdrücke im Verlauf des Atemzyklus. Außerdem verhindert das Residualvolumen einen Kollaps der Alveolen während der Exspiration.

Verkleinerung der funktionellen Residualkapazität. Bei einer Abnahme der FRC schwankt der alveoläre O_2-Partialdruck in größerem Maße: Während der Exspiration nähert er sich dem pO_2 des venösen Mischbluts an, während der Inspiration dem der Inspirationsluft. Dieser Effekt entspricht dem einer ungleichmäßigen Ventilation, und es entwickelt sich eine leichte Hypoxie.

Vergrößerung der funktionellen Residualkapazität. Zwischen Residualvolumen und Belüftung der Alveolen besteht keine direkte Beziehung. Daher hat eine Zunahme des Residualvolumens und der FRC über die Normwerte hinaus keinen wesentlichen Einfluß auf den pulmonalen Gasaustausch. Allerdings wirkt eine große FRC als *Puffer* gegen starke Schwankungen der alveolären O_2- und CO_2-Partialdrücke. Insgesamt kann jedoch eine Zunahme der FRC mit folgenden **Nachteilen** einhergehen:
- Eine Erhöhung der inspiratorischen O_2-Konzentration führt nicht so rasch zu einem Anstieg des alveolären pO_2 wie bei normaler FRC, denn der Sauerstoff wird in dem vergrößerten Raum zunächst stärker verdünnt.
- Bei einer vergrößerten funktionellen Residualkapazität sind die Lungen bei ruhiger Atmung überbläht.
- Ist das Residualvolumen erhöht, so sind die Lungen auch nach einer maximalen Exspiration noch überbläht.
- Eine Überblähung der Lungen erhöht den anatomischen Totraum (s. S. 41), eine stärkere Zunahme der FRC führt zur Weitstellung des Thorax mit Behinderung der Atemmechanik.
- Eine erhebliche Zunahme der FRC verkleinert die Inspirationskapazität, wenn nicht gleichzeitig die Totalkapazität der Lunge vergrößert ist. Hierdurch kann der Patient sein Inspirationsvolumen nicht nach Bedarf steigern; d.h., die Ventilationsreserve ist vermindert.

Klinisch ist folgendes wichtig:

> Obstruktive Lungenerkrankungen erhöhen, restriktive Lungenerkrankungen verkleinern das Residualvolumen. Eine genaue Beurteilung der Befunde ist allerdings nur zusammen mit anderen Ventilationsparametern möglich. Daher ist die alleinige Messung von Residualvolumen und FRC diagnostisch nicht sinnvoll.

2 Ventilation der Lunge

Als Ventilation oder Belüftung der Lunge wird der zyklische Vorgang der Ein- und Ausatmung der Atemluft bezeichnet. Wichtigste Aufgabe der Ventilation ist die Aufrechterhaltung physiologischer O_2- und CO_2-Partialdrücke in der Alveolarluft und im arteriellen Blut. Da aus der Alveolarluft ständig Sauerstoff in das gemischtvenöse Blut aufgenommen und

Kohlendioxid aus diesem Blut in die Alveolarluft abgegeben wird, muß die Alveolarluft ständig erneuert werden, und zwar durch die Einatmung von Frischluft und die Ausatmung von Alveolarluft.

> Die Ventilation wird so gesteuert, daß in der Alveolarluft ein pO_2 von ca. 100 mm Hg (1 mm Hg = 133,322 Pa) und ein pCO_2 von ca. 40 mm Hg herrschen.

Bei der Ventilation muß zwischen Atemzugvolumen und alveolärer Ventilation unterschieden werden. Das Atemzugvolumen umfaßt das gesamte mit jedem Atemzug eingeatmete Gasvolumen im Respirationstrakt, die alveoläre Ventilation hingegen nur den Anteil des Atemzugvolumens, der bis in die Alveolen gelangt. Nur dieses Volumen nimmt am Gasaustausch zwischen Alveolen und Blut teil. Die alveoläre Ventilation ist daher immer geringer als die Gesamtventilation.

Die alveoläre Ventilation kann durch folgende Parameter beschrieben werden:
- Atemfrequenz,
- Atemzugvolumen,
- Totraumvolumen,
- Atemminutenvolumen.

2.1 Atemfrequenz

Die Atemfrequenz des Erwachsenen beträgt in Ruhe etwa 7–20 Atemzüge/min, unterliegt also großen individuellen Schwankungen. Kinder atmen schneller als Erwachsene: Je jünger das Kind, desto höher die Atemfrequenz; am höchsten liegt die Atemfrequenz bei Neugeborenen. Unter körperlicher Belastung nimmt die Atemfrequenz ebenfalls zu. Bei Lungenerkrankungen oder auch nicht pulmonal bedingten Störungen der Atmung kann die Atemfrequenz erhöht oder erniedrigt sein. Eine gesteigerte Atemfrequenz wird als **Tachypnoe** bezeichnet, eine verminderte Atemfrequenz als **Bradypnoe**.

Aus der Atemfrequenz allein kann die Qualität der Ventilation meist nicht hinreichend beurteilt werden; so kann bei langsamer oder schneller Atmung eine ungenügende oder zu hohe Ventilation, also eine Hypo- oder Hyperventilation vorliegen. Grundsätzlich sind aber extreme Bradypnoe und Tachypnoe immer Zeichen einer schwerwiegenden respiratorischen Störung.

2.2 Atemzugvolumen

Das Atemzug- oder Tidalvolumen (V_T) unterliegt ebenfalls großen individuellen Schwankungen und beträgt bei Erwachsenen in Ruhe etwa 350–850 ml. Auch das Atemzugvolumen ermöglicht allein keine Aussagen über die alveoläre Ventilation, weil, je nach den besonderen Umständen, eine Hypo- oder Hyperventilation vorliegen kann. Allerdings kann der Geübte aus Atemfrequenz und Atemzugvolumen oft auf eine alveoläre Hypoventilation schließen.
Atemzugvolumen in Ruhe: 350–850 ml.

2.3 Anatomischer Totraum

Ein Teil des eingeatmeten Volumens gelangt nicht in die Alveolen, sondern bleibt in den zu- und abführenden Atemwegen vom Mund bis zur Einmündung in die Alveolen. Dieser Anteil des Atemzugvolumens nimmt nicht am Gasaustausch teil und wird daher als anatomischer Totraum bezeichnet. Der anatomische Totraum ist die Summe aller Volumina der anatomischen Luftwege. Er nimmt während der Inspiration wegen der Dehnung der Atemwege zu.

Der anatomische Totraum beträgt beim Erwachsenen ca. 150–200 ml bzw. 2 ml/kg KG oder ca. 30 % des Atemzugvolumens.

Totraumventilation. Die Totraumventilation pro Minute ist das Produkt aus Totraumvolumen (V_D) und Atemfrequenz. Hieraus folgt:

Totraumventilation = Atemfrequenz · Totraumvolumen.

Je höher die Atemfrequenz, desto größer die Totraumventilation.

2.3.1 Berechnung des anatomischen Totraums

Der anatomische Totraum kann nicht auf einfache Weise gemessen werden. Daher begnügt man sich in der Klinik meist mit Sollwerten, die in entsprechenden Tabellen zusammengestellt sind. Möglich ist auch eine Berechnung nach der Bohr-Gleichung: Die Exspirationsluft ist eine Mischung aus Totraumluft und Alveolarluft. Mißt man die Exspirationsluft und die Alveolarluft, so kann die Totraumluft errechnet werden. Da „echte" Alveolarluft nur schwer gewonnen werden kann, analysiert man die Zusammensetzung desjenigen Anteils der Exspirationsluft, der als letzter den Totraum durchströmt hat:

$$\text{Totraum } (V_D) = \frac{F_A CO_2 - F_E CO_2}{F_A CO_2}$$

F_A alveoläre, F_E exspiratorische CO_2-Fraktion.

2.4 Physiologischer Totraum

Selbst bei normaler Lungenfunktion finden sich Lungenbezirke, deren Alveolen zwar belüftet (ventiliert), aber nicht durchblutet sind und in denen daher kein Gasaustausch stattfinden kann. Dieses Gasvolumen, das mangels Durchblutung der Alveolen nicht am Gasaustausch teilnehmen kann, wird als alveoläre Totraumluft bezeichnet. Werden Alveolen stärker belüftet als für normale arterielle pO_2- und pCO_2-Werte erforderlich, so nimmt auch hiervon ein Teil nicht am Gasaustausch teil, ist also ebenfalls „physiologischer" Totraum.

2.5 Atemminutenvolumen

Das Atemminutenvolumen ist die gesamte Frischluftmenge, die pro Minute eingeatmet wird:

Atemminutenvolumen = Atemzugvolumen · Atemfrequenz/min.

Das Atemminutenvolumen (AMV) beträgt beim Mann in Ruhe 6–10 l/min.

Das Atemminutenvolumen steht in enger Beziehung zum O_2-Verbrauch und zur CO_2-Produktion; die individuelle Schwankungsbreite ist wesentlich geringer als die von Atemzugvolumen und Atemfrequenz.

Spezifische Ventilation. Sie ist das pro ml O_2-Verbrauch benötigte Atemminutenvolumen:

$$\text{spezifische Ventilation} = \frac{\text{Atemminutenvolumen (ml/min)}}{O_2\text{-Verbrauch (ml/min)}} = 28 \pm 3$$

2.6 Alveoläre Ventilation

Nur das in die Alveolen gelangende Atemvolumen kann am pulmonalen Gasaustausch teilnehmen. Dieses alveoläre Volumen wird bestimmt von der Größe des Totraums und der Größe des Atemzugvolumens.

Die alveoläre Minutenventilation umfaßt das gesamte Frischluftvolumen, das pro Minute zu den Alveolen gelangt. Es errechnet sich aus der Atemfrequenz und dem alveolären Anteil des Atemzugvolumens:

Alveoläre Minutenventilation
(AMV_{alv}) = Atemfrequenz · (Atemzugvolumen − Totraumvolumen):
$AMV_{alv} = f \cdot (V_T - V_D)$.

Folgendes ist zu beachten:

> Bei niedrigen Atemzugvolumina und hohen Atemfrequenzen kann die alveoläre Ventilation abnehmen. Bei sehr hohen Atemzugvolumina wird die Bedeutung der Totraumventilation für die alveoläre Ventilation hingegen zunehmend geringer.

3 Atemmechanik

Damit die Gase in der Lunge ausgetauscht werden können, müssen die Alveolen rhythmisch belüftet werden. Dieser Vorgang wird als Ventilation bezeichnet. Die rhythmischen Volumenänderungen der Lunge erfolgen durch die Aktivität der Atemmuskulatur. Hierbei treten Kräfte und Widerstände auf, die für die Strömung der Atemluft bei der Ventilation der Alveolen von Bedeutung sind. Die Atemmechanik befaßt sich v.a. mit den Faktoren, die die Luftströmung in der Lunge während der Ein- und Ausatmung bestimmen, insbesondere mit den Beziehungen zwischen Druck und Volumen sowie zwischen Druck und Strömungsstärke.

3.1 Atemmuskulatur

Die Atemmuskeln erzeugen die für die Ventilation erforderlichen Kräfte. Wichtigster Inspirationsmuskel bei Ruheatmung ist das Zwerchfell; Exspirationsmuskeln werden bei Ruheatmung nicht aktiviert; die Ausatmung erfolgt passiv. Erst bei gesteigertem Ventilationsbedarf oder bestimmten Lungenerkrankungen werden die Exspirationsmuskeln eingesetzt, und die Ausatmung wird, wie die Inspiration, ein aktiver Vorgang.

3.1.1 Zwerchfell

Die Anatomie des Zwerchfells ist auf S. 27 beschrieben. Eine Kontraktion der nach kranial gewölbten Muskelplatte führt zur Abflachung der Kuppel: Die Eingeweide werden nach kaudal verlagert, und die Bauchwand wölbt sich nach außen. Die Thoraxhöhlen werden nach unten erweitert. Gleichzeitig werden durch die Abflachung des Zwerchfells die unteren Rippenränder nach auswärts bewegt und der Thorax zusätzlich erweitert.

3.1.2 Äußere Interkostalmuskeln

Mm. intercostales externi. Bei Ruheatmung stabilisieren die Mm. intercostales externi die Thoraxwand. Erst bei erhöhtem Ventilationsbedarf sind diese Muskeln an der Inspiration beteiligt. Bei ihrer Kontraktion ist das Drehmoment auf die kaudalen Rippen größer als auf die kranialen. Hierdurch werden die Rippen angehoben und der laterale und sagittale Thoraxdurchmesser nehmen zu.

3.1.3 Andere Inspirationsmuskeln

Hierzu gehören die Mm. scaleni und sternocleidomastoidei. Sie werden erst bei gesteigertem Ventilationsbedarf inspiratorisch tätig. Weitere Hilfsmuskeln der Atmung sind die hinteren Nackenmuskeln, Trapezius und einige Rückenmuskeln. Andere Muskeln erweitern die Atemwege, z. B. die Mm. mylohyoideus, digastricus, alae nasi, Platysma, Wangenmuskeln, Kehlkopfmuskulatur, Zungenmuskeln und hintere Nackenmuskeln.

3.1.4 Exspirationsmuskulatur

Wie bereits dargelegt, erfolgt die normale Exspiration passiv, und zwar bedingt durch die Retraktion der elastischen Gewebe. In diesem Gewebe der Lunge und des Thorax wird die Energie während der Inspiration gespeichert, während der Exspiration hingegen freigesetzt, so daß die Exspiration ohne Kontraktion der Exspirationsmuskulatur erfolgen kann.

Erst bei stark erhöhtem Ventilationsbedarf oder mittelschwerer Obstruktion der Atemwege kontrahiert sich die Atemmuskulatur und beteiligt sich aktiv an der Exspiration.

Bauchwandmuskeln. Die Mm. obliquus externus, rectus abdominis, obliqus internus und transversus abdominis sind die wichtigsten Exspirationsmuskeln. Die Kontraktion dieser Muskeln bewirkt eine Druckerhöhung im Bauchraum: Das Zwerchfell wird nach oben gedrängt. Daneben führt die Kontraktion zur Abwärtsbewegung der unteren Rippen und zur Beugung des Rumpfes.

Die Bauchmuskeln werden erst aktiviert, wenn der Ventilationsbedarf auf > 40 l/min ansteigt, weiterhin beim Husten, Pressen und Erbrechen, d. h. bei allen Vorgängen, bei denen hohe, explosionsartige Drücke und hohe lineare Strömungsgeschwindigkeiten erforderlich sind.

Mm. intercostales interni. Erst bei gesteigerter Atmung werden die inneren Interkostalmuskeln aktiv und beteiligen sich an der normalerweise aufgrund der Retraktionskraft der Lungen passiv erfolgenden Exspiration. Diese Muskeln wirken als Antagonisten der äußeren Interkostalmuskeln, d. h., sie ziehen die Rippen nach unten und einwärts; gleichzeitig wird der Interkostalraum versteift, und die Muskeln können sich nicht nach außen vorwölben.

Zwerchfell. Dieser Hauptmuskel der *Inspiration* ist am Ende der Inspiration zunächst noch kontrahiert und erschlafft nicht schlagartig, sondern anfangs allmählich, so daß die Exspiration gleichmäßiger erfolgen kann. Bei ruhiger Exspiration wird das Zwerchfell durch die Retraktion der Lunge hochgezogen, bei aktiver Exspiration zusätzlich durch die Bauchmuskeln nach oben gedrängt.

Durch maximale Kontraktion der Exspirationsmuskulatur kann ein intrapulmonaler Druck von etwa 120 mm Hg erreicht werden, vorübergehend auch von 300 mm Hg. Der intraabdominale Druck kann durch Kontraktion der Bauchmuskeln beim Pressen auf 150–200 mm Hg ansteigen. Bei diesen Drücken wird die Durchblutung der Aorta unterbrochen.

Zu beachten ist, daß die maximal erreichbaren Drücke vom Lungenvolumen und dem Dehnungszustand der Muskulatur abhängig sind.

3.2 Warum strömt die Atemluft?

Luft kann nur von einem Ort höheren Druckes zu einem Gebiet niedrigeren Druckes strömen. Am Ende der Exspiration ist der alveoläre Druck gleich groß wie der Atmosphärendruck, und es findet keine Luftströmung statt. Damit die Atemluft in die Alveolen gelangen kann, muß während der Inspiration der intrapulmonale oder Alveolardruck niedriger sein als der Atmosphärendruck, also der Druck am Anfang der Atemwege. Diese Drucksenkung im Thorax erfolgt durch die Kontraktion der Inspirationsmuskulatur: Sie erweitert den Thorax und auch die Alveolen, so daß die Luft entlang dem entstehenden Druckgefälle in die Alveolen einströmen kann.

Während der Inspiration müssen die durch die Kontraktion der Atemmuskulatur entstehenden Kräfte folgende Widerstände überwinden, damit die Atemluft strömen kann:
- elastische Widerstände von Lunge und Thorax,
- Reibungswiderstände bei den Bewegungen des Lungen- und Thoraxgewebes,
- Strömungswiderstände des Tracheobronchialbaums.

Bei der Ausatmung müssen sich die Kräfte umkehren, damit die Luft aus den Alveolen in die Atmosphäre strömen kann, d.h., der Alveolardruck muß größer sein als der Atmosphärendruck. Am Ende der Inspiration erschlafft die Atemmuskulatur und übt keine dehnende Wirkung mehr auf Lunge und Thorax aus. Die elastischen Gewebe von Lunge und Thorax ziehen sich aufgrund der Retraktionskraft zusammen; die Lunge wird komprimiert, und die Luft strömt entlang dem entstehenden Druckgefälle aus den Alveolen in die Atmosphäre.

Die Inspiration ist ein aktiver Vorgang, die Exspiration erfolgt hingegen passiv. Nur bei körperlicher Belastung oder sehr hohen exspiratorischen Widerständen ist für die Exspiration eine Kontraktion der Exspirationsmuskulatur erforderlich.

3.3 Welche Faktoren bestimmen das Füllvolumen der Lunge?

Das Volumen der elastischen Hohlorgane Lunge und Thorax hängt vom dehnenden Druck bzw. der transmuralen Druckdifferenz ab. Wird die Lunge während der Beatmung schrittweise mit Atemluft gefüllt, so entsteht in der Lunge ein Druck, der höher ist als der Außendruck. Die Lunge füllt sich aber auch dann mit Atemluft, wenn sich der Thorax in einer luftdichten Kammer, der Kopf hingegen außerhalb der Kammer befindet und in der Kammer ein Unterdruck (Sog) erzeugt wird (Prinzip der eisernen Lunge). In beiden Fällen hängt der Füllungszustand der Lunge lediglich von der transmuralen Druckdifferenz, also der Druckdifferenz über der Lungenwand ab:

transmurale Druckdifferenz = Innendruck − Außendruck.

In den Atemorganen sind verschiedene transmurale Druckdifferenzen wirksam, die sich aus dem intrapulmonalen Druck, dem intrapleuralen Druck und dem Atmosphärendruck ergeben. Für die Atemmechanik gilt folgendes:

> Alle Drücke werden auf den Atmosphärendruck (Barometerdruck) bezogen. Der Nulldruck ist der Barometerdruck, ein negativer Druck ist subatmosphärisch, ein positiver Druck liegt über dem Atmosphärendruck.

3.3.1 Intrapulmonaler Druck

Der im Innern der Lunge, d.h. in den Alveolen herrschende Druck wird als intrapulmonaler Druck oder **Alveolardruck** (p_A) bezeichnet. Er kann bei geöffneter Stimmritze als Munddruck gemessen werden. Hierbei darf aber keine Luft strömen, da sonst ein Druckabfall entlang den Atemwegen auftreten würde.

Transpulmonale Druckdifferenz. Hierbei handelt es sich um die Druckdifferenz zwischen Alveolardruck und Druck im Pleuraspalt: $p_A - p_{Pl}$. Der Druck in einer Alveole ist immer größer als der Druck des umgebenden Gewebes, außer es befindet sich kein Volumen mehr in der Alveole. Mit zunehmendem Lungenvolumen nimmt auch der transpulmonale Druckgradient stetig zu. Der transpulmonale Druckgradient ist nicht gleichmäßig über die gesamte Lunge verteilt. Vielmehr gilt folgendes:

> In den oberen Lungenanteilen enthalten die Alveolen ein größeres Volumen als in den abhängigen Partien. Daher ist in diesen stärker gedehnten Alveolen auch der transmurale Druckgradient größer. Der Gradient nimmt von oben nach unten etwa um 1 cm H_2O (0,1 kPa) pro 3 cm ab.

3.3.2 Intrapleuraler Druck

Der Druck im Pleuraspalt, also der Druck an der Lungenoberfläche und der Thoraxinnenwand, wird als intrapleuraler Druck oder auch als **Pleuradruck** (p_{pl}) bezeichnet (Abb. 2.3). In Wirklichkeit handelt es sich um eine Druckdifferenz, nämlich der zwischen Außenraum (Atmosphäre) und Pleuraspalt. Sie wird auch als **transthorakale Druckdifferenz** bezeichnet. Der Pleuradruck kann über eine Kanüle im Pleuraspalt oder näherungsweise auch über eine Sonde im unteren Ösophagusdrittel gemessen werden. Dieser Teil des Ösophagus liegt innerhalb des Thorax, aber außerhalb der Lunge, so daß sich der Pleuradruck in aufrechter Thoraxposition ungehindert auf die schlaffe Ösophaguswand übertragen kann.

Der intrapleurale Druck ist negativ. Im Pleuraspalt herrscht ein negativer Druck (korrekt: subatmosphärischer Druck). Er liegt normalerweise am Ende der Exspiration etwa 5 cm H_2O (0,5 kPa) und am Ende der Inspiration etwa 8 cm H_2O (0,8 kPa) unterhalb des Atmosphärendrucks.

Der subatmosphärische Druck im Pleuraspalt entsteht durch die Retraktionskraft der Lunge. Aufgrund der Retraktionskraft hat die Lunge die Tendenz, sich zu verkleinern und somit von der Brustwand abzulösen.

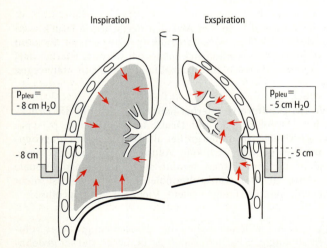

Abb. 2.3. Entstehung des intrapleuralen Drucks *(p_{pleu})*. Durch den elastischen Zug der Lunge (Zugrichtung *rote Pfeile*) entsteht im Pleuraspalt gegenüber dem Außenraum ein „negativer" Druck. (Mod. nach Schmidt u. Thews 1995)

Hierdurch entwickelt sich ein subatmosphärischer Druck im Pleuraspalt, der um so größer ist, je stärker die Lunge während der Inspiration gedehnt wird.

Warum lösen sich die Pleurablätter während der Inspiration nicht voneinander? Beide Pleurablätter sind mit einem Flüssigkeitsfilm überzogen. Er bewirkt, daß die Pleurablätter aufgrund der Kapillarkräfte aneinanderhaften und die Lunge dem Thorax bei einer Inspirationsbewegung folgen muß. Außerdem ermöglicht der Flüssigkeitsfilm das Aneinandergleiten beider Pleurablätter. Der Mechanismus kann mit dem Aneinanderhaften zweier Objektträger verglichen werden, die ebenfalls durch eine dünne Flüssigkeitsschicht aneinandergehalten werden: Wird der obere Objektträger angehoben, so bleibt der untere daran haften. Selbst durch Zug im rechten Winkel ist eine Trennung nur schwer möglich, während die Glasplättchen durch horizontalen Zug leicht gegeneinander bewegt werden können. Beim Pneumothorax hingegen werden die beiden Pleurablätter durch die eindringende Luft voneinander getrennt, und die Lunge kollabiert.

3.4 Elastizität der Lunge

Die Lunge ist elastisch, d. h., sie kann ihre durch die Einwirkung äußerer Kräfte während der Inspiration entstandene Formänderung wieder aufheben, wenn die dehnende Kraft nicht mehr einwirkt. Über einen gewissen Bereich von Lungenvolumina gehorcht die Elastizität der Lunge dem Hooke-Gesetz: Je größer die angreifende Muskelkraft, desto stärker die Dehnung der elastischen Gewebe und um so größer das Inspirationsvolumen, bis schließlich die Elastizitätsgrenze erreicht oder überschritten wird. Die Beziehung zwischen Volumenänderung pro Einheit der Druckänderung wird als Dehnbarkeit oder **Compliance** bezeichnet, der reziproke Wert als Steifigkeit oder **Elastance**. Mit zunehmender Dehnung nimmt die Compliance ab und die Elastance zu.

Wodurch wird die Lungenelastizität bestimmt? Die Elastizität der Lunge beruht nicht nur auf ihren elastischen Fasern und ihrem besonderen geometrischen Bau. Sie wird vielmehr auch durch Oberflächenkräfte in den Alveolen und die Verankerung der Alveolen im umgebenden Lungengewebe beeinflußt.

3.4.1 Alveoläre Oberflächenkräfte und Surfactant

Oberflächenkräfte. Eine mit Flüssigkeit gefüllte Lunge läßt sich, bei gleicher Druckänderung, wesentlich stärker dehnen als eine luftgefüllte. Ursache dieses Phänomens sind Oberflächenkräfte, die an gekrümmten Grenzflächen zwischen flüssiger und gasförmiger Phase der Alveolarwände entstehen und der Dehnung entgegengerichtet sind.

Nach dem Laplace-Gesetz hängt die transmurale Druckdifferenz (p_{tm}) in einer Gasblase von der Oberflächenspannung der Flüssigkeit an der Grenzfläche (T) und dem Radius (r) der Kurvatur der Blase bzw. Alveole ab.

$$p_{tm} = \frac{2T}{r}$$

Bestünde die Grenzschicht an den Alveolen aus normalem Wasser, so ergäbe sich eine transpulmonale Druckdifferenz von 3 kPa. In Wirklichkeit ist aber die Oberflächenspannung der Alveolen etwa 10mal kleiner, als für eine wäßrige Grenzschicht zu erwarten wäre. Entsprechend ist ein wesentlich geringerer Druck erforderlich, um die Alveolen mit dem gleichen Volumen zu füllen. Hieraus folgt, daß der in den Alveolen physiologisch vorhandene Flüssigkeitsfilm Substanzen enthält, die die Oberflächenspannung herabsetzen. Dieser oberflächenaktive Film der Alveolen wird als Surfactant bezeichnet.

Surfactant. Der Surfactant ist ein Gemisch aus Proteinen, Phospholipiden und Kohlenhydraten. Die Produktion und Resorption erfolgt, wie in Kap. 1 dargestellt, in den Alveolarzellen Typ II aus Fettsäuren des Blutes. Die oberflächenaktive Wirkung wird besonders von Dipalmitoyllecithin und Cholesterin hervorgerufen. Der alveoläre Film besteht aus einer wäßrigen Unterschicht, der Hypophase, und dem Surfactant, der als monomolekulare Tapete der Hypophase aufliegt. Die hydrophilen Lipidteile des Surfactant sind in der wäßrigen Schicht verankert, die hydrophoben Teile der Gasphase zugewandt.

Die Oberflächenspannung des Flüssigkeitsfilms ist nicht konstant, sondern variiert mit dem Atemzyklus. Bei Abnahme des Radius der Alveolen bzw. Volumenverkleinerung nimmt die Konzentration des Surfactant im Oberflächenfilm zu und, anders als nach dem Laplace-Gesetz zu erwarten ist, die Oberflächenspannung ab (Abb. 2.4); bei Zunahme des Radius bzw. Volumens hingegen nimmt die Surfactantkonzentration ab und die Oberflächenspannung zu. Der Surfactant verhindert somit, daß die kleinen Alveolen kollabieren und sich dabei in die großen Alveolen entleeren.

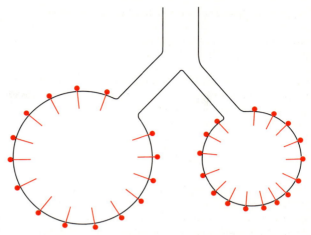

Abb. 2.4. Wirkung des Surfactant auf die Alveolarstruktur. In der kleineren Alveole herrscht eine höhere Oberflächenspannung, die aber durch die dichtere Packung der Surfactantmoleküle reduziert bzw. ausgeglichen wird. Die Surfactantmoleküle sind in der Stecknadelform dargestellt. Das der Alveolarlichtung zugewandte Ende ist hydrophob, das andere Ende hydrophil

Ohne Surfactant würden sich die kleinen Alveolen in die größeren entleeren, denn kleine Blasen (kleiner Durchmesser, r) haben eine größere Wandspannung als große.

Zusammengefaßt ergeben sich folgende Wirkungen des Surfactant:
- Herabsetzung der Oberflächenspannung in den Alveolen,
- hierdurch Verminderung der für die Dehnung der Lunge erforderlichen Kräfte,
- Stabilisierung der kleineren Alveolen durch Verminderung der Oberflächenspannung bei Abnahme des Alveolarradius während der Exspiration.

3.5 Elastizität des Thorax

Auch der Thorax besitzt eine Elastizität bzw. Retraktionskraft. Wird der Thorax geöffnet, so gehen die Rippen in Inspirationsstellung und das Volumen des Brustkorbs nimmt zu, und zwar etwa um 1 l über der funktionellen Residualkapazität. Dringt Luft in den Pleuraspalt, so geht die kapilläre Anziehungskraft (Kohäsion) zwischen Lunge und Brustwand verloren: Die Lunge verkleinert sich, und der Thorax wird weiter. Bei vollständig geöffnetem Thorax nimmt das Volumen um 600 ml über das Residualvolumen zu. Die Lunge kollabiert und enthält nur noch das minimale Volumen. Dieses Volumen ist kleiner als das Residualvolumen.

Thoraxcompliance. Die Compliance des Thorax ist definiert als die Veränderung des Lungenvolumens pro Einheit der Veränderung des Druckgradienten zwischen Atmosphäre und intrapleuralem Druck. Sie beträgt etwa 200 ml/cm H_2O (2 l/kPa).

3.6 Compliance des Atemapparats

Die passive Beziehung zwischen Druck und Volumen wird als mechanische Compliance (C) bezeichnet. Die Compliance ist definiert als Volumenänderung pro Einheit Druckänderung. Um die Compliance zu bestimmen, müssen somit Druck und Volumen gemessen werden.

$$C = \frac{V}{P} \text{ (l/cm } H_2O \text{ oder l/kPa)}$$

Die Compliance ist ein Maß für den elastischen Widerstand des Atemapparats bzw. von Lunge und Thorax. Sie kann mit Hilfe von Druck-Volumen-Kurven bzw. Ruhedehnungskurven gemessen werden.

3.6.1 Ruhedehnungskurven von Lunge und Thorax

Ruhedehnungskurven von Lunge und Thorax werden bei entspannter Atemmuskulatur registriert, um den Einfluß visköser Widerstände während der Ventilation auszuschalten. Bei sehr langsamer Atmung kann der visköse Widerstand vernachlässigt werden, so daß die Beziehung zwischen Lungenvolumen und jeweils wirksamem Druck im wesentlichen von den elastischen Eigenschaften der Lunge und des Thorax bestimmt wird. Da dynamische Faktoren ausgeschaltet sind, wird die ermittelte Volumendehnbarkeit auch als statische Compliance bezeichnet.

Bestimmung der Ruhedehnungskurve. Die Versuchsperson atmet bei verschlossener Nase vorbestimmte Volumina aus einem Spirometer ein; danach wird die Verbindung zum Spirometer unterbrochen, die Versuchsperson entspannt ihre Atemmuskulatur und der für die Dehnung von Lunge und Thorax entscheidende Überdruck kann jetzt bei geöffneter Glottis am Mund gemessen werden. Der elastische Dehnungszustand der Lunge hängt von der Differenz zwischen intrapulmonalem und intrapleuralem Druck ab, die des Thorax von der Druckdifferenz zwischen Pleuraspalt und Außenraum, d. h. dem intrapleuralen Druck.

Die Ruhedehnungskurve von Lunge und Thorax verläuft S-förmig, d. h. im Bereich normaler Atemexkursionen nahezu linear, oberhalb und unterhalb der Atemruhelage hingegen flacher.

> Die Dehnbarkeit des Atemapparats ist am größten, wenn das Lungenvolumen der funktionellen Residualkapazität (FRC) entspricht. Unterhalb der FRC nimmt die Retraktionskraft des Thorax zu, oberhalb der FRC und Gleichgewichtslage des Thorax werden Lunge und Thorax mit zunehmender Dehnung immer steifer.

Aus der Steilheit der Ruhedehnungskurven kann die statische Compliance von Lunge (C_L), Thorax (C_{Th}) und des gesamten Atemapparats (C_{L+Th}) ermittelt werden (Abb. 2.5):

$$C_L = \frac{V}{(p_A - p_{pl})}$$

$$C_{Th} = \frac{V}{p_{pl}}$$

$$C_{L+Th} = \frac{V}{p_A}$$

Im Bereich normaler Atemexkursionen ist, wie oben beschrieben, die Ruhedehnungskurve am steilsten, die statische Compliance somit am größten. Für die Ruheatmung gelten folgende Compliancewerte:

C_{Th+L} = 0,1 l/cm H_2O (1 l/kPa),
C_L = 0,26 l/cm H_2O (2,6 l/kPa),
C_{Th} = 0,26 l/cm H_2O (2,6 l/kPa).

Die Gesamtcompliance von Thorax und Lunge ist etwa halb so groß wie die Compliance von Lunge oder Thorax allein.

Elastance. Die Steifigkeit (Elastance), der Reziprokwert der Compliance, für den gesamten Atemapparat ergibt sich aus der Summe der Elastance von Lunge und Thorax:

$$\frac{1}{C_{L+Th}} = \frac{1}{C_L} + \frac{1}{C_{Th}}$$

Gesamtelastance = Lungenelastance + Thoraxelastance.

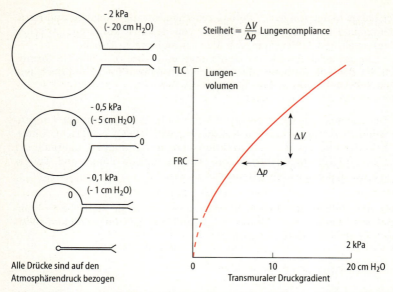

Alle Drücke sind auf den Atmosphärendruck bezogen

Abb. 2.5. Beziehung zwischen Lungenvolumen und Druckdifferenz zwischen Alveolen und intrathorakalem Raum (transmuraler Druckgradient). Im Bereich normaler Atemzugvolumina verläuft die Beziehung angenähert linear. Der Durchmesser der kleinen Atemwege nimmt parallel zum Atemzugvolumen ab. Bei Erreichen der Verschlußkapazität („closing capacity") beginnt der Verschluß der kleinen Atemwege, mit Erreichen des Residualvolumens findet sich ein ausgedehnter Verschluß. Das Diagramm gilt für die aufrechte Position bei abnehmendem Druck. Der Öffnungsdruck des geschlossenen Alveolus ist nicht gezeigt. (Mod. nach Nunn 1993)

Spezifische Compliance. Wie bereits erläutert, hängt die Compliance vom Lungenvolumen ab. Um Aussagen über die Retraktionskraft der Lunge zu ermöglichen, muß das Lungenvolumen angegeben werden, bei dem die Compliance gemessen worden ist. Der Quotient aus Compliance und Lungenvolumen wird als spezifische Compliance bezeichnet:

$$\text{spezifische Compliance} = \frac{\text{Compliance}}{\text{Lungenvolumen}}$$

Ist die spezifische Compliance vermindert, so ist die Lunge weniger dehnbar, z. B. bei Lungenfibrose. Beim Lungenemphysem hingegen kann die spezifische Compliance vergrößert, die Lunge also stärker dehnbar sein. Bei verminderter Compliance ist die Atemarbeit erhöht; außerdem treten Störungen des Belüftungs-Durchblutungs-Verhältnisses auf.

Bei der Atmung muß aber nicht nur die beschriebene elastische Retraktion von Lunge und Thorax überwunden werden, sondern auch der Widerstand gegen die Luftströmung, der sog. Strömungswiderstand.

3.7 Atemwegswiderstand

Die luftleitenden oberen und unteren Atemwege setzen der Luftströmung während der Atmung einen Widerstand entgegen. Damit Luft strömen kann, muß in den Atemwegen ein Druckgefälle erzeugt werden (s. 3.2), das den Strömungswiderstand überwindet. Während der Inspiration muß die treibende Druckdifferenz, der Strömungsdruck, im Mund höher sein als der Druck in den Alveolen, bei der Ausatmung muß hingegen der Alveolardruck höher sein als der Munddruck. Es gilt:

Strömungsdruck bei Inspiration =
  Munddruck (Luftdruck) − intraalveolärer Druck;

Strömungsdruck bei Exspiration =
  intraalveolärer Druck − Munddruck (Luftdruck).

Analog zum Ohm-Gesetz der Elektrizität wird das Verhältnis zwischen treibender Druckdifferenz und Atemstromstärke ($\dot{V}$) als **Atemwegswiderstand** oder **Resistance** bezeichnet:

$$R = \frac{\text{Munddruck} - \text{Alveolardruck}}{\text{Atemstromstärke}}$$

$$R = \frac{P_{ao} - P_A}{\dot{V}} \quad (\text{cm } H_2O/l/s \text{ oder } kPa/l/s)$$

Der Atemwegswiderstand wird durch die innere Reibung der strömenden Atemluft und durch die Reibung zwischen der Atemluft und den Atemwegen hervorgerufen.

Conductance. Die Leitfähigkeit ist der Reziprokwert der Resistance; die Maßeinheit wird in l/s pro cm H_2O angegeben. Die spezifische Leitfähigkeit ist die Conductance der unteren Atemwege dividiert durch das Lungenvolumen. Sie berücksichtigt die Bedeutung des Lungenvolumens für den Atemwegswiderstand.

3.7.1 Widerstand bei laminarer und turbulenter Strömung

Laminare Strömung. Bei laminarer Strömung ist der Atemwegswiderstand nach dem Hagen-Poiseuille-Gesetz direkt proportional der Viskosität des Gases und der Länge der Atemwege und umgekehrt proportional zur 4. Potenz des Radius der leitenden Rohre:

$$R \triangleq \text{Viskosität} \cdot \text{Länge} \cdot \frac{8}{r^4}$$

Ist das leitende Rohr kurz und weit, so ist nur ein geringer treibender Druck erforderlich, um den Strömungswiderstand zu überwinden. Ist hingegen das Rohr lang oder eng, so muß für die gleiche Strömungsstärke ein höherer Druck erzeugt werden. Die Dichte des Gases spielt bei der laminaren Strömung keine Rolle.

Turbulente Strömung. Bei turbulenter oder Wirbelströmung ist eine größere Druckdifferenz erforderlich, um den Strömungswiderstand zu überwinden als bei laminarer Strömung; außerdem besteht eine Abhängigkeit von der Dichte des Gases. Turbulenzen können unter folgenden Bedingungen in den leitenden Röhren auftreten:
- hoher Gasfluß,
- Änderungen im Durchmesser,
- Verzweigungen,
- scharfe Abwinkelung.

Hohe Strömungsgeschwindigkeiten treten nur in den weitlumigen Atemwegen wie Trachea und Hauptbronchen auf, jedoch nur bei schneller Atmung. In den kleinen Atemwegen hingegen ist die Strömungsgeschwindigkeit sehr niedrig, weil der Luftstrom auf eine Unzahl von Bronchiolen verteilt wird. Allerdings können an jeder Teilungsstelle Turbulenzen auftreten, so daß eine höhere Druckdifferenz erforderlich ist. Wirbelbildung ist auch dann zu erwarten, wenn die Wände der kleinen Atemwege, z.B. bedingt durch Schleim, nicht mehr glatt, sondern unregelmäßig sind.

3.7.2 Wo ist der Atemwegswiderstand am größten?

Entgegen gängiger Vorstellung sind es nicht die kleinen Atemwege, in denen der Widerstand am höchsten ist, sondern die größeren, d.h. obere Atemwege, Trachea, Hauptbronchen sowie Lappen- und Segmentbronchen bis zur 6. Generation bis zu einem Durchmesser von 2 mm (Abb. 2.6). In diesen Abschnitten sind mehr als 80% des Atemwegswider-

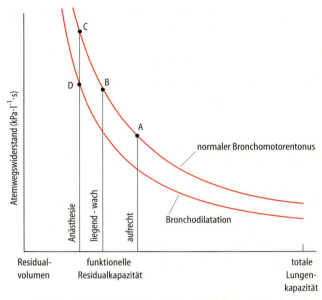

Abb. 2.6. Atemwegswiderstand in Abhängigkeit vom Lungenvolumen bei normalem Bronchomotorentonus und bei Bronchodilatation. *A* aufrechte Position, Wachzustand, *B* Rückenlage – wach, *C* Rückenlage, anästhesiert, ohne Bronchodilatation, *D* Rückenlage, anästhesiert und mit anästhesiebedingter Bronchodilatation. Bei *B* und *D* ist der Atemwegswiderstand ähnlich groß, da die Abnahme der FRC durch die Bronchodilatation kompensiert wird. (Mod. nach Nunn 1993)

stands lokalisiert, in den Bronchiolen mit einem Durchmesser unter 2 mm weniger als 20%. Bei Nasenatmung verteilen sich die Widerstände in folgender Weise:
- Nase 50%,
- Kehlkopf 20%,
- Tracheobronchialbaum 30%,
- terminale Bronchiolen (ab 16. Generation) <1% des Gesamtwiderstands im Tracheobronchialbaum.

Bei Mundatmung beträgt der Widerstand im Larynx 40%, im Tracheobronchialbaum 60%.

Der Grund für den geringen Widerstand in den kleinen Atemwegen ist die zur Peripherie hin stark zunehmende Anzahl von Bronchen und

Bronchiolen, die zwar immer enger, gleichzeitig aber auch kürzer werden. Durch die starke Verzweigung wird der Gesamtquerschnitt immer größer.

Normalwerte für den Atemwegswiderstand, gemessen im Ganzkörperplethysmographen:
0,05–1,5 cm H$_2$O/l/s (kPa/l/s).

3.7.3 Faktoren, die den Atemwegswiderstand beeinflussen

Der Atemwegswiderstand wird vom Lungenvolumen und vom Tonus der Bronchialmuskulatur beeinflußt.

Lungenvolumen. Nimmt das Lungenvolumen zu, so nimmt der Atemwegswiderstand ab (Abb. 2.7). Grund: Mit zunehmendem Lungenvolumen werden die größeren und mittelgroßen Bronchen aufgrund der Zugkraft der Lunge erweitert. Umgekehrt nimmt der Atemwegswiderstand bei einer Verkleinerung des Lungenvolumens zu, da auch die Atemwege wegen der nachlassenden Zugkräfte der Lunge enger werden. Bei sehr kleinen

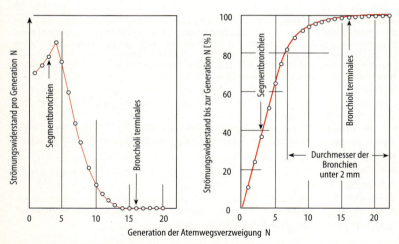

Abb. 2.7. Strömungswiderstand in den einzelnen Abschnitten des Respirationstrakts. Zur Peripherie hin nimmt der Widerstand der parallel angeordneten Bronchien einer Verzweigungsgeneration ab. Die Atemwege mit einem Durchmesser von über 2 mm bedingen ca. 80% des Strömungswiderstands. (Mod. nach Scheidt, in Klinke u. Silbernagl 1996)

Lungenvolumina können die Bronchiolen kollabieren und hierdurch der Widerstand erheblich ansteigen. Grundsätzlich gilt aber folgendes:

> Bei ruhiger In- und Exspiration verändert sich der Atemwegswiderstand nur geringfügig, vermutlich weil die Atemwege ihre Weite und Länge gleichzeitig ändern. Bei maximaler Inspiration nimmt der Atemwegswiderstand ab, bei maximaler Exspiration hingegen zu.

Nervale Regulation des Atemwegswiderstands. Abgesehen von den passiven Schwankungen im Kaliber der Atemwege durch die Zugkräfte der Lunge wird der Atemwegswiderstand aktiv durch Kontraktion oder Relaxation glatter Muskeln nerval reguliert. Glatte Muskeln sind über die gesamten Atemwege bis hin zu den Alveolargängen verteilt. Zwar besitzen die Alveolen selbst keine Muskelzellen, jedoch finden sich an den Einmündungen in die Alveolärgänge sphinkterartige Muskelfasern, die sich unabhängig von der Bronchialmuskulatur kontrahieren können. Hierdurch werden die Alveolargänge zusammengezogen und die Alveolen abgeflacht, so daß die Luft aus den Alveolen gedrückt wird. Lungenvolumen und Compliance nehmen ab. Dagegen erhöht eine Kontraktion der terminalen Bronchiolen den Atemwegswiderstand; die Exspiration wird erschwert und das Lungenvolumen nimmt zu.

Bei gesteigertem Ventilationsbedarf, z.B. körperlicher Tätigkeit, werden die Atemwege reflektorisch während der Inspiration erweitert.

Funktionell bedeutsam ist v.a. die Kontraktion der Bronchialmuskulatur durch **efferente parasympathische Impulse,** die erregend auf die muskarinartigen Rezeptoren wirken und außerdem die Sekretion der seromukösen Drüsen und auch der Becherzellen steigern. Diese Wirkungen können durch Atropin antagonisiert werden.

Nicht hinreichend geklärt ist hingegen die Rolle des **sympathischen Nervensystems.** Insbesondere ist nicht bewiesen, ob es eine direkte sympathische Innervation der glatten Atemwegsmuskeln gibt. $\beta 2$-Rezeptoren sind in den glatten Bronchialmuskeln reichlich vorhanden. Sie reagieren sehr stark auf Adrenalin und bewirken eine Bronchodilatation, hervorgerufen durch einen Anstieg von cAMP. Außerdem wird die Drüsensekretion gehemmt. α-adrenerge Rezeptoren sind nur in geringer Zahl vorhanden und scheinen daher von geringer Bedeutung zu sein.

Erhöhter Atemwegswiderstand. Siehe Kap. 5.

3.8 Gewebewiderstand und Atembewegungswiderstand

Bei der Bewegung der Gewebe von Lunge, Thorax, Zwerchfell und Baucheingeweiden entsteht ein Widerstand. Er hängt von der Geschwindigkeit der Bewegung ab und ist während In- und Exspiration wirksam. Bei jungen gesunden Personen macht der Gewebewiderstand etwa 10% des Atembewegungswiderstands aus, der Atemwegswiderstand hingegen 90%. Bei bestimmten Erkrankungen, z.B. Lungenfibrose, Sarkoidose, Kyphoskoliose, kann der Gewebewiderstand erhöht sein, jedoch wird hierdurch die Leistungsfähigkeit meist nicht wesentlich eingeschränkt.

3.9 Atemarbeit

Die Atmung erfordert Arbeit der Atemmuskulatur, um die elastischen Widerstände von Lunge und Thorax und die viskösen Widerstände gegen die Luftströmung sowie die Gewebewiderstände zu überwinden. Physikalisch ist Arbeit das Produkt aus Kraft mal Weg. Für die Atmung gilt:

Atemarbeit ist das Produkt aus Druck und Volumenzunahme, d.h. die Arbeit, die erforderlich ist, um ein Volumen V gegen einen Druck p vom Wert V_1 zum Wert V_2 zu verändern ($dV = V_2 - V_1$):

$A = p \cdot dV$

p Pleuradruck; V Atemvolumen.

Arbeit wird von der Atemmuskulatur bei Ruheatmung praktisch nur während der Inspiration verrichtet; die Exspiration erfolgt passiv durch die bei der Inspiration gedehnten elastischen Elemente.

3.9.1 Arbeit für die Bewegung der Lunge

Die Arbeit für die Dehnung der Lunge kann aus der Messung des Atemvolumens und des intrapleuralen Drucks, dem Druck-Volumen-Diagramm, ermittelt werden. Der für die Dehnung der Lunge erforderliche Druck setzt sich aus folgenden Drücken zusammen:
- Druck für Überwindung der elastischen Retraktion,
- Druck für Überwindung der Strömungswiderstände in den Atemwegen,
- Druck zur Überwindung des Gewebewiderstands.

Der Hauptanteil der Atemarbeit, während der Inspiration nämlich ca. 75%, dient der Überwindung der elastischen Widerstände, 25% der Überwindung der Strömungswiderstände. Je höher die Atemvolumina, desto größer die elastischen Widerstände und desto größer auch die erforderliche Atemarbeit.

3.9.2 O_2-Verbrauch der Atemmuskulatur

Die von der Atemmuskulatur geleistete Arbeit ist unter Ruhebedingungen sehr gering, entsprechend gering ist auch ihr O_2-Verbrauch: ca. 3 ml/min oder weniger als 2% des Gesamt-O_2-Verbrauchs. Bei gesteigerter Atmung nimmt naturgemäß auch der O_2-Verbrauch zu, pro Liter Anstieg des Atemminutenvolumens um etwa 1 ml/min. Auch bei bestimmten Lungenerkrankungen ist die Atemarbeit deutlich erhöht (s. Kap. 5).

Wirkungsgrad der Ventilation. Der Wirkungsgrad kennzeichnet das Verhältnis von Atemarbeit zum Energieverbrauch:

$$\text{Wirkungsgrad (\%)} = \frac{\text{Atemarbeit}}{\text{Energieverbrauch}} \cdot 100.$$

Der Wirkungsgrad der Atemmuskulatur ist sehr gering: Er beträgt nur 5–10%, d.h. für die mechanische Arbeit der Atemmuskulatur wird 10- bis 20mal mehr Sauerstoff verbraucht als zur Produktion einer gleichen Menge von Wärmeenergie.

4 Lungenkreislauf

Der Lungenkreislauf ist in folgender Weise aufgebaut:
- Pumpe: rechter Ventrikel,
- Verteilersystem: Arterien und Arteriolen,
- Austauschsystem: Lungenkapillaren,
- Sammelsystem: Venolen und Venen.

Wichtigste Aufgabe des Lungenkreislaufs ist der pulmonale Gasaustausch. Er findet in den Lungenkapillaren statt. Der Lungenkreislauf wird auch als „kleiner Kreislauf" bezeichnet, v.a. weil folgende Besonderheiten bestehen:
- niedrige Drücke,
- niedrige Gefäßwiderstände.

Es gilt aber:

Die pro Minute durch den Lungenkreislauf strömende Blutmenge entspricht derjenigen im großen Kreislauf.

Pulmonalarterien. Die ersten 6 Generationen der Äste der Pulmonalarterien sind elastische Arterien, 7–10 sind Übergangsarterien; muskuläre Arterien verlaufen bis zu den terminalen Bronchiolen. Die *elastischen* Pulmonalarterien sind außerordentlich dehnbar, und ihre Compliance ist 10mal größer als die vergleichbarer systemischer Arterien. Mit zunehmendem Gefäßinnendruck erweitern sich die Arteriolen.

Arteriolen. Die Arteriolen des Lungenkreislaufs sind keine typischen Widerstandsgefäße wie die des Körperkreislaufs. Sie liegen bereits in den Interalveolarsepten und verzweigen sich in zahlreiche muskelfreie **Präkapillaren,** die in das alveoläre Kapillarnetz übergehen.

Alveolarkapillaren. Die alveolären Kapillaren haben einen Durchmesser von 6–9 µm und eine Länge von 300–500 µm. Sie bilden in den Interalveolarsepten flächige Kapillarnetze mit engen Maschen. Die Kapillaren können kollabieren, sind aber vermutlich nicht dehnbar. Sie fließen in weite, muskelfreie Postkapillaren.

Venolen. Sie gehen aus dem Kapillarbett von respiratorischen Bronchiolen, Alveolargängen und Alveolen hervor. Die Struktur ähnelt derjenigen der Kapillaren; der Durchmesser beträgt 50–80 µm.

4.1 Drücke im Lungenkreislauf

Zwar fließt praktisch das gesamte Herzzeitvolumen durch die Lunge, dennoch sind die Drücke im Pulmonalkreislauf niedrig (Abb. 2.8):

Der Lungenkreislauf ist ein Niederdrucksystem.

Im Lungenkreislauf müssen folgende Drücke unterschieden werden:
- intravaskulärer Druck,
- transmuraler Druck,
- Perfusionsdruck.

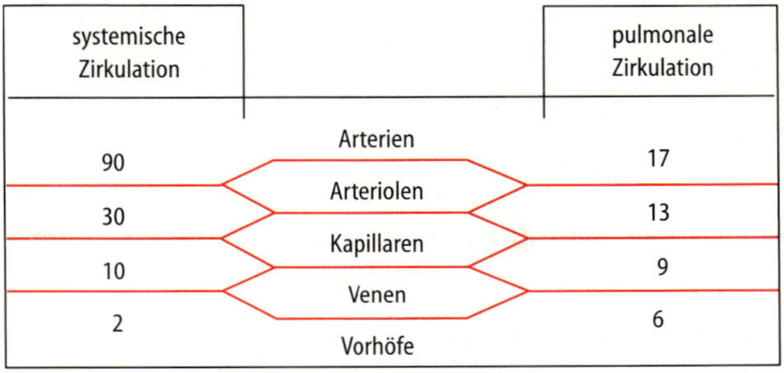

	systemische Zirkulation		pulmonale Zirkulation
		Arterien	
	90		17
		Arteriolen	
	30		13
		Kapillaren	
	10		9
		Venen	
	2		6
		Vorhöfe	

Abb. 2.8. Vergleich der mittleren Druckgradienten (in mm Hg) im systemischen und pulmonalen Kreislauf. (Mod. nach Nunn 1993)

Intravaskulärer Druck. Dies ist der Blutdruck in einem beliebigen Abschnitt des Blutgefäßes relativ zum Atmosphärendruck. Bezugsdruck ist also der Atmosphären- oder Luftdruck.

Transmuraler Druck. Die Differenz zwischen dem Druck im Blutgefäß und dem Druck in dem das Gefäß umgebenden Gewebe wird als transmuraler Druck bezeichnet. Der transmurale Druck erweitert das Gefäß in Abhängigkeit von dessen Dehnbarkeit oder Compliance. Bei den großen Gefäßen entspricht der Druck außerhalb der Gefäße dem intrathorakalen Druck. Er wird, da direkt nur schwer zu bestimmen, meist im Ösophagus gemessen.

Perfusionsdruck. Dies ist die Druckdifferenz zwischen einem Ort im Blutgefäß und einem zweiten Ort, der weiter stromabwärts liegt, also der Druck, der den Strömungswiderstand im Gefäß überwindet und das Blut zum Strömen bringt. Im Lungenkreislauf gilt:

> Der pulmonale Perfusionsdruck ist die Differenz zwischen dem Druck am Beginn und am Ende des Lungenkreislaufs, d.h. dem mittleren Druck in der Pulmonalarterie und dem Druck im linken Vorhof. Er beträgt normalerweise ca. 10 mm Hg.

Der linke Vorhofdruck entspricht dem Druck in den Lungenvenen. Er kann entweder direkt im linken Vorhof gemessen werden oder aber indirekt (und angenähert) über einen Pulmonaliskatheter als Lungenkapillarenverschlußdruck oder Wedgedruck.

Der pulmonale Perfusionsdruck kann nur dann korrekt bestimmt werden, wenn neben dem Pulmonalarteriendruck auch der linke Vorhofdruck oder der Wedgedruck gemessen wird. Dies gilt besonders dann, wenn der linke Vorhofdruck erhöht ist, z. B. bei Mitralstenose oder schwerer Linksherzinsuffizienz.

Für die Berechnung des pulmonalen Gefäßwiderstands sollte der pulmonale Perfusionsdruck herangezogen werden (s. unten)

4.1.1 Pulmonalarteriendrücke

Die Wände der Pulmonalarterien sind dünn und außerordentlich dehnbar; daher hängen Form und Durchmesser sehr stark vom transmuralen Druck ab. Der Druck in der Pulmonalarterie selbst beträgt nur $^1/_6-^1/_7$ des systemischen arteriellen Blutdrucks, während die kapillären und die venösen Drücke in beiden Kreisläufen sich nicht wesentlich voneinander unterscheiden.

Der Druck in den Pulmonalarterien und auch der periarterielle Druck hängen in hohem Maße von hydrostatischen Kräften ab. In aufrechter Position reicht die Lunge bis ca. 12 cm ober- und unterhalb der beiden Pulmonalarterien, so daß in vertikaler Richtung eine hydrostatische Druckdifferenz von 0–12 cm H_2O (= 0–9 mm Hg) entsteht, die in den basalen Gefäßen zum Pulmonalarteriendruck hinzukommt, in den apikalen Gefäßen hingegen um diesen Betrag vermindert ist. Somit nimmt der pulmonale Perfusionsdruck von der Spitze der Lunge zur Basis hin zu. Der mittlere pulmonalarterielle Druck schwankt aufgrund der hydrostatischen Kräfte und beträgt in der Lungenspitze ca. 6 mm Hg, in der Lungenbasis hingegen ca. 24 mm Hg.

Periarterieller Druck. Auch dieser Druck schwankt: An der Lungenbasis beträgt er in aufrechter Position etwa −2 cm H_2O, in der Spitze hingegen −8 cm H_2O. An der Lungenbasis kann der periarterielle Druck daher vernachlässigt werden, während in der Spitze der negative Druck die Arterien trotz niedriger intravaskulärer Drücke offenhält.

Atemzyklische Schwankungen. Die intrapleuralen Druckschwankungen während des Atemzyklus werden auf das Herz und die großen Gefäße übertragen und bewirken entsprechende zyklische Schwankungen der Pulmonalarteriendrücke. Da periarteriell die gleichen respiratorischen Druckschwankungen auftreten, werden der transmurale Druck und der regionale arterioläre Widerstand bei ruhiger Atmung nur wenig beeinflußt. In der Lungenspitze sind die Effekte hingegen ausgeprägter; besonders bei maximaler Inspiration wird der intrapleurale Druck so stark negativ, daß der pulmonalarterielle Druck abfällt und die Durchblutung der Lungenspitze insgesamt sistiert, und dies, obwohl der venöse Rückstrom und die Herzfrequenz zunehmen.

4.1.2 Lungenkapillardruck

Der Lungenkapillardruck beträgt 7–10 mm Hg, ist also niedrig. Er kann nicht direkt gemessen werden, muß aber niedriger sein als in den Arteriolen und höher als in den Venolen, denn sonst könnte das Blut nicht von den Arterien durch die Kapillaren zu den Venen fließen. Wird das distale Ende eines Pulmonaliskatheters bei geblocktem Ballon an der Spitze so weit wie möglich in den Ast einer Pulmonalarterie vorgeschoben und dann der Druck gemessen, so entspricht dieser Druck, der sog. Wedgedruck, etwa dem Lungenvenendruck bzw. dem Druck im linken Vorhof.

4.1.3 Erhöhter Pulmonalarteriendruck

Eine pathologische Erhöhung des Drucks im Lungenkreislauf hat 2 Auswirkungen:
- Zunahme der Kapillarpermeabilität mit Transsudation von Flüssigkeit (Lungenödem),
- vermehrte Druckarbeit für den rechten Ventrikel mit der Gefahr der Rechtsherzinsuffizienz.

Folgende Mechanismen können den pulmonalarteriellen Druck erhöhen:
- Druckerhöhung im linken Vorhof, also nach dem Lungenkreislauf, z. B. bei Mitralstenose oder Linksherzversagen mit Anstieg der linksventrikulären und linksatrialen enddiastolischen Drücke. Hierbei muß der Perfusionsdruck erhöht werden, um eine normale Lungendurchblutung aufrechtzuerhalten.
- Erhöhung des Widerstands im Lungenkreislauf bei unverändertem Blutfluß.
- Zunahme der Lungendurchblutung bei unverändertem Gefäßwiderstand und linkem Vorhofdruck.
- Kombination dieser Mechanismen.

Aus dem Druck in der Pulmonalarterie kann nicht ohne weiteres auf den Druck in den Lungenkapillaren geschlossen werden. So kann der pulmonalarterielle Druck stark erhöht, der Lungenkapillardruck hingegen normal sein, und zwar, wenn der Widerstand in den Arterien und Arteriolen stark zugenommen hat. Dann tritt trotz starker Rechtsherzbelastung oder -insuffizienz kein Lungenödem auf.

4.2 Pulmonaler Gefäßwiderstand

Der pulmonale Gefäßwiderstand beschreibt die Beziehung zwischen dem pulmonalen Perfusionsdruck und der Durchblutung der Lunge:

$$\text{pulmonaler Gefäßwiderstand} = \frac{\text{PAP} - \text{LAP}}{\text{Herzzeitvolumen}}$$

Anstelle des linken Vorhofdrucks kann näherungsweise auch der Lungenkapillarenverschlußdruck (Wedgedruck) eingesetzt werden:

$$\text{PVR} = \frac{\text{PAP} - \text{PCWP}}{\text{Herzzeitvolumen}}$$

PVR pulmonaler Gefäßwiderstand; PAP mittlerer Pulmonalarteriendruck; PCWP Wedgedruck; LAP linker Vorhofdruck.

Der pulmonale Gefäßwiderstand beträgt normalerweise ca. 144 dyn·s·cm^5 (0,24 kPa·l^{-1}·min^{-1}) oder 1,4 mm Hg/l/min und ist damit erheblich niedriger als der systemische Gefäßwiderstand (SVR = 18 mm/l/min).

$$\text{SVR} = \frac{\text{mittlerer Aortendruck} - \text{rechter Vorhofdruck}}{\text{Herzzeitvolumen}}$$

Ursachen des niedrigen Gefäßwiderstands. Die zu- und abführenden Gefäße der Lunge sind, wie beschrieben, dünnwandig, muskelarm und gut dehnbar; auch ist der basale Tonus der muskelarmen Lungenarteriolen, anders als in den muskelreichen Arteriolen des Körperkreislaufs, sehr gering, und entsprechend niedrig ist auch der Widerstand gegen die Blutströmung.

Wo ist der Gefäßwiderstand am größten? Während im großen Kreislauf die Arteriolen der Ort des größten Widerstands sind, verteilt sich im Lungenkreislauf der Widerstand etwa zu gleichen Teilen auf Arterien, Kapillaren und Venen. Hierdurch ist der Blutfluß in den Kapillaren pulsatil, nicht kontinuierlich. Insgesamt entfallen mehr als 50 % des Widerstands in der Lunge auf Gefäße ohne glatte Muskulatur, also Gefäße, die sich nicht aktiv kontrahieren können. Damit erfolgt die Durchblutung der Lunge im wesentlichen druckpassiv.

Nervale Kontrolle. Die Lungengefäße werden von sympathischen und in geringem Ausmaß auch von parasympathischen Nervenfasern versorgt. Die sympathoadrenergen α-Rezeptoren bewirken eine pulmonale Vasokonstriktion, die β-Rezeptoren eine Vasodilatation. Betroffen sind hiervon die glatten Muskeln der Arterien und Arteriolen mit einem Durchmesser von mehr als 30 µm. Unter Ruhebedingungen scheint der Einfluß des sympathoadrenergen Systems eher gering zu sein, gegenüber allgemeiner Aktivierung, bei der eine pulmonale Vasokonstriktion auftritt.

Das parasympathische Nervensystem bewirkt durch seinen Transmitter Acetylcholin eine pulmonale Vasodilatation, vermutlich durch Freisetzung von Stickstoffmonoxid.

4.2.1 Veränderungen des pulmonalen Gefäßwiderstands

Während der systemische Gefäßwiderstand aktiv reguliert wird, erfolgt die Regulation des Lungengefäßwiderstands nahezu ausschließlich durch passive Veränderungen der Gefäßweite: Ein Anstieg des Drucks in den Pulmonalarterien, aber auch in den Pulmonalvenen dehnt die Gefäße, ihr Querschnitt nimmt zu, und der pulmonale Gefäßwiderstand nimmt ab.

Bei einer kollabierten Lunge sind die kleinen Arterien geschlossen, ihr Widerstand ist unendlich. Überschreitet der Pulmonalarteriendruck einen bestimmten Wert (beim Tier ca. 7 mmHg), so beginnt das Blut zu strömen. Mit zunehmender Füllung der Lunge werden die *Öffnungsdrücke* kleiner; bei normalen Volumina (etwa bei Erreichen der FRC) sind die Gefäße offen und der Blutfluß kann bei niedrigen Drücken erfolgen. Es gilt:

> Der pulmonale Gefäßwiderstand nimmt mit zunehmendem Lungenvolumen bis zum Erreichen der FRC ab! Nähert sich das Lungenvolumen der Totalkapazität, so nimmt der Gefäßwiderstand mit ansteigendem Volumen zu.

Ursache für die Abnahme des pulmonalen Gefäßwiderstands bei zunehmenden Lungenvolumina ist der Anstieg des Retraktionszugs und mit ihm des transmuralen Drucks: Hierdurch werden die extraalveolären Gefäße zunehmend geöffnet. Da der Retraktionszug bei Inspiration zunimmt und bei Exspiration abfällt, unterliegt der pulmonale Gefäßwiderstand atemsynchronen Schwankungen: Abnahme bei Inspiration und Zunahme bei Exspiration.

Rekrutierung der Kapillaren. Die Kapillaren sind nicht alle zu einem beliebigen Zeitpunkt durchblutet; sie werden vielmehr in Abhängigkeit vom Perfusionsdruck rekrutiert. Bei niedrigen arteriellen Drücken werden bevorzugt die an den Schnittstellen der Alveolarsepten liegenden Kapillaren durchblutet. Bei höheren Drücken werden bis dahin geschlossene Kapillaren rekrutiert, und ihr Durchmesser nimmt druckpassiv zu.

Druckpassive Erweiterung der Pulmonalgefäße und Rekrutierung von Kapillaren gelten als die wichtigsten Mechanismen für die Abnahme des pulmonalen Gefäßwiderstands bei Anstieg des Drucks in den Pulmonalarterien.

Gefäßwiderstand bei hohen Lungenvolumina. Bei hohen Lungenvolumina sind diese Gefäße maximal erweitert, und ihr Querschnitt nimmt auch bei weiterer Zunahme des transmuralen Drucks nicht mehr weiter zu. Gleichzeitig werden die alveolären Gefäße, v. a. die Kapillaren, aufgrund der zunehmenden Streckung der Alveolarwände abgeflacht bzw. gequetscht. Ihr Widerstand nimmt zu, schließlich auch der allgemeine Lungengefäßwiderstand.

4.2.2 Hypoxische pulmonale Vasokonstriktion

Ein Abfall des alveolären pO_2 (alveoläre Hypoxie) oder des gemischtvenösen (pulmonalarteriellen) pO_2 führt zu einer Konstriktion der die Alveolen versorgenden arteriellen Blutgefäße mit einem Durchmesser von < 1 mm, und der pulmonale Gefäßwiderstand nimmt zu: hypoxische pulmonale Vasokonstriktion (HPV), nach den Erstbeschreibern auch als Euler-Liljestrand-Mechanismus bezeichnet. Vermutlich spielt die hypoxische pulmonale Vasokonstriktion eine wichtige Rolle bei der Anpassung der regionalen Durchblutung an die regionale Ventilation, denn es gilt:

Durch die hypoxische pulmonale Vasokonstriktion erhalten schlecht belüftete Lungenareale mit niedrigem pO_2 weniger Blut; auf diese Weise wird die Durchblutung regional der Belüftung angepaßt.

Bei verschiedenen Lungenerkrankungen ist die HPV gestört.
   Beachte: Im systemischen Kreislauf bewirkt eine Hypoxie eine Vasodilatation!

Stickstoffmonoxid (NO). Wenngleich der genaue Mechanismus der hypoxischen pulmonalen Vasokonstriktion derzeit nicht bekannt ist, spielt wahrscheinlich Stickstoffmonoxid hierbei eine wichtige Rolle. Stickstoffmonoxid wird im Endothel der Blutgefäße gebildet und relaxiert die Muskulatur der Lungengefäße.

Hyperkapnie. Die hypoxische pulmonale Vasokonstriktion wird durch eine Hyperkapnie verstärkt, vermutlich bedingt durch die Azidose.

4.3 Lungendurchblutung

Das gesamte Herzzeitvolumen bzw. Minutenvolumen des rechten Ventrikels wird in die Lunge gepumpt und dort in einem dünnen Film an die Kapillaren der terminalen respiratorischen Einheiten verteilt, wo auf einer Fläche von ca. 120 m² der Gasaustausch erfolgt. Anschließend fließt das Blut über die Lungenvenen und den linken Vorhof zum linken Ventrikel und wird als Minutenvolumen des linken Ventrikels in den Körperkreislauf gepumpt.

Für die Durchblutung der Lungen ist, im Gegensatz zum Körperkreislauf, nur ein geringer Perfusionsdruck erforderlich. Er beträgt bei einem mittleren Pulmonalarteriendruck von 15 mm Hg und einem linksventrikulären enddiastolischen Druck von 8 mm Hg lediglich 15–8 mm Hg = 7 mm Hg. Demgegenüber beträgt der Perfusionsdruck für den Körperkreislauf ca. 90 mm Hg.

In Ruhe beträgt die Durchblutung der Lunge, entsprechend dem normalen Herzzeitvolumen, ca. 6 l/min; bei Belastung steigt sie auf mehr als 25 l/min an.

4.3.1 Ungleichmäßige Verteilung der Lungendurchblutung

Aufgrund der Schwerkraft ist der Blutdruck bei aufrechter Position in den oberen Lungenbezirken geringer als in den basalen Partien. Entsprechend ist auch die Verteilung der Lungendurchblutung von der Schwerkraft abhängig, und es besteht ein ausgeprägter Durchblutungsgradient in vertikaler Richtung.

> In aufrechter Position nimmt die Durchblutung der Lunge aufgrund der Schwerkraft von der Spitze zur Basis hin zu, in Rückenlage entsprechend von vorn nach hinten und in linker Seitenlage von rechts nach links.

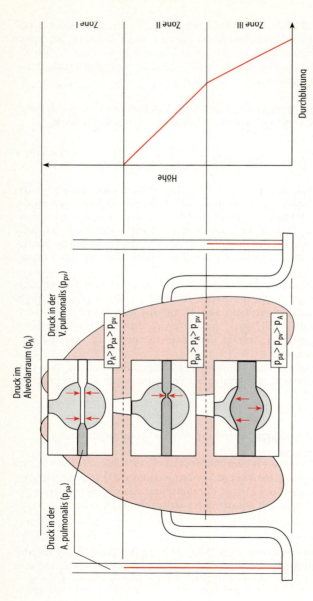

Abb. 2.9. Abhängigkeit der Durchblutungsverteilung in aufrechter Position von der Schwerkraft. In *Zone I* erreicht der Perfusionsdruck nicht die Lungenspitze; in *Zone II* werden die Kapillaren komprimiert, und die Perfusion hängt von der Druckdifferenz zwischen A. pulmonalis und Alveolarraum ($p_{pa}-p_A$). ab, nicht hingegen vom Druck in der V. pulmonalis (p_{pv}); in *Zone III* werden die Kapillaren durch den höheren Blutdruck gedehnt, und die Durchblutung ist normal. (Mod. nach Scheidt, in Klinke u. Silbernagl 1996)

Allerdings sind die Veränderungen der Durchblutungsverteilung in Rücken- und Seitenlage wegen der geringeren Distanzen nicht so ausgeprägt wie im Stehen.

Nach West können bei aufrechter Körperhaltung grob 3 Zonen der schwerkraftabhängigen Verteilung der Lungendurchblutung unterschieden werden (Abb. 2.9):

Zone I. In der Lungenspitze ist der Druck im arteriellen Schenkel der Kapillaren niedriger als der alveoläre Druck. Die Gefäße werden komprimiert und die Durchblutung sistiert.

In Zone I a ist der kapilläre Blutdruck diastolisch kleiner als der alveoläre Druck, systolisch aber größer. Die Durchblutung erfolgt somit synchron mit der Herzaktion.

Zone II. In der mittleren Zone der Lungen ist der intravaskuläre Druck am Ende der komprimierbaren arteriellen Gefäße größer als der Alveolardruck, der pulmonalvenöse Druck allerdings niedriger als der Alveolardruck. Daher wird die Durchblutung von der Differenz zwischen dem Druck in der Pulmonalarterie und dem Alveolardruck bestimmt, also nicht von der Differenz zwischen arteriellem und venösem Druck.

Zone III. In der Lungenbasis ist nicht nur der pulmonalarterielle, sondern auch der pulmonalvenöse Blutdruck größer als der Alveolardruck, entsprechend wird die Durchblutung von der Druckdifferenz zwischen arteriellem und venösem Blutdruck bestimmt.

Nach Hughes et al. soll es in den am stärksten abhängigen Partien der Lungenbasis noch eine **Zone IV** geben, in der die Durchblutung aufgrund einer Kompression der größeren Blutgefäße durch den erhöhten interstitiellen Druck vermindert ist. Der Effekt soll bei kleinen Lungenvolumina stärker ausgeprägt sein.

5 Ungleichmäßige Verteilung der alveolären Ventilation

Die Verteilung der Atemluft in der Lunge wird in aufrechter Position ebenfalls durch die Schwerkraft beeinflußt (Abb. 2.10). Das Eigengewicht bewegt die Lunge nach unten; hierdurch wird auf die oberen Anteile ein Zug ausgeübt, auf die Basis ein Druck. Der interpleurale Druck nimmt von oben nach unten ab, d. h. er ist in der Spitze stärker negativ als in der Basis. Daher ist die Lunge in der Spitze stärker vorgedehnt als in der Basis, und entsprechend enthalten die apikalen Alveolen mehr Luft als die basalen. Während der Inspiration wird der interpleurale Druck, je nach Ausmaß der Atemexkursion, erniedrigt. Die nachfolgende Volumen-

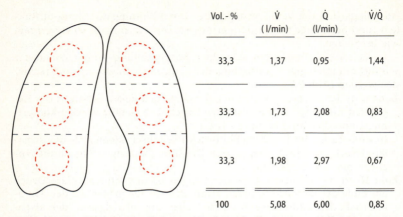

Abb. 2.10. Verteilung der Ventilation und Perfusion im Dreizonenmodell der normalen Lunge in aufrechter Position. $\dot{V}$ Minutenventilation, $\dot{Q}$ Lungendurchblutung bzw. Herzminutenvolumen, $\dot{V}/\dot{Q}$ Belüftungs-Durchblutungs-Verhältnis. Wegen der unterschiedlichen Vordehnung nimmt die Belüftung der Lunge von apikal nach basal zu (apikobasale Inhomogenität). Die Durchblutung der Lunge nimmt in aufrechter Position ebenfalls von der Spitze zur Basis hin zu, bedingt durch die Wirkung der Schwerkraft. Da die Belüftung der Lunge und auch die Durchblutung inhomogen verteilt sind, finden sich von apikal nach basal unterschiedliche $\dot{V}/\dot{Q}$-Quotienten: In der mittleren Zone besteht ein optimales Verhältnis, apikal ist der Wert größer, basal hingegen kleiner. (Mod. nach Kilian et al. 1994)

zunahme ist in der Lungenbasis wegen der geringeren Vordehnung am größten und in der Spitze wegen der größeren Vordehnung am kleinsten. Es gilt:

> Im Stehen sind die Lungenspitzen stärker gedehnt als die Lungenbasis. Wegen der unterschiedlichen Vordehnung nimmt die Belüftung der Lunge von apikal nach basal hin zu, d. h., es besteht eine apikobasale Inhomogenität der Belüftung.

6 Verhältnis von Ventilation und Perfusion

Die Beziehung zwischen der Größe der Ventilation ($\dot{V}$) und der Durchblutung der Lungenkapillaren ($\dot{Q}$) wird durch das Ventilations-Perfusions-Verhältnis ($\dot{V}/\dot{Q}$) beschrieben. In Ruhe beträgt die alveoläre Ventilation etwa 4 l/min, die Lungendurchblutung hingegen etwa 5 l/min. Hieraus ergibt sich ein Ventilations-Perfusions-Verhältnis von 0,8. Wären Belüftung und Durchblutung der Alveolen homogen, so ergäbe sich jeweils ein $\dot{V}/\dot{Q}$-Verhältnis von 0,8. Es wurde aber bereits dargelegt, daß weder die Belüftung der Lunge noch ihre Durchblutung gleichmäßig verteilt sind, sondern inhomogen. Daher finden sich in der Lunge von apikal nach basal unterschiedliche $\dot{V}/\dot{Q}$-Quotienten: In der mittleren Zone II nach West besteht ein „optimales" Ventilations-Perfusions-Verhältnis, apikal ist dieser Wert größer, basal hingegen kleiner. Funktionell wirken sich erhöhte oder erniedrigte Ventilations-Perfusions-Verhältnisse als Zunahme des alveolären Totraums oder als intrapulmonaler Rechts-links-Shunt oder als Kombination beider Faktoren aus.

6.1 Alveolärer Totraum

Wird eine Alveole nur belüftet, aber nicht durchblutet, so findet lediglich eine alveoläre Totraumventilation ohne pulmonalen Gasaustausch statt. Das Ventilations-Perfusions-Verhältnis ($\dot{V}/\dot{Q}$) ist unendlich. Der pO_2 und der pCO_2 dieser Alveolen entspricht dem der Inspirationsluft. Bei Alveolen mit mittleren $\dot{V}/\dot{Q}$-Quotienten liegen die Partialdrücke der Atemgase zwischen denen des gemischtvenösen Blutes und denen des Inspirationsgases.

6.2 Shuntdurchblutung

Wird eine Alveole nur durchblutet, aber nicht belüftet, so liegt eine alveoläre Kurzschlußdurchblutung vor (sog. wahrer Shunt). Der $\dot{V}/\dot{Q}$-Quotient erreicht einen Wert von 0, d.h., es findet ebenfalls kein Gasaustausch mehr statt. Nimmt die Belüftung einer Alveole bei unveränderter Durchblutung ab, so wird der Quotient $\dot{V}/\dot{Q}$ kleiner, ebenso wenn die Durchblutung zunimmt, die Belüftung aber gleich bleibt.

Die pO_2- und pCO_2-Werte im Shuntblut entsprechen denen im gemischtvenösen Blut. Hierdurch wird der arterielle pO_2 erniedrigt und der arterielle pCO_2 erhöht.

Der funktionelle Shunt aufgrund von $\dot{V}/\dot{Q}$-Verteilungsstörungen kann durch Erhöhung der inspiratorischen O_2-Konzentration um 10–20% beeinflußt werden: Der pO_2 steigt in den Bezirken mit niedrigem $\dot{V}/\dot{Q}$ an der Lungenbasis an, und die arterielle O_2-Sättigung nimmt zu. Einzelheiten s. Kap. 5.

Extraalveolärer Shunt. Der anatomische oder extraalveoläre Shunt umfaßt den Anteil des Herzzeitvolumens, der bereits unter physiologischen Bedingungen die Alveolen umgeht und daher nicht am Gasaustausch teilnehmen kann. Hierzu gehört v. a. Blut aus den Vv. thebesii des linken Ventrikels, der Bronchialarterien und von pulmonalen arteriovenösen Anastomosen.

Die extraalveoläre Shuntdurchblutung macht 2–5% des Herzzeitvolumens aus. Diese Blutmenge nimmt nicht am Gasaustausch teil, sondern fließt unter Umgehung des Lungenkreislaufs direkt in das arterielle System.

Der anatomische Shunt kann nicht durch Atmung von Sauerstoff beeinflußt werden, d. h., die arterielle O_2-Sättigung verändert sich hierbei nur wenig.

7 Pulmonaler Gasaustausch

7.1 Zusammensetzung der Inspirationsluft

Die Inspirationsluft ist ein Gasgemisch atmosphärischer Zusammensetzung (Tabelle 2.2). Der O_2-Anteil macht 20,9% aus, der weitaus überwiegende Anteil, nämlich 79%, ist Stickstoff (N_2), der Rest Edelgase wie Argon, Helium usw. Der jeweilige Volumenanteil eines Gases in diesem Gemisch wird als Fraktion (F) bezeichnet:
$F_I O_2 = 0,21$,
$F_I N_2 = 0,79$,
$F_I CO_2 = 0$.

Die einzelnen Fraktionen der Atemgase bleiben in der Atmosphäre bis zu einer Höhe von etwa 100 km im wesentlichen unverändert, jedoch nimmt

Tabelle 2.2 Fraktionen und Partialdrücke der Atemgase bei Ruheatmung in Meereshöhe

	F_I	p_I (mm Hg), feucht	F_A	p_A (mm Hg)
Stickstoff, N_2	0,79	563	0,754	573
Sauerstoff, O_2	0,21	150	0,131	100
Kohlendioxid, CO_2	0,0004	0,3	0,053	40
Wasserdampf, H_2O	0	47	0,062	47

die Anzahl der Gasmoleküle pro Volumen mit zunehmender Höhe ab. Daher können die Gasmengen pro Volumen nicht aus den fraktionellen Konzentrationen bestimmt werden, sondern aus den Partialdrücken der Gase.

7.2 Partialdrücke der Atemgase

Die einzelnen Gase liegen im Inspirationsgemisch nicht nur in unterschiedlicher Konzentration vor, sie üben auch jeweils einen spezifischen Gasdruck aus, der als Teildruck oder Partialdruck bezeichnet wird und proportional zur Anzahl der vorhandenen Gasmoleküle ist.

> Der Partialdruck eines Gases in einem Gasgemisch entspricht seinem fraktionellen Anteil. Der Gesamtdruck des Luftgemisches ergibt sich aus der Summe der Partialdrücke, in der Inspirationsluft also der Gase Stickstoff, Sauerstoff und Kohlendioxid. In der Lunge kommt noch der Wasserdampf hinzu, weil die Inspirationsluft in den Atemwegen mit Wasser aufgesättigt wird.

In einem Gasgemisch verhält sich jedes Gas so, als ob es allein vorhanden wäre, d.h., die anderen Gase haben keinen Einfluß auf den Partialdruck des betreffenden Gases (Dalton-Gesetz). Der Partialdruck kann aus dem Gesamtdruck (= Barometerdruck, p_B) und dem fraktionellen Anteil bzw. der Konzentration des Gases berechnet werden:

$$p_{Gas} = p_B \cdot F_{Gas}$$

Da die Inspirationsluft auch Wasserdampf enthält, F aber für trockene Gase angegeben wird, muß der Partialdruck um den Wasserdampfdruck vermindert werden:

$$p_{Gas} = (p_B - p_{H_2O}) \cdot F_{Gas}$$

Der Wasserdampfdruck hängt direkt von der Temperatur ab, jedoch nicht vom Luftdruck. Bei einer Körpertemperatur von 37 °C beträgt der Partialdruck von Wasserdampf 47 mm Hg.

Für den O_2-Partialdruck der Inspirationsluft gilt auf Meereshöhe (760 mm Hg Barometerdruck) nach Aufsättigung mit Wasserdampf in den Atemwegen:

$$p_I O_2 = (760 - 47) \cdot 0{,}21 = 150 \text{ mm Hg}.$$

Partialdruck in Flüssigkeiten. Gase üben nicht nur in einem Gasgemisch einen Druck aus, sondern auch in Flüssigkeiten, in denen sie gelöst sind. Bringt man eine gasfreie Flüssigkeit mit Luft in Berührung, so diffundieren die Gase der Luft entlang ihrem Partialdruckgradienten so lange in die Flüssigkeit, bis die Partialdrücke in der Luft und in der Flüssigkeit gleich hoch sind. In diesem Gleichgewichtszustand sind die Drücke der einzelnen Gase, mit denen sie aus der Flüssigkeit austreten wollen, genauso groß wie die Drücke, mit denen sie in die Flüssigkeit eintreten wollen. Dieser Gleichgewichtszustand gilt für jedes einzelne der in der Luft befindlichen Gase. Die Konzentration des in der Flüssigkeit gelösten Gases hängt aber nicht nur vom Partialdruck ab (je höher der Partialdruck, desto größer die gelöste Menge), sondern auch von der *spezifischen* Löslichkeit.

Die einzelnen Gase weisen eine unterschiedliche Löslichkeit in Flüssigkeiten auf. So können leicht lösliche Gase bereits bei niedrigen Partialdrücken in großer und schlecht lösliche selbst bei hohen Partialdrücken nur in geringer Menge gelöst sein.

7.3 Alveoläre Ventilation

Die alveoläre Ventilation umfaßt den Volumenanteil der Frischluft, der mit jedem Atemzug bis in die Alveolen gelangt. Nur dieser Anteil des Atemvolumens kann am Gasaustausch teilnehmen. Der übrige Anteil des Atemzugvolumens befindet sich in den zuführenden Atemwegen. Er wird als *anatomischer* Totraum (V_D) bezeichnet, weil er nicht am pulmonalen Gasaustausch teilnimmt, sondern unverändert wieder ausgeatmet wird.

Die Größe des anatomischen Totraums (ml) beträgt etwa das Zweifache des Körpergewichts (KG), d.h. 150 ml.

Als *alveolärer* Totraum werden hingegen Alveolen bezeichnet, die zwar belüftet, aber nicht durchblutet werden – in denen also ebenfalls kein Gasaustausch stattfindet. Anatomischer und alveolärer Totraum werden als „physiologischer" Totraum zusammengefaßt. Die *alveoläre* Minutenventilation ($\dot{V}_A$) ergibt sich aus der Differenz zwischen Gesamtminutenventilation ($\dot{V}_E$) und Totraumventilation ($\dot{V}_D$) ($\dot{V}_D = V_D \cdot f$):

$$\dot{V}_A = \dot{V}_E - V_D \quad \text{oder}$$
$$\dot{V}_A = (V_T - V_D) \cdot f$$

Aus den Formeln wird deutlich, daß bei tiefer Inspiration ein größerer Anteil des Atemzugvolumens in die Lungen gelangt als bei flacher Atmung. Eine Zunahme der Atemfrequenz bei unverändertem Atemzugvolumen erhöht v. a. die Totraumventilation.

Bohr-Totraumformel. Wie bereits erläutert, besteht das exspiratorische Atemzugvolumen aus 2 Anteilen, dem Totraumvolumen und dem Alveolarvolumen: $V_E = V_D + V_{EA}$. Entsprechend bestehen die ausgeatmeten O_2- und CO_2-Mengen ebenfalls aus 2 Anteilen – der aus dem Totraum stammenden Menge (Zusammensetzung wie Frischluft) und der aus den Alveolen stammenden, die eine andere Gaszusammensetzung aufweist. Da eine Gasmenge das Produkt aus Volumen und Fraktion ist und durch die Mischung beider Anteile die Gesamtmenge des Gases im ausgeatmeten Volumen nicht verändert wird, gilt folgendes:

Exspirationsmenge = Totraummenge + Alveolarmenge.
$V_E \cdot F_E = V_D \cdot F_I + V_{EA} \cdot F_A$

Da $V_E = V_D + V_{EA}$ ergibt sich durch Umformung die **Bohr-Formel:**

$$\frac{V_D}{V_E} = \frac{F_E - F_A}{F_I - F_A}$$

Die Bohr-Formel gilt für alle Gase, kann aber für Kohlendioxid vereinfacht werden, da die inspiratorische Konzentration von Kohlendioxid gleich null gesetzt werden kann:

$$\frac{V_D}{V_E} = \frac{F_A CO_2 - F_E CO_2}{F_A VO_2}$$

Da die Gasfraktionen den Partialdrücken proportional sind, gilt die Bohr-Formel auch für Partialdrücke. Entsprechend kann das Verhältnis von Totraumventilation zur Gesamtventilation durch folgende Formel angegeben werden:

$$\frac{V_D}{V_E} = \frac{p_A CO_2 - p_E CO_2}{p_A CO_2 - p_I CO_2}$$

Da der inspiratorische pCO_2 vernachlässigt und bei normalem Gasaustausch $p_A CO_2$ näherungsweise durch $p_a CO_2$ ersetzt werden kann, gilt folgendes:

$$\frac{V_D}{V_E} = \frac{p_a CO_2 - p_E CO_2}{p_a CO_2}$$

$V_D = V_E (p_a CO_2 - p_E CO_2)/p_a CO_2$

7.4 CO$_2$-Abgabe, O$_2$-Aufnahme und alveoläre Atemgasfraktionen

Aus der Alveolarluft wird ständig Sauerstoff ins Blut aufgenommen, während gleichzeitig das im Stoffwechsel gebildete Kohlendioxid in die Alveolarluft einströmt. Der entnommene Sauerstoff muß ersetzt, das gebildete Kohlendioxid ausgeschieden werden. Dies geschieht durch die alveoläre Ventilation, den zyklischen Vorgang der In- und Exspiration. Während der Inspiration erhält die Lunge Frischluft, während der Exspiration wird das Kohlendioxid aus dem Körper entfernt.

Respiratorischer Quotient. Das Verhältnis von O$_2$-Aufnahme zu CO$_2$-Abgabe wird als respiratorischer Quotient bezeichnet. Bezogen auf Standardbedingungen beträgt die O$_2$-Aufnahme eines Erwachsenen in Ruhe 280 ml/min, die CO$_2$-Abgabe 230 ml/min. Hieraus ergibt sich ein respiratorischer Quotient von 0,82, d.h., es wird mehr Sauerstoff aus den Alveolen ins Blut aufgenommen, als Kohlendioxid aus dem Blut in die Alveolen abgegeben wird. Entsprechend ist das ausgeatmete Volumen etwas kleiner als das eingeatmete.

Die O$_2$- und CO$_2$-Fraktionen des alveolären Gasgemisches können aus der O$_2$-Aufnahme des Blutes ($\dot{V}O_2$) und der CO$_2$-Abgabe aus dem Blut berechnet werden.

CO$_2$-Abgabe. Die Inspirationsluft enthält praktisch kein Kohlendioxid. Daher kann die CO$_2$-Abgabe der Lunge aus der exspiratorischen Minutenventilation ($\dot{V}_E = V_T \cdot f$) und der CO$_2$-Konzentration in der Exspirationsluft ($F_E CO_2$) errechnet werden:

$$CO_2\text{-Abgabe } (\dot{V}CO_2) = \dot{V}_E \cdot F_E CO_2$$

O$_2$-Aufnahme. Die O$_2$-Aufnahme des Blutes ($\dot{V}O_2$) ergibt sich aus der inspiratorisch den Alveolen zugeführten Menge ($F_I O_2 \cdot \dot{V}_I$) minus der ausgeatmeten Menge ($F_A O_2 \cdot \dot{V}_E$):

$$O_2\text{-Aufnahme } (\dot{V}O_2) = (\dot{V}_I \cdot F_I O_2) - (\dot{V}_E \cdot F_E O_2)$$

Da Stickstoff nicht am Gasaustausch teilnimmt, führt die im Vergleich zur CO$_2$-Abgabe höhere O$_2$-Aufnahme zu einem geringen Anstieg der N$_2$-Konzentration in der Exspirationsluft. Das Verhältnis von inspiratorischer zu exspiratorischer Ventilation ergibt sich danach aus dem Verhältnis von exspiratorischer zu inspiratorischer Stickstoffkonzentration:

$$\dot{V}_I = \dot{V}_E (F_E N_2 / F_I N_2)$$

Für praktische Belange kann die N_2-Korrektur bzw. der Unterschied zwischen inspiratorischer und exspiratorischer Ventilation vernachlässigt werden.

Aus den Formeln für die CO_2-Abgabe und die O_2-Aufnahme kann die Zusammensetzung des alveolären Gasgemisches berechnet werden. Hiernach ergibt sich:

Zusammensetzung des alveolären Gasgemisches bei Ruheatmung:
O_2-Konzentration (F_AO_2)   = 0,13 (13 Vol.-%),
CO_2-Konzentration (F_ACO_2) = 0,056 (5,6 Vol.-%),
N_2-Konzentration (FN_2)   = 0,76 (76 Vol.-%).

Die alveolären O_2- und CO_2-Fraktionen hängen von der O_2-Aufnahme, der CO_2-Abgabe und der Größe der alveolären Ventilation ab.

Die Gasfraktionen in der Exspirationsluft können mit schnell registrierenden Geräten kontinuierlich aufgezeichnet werden. Die CO_2-Messung erfolgt mit Infrarotabsorption oder Massenspektrometrie, die O_2-Messung paramagnetisch oder ebenfalls mit einem Massenspektrometer.

7.4.1 Umrechnung von Gasvolumina

Nach dem Gasgesetz ($p \cdot V = n \cdot R \cdot T$) hängt das Volumen V eines Gases nicht nur von der Anzahl der Moleküle n, sondern auch von Druck p, Temperatur T und der allgemeinen Gaskonstanten R ab. Außerdem muß der Wasserdampfdruck (pH_2O) berücksichtigt werden.

$$V = \frac{n \cdot R \cdot T}{p}$$

Darum müssen bei der Angabe eines Volumens auch die jeweiligen Meßbedingungen angegeben werden. Folgende Bedingungen werden unterschieden:

STPD-Bedingungen („standard temperature", „pressure", „dry"). Dies sind die physikalischen Normalbedingungen: T = 273 K, p = 760 mm Hg (101 kPa) und pH_2O = 0 (= trockenes Gas). $\dot{V}O_2$ und $\dot{V}CO_2$ werden auf diese Bedingungen bezogen.

BTPS-Bedingungen („body temperature", „pressure", „saturated"). Hierbei handelt es sich um die in der Lunge herrschenden Bedingungen. T = 237 + 37 = 310 K, p = jeweiliger Barometerdruck, pH_2O = 47 mm Hg (volle Wasserdampfsättigung bei 37 °C).

ATPS-Bedingungen („ambient temperature", „pressure", „saturated"). Dies sind die aktuellen Meßbedingungen außerhalb des Körpers, z. B. bei der Spirometrie: Raumtemperatur, aktueller Barometerdruck, Wasserdampfsättigung.

Um den das Volumen bestimmenden Druck des trockenen Gases zu erhalten, muß jeweils der Wasserdampfdruck vom Gesamtdruck abgezogen werden.
Unter BTPS-Bedingungen beträgt die alveoläre Ventilation ca. 5 l/min, unter STPD-Bedingungen hingegen 4,1 l/min.

7.5 Alveoläre Partialdrücke

Der pulmonale Gasaustausch hängt v. a. von der Höhe der alveolären Partialdrücke ab: Nur wenn Partialdruckgradienten zwischen Alveolen und dem Blut bestehen, können die Atemgase diffundieren. Damit das Blut Sauerstoff aus den Alveolen aufnehmen kann, muß also der alveoläre pO_2 höher sein als der gemischtvenöse. Umgekehrt kann Kohlendioxid aus dem Blut nur dann in die Alveolen abgegeben werden, wenn der gemischtvenöse pCO_2 höher ist als der alveoläre. Wichtigste Aufgabe der alveolären Ventilation ist somit die Aufrechterhaltung physiologischer Partialdrücke der Atemgase.

Änderungen der Zusammensetzung der Atemluft während des Atemzyklus. Mit Beginn der Exspiration wird zunächst das Gas aus den zuführenden Atemwegen ausgeatmet (Phase I); seine Zusammensetzung entspricht derjenigen der Inspirationsluft. Danach ändern sich die Konzentrationen rasch, weil Gas aus den Atemwegen sich mit Alveolargas vermischt (Phase II). Am Ende wird ein Plateau mit nahezu konstanter Gaszusammensetzung erreicht, die der Alveolarluft entspricht (Phase III). Am Ende der Exspiration sind die Atemwege also mit Alveolarluft gefüllt; der pO_2 beträgt im Gegensatz zur Frischluft nur 100 mm Hg, der pCO_2 40 mm Hg. Mit Beginn der ersten Phase der Inspiration wird diese Alveolarluft in die Alveolen eingeatmet, ohne daß hierdurch die alveolären pO_2- und pCO_2-Werte verändert würden. Erst in der nächsten Phase, wenn Frischluft in die Alveolen gelangt, wird der alveoläre pO_2 erhöht und der alveoläre pCO_2 erniedrigt.

Normalwerte der alveolären Partialdrücke bei Ruheatmung:
p_AO_2 = 100 mm Hg (13,3 kPa),
p_ACO_2 = 40 mm Hg (5,3 kPa).

Der alveoläre pO_2 ist am Ende der Inspiration am höchsten, am Ende der Exspiration am niedrigsten.

7.5.1 Alveoläre Ventilation und alveolärer pCO_2

Sind die Alveolen belüftet und durchblutet, so diffundiert Kohlendioxid aus dem gemischtvenösen Blut in die Alveolen und wird ausgeatmet. Für die Konzentration bzw. Fraktion von Kohlendioxid im Alveolargas gilt hierbei:

$$F_A CO_2 = \frac{\dot{V}CO_2}{\dot{V}_A}$$

Die alveoläre Fraktion von Kohlendioxid hängt somit von der CO_2-Abgabe (Produktion) und der alveolären Ventilation ab. Ist die CO_2-Abgabe unverändert, so gilt:
 Je größer die alveoläre Ventilation, desto niedriger die alveoläre CO_2-Konzentration.
 Da die CO_2-Fraktion dem Partialdruck von Kohlendioxid proportional ist, gilt folgendes:

$$\frac{p_A CO_2}{p_B} = \frac{\dot{V}CO_2}{\dot{V}_A} \quad \text{oder}$$

alveolärer CO_2-Partialdruck:

$$p_A CO_2 = \frac{\dot{V}CO_2 \, (STPD) \cdot 863}{\dot{V}_A \, (BTPS)} \, [mmHg]$$

$\dot{V}CO_2$ (CO_2-Abgabe) = 230 ml/min; $\dot{V}_A$ = 5 l/min; 863 = Umrechnungsfaktor.

Respiratorischer Gleichgewichtszustand. Ist die CO_2-Ausscheidung über die Lungen genauso groß wie die CO_2-Produktion im Stoffwechsel, so befinden sich Ventilation und Metabolismus im Gleichgewicht. Nimmt die CO_2-Produktion zu, z. B. bei körperlicher Arbeit oder Fieber, so wird normalerweise auch die Atmung und damit die CO_2-Elimination gesteigert. Nimmt hingegen der Metabolismus und damit die CO_2-Produktion ab, z. B. durch Hypothyreose oder Unterkühlung, wird auch die Ventilation eingeschränkt. Idealerweise bleibt das respiratorische Gleichgewicht, erkennbar an normalen pCO_2-Werten, erhalten.
 Atmet jedoch ein Patient mehr, als für die Ausscheidung des im Stoffwechsel angefallenen Kohlendioxids erforderlich ist, so nimmt der pCO_2 ab; er steigt an, wenn die Ventilation im Vergleich zum Stoffwechsel zu gering ist oder aber bestimmte Lungenerkrankungen die CO_2-Elimination einschränken.

In Abb. 2.11 ist der Verlauf des alveolären pCO_2 in Abhängigkeit von der Ventilation dargestellt. Hieraus ergibt sich, daß eine Abnahme der Ventilation um mehr als 1 l bei gleichbleibender CO_2-Produktion zu einem starken Anstieg des alveolären pCO_2 führt. Andererseits bewirkt eine nur mäßige Zunahme der Ventilation über den Bedarf einen erheblichen Abfall des alveolären pCO_2; jenseits dieses Punktes, also im Bereich sehr niedriger Werte, nimmt aber der alveoläre pCO_2 trotz weiterer Steigerung der Atmung nicht mehr so stark ab.

Messung des alveolären pCO_2. Der alveoläre pCO_2 kann in einer nach maximaler Exspiration erhaltenen Atemluftprobe bestimmt werden. Das Verfahren ist allerdings bei Patienten mit ungleichmäßiger Ventilation bzw. sich unterschiedlich rasch entleerenden Alveolen, z. B. bei Lungen-

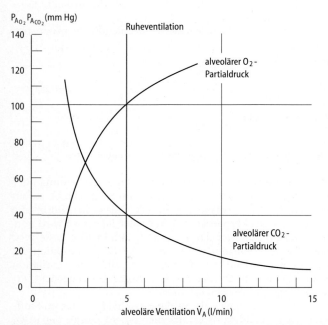

Abb. 2.11. Abhängigkeit der alveolären O_2- und CO_2-Partialdrücke von der alveolären Ventilation in Meereshöhe bei körperlicher Ruhe (O_2-Aufnahme 280 ml/min, CO_2-Abgabe 230 ml/min. *Rote Gerade:* alveoläre O_2- und CO_2-Partialdrücke unter normalen Ventilationsbedingungen. (Mod. nach Schmidt u. Thews 1995)

emphysem, nicht zuverlässig. Für praktische Zwecke kann aber der arterielle pCO_2 herangezogen werden, um die Größe des alveolären pCO_2 abzuschätzen.

Dies gilt aber nur für Alveolen, die am pulmonalen Gasaustausch teilnehmen, also belüftet und durchblutet sind, nicht hingegen bei Störungen des Belüftungs-Durchblutungs-Verhältnisses. Weiterhin ist zu beachten, daß eine Zunahme der CO_2-Produktion bei gleichbleibender Ventilation zwangsläufig zu einem Anstieg des arteriellen pCO_2 führt. Insgesamt gilt folgendes:

> Im Gleichgewichtszustand (CO_2-Ausscheidung = CO_2-Produktion) entspricht der arterielle pCO_2 etwa dem durchschnittlichen alveolären pCO_2.

7.5.2 Alveoläre Ventilation und alveolärer pO_2

Auch der alveoläre Partialdruck von Sauerstoff kann mit Hilfe der **Alveolarformeln** berechnet werden:

$$\text{alveolärer } O_2\text{-Partialdruck } (p_A O_2) = \frac{p_I O_2 \, \dot{V}O_2 \, (\text{STPD}) \cdot 863}{\dot{V}_A \, (\text{BTPS})} \quad [\text{mm Hg}]$$

$p_I O_2 = 150$ mm Hg; $\dot{V}O_2(\text{STPD})$ (O_2-Aufnahme) = 280 ml/min; $\dot{V}_A = 5$ l/min.

Der alveoläre pO_2 kann auch aus dem mittleren pCO_2 (= arterieller pCO_2) und dem respiratorischen Quotienten, RQ ($\dot{V}O_2/\dot{V}CO_2 = 0{,}8$), nach der folgenden vereinfachten Formel berechnet werden:

$$p_A O_2 = p_i O_2 - \frac{p_a CO_2}{0{,}8} \quad [\text{mm Hg}]$$

$$p_A O_2 = 0{,}209 \, (760 - 47) - \frac{40}{0{,}8} \quad [\text{mm Hg}]$$

$$= 0{,}209 \, (713) - 50 \, [\text{mm Hg}]$$
$$= 150 - 50 \, [\text{mm Hg}]$$
$$= 100 \, \text{mm Hg}$$

Hieraus folgt:

Bei konstantem Metabolismus und respiratorischer Austauschrate hängt der alveoläre pO_2 bei einer vorgegebenen inspiratorischen O_2-Konzentration von der Größe der alveolären Ventilation ab (Abb. 2.11).

7.5.3 Alveoloarterielle pO_2-Differenz

Bei vollständigem Gasaustausch müßte der arterielle pO_2 so hoch sein wie der alveoläre. Tatsächlich ist aber der arterielle pO_2 immer niedriger als der alveoläre, d.h. es besteht eine alveoloarterielle O_2-Partialdruckdifferenz.

Bei Atmung von Raumluft in Meereshöhe beträgt die normale alveoloarterielle pO_2-Differenz ($p_{(A-a)}O_2$) durchschnittlich 10–15 mm Hg, die obere Grenze 25 mm Hg. Bei Atmung von 100%igem Sauerstoff steigt die Differenz auf 50–60 mm Hg an.

Zwei normale Mechanismen sind die Ursache der Partialdruckdifferenz:
- anatomischer Shunt,
- physiologischer Shunt.

Anatomischer Shunt. Beim anatomischen Shunt handelt es sich, wie in Abschnitt 6.2 dargelegt, um Kurzschlußblut: Normalerweise fließt ein Anteil von 2% des Herzzeitvolumens an den Alveolen vorbei und nimmt nicht am Gasaustausch teil, sondern strömt in unveränderter (gemischtvenöser) Gaszusammensetzung direkt in die Lungenvenen oder den linken Ventrikel.

Physiologischer Shunt. Beim physiologischen Shunt strömt Blut aus Lungengebieten mit niedrigem Ventilations-Perfusions-Verhältnis und damit geringerem O_2-Gehalt in die Lungenvenen. Der niedrige O_2-Gehalt dieses Blutes kann aufgrund des Verlaufs der O_2-Bindungskurve nicht durch nachfolgende Vermischung mit Blut aus Gebieten mit hohem Belüftungs-Durchblutungs-Verhältnis kompensiert werden.

Um $p_{(A-a)}O_2$ zu bestimmen, muß der arterielle pO_2 gemessen und der alveoläre pO_2, z.B. mit der Alveolargleichung (s. oben), abgeschätzt werden.

Pulmonaler Gasaustausch. Der pulmonale Gasaustausch erfolgt in den Alveolen durch Diffusion, ist also ein rein passiver Vorgang ohne jede aktive Transportmechanismen (Abb. 2.12). Bei der Diffusion strömen die Gase so lange von einem Ort höherer *Konzentration* zum Ort niedrigerer Konzentration, bis an beiden Orten die Konzentrationen gleich hoch sind. Leichte Gase diffundieren in der *Gasphase* schneller als schwere Gase. Nach dem Graham-Gesetz ist die Diffusionsgeschwindigkeit der Quadratwurzel der Dichte umgekehrt proportional. Sauerstoff ist ein leichteres Molekül als Kohlendioxid und diffundiert daher in der Alveolarluft schneller.

> Die Diffusion der Atemgase erfolgt zwischen einer Gas- und einer Flüssigkeitsphase.

Am Ende einer normalen Exspiration, d. h. bei Erreichen der FRC, beträgt der Durchmesser der Alveolen durchschnittlich 200 µm. Eine vollständige Durchmischung der alveolären Atemgase tritt in weniger als 10 ms ein, und die Atemgase weisen somit in den Alveolen eine gleichmäßige Zusammensetzung auf. In den Alveolen diffundiert Sauerstoff aus einer Gasphase in eine Flüssigkeit (Blut) und Kohlendioxid aus einer Flüssigkeitsphase (Blut) in eine Gasphase. Nach dem Henry-Gesetz hängt die Löslich-

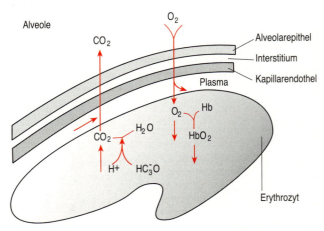

Abb. 2.12. Transportweg von O_2 und CO_2 beim pulmonalen Gasaustausch. (Mod. nach Schmidt u. Thews 1995)

keit eines schwer löslichen Gases in einer Flüssigkeit vom Partialdruck des Gases ab: Die gelöste Gasmenge ist dem Partialdruck des Gases proportional; je höher der Partialdruck, desto mehr Gas wird gelöst. Diese Beziehung gilt allerdings nur für Gase, die mit der Flüssigkeit keine chemische Reaktion eingehen.

Der Partialdruck eines Gases ist an der Oberfläche einer Flüssigkeit oder des Gewebes so groß wie in der Gasphase, direkt unterhalb der Oberfläche aber bereits kleiner, d. h., es besteht auch ein großes Konzentrationsgefälle zwischen der Oberflächenschicht und den tieferen Schichten der Flüssigkeit.

Kohlendioxid weist eine wesentlich größere Löslichkeit in Wasser auf als Sauerstoff:
- Löslichkeit von Kohlendioxid = 0,592 ml/ml H_2O bei 1 atm,
- Löslichkeit von Sauerstoff = 0,0244 ml/ml H_2O bei 1 atm.

Danach ergibt sich:

$$\frac{0,592}{0,0244} = 24,3.$$

Die Löslichkeit von Kohlendioxid ist also 24mal größer als die von Sauerstoff.

Die Diffusionsrate eines Gases in einer Flüssigkeit wird vom Konzentrationsunterschied bestimmt; daher ist die Diffusionsrate um so größer, je löslicher das Gas ist. Somit gilt:

> Wegen seiner größeren Löslichkeit diffundiert Kohlendioxid in einer Flüssigkeit wesentlich schneller als Sauerstoff. In den Alveolen hingegen diffundiert das CO_2-Molekül langsamer, weil es eine größere Dichte aufweist als das O_2-Molekül.

Im Gegensatz zum Sauerstoff ist die Diffusion von Kohlendioxid in der klinischen Praxis – abgesehen von allerschwersten Erkrankungen der Lunge – nicht gestört.

Welche Faktoren bestimmen die Diffusion von Sauerstoff?
Folgende Faktoren bestimmen die Diffusion des Sauerstoffs von den Alveolen in das gemischtvenöse Blut:
- Partialdruckdifferenz zwischen Alveolarluft und Kapillarblut,
- Länge bzw. Dicke der Diffusionsstrecke,
- Größe der Diffusionsfläche,
- Diffusionskoeffizient D, der proportional der Löslichkeit des Gases ist.

Partialdruckdifferenz. Bei Atmung von Raumluft besteht am Beginn der Kapillare eine O_2-Partialdruckdifferenz von $100 - 40 = 60$ mm Hg, am Ende der Kapillare hingegen von $100 - 99{,}99 = 0{,}01$ mm Hg. Treibende Kraft ist ein integrierter Mittelwert des Partialdrucks, der u.a. von der O_2-Bindungskurve beeinflußt wird.

Länge der Diffusionsstrecke. Auf dem Weg von den Alveolen zum Hämoglobin muß das O_2-Molekül zunächst die alveolokapilläre Membran passieren, dann das Plasma des Kapillarbluts und schließlich die Erythrozytenmembran und die intrazelluläre Flüssigkeit des Erythrozyten.

Die **alveolokapilläre Membran** ist in folgender Weise aufgebaut:
- Flüssigkeitsfilm der Alveolen,
- Alveolarepithelzellen mit Basalmembran,
- interstitieller Raum,
- Basalmembran der Kapillare,
- Kapillarendothel.

Die Dicke der alveolokapillären Membran schwankt zwischen 0,1 und 1 µm. Die einzelnen Membrananteile können durch Krankheitsprozesse verdickt sein und hierdurch die Diffusion von Sauerstoff behindern. Daneben kann die Diffusionsstrecke durch ein interstitielles oder intraalveoläres Ödem verlängert sein.

Größe der Diffusionsfläche. Zur Diffusionsfläche im engeren Sinn gehören nur die Alveolen, die belüftet und auch durchblutet sind. Ihre Größe wird auf 100–120 m² geschätzt. Beim Lungenemphysem ist die Diffusionsfläche vermindert, ebenso bei einer Lungenembolie. So wird z.B. bei einem akuten Verschluß der rechten Pulmonalarterie die für die Diffusion zur Verfügung stehende Fläche nahezu halbiert.

Pulmonale Diffusionskapazität. Die O_2-Aufnahme aus den Alveolen in das Lungenkapillarblut ist proportional der Partialdruckdifferenz zwischen Alveolen und Kapillarblut und der Diffusionsfläche sowie umgekehrt proportional der Dicke der Diffusionsstrecke. Nach dem Fick-Diffusionsgesetz gilt folgende Beziehung:

$$\dot{V}O_2 = D \,(\text{Austauschfläche}/\text{Diffusionsstrecke})\,(p_AO_2 - p_vO_2).$$

Die Diffusionskapazität ist ein Maß für die Leitfähigkeit der alveolokapillären Membran bzw. die Effizienz des pulmonalen Gasaustausches. Sie gibt an, wieviel ml O_2 pro mm Hg treibender Druckdifferenz pro Minute aus den Alveolen in das Lungenkapillarblut diffundieren.

$$\text{Diffusionskapazität} = \frac{\text{Nettogastransfer}}{\text{mittlerer treibender Druck}}$$

O_2-Diffusionskapazität (DO_2)

$$= \frac{O_2\text{-Aufnahme (ml/min)}}{\text{mittlerer alveolärer } pO_2 - \text{mittlerer } pO_2 \text{ im Kapillarblut}}$$

$= \text{ml } O_2/\text{min/mm Hg } pO_2$

Die Diffusionskapazität einer gesunden Lunge beträgt in Ruhe 20–50 ml O_2/min pro mm Hg Partialdruckdifferenz.

Eine Verminderung der Diffusionskapazität kann auf einer Abnahme der Diffusionsfläche oder einer Zunahme der Diffusionsstrecke oder aber auf einer Kombination beider Faktoren beruhen.

Die Messung der DO_2 ist methodisch schwierig und wird in der Praxis durch zahlreiche Unsicherheitsfaktoren beeinflußt. Einfacher ist statt dessen die Messung der CO-Diffusionskapazität.

CO-Diffusionskapazität (D_LCO). Die Messung der pulmonalen Diffusionskapazität mit Kohlenmonoxid ist derzeit das Routineverfahren. Allerdings unterscheiden sich die Diffusionsbedingungen für Kohlenmonoxid von denen für Sauerstoff, so daß nur Näherungswerte für die pulmonale O_2-Diffusionskapazität erhalten werden. Die D_LCO kann nach folgender Formel berechnet werden:

$$D_LCO = \frac{\dot{V}CO}{p_ACO}$$

Normalwerte der D_LCO: 30–50 ml/min pro mm Hg.

Kontaktzeit für den pulmonalen Gasaustausch. Die mittlere Transitzeit des Blutes in den Lungenkapillaren (= kapilläres Blutvolumen/pulmonaler Blutfluß oder HZV) beträgt in Ruhe etwa 0,8 s. Allerdings gleichen sich die O_2- und CO_2-Partialdrücke im Blut innerhalb von 0,25 s den Partialdrücken in den Alveolen an, so daß unter physiologischen Bedingungen die Transitzeit kein begrenzender Faktor für den Gasaustausch ist.

Anstieg des Herzzeitvolumens. Nimmt das Herzzeitvolumen, z.B. bei körperlicher Anstrengung, um das 3- bis 5fache zu, so nehmen die Diffusionskapazität und das pulmonalkapilläre Blutvolumen um das 2- bis 2,5fache zu. Hierdurch wird zwar die kapilläre Transitzeit auf die Hälfte oder $^1/_3$ des Normalen verkürzt, die Partialdruckdifferenz zwischen alveolärem und kapillären pO_2 jedoch nicht beeinflußt. Anders hingegen bei interstitiellen Lungenerkrankungen: Hier können die O_2-Diffusionskapazität und das kapilläre Blutvolumen nicht in gleichem Maße gesteigert werden wie bei gesunder Lunge. Wird daher die in Ruhe gerade noch ausreichende Kontakt- bzw. Transitzeit unter Belastung verkürzt, so kann sich kein Gleichgewicht zwischen alveolärem und arteriellem pO_2 einstellen, und der arterielle pO_2 fällt ab.

Hypoxie. Bei ausgeprägter alveolärer Hypoxie (inspiratorische O_2-Konzentration 12–14% in Meereshöhe) wird während der Transitzeit kein Gleichgewicht zwischen alveolärem und kapillärem pO_2 erreicht; vielmehr besteht am venösen Ende der Kapillare eine größere Partialdruckdifferenz als Zeichen der eingeschränkten O_2-Diffusionskapazität.

Diffusion von Kohlendioxid in der Lunge. Wie bereits dargelegt, ist Kohlendioxid wesentlich besser wasserlöslich als Sauerstoff, und entsprechend verläuft der Diffusionsprozeß etwa 20mal schneller. Selbst wenn innerhalb der normalen Transitzeit des Blutes kein Gleichgewicht erreicht werden sollte, wäre dies ohne klinische Bedeutung, weil die Partialdruckdifferenz zwischen dem gemischtvenösen Blut und den Alveolen mit ca. 6 mm Hg klein ist und auch eine deutliche Zunahme des Gradienten keinen wesentlichen Einfluß auf die Diffusionskapazität hätte. Es gilt daher:

> Eine Hyperkapnie beruht praktisch niemals auf einer Einschränkung der pulmonalen CO_2-Diffusionskapazität, sondern auf anderen Ursachen. Häufigste Ursache einer Hyperkapnie ist die alveoläre Hypoventilation.

8   Regulation der Atmung

Die Atmung wird so gesteuert, daß ihre Zielgrößen – pO_2, pCO_2 und pH-Wert – im Normbereich gehalten werden. Hierzu muß die Lunge periodisch durch die Bewegungen von Zwerchfell und Thorax belüftet und entlüftet werden. Dieser Atemrhythmus wird von Neuronen im respiratorischen Netzwerk der Medulla oblongata erzeugt und läuft autonom ab. Abgesehen von dieser zentralen Rhythmogenese wird die Atmung noch durch chemische Faktoren gesteuert.

8.1 Zentrale Rhythmogenese

Während die alveoläre Ventilation in 2 Phasen, nämlich In- und Exspiration, verläuft, besteht der neuronale Atemrhythmus aus 3 Phasen:
- I-Phase, die Inspiration,
- P_I-Phase, die Postinspirationsphase der passiven Ausatmung,
- E_2-Phase, Überleitung zur „aktiven" Ausatmung während der Exspiration.

Einatmung. Die Inspiration wird durch eine ansteigende Aktivität in den Nerven der Inspirationsmuskeln gesteuert. Hierdurch kontrahiert sich das Zwerchfell in zunehmendem Maße und die Zwerchfellkuppel wird abgeflacht. Gleichzeitig werden die Mm. intercostales externi aktiviert und der Thorax erweitert.

Postinspirationsphase. Sobald die Kontraktionen von Zwerchfell und Mm. intercostales interni nachlassen, beginnt die Exspiration, und zwar in der ersten Phase passiv durch dieses Nachlassen der Muskelkontraktion.

Aktive Exspiration. Die auf die Postinspirationsphase folgende E_2-Phase erfolgt aktiv durch Kontraktion der Exspirationsmuskulatur, allerdings vorwiegend bei gesteigerter Atmung, nicht hingegen unter Ruhebedingungen. Bei oberflächlicher, schneller Atmung besteht der Atemrhythmus nur aus der Inspiration und der Postinspiration.

> Unter Ruhebedingungen gilt für den Atemzyklus folgendes:
> - Atemfrequenz 10–20/min,
> - Gesamtdauer des Zyklus 3–6 s,
> - Dauer der Inspirationsphase 1–2,5 s,
> - Dauer der Exspirationsphase 2–3,5 s.

8.1.1 Entstehung des Atemrhythmus in der Medulla oblongata

Der Atemrhythmus entsteht in einem neuronalen Netzwerk der Medulla oblongata. Die Neurone befinden sich in der ventralen respiratorischen Gruppe (VRG) und sind untereinander, aber auch mit anderen Netzwerken, synaptisch verschaltet. Folgende respiratorischen Neurone werden unterschieden:

- inspiratorische Neurone (I-Neurone): sie entladen während der Inspiration;
- postinspiratorische Neurone (PI-Neurone): sie entladen während der 1., passiven Exspirations- bzw. der Postinspirationsphase;
- exspiratorische Neurone (E_2-Neurone): sie entladen während der 2., aktiven Exspirationsphase.

Verschaltung der Netzwerke. Die respiratorischen Neurone sind untereinander zu einem Netzwerk verschaltet. Dieses Netzwerk wird durch erregende Zuflüsse aus der Formatio reticularis aktiviert. Durch die Aktivierung werden erregende oder hemmende postsynaptische Potentiale ausgelöst. Dem primären Netzwerk sind inspiratorische, postinspiratorische und exspiratorische Ausgangsneurone nachgeschaltet. Da der Formatio reticularis von allen aus der Peripherie eintreffenden Afferenzen Kollateralen zugeführt werden, gilt folgendes:
- Die Atmung kann über jeden genügend starken Reiz aus der Körperperipherie beeinflußt werden.

8.2 Chemische Regulation der Atmung

Wichtigste Zielgrößen der Atmung sind:
- p_aCO_2,
- p_aO_2,
- pH-Wert bzw. H^+-Ionenkonzentration.

Diese Parameter werden durch die reflektorische Anpassung der Ventilation im arteriellen Blut konstant gehalten. Die Kontrolle erfolgt durch periphere und zentrale Chemorezeptoren. Kohlendioxid ist wahrscheinlich die primäre Substanz für die chemische Kontrolle der Ventilation, denn das Gas diffundiert aufgrund seiner guten Löslichkeit rasch in alle Gewebe, so auch in das Gehirn und in den Liquor. Dort führt Kohlendioxid zu Veränderungen der H^+-Ionenkonzentration und damit auch der Ventilation. Hierbei reagiert das Atemregulationssystem bereits auf Änderungen des arteriellen pCO_2 von nur 1 mm Hg mit einer Zu- oder Abnahme der Ventilation.

8.2.1 Kontrolle von p_aCO_2, p_aO_2 und pH-Wert durch periphere Chemorezeptoren

Die Kontrolle der Blutgase und des pH-Werts erfolgt ganz überwiegend durch arterielle Chemorezeptoren, die sich beiderseits im Glomus caroticum an der Teilungsstelle von A. carotis communis und A. carotis interna befinden und vom Karotissinusnerv (aus dem N. glossopharyngeus) innerviert werden. Weitere Chemorezeptoren sind in den Paraganglien des Aortenbogens und der rechten A. subclavia lokalisiert.

Die arteriellen Chemorezeptoren reagieren sehr rasch auf einen Anstieg des p_aCO_2, einen Abfall des p_aO_2 oder eine Zunahme der H^+-Ionenkonzentration, aber auch auf eine Abnahme der Durchblutung.

Abfall des arteriellen pO_2. Fällt der p_aO_2 ab, so werden die peripheren Chemorezeptoren stimuliert: Atemzugvolumen und Atemfrequenz nehmen zu. Dagegen bewirkt ein Anstieg des p_aO_2 nur eine geringe Abnahme der Ventilation. Klinisch ist folgendes wichtig:

Erst bei einem Abfall des p_aO_2 auf 50–60 mm Hg wird die Atmung gesteigert.

Die O_2-Antwortkurve, d. h. die Zunahme des Atemminutenvolumens in Abhängigkeit vom jeweiligen p_aO_2-Abfall, verläuft also nur mit geringer Steigung. Ursache ist die Verminderung des CO_2-Antriebs, hervorgerufen durch die hypoxiebedingte Atemsteigerung mit Abfall des pCO_2. Im p_aO_2-Bereich von 65–95 mm Hg ist gewöhnlich keine wesentliche Veränderung der Ventilation nachweisbar.

Eine Abnahme des arteriellen *O_2-Gehalts*, z. B. durch Anämie, bis auf 50 % des Normalen, stimuliert die peripheren Chemorezeptoren nur in geringem Maße.

Anstieg des arteriellen pCO_2. Veränderungen des p_aCO_2 führen zu einer starken Aktivierung der peripheren Chemorezeptoren und Steigerung der Ventilation. Der Schwellenwert liegt bei einem p_aCO_2 von 20–30 mm Hg; oberhalb dieses Wertes besteht im physiologischen Bereich eine lineare Abhängigkeit der Impulsfrequenz vom p_aO_2.

Abfall des pH-Werts. Eine Azidämie, ganz gleich, ob respiratorisch oder metabolisch bedingt, stimuliert die peripheren (und zentralen) Chemorezeptoren und bewirkt eine Steigerung der Atmung.

8.2.2 Zentrale Chemorezeptoren kontrollieren p_aCO_2 und H^+-Ionenkonzentration

Die zentralen Chemorezeptoren befinden sich im Hirnstamm, allerdings ist die genaue Lokalisation derzeit nicht bekannt. Da Kohlendioxid sehr gut diffundiert, führt jeder Anstieg des p_aCO_2 rasch zu einem Anstieg des extrazellulären pCO_2 und der H^+-Ionenkonzentration in der extrazellulären Flüssigkeit der Medulla oblongata und wenig verzögert auch im Liquor cerebrospinalis. Durch die Ansäuerung des Extrazellulärraums und des Liquors wird das medulläre respiratorische Netzwerk aktiviert und die Atmung gesteigert. Störungen des ZNS, die mit Veränderungen des Liquor-pH-Werts einhergehen, können ebenfalls die Atmung beeinflussen. So bewirkt eine Azidose des Liquor cerebrospinalis eine Hyperventilation, z. B. bei Apoplex oder intrakranieller Blutung.

Undines Fluch. Bei dieser zentral bedingten alveolären Hypoventilation fehlt der Atemantrieb durch Veränderungen des p_aCO_2, und es besteht eine Hypoxämie und Hyperkapnie. Die Atmung wird nur durch das Zusammenspiel der peripheren Chemorezeptoren und neuralen Mechanismen aufrechterhalten. Die genaue Ursache der Störung ist unbekannt.

Pickwick-Syndrom. Typisch sind Adipositas und alveoläre Hypoventilation. Die Hypoventilation beruht auf einer relativen Unterempfindlichkeit der zentralen Chemorezeptoren auf Veränderungen des p_aCO_2.

8.2.3 pCO_2-Antwortkurve

Die pCO_2-Antwortkurve beschreibt die Beziehung zwischen den arteriellen pCO_2-Werten und dem Atemminutenvolumen (Abb. 2.13). Sie ist das Ergebnis der Reaktion des gesamten Atemsystems auf Anstiege des p_aCO_2. Bis zu einem arteriellen pCO_2 von 60–70 mm Hg verläuft die Kurve linear; ihre Steilheit ist ein Maß für die Empfindlichkeit der Atmungsregulation durch den p_aCO_2. Normalerweise nimmt die Ventilation um ca. 2–3 l/min pro mm Hg CO_2-Anstieg zu, d. h., die Steilheit beträgt ca. 2–3 l/min/mm Hg. Die Reaktion erreicht innerhalb weniger Minuten ein Gleichgewicht. Eine maximale ventilatorische Stimulation tritt wahrscheinlich im Bereich von 100–200 mm Hg auf. Allerdings besteht insgesamt eine große individuelle Reaktionsbreite bei der pCO_2-Antwortkurve, auch kann die Reaktion durch Erkrankungen oder Medikamente vermindert werden. So führen Opioide und Inhalationsanästhetika zu einer

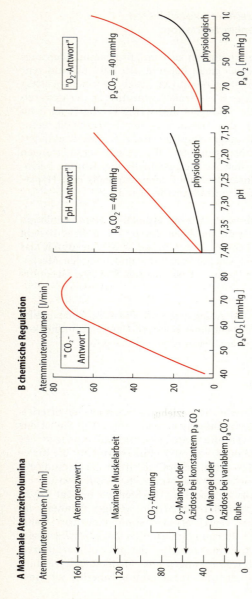

Abb. 2.13 a, b. Veränderungen der Atemzeitvolumina bei willkürlicher Steigerung der Ventilation und bei chemischer Atemregulation; **a** maximale Atemminutenvolumina; **b** chemische Regulation der Atmung: Anwort der Ventilation auf Änderungen des arteriellen pCO_2, der arteriellen H^+-Ionenkonzentration und des arteriellen pO_2. *Rote Linien*: physiologische Antwortkurve, *blaue Linien*: Antwortkurve bei konstantem alveolärem pCO_2. (Mod. nach Schmidt u. Thews 1995)

Rechtsverschiebung der Antwortkurve, ebenso obstruktive und restriktive Lungenerkrankungen. Dennoch gilt:

> Die Steilheit der pCO_2-Antwortkurve gehört zu den besten Parametern, mit denen die Reaktion des Atemsystems auf Veränderungen des arteriellen pCO_2 und die Dämpfung des Regulationssystems durch Medikamente eingeschätzt werden kann.

8.2.4 pO_2-Antwortkurve

Die Beziehung zwischen Ventilation und p_aO_2 verläuft nichtlinear (Abb. 2.13). Erst ein starker Abfall des p_aO_2 in den hypoxischen Bereich bewirkt eine deutliche Steigerung der Ventilation, und zwar innerhalb weniger Sekunden. Allerdings wird die Reaktion nach etwa 1 min durch die hypoxiebedingte Hyperventilation mit Hypokapnie wieder abgeschwächt und die Atmung im weiteren Verlauf noch mehr vermindert, selbst wenn der p_aCO_2 konstant gehalten wird.

Der Atemantrieb durch Hypoxie ist v. a. bei Lungenerkrankungen mit CO_2-Retention von Bedeutung, bei denen die Empfindlichkeit der Atemregulationszentren auf CO_2 vermindert ist. Bei diesen Patienten überwiegt der hypoxische Atemantrieb; wird daher Sauerstoff in höherer Konzentration zugeführt, so kann es zur Zunahme der Hypoventilation und im Extremfall zum Atemstillstand kommen!

8.2.5 pH-Antwortkurve

Die physiologische pH-Antwortkurve verläuft sehr flach (Abb. 2.13). Wesentliche Änderungen der Ventilation treten erst auf, wenn sich der pH-Wert um 0,15–0,2 ändert (ca. 2 l/min pro 0,1 pH-Änderung). Erst bei einem nicht durch respiratorische Azidose bedingten Abfall des pH-Werts auf etwa 7,25 oder weniger wird die Ventilation gesteigert, bei einem nicht respiratorisch bedingten Anstieg des pH-Werts auf 7,55 vermindert. Ursache der geringen Empfindlichkeit ist die hyperventilationsbedingte vermehrte Abgabe von Kohlendioxid, d. h. die respiratorische Kompensation einer metabolischen Azidose. Wird der arterielle pCO_2 hingegen konstant gehalten, so verläuft die pH-Antwortkurve wesentlich steiler (ca. 20 l/min pro 0,1 pH-Änderung).

8.2.6 Rückkopplungen der chemischen Atemantriebe

Anstieg des pCO_2 und Zunahme der H^+-Ionenkonzentration im arteriellen Blut und im Liquor sowie Abfall des arteriellen pO_2 steigern die alveoläre Ventilation. Die Ventilationssteigerung wiederum vermindert die chemischen Atemantriebe. Somit ist die chemische Steuerung der Atmung ein Regelkreis mit negativer Rückkoppelung. Zwar wirken hierbei die chemischen Atemreize immer zusammen, jedoch gilt folgendes:

Führende Regelgröße der chemischen Atemkontrolle ist der arterielle pCO_2!

8.3 Beeinflussung der Atmung durch zentrale und reflektorische Faktoren

Der zentral ausgelöste Grundrhythmus und die chemische Kontrolle sind die wichtigsten Steuermechanismen der Atmung. Daneben ist die Atmung mit dem kardiovaskulären Regelsystem und nahezu allen sensomotorischen Reaktionen koordiniert.

Willkürliche Steigerung der Atmung. Die Atmung kann über den Cortex cerebri und das respiratorische Netzwerk willkürlich beeinflußt werden, so z.B. beim Sprechen und Singen oder auch beim Husten. Die neuronalen Verbindungen verlaufen in der Pyramidenbahn und ziehen direkt zu den spinalen Muskelspindeln.

Atemsteigerung bei Arbeit. Bei körperlicher Arbeit muß die Atmung gesteigert werden, um die O_2-Versorgung der Gewebe und den Abtransport des vermehrt anfallenden Kohlendioxids zu gewährleisten. Durch die Ventilationssteigerung bleibt der p_aO_2 im Normbereich, der p_aCO_2 ist erniedrigt; der arterielle pH-Wert fällt nur langsam ab. Zu Beginn der Arbeit spielen die Chemorezeptoren keine Rolle, vielmehr wird das medulläre kardiorespiratorische Netzwerk durch das sensomotorische System aktiviert. Daneben sind spinale Eigenreflexe an der Anpassung der Atembewegungen beteiligt.

Barorezeptorenreflexe. Wenngleich die Barorezeptoren v. a. an der Kreislaufregulation beteiligt sind, beeinflussen sie daneben reflektorisch die Atmung. So führt ein Blutdruckabfall zu Hyperventilation, ein Blutdruckanstieg zur Atemdepression bis hin zur Apnoe.

Laryngeale und tracheale Reflexe. Die Schutzreflexe des Respirationstrakts, z. B. Husten, Niesen usw., werden über chemo- und mechanosensible Sensoren in den Atemwegen und im Lungengewebe ausgelöst.

Lungendehnungsreflex (Hering-Breuer-Reflex). Bei der Inspiration werden die Bronchen gedehnt und die dort befindlichen Lungendehnungssensoren aktiviert. Hierdurch wird die Inspiration reflektorisch beendet und die Postinspiration aktiviert, so daß die Exspiration beginnt. Die afferenten Bahnen des Reflexes verlaufen im N. vagus zu den respiratorischen Neuronen in der Medulla oblongata. Bei Ruheatmung scheint der Hering-Breuer-Reflex keine wesentliche Rolle zu spielen, soll jedoch bei gesteigerter Atmung die Atemtiefe begrenzen.

Die Lungendehnungsreflexe bewirken außerdem eine Bronchodilatation und Stimulation der Herzaktion bei körperlicher Arbeit.

Deflationsreflex (Head-Reflex). Eine stärkere Volumenabnahme von Lunge und Atemwegen aktiviert Sensoren, deren Bahnen ebenfalls zum Atemregulationszentrum laufen. Von dort wird die Inspiration und die Postinspiration aktiviert und die Exspiration gehemmt.

J-Reflex. Im Interstitium der Alveolarsepten (juxtakapillär) gelegene mechanosensible Rezeptoren können pulmonale Reflexe auslösen. So führt z. B. eine Zunahme des extrazellulären Volumens (Lungenödem) über medulläre Reflexe zu einer starken Hemmung der Inspiration bis hin zur reflektorischen Apnoe. Entsprechend kann ein Lungenödem über die J-Reflexe Atemstörungen auslösen.

Muskelspindeln. Spinale Eigenreflexe der Atemmuskeln beeinflussen über ihre Spindeln ebenfalls die Atmung. Afferenzen der Muskelspindeln ziehen nicht nur zu spinalen Motoneuronen der Atemmuskeln, sondern auch zu den respiratorischen Neuronen in der Medulla oblongata.

8.4 Atemanhalten

Atemanhalten führt zum Anstieg des arteriellen und alveolären pCO_2 und zum Abfall des p_aO_2. Mit Erreichen eines p_aCO_2 von 50 mmHg nach Raumluftatmung kann der Atem nicht mehr angehalten werden. Durch Voratmung von Sauerstoff wird die Dauer des Atemanhaltens trotz ansteigender p_aCO_2-Werte verlängert. Am stärksten ist dieser Effekt nach Hyperventilation und Präoxygenierung, bei denen Zeiten bis zu 14 min erreicht wurden. Begrenzender Faktor ist die Abnahme des Lungenvolumens bis zum Residualvolumen, bedingt durch die Aufnahme des alveolären Sauerstoffs in das zirkulierende Blut der Lungenkapillaren.

9 Nichtrespiratorische Funktionen der Lunge

Primäre Aufgabe der Lunge ist die alveoläre Ventilation und der pulmonale Gasaustausch. Daneben erfüllt sie aber auch wichtige Abwehr-, Filter- und Stoffwechselfunktionen.

9.1 Schutzfunktionen und Infektionsabwehr

Zu den wichtigsten Schutz- und Abwehrfunktionen gehören die Anfeuchtung und Erwärmung der Atemluft, ihre Reinigung durch das Flimmerepithel des Respirationstrakts sowie die Abwehr und Bekämpfung von Infektionen durch Keime in der Atemluft.

Anfeuchtung und Erwärmung der Atemluft. Während der Inspiration werden die trockenen und kalten Atemgase angefeuchtet und auf Körpertemperatur erwärmt – Voraussetzung für eine normale Clearancefunktion des Flimmerepithels. Hierdurch gehen bei normaler Ventilation pro Tag 250 ml Wasser und 350 kcal (1465 kJ) Wärme verloren. Bei Fieber können die Wasser- und Wärmeverluste durch Hyperpnoe gesteigert werden.

Filterfunktion. Nasenwege und Tracheobronchialbaum wirken als aerodynamischer Filter für inhalierte Partikel. Diese Partikel werden absorbiert und mit dem Schleim des Flimmerepithels nach oben transportiert.

Zelluläre Abwehr. In den Alveolen befinden sich Makrophagen und Alveolarepithelzellen, die an Entgiftungsvorgängen beteiligt sind. Die phagozytäre Funktion der Makrophagen wird durch Histiozyten, polymorphkernige Leukozyten und Monozyten unterstützt.

Alveoläre Proteine und Lipide. Diese Substanzen sind ebenfalls an der Abwehr beteiligt. So können Lipide in den Alveolen feste Partikel absorbieren, der proteinreiche Flüssigkeitsfilm der Alveolen die Absorption durch „Verflüssigen" der Partikel fördern.

Immunglobuline. In den Bronchialsekreten befinden sich verschiedene Immunglobuline, die vermutlich eine Rolle bei der pulmonalen Infektabwehr spielen. Am höchsten ist die Konzentration von IgA, dessen physiologische Bedeutung allerdings derzeit nicht genau bekannt ist.

9.2 Metabolische und Speicherfunktionen der Lunge

Die Lunge speichert nicht nur Stoffe, sondern metabolisiert sie auch. So finden sich im Gefäßendothel Enzyme, die Polypeptide inaktivieren oder in stärkere Formen umwandeln können. Daneben kann die Lunge auch zahlreiche Medikamente metabolisieren.

Histamin. Die Mastzellen um die kleinen Lungengefäße herum enthalten beträchtliche Mengen an Histamin. Die Lunge speichert und produziert also Histamin, allerdings ist dessen physiologische Rolle derzeit nicht geklärt. Bei anaphylaktischen Reaktionen und Gewebeverletzung wird das Histamin freigesetzt und beeinflußt möglicherweise die pulmonale Mikrozirkulation.

SRS-A („slow-reacting substance of anaphylaxis"). Dieses Gemisch aus verschiedenen Leukotrienen kann an einem durch Antigene induzierten Bronchospasmus beteiligt sein. Vermutlich wird SRS in den Mastzellen der Lunge gebildet oder gespeichert.

Serotonin. Diese Substanz findet sich in den pulmonalen Mastzellen. Ihre Freisetzung kann zu Bronchospasmus und Veränderungen der Lungendurchblutung führen.

Vasoaktive Polypeptide. Die Lunge enthält – vermutlich im Gefäßendothel – Kinasen und Angiotensin konvertierende Enzyme. Bradykinin wird während einer einzigen Lungenpassage nahezu vollständig durch Hydrolyse inaktiviert. Auch kann in der Lunge das Polypeptid Angiotensin I in das stärker vasoaktive Angiotensin II umgewandelt werden.

Katecholamine. Die Lunge enthält Dopamin, Noradrenalin und Adrenalin. Möglicherweise werden die Katecholamine in der Lunge synthetisiert. Das die Katecholamine inaktivierende Enzym Katecholamin-O-Methyltransferase ist ebenfalls in der Lunge vorhanden.

Lipidstoffwechsel. Im Interstitium der Lunge befinden sich Phospolipide, auch sind die Alveolen von phospholipidreichem Surfactant ausgekleidet. Die Phospholipide werden in der Lunge synthetisiert.

Literatur

Schmidt RF, Thews G (Hrsg) (1995) Physiologie des Menschen, 26. Aufl. Springer, Berlin Heidelberg New York Tokio

Nunn JF (1993) Nunn's applied respiratory physiology, 4th edn. Butterworth-Heinemann, Oxford

Klinke R, Silbernagel S (Hrsg) (1996) Lehrbuch der Physiologie, 2. Aufl. Thieme, Stuttgart

3 Blutgase

ÜBERSICHT

1	**Sauerstoff**	103
1.1	O_2-Kaskade	103
1.1.1	O_2-Partialdruck der Luft	103
1.1.2	O_2-Partialdruck der Inspirationsluft	104
1.1.3	Alveolärer pO_2	104
1.1.4	Alveoloarterielle pO_2-Differenz	106
1.1.5	Normalwerte für den arteriellen pO_2	107
1.2	Transport von Sauerstoff im Blut	107
1.2.1	O_2-Transport in physikalischer Lösung	108
1.2.2	O_2-Transport in chemischer Bindung an Hämoglobin	108
1.3	O_2-Sättigung des Hämoglobins und O_2-Bindungskurve	109
1.3.1	O_2-Bindungskurve	110
1.3.2	Verschiebungen der O_2-Bindungskurve	113
1.3.3	Inaktive Hämoglobinformen	114
1.4	O_2-Gehalt und O_2-Status des Blutes	116
1.4.1	Störungen des arteriellen O_2-Status	116
1.4.2	Formen der Hypoxämie	117
1.5	O_2-Angebot an die Organe	118
1.5.1	Beziehung zwischen O_2-Angebot und O_2-Verbrauch	119
2	**Kohlendioxid**	121
2.1	Herkunft von Kohlendioxid	121
2.2	Transport von Kohlendioxid im Blut	121
2.2.1	Transport in physikalischer Lösung	124
2.2.2	Umwandlung von Kohlendioxid in Bikarbonat	124

2.2.3 Carbamatkohlendioxid 125
2.3 CO_2-Bindungskurve des Blutes 125
2.4 Diffusion von Kohlendioxid durch Membranen 127
2.5 CO_2-Speicher 127

Literatur 128

Zu den wesentlichen Aufgaben des Blutes gehört der Transport der Atemgase Sauerstoff und Kohlendioxid. Molekularer Sauerstoff wird für zahlreiche metabolische Prozesse benötigt, Kohlendioxid gehört zu den Endprodukten des oxidativen Stoffwechsels. Beide Gase sind nur wenig im Blut löslich, entsprechend gering ist auch die in physikalischer Lösung transportierte Menge. Der größte Teil der Gase wird vielmehr in **chemischer Bindung** im Blut transportiert. Allerdings durchläuft jedes einzelne Gasmolekül das Stadium der physikalischen Lösung, da nur in dieser Form die Passage durch die Alveolarmembran, die Wanderung zu den Reaktionspartnern im Blut und schließlich der Austausch zwischen Blut und Gewebe (Sauerstoff) sowie zwischen Gewebe und Blut (Kohlendioxid) erfolgen kann. Die Konzentration eines physikalisch gelösten Gases hängt von seinem jeweiligen Partialdruck und vom spezifischen Löslichkeitskoeffizienten ab.

Partialdruck von Gasen in Flüssigkeiten. Die physikalisch gelöste Menge von Sauerstoff oder Kohlendioxid hängt vom Partialdruck ab: Je höher der Partialdruck, desto mehr Gas wird im Blut gelöst. Wird eine Flüssigkeit, wie z. B. Blut, mit einem Gas in Kontakt gebracht, so stellt sich nach einer gewissen Zeit ein Gleichgewicht zwischen beiden Medien ein, und es herrscht Partialdruckgleichheit.

Konzentration gelöster Gase. Die Konzentration eines gelösten Gases (= Menge/Volumen) hängt von seinem Partialdruck und seinen spezifischen Löslichkeitseigenschaften ab. Die Löslichkeitseigenschaften werden durch den Löslichkeitskoeffizienten beschrieben. Der Löslichkeitskoeffizient (Proportionalitätsfaktor) gibt an, wieviel ml eines Gases bei einem Partialdruck von 1 atm (= 760 mm Hg, 1 mm Hg = 133,322 Pa) pro ml Flüssigkeit gelöst sind. Nach dem Henry-Dalton-Gesetz ist bei konstanter Temperatur die Konzentration eines Gases in einer Flüssigkeit proportional dem Partialdruck des Gases:

$$\text{Gas} = \frac{\alpha \, p_{\text{Gas}}}{760}$$

> Bunsen-Löslichkeitskoeffizienten im Blut bei 37 °C (ml Gas · ml Blut^{-1} · atm^{-1}):
> α O_2 0,028,
> α CO_2 0,49,
> α N_2 0,012.

1 Sauerstoff

Sauerstoff gelangt aus der Atmosphäre in die Alveolen, diffundiert durch die alveolokapilläre Membran in das Blut, wird dort zum geringen Teil physikalisch gelöst, überwiegend jedoch chemisch an das Hämoglobin gebunden und mit dem Blutstrom zu den Geweben transportiert. Die Bewegung von Sauerstoff aus der umgebenden Luft in den Respirationstrakt und von dort über das Blut zu den Mitochondrien erfolgt entlang einem Partialdruckgefälle, vergleichbar einer Kaskade, wobei der Partialdruck auf seinem Weg zur Zelle immer mehr abnimmt.

1.1 O_2-Kaskade

Auf seinem Weg vom Beginn der Atemwege bis zu den Geweben und zurück mit dem gemischtvenösen Blut zur Lunge nimmt der O_2-Partialdruck kontinuierlich ab.

1.1.1 O_2-Partialdruck der Luft (Tabelle 3.1)

Der pO_2 der Luft hängt vom Barometerdruck ab: Je höher der Barometerdruck, desto größer der pO_2. Mit zunehmender Höhe nimmt der Barometerdruck ab, entsprechend auch der pO_2.

In Meereshöhe beträgt der pO_2 von trockener Luft 159 mmHg (21,2 kPa), die Konzentration des atmosphärischen Sauerstoffs 20,94 % (n = 0,2094).

Tabelle 3.1. Partialdrücke von Sauerstoff (Umgebungsluft bei 1 Atmosphäre)

Inspirationsluft (Nasopharynx)	p_IO_2	149 mmHg
Alveolarluft	p_AO_2	105 mmHg
Arterielles Blut	p_aO_2	95 mmHg
Gewebe	pO_2	? mmHg (Mitochondrien ca. 5 mmHg)
Gemischtvenöses Blut	p_vO_2	40 mmHg

1.1.2 O$_2$-Partialdruck der Inspirationsluft

Beim Eindringen in den Respirationstrakt wird die Luft mit Feuchtigkeit bzw. Wasserdampf gesättigt: Der pO$_2$ wird verdünnt, die fraktionale O$_2$-Konzentration bleibt aber unverändert. Nach dem Boyle-Gesetz gilt folgendes:

Inspiratorischer pO$_2$ = (Atmosphärendruck − Wasserdampfdruck bei 37 °C) · O$_2$-Konzentration;

(760 − 47) · 0,2094 mm Hg = 149 mm Hg;   oder in kPa:
(101,3 − 6,3) kPa · 0,2094 = 19,9 kPa.

Für eine ungefähre Abschätzung des O$_2$-Partialdrucks in mm Hg kann die O$_2$-Konzentration mit 7 multipliziert werden. Danach beträgt der pO$_2$ der Raumluft 21 · 7 = 147 mm Hg.

1.1.3 Alveolärer pO$_2$

Auf dem Weg zu den Alveolen nimmt der pO$_2$ weiter ab und beträgt dort schließlich nur noch 105 mm Hg. Vereinfacht kann der alveoläre pO$_2$ (p$_A$O$_2$) nach folgender Formel berechnet werden:

$$p_A O_2 = \frac{\text{Barometerdruck (inspiratorische O}_2\text{-Konzentration} - \text{O}_2\text{-Aufnahme)}}{\text{alveoläre Ventilation}}$$

Diese Formel gilt nur, wenn die Anzahl der eingeatmeten Stickstoffmoleküle gleich bleibt, eine Voraussetzung, die beim Intensivpatienten häufig nicht gegeben ist. In nachstehender Formel ist die „Stickstoffkorrektur" berücksichtigt:

$$p_A O_2 = \frac{p_I O_2 - p_A CO_2 \, (p_I O_2 - p_E O_2)}{p_E CO_2}$$

Der alveoläre pO$_2$ hängt v. a. von folgenden Faktoren ab:
- trockener Barometerdruck,
- inspiratorische O$_2$-Konzentration,
- O$_2$-Verbrauch.

Hinzu kommen sekundäre Faktoren wie das Herzzeitvolumen und der Konzentrationseffekt.

Barometerdruck. Der alveoläre pO_2 ist direkt proportional dem trockenen Barometerdruck: Fällt der Barometerdruck, z. B. in großer Höhe, so nimmt der alveoläre pO_2 ab. Bei Anwendung von Überdruck besteht hingegen keine direkte Proportionalität.

Inspiratorische O_2-Konzentration. Veränderungen der inspiratorischen O_2-Konzentration führen zu gleichgerichteten Veränderungen des alveolären pO_2: Erhöhung der inspiratorischen O_2-Konzentration steigert den alveolären pO_2 und umgekehrt. Diese Beziehung ist klinisch außerordentlich wichtig, da bei Hypoventilation der alveoläre pO_2 durch Zufuhr von Sauerstoff (Erhöhung der inspiratorischen Konzentration) rasch gesteigert werden kann, und zwar unabhängig von der Größe der jeweiligen alveolären Ventilation.

> Bei Hypoventilation steigert eine Erhöhung der inspiratorischen O_2-Konzentration um 10% den alveolären pO_2 um ca. 64 mm Hg – vorausgesetzt, alle anderen Faktoren bleiben konstant.

Eine Hypoxämie durch venöse Beimischung in der Lunge kann – innerhalb bestimmter Grenzen – durch Erhöhung der inspiratorischen O_2-Konzentration günstig beeinflußt werden (Einzelheiten s. Kap. 5).

O_2-Verbrauch. Mit zunehmendem O_2-Verbrauch muß auch die alveoläre Ventilation gesteigert werden, um den alveolären pO_2 im Normbereich zu halten; umgekehrt ist bei vermindertem O_2-Verbrauch eine geringere alveoläre Ventilation erforderlich. Diese Zusammenhänge müssen v. a. beim beatmeten Intensivpatienten beachtet werden, da der O_2-Verbrauch selbst in scheinbarer „Ruhe" häufig nicht konstant ist. So wird der O_2-Verbrauch durch Hyperthermie bzw. gesteigerten Stoffwechsel (Katabolismus, Unruhe, Krämpfe, vermehrte Atemarbeit bei der Entwöhnung) erhöht, durch Hypothermie, Hypothyreose und Anästhesie hingegen erniedrigt. Entsprechend muß die Einstellung des Respirators angepaßt werden, um den alveolären pO_2 im Normbereich zu halten.

Alveoläre Ventilation. Zwischen alveolärem pO_2 und alveolärer Ventilation besteht eine hyperbolische Beziehung: Wird die Ventilation gesteigert, so nähert sich der alveoläre pO_2 asymptotisch dem inspiratorischen pO_2 an, ohne ihn jedoch jemals zu erreichen. Allerdings ist der Effekt bei einer Steigerung der Atmung verhältnismäßig gering ausgeprägt (maximaler Anstieg des p_AO_2 auf ca. 140 mm Hg bei Hyperventilation), während bei zunehmender Hypoventilation der alveoläre pO_2 bedrohlich abfällt und bei noch erhaltener minimaler alveolärer Ventilation Null erreicht.

Herzzeitvolumen. Ein direkter Einfluß des Herzzeitvolumens auf den alveolären pO_2 besteht nicht. Jedoch führt ein schlagartiger Abfall des Herzzeitvolumens vorübergehend zum Anstieg des alveolären pO_2, da die Lungendurchblutung abnimmt und entsprechend weniger Sauerstoff in das Blut aufgenommen werden kann. Allerdings wird im weiteren Verlauf kompensatorisch mehr Sauerstoff im Gewebe extrahiert; hierdurch fällt der gemischtvenöse pO_2 ab, entsprechend kann in der Lunge mehr Sauerstoff ins Blut aufgenommen werden, so daß sich der alveoläre pO_2 wieder normalisiert.

Konzentrationseffekt. Die Zufuhr löslicher Gase wie N_2O kann den alveolären pO_2 vorübergehend beeinflussen. Zu Beginn der Zufuhr strömen große Mengen N_2O aus den Alveolen in die Körperspeicher, während eine wesentlich geringere Menge aus dem Körper in das Alveolargas gelangt. Hierdurch steigt der alveoläre pO_2 (und pCO_2) vorübergehend an. Umgekehrt verlassen bei Unterbrechung der N_2O-Zufuhr große Mengen des Gases den Körper und werden durch geringere Mengen von Stickstoff ersetzt. Die in die Alveolen einströmende N_2O-Menge verdünnt den Sauerstoff und das Kohlendioxid: Alveolärer pO_2 (und alveolärer pCO_2) fallen vorübergehend ab. Eine Hypoxie kann in dieser Situation durch Erhöhung der inspiratorischen O_2-Konzentration vermieden werden.

1.1.4 Alveoloarterielle pO_2-Differenz

Das gemischtvenöse Blut strömt mit einem pO_2 von ca. 40 mm Hg in die Lungenkapillaren ein und wird dort aufgrund des großen O_2-Partialdruck-Gefälles von 50–60 mm Hg mit Sauerstoff aufgesättigt. Die Transitzeit des Erythrozyten beträgt bei normalem Herzzeitvolumen 0,7 s, jedoch stellt sich in Ruhe bereits innerhalb von 0,2–0,3 s ein Gleichgewicht zwischen dem alveolären und dem lungenkapillären pO_2 ein. Damit ist auch unter körperlicher Belastung oder Lungenfunktionsstörungen noch eine ausreichende zeitliche Reserve für den Gasaustausch vorhanden.

Nach dem Gasaustausch durch die alveolokapilläre Membran besteht allerdings zwischen Alveolen und arteriellem Blut keine Partialdruckgleichheit, sondern eine altersabhängige Differenz, die beim jungen Menschen ca. 15 mm Hg beträgt und beim gesunden alten Menschen auf ca. 37,5 mm Hg ansteigen kann (s. Tabelle 3.1). Wichtigste Ursache des O_2-Partialdruck-Gradienten sind venöse Beimischungen, die auch als physio-

logischer Shunt bezeichnet werden. 2 Komponenten des intrapulmonalen physiologischen Shunts können unterschieden werden:
- venöses Kurzschlußblut, das sich mit dem oxygeniertem Blut vermischt,
- ungenügende Aufsättigung durch Ungleichheiten des Belüftungs-Durchblutungs-Verhältnisses der Lunge.

Anatomische Shunts bezeichnen demgegenüber venöses Blut, das unter Umgehung der Lunge direkt in das arterielle Blut einströmt, z. B. Blut aus Bronchialvenen oder dem Koronarkreislauf.

1.1.5 Normalwerte für den arteriellen pO_2

Wie bereits erwähnt, nimmt der arterielle pO_2 mit zunehmendem Alter progredient ab – im Gegensatz zum arteriellen pCO_2, der sich auch im hohen Lebensalter beim Lungengesunden nicht verändert. In Tabelle 3.2 sind die p_aO_2-Werte in Abhängigkeit vom Lebensalter zusammengestellt.

1.2 Transport von Sauerstoff im Blut

Nach der Diffusion von Sauerstoff über die alveolokapilläre Membran in das gemischtvenöse Blut erfolgt der Transport im arterialisierten Blut in 2 Formen:
- physikalisch gelöst in den wäßrigen Blutbestandteilen,
- chemisch gebunden an Hämoglobin.

Die Menge des in beiden Formen transportierten Sauerstoffs hängt vom arteriellen pO_2 ab, jedoch liegt der weitaus überwiegende Anteil in chemischer Bindung vor. Vor jeder Bindung und dem Austausch mit den Geweben muß aber das Stadium der physikalischen Lösung durchlaufen werden.

Tabelle 3.2. Normalwerte des arteriellen pO_2 in Abhängigkeit vom Alter. (Nach Nunn 1993)

Alter (Jahre)	[mm Hg]	[Pa]
20–29	94 (84–104)	12,5 (11,2–13,9)
30–39	91 (81–101)	12,1 (10,8–13,5)
40–49	88 (78–98)	11,7 (10,4–13,1)
50–59	84 (74–94)	11,2 (9,9–12,5)
60–69	81 (71–91)	10,8 (9,5–12,1)

1.2.1 O₂-Transport in physikalischer Lösung

Nach Diffusion durch die alveolokapilläre Membran gelangen die O_2-Moleküle zunächst in das Blutplasma. Dort erfolgt nur eine physikalische Lösung, und zwar nach dem Henry-Gesetz, d.h., die im Plasma gelöste O_2-Menge/Volumen ist direkt proportional dem Partialdruck von Sauerstoff:

gelöste O_2-Menge/Volumen, d.h. die Konzentration $c = \alpha \cdot p$.

α Löslichkeitskoeffizient (s. oben); p Partialdruck.

> 1 ml Blutplasma nimmt bei 37 °C Körpertemperatur pro mm Hg pO_2 0,00003 ml Sauerstoff auf,
> 100 ml Plasma pro mm Hg pO_2 0,003 ml Sauerstoff. Entsprechend gilt:
> - 100 ml Plasma enthalten bei einem pO_2 von 100 mm Hg 0,3 ml Sauerstoff in physikalischer Lösung.

Diese physikalisch gelöste O_2-Menge ist sehr gering und reicht nicht annähernd aus, um den O_2-Bedarf in Ruhe von ca. 250 ml/min zu decken, denn hierfür müßte das Herz ca. 83 l Plasma pro Minute durch den Körper pumpen. Selbst durch Atmung von reinem Sauerstoff kann der physikalisch gelöste O_2-Anteil nicht hinreichend gesteigert werden, denn bei einem alveolären pO_2 von 673 mm Hg (760 mm Hg − 40 mm Hg pCO_2 − 47 mm Hg pH_2O) ergibt sich lediglich eine physikalisch gelöste O_2-Menge von 2 ml/100 ml Blut.

Bei Beatmung mit einem Überdruck von 2 atm ergäbe sich eine O_2-Menge von 4,3 ml/100 ml Plasma, bei 3 atm von 6,6 ml. Hiermit könnte der Ruhebedarf gedeckt werden.

1.2.2 O₂-Transport in chemischer Bindung an Hämoglobin

Der größte Teil des Sauerstoffs, nämlich 21 ml/100 ml Blut, wird chemisch an das Hämoglobin der Erythrozyten gebunden transportiert. Hämoglobin ist ein Chromoproteid, bestehend aus Globin und 4 Hämmolekülen. Globin setzt sich aus 4 Untereinheiten – je 2 α- und β-Ketten – zusammen; jede Untereinheit trägt ein Hämmolekül, in dessen Zentrum sich ein zweiwertiges Eisenatom befindet. An dieses Eisenatom wird das O_2-Molekül reversibel angelagert, ohne daß sich die Oxidationsstufe des Eisenatoms ändert. Diese Anlagerungsreaktion wird als **Oxygenation** bezeichnet, die Abspaltung des Sauerstoffs vom Hämmolekül als **Desoxygenation**. Entsprechend gilt:

- Oxyhämoglobin (HbO_2) = mit O_2-beladenes Hämoglobin,
- Desoxyhämoglobin (Hb) = Hämoglobin ohne Sauerstoff.

Fetales Hämoglobin (HbF) besteht im Gegensatz zum Hämoglobin des Erwachsenen (HbA) aus je 2 α- und γ-Ketten.

O_2-Bindungskapazität des Hämoglobins. 1 Mol Hämoglobin kann maximal 4 ml Sauerstoff binden:

$$Hb + 4\,O_2 = Hb(O_2)_4$$

Theoretisch bindet 1 g Hämoglobin 1,39 ml Sauerstoff (Hüfner-Zahl), jedoch wird bei der Blutgasanalyse ein Wert von 1,34–1,36 bestimmt, vermutlich, weil ein geringer Teil des Hämoglobins bindungsinaktiv ist. Praktisch gilt daher folgendes:

> 1 g Hämoglobin bindet 1,34 ml Sauerstoff (Hüfner-Zahl).

Die O_2-Kapazität ist die maximale O_2-Menge, die bei einem hohen pO_2 vom Hämoglobin gebunden werden kann. Sie ist abhängig vom jeweiligen Hb-Gehalt des Blutes in g/100 ml.

Beispiel: 1 g Hb bindet 1,34 ml Sauerstoff; 15 g Hb binden $15 \cdot 1{,}34 = 20{,}1$ ml Sauerstoff. Eine Halbierung der Hb-Konzentration führt entsprechend zu einer Halbierung der O_2-Kapazität.

1.3 O_2-Sättigung des Hämoglobins und O_2-Bindungskurve

Der arterielle pO_2 bestimmt die O_2-Sättigung des arteriellen Blutes (S_aO_2), d.h. den prozentualen Anteil des mit Sauerstoff gesättigten (oxygenierten) Hämoglobins (O_2Hb) am Gesamthämoglobingehalt des Blutes:

$$S_aO_2 = \frac{cO_2Hb}{cO_2Hb + cDesoxyHb + cCOHb + cMetHb}$$

c Konzentration.

Der **Normalwert der arteriellen** O_2-Sättigung beträgt 96 %. Eine 100 %ige Sättigung des Hämoglobins wird praktisch nie erreicht, da 0,5 % des Hämoglobins als MetHb und 1–2 % als COHb vorliegen. Außerdem nimmt eine geringe Menge des Blutes nicht am pulmonalen Gasaustausch teil, sondern strömt als Shuntblut in den arteriellen Kreislauf ein.

Partielle O_2-Sättigung. Im Gegensatz zu dieser auf das Gesamt-Hb bezogenen O_2-Sättigung bezeichnet die partielle O_2-Sättigung (p_SO_2) den prozentualen (fraktionellen) Anteil des O_2Hb an der Summe von O_2Hb und DesoxyHb:

$$p_SO_2\ (\%) = \frac{cO_2Hb}{cO_2Hb + cDesoxyHb}$$

1.3.1 O_2-Bindungskurve

> Die O_2-Sättigung des Hämoglobins hängt vom jeweiligen O_2-Partialdruck ab (Tabelle 3.3). Zu jedem bestimmten pO_2 gehört auch eine bestimmte O_2-Sättigung des Hämoglobins. Diese Beziehung kann durch die O_2-Bindungskurve graphisch dargestellt werden (Abb. 3.1).

Hierzu wird das Blut mit einem Hb-Gehalt von 15 g/dl und einem pCO_2 von 40 mm Hg einem Gasgemisch mit unterschiedlichen pO_2-Werten ausgesetzt und nach Äquilibrierung der O_2-Gehalt der Proben in ml O_2/ 100 ml Blut bestimmt. Die Bindungskurve ergibt sich, wenn auf der Abszisse die pO_2-Werte und auf der Ordinate die jeweils zugehörige O_2-Konzentration (Gesamtmenge, d.h. chemisch gebundener und physikalisch gelöster Sauerstoff) pro Volumen Blut aufgetragen werden. In der Praxis wird anstelle der O_2-Konzentration meist die O_2-Sättigung auf der Ordinate eingetragen (Abb. 3.1).

Tabelle 3.3. Arterieller pO_2 (p_aO_2) und zugehörige O_2-Sättigung des Hämoglobins bei pH 7,4, p_aCO_2 40 mm Hg, 37 °C, Hb 15 g/dl

p_aO_2 [mm Hg]	O_2-Sättigung [%]
10	13
20	36
30	58
40	75
50	84
60	90
80	95
100	97
150	99

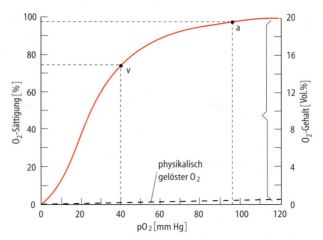

Abb. 3.1. O$_2$-Dissoziationskurve. Die *linke vertikale Achse* kennzeichnet die arterielle O$_2$-Sättigung, die *rechte Achse* den arteriellen O$_2$-Gehalt. Die O$_2$-Bindungskurve verläuft S-förmig, der arterielle Punkt *(a)* befindet sich im oberen flachen Anteil der Kurve, der venöse Punkt *(v)* im steilen Anteil. Der Hämoglobingehalt beträgt 15 g/dl. Der physikalisch gelöste O$_2$-Anteil *(gestrichelte Linien)* ist erheblich geringer als der an Hämoglobin gebundene. (Mod. nach Nunn 1993)

> Die Beziehung zwischen O$_2$-Sättigung des Hämoglobins und pO$_2$ ist nicht linear, vielmehr verläuft die O$_2$-Bindungskurve S-förmig. Dieser Verlauf ist für die Transportfunktion von großer Bedeutung.

Auswirkungen des S-förmigen Verlaufs der O$_2$-Bindungskurve:
- Im **Bereich hoher pO$_2$-Werte** (oberhalb 8 kPa) verläuft die Kurve flach, und eine Zunahme oder ein Abfall der pO$_2$-Werte in diesem Bereich hat einen nur geringen Einfluß auf die O$_2$-Sättigung. Entsprechend wirken sich Schwankungen des normalen alveolären pO$_2$ kaum auf die O$_2$-Sättigung des Blutes in den Lungenkapillaren aus. Fällt z. B. bei Vollsättigung des Hb der pO$_2$ um 20 mm Hg, so bleibt die O$_2$-Sättigung bei über 90 %, und auch der O$_2$-Gehalt ändert sich nur wenig. Selbst ein Abfall des arteriellen pO$_2$ von 100 mm Hg auf 60 mm Hg bewirkt lediglich einen Abfall der arteriellen O$_2$-Sättigung auf 90 %. Bei diesem Wert tritt noch keine Hypoxie der Gewebe auf, sofern die Hämoglobinkonzentration im Normbereich liegt.

- Im **Bereich niedriger pO_2-Werte** (< 60 mm Hg) verläuft die Kurve sehr steil: Bereits geringe Anstiege des pO_2 führen zu einer starken Zunahme der O_2-Sättigung und umgekehrt. Dieser Verlauf ist für die O_2-Abgabe an das Gewebe von Bedeutung: Am venösen Ende der Kapillare beträgt der pO_2 ca. 40 mm Hg, also an einem Punkt im steilen Bereich der Kurve, in dem bereits geringe Abfälle des pO_2 zu einer starken Entsättigung des Hämoglobins führen und entsprechend mehr Sauerstoff für die Gewebe zur Verfügung steht.
- Bei **vollständiger Sättigung des Hämoglobins** ist keine weitere chemische Bindung mehr möglich. Eine weitere Steigerung des pO_2 führt lediglich zu einer geringfügigen Zunahme der physikalisch gelösten O_2-Menge.

Halbsättigung. Bei einem pO_2 von 27 mm Hg (3,6 kPa) beträgt die O_2-Sättigung des Hämoglobins 50%. Dieser Wert wird als Halbsättigung be-

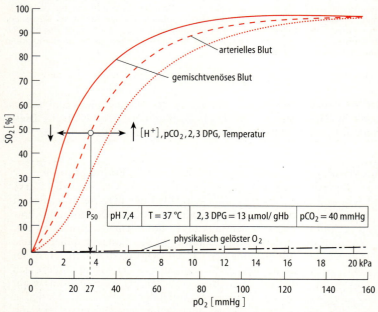

Abb. 3.2. Der Einfluß von pH-Wert, Bluttemperatur, pCO_2 und 2,3-DPG-Konzentration auf die O_2-Sättigung und den p_{50}-Wert des Blutes. (Mod. nach Matthys 1988)

zeichnet, der zugehörige O_2-Partialdruck als p_{50}. Diese Beziehung gilt aber nur bei normalem Hämoglobingehalt, normaler Körpertemperatur, einem pH-Wert von 7,4 und einem pCO_2 von 40 mm Hg. Verändern sich diese Faktoren, so verschiebt sich auch die O_2-Bindungskurve, und zwar entweder nach rechts oder nach links, wobei die Form im wesentlichen gleich bleibt. Wird die Kurve nach rechts verschoben, nimmt p_{50} zu, bei einer Linksverschiebung nimmt p_{50} ab (Abb. 3.2).

1.3.2 Verschiebungen der O_2-Bindungskurve

Veränderungen der **O_2-Affinität des Hämoglobins**, d.h. der O_2-Sättigung beim jeweils gegebenen pO_2, führen zu Rechts- oder Linksverschiebung der O_2-Bindungskurve:

Rechtsverschiebung der O_2-Bindungskurve bedeutet: Bei gleichem pO_2 wird weniger Sauerstoff vom Hämoglobin gebunden, d.h. die O_2-Affinität ist vermindert. Allerdings wird der Sauerstoff aus der Hämoglobinbindung auch besser freigesetzt. Eine Rechtsverschiebung tritt auf bei
- Azidose,
- pCO_2-Anstieg (Hyperkapnie),
- Fieber.

> Beispiel: O_2-Sättigung in Abhängigkeit vom pH-Wert bei einem p_aO_2 von 100 mm Hg:
> pH 7,2 SO_2 = 95,2 %,
> pH 7,4 SO_2 = 97,2 %,
> pH 7,6 SO_2 = 98,5 %.

Linksverschiebung bedeutet: Bei gleichem pO_2 kann das Hämoglobin mehr Sauerstoff binden, die Affinität hat somit zugenommen, entsprechend wird der Sauerstoff schlechter freigegeben. Eine Linksverschiebung der Bindungskurve tritt auf bei:
- Alkalose,
- Hypothermie,
- 2,3-Diphosphoglycerat(2,3-DPG-)Mangel.

Einfluß von pH-Wert und pCO_2 (Abb. 3.2). Eine Zunahme der H^+-Konzentration (Abfall des pH-Werts) bewirkt eine Abnahme der O_2-Affinität des Hämoglobins und damit eine Rechtsverschiebung der Bindungskurve und umgekehrt. Dies gilt in gleicher Weise für eine Zunahme des pCO_2 (Rechtsverschiebung) und für eine Hypokapnie (Linksverschiebung).

Die Verschiebung der O_2-Bindungskurve durch Veränderungen der H^+-Konzentration und des pCO_2 wird als **Bohr-Effekt** bezeichnet. Der Bohr-Effekt begünstigt die O_2-Aufnahme in der Lunge, aber auch die O_2-Abgabe an die Gewebe. In der Lunge nimmt der pH-Wert durch die Ausatmung von Kohlendioxid zu, hierdurch wird die Affinität des Hämoglobins für Sauerstoff gesteigert und die Kurve nach links verschoben. Umgekehrt wird in den Geweben durch die CO_2-Abgabe der pCO_2 im Blut gesteigert und der pH-Wert erniedrigt, so daß dort aufgrund der Affinitätsabnahme mehr Sauerstoff aus dem Hämoglobin freigesetzt wird, d.h., die Bindungskurve ist nach rechts verschoben.

2,3-Diphosphoglycerat (Abb. 3.2). 2,3-Diphosphoglycerat (2,3-DPG), das in hoher Konzentration im Erythrozyten vorkommt, vermindert die O_2-Affinität des Hämoglobins durch bevorzugte Bindung an die β-Kette eines der Tetramere von Desoxyhämoglobin. Die O_2-Bindungskurve wird hierdurch nach rechts in den physiologischen Bereich verschoben. Bei Fehlen von 2,3-DPG ist hingegen die Affinität erhöht und die Kurve nach links verschoben.

Anämie. Bei Anämie nimmt der 2,3-DPG-Gehalt zu, die O_2-Bindungskurve wird um ca. 3,8 mm Hg nach rechts verschoben.

Fetales Hämoglobin. Das Molekül des fetalen Hämoglobins weist 2 α- und 2 γ-Ketten auf; die Bindungskurve ist im Vergleich mit der des Erwachsenen nach *links* verschoben, d.h., fetales Blut erfüllt seine Funktionen bei niedrigeren pO_2-Werten (Abb. 3.3).

Myoglobin. Der rote Muskelfarbstoff, ähnlich aufgebaut wie eine der 4 Grundeinheiten des Hämoglobins, kann ebenfalls Sauerstoff binden, allerdings jeweils nur 1 Molekül. Die O_2-Bindungskurve des Myoglobins verläuft hyperbelförmig (Abb. 3.3); eine vollständige O_2-Sättigung in der quergestreiften Muskulatur wird bereits bei pO_2-Werten von 15–30 mm Hg (2–4 kPa) erreicht.

1.3.3 Inaktive Hämoglobinformen

Das Eisenatom des Hämoglobins kann nicht nur Sauerstoff, sondern auch andere anorganische Moleküle binden, so daß die O_2-Aufnahme blockiert wird. Von Bedeutung sind v.a. Kohlenmonoxid und Methämoglobinbildung durch Oxidationsmittel, wie z.B. Nitrat.

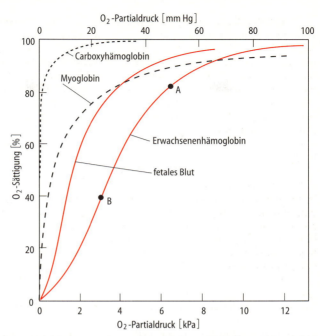

Abb. 3.3. O$_2$-Bindungskurve von Erwachsenenhämoglobin und fetalem Hämoglobin sowie Kurven für Myoglobin und Carboxyhämoglobin. Das fetale Blut bindet bei gleichem pO$_2$ mehr O$_2$ als das Erwachsenenhämoglobin, die Bindungskurve ist also nach links verschoben. Myoglobin erreicht seine Vollsättigung mit O$_2$ bei einem pO$_2$ von 15–30 mm Hg (2–4 kPa); der größte O$_2$-Anteil kann somit nur bei sehr niedrigen pO$_2$-Werten abgegeben werden. Carboxyhämoglobin kann nur bei sehr niedrigen pO$_2$-Werten dissoziieren. Auf der normalen O$_2$-Bindungskurve des Erwachsenen repräsentiert Punkt *A* eine schwere Hypoxie, die der sofortigen Behandlung bedarf, Punkt *B* ist der Schwellenwert für Bewußtseinsverlust. (Mod. nach Nunn 1993)

Kohlenmonoxid (CO). Kohlenmonoxid besitzt eine 300mal größere Affinität zum Hämoglobin als Sauerstoff (Abb. 3.3). Das Molekül verdrängt den Sauerstoff aus seiner Hämoglobinbindung und bindet selbst, reversibel, aber fest, an das zweiwertige Hämeisen; es entsteht **Carboxyhämoglobin**.

> Eine Vergiftung mit Kohlenmonoxid blockiert die O$_2$-Aufnahme des Hämoglobins. Zusätzlich wird die O$_2$-Bindungskurve nach links verschoben und dadurch die O$_2$-Abgabe an die Gewebe beeinträchtigt.

Carboxyhämoglobin findet sich besonders im Blut von Rauchern (bis zu 10 %) und von Taxifahrern.

Methämoglobin. Das zweiwertige Eisen des Häms kann durch Oxidationsmittel wie Nitrite, Nitrate und anilinhaltige Substanzen zum dreiwertigen Eisen oxidiert werden. Hierdurch entsteht Methämoglobin (MetHb), das keinen Sauerstoff binden kann und damit nicht für den O_2-Transport zur Verfügung steht. Im Körper wird MetHb durch das Enzym Methämoglobinreduktase reduziert.

1.4 O_2-Gehalt und O_2-Status des Blutes

Die wichtigste O_2-Größe des arteriellen Blutes ist die O_2-Konzentration bzw. der O_2-Gehalt, c_aO_2 (ml O_2/dl Blut). Der O_2-Gehalt ist die Summe von physikalisch gelöstem und chemisch gebundenem Sauerstoff. Er hängt von folgenden arteriellen Größen ab:
- O_2-Partialdruck (p_aO_2) (mm Hg oder kPa),
- O_2-Sättigung (S_aO_2) (%),
- Hämoglobingehalt (cHb) (g/dl).

Der O_2-Gehalt des Blutes kann nach folgender Formel berechnet werden:

$$c_aO_2 \text{ (ml/dl)} = S_aO_2 \text{ (\%)}/100 \cdot cHb \text{ (g/dl)} \cdot 1{,}34 + (p_aO_a \cdot 0{,}003)$$

Normalwerte des arteriellen cO_2:
- Männer 20,4 ml/dl,
- Frauen 18,6 ml/dl.

Voraussetzungen für einen normalen O_2-Gehalt sind normale p_aO_2-, S_aO_2- und Hb-Werte.

Die Parameter p_aO_2, S_aO_2, Hb-Gehalt und C_aO_2 kennzeichnen den **O_2-Status des Blutes.**

1.4.1 Störungen des arteriellen O_2-Status

Für die Beschreibung von Störungen des arteriellen O_2-Status sind folgende Begriffe von Bedeutung:
- **Hypoxie.** Abnahme des pO_2 an irgendeiner Stelle des O_2-Transportsystems. Hier ist der arterielle pO_2 gemeint. Die arterielle Hypoxie führt zu Hypoxygenation und Hypoxämie.

- **Hypoxygenation.** Ungenügende Oxygenierung des Hämoglobins mit Sauerstoff, d.h. Verminderung der arteriellen O_2-Sättigung. Sie führt zur Abnahme des O_2-Gehalts (= Hypoxämie).
- **Hypoxämie.** Abnahme des arteriellen O_2-Gehalts.

1.4.2 Formen der Hypoxämie

Folgende Formen der Hypoxämie, d.h. Abnahme des arteriellen O_2-Gehalts bzw. der O_2-Konzentration (c_aO_2), können unterschieden werden:
- **Hypoxische Hypoxämie.** Abnahme von p_aO_2, O_2-Sättigung und O_2-Gehalt. Beispiel: Störungen der Lungenfunktion, der äußeren Atmung oder der Beatmung.
- **Toxische Hypoxämie.** Abnahme der O_2-Sättigung und des O_2-Gehalts bei zunächst normalem pO_2. Beispiel: CO-Intoxikation (s. oben).
- **Anämische Hypoxämie.** Verminderung des Hb- und O_2-Gehalts bei normaler O_2-Sättigung und normalem arteriellem pO_2. Beispiel: Anämie.

Die verschiedenen Formen der Hypoxämie haben, selbst bei identischer Abnahme der arteriellen O_2-Konzentration (c_aO_2), klinisch unterschiedliche Auswirkungen:

> Eine anämische Hypoxämie wird wesentlich besser toleriert als eine hypoxische Hypoxämie und diese wiederum besser als eine toxische Hypoxämie.

Grund: Hypoxische, toxische und anämische Hypoxie weisen jeweils einen anderen Verlauf der O_2-Gehaltskurve auf. Diese Kurve beschreibt die Beziehung zwischen O_2-Gehalt (c_aO_2) und p_aO_2 (zur Erinnerung: Die traditionelle O_2-Bindungskurve beschreibt die Beziehung zwischen arterieller O_2-Sättigung und p_aO_2). Da die O_2-Versorgung der Gewebe nicht nur vom arteriellen O_2-Gehalt, sondern auch vom arteriellen pO_2 als treibender Kraft für die O_2-*Diffusion* aus dem Kapillarblut in die Gewebe abhängt, führt eine Linksverschiebung der O_2-Gehaltskurve, selbst bei gleichem O_2-Gehalt, zu einer O_2-Minderversorgung. Eine solche Linksverschiebung der Kurve tritt bei hypoxischer und toxischer Hypoxämie auf. Demgegenüber ist der Verlauf der Kurve bei akuter Anämie nicht und bei chronischer Anämie nur wenig verändert.

Untere Grenzwerte der arteriellen O_2-Konzentration:
- hypoxische Hypoxämie: 18 ml/dl: Therapie zu erwägen oder zu beginnen, 15 ml/dl: Therapie obligat;
- toxische Hypoxämie: 17 ml/dl: Therapie zu erwägen oder zu beginnen, 14 ml/dl: Therapie obligat;
- anämische Hypoxämie: 13 ml/dl: Therapie zu erwägen oder zu beginnen, 10 ml/dl: Therapie obligat.

Diese Werte gelten für akute, innerhalb weniger Minuten auftretende Veränderungen. Bei chronischen, sich im Verlauf mehrerer Tage entwickelnden Veränderungen können die Grenzwerte, je nach Einzelfall, bis um 50 % niedriger angesetzt werden.

1.5 O_2-Angebot an die Organe

Die O_2-Versorgung der Organe hängt vom O_2-Angebot mit dem arteriellen Blutstrom ab.

O_2-Angebot = Menge an Sauerstoff, die dem Organismus pro Minute zur Verfügung gestellt wird.

Für den Gesamtorganismus ergibt sich das O_2-Angebot (AO_2) aus dem Produkt von Herzzeitvolumen und arteriellem O_2-Gehalt (c_aO_2):

AO_2 (ml/min) = HZV · c_aO_2 (ml/dl)
1020 ml/min = 5 l/min · 20,4 ml/dl

Hieraus folgt: In Ruhe liegt das O_2-Angebot an die Organe um ein Mehrfaches über dem tatsächlichen O_2-Bedarf, d.h., es besteht eine große funktionelle Reserve.

Das O_2-Angebot an ein einzelnes Organ wird bestimmt durch die Größe der Organdurchblutung, $\dot{Q}$ (ml/min), und den O_2-Gehalt dieses Blutes:

AO_2 an das Organ = $\dot{Q}$ (ml/min) · c_aO_2 (ml/dl)

Zusammengefaßt bestimmen folgende Variablen das Gesamt-O_2-Angebot an die Organe:
- Herzzeitvolumen,
- O_2-Sättigung,
- Hämoglobingehalt.

Wird eine Variable halbiert, so wird auch das O_2-Angebot halbiert; haben hingegen alle 3 Variablen um 50 % abgenommen, so beträgt das O_2-Angebot nur noch $1/8$ des Ausgangswerts von 1020 ml (125 ml/min). Dieser Wert ist mit dem Leben nicht vereinbar. Vielmehr gilt:

> Das minimale, für das Überleben erforderliche O_2-Angebot beträgt in Ruhe 300–400 ml/min.

Nach Barcroft führt ein erheblicher Abfall des HZV zur Stagnationsanoxie, ein Abfall der arteriellen O_2-Sättigung zu einer anoxischen Anoxie und eine Abnahme des Hämoglobingehalts zur anämischen Anoxie.

Herzzeitvolumen und gemischtvenöser O_2-Gehalt. Wie bereits dargelegt, spielt die Größe des Herzzeitvolumens für den O_2-Transport eine wesentliche Rolle. Ein Abfall des Herzzeitvolumens kann zur Gewebehypoxie führen. Zunächst wird aber vermehrt Sauerstoff aus dem venösen Blut geschöpft: Der O_2-Ruhebedarf beträgt ca. 250 ml/min, das Herzzeitvolumen ca. 5 l/min; somit transportiert jeder Liter Blut $250/5$ = 50 ml Sauerstoff zu den Geweben. Da der O_2-Gehalt des arteriellen Blutes ca. 200 ml/l beträgt, enthält das aus den Organen abströmende gemischtvenöse Blut 200 − 50 ml = 150 ml Sauerstoff pro Liter bzw. 15 Vol.-%. Bei gleichem c_aO_2 fällt demnach der gemischtvenöse pO_2 ab, wenn das Herzzeitvolumen abfällt, und umgekehrt – vorausgesetzt, der O_2-Verbrauch bleibt unverändert. Die Bestimmung des gemischtvenösen O_2-Gehalts und des pO_2 ermöglicht daher innerhalb gewisser Grenzen Aussagen über die O_2-Versorgung.

1.5.1 Beziehung zwischen O_2-Angebot und O_2-Verbrauch

Das Verhältnis von O_2-Angebot (AO_2) zu O_2-Verbrauch ($\dot{V}O_2$) wird als O_2-Extraktion bezeichnet und in % angegeben. Die gemischtvenöse O_2-Sättigung ergibt sich aus der arteriellen O_2-Sättigung minus der O_2-Extraktion. Unter Ruhebedingungen, bei einem arteriellen O_2-Angebot von 1000 ml/min und einem O_2-Verbrauch von 250 ml/min, beträgt die O_2-Extraktion 25 %. Bei einer arteriellen O_2-Sättigung von 97 % ergibt sich demnach eine gemischtvenöse O_2-Sättigung von 97 − 25 % = 72 %.

Bei einem mäßigen Abfall des O_2-Angebots – gleich welcher Ursache – wird der O_2-Verbrauch aufrechterhalten, und zwar durch Zunahme der O_2-Extraktion aus dem Blut. Hierdurch nimmt die gemischtvenöse O_2-Sättigung ab. Erst bei Überschreiten eines kritischen Schwellenwertes des O_2-Angebots besteht eine lineare Beziehung zwischen O_2-Angebot und O_2-Verbrauch, und es entwickelt sich eine Hypoxie mit anaerobem Metabolismus und Bildung von Laktat.

O_2-Speicher. Die O_2-Vorräte des Organismus sind bei Atmung von Raumluft außerordentlich gering (Tabelle 3.4) und reichen in Ruhe nicht einmal aus, den O_2-Bedarf für 3 min zu decken. Wird daher die O_2-Zufuhr vollständig unterbrochen, so tritt innerhalb weniger Minuten der Tod ein. Auch ein Abfall des alveolären oder arteriellen pO_2 wirkt sich sofort ungünstig auf die O_2-Speicher aus; zudem können die Speicher nur teilweise entleert werden, weil der pO_2 in einen kritischen Bereich abfällt. So sind bei einem pO_2 von 26 mm Hg (3,5 kPa) noch 50% des Blutsauerstoffs vorhanden, und auch das Myoglobin kann bei einem pO_2 von 20 mm Hg (2,7 kPa) nur noch sehr wenig Sauerstoff abgeben.

Durch Atmen von reinem Sauerstoff können die O_2-Speicher wesentlich erhöht werden, wobei der überwiegende Anteil des Sauerstoffs im Alveolargas gespeichert wird (s. Tabelle 3.3). Von hier können dann bis zu 80% entnommen werden, ohne daß der pO_2 unterhalb des Normwerts abfällt. Sind die O_2-Speicher durch wenige Minuten Voratmen von Sauerstoff maximal gefüllt, so steht beim Gesunden eine Apnoezeit von mindestens 8 min zur Verfügung, innerhalb derer keine Hypoxie auftritt.

Herzstillstand. Beim Herzstillstand wird der Sauerstoff in den Geweben und dem stagnierenden Kapillarblut rasch entleert, und es entwickelt sich eine Hypoxie; bereits nach 10 s tritt Bewußtlosigkeit ein. Außerdem werden Produkte des anaeroben Stoffwechsels gebildet.

Atemstillstand. Bei Apnoe nach vorangegangener Atmung von Raumluft fällt der alveoläre pO_2 rasch ab; und entsprechend schnell entwickelt sich eine Anoxie, v.a. bei gesteigertem O_2-Verbrauch. Bei Voratmung von reinem Sauerstoff über einige Minuten und nachfolgendem Anschluß an

Tabelle 3.4. O_2-Vorräte des Organismus

	Bei Atmung von Raumluft	Bei Atmung von 100% O_2
Lunge (FRK)	450 ml	3000 ml
Blut	850 ml	950 ml
In Flüssigkeit gelöst	50 ml	100 ml?
An Myoglobin gebunden	200 ml?	200 ml?
Gesamt	1550 ml	4250 ml

eine O_2-Quelle während der Zeit des Atemstillstands wird der arterielle pO_2 hingegen über einen langen Zeitraum aufrechterhalten. Diese Technik wird als **apnoische Oxygenierung** bezeichnet. Allerdings kommt es hierunter zum Anstieg des p_aCO_2.

2 Kohlendioxid

2.1 Herkunft von Kohlendioxid

Kohlendioxid ist das Endprodukt des oxidativen (aeroben) Stoffwechsels: Pro verbrauchtem O_2-Molekül entstehen etwa 0,8 Moleküle Kohlendioxid. Die Bildung von Kohlendioxid erfolgt nahezu ausschließlich in den *Mitochondrien* der Zelle; entsprechend ist hier der pCO_2 am höchsten. Vom Ort seiner Entstehung diffundiert das physikalisch gelöste Kohlendioxid durch das Zytoplasma und den Extrazellulärraum in das Kapillarblut. Hierfür ist ein Druckgradient zwischen Gewebe und Blut erforderlich; dieser Gradient ist wesentlich kleiner als für Sauerstoff: In der Zelle beträgt der pCO_2 ca. 46 mm Hg, im arteriellen Blut ca. 40 mm Hg; die Partialdruckdifferenz für die Diffusion beträgt somit 6 mm Hg. Ist das Kohlendioxid aus dem Gewebe in das Blut gelangt, so wird es dort in seine Transportformen überführt: Der größte Teil wird *chemisch* gebunden, nur ein geringer Teil bleibt in physikalischer Lösung. Mit dem Blut gelangt das Kohlendioxid in seinen verschiedenen Transportformen zur Lunge, wo die Ausscheidung erfolgt: in Ruhe pro Minute etwa 200 ml (8,98 mmol). Für die Ausatmung ist ebenfalls ein Partialdruckgradient zwischen gemischtvenösem pCO_2 und Alveolen erforderlich.

Der gemischtvenöse pCO_2 befindet sich bei 46 mm Hg im Gleichgewicht mit dem Gewebe-pCO_2. Der alveoläre pCO_2 beträgt 40 mm Hg, der Partialdruckgradient zwischen gemischtvenösem Blut (pCO_2 46 mm Hg) entsprechend 6 mm Hg.

2.2 Transport von Kohlendioxid im Blut

Der Transport von Kohlendioxid im Blut erfolgt zu ca. 90 % in chemischer Bindung, der Rest in physikalischer Lösung (Tabelle 3.5 und Abb. 3.4). Folgende Transportformen liegen im Blut vor:
- physikalische Lösung: ca. 12 %,
- Bikarbonat: ca. 50 % im Erythrozyten und ca. 27 % im Plasma,
- Carbamat: ca. 11 %.

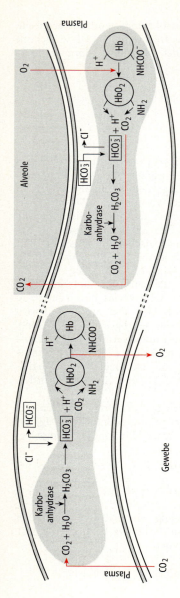

Abb. 3.4. Chemische Reaktionen im Erythrozyten beim Gasaustausch im Gewebe *(links)* und in der Lunge *(rechts)*. (Mod. nach Schmidt u. Thews 1995)

Tabelle 3.5. Anteil der verschiedenen CO_2-Formen im arteriellen und gemischtvenösen Blut (mmol/l)

	Arteriell Hb 95% O_2-Sättigung	Gemischtvenös Hb 70% O_2-Sättigung
Vollblut		
pCO_2 (mm Hg)	40	46
(kPa)	5,3	6,1
Gesamtkohlendioxid (mmol/l)	21,5	23,3
(ml/dl)	48,0	52,0
Plasma (mmol/l)		
gelöster Sauerstoff	1,2	1,4
Kohlensäure (H_2CO_3)	0,0017	0,002
Bikarbonat (HCO_3^-)	24,4	26,2
Carbamatkohlendioxid	vernachlässigbar	vernachlässigbar
Gesamt	25,6	27,6
Erythrozyten (Fraktion von 1 l Blut)		
gelöstes Kohlendioxid	0,44	0,51
Bikarbonat	5,88	5,92
Carbamatkohlendioxid	1,10	1,70
Plasma (Fraktion von 1 l Blut)		
gelöstes Kohlendioxid	0,66	0,76
Bikarbonat	13,42	14,41

> Kohlendioxid wird im Blut chemisch gebunden als Bikarbonat und als Carbamat transportiert, zu einem geringen Teil in gelöster Form. Desoxygeniertes Blut bindet mehr Kohlendioxid als oxygeniertes. Hierdurch wird die CO_2-Aufnahme aus den Geweben in das Blut und die CO_2-Abgabe aus dem Blut in die Alveolen gefördert.

Kohlendioxid ist – wie Sauerstoff – eine nichtpolare Verbindung und damit hydrophob; hieraus erklärt sich die geringe Wasserlöslichkeit beider Gase. Zwar ist Kohlendioxid im Blut 20mal besser löslich als Sauerstoff, jedoch reicht die physikalische Lösung bei weitem nicht aus, um die im Stoffwechsel produzierten großen Mengen in dieser Form zur Lunge zu transportieren.

2.2.1 Transport in physikalischer Lösung

Aufgrund der fortlaufenden CO_2-Produktion ist der CO_2-Partialdruck in der Zelle höher als im Kapillarblut der Gewebe, so daß die CO_2-Moleküle entlang dem Druckgradienten in das Kapillarblut diffundieren. Nur ein sehr geringer Teil bleibt aber physikalisch im Plasma gelöst. Nach dem Henry-Gesetz kann die Konzentration des physikalisch gelösten Kohlendioxid errechnet werden:

CO_2-Konzentration in der Lösung = $\alpha \cdot pCO_2$

α Löslichkeitskoeffizient von Kohlendioxid in mmol/l/mm Hg (mmol/l/kPa).

Die Löslichkeit von Kohlendioxid hängt von der Körpertemperatur ab: Mit abfallender Temperatur nimmt die Löslichkeit zu und umgekehrt. Bei einer Temperatur von 37 °C beträgt die Löslichkeit von Kohlendioxid 0,0308 mmol/l/mm Hg (0,232 mmol/l/kPa).

2.2.2 Umwandlung von Kohlendioxid in Bikarbonat

Nur ein geringer Anteil des im Plasma befindlichen Kohlendioxids wird dort sehr langsam hydratisiert, weil hierfür kein Enzym zur Verfügung steht. Der größte Teil diffundiert vielmehr aus dem Plasma in die Erythrozyten. Dort erfolgt unter der enorm beschleunigenden Wirkung der *Karboanhydrase*, eines Enzyms, das sich in den Erythrozyten und im Endothel befindet, die Reaktion mit Wasser zu Kohlensäure (Hydratation), die sofort in Bikarbonationen (Hydrogenkarbonat) und Protonen dissoziiert.

$$CO_2 + H_2O \rightarrow H_2CO_3 \rightarrow HCO_3^- + H^+$$

Durch diese Reaktion nimmt die Konzentration von Bikarbonat im Erythrozyten zu, und es entsteht ein Konzentrationsgefälle zwischen Erythrozyt und Plasma. Das negativ geladene Bikarbonation kann aber den Erythrozyten nur verlassen und in das Plasma diffundieren, wenn das elektrische Ladungsgleichgewicht erhalten bleibt und ein Anion aus dem Plasma in den Erythrozyten übertritt (Kationen können die Membran nicht passieren). Ein solches Anion ist das Cl^--Ion; dieses Ion diffundiert im Austausch gegen Bikarbonat in den Erythrozyten, ein Vorgang, der als **Chloridshift** oder Hamburger-Verschiebung bezeichnet wird.

Wie aus der obigen Gleichung ersichtlich ist, entstehen bei der Bikarbonatbildung laufend H^+-Ionen. Sie werden von Hämoglobin abgepuffert, so daß der pH-Wert sich nicht wesentlich ändert. Im Gewebe wird die Pufferung durch die gleichzeitige Abgabe von Sauerstoff aus dem Hb-Molekül begünstigt, denn desoxygeniertes Hämoglobin weist eine geringere Azidität auf als oxygeniertes, so daß zusätzlich H^+-Ionen aufgenommen und auch mehr Bikarbonationen aus Kohlendioxid gebildet werden können.

2.2.3 Carbamatkohlendioxid

Ein sehr geringer Teil des gelösten Kohlendioxids (5%) reagiert direkt mit Aminogruppen des Hämoglobins zu Carbamat bzw. Carbaminohämoglobin:

$$Hb \cdot NH_2 + CO_2 = Hb \cdot NHCOO^- + H^+$$

Karboanhydrase ist bei dieser Reaktion nicht erforderlich. Wie bei Bikarbonat kann desoxygeniertes Hämoglobin mehr Kohlendioxid binden als oxygeniertes; entsprechend ist der Carbamat-CO_2-Anteil im venösen Blut höher als im arteriellen (Haldane-Effekt).

2.3 CO$_2$-Bindungskurve des Blutes

Die CO_2-Bindungskurve beschreibt die Beziehung zwischen dem CO_2-Gehalt aller 3 Formen, also dem gesamten CO_2-Gehalt und dem CO_2-Partialdruck des Blutes (Abb. 3.5). Im Gegensatz zur O_2-Bindungskurve weist diese Kurve keine Sättigungscharakteristik auf, nähert sich also keinem Maximalwert. Je höher der CO_2-Partialdruck, desto mehr Kohlendioxid wird in Form von Bikarbonat gebunden. Im Gegensatz zur S-förmigen O_2-Bindungskurve besteht im physiologischen Bereich im wesentlichen eine lineare Beziehung zwischen pCO_2 und CO_2-Bindung. Auch verläuft die CO_2-Bindungskurve im oxygenierten bzw. arteriellen Blut anders als im desoxygenierten bzw. venösen Blut, denn, wie bereits dargelegt, vermag desoxygeniertes Hämoglobin als schwächere Säure mehr Kohlendioxid zu binden als das oxygenierte Hämoglobin. Dieses Phänomen, nämlich die Abhängigkeit der CO_2-Bindung vom Oxygenierungsgrad des Hämoglobins, wird als Haldane-Effekt bezeichnet.

Bedeutung des Haldane-Effekts. Der Haldane-Effekt fördert nicht nur die Aufnahme von Kohlendioxid aus den Geweben in das Blut, sondern

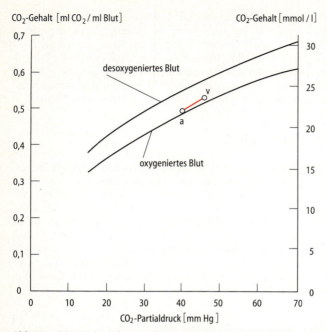

Abb. 3.5. CO_2-Bindungskurven für oxygeniertes und desoxygeniertes Blut. Die Kurve zwischen den Punkten *a* (arterielles Blut) und *v* (venöses Blut) ist die effektive CO_2-Bindungskurve; sie bestimmt den Gasaustausch. (Mod. nach Schmidt u. Thews 1995)

auch die Abgabe aus dem Blut in die Alveolen. Im Gewebe wird dem zunächst vollständig oxygenierten Kapillarblut fortlaufend Sauerstoff entnommen, und es entsteht zunehmend mehr desoxygeniertes Hämoglobin. Entsprechend nimmt die CO_2-Bindungsfähigkeit des Blutes und die CO_2-Aufnahme in die Gewebekapillaren zu. Umgekehrt in der Lunge: Hier wird ständig Sauerstoff aufgenommen, die Oxygenierung des Hämoglobins nimmt fortlaufend zu und die CO_2-Bindungsfähigkeit des Blutes entsprechend ab; der pCO_2 steigt an, und die Diffusion von Kohlendioxid in die Alveolen nimmt zu.

Andere Einflüsse auf die CO_2-Bindungskurve. Abgesehen vom Haldane-Effekt wird die CO_2-Bindungskurve noch durch andere Faktoren beeinflußt. Hierzu gehören v. a. der pH-Wert und die Körpertemperatur:

Erniedrigung des pH-Werts und Anstieg der Körpertemperatur verschieben die CO_2-Bindungskurve nach rechts: Die CO_2-Bindung nimmt ab. Umgekehrt steigern pH-Wert-Anstieg und Abfall der Körpertemperatur die Bindungsfähigkeit.

2.4 Diffusion von Kohlendioxid durch Membranen

Von großer Bedeutung ist die Diffusionsfähigkeit von Kohlendioxid: Während die verschiedenen Membranen für H^+-Ionen undurchlässig sind, kann Kohlendioxid diese Membranen ungehindert passieren. Daher wird die intrazelluläre H^+-Ionenkonzentration nur wenig von extrazellulären Veränderungen des pH-Werts beeinflußt, reagiert aber auf Veränderungen des pCO_2: Kohlendioxid diffundiert durch die Membranen in die Zellen, wird dort hydratisiert und ionisiert und produziert H-Ionen. Hierdurch ändert sich auch der intrazelluläre pH-Wert.

2.5 CO_2-Speicher

Der Körper enthält ca. 120 l Kohlendioxid und Bikarbonat – etwa das 120fache des O_2-Vorrats. Das Kohlendioxid befindet sich in verschiedenen Kompartimenten des Organismus:
- rasches Kompartiment: zirkulierendes Blutvolumen, Gehirn, Niere und andere gut durchblutete Organe,
- mittleres Kompartiment: Skelettmuskeln (in Ruhe) und andere Gewebe mit mäßiger Durchblutung,
- langsames Kompartiment: Knochen, Fett und andere Gewebe mit großer CO_2-Kapazität.

Jedes Kompartiment besitzt seine eigene Zeitkonstante; hierbei puffern die mittleren und langsamen Kompartimente Veränderungen im raschen Kompartiment. Ändert sich daher die Atmung, so ändert sich die CO_2-Konzentration nur langsam: Erst nach 20–30 min wird ein neuer Gleichgewichtszustand erreicht. Demgegenüber werden die O_2-Speicher bei O_2-Mangel sehr rasch entleert.

Hyperventilation. Bei Hyperventilation nimmt die CO_2-Konzentration in allen 3 Kompartimenten ab, am raschesten im schnellen Kompartiment, erkennbar am Abfall des arteriellen pCO_2. Wie rasch der pCO_2 sich ändert, hängt v. a. von der Größe der Ventilation und der Kapazität der CO_2-Speicher ab.

Hypoventilation. Eine ungenügende Ventilation führt zum Anstieg des pCO_2. Wie stark der pCO_2 hierbei ansteigt, hängt direkt von der CO_2-Produktion im Stoffwechsel ab. Da die CO_2-Produktion der einzige Faktor ist, der den pCO_2 direkt erhöht, verläuft der CO_2-Anstieg nicht etwa spiegelbildlich zum steilen Abfall des pCO_2 bei Hyperventilation und unveränderter Stoffwechselaktivität, sondern viel langsamer. Klinisch ist folgendes wichtig:

> Bei unveränderter Stoffwechselaktivität bzw. CO_2-Produktion und Atemstillstand steigt der arterielle pCO_2 um 3–6 mm Hg/min (0,4–0,8 kPa/min) an.

Dieser Verlauf beruht auf der CO_2-Produktion und der Kapazität der CO_2-Speicher.

Bei Hypoventilation ist die Geschwindigkeit des pCO_2-Anstiegs geringer. Bei schrittweiser Reduktion der Atmung ist der pCO_2-Anstieg hingegen rascher, wenn der vorausgegangene pCO_2 nur für kurze Zeit aufrechterhalten wurde.

Im Vergleich zu dem eher langsamen pCO_2-Anstieg bei Atemstillstand oder Hypoventilation fällt der pO_2 in der gleichen Situation wesentlich rascher ab, so daß auch das Pulsoxymeter bei Atmung von Raumluft eine akute Hypoventilation meist rascher anzeigt als das Kapnometer.

CO_2-Insufflation bei Laparoskopie. Entgegen häufig geäußerten Befürchtungen steigt der arterielle pCO_2 trotz Insufflation größerer Mengen von Kohlendioxid in die Bauchhöhle nicht wesentlich an – vorausgesetzt, der Patient wird ausreichend beatmet!

Literatur

Nunn JF (1993) Applied respiratory physiology, 4th edn. Butterworth-Heinemann, Oxford

Zander R, Mertzlufft F (eds) (1991) The oxygen status of arterial blood. Karger, Basel

4 Säure-Basen-Haushalt

ÜBERSICHT

1	**Physiologische Grundlagen**	130
1.1	Säuren und Basen	131
1.2	Henderson-Hasselbalch-Gleichung	131
1.3	Regulation der H^+-Ionenkonzentration	132
1.3.1	Pufferung	132
1.3.2	Pulmonale Regulation	135
1.3.3	Renale Regulation	135
1.3.4	Rolle der Leber	136
2	**Störungen des Säure-Basen-Gleichgewichts**	136
2.1	Respiratorische Azidose	139
2.1.1	Ursachen	139
2.1.2	Akute respiratorische Azidose	140
2.1.3	Chronische respiratorische Azidose	140
2.1.4	Therapie der respiratorischen Azidose	141
2.2	Respiratorische Alkalose	141
2.2.1	Ursachen einer respiratorischen Alkalose	142
2.2.2	Akute respiratorische Alkalose	142
2.2.3	Chronische respiratorische Alkalose	143
2.2.4	Therapie der respiratorischen Alkalose	143
3	**Metabolische Störungen des Säure-Basen-Gleichgewichts**	143
3.1	Diagnostik metabolischer Störungen	144
3.2	Metabolische Azidose	146
3.2.1	Anionenlücke („anion gap")	146
3.2.2	Metabolische Azidosen mit vergrößerter Anionenlücke	147

3.2.3	Laktazidose	147
3.2.4	Metabolische Azidosen mit normaler Anionenlücke	149
3.2.5	Klinische Auswirkungen metabolischer Azidosen	150
3.2.6	Diagnose metabolischer Azidosen	152
3.2.7	Therapie metabolischer Azidosen	153
3.3	Metabolische Alkalose	155
3.3.1	Ursachen	155
3.3.2	Klinische Auswirkungen	156
3.3.3	Diagnose	156
3.3.4	Therapie der metabolischen Alkalose	157
	Literatur	158

1 Physiologische Grundlagen

Die H^+-Ionenkonzentration der Körperflüssigkeiten wird innerhalb eines sehr engen Bereichs konstant gehalten, damit die biochemischen Prozesse des Stoffwechsels und die elektrophysiologischen Vorgänge an den erregbaren Membranen ungestört ablaufen können. Die H^+-Ionenkonzentration der Extrazellulärflüssigkeit beträgt 35–44 nmol/l – eine unvorstellbar kleine Zahl, die aus Gründen der Anschaulichkeit durch den pH-Wert ausgedrückt wird.

> Der pH-Wert ist der negative dekadische Logarithmus der H^+-Ionenkonzentration. Der pH-Wert des arteriellen Blutes beträgt normalerweise 7,36–7,44.

Das Konzentrationsgleichgewicht der H^+-Ionen ist durch die ständig im Stoffwechsel entstehenden nichtflüchtigen oder metabolischen Säuren (40–80 mmol/l/24 h) und das aus der oxidativen Verbrennung von Kohlenhydraten und Fetten hervorgehende flüchtige Kohlendioxid (24 000 mmol/24 h) gefährdet. Wesentliche Abweichungen der H^+-Ionenkonzentration würden die Funktion der Organe beeinträchtigen und im Extremfall zum Erliegen bringen. Darum sorgen Regulationssysteme dafür, daß die H^+-Ionenkonzentration oder auch der pH-Wert sich unter dem Einfluß der im Organismus entstehenden Säuren und Basen nur wenig ändert.

> Lunge, Niere, Leber und Puffersubstanzen regulieren die H^+-Ionenkonzentration bzw. den pH-Wert in der Extrazellulärflüssigkeit.

1.1 Säuren und Basen

Nach der Definition von Broenstedt gilt folgendes:
Säuren sind Moleküle oder Ionen, die in wäßriger Lösung H^+-Ionen oder Protonen abgeben. Säuren sind also Protonendonatoren.
Basen sind Moleküle oder Ionen, die in wäßriger Lösung H^+-Ionen oder Protonen aufnehmen können, also Protonenakzeptoren.

Alle Anionen sind Basen, da sie ein oder mehrere Elektronenpaare besitzen und somit Protonen aufnehmen können. Durch die Aufnahme eines Protons entsteht aus einem Anion (A^-) eine Säure (HA). Säuren wiederum dissoziieren in wäßriger Lösung in Anion und Proton:

$$A^- + H^+ = HA$$

1.2 Henderson-Hasselbalch-Gleichung

Nach Henderson stammen alle H^+-Ionen aus den Säuren (HA) und alle Anionen aus den Salzen. Daher gilt folgende Formel für die H^+-Ionenkonzentration:

$$H^+ = \frac{K \cdot HA}{BA}$$

Tabelle 4.1. Beziehung zwischen pH-Wert und [H^+]

pH	[H^+] (nmol/l)
7,36	44
7,37	43
7,38	42
7,39	41
7,40	40
7,41	39
7,42	38
7,43	37
7,44	36

1 Physiologische Grundlagen

K ist die Dissoziationskonstante der Säure. Je größer K, um so stärker ist die Säure.

Durch Überführung in die negative dekadische logarithmische Form ergibt sich die *Henderson-Hasselbalch-Gleichung:*

$$pH = pK + \log \frac{BA}{HA} \text{ bzw. } \frac{Salz}{Säure}$$

Hierbei ist pK der negative Logarithmus von K.

> Eine Verschiebung um 0,01 pH-Einheiten entspricht einer Änderung der absoluten H^+-Ionenkonzentration um jeweils 1 nmol/l (Tabelle 4.1).

1.3 Regulation der H^+-Ionenkonzentration

Die H^+-Ionenkonzentration bzw. der pH-Wert wird durch folgende 3 Regulationsmechanismen konstant gehalten:
- sofortige Pufferung in der Extra- und Intrazellulärflüssigkeit,
- Ausscheidung von Kohlendioxid über die Lungen = respiratorische Regulation,
- renale Ausscheidung von H^+-Ionen = metabolische Regulation,
- Leber: Neutralisierung von Bikarbonat.

1.3.1 Pufferung

Puffer sind Systeme einer schwachen Säure mit ihrer konjugierten Base. Werden diesem System H^+-Ionen zugefügt, so bindet der Puffer die Ionen, werden Basen hinzugefügt, so setzt der Puffer H^+-Ionen frei (Abb. 4.1).

Durch diesen Mechanismus wird die H^+-Ionenkonzentration innerhalb bestimmter Grenzen konstant gehalten. Der Pufferungsvorgang läuft nach der Henderson-Hasselbalch-Gleichung ab.

Im Organismus stehen verschiedene Puffersysteme zur Verfügung, um Veränderungen der H^+-Ionenkonzentration entgegenzuwirken:
- Kohlensäure-Bikarbonat-System: offen für Säure,
- Hämoglobin,
- Proteine,
- Phosphat,
- Ammoniak-Ammonium-System: offen für Base.

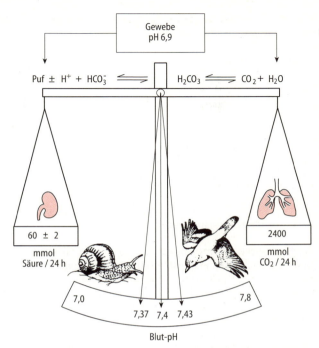

Abb. 4.1. Die Eliminationswege und Bilanzen für CO_2 und die H^+-Ionen fixer Säuren sind im Säure-Basen-Haushalt zwar vollständig voneinander getrennt, jedoch durch Puffersysteme miteinander verknüpft. Hierbei kann ein rasch wirkender Puffer (Lunge) von einem langsam reagierenden Puffer (Niere) unterschieden werden. (Mod. nach Matthys 1988)

Es gilt aber:

> Das Kohlensäure-Bikarbonat-System ist der wichtigste Puffer der Extrazellulärflüssigkeit.

Der Puffer besteht aus einem Gemisch von Kohlensäure (H_2CO_3) und Natriumbikarbonat. Das im aeroben Stoffwechsel entstehende Kohlendioxid löst sich in Wasser und wird unter Mitwirkung des Enzyms Karboanhydrase zu Kohlensäure (H_2CO_3) hydratisiert. Hierdurch wird Kohlendioxid rasch ins Blut aufgenommen, zur Lunge transportiert und dort ausgeatmet:

$$CO_2 + H_2O \rightarrow H_2CO_3 \rightarrow H^+ + HCO_3^-$$

1 Physiologische Grundlagen

Die Funktion des Kohlensäure-Bikarbonat-Puffers kann durch folgende Gleichung beschrieben werden:

$$pH = 6{,}1 + \log \frac{HCO_3^-}{H_2CO_3}$$

oder

$$pH = \frac{0{,}03 + \log HCO_3^-}{pCO_2}$$

6,1 = Dissoziationskonstante der Gesamtreaktion;
0,03 = Löslichkeitskoeffizienz von Kohlendioxid.

Die 3 Parameter der Gleichung – pH, pCO_2 und HCO_3^-; – können direkt bestimmt werden; HCO_3^- = Gesamtkohlendioxid · pCO_2. Sind der pH-Wert und der pCO_2 bekannt, so kann die Plasmabikarbonatkonzentration nach der obigen Formel berechnet werden.

Respiratorische Komponente. In der obigen Gleichung repräsentiert der Nenner, pCO_2, die respiratorische Komponente des Säure-Basen-Haushalts, denn der pCO_2 ist proportional dem gelösten Kohlendioxid. Der pCO_2 ergibt sich aus dem Gleichgewicht zwischen der CO_2-Produktion im Stoffwechsel und der Ausscheidung über die Lungen oder der *alveolären Ventilation*.

Metabolische Komponente. Der Zähler der Gleichung, HCO_3^-, repräsentiert die metabolische Komponente des Säure-Basen-Haushalts, denn Bikarbonat puffert nur metabolische Säuren und Basen:

$CO_2 + H_2O = H^+ + HCO_3^-$
$HCl + NaHCO_3 \rightarrow H_2CO_3 + NaCl$
$H^+ + HCO_3^- = H_2CO_3$

Die entstehende Kohlensäure (H_2CO_3) wird – bei konstantem pCO_2 – nahezu vollständig als Kohlendioxid über die Lungen ausgeatmet.

Alle Pufferungsvorgänge laufen innerhalb sehr kurzer Zeit nach Beginn der Störungen der H^+-Ionenkonzentration an.

Hämoglobinpuffer. 80% der Nichtbikarbonatpufferaktivität des Blutes entfallen auf das Hämoglobin. Dieser hohe Anteil beruht auf der hohen Konzentration von Hämoglobin und der großen Zahl von puffernden Gruppen im Molekül.

Die Pufferkapazität hängt von der Oxygenierung des Hämoglobins ab (Bohr-Effekt).

1.3.2 Pulmonale Regulation

Steigt die CO_2-Konzentration an, so fällt der pH-Wert ab; nimmt hingegen die CO_2-Konzentration ab, so steigt der pH-Wert an. Der Einfluß der Atmung auf die H^+-Ionenkonzentration ergibt sich aus der folgenden Gleichung:

$$CO_2 + H_2O \rightarrow H_2CO_3 \rightarrow H^+ + HCO_3^-$$

Bei einer Zunahme der H^+-Ionenkonzentration verschiebt sich das Gleichgewicht nach links: Die vermehrt anfallenden H^+-Ionen werden durch HCO_3^--Ionen neutralisiert. Es entsteht Kohlensäure (H_2CO_3), während die Bikarbonatkonzentration (HCO_3^--Konzentration) abnimmt. Die Kohlensäure zerfällt in Wasser und Kohlendioxid, das rasch über die Lungen ausgeatmet wird, bis sich das physiologische Verhältnis zwischen HCO_3^- und H_2CO_3 wieder eingestellt hat.

Die Atmung reagiert innerhalb weniger Minuten auf Veränderungen der H^+-Ionenkonzentration. Eine Zunahme der H^+-Ionenkonzentration steigert die Atmung und umgekehrt.

1.3.3 Renale Regulation

> Die Niere ist das wichtigste Organ für die Ausscheidung von H^+-Ionen!

In der Niere werden täglich etwa 4500 mmol HCO_3^- glomerulär filtriert und zum größten Teil im proximalen Tubulus reabsorbiert. Bei diesem Vorgang verbindet sich HCO_3^- mit einem H^+-Ion, das im Austausch gegen ein Na^+-Ion die Zelle verlassen hat, zu Kohlensäure, die nachfolgend zu Kohlendioxid und Wasser dissoziiert (katalysiert durch das Enzym Karboanhydrase). Kohlendioxid diffundiert in die proximale Tubuluszelle und verbindet sich dort mit OH^- zu HCO_3^-, das mit Na^+ als Kotransporteur durch die peritubuläre Membran in das Blut transportiert wird. Auf diese Weise kehrt filtriertes Bikarbonat ohne Nettoverlust von H^+ in das Blut zurück.

Wird die Sezernierung von H^+-Ionen in das proximale Tubuluslumen beeinträchtigt, so geht Bikarbonat mit dem Urin verloren. Hierdurch kann die Plasma-HCO_3^--Konzentration abfallen und eine metabolische Azidose auftreten.

Die Reabsorption von Bikarbonat reicht nicht aus, um den pH-Wert des Blutes konstant zu halten. Vielmehr müssen zusätzlich 1–3 mmol/kg

H$^+$-Ionen aus dem Stoffwechsel der mit der Nahrung aufgenommenen Proteine, v. a. der schwefelhaltigen Aminosäuren, ausgeschieden werden. Diese Säurebelastung wird initial im Blut durch Bikarbonat gepuffert; die Niere muß die H$^+$-Ionen ausscheiden und die hierbei verbrauchten HCO$_3^-$-Ionen regenieren.

Die Sezernierung der H$^+$-Ionen erfolgt im Tubuluslumen durch weitere, glomerulär filtrierte Puffer. Von Bedeutung sind v. a. der Phosphatpuffer und der Ammoniak-Ammonium-Puffer.

Phosphatpuffer. Diese titrierbare Säure wird in den Glomerula frei filtriert und verbindet sich mit H$^+$-Ionen:

$$PO_4^{2-} + H^+ \rightarrow H_2PO_4^-$$

Durch diese Pufferung werden täglich ca. 10–30 mmol H$^+$-Ionen oder 40–50 % der täglichen Säurebelastung über die Nieren ausgeschieden; für jedes ausgeschiedene H$^+$-Ion wird 1 CO$_3^-$-Molekül regeniert, das die bei der Pufferung von Säuren aus der Nahrung verbrauchten HCO$_3^-$-Ionen ersetzt.

Ammoniak-Ammonium-Puffer. Wichtigster Urinpuffer ist der Ammoniak (NH$_3$), der als Ammoniumion (NH$_4^+$-Ion) im Urin ausgeschieden wird. Die Ammoniumsynthese erfolgt in der proximalen Tubuluszelle aus der ungeladenen Aminosäure Glutamin; hierbei entstehen aus einem Glutaminmolekül 2 NH$_4^+$-Ionen und 1 Ketoglutaratmolekül. 20–50 mmol NH$_4^+$-Ionen werden täglich im Urin ausgeschieden.

1.3.4 Rolle der Leber

In der Leber wird aus HCO$_3^-$ und NH$_4^+$ Harnstoff synthetisiert und damit die starke Base HCO$_3^-$ durch die schwache Säure NH$_4^+$ irreversibel neutralisiert. Der entstehende Harnstoff wird im Urin ausgeschieden. Eine Abnahme der Harnstoffsynthese führt zur Einsparung von Bikarbonat. Die Leber spielt somit eine wichtige Rolle bei der Regulation des Säure-Basen-Gleichgewichts.

2 Störungen des Säure-Basen-Gleichgewichts

Störungen des Säure-Basen-Gleichgewichts manifestieren sich als Abfall oder Zunahme der H$^+$-Ionenkonzentration bzw. des pH-Werts im Blut (Tabelle 4.2). Nach der Henderson-Hasselbalch-Gleichung bestimmt das

Tabelle 4.2. Störungen des Säure-Basen-Gleichgewichts und Zustand nach Kompensation

Störung	pH	pCO_2	HCO_3^-	BE
Respiratorische Azidose, akute, unkompensierte	↓	↑	n	n
subakute, partiell kompensierte	↓	↑	↑	↑
chronische, voll kompensierte	n	↑	↑	↑
Respiratorische Alkalose, akute, unkompensierte	↑	↓	n	n
subakute, partiell kompensierte	↑	↓	↓	↓
chronische, voll kompensierte	n	↓	↓	↓
Metabolische Azidose, akute, nicht kompensierte	↓	n	↓	↓ (−)
subakute, partiell kompensierte	↓	↓	↓	↓ (−)
chronische, voll kompensierte	n	↓	↓	↓ (−)
Metabolische Alkalose, akute, nicht kompensierte	↑	n	↑	↑ (−)
subakute, partiell kompensierte	↑	↑	↑	↑ (−)
chronische, voll kompensierte	n	↑	↑	↑ (+)

n normal; ↑ Anstieg; ↓ Abfall; (+) und (−) positive oder negative Abweichung

Verhältnis von Base (HCO_3^-) zu Säure (pCO_2) die H^+-Ionenkonzentration. Azidose, das Überwiegen der Säuren, und Alkalose, das Überwiegen der Basen, sind die beiden Grundstörungen des Säure-Basen-Gleichgewichts.

Grundstörungen des Säure-Basen-Gleichgewichts

Azidose. Überschuß an Säuren oder Mangel an Basen, primär gekennzeichnet durch Anstieg des $p_aCO_2 > 45$ mm Hg (1 mm Hg = 133,322 Pa) oder Abfall der arteriellen HCO_3^--Konzentration auf < 22 mmol/l. Der pH-Wert kann hierbei unverändert sein.

Alkalose. Überschuß an Basen oder Mangel an Säuren; primär gekennzeichnet durch einen Anstieg der arteriellen HCO_3^--Ionenkonzentration auf > 26 mmol/l oder Abfall des p_aCO_2 auf < 36 mm Hg. Auch hierbei kann der pH-Wert im Normbereich liegen.

Azidämie. Anstieg der H^+-Ionenkonzentration im arteriellen Blut auf > 44 nmol/l bzw. Abfall des pH-Werts auf $< 7,36$ im Blut.

Alkaliämie. Abfall der H^+-Ionenkonzentration im Blut auf < 36 nmol/l bzw. Anstieg des pH-Werts auf $> 7,44$.

Nach der **Ursache** werden respiratorische, metabolische und respiratorisch-metabolische Störungen des Säure-Basen-Gleichgewichts unterschieden (Abb. 4.2), nach dem **Verlauf** akute und chronische Störungen. Hierbei gilt folgendes:

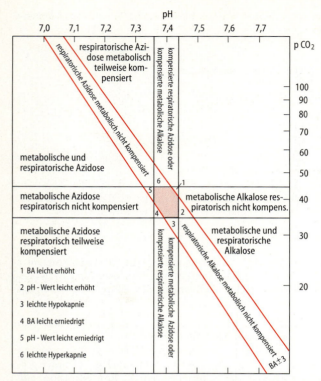

Abb. 4.2. Schema zur automatischen Befundung des Säure-Basen-Haushalts im Blut. *BA* Basenabweichung, pH-Werte < 7,0 und > 7,7 gelten als lebensbedrohlich, ebenso p_aCO_2-Werte, die anhaltend bei > 100 oder < 20 mm Hg liegen. (Mod. nach Matthys 1988)

- Respiratorisch bedingte Säure-Basen-Störungen manifestieren sich primär in Veränderungen des p_aCO_2 und führen zur respiratorischen Alkalose oder Azidose.
- Metabolisch bedingte Säure-Basen-Störungen manifestieren sich primär in Veränderungen der HCO_3^--Ionenkonzentration und bewirken eine metabolische Azidose oder Alkalose.

Einfache Störungen des Säure-Basen-Gleichgewichts verändern primär nur einen der oben angeführten Parameter, komplexe Störungen hingegen beide.

Akute Störungen treten innerhalb von Minuten bis Stunden auf, chronische Störungen verlaufen über Tage, Wochen oder länger.

2.1 Respiratorische Azidose

Primäre respiratorische Azidose. Durch ungenügende Ventilation bedingter Anstieg des p_aCO_2 mit Abfall des pH-Werts bzw. Zunahme der H^+-Ionenkonzentration.

Die einfache oder primäre respiratorische Azidose beruht auf einer ungenügenden Ausscheidung von Kohlendioxid über die Lungen. Der akute Anstieg des p_aCO_2 führt zu einer Zunahme der CO_2-Konzentration im Plasma mit entsprechender Zunahme der H^+-Ionenkonzentration und Abfall des pH-Werts. Gegenregulatorisch wird sofort der Kohlensäure-Bikarbonat-Puffer aktiviert; nach mehreren Stunden setzen außerdem renale Kompensationsmechanismen ein, die bei anhaltender Hyperkapnie nach ca. 3–5 Tagen maximal ausgeprägt sind.

Beachte: Unter Atmung von Raumluft ist bei einer respiratorischen Azidose (= hyperkapnische respiratorische Insuffizienz) der arterielle pO_2 erniedrigt!

2.1.1 Ursachen

Eine respiratorische Azidose beruht grundsätzlich auf einer ungenügenden Ausscheidung von Kohlendioxid durch die Lungen, also einem ventilatorischen Atemversagen. Hierbei muß jedoch zwischen pulmonalen und extrapulmonalen Ursachen der respiratorischen Insuffizienz unterschieden werden:
- **pulmonale Ursachen:** Störungen oder Erkrankungen der unteren Atemwege, des Lungenparenchyms oder der Lungengefäße;
- **extrapulmonale Ursachen:** Störungen oder Erkrankungen des zentralen oder peripheren Nervensystems, der Atemmuskulatur, der Thoraxwand, der Pleura oder der oberen Atemwege, Fehleinstellung des Beatmungsgerätes.

Entsprechend muß sich die Therapie der respiratorischen Azidose nach der zugrundeliegenden Ursache richten.

2.1.2 Akute respiratorische Azidose

> Ein erhöhter p_aCO_2 in Verbindung mit einem erniedrigtem pH-Wert ist das Kennzeichen einer akuten, nichtkompensierten respiratorischen Azidose.

Eine akute respiratorische Azidose ist eine Störung, die Minuten oder wenige Stunden andauert. Hierbei nimmt die H^+-Ionenkonzentration pro 10 mmHg p_aCO_2-Anstieg ca. um 7–8 nmol/l zu, und es gilt folgende Faustregel:

$$\Delta H^+ = 0{,}7 \cdot \Delta p_aCO_2$$

Die HCO_3^--Ionenkonzentration bleibt unverändert.

Bei einer subakuten, partiell kompensierten respiratorischen Azidose sind die HCO_3^--Ionenkonzentration und der BE erhöht, der pH-Wert aber weiterhin erniedrigt.

Auswirkungen. Durch den akuten pCO_2-Anstieg werden die Hirngefäße dilatiert: Hirndurchblutung und intrakranieller Druck steigen an. Die O_2-Bindungskurve wird nach rechts verschoben; hierdurch wird die O_2-Abgabe an die Gewebe erleichtert.

2.1.3 Chronische respiratorische Azidose

> Ein erhöhter p_aCO_2 in Verbindung mit einem normalen pH-Wert, einer erhöhten HCO_3^--Ionenkonzentration und einem erhöhten BE ist das Kennzeichen der chronischen kompensierten respiratorischen Azidose.

Hält die akute Hyperkapnie an, so beginnt nach 6–8 h die renale Kompensation durch vermehrte Ausscheidung von H^+-Ionen und Bildung von Bikarbonat in der Lunge; nach 2–3 Tagen sind diese Kompensationsreaktionen im Gleichgewichtszustand. Durch diese Gegenregulation beträgt der H^+-Ionenanstieg nur noch 2–3 nmol/l, und es gilt:

$$\Delta H^+ = 0{,}3 \cdot \Delta p_aCO_2$$

Die arterielle HCO_3^--Ionenkonzentration nimmt um 3–4 mmol/l pro 10 mmHg p_aCO_2-Anstieg zu, und es gilt:

$$\Delta HCO_3^- = 0{,}3 \cdot \Delta p_aCO_2$$

2.1.4 Therapie der respiratorischen Azidose

Die Behandlung der respiratorischen Azidose ist spezifisch und/oder unterstützend.

Akute respiratorische Azidose. Grundsätzlich sollte die auslösende Ursache beseitigt werden; außerdem muß entschieden werden, ob eine endotracheale Intubation und maschinelle Unterstützung der Atmung erforderlich ist.

Chronische respiratorische Azidose. Hierbei steht die Langzeitbehandlung im Mittelpunkt. Eine Sofortbehandlung der Hyperkapnie ist extrem selten erforderlich, allenfalls bei akuter Dekompensation mit weiterem Anstieg des p_aCO_2. Die Entscheidung zur endotrachealen Intubation und maschinellen Atemunterstützung hängt dann v. a. von der weiteren Entwicklung der Azidose ab.

2.2 Respiratorische Alkalose

> **Respiratorische Alkalose.** Durch alveoläre Hyperventilation bedingter Abfall des p_aCO_2 auf < 45 mm Hg mit Abnahme der H^+-Ionenkonzentration und Anstieg des pH-Werts.

Bei der respiratorischen Alkalose ist die pulmonale Elimination von Kohlendioxid größer als die CO_2-Produktion im aeroben Stoffwechsel. Im akuten, nichtkompensierten Stadium ist der pH-Wert erhöht, die HCO_3^--Ionenkonzentration hingegen unverändert. Innerhalb weniger Minuten nach Beginn der Hyperventilation werden die Puffersysteme des Blutes aktiviert, und es kommt zum Abfall der HCO_3^--Ionenkonzentration; außerdem steigen vorübergehend die fixen Säuren (z. B. Laktat) im Blut an.

Bei chronischer Alkalose entwickeln sich innerhalb der ersten 24 h renale Kompensationsmechanismen und erreichen nach 2–3 Tagen ein Maximum. Die Serum-Na^+-Ionenkonzentration fällt um ca. 3 mmol/l ab, die Serum-K^+-Ionenkonzentration um ca. 0,1 mmol/l pro Anstieg des pH-Werts um 0,1; die Serum-Cl^--Ionenkonzentration ist gering erhöht. Sind die Serumelektrolyte in stärkerem Ausmaß verändert, so besteht wahrscheinlich zusätzlich eine metabolische Störung.

2.2.1 Ursachen der respiratorischen Alkalose

Zu den wichtigsten Ursachen einer respiratorischen Alkalose gehören:
- Reaktion auf eine Hypoxämie (kompensatorische Hyperventilation),
- Lungenerkrankungen,
- Fehleinstellung des Beatmungsgeräts,
- kontrollierte Hyperventilation,
- Sepsis,
- Reaktion auf eine metabolische Azidose,
- Schwangerschaft,
- Störungen des zentralen Nervensystems,
- schwere Anämie,
- Leberzirrhose, Thyreotoxikose.

Bei metabolischen Azidosen oder Störungen des zentralen Nervensystems besteht zumeist keine Hypoxämie. Eine respiratorische Alkalose ohne Hypoxämie beruht fast immer auf zerebralen Störungen, Angst oder Schmerzen.

2.2.2 Akute respiratorische Alkalose

> Eine klinisch relevante, akute respiratorische Alkalose liegt vor, wenn der p_aCO_2 auf < 30 mm Hg abgefallen und der pH-Wert auf > 7,5 angestiegen sind.

Bei einer akuten respiratorischen Alkalose fällt die H^+-Ionenkonzentration um 7–8 nmol/l pro 10 mm Hg p_aCO_2-Abnahme ab, und es gilt:

$$\Delta H^+ = 0{,}7 \cdot \Delta p_aCO_2$$

Die HCO_3^--Ionenkonzentration fällt um 2 mmol/l pro 10 mm Hg p_aCO_2-Abfall ab:

$$\Delta HCO_3^- = 0{,}2 \cdot \Delta p_aCO_2$$

Auswirkungen. Eine Hypokapnie bewirkt eine zerebrale Vasokonstriktion mit Abnahme der Hirndurchblutung und des intrakraniellen Drucks. Die O_2-Bindungskurve wird nach links verschoben; hierdurch wird die O_2-Abgabe an die Gewebe erschwert. Die zerebrale Krampfschwelle wird durch die Hypokapnie erniedrigt. Die allgemeine Hämodynamik wird nicht beeinträchtigt.

2.2.3 Chronische respiratorische Alkalose

> Bei einer chronischen respiratorischen Alkalose beträgt der p_aCO_2 < 45 mm Hg, der pH-Wert ist normal, die HCO_3^--Ionenkonzentration und der BE sind erniedrigt.

Bei einer chronischen Alkalose fällt die H^+-Ionenkonzentration um 4 nmol/l pro 10 mm Hg p_aCO_2- Abfall ab:

$$\Delta H^+ = 0{,}4 \cdot \Delta p_aCO_2$$

Die HCO_3^--Ionenkonzentration fällt ebenfalls um 4 nmol/l pro 10 mm Hg p_aCO_2-Abfall ab:

$$\Delta HCO_3^- = 0{,}4 \cdot \Delta p_aCO_2$$

Auswirkungen. Im Vordergrund stehen die auslösenden Störungen oder Erkrankungen; die Alkalose selbst geht nicht mit Krankheitserscheinungen einher.

2.2.4 Therapie der respiratorischen Alkalose

Eine Behandlung der Alkalose wird bei pH-Werten von > 7,55 als erforderlich angesehen. Das Vorgehen richtet sich primär nach der Ursache. Bei Fehleinstellung des Respirators ist eine Korrektur erforderlich. Bei hypoxiebedingter Hyperventilation muß primär die der Hypoxie zugrundeliegende Störung beseitigt werden.

3 Metabolische Störungen des Säure-Basen-Gleichgewichts

Alle nicht respiratorisch bedingten Abweichungen des Säure-Basen-Gleichgewichts werden als metabolische Störungen bezeichnet. Wiederum können 2 primäre Formen unterschieden werden:
- metabolische Azidose,
- metabolische Alkalose.

Daneben treten metabolische Störungen auch mit respiratorischen Störungen kombiniert auf.

Für eine genaue Differenzierung der Störung ist eine arterielle Blutgasanalyse erforderlich; Blut ist leicht zugänglich und repräsentiert einen mittleren Status aller Körpergewebe.

3.1 Diagnostik metabolischer Störungen

Um die metabolischen von den nichtrespiratorischen Störungen abgrenzen zu können, müssen folgende Parameter des arteriellen Blutes bestimmt werden:
- pH-Wert bzw. Konzentration freier H^+-Ionen,
- p_aCO_2 als respiratorischer Parameter,
- nichtrespiratorische oder metabolische Parameter: HCO_3^--Ionenkonzentration,
- Standardbikarbonat, Pufferbasen, Basenüberschuß oder -abweichung.

Die alleinige Bestimmung des pH-Werts und des p_aCO_2 reicht nicht aus, um den Säure-Basen-Status und mögliche Abweichungen vollständig zu charakterisieren.

Aktuelles Bikarbonat. Hierbei handelt es sich um die aktuelle HCO_3^--Ionenkonzentration im Plasma. Sie unterliegt respiratorischen und nichtrespiratorischen Einflüssen und ist daher diagnostisch nur begrenzt verwertbar.

Standardbikarbonat. Dies ist die HCO_3^--Ionenkonzentration im Plasma einer vollständig oxygenierten Blutprobe bei einem normalen pCO_2 von 40 mm Hg (5,3 kPa) und 37 °C.

Das Standardbikarbonat bleibt vom pCO_2 weitgehend unbeeinflußt; entsprechend beruhen Abweichungen auf einer nichtrespiratorischen oder metabolischen Störung. Allerdings wird das Standardbikarbonat bei einer respiratorischen Azidose etwas zu niedrig und bei einer respiratorischen Alkalose etwas zu hoch bestimmt.

> Das Standardbikarbonat ist ein primär nicht respiratorisch beeinflußter Parameter des Säure-Basen-Status. Normalwerte: 22–26 mmol/l.

Pufferbasen („buffer base"). Dies ist die Summe der puffernden Anionen des Blutes, bestehend aus der HCO_3^--Ionenkonzentration des Plasmas und der Erythrozyten sowie den Pufferanionen des Hämoglobins und der Plasmaproteine. Die Konzentration der Pufferbasen ist unabhängig vom p_aCO_2, jedoch abhängig von der Hämoglobingesamtkonzentration.

> Die Pufferbasen hängen nicht vom p_aCO_2 ab und werden daher nur durch nichtrespiratorische Störungen beeinflußt: Abnahme bei metabolischer Azidose, Zunahme bei metabolischer Alkalose. Normalwert: 48 mmol/l.

Zu beachten ist aber, daß die Konzentration der Pufferbasen bei einem niedrigen Hämoglobingehalt erniedrigt sein kann, obwohl der Säure-Basen-Status normal ist.

Basenabweichung (Basenüberschuß, „base excess"). Die Basenabweichung gibt an, wieviel Säure oder Base zur Rücktitration des Blutes auf den Normalwert von 7,4 benötigt wird. Sie ist also die Differenz zwischen aktueller Pufferbase im Blut und Pufferbase nach Rücktitration des Blutes mit starker Säure oder Base auf einen pH-Wert von 7,4 bei einem p_aCO_2 von 40 mm Hg und 37 °C.

> Die Basenabweichung oder der „base excess" wird nicht vom pCO_2 und der Hämoglobinkonzentration des Blutes beeinflußt und ist daher ein zuverlässiger Parameter für nicht respiratorisch bedingte Störungen des Säure-Basen-Gleichgewichts. Normalwerte: −3 bis +3 mmol/l.

Ein Überschuß an Basen wird als positive Basenabweichung bezeichnet und mit einem „+" versehen; er ist charakteristisch für die metabolische Alkalose. Demgegenüber wird ein Mangel an Basen als negative Basenabweichung oder Basendefizit bezeichnet; er charakterisiert die metabolische Azidose.

Bei Zunahme nichtflüchtiger Säuren oder Verlust von Bikarbonat nimmt die negative Basenabweichung zu und das Standardbikarbonat ab. Bei Verlust von Säuren oder Anhäufung von Bikarbonat nehmen positive Basenabweichung und Standardbikarbonat zu.

> **Merke:** Standardbikarbonat und Basenabweichung sind klinisch die beiden wichtigsten Parameter, um metabolisch bedingte Störungen des Säure-Basen-Gleichgewichts festzustellen.

Werden im Organismus nichtflüchtige Säuren angehäuft oder verliert der Körper Bikarbonat, so nehmen Standardbikarbonat und Basenabweichung ab. Werden hingegen nichtflüchtige Säuren aus dem Körper verloren oder wird Bikarbonat angehäuft, so steigen Standardbikarbonat und Basenabweichung an. Es gilt also:

- Metabolische Azidose: Standardbikarbonat vermindert; negative Basenabweichung erhöht.
- Metabolische Alkalose: Standardbikarbonat erhöht; positive Basenabweichung erhöht.

3.2 Metabolische Azidosen

> Bei einer metabolischen Azidose ist primär die Konzentration der H^+-Ionen im Blut erhöht. pH-Wert, aktuelle HCO_3^--Ionenkonzentration, Pufferbasen, Basenabweichung und Standardbikarbonat sind erniedrigt.

3.2.1 Anionenlücke („anion gap")

Aus Gründen der Elektroneutralität muß die Konzentration der Anionen im Serum derjenigen der Kationen entsprechen. Tatsächlich findet sich aber im Serum eine sog. Anionenlücke, d.h. eine Differenz zwischen der Summe der meßbaren Anionen (Cl^-, HCO_3^-) und der meßbaren Kationen (Na^+, K^+) im Serum. Sie entsteht durch das Vorhandensein nicht meßbarer Anionen im Serum, wie Phosphat, Sulfat, Proteinat und organischen Säuren. Die Anionenlücke kann vereinfacht in folgender Weise berechnet werden:

$$\text{Anionenlücke} = Na^+ - (Cl^- + HCO_3^-) = 3 - 11 \text{ mmol/l}$$

Die Anionenlücke wird auch als Fraktion der „nicht meßbaren" Anionen bezeichnet.

Einfluß der Plasmaalbuminkonzentration. Die Albuminkonzentration im Plasma macht normalerweise ca. 11 mmol/l der Anionenlücke aus. Ist die Anionenlücke erniedrigt, so liegt daher wahrscheinlich eine Hypoalbuminämie oder eine erhebliche Hämodilution vor. In seltenen Fällen kann auch die Konzentration der nicht meßbaren Kationen erniedrigt sein, z.B. bei Hyperkalzämie, Hypermagnesiämie, Lithium- oder Bromidvergiftung.

Je nach Verhalten der Anionen können Azidosen mit erhöhter von Azidosen mit normaler Anionenlücke unterschieden werden.

3.2.2 Metabolische Azidosen mit vergrößerter Anionenlücke

Nehmen die nicht meßbaren Anionen zu, so wird die Anionenlücke größer (>12 mmol/l). Zu den häufigsten Ursachen metabolischer Azidosen mit Zunahme der Anionenlücke gehören die Laktazidose und das chronische Nierenversagen.

> **Ursachen metabolischer Azidosen mit vergrößerter Anionenlücke (>12 mmol/l)**
> - Nierenversagen: verminderte H^+-Ionenausscheidung;
> - Laktazidose;
> - Ketoazidose: Diabetes mellitus, Alkohol, Fasten;
> - Intoxikationen: Salizylate, Methanol, Äthylenglykol, Paraldehyd, Toluol.

Nur selten ist die Anionenlücke durch eine Abnahme der nicht meßbaren Kationen bedingt.

Azidosen mit vergrößerter Anionenlücke sind normo- oder hypochlorämisch.

3.2.3 Laktazidose

> Die Laktazidose gehört zu den häufigsten metabolischen Azidosen des Intensivpatienten.

Laktat ist das physiologische Produkt des anaeroben Glukoseabbaus; es entsteht aus Pyruvat. Die normale Serumkonzentration beträgt 1 mmol/l; bei maximaler körperlicher Belastung kann sie vorübergehend auf mehr als 20 mmol/l ansteigen. Der Abbau von Laktat erfolgt durch oxidative Phosphorylierung zu Pyruvat, das in den Krebszyklus einmündet. Laktat aus den Erythrozyten oder Geweben, deren Phosphorylierungskapazität überschritten wird, gelangt in den Kreislauf und wird zu etwa 50% in der Leber umgewandelt, der verbleibende Rest in Niere, Muskeln oder ZNS. Erst bei höheren Serumkonzentrationen (ab ca. 10 mmol/l) spielt auch die renale Ausscheidung von Laktat quantitativ eine Rolle.

Normalerweise werden 1,5 mol Laktat pro Tag gebildet. Die Leber allein kann bis zu 3,4 mol Laktat pro Tag metabolisieren, der Gesamtorganismus mehr als 17 mol pro Tag.

Eine Anhäufung Laktat kann grundsätzlich auf einer vermehrten Produktion oder verminderten Clearance beruhen. Bei einer Laktazidose ist praktisch immer auch die Clearance beeinträchtigt.

Störungen des Laktatmetabolismus. O_2-Mangel im Gewebe beeinträchtigt die oxidative Phosphorylierung und führt so zur Anhäufung von Pyruvat und damit auch von Laktat. Wichtigste Ursache des O_2-Mangels ist die ungenügende Durchblutung der Gewebe; sie führt zu einer Steigerung der anaeroben Glykolyse mit Anhäufung der starken metabolischen Säure Milchsäure. Laktatkonzentrationen von mehr als 5 mmol/l gelten als Indikator einer Laktazidose. 2 Formen von Laktazidosen werden unterschieden: Typ A und Typ B: Typ A beruht auf einer Minderperfusion und/oder O_2-Mangel der Gewebe, z.B. durch Blutverluste, Trauma, kardiogenen oder septischen Schock, Typ B umfaßt alle anderen Formen der Laktazidose. Nicht immer ist eine klare Abgrenzung beider Formen möglich.

Klinische Klassifizierung von Laktazidosen
Typ A. Schwere Hypoperfusion/Hypoxie:
- Polytrauma,
- Sepsis,
- Herzerkrankungen,
- Blutungen, starke Anämie,
- schweres Asthma,
- CO-Vergiftung,
- Grand-mal-Anfälle,
- Phäochromozytom.

Typ B. Keine klinischen Zeichen der Hypoperfusion:
- Urämie,
- Leberinsuffizienz,
- Diabetes mellitus,
- Infektionen (Sepsis),
- maligne Erkrankungen,
- Medikamente, Toxine, Metaboliten: z.B. Äthanol und Methanol, Salizylate, Biguanide, Adrenalin, Nitroprussidnatrium, Terbutalin,
- in Verbindung mit angeborenen Erkrankungen,
- andere Ursachen: idiopathisch, bakterielle Laktatproduktion, Hypoglykämie.

Bei hypoxiebedingter Laktazidose nimmt mit zunehmender Laktatkonzentration im Serum auch die Mortalität zu: Bei Serumkonzentrationen von >5 mmol/l beträgt die Mortalität derzeit etwa 75%, bei >10 mmol/l über 95%.

Zu beachten ist, daß eine Azidose selbst zur Anhäufung von Laktat führt, da durch den pH-Abfall der Laktatmetabolismus in der Leber und in der Niere beeinträchtigt wird.

Klinische Zeichen der Laktazidose. Die klinischen Zeichen der Laktazidose entwickeln sich innerhalb weniger Stunden, sind allerdings unspezifisch:
- Erbrechen und atypische Bauchschmerzen,
- Verwirrtheit,
- Lethargie,
- Koma,
- Kussmaul-Atmung,
- Dehydratation,
- Hypotension, Tachykardie, Vasokonstriktion,
- Hypothermie.

Die **Diagnose** ergibt sich aus der signifikant erhöhten Serumlaktatkonzentration.

Therapie der Laktazidose. Wichtigstes Behandlungsziel ist die Beseitigung der auslösenden Ursache, bei Typ A also die Wiederherstellung einer ausreichenden Durchblutung bzw. O_2-Versorgung der Gewebe. Bikarbonat sollte nur bei schwerer Azidose, d.h. einem pH-Wert von <7,05, zugeführt werden.

3.2.4 Metabolische Azidosen mit normaler Anionenlücke

Bei einer metabolischen Azidose mit normaler Anionenlücke ist typischerweise die Plasma-Cl^--Ionenkonzentration erhöht. Das Cl^--Ion ersetzt das verlorene Plasma-HCO_3^--Ion. Wichtigste Ursachen der hyperchlorämischen metabolischen Azidose sind gastrointestinale oder renale Bikarbonatverluste, z.B. durch Diarrhö oder renale tubuläre Azidose.

> **Ursachen metabolischer Azidosen mit normaler Anionenlücke (<12 mmol/l)**
> **1. Bikarbonatverluste:**
> - gastrointestinal: Diarrhö, Enterostomie,
> - renal: proximale (Typ 2) renale tubuläre Azidose, Ketoazidose, nach chronischer Hyperkapnie.

2. **Verminderte renale Säureausscheidung:**
   - mit Hypokaliämie: distale (Typ 1) renale tubuläre Azidose,
   - mit Hyperkaliämie: hyperkaliämische distale renale tubuläre Azidose,
   - Hypoaldosteronismus (Typ 4, renale tubuläre Azidose),
   - verminderte Nierendurchblutung.
3. **Säurezufuhr**
   - Hyperalimentation mit HCl-haltigen Aminosäurenlösungen,
   - Cholestyraminchlorid,
   - Hydrochloridzufuhr bei schwerer metabolischer Alkalose.

3.2.5 Klinische Auswirkungen metabolischer Azidosen

Geschwindigkeit und Ausmaß des pH-Wertabfalls bestimmen v. a. die klinischen Auswirkungen der metabolischen Azidose. Entwickelt sich die Azidose innerhalb von Stunden bis wenigen Tagen, so sind praktisch immer klinische Zeichen vorhanden, während eine sich langsam, über Monate entwickelnde Azidose gleichen Ausmaßes gewöhnlich nicht mit Symptomen einhergeht. Unabhängig von der Geschwindigkeit, mit der die metabolische Azidose auftritt, gilt aber folgendes:

Ein Abfall des pH-Werts auf 7,2 gefährdet den Patienten!

Zerebrale Wirkungen. Im Mittelpunkt steht die Dämpfung des zentralen Nervensystems: Mit zunehmendem Abfall des pH-Werts entwickelt sich eine Bewußtseinsstörung, die schließlich in ein Koma mündet.
   Zerebrale Wirkungen der Azidose:
- Verwirrtheit,
- Muskelschwäche,
- Stupor,
- Koma.

Kardiovaskuläre Wirkungen. Die kardiovaskulären Wirkungen hängen ebenfalls vom Ausmaß des pH-Wertabfalls ab. Durch den Anstieg der H^+-Ionen werden vermehrt Katecholamine ausgeschüttet, und es entwickelt sich eine Tachykardie und eine Neigung zu ventrikulären Herzrhythmusstörungen, bei Abfall des pH-Werts auf $< 7,15$ schließlich eine Bradykardie, z. T. durch eine azidosebedingte Hemmung der Katecholaminwirkung. Durch Beeinträchtigung der Myokardkontraktilität und Vasodilatation entwickelt sich eine sekundäre Hypotension. Bei schwerer intrazellulärer Azidose fällt das Herzzeitvolumen ab.

Kardiovaskuläre Zeichen der Azidose:
- Tachykardie, später Bradykardie,
- ventrikuläre Herzrhythmusstörungen,
- Blutdruckabfall,
- Abnahme des Herzzeitvolumens.

Respiratorische Wirkungen. Bei metabolischer Azidose ist die Atmung häufig gesteigert (Kussmaul-Atmung). Im Vordergrund steht die Zunahme des Atemzugvolumens, weniger der Atemfrequenz. Bei einfacher metabolischer Azidose fällt hierdurch der p_aCO_2 ab. Der zu erwartende p_aCO_2-Abfall kann beim spontan atmenden Patienten nach folgender Gleichung kalkuliert werden:

$$\text{erwarteter } p_aCO_2 \text{ (mm Hg)} = ((1{,}5 \cdot HCO_3^-) + 8) \pm 2$$

Weicht der errechnete Wert deutlich vom gemessenen ab, so liegt zusätzlich entweder eine respiratorische Azidose oder Alkalose vor.

Gastrointestinale Wirkungen. Die Darmmotilität wird durch eine metabolische Azidose vermutlich beeinträchtigt. Besonders bei Ketoazidosen treten häufig diffuse Bauchschmerzen („Pseudoperitonitis") sowie Übelkeit und Erbrechen auf.

Niere. Bei akuter metabolischer Azidose ist zunächst die Kaliumausscheidung im Urin vermindert, später aber gesteigert, so daß sich ein Kaliummangel entwickelt. Die Aldosteronproduktion ist vermehrt; hierdurch kommt es zur Retention von Na^+-Ionen und zu renalen Kaliumverlusten.

Serumkalium. Fallen im Extrazellulärraum vermehrt Säuren an, so können H^+-Ionen in den Intrazellulärraum im Austausch gegen K^+-Ionen aufgenommen werden. Hierdurch steigt das Serumkalium an. Bei normalem Kaliumbestand des Organismus gilt für die Zunahme der Serum-K^+-Ionenkonzentration:

$$\Delta K^+ \text{ (mmol/l)} = 0{,}6/\Delta 0{,}1 \text{ pH}$$

Bei einer Zunahme der anorganischen Säuren, z. B. HCl, ist aber der Anstieg des Serumkaliums wesentlich stärker als bei einer äquimolaren Zunahme organischer Säuren. Die Veränderungen des Serumkaliums kön-

nen somit nicht nur durch die Azidämie bedingt sein. Beim Intensivpatienten tragen vielmehr weitere Faktoren durch Hemmung der zellulären K$^+$-Ionenaufnahme zum Anstieg des Serumkaliums bei, v. a.:
- Dehydratation,
- Hyperosmolalität,
- Hypoxie,
- Katabolie, z. B. bei Polytrauma, akutes Nierenversagen,
- adrenerge Substanzen, β-Blocker.

3.2.6 Diagnose metabolischer Azidosen

Die Diagnose wird durch die Blutgasanalyse gestellt; durch Messung der Serumelektrolyte kann außerdem die Anionenlücke bestimmt und die Azidose näher klassifiziert werden.

> Die einfache metabolische Azidose ist durch einen niedrigen pH-Wert und eine verminderte HCO_3^--Ionenkonzentration gekennzeichnet; bei respiratorischer Kompensation ist auch der arterielle pCO_2 erniedrigt.

Respiratorische Kompensation. Wie bereits dargelegt, werden metabolische Azidosen respiratorisch kompensiert – allerdings nur, wenn der Patient nicht beatmet wird oder aus anderen Gründen die Atmung nicht gesteigert werden kann. Als Faustregel gilt bei der respiratorischen Kompensation:

> Bei einer metabolischen Azidose fällt der arterielle pCO_2 kompensatorisch um 1–1,5 mm Hg pro Abnahme der arteriellen HCO_3^--Ionenkonzentration um 1 mmol/l ab.

Eine Vollkompensation wird jedoch durch die Steigerung der Ventilation nicht erreicht. Neben der respiratorischen Komponente wird der Bikarbonatabfall noch durch Zunahme der Anionen (Sulfat, Chlorid u. a.) teilweise kompensiert. Die Kalium- und Phosphatkonzentration nimmt zu.

Kombinierte Störungen. Die metabolische Azidose mit erhöhter Anionenlücke kann zusammen mit einer Azidose mit normaler Anionenlücke oder mit einer metabolischen Alkalose auftreten. Diese gemischten metabolischen Störungen können durch Vergleich der Zunahme der Anionenlücke (Exzessanionenlücke) mit der Abnahme der Plasma-HCO_3^--Ionenkonzentration (HCO_3^--Ionendefizit) bzw. dem Anionenquotienten („QAL") erkannt werden:

$$QAL = \frac{\text{aktuelle Anionenlücke} - 12\,(\text{mmol/l})}{24 - \text{aktuelle } HCO_3^-\text{-Ionenkonzentration (mmol/l)}}$$

Hierbei gilt:
QAL = 1: metabolische Azidose mit vergrößerter Anionenlücke oder Vorliegen mehrerer Azidosen mit vergrößerter Anionenlücke.
QAL > 1: metabolische Azidose mit vergrößerter Anionenlücke + metabolische Alkalose.
QAL < 1: metabolische Azidose mit vergrößerter Anionenlücke + metabolische Azidose mit normaler Anionenlücke.

3.2.7 Therapie metabolischer Azidosen

Die wichtigsten Therapieziele bei metabolischer Azidose sind:
- Korrektur der Azidämie,
- Beseitigung der auslösenden Ursache.

Die Korrektur der Azidämie erfolgt mit Puffersubstanzen. Ob gepuffert werden muß, hängt v. a. vom arteriellen pH-Wert, den Kompensationsreaktionen und der zugrundeliegenden Ursache ab. Bei Laktazidose und Ketoazidose ist die Zufuhr von Puffersubstanzen umstritten.

> Bei einem pH-Wert von < 7,15–7,2 ist zumeist die Zufuhr von Puffersubstanzen erforderlich.

Fällt allerdings die HCO_3^--Ionenkonzentration auf < 10–12 mmol/l, so ist wahrscheinlich selbst bei einem pH-Wert von >7,15 die Zufuhr von Bikarbonat erforderlich. Denn nach der Gleichung: $H^+ = 24\, p_aCO_2/HCO_3^-$ nimmt auch bei einer Abnahme der HCO_3^--Ionenkonzentration die H^+-Ionenkonzentration zu. Die HCO_3^--Ionenkonzentration sollte daher möglichst über 10–12 mmol/l gehalten werden.

Azidosen, die sich spontan auflösen, wie z. B. die Laktazidose bei generalisierten Krampfanfällen, bedürfen gewöhnlich keiner Puffertherapie.

Natriumbikarbonat. Diese Substanz ist nach wie vor der Puffer der ersten Wahl bei schweren metabolischen Azidosen. Alle Säuren, die eine metabolische Azidose hervorrufen, werden durch Bikarbonat gepuffert. Ist die Azidose durch Verlust von HCO_3^--Ionen bedingt, so bedeutet die Zufuhr von Bikarbonat eine echte Ersatztherapie. Der Bedarf an Bikarbonat zur Korrektur der metabolischen Azidose kann nach folgender Formel berechnet werden:

> Bikarbonatbedarf (mmol) = BE · 0,3 · kg KG.

Beachte: 1 ml 8,4%iges Bikarbonat enthält 1 mmol HCO_3^--Ionen, 1 ml 4,2%iges entsprechend 0,5 mmol.

Die Zufuhr von Bikarbonat muß kontrolliert erfolgen, um eine metabolische Alkalose zu vermeiden. Daher gilt folgendes:

> Bei der Korrektur der metabolischen Azidose wird zunächst nur ein pH-Wert von >7,2 angestrebt, keine Vollkorrektur.

Zu den wichtigsten Nebenwirkungen der Bikarbonatzufuhr gehören:
- Hypernatriämie,
- Hyperosmolalität,
- Anstieg des p_aCO_2 mit Gefahr der intrazellulären Azidose,
- Linksverschiebung der O_2-Bindungskurve.

Hypernatriämie und Hyperosmolalität hängen von der zugeführten Dosis ab. Liegt bereits eine Hypernatriämie vor, so ist Bikarbonat kontraindiziert. Alternativ kann Tris-Puffer zugeführt werden.

Tris-Puffer (THAM, Trometamol). Diese Substanz bindet die H^+-Ionen und senkt den p_aCO_2, kann somit metabolische und respiratorische Azidosen puffern. Tris-Puffer enthält kein Natrium und ist daher besonders geeignet, wenn Kontraindikationen für die Zufuhr von Natriumbikarbonat bestehen. Tris-Puffer bewirkt eine Atemdepression, möglicherweise durch Senkung des p_aCO_2 bei gleichzeitiger Bildung von Bikarbonat. Daher gilt:

> Tris-Puffer darf bei spontan atmenden Patienten mit respiratorischer Insuffizienz nicht eingesetzt werden.

Weiterhin ist die Substanz wegen der Kumulationsgefahr bei Oligurie/Anurie kontraindiziert. Eine versehentliche extravasale Zufuhr bewirkt schwere Gewebenekrosen.

> Dosierung von Tris-Puffer:
>
> ml Tris-Puffer = BE · 0,3 · kg KG.

Die Infusionsgeschwindigkeit für die 0,3 molare Lösung sollte 10 ml/min nicht überschreiten; die Tageshöchstdosis liegt bei ca. 750 ml der 0,3 molaren Lösung.

3.3 Metabolische Alkalose

> Eine primäre metabolische Alkalose ist gekennzeichnet durch eine erhöhte Plasma-HCO_3^--Ionenkonzentration, eine positive Basenabweichung und Anstieg des pH-Werts.

3.3.1 Ursachen

Metabolische Alkalosen treten beim Intensivpatienten häufig auf und entstehen v. a. durch H^+-Ionenverluste aus dem Körper.

> **Ursachen metabolischer Alkalosen**
> - Verlust von saurem Magensaft: Erbrechen, Drainage über Magensonde;
> - Diuretikatherapie: Schleifendiuretika, Thiazide;
> - Diarrhöen mit Cl^--Ionenverlusten;
> - posthyperkapnisch, d.h. nach Korrektur einer chronischen Hyperkapnie;
> - übermäßige Zufuhr von Bikarbonat und Bikarbonatinfusionslösungen;
> - Hyperaldosteronismus;
> - schwerer Kaliummangel;
> - Leberversagen.

Magensaftverluste und Diuretikatherapie führen zu Cl^--Ionenverlusten; die Cl^--Ionenkonzentrationen im Serum und im Urin sind erniedrigt.

3.3.2 Klinische Auswirkungen

Typisch für die (respiratorische) Alkalose ist die neuromuskuläre Übererregbarkeit mit Parästhesien, karpopedalen Spasmen oder Schwindelgefühl. Bei metabolischer Alkalose hingegen sind meist keine klinischen Zeichen nachweisbar. Treten Symptome auf, so beruhen sie v. a. auf der Dehydratation (Schwächegefühl, Muskelkrämpfe, lageabhängige Benommenheit). Beim Intensivpatienten kann sich die metabolische Alkalose durch Herzrhythmusstörungen als Folge von Hypoxie oder Hypokaliämie manifestieren. Die O_2-Bindungskurve wird durch die Alkalose nach links verschoben.

3.3.3 Diagnose

Die Diagnose wird durch die Blutgasanalyse gestellt; die zugrundeliegende Ursache ergibt sich zumeist aus der Anamnese und dem körperlichen Untersuchungsbefund. Bei jeder Alkalose sollte auch der Blutdruck gemessen und die Serumelektrolyte bestimmt werden, wenn erforderlich auch die Cl^--Ionenkonzentration im Urin.

Primäre metabolische Alkalose
pH-Wert > 7,44,
HCO_3^--Ionenkonzentration > 26 mmol/l,
Standardbikarbonat > 25 mmol/l,
Basenabweichung > +5 mmol/l.

Kompensationsmechanismen. Metabolische Alkalosen werden vom Organismus primär respiratorisch kompensiert: Es wird weniger Kohlendioxid ausgeatmet, um das Verhältnis von Bikarbonat und Kohlensäure zu normalisieren, d. h., es entwickelt sich eine kompensatorische Hypoventilation, hervorgerufen durch eine direkte Dämpfung der medullären Atemregulationszentren. Hierbei gilt:

Bei metabolischer Alkalose steigt der p_aCO_2 um 0,7 mm Hg pro mmol/l Zunahme der Plasma-HCO_3^--Ionenkonzentration.

Bei der Kompensationsreaktion steigt der p_aCO_2 maximal auf ca. 60 mm Hg an. Abweichungen vom errechneten p_aCO_2-Anstieg nach oben oder unten beruhen auf einer zusätzlichen Störung des Säure-Basen-

Gleichgewichts: metabolische Azidose, respiratorische Azidose oder respiratorische Alkalose.

> **Respiratorisch kompensierte metabolische Alkalose**
> - pH-Wert nahezu normal,
> - HCO_3^--Ionenkonzentration erhöht,
> - Standardbikarbonat erhöht,
> - positive Basenabweichung,
> - p_aCO_2 erhöht.

3.3.4 Therapie der metabolischen Alkalose

Eine akute Behandlung metabolischer Alkalosen ist selten erforderlich, da meist keine ungünstigen Auswirkungen des erhöhten pH-Werts nachweisbar sind. Somit kann zunächst nach der Ursache gesucht und dann eine spezifische Behandlung eingeleitet werden.

Zufuhr von Chlorid. Bei metabolischer Alkalose mit verminderter Cl^--Ionenausscheidung im Urin werden Cl^--Ionen in Form von NaCl, KCl oder beidem zugeführt, um die Ausscheidung der vermehrten HCO_3^--Ionen zu ermöglichen.

Acetazolamid. Die Substanz hemmt das Enzym Karbonanhydrase und steigert hierdurch die HCO_3^--Ionenausscheidung im Urin.

Zufuhr von Salzsäure. Schwere Alkalosen können durch Zufuhr von Salzsäure behandelt werden. Meist reichen 20–30 mmol HCl/h aus, um den pH-Wert auf 7,5 abzusenken. HCl wird als 0,2–0,4 normale Lösung über einen zentralen Venenkatheter infundiert. Die Therapie wird durch arterielle Blutgasanalysen und Messung der Serum-K^+-Ionenkonzentration alle 1–2 h kontrolliert.

Arginin- und Lysinhydrochlorid. Diese Substanzen werden heutzutage nur noch selten eingesetzt, zum einen, weil beide Substanzen die intrazelluläre Azidose verstärken sollen, zum andern, weil lebensbedrohliche Hyperkaliämien durch die Zufuhr berichtet worden sind.

Literatur

Jones NL (1987) Blood gases and acid base physiology. 2nd edn. Thieme, Stuttgart New York

Müller-Plathe O (1973) Säure-Basen-Haushalt und Blutgase. In: Breuer H, Büttner H, Hillmann G, Stamm D (Hrsg) Klinische Chemie in Einzeldarstellungen, Bd 1. Thieme, Stuttgart,

Nunn JF (1993) Applied respiratory physiology, 4th edn. Butterworth-Heinemann, Oxford

Shapiro B, Harrison FA, Walton JR (1977) Clinical application of blood gases, 2nd edn. Year Book Medical Publishers, Chicago

5 Respiratorische Insuffizienz – Allgemeine Pathophysiologie

ÜBERSICHT

1	Störungen der Ventilation	161
2	Störungen des Belüftungs-Durchblutungs-Verhältnisses	163
2.1	Venöse Beimischung oder Shunt	163
2.1.1	Einfluß des Herzzeitvolumens auf die Größe des Shunts	165
2.1.2	Auswirkungen der venösen Beimischung auf den p_aO_2	165
2.1.3	Einfluß der venösen Beimischung auf den p_aCO_2	165
2.2	Gesteigerte alveoläre Totraumventilation	166
2.3	Ventilatorische Verteilungsstörungen	166
3	Diffusionsstörungen	170
3.1	Klinische Bedeutung der Diffusionsstörungen	171
4	Veränderungen der funktionellen Residualkapazität	172
4.1	Closing Volume und Closing Capacity	172
4.2	Einfluß der FRC auf die Compliance der Lunge	173
4.3	FRC und pulmonaler Gefäßwiderstand	173
4.4	Wodurch nimmt die FRC ab?	173
4.5	Zunahme der FRC	174
4.6	Behandlung der erniedrigten FRC	174
5	Lungendehnbarkeit (Compliance)	174
5.1	Auswirkungen einer verminderten Compliance	175

6	Atemwegswiderstand (Resistance)	175
6.1	Auswirkungen eines erhöhten Atemwegswiderstands	176
7	Ermüdung der Atemmuskulatur, „respiratory muscle fatigue"	176
7.1	Erhöhung der inspiratorischen Atemarbeit durch Ventilationsstörungen	177
7.2	Einschränkung der Zwerchfellfunktion durch Überblähung der Lunge	177
7.3	Vermindertes Energieangebot	178
8	Erhöhtes Lungenwasser	178
9	Störungen des Lungenkreislaufs	179
9.1	Lungenembolie und akutes Cor pulmonale	179
9.1.1	Pathogenese	180
9.1.2	Pulmonaler Gasaustausch	180
9.1.3	Hämodynamik	181
9.2	Chronisches Cor pulmonale	181
	Literatur	181

Störungen der Ventilation, des pulmonalen Gasaustausches oder der Lungendurchblutung führen zur respiratorischen Insuffizienz, d.h. dem Unvermögen, die arteriellen Blutgase im Normbereich zu halten. Klinisch ist es zweckmäßig, zwischen Störungen der Oxygenierung und Störungen der Ventilation zu unterscheiden. Störungen der Oxygenierung, auch als respiratorische Partialinsuffizienz bezeichnet, führen zum Abfall des arteriellen pO_2, zur Hypoxie, Störungen der Ventilation zum Anstieg des arteriellen pCO_2 und zum Abfall des arteriellen pO_2, zur respiratorischen Globalinsuffizienz.

Die respiratorische Insuffizienz wird auch in folgender Weise klassifiziert:
- **Typ I = Oxygenierungsversagen:** Störungen des Belüftungs-Durchblutungs-Verhältnisses (Anstieg oder Abnahme von $\dot{V}_A/\dot{Q}$) und/oder Shunt führen zum Abfall des p_aO_2; der p_aCO_2 ist normal oder erniedrigt (kompensatorische Hyperventilation); der alveoloarterielle O_2-Partial-

Tabelle 5.1. Klassifizierung der respiratorischen Insuffizienz

	p_aO_2	p_aCO_2	$p_AO_2-p_aO_2$
Typ I: Oxygenierungsversagen	↓	n (↓)	↑
Typ II: Ventilationsversagen	↓	↑	n
Typ III: Kombiniertes Versagen	↓	↑	↑

druckgradient, die venöse Beimischung und der Totraumanteil des Atemzugvolumens sind erhöht.
- **Typ II = Ventilationsversagen:** Es besteht eine alveoläre Hypoventilation; der p_aCO_2 ist erhöht, der p_aO_2 (bei Atmung von Raumluft) erniedrigt; der alveoloarterielle O_2-Partialdruckgradient bleibt hingegen unverändert.
- **Typ III = Kombination von Oxygenierungs- und Ventilationsversagen,** d.h., es besteht ein niedriger p_aO_2 und ein erhöhter p_aCO_2 (Hypoxie und Hyperkapnie), der alveoloarterielle pO_2-Gradient ist erhöht, ebenso die venöse Beimischung und der Totraumanteil des Atemzugvolumens.

Welche Art von Störung vorliegt, kann durch Bestimmung der arteriellen Blutgase festgestellt werden (Tabelle 5.1).

1 Störungen der Ventilation

Eine alveoläre Hypoventilation, auch als ventilatorisches Pumpversagen bezeichnet, führt zum Anstieg des p_aCO_2 und nachfolgend zum Abfall des p_aO_2. Bei einem Austauschverhältnis beider Gase von 1 fällt der p_aO_2 pro mm Hg p_aCO_2-Anstieg um 1 mm Hg (133,3 Pa) ab.

> Hyperkapnie und Hypoxie sind die Kennzeichen der alveolären Hypoventilation.

Diese Aussage gilt aber nur bei Atmung von Raumluft; wird Sauerstoff zugeführt, so kann der p_aO_2 trotz Hyperkapnie normal oder sogar erhöht sein.

Die alveoläre Hypoventilation gehört zu den häufigsten Ursachen der respiratorischen Insuffizienz beim Intensivpatienten. Abgesehen von pulmonalen Erkrankungen können auch zahlreiche extrapulmonale Störungen zur alveolären Hypoventilation führen (Abb. 5.1).

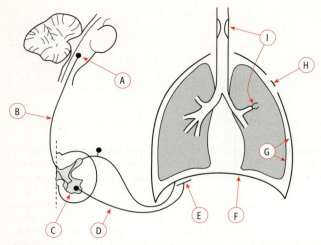

Abb. 5.1. Orte, an denen Läsionen, Medikamente oder Funktionsstörungen zum ventilatorischen Versagen führen können: *A* Atemzentrum, *B* oberes Motoneuron, *C* Vorderhornzelle, *D* unteres Motoneuron, *E* neuromuskuläre Endplatte, *F* Atemmuskulatur, *G* veränderte Elastizität von Lunge oder Thoraxwand, *H* Verlust der strukturellen Integrität der Thoraxwand oder der Pleurahöhle, *I* erhöhter Atemwegswiderstand. (Mod. nach Nunn 1993)

Störungen, die zur alveolären Hypoventilation führen können:
Dämpfung der Atemregulationszentren
- Medikamente: Opioide, Barbiturate, Tranquilizer;
- zerebrale Schädigung: Schädel-Hirn-Trauma, Hirninfarkt, Blutung, Tumor, zentrales Schlafapnoesyndrom.

Neuromuskuläre Störungen und Muskelerkrankungen bzw. Funktionsstörungen
- medikamentös: Muskelrelaxanzien, Streptomycin, Polymycin, Kanamycin, Neomycin;
- hohe Querschnittlähmung, Poliomyelitis, Guillain-Barré-Syndrom, Landry-Paralyse, multiple Sklerose, Botulismus, Myasthenia gravis, Muskeldystrophie, Ermüdung der Atemmuskulatur.

Restriktive Ventilationsstörungen
- Störungen der Lungenausdehnung: Pneumothorax, Hämatothorax, Pleuraerguß, interstitielle Fibrose;
- Einschränkung der Thoraxbeweglichkeit: Kyphoskoliose;

- eingeschränkte Zwerchfellbeweglichkeit, z. B. bei Peritonitis, Ileus, extremer Adipositas, Oberbaucheingriffen.

Obstruktive Ventilationsstörungen
- Asthma, Bronchitis, Emphysem, Verlegung der Atemwege.

2 Störungen des Belüftungs-Durchblutungs-Verhältnisses

Das Ventilations-Perfusions-Verhältnis ($\dot{V}_A/\dot{Q}$) beschreibt die Beziehung zwischen alveolärer Ventilation und Durchblutung der Lungenkapillaren (s. Kap. 2, Abschnitt 6). In Ruhe beträgt $\dot{V}_A/\dot{Q}$ 0,8; bei diesem Wert sind Belüftung und Durchblutung der Lunge optimal aufeinander abgestimmt. Störungen des Ventilations-Perfusions-Verhältnisses, d.h. erhöhte oder erniedrigte Ventilations-Perfusions-Verhältnisse, wirken sich funktionell als Zunahme des alveolären Totraums oder als intrapulmonaler Rechts-links-Shunt oder als Kombination beider Faktoren aus (Abb. 5.2).

2.1 Venöse Beimischung oder Shunt

Werden Alveolen nicht belüftet, aber noch durchblutet, so wird das Blut in dieser Region nicht oxygeniert. Es vermischt sich als weiterhin venöses Blut mit dem arterialisierten Blut anderer Regionen und setzt dessen O_2-

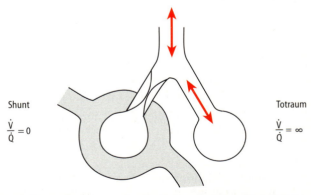

Abb. 5.2. Totraum und Shunt, die Extreme des Ventilations-Perfusions-Verhältnisses. (Mod. nach Kilian et al. 1994)

Tabelle 5.2. Venöse Beimischung und Rechts-links-Shunt

Venöse Beimischung	Berechneter Gesamtwert an gemischtvenösem Blut, das dem oxygenierten Blut zugemischt wird. Entspricht dem physiologischen Shunt (b)
Physiologischer Shunt	a) Venöse Beimischung beim Gesunden (wenig gebräuchliche Bezeichnung) b) Gesamte berechnete venöse Beimischung (anatomischer und funktioneller Shunt)
Anatomischer Shunt	Venöse Beimischung aus Gefäßverbindungen zwischen rechtem und linkem Kreislauf
Funktioneller Shunt	Venöse Beimischung aus nicht oder schlecht belüfteten Alveolen (wahrer und effektiver Shunt)
Wahrer Shunt	Venöse Beimischung aus nicht belüfteten Alveolen ($\dot{V}_A/\dot{Q} = 0$)
Effektiver Shunt	Venöse Beimischung aus schlecht belüfteten Alveolen; durch Verteilungsstörungen bedingter Shunt ($\dot{V}_A/\dot{Q} > 0$)
Pathologischer Shunt	Durch pathologische Gefäßverbindungen zwischen großem und kleinem Kreislauf bedingter anatomischer Shunt
Virtueller Shunt	Berechneter oder graphisch aus „Isoshuntdiagramm" ermittelter Shunt (Annahme: $C_{a-\bar{v}}O_2 = 5$ ml/100 ml)
Shunt-in-time	Durch intermittierenden Verschluß kleiner Atemwege hervorgerufener Shunt

Gehalt herab – sog. venöse Beimischung oder intrapulmonaler Rechts-links-Shunt (Tabelle 5.2). Für den Kurzschlußbereich gilt:

$\dot{V}_A/\dot{Q} = 0$.

> Der intrapulmonale Rechts-links-Shunt ist eine häufige Ursache der Hypoxämie beim Intensivpatienten.

Die Elimination von Kohlendioxid wird durch den Shunt nicht beeinträchtigt, da andere Alveolarbereiche kompensatorisch hyperventiliert werden. Betroffen ist somit nur die Oxygenierung. Klinisch ist folgendes wichtig:

> Eine Erhöhung der inspiratorischen O_2-Konzentration hat keinen wesentlichen Einfluß auf den Rechts-links-Shunt und führt daher auch nicht zu einem Anstieg des p_aO_2.

2.1.1 Einfluß des Herzzeitvolumens auf die Größe des Shunts

Steigt das Herzzeitvolumen an, so nimmt in der Regel auch der Shunt zu. Hingegen sind die Auswirkungen einer Abnahme des Herzzeitvolumens komplexer: Ein Abfall des Herzzeitvolumens bewirkt eine Abnahme des gemischtvenösen O_2-Gehalts. Hierdurch würde – bei unverändertem Shunt – der O_2-Gehalt des arteriellen Blutes stärker abnehmen. Andererseits nimmt bei einem Abfall des Herzzeitvolumens meist auch die intrapulmonale Shuntdurchblutung ab, vermutlich aufgrund der hypoxischen pulmonalen Vasokonstriktion, so daß der p_aO_2 sich insgesamt nur wenig verändert.

2.1.2 Auswirkungen der venösen Beimischung auf den p_aO_2

Ein intrapulmonaler Rechts-links-Shunt beeinträchtigt den pulmonalen Gasaustausch, und der arterielle pO_2 fällt ab. Der arterielle O_2-Gehalt wird jedoch erst dann vermindert, wenn ein entsprechend ausgeprägter Rechts-links-Shunt vorliegt. Die quantitativen Auswirkungen des intrapulmonales Shunts auf den arteriellen O_2-Gehalt können mit der Shuntformel berechnet werden.

2.1.3 Einfluß der venösen Beimischung auf den p_aCO_2

Die Auswirkungen einer venösen Beimischung auf den arteriellen CO_2-Gehalt entsprechen ungefähr denen des O_2-Gehalts. Der p_aCO_2 hingegen verändert sich wegen des Verlaufs der CO_2-Bindungskurve nur sehr wenig. Meist fällt der p_aCO_2 aufgrund der kompensatorischen Hyperventilation sogar ab. Klinisch gilt daher:

> Eine Hyperkapnie beruht nur sehr selten auf einem intrapulmonalen Rechts-links-Shunt.

Ursachen eines intrapulmonalen Rechts-links-Shunts
A. Funktioneller Rechts-links-Shunt:
- Atelektasen,
- ARDS,
- Pneumothorax,
- Hämatothorax,

2 Störungen des Belüftungs-Durchblutungs-Verhältnisses

- Pleuraerguß,
- Lungenödem,
- Pneumonie.

B. Anatomischer Rechts-links-Shunt:
- normaler Shunt über bronchiale, pleurale und thebesische Venen,
- pathologischer Shunt über arteriovenöse Fistel,
- intrakardialer Shunt.

2.2 Gesteigerte alveoläre Totraumventilation

Werden Alveolen nicht mehr durchblutet, aber weiter belüftet ($\dot{V}_A/\dot{Q} = \infty$), so findet im betroffenen Bereich (= physiologischer Totraum) kein Gasaustausch statt (Abb. 5.3): Der arterielle pCO_2 steigt an, der arterielle pO_2 bleibt aber unverändert, weil die Oxygenierung kompensatorisch über die nichtbetroffenen Alveolareinheiten erfolgt. Allerdings führt eine vermehrte alveoläre Totraumventilation nur selten zu einer respiratorischen Insuffizienz bzw. Hyperkapnie, denn gewöhnlich wird das Atemminutenvolumen kompensatorisch gesteigert und hierdurch die CO_2-Elimination aufrechterhalten.

Eine Zunahme des arterioendexspiratorischen pCO_2-Gradienten um mehr als 15 mm Hg (2 kPa) weist auf eine gesteigerte alveoläre Totraumventilation hin.

Eine gesteigerte alveoläre Totraumventilation findet sich v. a. bei der Lungenembolie, weiterhin bei pulmonaler Hypotension.

2.3 Ventilatorische Verteilungsstörungen

Schon beim Gesunden ist die Atemluft während der Inspiration nicht gleichmäßig auf alle Alveolen verteilt, auch entleeren sich die einzelnen Alveolarabschnitte während der Exspiration nicht mit gleicher Geschwindigkeit. Nimmt regional der Atemwegswiderstand (Resistance) zu oder die Dehnbarkeit der Lunge (Compliance) ab, so treten Verteilungsstörungen der Ventilation auf, die sich ungünstig auf den O_2-Austausch in der Lunge auswirken und eine Hypoxämie hervorrufen.

① Alveoläre Hypoventilation

Hypoxie, ↓ p_aO_2
Hyperkapnie, ↑ p_aCO_2

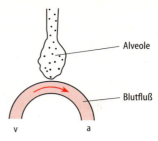

② Venöse Beimischung
(Rechts - links - Shunt)

Hypoxie ↓ p_aO_2

③ Ventilations- / Perfusions- Ungleichgewicht
(Störungen von $\dot V / \dot Q$)

Hypoxie ↓ p_aO_2

A = zu niedrige $\dot V$
    zu hohe $\dot Q$

B = zu hohe $\dot V$
    zu niedrige $\dot Q$

ausgeprägtes $\dot V / \dot Q$ -
Ungleichgewicht

Hyperkapnie

↑ p_aCO_2

③a Diffusionsstörung
Verdickung der Membran

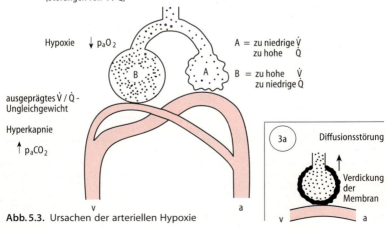

Abb. 5.3. Ursachen der arteriellen Hypoxie

Bei einem Anstieg des Atemwegswiderstands, z. B. durch obstruktive Lungenerkrankungen, treten regional sog. langsame Kompartimente mit großer atemmechanischer Zeitkonstante auf, die verzögert und meist unvollständig belüftet werden (Abb. 5.4). Bei einer Abnahme der Compliance, z. B. durch restriktive Lungenerkrankungen, entwickeln sich schnelle Kompartimente mit kurzer atemmechanischer Zeitkonstante. Sie wer-

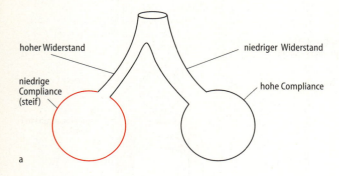

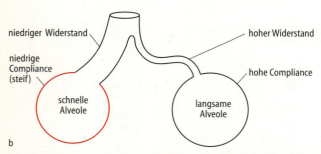

Abb. 5.4 a, b. Bedingungen, unter denen statische und dynamische Compliance differieren; **a** idealisierter Zustand, bei dem das reziproke Verhältnis von Resistance und Compliance dazu führt, daß der Gasstrom bevorzugt zu den am besten dehnbaren Regionen geleitet wird, unabhängig von der Inflationsgeschwindigkeit. Statische und dynamische Compliance sind gleich groß; **b** typischer Zustand bei vielen Patienten mit respiratorischer Insuffizienz: Die Alveolen können in schnelle und langsame Gruppen unterteilt werden. Die direkte Beziehung zwischen Compliance und Resistance bewirkt, daß das Gas bei rascher Inflation bevorzugt zu den steifen Alveolen geleitet wird. Eine endinspiratorische Pause ermöglicht dann die Umverteilung von den schnellen zu den langsamen Alveolen. (Mod. nach Nunn 1993)

den schnell ventiliert, können aber nur kleine Volumina aufnehmen. Klinisch sind v.a. die obstruktiven ventilatorischen Verteilungsstörungen von Bedeutung.

Auswirkungen. Eine ventilatorische Verteilungsstörung beeinträchtigt die Oxygenierung und führt zur Hypoxie (Abb. 5.5), es sei denn, andere Bezirke werden kompensatorisch hyperventiliert oder die Durchblutung der ungenügend ventilierten Bezirke entsprechend gedrosselt. Eine Hyperkapnie tritt nicht in jedem Fall auf. Die Oxygenierungsstörung kann durch Erhöhung der inspiratorischen O_2-Konzentration bzw. des pO_2 im betroffenen Alveolargebiet kompensiert werden.

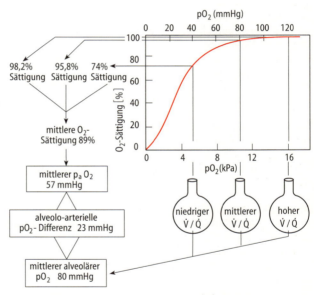

Abb. 5.5. Alveoloarterielle pO_2-Differenz durch Streuung von $\dot{V}/\dot{Q}$-Verhältnissen, die zu pO_2-Werten entlang der oberen Krümmung der O_2-Bindungskurve führen. Das Diagramm zeigt die Auswirkungen von 3 Alveolargruppen mit pO_2-Werten von 40, 80 und 120 mm Hg. Bei Vernachlässigung der Auswirkungen unterschiedlicher Gasvolumina und Perfusionsgrößen in den 3 Gruppen beträgt der mittlere pO_2 57 mm Hg. Aufgrund der Krümmung der Bindungskurve sind die O_2-Sättigungen des Blutes aus den 3 Alveolargruppen nicht proportional ihrem pO_2; die mittlere O_2-Sättigung beträgt 89%, der pO_2 demnach 57 mm Hg, die alveoloarterielle pO_2-Differenz 23 mm Hg. (Mod. nach Nunn 1993)

3 Diffusionsstörungen

Diffusionsstörungen der Atemgase im eigentlichen Sinn beruhen auf einer Verlängerung der Diffusionsstrecke zwischen Alveolen und Erythrozyten. Betroffen ist praktisch nur der Sauerstoff bzw. die Oxygenierung, während die Diffusion von Kohlendioxid selbst bei schweren Schädigungen der Lunge nicht beeinträchtigt wird. Diffusionsstörungen können durch folgende Veränderungen entstehen:
- Verdickung der Alveolarwand,
- Verdickung der Kapillarwand,
- Verlängerung der Strecke zwischen beiden Membranen.

Störungen der Diffusion führen zur Abnahme der Diffusionskapazität. Zu den Diffusionsstörungen im erweiterten Sinn werden häufig auch andere Mechanismen gerechnet, die mit einer Einschränkung der Diffusionskapazität einhergehen:
- Verkleinerung der Diffusionsfläche durch Abnahme des Alveolarraums oder der Kapillaren,
- Verkürzung der kapillären Transitzeit bzw. Kontaktzeit,
- Veränderungen des Lungenkapillarblutes.

Nicht alle diese Mechanismen haben etwas mit der Diffusion selbst zu tun. Auch ist fraglich, ob eine echte Diffusionsbehinderung durch Verdickung der alveolokapillären Membranen den Transport von Sauerstoff aus den Alveolen in das Kapillarblut klinisch wesentlich behindert.

Alveolokapillärer Block. Bei zahlreichen Erkrankungen der Lunge sind die alveolokapillären Membranen verdickt (Abb. 5.3), so z.B. bei chronischer Stauungslunge, interstitieller Lungenfibrose, Sklerodermie und Kollagenosen, Alveolitiden, Alveolarzellkarzinom. Oft sind allerdings nur die inaktiven, nicht am Gasaustausch beteiligten Anteile der Membranen betroffen.

> Wurde in der Vergangenheit die kritische Verlängerung der Diffusionsstrecke, also der alveolokapilläre Block im eigentlichen Sinne, häufiger als Ursache einer Hypoxämie angesehen, so gilt heutzutage dieses Konzept im wesentlichen als überholt. Fast immer lassen sich andere Ursachen der Hypoxie, v. a. Störungen der Belüftung und/oder Durchblutung (Shunt) der Lunge, feststellen.

Verminderung der Diffusionsfläche. Ist die Gasaustauschfläche verkleinert, so nimmt auch die Diffusionskapazität ab, z. B. nach Pneumektomie oder bei Lungenemphysem. Der Diffusionsvorgang selbst ist dabei nicht beeinträchtigt. Auch beim Lungenödem beruht die Störung des Gasaustausches auf einem erhöhten intrapulmonalen Shunt, nicht auf der Verlängerung der Diffusionsstrecke durch das Ödem in den Alveolen oder im Interstitium.

Verkürzung der Kontaktzeit. Die mittlere Transitzeit des Blutes in den Lungenkapillaren beträgt in Ruhe ca. 0,8 s (s. Kap. 2), die Zeit für die Angleichung der Partialdrücke von Sauerstoff und Kohlendioxid 0,25 s. Beim Verlust von Lungenkapillaren wird, bei unverändertem Herzzeitvolumen, die Kontaktzeit des Blutes verkürzt; beim Anstieg des HZV nimmt die Transitzeit weiter ab. Diese Effekte wirken sich besonders bei interstitiellen Lungenkrankheiten (Lungenfibrosen) oder beim Lungenemphysem aus: Die O_2-Diffusionskapazität und das kapilläre Blutvolumen können nicht in gleichem Maße gesteigert werden wie beim Lungengesunden. Unter körperlicher Belastung mit Anstieg des Herzzeitvolumens und Verkürzung der Kontaktzeit kann wegen der Diffusionsbehinderung der arterielle pO_2 abfallen und eine Hypoxie auftreten.

Chronische Stauungslunge. Bei Mitralklappenfehlern oder chronischer Linksherzinsuffizienz steigt der Druck im Pulmonalkreislauf an. Die kapillären Basalmembranen sind verdickt, auch nehmen die Alveolarwandzellen an Größe zu, und die Diffusionsstrecke ist verlängert.

3.1 Klinische Bedeutung der Diffusionsstörungen

Merke: Eine echte Diffusionsstörung beeinträchtigt nur selten oder nie den Transport von Sauerstoff aus den Alveolen in die Lungenkapillaren.

Fast immer liegen der Hypoxie andere Ursachen zugrunde, z. B. ventilatorische Verteilungsstörungen oder intrapulmonaler Shunt. In der Intensivmedizin spielen Diffusionsstörungen nach heutigem Kenntnisstand keine wesentliche Rolle.

4 Veränderungen der funktionellen Residualkapazität

Die funktionelle Residualkapazität (FRC) ist das Ruhevolumen der Lunge am Ende einer normalen Exspiration (s. Kap. 2), die Summe aus Residualvolumen und exspiratorischem Reservevolumen. Sie wirkt als Puffer gegen stärkere Schwankungen der alveolären und arteriellen O_2- und CO_2-Partialdrücke während des Atemzyklus. Ihre klinische Bedeutung ergibt sich v. a. aus ihrer Beziehung zum Verschlußvolumen (Closing Volume, CV) und zur Verschlußkapazität (Closing Capacity, CC).

4.1 Closing Volume und Closing Capacity

Die kleinen Atemwege haben die Tendenz, während der Exspiration zu kollabieren, v. a. in den abhängigen Lungenpartien. Das closing volume der Lunge ist das Volumen, bei dem die kleinen Atemwege kollabieren, die closing capacity die Summe aus Verschlußvolumen und Residualvolumen (CC = CV + V). Wenn die FRC sich der CC nähert oder sogar kleiner wird als die CC, beginnen die kleinen Atemwege zu kollabieren (Abb. 5.6).

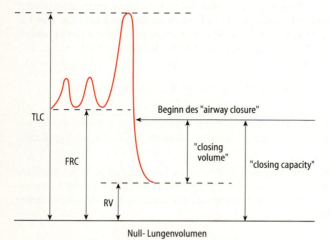

Abb. 5.6. Beziehung zwischen „closing volume" und „closing capacity" bei einem jungen Erwachsenen mit einer „closing capacity" unterhalb der funktionellen Residualkapazität (FRC). *TLC* totale Lungenkapazität, *RV* Residualvolumen. (Mod. nach Nunn 1993)

Die zugehörigen Alveolen werden nicht mehr ventiliert, und es entstehen Atelektasen mit einer Shuntdurchblutung.

Recruitment. Die während der Exspiration kollabierten distalen Atemwege werden mit zunehmender Inspiration wieder eröffnet und die zuvor von der Ventilation abgeschnittenen Alveolen rekrutiert.

4.2 Einfluß der FRC auf die Compliance der Lunge

Die Volumendehnbarkeit der Lunge wird ebenfalls durch die FRC beeinflußt. Bei erhöhter und erniedrigter FRC führt die gleiche Volumenänderung zu größeren Veränderungen des Drucks: Zu- und Abnahme der FRC vermindern die Compliance. Nach dem Laplace-Gesetz ($p = 2\,T/r$) ist der dehnende Druck umgekehrt proportional dem Radius der Alveolen und direkt proportional der Wandspannung, die wiederum von der Aktivität des Surfactants bestimmt wird.

4.3 FRC und pulmonaler Gefäßwiderstand

Auch der pulmonale Gefäßwiderstand wird durch Änderungen der FRC beeinflußt: Bei erhöhter FRC werden die Alveolen überdehnt und der interstitielle Raum einschließlich der Lungenkapillaren einer ansteigenden Spannung ausgesetzt. Die Lungenkapillaren werden komprimiert, und der Widerstand steigt an. Fällt die FRC hingegen ab, so entstehen Atelektasen mit hypoxischer pulmonaler Vasokonstriktion.

4.4 Wodurch nimmt die FRC ab?

Merke: Die Abnahme der FRC gehört zu den häufigsten pulmonalen Störungen beim Intensivpatienten.

Die wichtigsten Ursachen für die Abnahme der FRC sind:
- Alveolarkollaps,
- Atelektasen,
- Pneumonitis und Zunahme des Lungenwassers.

In Narkose ist die FRC vermindert, selbst bei Lungengesunden: In Rückenlage wird das Zwerchfell des relaxierten, intubierten und beatmeten

Patienten nach kranial verschoben. Das Blut strömt vermehrt zu den abhängigen Lungenpartien; dort tritt ein Kollaps der kleinen Atemwege mit Zunahme der Shuntdurchblutung auf.

Auch die Hypoxie in den ersten Tagen nach Oberbaucheingriffen beruht auf einer Abnahme der FRC und Alveolenkollaps durch das nach kranial gedrängte Zwerchfell. Weiterhin findet sich eine erhebliche Abnahme der FRC bei der akuten respiratorischen Insuffizienz, bedingt durch Alveolarkollaps und Atelektasen. Hierdurch wird die Shuntdurchblutung gesteigert, und es entwickelt sich eine Hypoxie.

4.5 Zunahme der FRC

Bei COPD und Asthma ist die FRC typischerweise erhöht: Durch den bei diesen Erkrankungen erhöhten Atemwegswiderstand tritt ein „air trapping" mit Überdehnung der Alveolen auf. Hierdurch werden die interstitiellen Gefäße komprimiert und das Blut in andere Lungenregionen umgeleitet. Die alveoläre Totraumventilation nimmt zu. Die Compliance ist vermindert, der pulmonale Gefäßwiderstand erhöht, die Atemarbeit gesteigert.

4.6 Behandlung der erniedrigten FRC

Eine erniedrigte FRC muß normalisiert werden, um den pulmonalen Gasaustausch zu verbessern. Zu den wichtigsten symptomatischen Maßnahmen gehören:
- PEEP beim beatmeten Patienten,
- CPAP beim Patienten mit erhaltener Spontanatmung.

5 Lungendehnbarkeit (Compliance)

Die Compliance (C) bezeichnet die Volumendehnbarkeit der Lunge ($C = V/p$). Sie hängt nicht nur von der Dehnbarkeit des Lungengewebes ab, sondern auch vom Lungenvolumen (s. Kap. 2). Je kleiner das Ausgangsvolumen, von dem aus die Lunge gedehnt wird, desto geringer ist die Compliance. Die Compliance der Neugeborenenlunge ist daher ca. 30mal geringer als die des Erwachsenen. Im höheren Lebensalter nimmt die Compliance hingegen zu.

Pathologische Veränderungen des Lungenparenchyms oder Störungen der Surfactantfunktion setzen die Dehnbarkeit der Lunge herab.

> **Wichtige Ursachen für eine Abnahme der Compliance sind:**
> - ARDS,
> - Pneumonien,
> - Lungenfibrosen,
> - Lungenödem,
> - Aspiration,
> - Zwerchfellhochstand,
> - Pneumothorax, Hämatothorax, Pleuraerguß.

5.1 Auswirkungen einer verminderten Compliance

Ist die Dehnbarkeit der Lunge vermindert, so muß die Atemarbeit gesteigert werden, um eine ausreichende alveoläre Ventilation aufrechtzuerhalten. Hierdurch kann es zur Dyspnoe, aber auch zur Ermüdung der Atemmuskulatur bis hin zum Versagen kommen.

Oft ist bei Erkrankungen die Compliance nicht in allen Lungenabschnitten in gleicher Weise vermindert; dann bestehen am Ende der Inspiration in verschiedenen Lungenabschnitten unterschiedliche Partialdrücke der Atemgase mit Störungen des Belüftungs-Durchblutungs-Verhältnisses.

Klinisch ist die verminderte Compliance häufig am Atemtyp erkennbar:

> Patienten mit erniedrigter Compliance atmen flach und schnell, denn tiefe Atemzüge erfordern mehr Atemarbeit.

6 Atemwegswiderstand (Resistance)

Die Resistance bezeichnet den Strömungswiderstand in den Atemwegen (s. Kap. 2). Sie ergibt sich aus der Druckdifferenz pro Gasfluß: $R = p/V$. Bei folgenden Erkrankungen ist der Atemwegswiderstand erhöht:
- Asthmaanfall,
- COPD,
- funktionelle Stenose der Atemwege, z. B. durch Endotrachealtubus, Trachealkanüle.

6.1 Auswirkungen eines erhöhten Atemwegswiderstands

Die normale (passive) Exspiration erfolgt innerhalb von 3 s. Ist der Atemwegswiderstand erhöht, und kann deswegen die Ausatmung nicht innerhalb von 3 s erfolgen, so bleibt ein Teil des eingeatmeten Volumens in der Lunge zurück, und die funktionelle Residualkapazität nimmt zu. Um eine ausreichende alveoläre Ventilation aufrechtzuerhalten, muß der Patient aktiv ausatmen. Hierdurch wird die Druckdifferenz für die Exspiration erhöht. Außerdem nehmen mit der Zunahme der FRC auch die elastischen Kräfte der Lunge am Ende der Inspiration zu und damit auch der Druck für die Exspiration.

Patienten mit Atemwegsobstruktion atmen meist langsam, denn bei hoher Atemstromgeschwindigkeit nimmt der Widerstand zu.

7 Ermüdung der Atemmuskulatur, „respiratory muscle fatigue"

Normalerweise arbeitet die Atemmuskulatur „automatisch" und dauerhaft, ohne jemals zu ermüden, allerdings nur, solange in Ruhe 15 %, bei intermittierender Belastung 40–45 % ihrer Maximalkraft nicht überschritten werden.

Wie bei anderen Muskeln hängt die Kraft der Atemmuskulatur u. a. von ihrer mechanischen Vordehnung ab. Für die Inspiration liegt das Optimum der Vordehnung im Bereich der FRC; mit zunehmendem Lungenvolumen nimmt dagegen die Faserlänge ab, und die erreichbare Kraft wird geringer. Am geringsten ist sie in Nähe der totalen Lungenkapazität (TLC). Umgekehrt entfaltet die Exspirationsmuskulatur ihre maximale Kraft im Bereich der TLC, während im Bereich der FRC die Kraftentfaltung am geringsten ist. Klinisch ist folgendes wichtig:

Eine Verschiebung der Atemmittellage in Richtung TLC vermindert progredient die Kraft der Inspirationsmuskulatur. Ist zusätzlich der Atemwegswiderstand erhöht, so kann eine Ermüdung der Atemmuskulatur auftreten.

Bei Patienten mit chronisch-obstruktiven Lungenerkrankungen ist die inspiratorische Atemarbeit erhöht und gleichzeitig die Funktion des

Zwerchfells eingeschränkt. Die Ermüdung der Atemmuskulatur spielt eine wesentliche Rolle bei der Entwicklung einer respiratorischen Insuffizienz mit Hyperkapnie, d.h. eines akuten Pumpversagens.

Folgende Faktoren können bei diesen Patienten zur Ermüdung der Atemmuskulatur führen:
- Ventilationsstörungen,
- Überblähung der Lunge,
- ungenügende Energiezufuhr an die Atemmuskulatur.

7.1 Erhöhung der inspiratorischen Atemarbeit durch Ventilationsstörungen

Bei Patienten mit chronisch-obstruktiven Lungenerkrankungen ist die Atemarbeit, abhängig vom Grad der bronchialen Obstruktion, bereits in Ruhe um das 1,3- bis 1,7fache erhöht. Bei akuter Exazerbation kann sie noch weiter zunehmen. Ursache der erhöhten Atemarbeit sind v.a. folgende Faktoren:
- erhöhte Strömungswiderstände,
- verkürzte Inspirationszeit,
- Bildung von Blähluft.

7.2 Einschränkung der Zwerchfellfunktion durch Überblähung der Lunge

Ein erhöhtes Lungenvolumen geht mit einer Abflachung des Zwerchfells einher; hierdurch werden die Muskelfasern verkürzt und damit, wie oben erläutert, ihre Kraftentfaltung eingeschränkt. Außerdem nimmt der Radius des Zwerchfells zu und hierdurch der transdiaphragmale Druck ab. Zusätzlich können die an den Rippen ansetzenden Muskelfasern des Zwerchfells die unteren Rippen nicht mehr anheben und daher den unteren Thoraxraum nicht mehr erweitern.

Von wesentlicher Bedeutung für eine Ermüdung ist die Verkürzung der Muskelfasern des Zwerchfells. Hierdurch wird die Maximalkraft eingeschränkt, so daß sich bei zunehmender Atemarbeit rasch eine Ermüdung einstellen kann.

7.3 Vermindertes Energieangebot

Wie jede Muskulatur ist auch die Atemmuskulatur auf ein ausreichendes O_2- bzw. Energieangebot angewiesen, um die für die Ventilation erforderliche Atemarbeit zu leisten. Überschreitet der Energiebedarf das Angebot, so tritt eine metabolisch bedingte Ermüdung der Atemmuskulatur ein. Klinisch ist folgendes wichtig:

> Verminderter O_2-Gehalt des arteriellen Blutes und erniedrigtes Herzzeitvolumen setzen die Ermüdungsschwelle der Atemmuskulatur herab, besonders bei Patienten mit Hyperkapnie.

8 Erhöhtes Lungenwasser

Veränderungen der transkapillären Druckgradienten oder der Kapillarpermeabilität können zu einer Zunahme des Lungenwassers führen. Normalerweise ist die alveoläre Epithelmembran relativ dicht, das kapilläre Endothel hingegen für Wasser und kleine wasserlösliche Moleküle durchlässig. Der transmembranöse Flüssigkeitstransport (Q_f) ergibt sich nach der Starling-Gleichung aus den verschiedenen Druckgradienten und der Membranpermeabilität:

$$Q_f = k \cdot (\delta \cdot p_{hydro}) - \delta \cdot (d \cdot p_{onko})$$

p_{hydro} Differenz zwischen hydrostatischem Druck in den Kapillaren und im Gewebe,
p_{onko} Differenz zwischen kolloidosmotischem Druck in den Kapillaren und im Gewebe,
δ Reflektionskoeffizient (Membranpermeabilität).

Normalerweise strömt ständig Flüssigkeit aus den Kapillaren in das Interstitium, die durch die pulmonale Lymphdrainage wieder abtransportiert wird. Bei ungenügender Ableitung oder Überschreiten der Drainagekapazität sammelt sich Flüssigkeit im Interstitium an, und es entsteht ein interstitielles Lungenödem.

Hochdrucködem. Diese Form des Ödems entsteht durch einen Anstieg des hydrostatischen Drucks im Gefäßsystem. Durch den erhöhten Druck wird die Flüssigkeit aus dem Gefäßsystem in das Interstitium gepreßt. Wichtigste Ursachen für ein Hochdrucködem sind:
- Hypervolämie,
- Linksherzinsuffizienz,

- Lungenödem in großer Höhe,
- Lungenödem durch Atemwegsobstruktion.

Permeabilitätsödem. Dieser Ödemform liegt eine Schädigung der Kapillarmembran zugrunde. Hierdurch nimmt die Permeabilität zu, so daß selbst bei normalem hydrostatischem Druck in den Kapillaren Flüssigkeit durch die Membran austreten und sich im Interstitium ansammeln kann, sobald die pulmonale Drainagekapazität überschritten ist. Zu den häufigen Ursachen eines Permeabilitätsödems gehören:
- Inhalation von Toxinen,
- Aspiration von Magensäure,
- Pneumonitis,
- allergische Reaktionen,
- Schock, Sepsis,
- humorale Mediatoren,
- Pankreatitis,
- Heroin.

Durch die interstitielle Ansammlung von Flüssigkeit wird die Lunge steifer. Gelangt die Flüssigkeit in die Alveolen, so wird der pulmonale Gasaustausch beeinträchtigt, jedoch nicht durch Störungen der Diffusion, sondern durch eine Zunahme der Shuntdurchblutung. Wegen der entstehenden Dystelektasen nimmt die Steifigkeit der Lunge weiter zu.

9 Störungen des Lungenkreislaufs

Zu den wichtigsten Störungen des Lungenkreislaufs gehören das akute und chronische Cor pulmonale. Das Cor pulmonale ist eine Kombination aus Hypertrophie und Dilatation des rechten Ventrikels, hervorgerufen durch eine pulmonale Hypertonie. Zahlreiche unterschiedliche Krankheiten können zum Cor pulmonale führen.

9.1 Lungenembolie und akutes Cor pulmonale

Häufigste Ursache eines akuten Cor pulmonale ist die Lungenembolie. Meist handelt es sich um eine Thromboembolie aus Thrombozyten und Fibrin, gelegentlich um septische Thromben von Herzklappen, aus dem Beckenbereich oder von infizierten zentralen Venenkathetern. Weitere Ursachen sind Fettembolien nach Frakturen langer Röhrenknochen, Fruchtwasserembolien vor und während der Geburt sowie die Luftembolie während neurochirurgischer oder anderer Eingriffe, bei denen sich die Herzebene unterhalb des Operationsgebietes befindet.

Risikofaktoren der Lungenembolie sind:
- längere Bettlägerigkeit,
- Herzinsuffizienz,
- Diabetes mellitus,
- maligne Erkrankungen,
- Schwangerschaft,
- ausgedehnte Tumorchirurgie im Bereich des Abdomens oder Beckens,
- orthopädisch-chirurgische Eingriffe an der unteren Extremität.

9.1.1 Pathogenese

Die Thromben werden in den Lungenkreislauf eingeschwemmt und verlegen dort einen Teil des pulmonalen Gefäßgebiets. Allerdings hängen die nachfolgenden pathophysiologischen Abläufe nur in geringem Maße direkt vom Ausmaß der Verminderung des Gefäßquerschnitts ab, zumal erst eine Abnahme der kapillären Querschnittsfläche von mehr als 50 % zum Anstieg des pulmonalarteriellen Drucks führt.

9.1.2 Pulmonaler Gasaustausch

Die Lungenembolie führt zur Freisetzung neurohumoraler Substanzen, v. a. von Serotonin und Thromboxan, die eine pulmonale Vasokonstriktion und einen Bronchospasmus auslösen können. Weiterhin wird der Surfactant vermindert, und es kommt zum Alveolarkollaps mit Mikroatelektasen. Hierdurch nimmt die Gasaustauschfläche ab, und es entsteht ein intrapulmonaler Shunt. Neben der Shuntdurchblutung treten Störungen des Belüftungs-Durchblutungs-Verhältnisses auf, es entwickelt sich eine Hypoxie, und durch Stimulation pulmonaler Barorezeptoren kommt es zur Hyperventilation mit Hypokapnie.

Arterielle Blutgase. Als typisch gilt die Kombination von Hypoxie und Hypokapnie. Häufig finden sich aber normale Blutgase. Ein starker Abfall des p_aO_2 ist in der Regel nur bei massiven oder fulminanten Lungenembolien zu erwarten. Die arterielle Hypoxie entsteht durch Störungen von $\dot{V}_A/\dot{Q}$ und durch funktionellen intrapulmonalen Rechts-links-Shunt, bei offenem Foramen ovale auch durch direkten anatomischen Shunt. Bei Fremdkörperembolien werden keine vasoaktiven Substanzen freigesetzt, so daß seltener mit Hypoxien zu rechnen ist.

9.1.3 Hämodynamik

Werden mehr als 60–65% der pulmonalen Strombahn durch den Embolus verlegt, so tritt ein akutes Cor pulmonale mit Schock auf. Demgegenüber verlaufen Embolien mit geringergradigen Einengungen meist weniger dramatisch, besonders wenn es sich um rezidivierende Embolisierungen handelt.

Bei akuter Embolie nimmt der Lungengefäßwiderstand zu; das Herzzeitvolumen und der rechtsventrikuläre systolische Druck steigen kompensatorisch an. Überschreitet der Druck im rechten Ventrikel 50–60 mm Hg, so entwickelt sich akut eine Dilatation des rechten Ventrikels mit Anstieg des Füllungsdrucks. Schließlich kommt es unter der Dilatation zum Herzversagen mit Abfall des Herzzeitvolumens und des arteriellen Blutdrucks.

9.2 Chronisches Cor pulmonale

Das chronische Cor pulmonale ist gekennzeichnet durch Hypertrophie und Dilatation des rechten Ventrikels. Ursache ist eine chronische Lungenerkrankung mit pulmonaler Hypertonie. Das chronische Cor pulmonale ist somit eine *sekundäre* Herzerkrankung. Bei 10–30% aller Patienten mit Herzinsuffizienz besteht ein chronisches Cor pulmonale.

Die pulmonale Hypertonie entsteht v. a. durch alveoläre Hypoxie, die zur hypoxischen pulmonalen Vasokonstriktion führt. Eine Abnahme des Gefäßquerschnitts der Lunge scheint nur dann von Bedeutung zu sein, wenn sie extreme Ausmaße angenommen hat.

Literatur

Erdmann E, Riecker G (Hrsg) (1996) Klinische Kardiologie, 4. Aufl. Springer, Berlin Heidelberg New York Tokio
Kilian J, Benzer H, Ahnefeld FW (1994) Grundzüge der Beatmung, 4. Aufl. Springer, Berlin Heidelberg New York Tokio
Nunn JF (1993) Nunn's applied respiratory physiology, 4th edn. Buttwerworth-Heinemann, Oxford
Ulmer WT, Reichel G, Nolte D, Islam MS (1991) Die Lungenfunktion. Physiologie und Pathophysiologie, Methodik, 5. Aufl. Thieme, Stuttgart

6 Endotracheale Intubation

ÜBERSICHT

1	**Anatomische Grundlagen**	185
1.1	Nase	186
1.2	Mundhöhle und Unterkiefer	186
1.3	Pharynx	187
1.4	Larynx	188
1.4.1	Knorpel des Kehlkopfs	188
1.4.2	Glottis	191
1.4.3	Innervation des Kehlkopfs	191
1.4.4	Funktionen des Kehlkopfs	192
1.5	Larynx von Kindern	192
1.6	Trachea	193
2	**Ausrüstung und Zubehör**	194
2.1	Laryngoskope	194
2.1.1	Laryngoskope mit gebogenem Spatel	195
2.1.2	Gerader Spatel	197
2.1.3	Wahl des Spatels	198
2.2	Endotrachealtuben	198
2.2.1	Tubusmaterial	198
2.2.2	Blockmanschetten	199
2.2.3	Tubusgrößen	201
2.2.4	Tubusarten	203
2.2.5	Führungsstäbe	205
2.2.6	Intubationszangen	205
2.2.7	Absauggerät	206
3	**Praxis der endotrachealen Intubation**	207
3.1	Einschätzung der oberen Atemwege	208
3.1.1	Vorgeschichte	208

3.1.2	Klinische Untersuchung	208
3.1.3	Wann muß mit Intubationsschwierigkeiten gerechnet werden?	209
3.2	Pharmaka für die endotracheale Intubation	212
3.2.1	Lokalanästhetika	212
3.2.2	Sedativhypnotika, Opioide, intravenöse Anästhetika	213
3.2.3	Muskelrelaxanzien	215
3.3	Intubation im Wachzustand oder in Allgemeinnarkose?	216
3.3.1	Intubation in Allgemeinanästhesie	216
3.3.2	Intubation des wachen Patienten	216
3.4	Orale Intubation	217
3.4.1	Lagerung des Kopfes	218
3.4.2	Vorgehen bei der Intubation	219
3.4.3	Orale blinde Intubation	222
3.4.4	Orale fiberoptische Intubation	222
3.5	Nasotracheale Intubation	223
3.5.1	Nasale Intubation unter Sicht	224
3.5.2	Nasale blinde Intubation	226
3.5.3	Nasale fiberoptische Intubation	227
3.6	Tubuspflege	228
3.6.1	Fixierung des Tubus	229
3.6.2	Pflege von Mund, Nase und Rachen	229
3.6.3	Sicherung der Tubusdurchgängigkeit	229
3.6.4	Kontrolle der Tubuslage und des Cuffdrucks	230
3.6.5	Endotracheales Absaugen	230
3.6.6	Tubuswechsel	231
4	**Komplikationen der endotrachealen Intubation**	**232**
4.1	Prädisponierende Faktoren	232
4.2	Klassifizierung der Komplikationen	233
4.3	Komplikationen während der Intubation	234
4.3.1	Traumatische mechanische Schädigungen	234
4.3.2	Intubation des Ösophagus	236
4.3.3	Intubation eines Hauptbronchus	238
4.3.4	Kardiovaskuläre Reaktionen	238

4.4	Komplikationen bei liegendem Tubus	239
4.4.1	Obstruktion des Tubus	239
4.4.2	Traumatische mechanische Schädigungen	240
4.4.3	Infektionen	241
4.4.4	Pulmonale Aspiration	242
4.5	Komplikationen bei der Extubation	242
4.6	Spätkomplikationen	244
4.6.1	Larynxstenose	244
4.6.2	Trachealstenose	244
	Literatur	245

> **Translaryngeale endotracheale Intubation** = Einführen eines Tubus über Nase oder Mund durch den Kehlkopf in die Trachea.

Die endotracheale Intubation und die Tracheotomie gehören zu den wesentlichen Bestandteilen der Atemtherapie beim Intensivpatienten: Ohne künstlichen Atemweg – Tubus oder Trachealkanüle – ist eine differenzierte maschinelle Beatmung nicht möglich, ebensowenig die Zufuhr hoher O_2-Konzentrationen unter Spontanatmung. Und nicht selten ist die physikalische Atemtherapie erst dann erfolgreich, wenn das mobilisierte Sekret bei Patienten mit ungenügender Hustenfunktion wiederholt über einen Tubus oder eine Trachealkanüle abgesaugt wird. Bei einer kleinen Gruppe von Patienten mit aufgehobenen oder abgeschwächten Atemwegsreflexen dienen Tubus oder Kanüle schließlich dem Schutz der Atemwege vor Aspiration oder Verlegung.

> **Hauptindikationen für die Intubation:**
> - maschinelle Beatmung,
> - Zufuhr hoher O_2-Konzentrationen,
> - Absaugen von Bronchialsekreten,
> - Schutz der Atemwege und der Lunge vor Aspiration,
> - Sicherung der Atemwege vor Verlegung.

Die endotracheale Intubation gehört zu den Standardverfahren der Atemtherapie. Sie kann oral oder nasal erfolgen. Beim Intensivpatienten wird die nasale Intubation bevorzugt: Der nasale Tubus ist leichter zu fixieren, wird vom Patienten besser toleriert und ermöglicht zudem eine gründlichere Mundpflege. In Notfallsituationen hingegen wird – mit wenigen Ausnahmen – primär oral intubiert: Die orale Intubation ist einfacher und schneller durchzuführen, die Verletzungsgefahr mit Blutungen und Behinderung der Sicht wesentlich geringer. Bei entsprechender Indikation ist jedoch auch die orale Intubation über mehrere Tage möglich. Bei länger dauernder Beatmungstherapie schließlich bevorzugen zahlreiche Intensivmediziner eine Tracheotomie.

1 Anatomische Grundlagen

Voraussetzung für das richtige Vorgehen bei der endotrachealen Intubation sind Grundkenntnisse der Anatomie des oberen Respirators (Abb. 6.1).

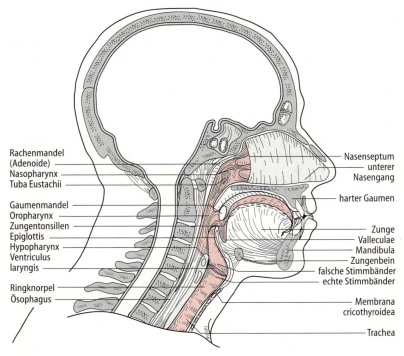

Abb. 6.1. Anatomie des oberen Respirationstrakts

1.1 Nase

Die Nasenhöhle wird durch das Nasenseptum in 2 Hälften geteilt. Das Septum besteht aus Knorpel und Knochen und ist von Schleimhaut überzogen. Normalerweise sollte sich das Septum in der Mittellinie befinden, jedoch besteht häufig eine seitliche Deviation, die das Einführen eines Tubus durch die Nase erschweren oder verhindern kann.

Septumdeviationen müssen bei der nasalen Intubation sorgfältig beachtet werden. Vor der Intubation sollte möglichst die Durchgängigkeit jedes Nasenlochs überprüft und das größere bzw. vermutlich besser durchgängige ausgewählt werden.

Jede Nasenhälfte wird durch die seitlich entspringenden Konchen in einen oberen, mittleren und unteren Nasengang geteilt (Abb. 6.1); die Konchen sind an der Anfeuchtung und Erwärmung der Atemluft beteiligt und können bei der Intubation leicht verletzt werden. Unter jeder Koncha befindet sich eine Öffnung zu den Nasennebenhöhlen. Eine Verlegung dieser Öffnung kann zur Ansammlung von Sekreten mit Gefahr der Infektion führen.

Nach hinten öffnet sich jeder Nasengang in den Nasopharynx; der Nasenboden befindet sich in der gleichen Ebene wie die Nasenlöcher, daher muß ein Tubus oder Katheter durch die Nase direkt nach hinten, nicht nach oben geschoben werden.

Zu den wichtigsten Funktionen der Nase gehört, neben dem Riechvorgang, die Leitung der Atemgase sowie deren Anfeuchtung und Erwärmung. Entsprechend ist die Nasenschleimhaut reich mit Blutgefäßen versorgt, die bei der Intubation leicht verletzt werden und zu massiven, sichtbehindernden Blutungen führen können. Die Blutversorgung der Nasenhöhle erfolgt über hintere und vordere Äste der A. ophthalmica und Äste der Aa. maxillaris und facialis.

1.2 Mundhöhle und Unterkiefer

Mundhöhle. Die Mundhöhle wird außen von den Lippen und Wangen begrenzt, innen vom Gaumen und den Zähnen, oben vom weichen und harten Gaumen, unten von der mit der Zunge verbundenen Schleimhaut. Anomalitäten des Mundes können zu erheblichen Intubationsschwierigkeiten mit entsprechender Gefährdung des Patienten führen. Daher sollte der Mund vor jeder geplanten Intubation sorgfältig inspiziert werden.

Kiefergelenk. Im Kiefergelenk artikuliert der Unterkiefer beiderseits mit den temporalen Schädelknochen. Die Beweglichkeit im Kiefergelenk kann durch verschiedene angeborene oder erworbene Störungen so stark eingeschränkt sein, daß bei der oralen Intubation mit erheblichen Schwierigkeiten gerechnet werden muß. Gelegentlich ist es nicht möglich, einen Patienten auf konventionellem Weg, d. h. ohne fiberoptisches Instrument, zu intubieren.

Zunge. Die Zunge besteht aus Bündeln von Muskelfasern, die von Schleimhaut überzogen sind. Normalerweise ist die Zunge leicht beweglich und kann mit dem Laryngoskop auf die linke Seite verschoben werden, um die Sicht auf die Stimmritze zu verbessern. Wird die Zunge mit dem Laryngoskop gegen den Mundboden heruntergedrückt, so vergrößert sich die Mundhöhle, und die Intubation wird wesentlich erleichtert.

Zähne. Die Zähne sind für den Intubationsvorgang von besonderer Bedeutung, nicht nur, weil sie vom Ungeübten mit dem Laryngoskop leicht herausgebrochen werden, sondern weil sie bei Fehlstellungen auch die Intubation erheblich erschweren können. Gefährdet sind v. a. die oberen Schneidezähne, denn sie stecken nur mit einer Wurzel im Kiefer und können durch fehlerhaftes Hebeln mit dem Laryngoskop ab- oder herausgebrochen werden, besonders bei entsprechender Vorschädigung. Vorsicht ist geboten bei:
- Kindern mit Milchzähnen,
- älteren Patienten,
- schlechter Mundhygiene,
- Erkrankungen des Zahnfleisches,
- vorstehenden oberen Schneidezähnen.

1.3 Pharynx

Der Pharynx reicht von der Schädelbasis bis zum Ösophagusmund. Er besteht aus Nasopharynx, Oropharynx und Hypopharynx. Die Wände des Pharynx sind eher weich und dehnbar und können leicht durch Trauma oder Infektion anschwellen.

Nasopharynx. Der Nasopharynx reicht vom Rachendach bis zum Gaumensegel; sein Dach wird von der Schädelbasis gebildet. Am weichen Gaumen geht der Nasopharynx in den Oropharynx über. An Dach und Hinterwand des Nasopharynx befinden sich die Rachenmandeln, die bei Kindern nicht selten vergrößert sind und die Nasenatmung behindern.

Gelegentlich können vergrößerte Adenoide bei Kindern ein Intubationshindernis sein.

In die Seitenwände des Nasopharynx mündet die Tuba auditiva (Eustachi-Röhre), die den Nasopharynx mit dem Mittelohr verbindet und – wie die Eingänge in die Nasennebenhöhlen – durch den Tubus verlegt werden kann.

Oropharynx. Der Oropharynx erstreckt sich vom weichen Gaumen bis zur Epiglottis bzw. der Plica pharyngoepiglottica. Die vordere Wand wird vom Zungengrund gebildet. An den Seiten befinden sich die Gaumenmandeln; sie können bei Kindern so stark hypertrophieren, daß sie sich in der Mittellinie berühren und die Intubation erschweren. Unten und hinter den Gaumenmandeln liegt der hintere Teil der Zunge über dem Eingang zum Larynx. Dieser Teil der Zunge ist mit der Epiglottis über 3 Falten verbunden. Im Oropharynx kreuzen sich Atem- und Speiseweg.

Hypopharynx. Dieser Abschnitt erstreckt sich vom Rand der Epiglottis bis zum Eingang in den Kehlkopf und Ösophagus. Vorn liegen im Hypopharynx die Epiglottis, der Kehlkopfeingang und die mit Schleimhaut überzogenen Knorpel des Kehlkopfs. Zu beiden Seiten des Kehlkopfs verläuft im Hypopharynx der Recessus piriformis. Der Raum vor der Epiglottis wird als Vallecula bezeichnet; diese Fossa ist für die Intubation von besonderer Bedeutung, weil die Spitze des gebogenen Laryngoskopspatels hier eingeführt wird.

Unmittelbar hinter dem Hypopharynx befindet sich der 4.–6. Halswirbelkörper.

1.4 Larynx

Die Passage des Kehlkopfs ist der entscheidende, aber meist auch der schwierigste Teil bei der endotrachealen Intubation, denn die Standardintubation erfolgt unter Sicht auf die Stimmbänder mit kontrolliertem Vorschieben des Tubus in die Trachea. Hierfür muß die Stimmritze mit dem Laryngoskop eingestellt werden.

1.4.1 Knorpel des Kehlkopfs

Der Kehlkopf (Abb. 6.2) ist mit der Luftröhre verbunden und liegt gegenüber dem 4.–6. Halswirbelkörper. Das Skelett des Kehlkopfs wird durch

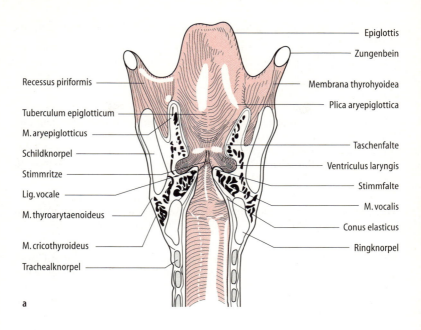

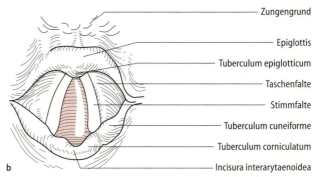

Abb. 6.2 a, b. Kehlkopf; **a** im Medianschnitt, **b** bei Laryngoskopie

1 Anatomische Grundlagen

verschiedene Knorpel gebildet, die teilweise von außen am Hals getastet werden können:
- Schildknorpel,
- Krikoidknorpel,
- Arytänoidknorpel,
- Epiglottis.

Schildknorpel (Cartilago thyroidea). Der Schildknorpel bildet den sog. Adamsapfel; er besteht aus 2 großen Knorpelplatten, die vorn miteinander verbunden, nach hinten dagegen offen sind. Kranial ist der Schildknorpel durch die Membrana thyrohyoidea am Zungenbein befestigt, kaudal durch die Membrana cricothyroidea mit dem Ringknorpel.

> Durch Punktion der Membrana cricothyroidea mit einer großlumigen Kanüle kann im Notfall rasch ein freier Luftweg geschaffen werden.

Ringknorpel (Cartilago cricoidea). Nach kaudal ist der Kehlkopf über den Ringknorpel mit der Trachea verbunden. Dieser Knorpel weist etwa die Form eines Siegelrings auf, mit einem engen vorderen und seitlichen Bogen und einem erweiterten hinteren Anteil. Nach unten ist der Ringknorpel über ein Band mit dem 1. Trachealring verbunden. Beim *Sellick-Handgriff* wird der Ringknorpel fest nach hinten gedrückt, um den Ösophagus zu verschließen und so eine Aspiration zu verhindern.

Epiglottis. Der Kehldeckel ist wie ein Fahrradsattel geformt und innen am Schildknorpelbug mit dem Lig. thyroepiglotticum verbunden, mit dem Zungenbein durch das Lig. hyoepiglotticum; der Oberrand hingegen ist frei beweglich. Die aryepiglottischen Falten ziehen zu den seitlichen unteren Anteilen der Epiglottis und verbinden sie mit den Aryknorpeln.

> Bei der Intubation wird das gebogene Laryngoskop *vor* die Epiglottis geführt; durch Druck auf das Lig. hyoepiglotticum mit der Spitze des Laryngoskops richtet sich die Epiglottis auf und gibt den Blick auf die Stimmritze frei.

Aryknorpel. Die pyramidenförmigen Aryknorpel (Stellknorpel, Gießbeckenknorpel) sind mit den hinteren Anteilen des Krikoids gelenkig verbunden. Die Spitze der Pyramide ist nach hinten und medial gebogen;

auf ihr befindet sich der kleine Spitzenknorpel, Cartilago corniculata. Der Spitzenknorpel liegt in der Plica aryepiglottica und bildet das Tuberculum corniculatum. Am vorderen Fortsatz des Aryknorpels ist das Stimmband befestigt, am seitlichen die Stimmbandmuskeln.

Die Aryknorpel sind wichtige Orientierungspunkte während der Intubation von Patienten, bei denen die Stimmritze aus anatomischen Gründen nicht eingestellt werden kann.

1.4.2 Glottis

Die Stimmbänder und der Raum zwischen den Stimmbändern, die Stimmritze, werden als Glottis (Abb. 6.2) bezeichnet. Die **Stimmbänder**, Ligg. vocalia, bestehen aus Muskeln, Bändern, weicher Submukosa und einem Schleimhautüberzug. Sie sind vorn an der Innenseite der Schildknorpel befestigt, hinten am Processus vocalis des Stellknorpels. Die Länge der Stimmbänder beträgt beim Mann 1,7–2,3 cm, bei der Frau 1,3–1,7 cm; die Stimmbänder sind ca. 3 mm dick und 2 mm breit. Für die Intubation ist folgendes wichtig:

> Die Stimmritze ist beim Erwachsenen die engste Stelle des Kehlkopfs; daher muß sich die Wahl der Tubusgröße nach der Größe der Stimmritze richten (bei Kindern s. 1.5.).

Oberhalb der Stimmbänder befindet sich jeweils ein Recessus, der Ventriculus laryngis, der zahlreiche Schleimdrüsen enthält, die den Larynx anfeuchten. Über den Recessus verlaufen die Taschenbänder oder „**falschen Stimmbänder**"; sie sind weiter geöffnet als die Stimmbänder und können sich, parallel zu ihnen, weitgehend einander nähern und als Schutz vor Aspiration wirken.

1.4.3 Innervation des Kehlkopfs

Der Kehlkopf wird durch den N. vagus über den N. laryngealis superior und den N. laryngealis recurrens innerviert. Die sensible Innervation löst Schutzreflexe für den Eingang in die unteren Atemwege aus; hierzu gehören der Glottisverschluß und der Hustenstoß zum Entfernen von Fremdkörpern. Wird diese Region während der Intubation ohne ausreichende Anästhesie stimuliert, so kann ein **Laryngospasmus**, also der reflexartige Verschluß der Stimmbänder, auftreten.

Der **N. laryngealis recurrens** versorgt sensibel die Schleimhaut des Kehlkopfs unterhalb der Stimmbänder; außerdem ist er der wichtigste motorische Nerv des Kehlkopfs: Er versorgt mit Ausnahme des M. cricothyroideus sämtliche Kehlkopfmuskeln. Eine Schädigung des Rekurrens führt zur **Stimmbandlähmung**, die einseitige Rekurrensschädigung zu einseitiger Stimmbandlähmung und Heiserkeit, die beidseitige Schädigung zu beidseitiger Stimmbandlähmung mit völligem Stimmverlust und Atemstörungen, da die Stimmbänder nicht weit genug geöffnet werden können.

Der N. laryngealis superior versorgt die gesamte Schleimhaut oberhalb des Kehlkopfs einschließlich der Epiglottis sensibel, außerdem vorne die Schleimhaut unterhalb der Stimmbänder und schließlich motorisch den M. cricothyroideus.

1.4.4 Funktionen des Kehlkopfs

- Leitung der Atemgase,
- Verschluß der Trachea beim Schlucken durch die aryepiglottischen Falten und die falschen und richtigen Stimmbänder,
- Stimm- und Sprachbildung,
- Beteiligung am Hustenstoß und an der Bauchpresse,
- Reflexaktivität, z. B. Husten.

1.5 Larynx von Kindern

Der Larynx von Kindern unterscheidet sich in Aussehen, Struktur und Lokalisation von dem des Erwachsenen. Er steht insgesamt höher im Hals als beim Erwachsenen, die Lichtung des Kehlkopfs ist trichterförmig, die engste Stelle befindet sich, etwa 1 cm unterhalb der Stimmbänder, im subglottischen Raum, also im Bereich des Ringknorpels. Darum sollte folgendes beachtet werden:

> Bei Kindern richtet sich die Wahl der Tubusgröße nach der Weite des subglottischen Raums und nicht – wie beim Erwachsenen – nach der Stimmritze.

Ein Tubus, der ohne jeden Widerstand durch die Stimmritze des Kindes gleitet, kann im Bereich des Ringknorpels steckenbleiben. Darum sollten bei der Intubation von Kindern Tuben verschiedener Größe bereitgehalten werden.

Die **Epiglottis** ist bei Kindern relativ schmaler und länger als beim Erwachsenen. Hierdurch wird der gesamte Kehlkopfeingang enger und kann bei bestimmten Erkrankungen sehr leicht und rasch lebensbedrohlich zuschwellen.

Die Kehlkopfknorpel des Kindes sind weicher und nachgiebiger, die Schleimhäute lockerer und anfälliger gegenüber Trauma und Infektion. So kann bereits das Einführen von Laryngoskopen, Absaugkathetern und Bronchoskop bei grobem Vorgehen leicht zum verschließenden Ödem führen, besonders in der subglottischen Region.

1.6 Trachea

Die Trachea erstreckt sich von ihrer Befestigung am Ringknorpel bis zur Bifurkation (s. Kap. 1). Sie verläuft in der Mittellinie von Hals und Brustkorb bis in Höhe des 5. und 6. Brustwirbels, wo sie sich an der Bifurkation in den linken und rechten Hauptbronchus aufteilt (Abb. 6.3).

Beim Erwachsenen ist die Trachea ca. 12–15 cm lang, bei Kindern 6–8 cm; der Durchmesser beträgt 1,5–2,5 cm bzw. 5–8 mm. An ihrem unteren Ende neigt sich die Trachea nach rechts. Ihre Länge verändert sich mit jedem Atemzug: Während der Inspiration nimmt sie zu, während der Exspiration ab.

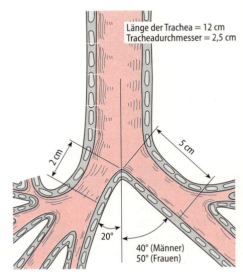

Abb. 6.3. Bifurkation der Trachea

Die Wände der Trachea werden durch 16–20 C-förmige Knorpel gebildet, die untereinander durch Bindegewebe verbunden und hinten offen sind. Über die hintere Öffnung verläuft eine verschließende Membran, die Pars membranacea.

Unmittelbar hinter der Trachea verläuft der Ösophagus, in den der Tubus bei der Intubation leicht versehentlich vorgeschoben werden kann. Die Schilddrüse liegt zum größten Teil vor der Trachea, umgibt sie jedoch auch teilweise in Höhe des 2.–4. Trachealknorpels.

2 Ausrüstung und Zubehör

Das Intubationszubehör gehört zur Grundausstattung jeder Intensivstation. Ganz gleich, ob die Intubation geplant oder notfallmäßig erfolgt:

Das essentielle Intubationszubehör sollte stets vollständig an einem bekannten Ort bereitliegen, damit keine kostbare Zeit verlorengeht.

Unmittelbar vor der Intubation sollte der intubierende Arzt rasch das Zubehör auf Vollständigkeit und Funktionsfähigkeit überprüfen, um unliebsame Überraschungen zu vermeiden. Dies gilt in besonderem Maße für die Leuchtkraft der Laryngoskope und die Dichtigkeit der Tubusmanschetten. Für die Notfallbeatmung müssen außerdem ein Atembeutel mit Maske und eine O_2-Quelle bereitgestellt werden. Außerdem sollte vor jeder geplanten Intubation möglichst ein venöser Zugang gelegt und das Basismonitoring – EKG-Monitor, automatisches Blutdruckmeßgerät und Pulsoxymeter – angeschlossen sein.

2.1 Laryngoskope

Laryngoskope sind Instrumente, mit denen der Kehlkopf sichtbar eingestellt werden kann. Sie bestehen aus den beiden folgenden Hauptteilen:
- Spatel mit Lichtquelle,
- Griff mit Batterien.

Der Griff dient zum Halten des Laryngoskops mit der *linken* Hand und als Behälter für die Batterien. Die meisten Griffe bilden in Funktionsstellung einen rechten Winkel mit dem Spatel.

Mit dem die Lichtquelle tragenden Spatel werden die Weichteile des Mundbodens komprimiert, die Zunge vollständig zur linken Seite gescho-

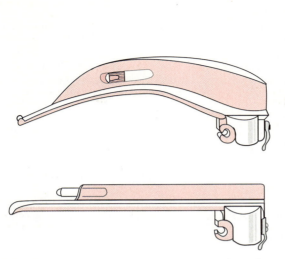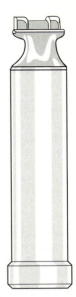

Abb. 6.4. Laryngoskop mit gebogenem (Macintosh-) und geradem (Miller-)Spatel

ben und der Unterkiefer heruntergedrückt. Hierdurch wird die Mundhöhle insgesamt vergrößert und der direkte Einblick auf den Kehlkopf und die Stimmritze ermöglicht, so daß der Tubus gezielt vorgeschoben werden kann.

Nach der Form des Spatels können 2 gebräuchliche Arten von Laryngoskopen unterschieden werden (Abb 6.4):
- Macintosh-Spatel: gebogen,
- Miller-Spatel: gerade.

Für die kleineren Kinderspatel sind entsprechende Griffe mit kleinerem Durchmesser erhältlich, jedoch passen diese Spatel auf die normalen Erwachsenengriffe.

2.1.1 Laryngoskope mit gebogenem Spatel

Laryngoskope mit gebogenem Spatel werden *vor* die Epiglottis, d. h. in die Vallucula zwischen Epiglottis und Zungengrund eingeführt (Abb. 6.5 a). Mit gebogenen Spateln kann die Zunge besser zur linken Seite verschoben werden, auch passen sie sich besser der Rachenform an. Beim Zug

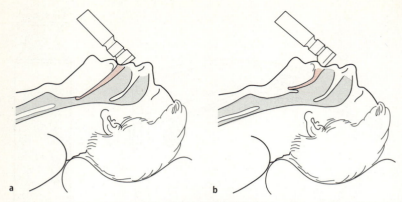

Abb. 6.5 a, b. Laryngoskopie mit verschiedenen Spateln. **a** Der gebogene Macintosh-Spatel wird vor die Epiglottis geführt; durch Zug in Griffrichtung des Laryngoskops wird der Kehldeckel angehoben und gibt die Sicht auf die Stimmritze frei. **b** Der gerade Spatel lädt die Epiglottis dagegen auf, so daß sie nicht mehr sichtbar ist

in Griffrichtung des Laryngoskops richtet sich die Epiglottis auf und gibt den Blick auf die Stimmritze frei. Zahnbeschädigungen sind mit dem geraden Laryngoskop weniger leicht möglich als mit dem gebogenen.

Macintosh-Spatel. Dieser häufig verwendete Spatel ist leicht gebogen und besitzt außerdem eine Schiene an der linken Seite, mit der die Zunge aus dem Intubationsgebiet in die linke Mundhöhle geschoben werden kann.

> **Größen des Macintosh-Spatels:**
> Nr. 1: Neugeborene und Kleinkinder; Spatellänge 9 cm;
> Nr. 2: Kinder; Spatellänge 10,8 cm;
> Nr. 3: Erwachsene, mittlere Größe; Spatellänge 13 cm;
> Nr. 4: Erwachsene, Überlänge; 15,5 cm.

Macintosh-Spatel gibt es auch für Linkshänder, jedoch nur in der Erwachsenengröße. Hierbei befindet sich die Schienung an der rechten Spatelseite. Entsprechend muß die Zunge in die rechte Mundhöhle gedrängt und der Tubus mit der linken Hand von der linken Seite her in die Trachea vorgeschoben werden. Spatel für die rechtshändige Laryngoskopie bzw. linkshändige Intubation können mit Vorteil bei Zahnschäden auf der rechten Seite oder Verletzungen des Kiefers oder des Gesichts eingesetzt werden. Außerdem kann der Tubus hierbei direkt in der linken Mundhöhle plaziert werden.

Neben dem Macintosh-Spatel gibt es noch Modifikationen des gebogenen Spatels.

2.1.2 Gerader Spatel

Im Unterschied zum gebogenen Spatel wird mit diesen Spateln die Epiglottis „aufgeladen" (Abb. 6.5 b), d. h., der Spatel wird auf die laryngeale Fläche der Epiglottis geführt und übt bei Zug in Griffrichtung Druck auf die Epiglottis auf. Hierdurch wird die Sicht auf die Stimmritze wesentlich verbessert.

Der gerade Spatel wird besonders häufig bei Neugeborenen und Kleinkindern eingesetzt, weil die Epiglottis meist relativ lang und verformbar ist und mit dem gebogenen Spatel häufig nicht intubationsgerecht aufgerichtet werden kann.

Miller-Spatel. Dieser vermutlich am häufigsten eingesetzte gerade Spatel ist an der Spitze leicht gebogen.

Größen des Miller-Spatels:
Nr. 0: Frühgeborene; Spatellänge 7,5 cm;
Nr. 1: Kleinkinder; Spatellänge 10,2 cm;
Nr. 2: Kinder; Spatellänge 15,5 cm;
Nr. 3: Erwachsene, mittlere Größe; Spatellänge 19,5 cm;
Nr. 4: Erwachsene, Überlänge; 20,5 cm.

Jackson-Wisconson-Spatel. Im Gegensatz zum Miller-Spatel ist bei diesem Spatel auch die Spitze gerade. Die Schienung für die Zunge verbreitert sich zum distalen Ende hin. Die Intubation mit diesem Spatel ist schwierig, wenn der Mund nicht richtig geöffnet werden kann.

Größen des Jackson-Wisconson-Spatels:
Nr. 1 und $1^{1}/_{2}$: Kleinkinder; Spatellänge 10,2 bzw. 11,5 cm;
Nr. 2: Kinder; Spatellänge 13,5 cm;
Nr. 3: Erwachsene, mittlere Größe; Spatellänge 16,2 cm;
Nr. 4: Erwachsene, Überlänge; 19,9 cm.

Auch bei den geraden Spateln gibt es zahlreiche Modifikationen, z. B. Foregger-, Guedel-, Snow-, Bennett-, Flagg-Spatel.

2.1.3 Wahl des Spatels

Die Wahl des Spatels folgt meist persönlichen Vorlieben und Erfahrungen; Anfänger bevorzugen häufig den geraden Spatel.

Vorteile des gebogenen Spatels:
- geringere Verletzungsgefahr für die Zähne,
- mehr Platz in der Mundhöhle für den Tubus,
- keine Quetschung der Epiglottis.

Vorteile des geraden Spatels:
- bessere Einstellung der Stimmritze,
- bessere Kontrolle des Tubus beim Vorschieben,
- oraler Tubus oft ohne Führungsstab einzuführen.

2.2 Endotrachealtuben

Endotrachealtuben werden in verschiedenen Größen, aus unterschiedlichen Materialien und mit besonderen Blockmanschetten hergestellt. Für die Langzeitintubation sind gewebeverträgliche und auch bei Körpertemperatur flexible Tuben mit glatter, sekretabweisender Oberfläche erforderlich. Einmalmaterial sollte bevorzugt werden.

Allgemeiner Aufbau. Der Querschnitt eines Tubus ist rund, um die Gefahr des Abknickens zu vermindern. Das proximale Ende trägt den **Adapter** für den Anschluß an das Beatmungsgerät oder den Atembeutel; das distale Ende ist angeschrägt. Hier befindet sich, mit Ausnahme der Tuben für kleine Kinder, die **Blockmanschette** zum Abdichten. Die Manschette wird über eine in die Wand eingearbeitete Zuleitung mit Kontrollballon vom proximalen Ende her mit Luft gefüllt (Abb. 6.6).

2.2.1 Tubusmaterial

Polyvinylchlorid (PVC). Für die Langzeitintubation werden derzeit am häufigsten Tuben aus Polyvinylchlorid (PVC) verwendet. Das Material enthält Stabilisatoren, Weichmacher und Farbstoffe. Die Tuben sind weich und gewebeverträglich; beim Erwärmen auf Körpertemperatur passen sie sich flexibel den natürlichen Biegungen des oberen Respirationstrakts an; die Abknickgefahr ist relativ gering. Die glatte Oberfläche wirkt sekretabweisend und ermöglicht, daß Absaugkatheter meist ohne Schwierigkeiten

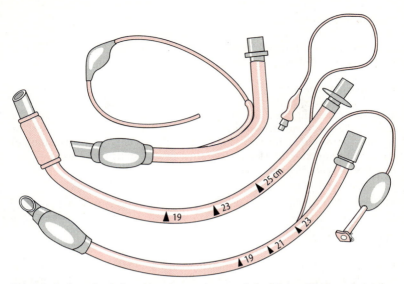

Abb. 6.6. Endotrachealtuben. *Von oben nach unten:* Oxford-Tubus für die orale Intubation, Spiraltubus nach Woodbridge, ebenfalls bevorzugt für die orotracheale Intubation, Endotrachealtubus nach Magill für die orale und nasale Intubation

eingeführt werden können, besonders nach Anfeuchtung mit NaCl-Lösung.

Anwendung von Hitze deformiert die PVC-Tuben; Gassterilisation mit Äthylenoxid muß unbedingt vermieden werden, da hierbei toxische Produkte entstehen können.

Getestetes Material. Da zahlreiche Tuben toxische Reaktionen im Gewebe hervorrufen können, sollten am Patienten nur getestete Tuben eingesetzt werden. Sie tragen die Aufschrift IT (Implantattest) oder Z-79 (Committee of the American National Standard Institute), d. h., sie sind getestet und als frei von toxischen Reaktionen befunden worden.

2.2.2 Blockmanschetten

Wie bereits dargelegt, befindet sich am distalen Ende des Tubus die Blockmanschette, mit der ein luftdichter Abschluß zwischen Tubus und Trachea hergestellt wird. Auf diese Weise kann während der Beatmung keine Atemluft entweichen; außerdem wird die pulmonale Aspiration von Magensaft, Schleim, Blut und Fremdkörpern verhindert.

Das Blocksystem besteht aus:
- Manschette (Cuff),
- Zuleitung,
- Kontrollballon.

Über die Zuleitung wird die Manschette mit Luft gefüllt, bis ein dichter Abschluß erreicht worden ist. Am Kontrollballon des freien Endes der Zuleitung kann der Füllungszustand der Blockmanschette orientierend überprüft werden. Die Manschette wird grundsätzlich nur so stark geblockt, bis keine Nebenluft mehr entweicht.

Zu hohe Cuffdrücke schädigen die Trachealschleimhaut und müssen daher vermieden werden!

Praxistip:
- Beim Blocken des Tubus Ohr an den Mund des Patienten halten und bei der Beatmung auf Nebengeräusche wie Zischen oder Gurgeln horchen. Blockvorgang beenden, wenn keine Geräusche mehr wahrnehmbar sind.

Niederdruckmanschetten. Für die Langzeitintubation werden heute ausschließlich Tuben mit Niederdruckmanschetten verwendet. Diese Cuffs werden mit hohen Volumina gefüllt; der entstehende Innendruck ist gering (sog. „high volume low pressure cuff"). Im Gegensatz zu den steifen Hochdruckmanschetten entfalten sich die Niederdruckcuffs symmetrisch und passen sich der Form der Trachea besser an. Hierdurch ist der insgesamt auf die Tracheawand einwirkende Druck wesentlich niedriger, und die Gefahr einer ischämischen Druckschädigung wird vermindert, jedoch nicht vollständig beseitigt.

Beim intubierten Patienten sollte der Cuffdruck mit einem **Manometer** überwacht werden; bei ausreichend hohem Manschettenvolumen entspricht dieser Druck dem Anlagedruck an die Trachea. Zu beachten ist, daß der Cuffdruck im Verlauf der Langzeitbeatmung durch die Erwärmung der Atemgase zunehmen kann und dann entsprechend reduziert werden muß.

Bei Langzeitbeatmung sollten die Cuffdrücke im Bereich von 15–25 mbar (1 mbar = 100 Pa) gehalten und außerdem kontinuierlich mit einem Manometer überwacht werden.

Beim „**controlled pressure cuff**" steht die Manschette über ein Druckausgleichventil mit einem außen befindlichen Reservoirballon in Verbindung. Hierdurch wird der Manschettendruck automatisch im gewählten Bereich gehalten.

2.2.3 Tubusgrößen

Die Tubusgröße wird gewöhnlich als innerer Durchmesser (ID) in mm angegeben, gelegentlich noch in French (Fr.) oder Charriere (Charr), wobei Charriere den Umfang des Tubus bezeichnet. Die Tubusgröße ist auf allen Tuben angegeben.

Bedeutung des inneren Durchmessers. Der innere Durchmesser bestimmt den **Widerstand** bei Spontanatmung, aber auch bei Beatmung. Der äußere Durchmesser hängt von der Dicke der Tubuswand ab; er ist ebenfalls von praktischer Bedeutung, weil er die Passage des Tubus durch die oberen Luftwege bestimmt. Folgendes sollte beachtet werden:
  Um den Atemwegswiderstand so niedrig wie möglich zu halten, sollte jeweils der größtmögliche Tubus ausgewählt werden, der sich leicht über die oberen Atemwege in die Trachea vorschieben läßt. Bei oraler Intubation richtet sich die Tubusgröße beim Erwachsenen nach der Weite der Stimmritze, bei Kindern nach der Größe des Ringknorpels. Bei nasaler Intubation hingegen entscheidet v. a. die Enge der Nasenwege über die Tubusgröße.
  Zu große Tuben schädigen Larynx und Trachea, zu kleine Tuben erhöhen den Atemwegswiderstand.

> Die Wahl der Tubusgröße richtet sich in erster Linie nach dem Alter, weiterhin nach dem Geschlecht.

Länge des Tubus. Der Tubus muß so lang sein, daß der Cuff in Tracheamitte liegt und das proximale Ende weit genug aus Mund oder Nase herausragt, um den Anschluß an das Beatmungsgerät oder einen Verdampfer zu ermöglichen.
  Gebräuchliche Tuben sind 10–35 cm lang, wobei die Länge vom inneren Durchmesser abhängt. Nasale Tuben sind immer länger als orale.
  Da bei der Intubation schwer abschätzbar ist, wie weit der Tubus unterhalb der Stimmritze in die Trachea vorgeschoben worden ist, besteht bei den meisten Tuben die Gefahr der einseitigen Intubation, d.h. der Intubation eines Hauptbronchus. Zur besseren Orientierung befinden sich

daher auf dem Tubus cm-Markierungen, die den jeweiligen Abstand vom distalen Ende angeben.

In Tabelle 6.1 sind gebräuchliche Tubusgrößen für Erwachsene und Kinder sowie die Entfernung von der Lippe/Zahnreihe bis zur Tracheamitte angegeben.

Praxistip:
- Der Cuff des Tubus sollte in der Tracheamitte liegen. Beim Erwachsenen beträgt die Entfernung von der Lippe/Zahnreihe bis zur Tracheamitte durchschnittlich 22 cm.

Tubuswiderstand. Beim intubierten Patienten gehört der Tubus funktionell zu den Atemwegen; er setzt der Atmung und Beatmung den größten Widerstand entgegen. Dieser Widerstand wird v. a. vom inneren Durchmesser des Tubus bestimmt; die Länge des Tubus spielt demgegenüber eine geringe Rolle (Abb. 6.7). Adapter und Konnektoren erhöhen je nach Konstruktion und Durchmesser den Widerstand, wobei Kunststoffmaterial die günstigsten Eigenschaften aufweist. Der Durchmesser eines Standardadapters beträgt 14 mm.

Tabelle 6.1. Tubusgröße und Abstand Lippe–Tracheamitte

Tubusgröße (ID in mm)	Abstand Lippe–Tracheamitte (cm)*
2,5	10
3	11
3,5	11
4	12
3,5–4,5	
4–5	13
4,5–5,5	
5–6	14
5,5–6,5	
6–6,5	15–16
6,5	16–17
6,5–7	17–18
7,5	18–20
8	20–24
7–8	21–23
8–9	21–25

* +3 cm bei nasalen Tuben.

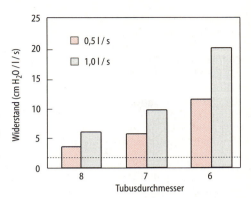

Abb. 6.7. Tubuswiderstand in Abhängigkeit vom Durchmesser bei einem Gasfluß von 0,5 und 1 l/s. Der normale Atemwegswiderstand von <2 cm H_2O/l/s wird durch die *gestrichelte Linie* gekennzeichnet

Um den Widerstand v. a. bei Spontanatmung so niedrig wie möglich zu halten, sollten folgende Grundsätze beachtet werden:
- Größtmöglichen Tubus verwenden, der ohne Widerstand in die Trachea vorgeschoben werden kann,
- Abknicken des Tubus erhöht den Widerstand erheblich und muß daher vermieden werden,
- gerade oder nur wenig gebogene Adapter und Konnektoren aus Kunststoff verwenden, Zubehör aus Metall möglichst vermeiden.

Tubustotraum. Der Tubus einschließlich Adapter und Konnektoren gehört funktionell zum Totraum der Atemwege. Durch die endotracheale Intubation wird der Totraum insgesamt verkleinert, kann jedoch bei Kindern durch lange Tuben sowie große Adapter, Konnektoren und Atemfilter erhöht werden.

2.2.4 Tubusarten

Die klinisch eingesetzten Tuben unterscheiden sich v. a. in ihrer Konstruktion, teilweise auch im verwendeten Material. Für die Langzeitintubation wird am häufigsten der Magill-Tubus eingesetzt, für die kurzfristige Intubation auch der (orale) Oxford-Tubus. Daneben gibt es noch Tuben für spezielle Indikationen, z. B. für die endobronchiale Intubation.

Magill-Tubus. Der Tubus (Abb. 6.6) besteht meist aus dünnwandigem PVC, ist leicht gekrümmt und mit oder ohne Blockmanschette erhältlich. Er kann aufgrund seiner Länge nasal und oral eingeführt werden. Die Spitze des oralen Tubus weist eine 45°-Anschrägung auf, die zur Seite zeigt, während die nasalen Tuben auch flötenschnabelartig geformt sein können.

Oxford-Tubus. Dieser Tubus (Abb. 6.6) aus PVC oder rotem Gummi wird zumeist für die kurzzeitige *orale* Intubation eingesetzt. Er ist rechtwinklig gebogen und knickt nicht ab (daher die Bezeichnung „non kinking"). Da der Oxford-Tubus relativ kurz ist, kann er nicht zu tief eingeführt werden. Entsprechend ist die einseitige Intubation eines Hauptbronchus nahezu ausgeschlossen, bei Patienten mit sehr kurzem Hals aber durchaus möglich. Um die Intubation zu erleichtern, wird meist ein Führungsstab verwendet.

> Schwierige Intubationen lassen sich mit dem Oxford-Tubus häufig leichter durchführen als mit anderen Tubustypen. Vor allem kann der Führungsstab zunächst weit über das distale Tubusende hinaus in die Trachea eingeführt und anschließend der Tubus über den Stab in die Trachea vorgeschoben werden.

Neben diesen Vorteilen weist der Oxford-Tubus aber auch Nachteile auf:
- nur für orale Intubation geeignet,
- gelegentlich zu kurz, so daß die Blockmanschette im Kehlkopf liegt.

Kuhn-Tubus. Dieser Tubus ist S-förmig gebogen und wird für die orale Intubation eingesetzt. Die Krümmung paßt sich den anatomischen Gegebenheiten des Rachens an und ermöglicht einen sicheren Sitz.

Woodbridge-Tubus. Der Tubus besteht aus Latex oder Silikon, in das eine Metallspirale eingebettet ist (Abb. 6.6); hierdurch wird ein Abknicken oder die Kompression des Tubus sicher vermieden. Der Tubus wird daher v. a. für Eingriffe im Bereich des Kopfes und bei ungewöhnlichen Lagerungen, bei denen die Gefahr des Abknickens besteht, eingesetzt. Wegen der großen Flexibilität des Tubus muß für die Intubation immer ein Führungsstab verwendet werden. Gelegentlich lösen sich die Schichten des Latextubus voneinander und bewirken eine Obstruktion; auch kann häufiges Autoklavieren zur Erweichung der Spiralen führen, so daß die Spiralen im Bereich des Cuffs durch den Manschettendruck kollabieren und das Lumen des Tubus verlegen. Tubushernien sind bei wiederholtem Gebrauch der Woodbridge-Tuben ebenfalls möglich.

> Gefahren bei häufiger Wiederverwendung von Spiraltuben aus Latex: Tubushernie und Obstruktion durch kollabierende Latexschichten!

Praxistip:
- Spiraltuben sollten wegen ihrer harten Wand nur ausnahmsweise für die nasale Intubation verwendet werden.

Doppellumentuben. Mit diesen Tuben ist die gezielte Intubation des rechten oder linken Hauptbronchus und die seitengetrennte Beatmung der Lungen möglich. Die Tuben weisen eine proximale Blockmanschette für die Trachea und eine distale Manschette für den Hauptbronchus auf. Am häufigsten werden **Robertshaw-Tuben** verwendet; die Lumina des Tubus sind S-förmig und liegen seitlich nebeneinander. Die Tuben sind für die rechtsseitige und die linksseitige Intubation erhältlich. Der distale Cuff des rechtsseitigen Tubus weist eine schlitzförmige Öffnung für die Beatmung des rechten Oberlappens auf. Für die selektive Beatmung der linken Lunge werden linksseitige Tuben verwendet, für die Isolierung der linken Lunge rechts- oder linksseitige. Beim rechtsseitigen Tubus besteht die Gefahr, daß der rechte Oberlappen nicht belüftet wird, daher wird häufig der linksseitige Tubus für die Isolierung der linken oder der rechten Lunge verwendet.

Praxistip:
- Die Plazierung von Doppellumentuben sollte immer unter Kontrolle mit einem Fiberbronchoskop erfolgen, um Fehllagen zu vermeiden.

2.2.5 Führungsstäbe

Um die orale Intubation zu erleichtern, werden häufig Führungsstäbe eingesetzt. Sie schienen den Tubus und können den jeweiligen Intubationsbedingungen entsprechend gebogen werden. Die Stäbe bestehen gewöhnlich aus gummi- oder kunststoffbeschichtetem Metall; das distale Ende hingegen ist weich, um Verletzungen des Kehlkopfs und der Luftröhre zu vermeiden. Für Tuben mit kleinem Durchmesser werden auch unbeschichtete Metallstäbe verwendet. Die Spitze dieser Stäbe darf aber wegen der großen Verletzungsgefahr nicht aus dem distalen Tubusende herausragen. Die Metallstäbe können mit einer Schraubvorrichtung am proximalen Ende in ihrer Position im Tubus fixiert werden.

2.2.6 Intubationszangen

Die nasale Intubation gelingt häufig nur mit Hilfe einer Intubationszange (Abb. 6.8). Mit diesem Instrument wird der Tubus aus dem Hypopharynx unter laryngoskopischer Sicht in den Kehlkopf positioniert und dann ma-

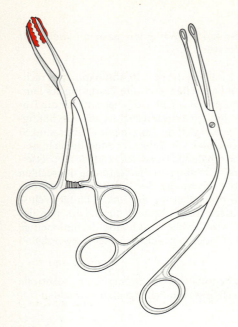

Abb. 6.8. Intubationszangen; *links* Zungenzange, *rechts* Magill-Zange

nuell oder unter weiterem Einsatz der Zange in die Trachea vorgeschoben. Die gebräuchlichste Intubationszange ist die Magill-Zange. Für die Intubation muß die Zange wegen ihrer Form in die *rechte* Hand genommen werden, um die Sicht nicht zu versperren.

2.2.7 Absauggerät

Zu jeder Intubationsausrüstung gehört auch ein Absauggerät mit passenden Kathetern, um Schleim, Blut, Erbrochenes oder Fremdkörper abzusaugen.

Praxistip:
- Vor jeder Intubation muß ein funktionierendes Absauggerät mit Kathetern bereitgestellt werden!

3 Praxis der endotrachealen Intubation

Vor jeder Intubation – ganz gleich ob elektiv, dringlich oder notfallmäßig – muß nicht nur das funktionierende Intubationszubehör bereitgestellt, sondern auch der Intubationsweg und das Intubationsverfahren festgelegt werden:

- Ist das Intubationszubehör vollständig bereitgestellt?
- Sind Intubationsschwierigkeiten zu erwarten?
- Soll oral oder nasal intubiert werden?
- Soll die Intubation am wachen oder am anästhesierten Patienten erfolgen?
- Soll die Intubation „blind" oder unter Laryngoskopie durchgeführt werden?

Ausrüstung und Zubehör für die endotracheale Intubation:
- O_2-Quelle,
- Gesichtsmaske,
- Atembeutel,
- Absauggerät, großlumiger Absaugkatheter mit steifer Spitze und endobronchialer Absaugkatheter,
- oro- und nasopharyngeale Tuben,
- **Laryngoskopgriffe und -spatel, gebogen oder gerade, mehrere Größen,**
- **Endotrachealtuben, mehrere Größen,**
- **Führungsstäbe, elastischer Bougie**
- **Magill-Zange,**
- **Spritze zum Blocken der Tubusmanschette,**
- **Intubationskissen,**
- **Pflaster zum Befestigen des Tubus,**
- Lokalanästhetikumspray,
- Vasokonstriktor zur Schleimhautabschwellung,
- Gleitmittel zum Einschmieren des Tubus,
- Venenkanüle,
- Succinylcholin,
- nichtdepolarisierendes Muskelrelaxans,
- Sedativa, Opioide, i. v.-Anästhetika,
- Medikamente zur Wiederbelebung,
- Stethoskop,
- EKG-Monitor,
- automatisches Blutdruckmeßgerät,
- Pulsoxymeter,
- Kapnometer.

3.1 Einschätzung der oberen Atemwege

Vor jeder Intubation müssen zunächst die anatomischen Verhältnisse von Kopf, Hals und oberen Atemwegen eingeschätzt werden, auch wenn nur wenig Zeit zur Verfügung steht. Vom Ergebnis dieser Einschätzung hängt v. a. die Wahl des Intubationswegs, des Zubehörs und möglicherweise zu treffender Vorsichtsmaßnahmen ab. Entsprechend muß bei der Untersuchung das Augenmerk auf Faktoren gerichtet werden, die einen bestimmten Intubationsweg ausschließen oder zu wesentlichen Intubationsschwierigkeiten führen können. Ist die Erhebung der Anamnese noch möglich, so sollte gezielt nach Störungen oder Erkrankungen gefragt werden, die zu Veränderungen der Atemwege führen und daher für die Intubation von Bedeutung sein können.

3.1.1 Vorgeschichte

Aus der Vorgeschichte ergeben sich nicht selten wichtige Hinweise auf zu erwartende Intubationsschwierigkeiten, oft allerdings nur, wenn gezielt und sorgfältig danach gesucht wird.
  Hierzu gehören:
- frühere Operationen an Nase, Mund, Kehlkopf und Trachea,
- Narbenbildung, Fibrosierung im Bereich der Atemwege,
- Störungen der Stimmbandfunktion,
- „Schwierigkeiten" mit der Nasenatmung,
- Instabilität der Halswirbelsäule,
- Tumoren oder Abszesse im Bereich der Atemwege,
- akute Verletzungen.

Liegen Erkrankungen vor, die vermutlich zu schwerwiegenden Intubationsschwierigkeiten führen werden, so sollte die Intubation nur in Tracheotomiebereitschaft erfolgen.

3.1.2 Klinische Untersuchung

Durch eine sorgfältige klinische Untersuchung kann sich selbst der Erfahrene unliebsame Überraschungen ersparen und vor der Intubation auf zu erwartende Intubationsschwierigkeiten einstellen. Hierbei sollte v. a. auf folgendes geachtet werden:

- Bestehen Anomalien des Gesichts?
- Liegen angeborene Mißbildungen im Bereich von Kopf oder Hals vor?
- Sind die Nasenwege frei? (Nase inspizieren, Patienten schnüffeln lassen)
- **Ist das Kiefergelenk frei beweglich?** Läßt sich der Mund mindestens 4 cm weit öffnen?
- Wie groß ist die Zunge? Läßt sich die Zunge herausstrecken?
- Können Zungengrund, Uvula und weicher Gaumen eingesehen werden?
- Wie ist der Zustand der Zähne? Sind Zähne lose? Trägt der Patient eine Prothese?
- **Ist der Hals frei beweglich?** (Beugung, Streckung und Rotation überprüfen)
- Wie verläuft die Trachea? (Inspektion, evtl. Tracheazielaufnahme)
- Ist die Sprache normal?

Beweglichkeit des Atlantookzipitalgelenks. Die Beweglichkeit des Atlantookzipitalgelenks darf nur geprüft werden, wenn keine Verletzung der Halswirbelsäule vorliegt. Bei Patienten mit instabilen Verletzungen der Halswirbelsäule in Höhe von C1 und C2 können durch Beugung oder Streckung des Kopfes schwere neurologische Schäden hervorgerufen werden.

Die Prüfung der Beweglichkeit sollte am sitzenden Patienten erfolgen, der Kopf sollte erhoben sein und anschließend im Atlantookzipitalgelenk gestreckt werden.

3.1.3 Wann muß mit Intubationsschwierigkeiten gerechnet werden?

Intubationsschwierigkeiten gehören zu den häufigsten Ursachen für schwerwiegende respiratorische Komplikationen bis hin zu Hypoxie und Herzstillstand oder gar Tod. Diese Komplikationen sind fast immer vermeidbar, wenn der Arzt gezielt nach zu erwartenden Intubationserschwernissen sucht und sich außerdem beim Auftreten von Intubationsschwierigkeiten richtig verhält.

Befunde, bei denen mit Intubationsschwierigkeiten gerechnet werden muß:
- kurzer, dicker Hals bei vollständigem Gebiß,
- vorstehende Schneidezähne mit überstehendem Oberkiefer,
- eingeschränkte Beweglichkeit im Kiefergelenk,
- langer, hoher Gaumen mit langer, enger Mundhöhle,

- großer Abstand zwischen Kinnspitze und Zahnreihe,
- Abstand Schildknorpel–Kinnspitze weniger als 3 Querfinger,
- große Zunge,
- eingeschränkte Beweglichkeit im Atlantookzipitalgelenk,
- angeborene Mißbildungen im Intubationsbereich,
- Verletzungen oder Tumoren im Bereich des Halses oder der Atemwege,
- Zustand nach Neck dissection oder Hemimandibulektomie.

Daneben gibt es weitere Indikatoren eines „anatomisch schwierigen Atemwegs", die aber nicht alle beim Intensivpatienten angewandt werden können.

Mallampati-Klassifikation. Für die Einschätzung der Atemwege nach Mallampati muß der Patient aufrecht sitzen; der Kopf befindet sich in Neutralposition; der Mund wird soweit wie möglich geöffnet, die Zunge maximal herausgestreckt. Je nach Inspektionsbefund wird der Atemweg in folgender Weise klassifiziert (Abb. 6.9 a, b):
Mallampati I: weicher Gaumen, Schlund, Uvula sowie vorderes und hinteres Tonsillenbett sichtbar;
Mallampati II: weicher Gaumen, Schlund und Uvula sichtbar;
Mallampati III: weicher Gaumen, Schlund und Basis der Uvula sichtbar;
Mallampati IV: nur weicher Gaumen sichtbar.

Bei Mallampati I ist zumeist der gesamte Eingangsbereich des Larynx laryngoskopisch einstellbar, und falsch negative Befunde sind sehr selten. Bei Mallampati II und III finden sich hingegen sämtliche Arten laryngoskopischer Ansichten, so daß der Test für diese Gruppen selten zuverlässig ist. Bei Mallampati IV läßt sich der Larynxeingang nur begrenzt oder gar nicht einstellen, und die Stimmbänder sind praktisch nie sichtbar.
 Folgendes sollte beachtet werden:

Beim Intensivpatienten ist die Mallampati-Klassifikation allein meist nicht geeignet, um Intubationsschwierigkeiten mit der erforderlichen Sicherheit vorauszusagen.

Beweglichkeit im Atlantookzipitalgelenk. Durch Beugung und Streckung des Kopfes kann die Beweglichkeit der Halswirbelsäule überprüft werden, jedoch nur dann, wenn Verletzungen der Halswirbelsäule sicher ausgeschlossen sind. Der normale Streck-Beuge-Bereich beträgt 160–90°;

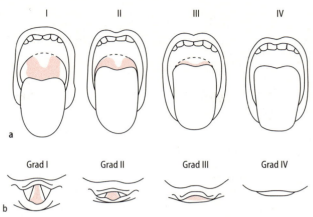

Abb. 6.9 a, b. Einschätzung einer schwierigen Intubation. **a** Mallampati-Klassifikation der Atemwege: *I* weicher Gaumen, Fauces, Uvula sowie vorderes und hinteres Tonsillarbett sind sichtbar; *II* weicher Gaumen, Fauces und Uvula sind sichtbar; *III* weicher Gaumen und Basis der Uvula sind sichtbar; *IV* nur der weiche Gaumen ist sichtbar. Bei *III* und *IV* muß mit Intubationsschwierigkeiten gerechnet werden. **b** Laryngoskopisches Bild des Larynxeingangs (Einteilung nach Cormack). Grad *I–IV* zeigen eine zunehmend kleiner werdende Anzahl der sichtbaren Strukturen. *I:* Glottis, Stimmbänder und umgebenden Strukturen sind sichtbar; *IV:* nur die Epiglottis ist sichtbar

bei einer Beweglichkeit von weniger als 90° können Intubationsschwierigkeiten auftreten.

Praktisches Vorgehen bei Polytraumatisierten:
- Bei jedem Polytraumatisierten, der intubiert werden muß, sollte zunächst davon ausgegangen werden, daß auch eine Verletzung der Halswirbelsäule vorliegt.
- Besteht kein schweres Mittelgesichtstrauma und keine nasale Liquorrhö, so kann nasal intubiert werden.
- Bei schwerer Hypoxämie oder Apnoe sollte hingegen bevorzugt oral intubiert werden. Hierbei sollte der Kopf durch einen Helfer in Neutralposition fixiert werden; alternativ kann zur Immobilisierung auch eine Halskrawatte eingesetzt werden.

Abstand zwischen Schildknorpel und Mandibula. Beträgt der Abstand zwischen Schildknorpel und Kinnspitze weniger als 3 Querfinger, so liegt der Larynx vorn, d.h. vor der direkten Sichtachse während der Intubation: Zunge und Epiglottis versperren die Einsicht auf die Stimmbänder.

Schwangere. Bei Schwangeren treten Intubationsschwierigkeiten signifikant häufiger auf als bei nichtschwangeren Frauen; außerdem ist das Aspirationsrisiko erhöht. Begünstigende Faktoren für Intubationsschwierigkeiten sind:
- hohe Mallampati-Klassifizierung,
- kurzer Hals,
- fliehendes Kinn,
- vorstehende Schneidezähne.

Gesichtsödeme und eine geschwollene Zunge haben hingegen für die Intubation keine wesentliche Bedeutung.

Weiterhin muß beachtet werden, daß bei Schwangeren die FRK erniedrigt ist; hierdurch fällt der pO_2 während des Atemstillstands für die Intubation wesentlich rascher ab, und es steht entsprechend weniger Zeit zur Verfügung. Ähnliches gilt auch für Patienten mit extremer Adipositas.

3.2 Pharmaka für die endotracheale Intubation

Grundsätzlich kann die Intubation am wachen oder am anästhesierten Patienten erfolgen. Welches Vorgehen zu bevorzugen ist, hängt von zahlreichen Begleitumständen ab; daher sollte stets individuell entschieden werden. Ganz gleich zu welchem Vorgehen sich der Arzt auch entschließt: Ohne eine medikamentöse Unterstützung ist die endotracheale Intubation meist nicht durchführbar und dem Patienten auch nicht zuzumuten. Die verwendeten Medikamente sollen v. a. die Intubation erleichtern und dem Patienten ein höchst unangenehmes Erlebnis ersparen. Folgende Substanzen werden eingesetzt:
- Lokalanästhetika,
- Sedativhypnotika, Opioide,
- intravenöse Anästhetika,
- Muskelrelaxanzien.

3.2.1 Lokalanästhetika

Die Intubation des wachen Patienten kann durch eine Lokalanästhesie von Nase, Mund, Rachenhinterwand, Larynx, Stimmbändern und Trachea erleichtert werden. Folgende Verfahren werden angewandt:
- Oberflächenanästhesie,
- Blockade des N. laryngealis superior,
- transtracheale Injektion des Lokalanästhetikums.

Oberflächenanästhesie. Die Schleimhautanästhesie von Mund, Nase, Rachenhinterwand und Stimmbändern erfolgt zumeist mit 4%igem Lidocainspray. Für die Nase werden außerdem Vasokonstriktoren eingesetzt, um das Einführen eines größeren Tubus zu ermöglichen und die Blutungsgefahr zu vermindern. Sollen die Stimmbänder eingesprüht werden, so ist eine Laryngoskopie erforderlich, ebenso wenn das Lokalanästhetikum durch die Stimmritze in die Trachea gesprüht werden soll.

Blockade des N. laryngeus superior. Hierfür werden (nur vom Geübten) 2–3 ml Lidocain 1% unmittelbar unter das Horn des Zungenbeins injiziert. Es entsteht eine Anästhesie v. a. der Schleimhaut des Vestibulum und Ventriculus laryngis sowie der Stimmbänder.

Transtracheale Anästhesie. Hierbei werden 2–3 ml Lidocain 1–4% durch das Lig. cricothyreoideum in das Lumen des unteren Kehlkopfs und der Trachea injiziert, und zwar am Ende der Exspiration, damit sich das Lokalanästhetikum mit Beginn der nächsten Inspiration und dem nachfolgenden Hustenstoß in der Trachea ausbreiten kann. Hierdurch wird eine Anästhesie des Larynx unterhalb der Stimmbänder und der Trachea hervorgerufen.

Aspirationsgefahr durch Lokalanästhesie. Eine Anästhesie des Larynx und der Stimmbänder beeinträchtigt den Hustenreflex und erhöht dadurch beim wachen, nicht nüchternen Patienten die Aspirationsgefahr. Andererseits ist die Abschwächung kardiovaskulärer Reaktionen auf den Intubationsreiz ein erwünschter Effekt, so daß die Vor- und Nachteile der Lokalanästhesie individuell abgewogen werden müssen.

3.2.2 Sedativhypnotika, Opioide, intravenöse Anästhetika

Sedativa werden häufig eingesetzt, wenn die Intubation am wachen Patienten unter Lokalanästhesie erfolgen soll. Die scheinbar einfache Handhabung der Sedativa sollte aber nicht zum leichtfertigen Umgang verleiten, da bedrohliche Nebenwirkungen, insbesondere eine **Verlegung der Atemwege** und eine **Atemdepression**, auftreten können. Der Anwender muß daher die Technik der Beatmung mit einem Atembeutel sicher beherrschen. Intravenöse Anästhetika sollten möglichst nur vom Anästhesisten eingesetzt werden.

Midazolam. Dieses mittellang wirkende Benzodiazepin wird häufig zur Sedierung für die endotracheale Intubation eingesetzt. Die kardiovaskulären Nebenwirkungen sind meist gering, jedoch tritt gelegentlich ein Blutdruck-

abfall auf, v. a. bei der Kombination mit einem Opioid. Zu beachten sind weiterhin die respiratorischen Nebenwirkungen der Substanz: Obstruktion der Atemwege, Atemdepression bis hin zur vorübergehenden Apnoe.
Dosierung von Midazolam: 1–2-mg als Bolus nach Bedarf.

Opioide. Obwohl primär Analgetika, werden Opioide wie Remifentanil, Alfentanil und Fentanyl auch zur Sedierung für die endotracheale Intubation eingesetzt. Die wichtigste Nebenwirkung ist die Atemdepression; bei höherer Dosierung muß mit einer länger anhaltenden Beeinträchtigung des Bewußtseins gerechnet werden, bei hypovolämischen Patienten auch mit einem Blutdruckabfall.

Barbiturate. Kurz wirkende Barbiturate wie Thiopental oder Methohexital können ebenfalls für die Intubation eingesetzt werden. Die Substanzen erzeugen für mehrere Minuten eine Anästhesie; die Wirkung wird durch Umverteilung rasch beendet, sofern nicht wiederholt nachinjiziert wird. Barbiturate bewirken eine ausgeprägte Atemdepression mit vorübergehender Apnoe. Bei Hypovolämie muß mit einem massiven Blutdruckabfall gerechnet werden.
Dosierung: Thiopental 2–4 mg/kg KG; Methohexital 1–2 mg/kg KG.
Bei kardiovaskulären Risikopatienten muß die Dosis reduziert, bei Alkoholabusus oder chronischer Tranquilizereinnahme hingegen meist erhöht werden.

Propofol. Dieses kurz wirkende Anästhetikum kann als Bolus oder Kurzinfusion verabreicht werden. Wichtigste Nebenwirkungen: Atemdepression mit vorübergehender Apnoe, Blutdruckabfall durch Vasodilatation und Beeinträchtigung der Myokardkontraktilität. Daher Vorsicht bei Patienten mit Hypovolämie!
Dosierung von Propofol: 1–2 mg/kg KG bzw. nach Wirkung

Etomidat. Dieses intravenöse Anästhetikum weist die geringsten kardiovaskulären Nebenwirkungen aller i. v.-Anästhetika auf und ist daher besonders für den kardiovaskulären Risikopatienten geeignet. Nach der Injektion tritt vorübergehend eine mäßige Atemdepression, bei einigen Patienten auch eine vorübergehende Apnoe auf. Etomidat hemmt die Kortisolsynthese in der Nebennierenrinde und darf daher nicht als Infusion zur Sedierung verabreicht werden.
Dosierung von Etomidat: 0,2 (0,3) mg/kg KG.

Ketamin. Die Substanz bewirkt eine sog. dissoziative Anästhesie. Der Bewußtseinsverlust tritt kurz nach der Injektion ein und hält etwa 10–

15 min an. Ketamin setzt Katecholamine frei und stimuliert hierdurch sowie aufgrund einer zentralen Wirkung das Herz-Kreislauf-System. Wegen der Adrenalinfreisetzung ist die Substanz für die Intubation von Patienten mit hyperreaktiven Atemwegen besonders geeignet. Bei koronarer Herzkrankheit ist Vorsicht geboten, da Ketamin einen Blutdruckanstieg und eine Tachykardie auslösen kann. In der Aufwachphase können unangenehme Träume auftreten.
Dosierung von Ketamin: ca. 2 mg/kg KG.

3.2.3 Muskelrelaxanzien

Muskelrelaxanzien bewirken eine komplette Lähmung der Muskulatur bei erhaltenem Bewußtsein. Sie dürfen daher nur angewandt werden, wenn der Arzt die verschiedenen Intubationstechniken sicher beherrscht und bei Mißlingen der Intubation den Patienten bis zum Abklingen der Wirkung mit Atembeutel und Atemmaske beatmen kann.
    Außerdem muß der relaxierte Patient sediert oder anästhesiert werden.

> Muskelrelaxanzien sollten für die Intubation des Intensivpatienten nur mit großer Zurückhaltung eingesetzt werden.

Sind Muskelrelaxanzien erforderlich, so sollte die Intubation am besten durch einen Anästhesisten erfolgen.

Succinylcholin. Dieses depolarisierende Muskelrelaxans ist wegen seines raschen Wirkungseintritts und der kurzen Wirkdauer nach wie vor die Substanz der Wahl für die endotracheale Intubation.
Dosierung von Succinylcholin: 0,5–1–2 mg/kg KG.

Succinylcholin setzt Kalium aus der Zelle frei und kann hierdurch einen Herzstillstand auslösen. Gefährdet sind v. a. Patienten mit Verbrennungskrankheit, längerer Immobilisierung und bestimmten Muskelerkrankungen.
    Zu den wichtigsten **Kontraindikationen** für Succinylcholin gehören:
- Hyperkaliämie,
- Polytrauma,
- lange Immobilisation,
- Verbrennungskrankheit,
- Myotonien und Muskeldystrophien,
- maligne Hyperthermie in der Vorgeschichte.

Nichtdepolarisierende Muskelrelaxanzien sollten wegen ihres verzögerten Wirkungseintritts und der wesentlich längeren Wirkungsdauer möglichst vermieden oder nur vom Anästhesisten eingesetzt werden. Der Wirkungseintritt von **Rocuronium** ist zwar insgesamt deutlich schneller als der vergleichbarer nichtdepolarisierender Substanzen, jedoch nicht immer sicher vorhersehbar; auch entspricht die Wirkungsdauer der von Vecuronium und Atracurium, ist also mittlang.

3.3 Intubation im Wachzustand oder in Allgemeinnarkose?

Beide Verfahren weisen bestimmte Vor- und Nachteile auf.

3.3.1 Intubation in Allgemeinanästhesie

Die Intubation in Allgemeinanästhesie ist für den Patienten angenehmer als die wache Intubation. Außerdem werden unerwünschte oder auch bedrohliche kardiovaskuläre Reaktionen auf den Intubationsreiz wie Blutdruckanstieg, Tachykardie und Herzrhythmusstörungen besser unterdrückt.

Zu den wichtigsten Risiken der Intubation des anästhesierten Patienten gehört die pulmonale Aspiration, bei Einsatz von Muskelrelaxanzien auch das Ersticken, wenn die Intubation mißlingt und nicht mit Atembeutel/Maske beatmet werden kann.

Die endotracheale Intubation in Allgemeinanästhesie und Muskelrelaxierung sollte nur vom Anästhesisten durchgeführt werden.

Praxistips:
- Vor der Intubation sollte der Patient für 3–5 min mit hohem O_2-Fluß über eine dicht sitzende Gesichtsmaske präoxygeniert werden, um ausreichend Zeit für die Intubation zur Verfügung zu haben.
- Bei schwer kranken Intensivpatienten sollte die Dosis der Sedativa oder i.v.-Anästhetika für die endotracheale Intubation reduziert werden.

3.3.2 Intubation des wachen Patienten

Zahlreiche Intensivmediziner intubieren routinemäßig ohne Narkose, um die Kontrolle über die Atemwege des Patienten zu erhalten. Besonders bei

Patienten mit eingeschränktem Bewußtseinszustand ist die Intubation meist ohne weitere Sedierung oder Anästhesie möglich. Bei Patienten mit „vollem Magen" sollte grundsätzlich die Intubation im Wachzustand bevorzugt werden. Die wichtigsten Vorteile der wachen Intubation sind:
- erhaltene Spontanatmung,
- keine oder wesentlich geringere Aspirationsgefahr,
- Larynx wegen fehlender Muskelrelaxierung besser einsehbar.

Allerdings ist die Intubation des wachen Patienten häufig zeitaufwendiger und für den Patienten unangenehmer als die Intubation in Narkose. Daher ist eine entsprechende psychologische Führung des Patienten erforderlich, meist ergänzt durch medikamentöse Unterstützung wie Lokalanästhesie der Atemwege (s. oben), sekretionshemmende Medikamente und, wenn erforderlich, auch Sedierung.

Merke: Die Intubation in Lokalanästhesie der supraglottischen Region ist sicherer als die Intubation mit Sedierung, aber ohne Lokalanästhesie.

Lokalanästhesie auch der subglottischen Region erhöht die Aspirationsgefahr. Werden Sedativa eingesetzt, so muß individuell nach Wirkung dosiert werden; zu tiefe Sedierung sollte wegen der erhöhten Aspirationsgefahr vermieden werden.

3.4 Orale Intubation

Die orale Intubation ist das Vorgehen der Wahl in Notsituationen sowie bei Kontraindikationen für die nasale Intubation. Außerdem wird häufig oral intubiert, wenn abzusehen ist, daß sich die Intubationsdauer auf einige Tage beschränken wird.

Vorteile:
- Größtmögliche, kurze Tuben verwendbar,
- einfach und schnell durchführbar,
- keine Druckschäden und Blutungen der Nasengänge,
- Vermeidung von Entzündungen der Nebenhöhlen.

Die orale Intubation kann am wachen oder anästhesierten Patienten erfolgen, weiterhin unter laryngoskopischer Sicht oder blind, bei besonderen Intubationsschwierigkeiten auch mit dem Fiberglasbronchoskop.

3.4.1 Lagerung des Kopfes

Richtige Lagerung des Kopfes erleichtert die orale Intubation ganz wesentlich: Der Kopf sollte auf einem 8–10 cm hohen Kissen in Schnüffelposition gelagert werden (Abb. 6.10 a–c). Hierzu wird der Hals gebeugt und im Atlantookzipitalgelenk gestreckt. Die Beugung des Halses bringt die Trachea in nahezu eine Ebene mit dem Rachen, während durch die Strek-

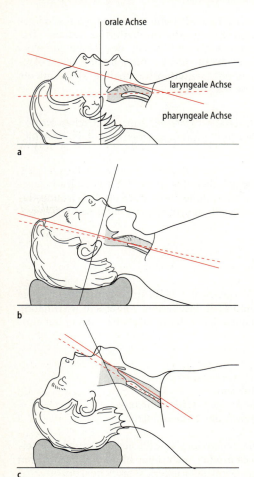

Abb. 6.10 a–c. Verlauf der Intubationsachsen bei verschiedenen Lagerungen.
a Ungünstiger Achsenverlauf bei normaler Kopflagerung.
b Durch Anheben des Kopfes mit einem Kissen um ca. 10 cm, bei auf dem Tisch liegenden Schultern, nähern sich laryngeale und pharyngeale Achse einander an.
c Intubationsgerechte Lagerung: Anheben des Kopfes in Verbindung mit Streckung im Atlantookzipitalgelenk schafft eine kurze, nahezu gerade verlaufende Achse von den Schneidezähnen bis zur Epiglottis

kung im Atlantookzipitalgelenk der Winkel zwischen Trachea/Rachen und Mundhöhle verkleinert wird. Hieraus ergibt sich eine fast gerade Linie zwischen Mundhöhle, Kehlkopf und Trachea. Es gilt daher:

> In Schnüffelposition ist der Luftweg am meisten gestreckt und maximal geöffnet.

3.4.2 Vorgehen bei der Intubation

Vor der Intubation muß das gesamte Instrumentarium und Zubehör für die Intubation bereitgestellt und auf Funktionsfähigkeit überprüft werden. Besonderes Augenmerk gilt der Funktion der Tubusmanschette (Ballon undicht?) und des Laryngoskops (ausreichende Helligkeit?).

- Tubusmanschette blocken und auf Dichtigkeit überprüfen, der Kontrollballon muß sich hierbei ebenfalls füllen und das Volumen behalten. Bei undurchsichtigen Tuben Durchgängigkeit mit einem Führungsstab kontrollieren.
- Lichtquelle des Laryngoskops überprüfen; keine schwach brennenden oder flackernden Laryngoskope verwenden.
- Einmalhandschuhe anziehen, Mundhöhle des Patienten auf lose Zähne und Zahnprothesen inspizieren; bewegliche Prothesen entfernen, Mund maximal öffnen lassen.
- Kopf intubationsgerecht, d.h. ca. 8–10 cm erhöht, auf einem Kissen oder zusammengefalteten Laken lagern.
- Bei wacher Intubation: Lokalanästhesie, evtl. ergänzt durch Sedierung.
- Für 3–5 min Sauerstoff mit hohem Flow über eine *dicht* sitzende Maske zuführen (präoxygenieren).
- Bei Intubation in Narkose: i.v.-Anästhetikum zuführen, evtl. auch ein Muskelrelaxans.
- Patient Mund öffnen lassen oder beim anästhesierten Patienten Mund mit gekreuztem Daumen und Zeigefinger der rechten Hand öffnen (Abb. 6.11), dabei nicht die Zähne berühren. Wachen Patient beruhigen und ermutigen.
- Dann das Laryngoskop in die linke Hand nehmen und tief in den Mund einführen, dabei die Zunge von der rechten Seite vollständig mit dem Spatel des Laryngoskops zur *linken* Seite herüberdrücken. Hierbei auf keinen Fall die Unterlippe des Patienten zwischen Zähnen und Laryngoskop einklemmen.
- Nun das Laryngoskop langsam und atraumatisch mit der linken Hand weiter in den Rachen vorschieben; hierbei kann beim anästhesierten Pa-

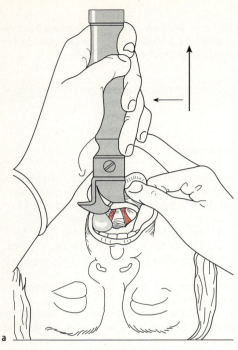

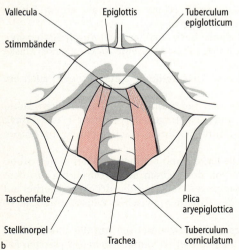

Abb. 6.11 a, - b. Endotracheale Intubation. **a** Öffnen des Mundes mit der rechten Hand und Einführen des Laryngoskops mit der linken Hand unter Verschiebung der Zunge nach links. Der gebogene Spatel wird vor die Epiglottis geführt, die Epiglottis anschließend durch Zug des Laryngoskops in Griffrichtung angehoben, so daß der Blick auf die Stimmbänder freigegeben wird.
b Laryngoskopische Ansicht des Kehlkopfs

tienten der Zeigefinger der rechten Hand den Oberkiefer vom Gaumen her nach oben drücken, der rechte Mittelfinger das Kinn nach unten.
- Bei **Verwendung eines gebogenen Spatels** wird der Spatel vor die Epiglottis, d.h. zwischen Zungengrund und Epiglottis plaziert; hierbei darf die Epiglottis nicht auf den Spatel geladen werden. Ist die Epiglottis nicht zu sehen, wurde der Spatel zu tief eingeführt und hat die Epiglottis aufgeladen, oder aber er wurde nicht weit genug vorgeschoben. Bei korrekter Lage der Spatelspitze vor der Epiglottis wird nun das Laryngoskop kräftig in Griffrichtung gezogen. Hierdurch richtet sich die Epiglottis ganz auf, so daß der Einblick auf die Stimmritze freigegeben wird.
- Bei **Verwendung eines geraden Spatels** wird zunächst wie oben beschrieben vorgegangen, dann aber die Epiglottis auf die Vorderseite des Spatels geladen, d.h., der Spatel wird hierbei nicht vor die Epiglottis plaziert.

Grundsätzlich dürfen beide Laryngoskoptypen nur in Griffrichtung gezogen werden, um die Stimmritze einzustellen. Hierbei darf der Spateldruck immer nur auf den Mundboden ausgeübt werden. Hebeln des Laryngoskops kann zum Herausbrechen der oberen Schneidezähne führen und muß daher unbedingt vermieden werden.

- Den Tubus in die rechte Hand nehmen und mit der Spitze von rechts in den Mund einführen, ohne den Spatel als Führungsrinne zu verwenden, weil hierdurch die Sicht versperrt wird. Dann den Tubus unter Sicht vorsichtig durch die Stimmritze in die Trachea vorschieben, bis der Cuff im oberen Anteil der Trachea oder die Tubusspitze in Tracheamitte liegt. Der Tubus befindet sich mit Sicherheit in der Trachea, wenn die Aryknorpel hinter dem Tubus zu sehen sind. Liegt der Cuff im Kehlkopf, so ist in der Regel keine Abdichtung möglich; wird er hingegen zu tief eingeführt, so gelangt er meist in den rechten Tubus („einseitige Intubation").

Die Tubusspitze sollte sich 2–4 cm oberhalb der Carina befinden, der Cuff in Tracheamitte. Eine zu hohe Tubuslage muß ebenso vermieden werden wie die zu tiefe. Eine Cufflage im subglottischen Bereich begünstigt die Entwicklung von laryngealen Druckschäden!

- Läßt sich die Stimmritze nicht einstellen, so sollte ein funktionsgerecht biegbarer Führungsstab in den Tubus eingeführt und durch die Stimmritze vorgeschoben werden. Anschließend wird der Tubus am Führungsstab entlang in die Trachea geschoben und der Führungsstab entfernt.

- Nach mutmaßlich korrekter Plazierung Laryngoskop und, wenn benutzt, Führungsstab entfernen und die Manschette vorsichtig blockieren, bis keine Nebenluft mehr entweicht.
- **Anschließend richtige Tubuslage kontrollieren!** Beide Lungen in der vorderen Axillarlinie auskultieren, außerdem die Magengegend. Bei richtiger Tubuslage sind beide Lungen gleichmäßig belüftet, und der Thorax hebt sich seitengleich. Einseitiges Heben weist auf einseitige Intubation hin, fehlende Thoraxbewegung und gurgelnde Geräusche bei der Beatmung mit Aufblähen der Magengegend auf die versehentliche Intubation des Ösophagus.

Für die Kontrolle der Tubuslage kann weiterhin ein Kapnometer eingesetzt werden: Ausatmung von Kohlendioxid beweist die Lage in den Atemwegen. Außerdem sollte die Tubuslage bei jeder Röntgenaufnahme des Thorax kontrolliert werden.

Die Fehllage des Tubus im Ösophagus muß sofort erkannt und beseitigt werden: Tubus herausziehen und den Patienten mit Maske/Beutel beatmen. Grundsatz: „When in doubt pull it out"! Dann erneuter Intubationsversuch. Nach erfolgreicher Intubation die in den Magen gelangte Luft über eine Magensonde absaugen.

- Nach Abschluß des Intubationsvorgangs Tubus sicher fixieren und an ein Beatmungsgerät oder einen Anfeuchter anschließen.

3.4.3 Orale blinde Intubation

Hierbei wird der Tubus ohne Laryngoskop unter Führung mit den Fingern durch den Kehlkopf in die Luftröhre vorgeschoben. Die Technik ist dem sehr Erfahrenen vorbehalten und kann bei Intubationsschwierigkeiten, v. a. bei Gesichtstrauma, eingesetzt werden. Der Patient sollte spontan atmen, damit die Atemgeräusche am proximalen Tubusende gehört werden können.

3.4.4 Orale fiberoptische Intubation

Die orale fiberoptische Intubation ist schwieriger als die nasotracheale (s. 3.5); das Verfahren wird daher nur angewandt, wenn die nasale Intubation vermieden werden muß oder nicht möglich ist. Die Spontanatmung des Patienten sollte für die fiberoptische Intubation erhalten bleiben; ist dies nicht möglich, so kann eine endoskopische Maske verwendet werden, die einen Zugang enthält, über den das Fiberbronchoskop eingeführt wird. Alternativ kann das Bronchoskop über einen oralen Tubus vorgeschoben werden; hierdurch wird die Passage in Richtung auf den Kehlkopf erleichtert.

Das Vorgehen entspricht insgesamt weitgehend der nasotrachealen fiberoptischen Intubation.

3.5 Nasotracheale Intubation

Bei nicht vorsehbarer Intubationsdauer oder einer wahrscheinlichen Intubationsdauer von mehr als etwa 5 Tagen wird häufig eine nasotracheale Intubation durchgeführt. Als **Vorteile** gegenüber der oralen Langzeitintubation gelten:
- sicherere Fixierbarkeit,
- bessere Pflegbarkeit der Mundhöhle,
- angenehmer für den wachen Patienten.

Andererseits kann die nasale Intubation mit typischen **Komplikationen** einhergehen:
- massives Nasenbluten,
- Verletzungen von Konchen, Rachenwand und Rachenmandel,
- Verlegung der Tuba auditiva,
- Sinusitis maxillaris bei Langzeitintubation,
- Einschleusen von Mikroorganismen aus dem Nasen-Rachen-Raum in das Bronchialsystem,
- Drucknekrosen im Nasenbereich.

Kontraindikationen für die nasale Intubation:
- offene Schädelbasisfraktur mit Liquorfistel,
- Mittelgesichtsfrakturen,
- Entzündungen der Nasennebenhöhlen,
- Anomalien oder wesentliche Erkrankungen der Nasengänge, z. B. Polypen,
- manifeste Gerinnungsstörungen,
- systemische Antikoagulation.

Die nasotracheale Intubation kann unter direkter Laryngoskopie oder „blind", d. h. ohne Laryngoskop, erfolgen, weiterhin fiberbronchoskopisch.

Die Lagerung des Kopfes entspricht der für die orale Intubation. Der Tubus wird über das größere oder besser durchgängige Nasenloch eingeführt. Der Durchmesser des Tubus muß geringer sein als der des oralen.

> Gebräuchliche Tubusgrößen für die nasale Intubation:
> Männer: 7 oder 7,5 mm ID;
> Frauen: 6 oder 6,5 mm ID.

Die Nasenschleimhaut kann vor der Intubation mit einem Vasokonstriktor behandelt werden, um eine Abschwellung zu erreichen; hierdurch wird im günstigen Fall die Öffnung für den Tubus erweitert und die Blutungs- bzw. Traumatisierungsgefahr vermindert.

3.5.1 Nasale Intubation unter Sicht

Die nasale Intubation mit Hilfe des Laryngoskops ist einfacher als die blinde Intubation und sollte daher vom Anfänger bevorzugt werden (Abb. 6.12 a–d).

▶ Wachen Patienten durch die Nase atmen lassen, hierbei jeweils 1 Nasenloch verschließen; das besser durchgängige Nasenloch bevorzugen. Schleimhautanästhesie des gewählten Naseneingangs, wenn erforderlich auch Instillation eines Vasokonstriktors und Auftragen eines Gleitmittels, z.B. Lidocaingel, um das Vorschieben zu erleichtern; weiterhin – beim wachen Patienten – Lokalanästhesie der oberen Atemwege, evtl. auch Sedierung, z.B. mit Midazolam; Dosierung nach Wirkung.

▶ Tubus bevorzugt in das *rechte* Nasenloch einführen, weil die distale Öffnung des Tubus nach links zeigt und daher die Konchen beim Vorschieben weniger leicht verletzt werden. Bei Verwendung des linken Nasenlochs sollte die Schrägung des Tubus beim Einführen auf das Nasenseptum zeigen. Tubus in den *unteren* Nasengang einführen und vorsichtig, steil nach unten weisend, ohne Gewalt in den Nasopharynx vorschieben. Anschließend Tubus in den Oropharynx vorschieben; tritt hierbei ein Widerstand auf: Tubus leicht zurückziehen und Kopf mehr überstrecken.

▶ Sobald sich der Tubus im Hypopharynx befindet, kann das Laryngoskop in zuvor beschriebener Weise eingeführt und die Stimmritze eingestellt werden. Ist der Tubus nicht im Hypopharynx zu sehen oder wölbt sich die Schleimhaut im Pharynxbereich vor, so hat der Tubus die Schleimhaut perforiert und befindet sich unter der Schleimhaut. Meist tritt hierbei eine stärkere Blutung auf, die abgesaugt werden

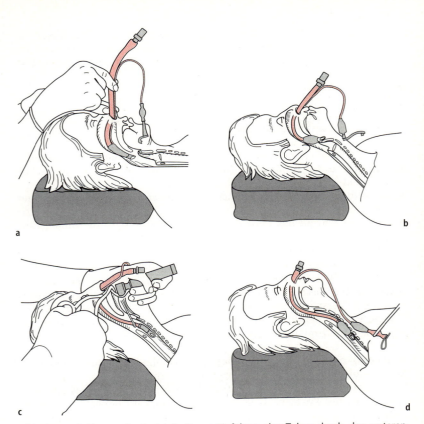

Abb. 6.12 a–d. Nasotracheale Intubation. **a** Einführen des Tubus durch den unteren Nasengang und Vorschieben in den Oropharynx. **b** Der Tubus gelangt vor die Epiglottis und läßt sich nicht weiter vorschieben. **c** Vorschieben des nasalen Tubus mit einer Magill-Zange; hierbei darf der *Cuff* nicht mit der Zange gefaßt werden. **d** Richtige Lage des Tubus in der Trachea

muß. In diesem Fall sollte der Tubus entfernt und über das andere Nasenloch eingeführt werden.
▶ Ist die Stimmritze gut sichtbar, so wird der Tubus unter leichter Drehbewegung durch die Stimmritze in die Trachea vorgeschoben, bis sich der Cuff im oberen Tracheaanteil befindet. Hakt der Tubus im Kehlkopf, so kann eine Magill-Zange verwendet werden. Die Zange wird in die rechte Hand genommen und ergreift den Tubus oberhalb der Man-

schette, um eine Beschädigung mit anschließender Undichtigkeit zu vermeiden (der Cuff kann allerdings allein durch das Vorschieben im Nasopharynx beschädigt werden, so daß ein neuer Tubus eingeführt werden muß).
▶ Sorgfältige Kontrolle der Tubuslage (s. S. 222).

3.5.2 Nasale blinde Intubation

Die nasale blinde Intubation erfolgt am besten bei erhaltener Spontanatmung, weil so der Tubus unter Kontrolle der Atemgeräusche vorgeschoben werden kann.
▶ Tubus in der zuvor beschriebenen Weise in den Hypopharynx vorschieben.
▶ Dann das Ohr an das Ende des Tubus halten und auf die Atemgeräusche des Patienten hören. Tubus langsam weiter vorschieben.
▶ Sobald die Atemgeräusche maximal laut sind: Tubus während der Inspiration (Patienten tief einatmen lassen) durch die Stimmritze in die Trachea vorschieben. Hierbei husten die meisten Patienten; danach sind die Atemgeräusche klar, und am Tubusende ist eine kräftige Luftströmung zu verspüren. Sprechen ist nicht mehr möglich; phoniert der Patient, so liegt der Tubus nicht in der Trachea, sondern im Ösophagus.
Anschließend sorgfältige Kontrolle der Tubuslage (s. S. 222).

Schwierigkeiten bei der Intubation. Bei der blinden nasalen Intubation können folgende typische Schwierigkeiten auftreten:
Der Tubus gelangt vor die Epiglottis, d.h. zwischen Zungenbasis und Vorderfläche des Kehldeckels. Der Hals wölbt sich im Bereich des Schildknorpels sichtbar nach außen vor. Durch Beugen des Kopfes kann versucht werden, den Tubus mehr nach hinten zu dirigieren.
Der Tubus stößt an die vordere Kommissur der Stimmritze. Diese Komplikation ist ebenfalls an einer äußeren Vorwölbung des Halses im Bereich des Schildknorpels erkennbar. Wiederum kann durch Beugung des Kopfes versucht werden, den Tubus nach hinten zu lenken.
Der Tubus gleitet in den Ösophagus. Diese gefährliche Fehllage ist zumeist an folgenden Zeichen erkennbar: leichtes Vorschieben des gesamten Tubus, Verschwinden der Atemgeräusche am Tubusende, erhaltene Phonation beim wachen Patienten. In dieser Situation muß der Tubus zunächst zurückgezogen und dann, bei stärkerer Streckung des Kopfes, erneut vorgeschoben werden.
Der Tubus gelangt seitlich in den Sinus piriformis. Diese Fehllage ist erkennbar an einer seitlichen Vorwölbung des Halses und erheblichem

Widerstand gegen das Vorschieben des Tubus. Außerdem verschwinden die Atemgeräusche am proximalen Tubusende. Korrekturversuch: Tubus 2–3 cm zurückziehen, um 45–90° drehen, dann erneut vorschieben. Alternativ kann auch der Kopf seitwärts geneigt und dann der Tubus vorgeschoben werden.

3.5.3 Nasale fiberoptische Intubation

Das Fiberglasbronchoskop ermöglicht die gefahrlose Intubation auch von Patienten mit extrem schwierigen Intubationsverhältnissen, so daß auf riskante konventionelle Intubationsmanöver verzichtet werden kann. Für Notfallsituationen ist die fiberoptische Intubation allerdings weniger geeignet, besonders, wenn die Sicht durch Blut oder Erbrochenes in den oberen Atemwegen behindert wird.

Indikationen. Die fiberoptische Intubation ist grundsätzlich indiziert, wenn eine konventionelle orale oder nasale Intubation nicht möglich ist oder bereits die Vorgeschichte oder der präoperative Untersuchungsbefund darauf hinweisen, daß mit erheblichen Intubationsschwierigkeiten zu rechnen ist.

Primäre Indikationen für die fiberoptische Intubation:
- Mißbildungen und Erkrankungen im Kopf- und Halsbereich,
- Tumoren oder traumatische Schädigungen im Gesichts- und Halsbereich oder der oberen Luftwege,
- Einschränkung der Beweglichkeit des Kiefergelenks,
- eingeschränkte Beweglichkeit der Halswirbelsäule,
- anamnestisch bekannte Intubationsschwierigkeiten.

Relative Indikationen:
- erfolglose Intubationsversuche,
- Umintubation des Risikopatienten,
- endobronchiale Plazierung des Tubus,
- Schädelbasisfraktur.

Praxistip:
- Erfolglose Intubationsversuche sollten rechtzeitig abgebrochen und durch die fiberoptische Intubationstechnik ersetzt werden, um sichtbehindernde Blutungen und eine weitere Gefährdung des Patienten zu vermeiden.

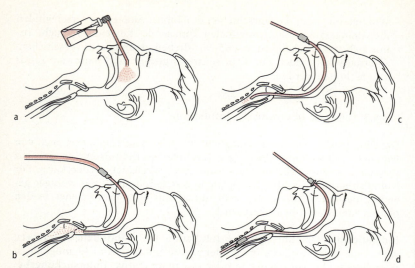

Abb. 6.13 a–d. Technik der nasalen fiberoptischen Intubation. **a** Schleimhautanästhesie der Nasenwege. **b** Einführen des Fiberbronchoskops mit aufgezogenem Tubus mit Schleimhautanästhesie des Hypopharynx und der Stimmbandregion. **c** Vorschieben des Bronchoskops in die obere Trachea. **d** Vorschieben des nasalen Tubus über das Bronchoskop in die Trachea; anschließend fiberoptische Lagekontrolle. (Mod. nach Landauer, aus Larsen 1995)

Praktisches Vorgehen. Die fiberoptische Intubation läßt sich am besten bei erhaltener Spontanatmung durchführen. Der nasale Zugang (Abb. 6.13 a–d) sollte gegenüber dem oralen bevorzugt werden, da die nasale fiberoptische Intubation einfacher durchzuführen ist. Der orale Weg wird gewählt, wenn die Nasenwege nicht durchgängig sind oder die nasale Intubation aus anderen Gründen nicht indiziert ist (Einzelheiten des Vorgehens s. Kap. 6).

3.6 Tubuspflege

Die sorgfältige Pflege und Überwachung des Endotrachealtubus ist für den Intensivpatienten von lebenswichtiger Bedeutung. Zu den wesentlichen Maßnahmen gehören:
- sichere Fixierung des Tubus,
- Pflege von Mund, Nase und Rachen,

- Sicherung der Tubusdurchgängigkeit,
- Kontrolle der Tubuslage und des Cuffdrucks,
- Anfeuchtung und Erwärmung der Atemluft (s. Kap. 18).

3.6.1 Fixierung des Tubus

> Jeder Tubus muß sorgfältig fixiert werden, um ein unbeabsichtigtes Herausgleiten aus der Trachea zu verhindern.

Eine sichere Fixierung verhindert zudem die Verlagerung des Tubus in einen Hauptbronchus sowie übermäßige Bewegungen, die zur Schädigung der Schleimhaut im Bereich der Atemwege führen.

Meist wird der Tubus, nach Entfettung der Haut, mit Pflaster auf den Wangen oder der Nase des Patienten fixiert. Beim oral intubierten Patienten wird zusätzlich ein Beißschutz eingeführt, um den Verschluß des Tubus durch Zubeißen zu verhindern. Bei korrekter Lage sollte der Tubus an der Eintrittstelle in die Nase oder den Mund markiert werden, damit Lageveränderungen besser erkannt werden können.

3.6.2 Pflege von Mund, Nase und Rachen

Mund und Nasen-Rachen-Raum müssen häufig abgesaugt werden; trockene Schleimhäute sollten wiederholt angefeuchtet werden. Bei nasaler Intubation bedürfen die Nasenflügel besonderer Aufmerksamkeit, da im Bereich der Naseneingänge leicht **Druckulzera** entstehen können. Prophylaktisch kann der Naseneingang gegen den Tubus abgepolstert werden; verkrustetes Sekret sollte umgehend entfernt werden.

3.6.3 Sicherung der Tubusdurchgängigkeit

> Die Aufrechterhaltung der Tubusdurchgängigkeit hat oberste Priorität bei der Tubuspflege, um ein Ersticken des Patienten zu verhindern.

Häufigste Ursache für eine Verlegung des Tubus ist eingedicktes Sekret. Abknicken des Tubus oder eine Ballonhernie können ebenfalls zur akuten Verlegung führen. Bei Anstieg des Beatmungsdrucks sollte immer an die Möglichkeit einer Tubusobstruktion gedacht werden.

> Bei akuter Verlegung des Tubus muß sofort umintubiert werden.

3.6.4 Kontrolle der Tubuslage und des Cuffdrucks

Nach jedem Lagerungsmanöver muß die Tubuslage anhand der angebrachten Längenmarkierung überprüft werden, im Zweifelsfall durch Auskultation.

Der Cuffdruck sollte mit speziellen Manometern, sog. Cuffwächtern, kontrolliert und eingestellt werden, um Druckschäden der Trachea zu vermeiden. Die Manschette sollte nur so stark geblockt werden, wie für einen dichten Abschluß erforderlich; die hierzu nötige Luftmenge sollte im Überwachungsbogen vermerkt werden. Sind ständig größere Luftmengen zum Abdichten des Tubus erforderlich, so liegt möglicherweise bereits eine Schädigung der Trachealschleimhaut vor.

3.6.5 Endotracheales Absaugen

Das endotracheale Absaugen ist zumeist unangenehm, bei schwerer respiratorischer Insuffizienz auch gefährlich. Daher sollte nur abgesaugt werden, wenn auskultatorisch Sekret nachweisbar ist. Das Absaugen muß aseptisch und atraumatisch durchgeführt werden; hierfür sind sterile Einmalhandschuhe und sterile Einmalabsaugkatheter erforderlich.

Praxistips:
- Bei schwerer respiratorischer Insuffizienz muß einige Minuten vor dem Absaugen mit 100%igem Sauerstoff präoxygeniert werden, um einen bedrohlichen Abfall des p_aO_2 und der S_aO_2 zu vermeiden.
- Der Absaugkatheter sollte weich sein und nicht dicker als $1/3$ des inneren Tubusdurchmessers. Meist reicht ein 14- oder 16-Fr.-Katheter aus; mit großen Kathetern wird ein zu starker Sog erzeugt und die Entstehung von Atelektasen begünstigt. Nach dem Absaugen sollten die Lungen mit dem Atembeutel gebläht werden, um durch das Absaugen entstandene Atelektasen zu beseitigen.
- Aseptische Technik ist der beste Infektionsschutz. Darum wird jeder Absaugkatheter nur 1mal verwendet. Niemals darf ein Katheter, mit dem bereits Mund oder Nase abgesaugt worden sind, in das Tracheobronchialsystem eingeführt werden.
- Der Absaugvorgang sollte in der Regel 10 s nicht überschreiten. Besondere Vorsicht ist bei Patienten geboten, die Sauerstoff in hoher Konzentration erhalten und/oder die einen PEEP oder CPAP benötigen. Zu langes Absaugen kann eine Bradykardie oder einen Herzstillstand auslösen. Darum beim Absaugen Pulsoxymeter und EKG-Monitor einsetzen und den Patienten beobachten.

- Drehmanöver des Kopfes sollten während des Absaugens nicht durchgeführt werden, da es hierdurch, entgegen verbreiteter Ansicht, nicht möglich ist, mit dem Absaugkatheter gezielt in den linken oder rechten Hauptbronchus zu gelangen.

3.6.6 Tubuswechsel

Ein routinemäßiger Wechsel des Tubus nach Ablauf einer bestimmten Intubationsdauer ist nicht erforderlich. Die wichtigsten Gründe für eine Umintubation sind:
- defekte Tubusmanschette,
- Obstruktion des Tubus.

Da solche Komplikationen akut auftreten können, müssen beim Intensivpatienten stets Intubationszubehör und Beatmungsbeutel in Griffnähe bereitgestellt sein.

> Vor der Umintubation sollte geklärt werden, ob mit Intubationsschwierigkeiten zu rechnen ist. Wenn ja, sollte die Umintubation nur durch den erfahrenen Intensivmediziner erfolgen.

Direkte Laryngoskopie. Die Umintubation kann unter direkter Laryngoskopie erfolgen. Hierbei wird zunächst das Laryngoskop eingeführt und die Stimmritze eingestellt, dann der alte Tubus herausgezogen und der neue vorgeschoben.

Intubation über einen Führungsdraht. Alternativ kann ein langer Führungsdraht über den alten Tubus in die Trachea eingeführt, der alte Tubus entfernt und der neue Tubus über den Draht in die Trachea vorgeschoben werden. Hierbei kann allerdings der Führungsdraht versehentlich zusammen mit dem alten Tubus herausgezogen werden.

Fiberbronchoskopische Umintubation. Nur in Ausnahmefällen sollte der Tubuswechsel fiberbronchoskopisch erfolgen, da diese Technik eher schwierig durchzuführen ist. Zunächst wird der neue Tubus bis zum proximalen Ende des Bronchoskops geschoben, dann das Bronchoskop über den alten Tubus in die Trachea eingeführt und der alte Tubus zurückgezogen und zerschnitten, dann der neue Tubus in die Trachea vorgeschoben. Alternativ kann das Bronchoskop mit dem übergestülpten neuen Tubus, an der Blockmanschette des alten Tubus vorbei, in die Trachea eingeführt, dann der alte Tubus herausgezogen und der neue Tubus vorgeschoben werden.

4 Komplikationen der endotrachealen Intubation

Nahezu jede translaryngeale Intubation geht mit Komplikationen einher, wobei jedoch Häufigkeit und Schweregrad sehr stark variieren. Während geringe Komplikationen wie Halsschmerzen oder Glottisödem bei fast allen Patienten auftreten, die länger als 48 h intubiert waren, beträgt die Häufigkeit von schwerwiegenden Komplikationen insgesamt etwa 6 %.

4.1 Prädisponierende Faktoren

Bestimmte Faktoren beinflussen das Auftreten von Komplikationen. Hierzu gehören v. a.:
- Alter,
- Geschlecht,
- Dringlichkeit der Intubation,
- Manschettendruck,
- Dauer der Intubation,
- Infektionen der Atemwege,
- Stimmband- und Tubusbewegungen,
- körperlicher Zustand.

Alter. Bei Säuglingen und Kleinkindern treten häufiger Komplikationen auf, bedingt durch die kleineren Atemwege. Vor allem zu große Tuben oder Tuben mit Blockmanschetten führen häufig zur Anschwellung der Schleimhaut mit Obstruktion der Luftwege. Während beim Erwachsenen ein nur 2 mm starkes Ödem im Bereich der Glottis oder des Ringknorpels klinisch ohne Folgen bleibt, kann hierdurch beim Säugling oder Kleinkind der Luftweg lebensbedrohlich eingeengt werden.
- Prävention: Richtige Tubusgröße und besonders schonende Intubation.

Geschlecht. Bei Frauen treten häufiger Komplikationen auf als bei Männern, vermutlich bedingt durch den kleineren Larynx, die engeren Luftwege und die dünnere Schleimhaut. Besonders häufig betroffen sind Frauen mit Diabetes oder Verbrennungen.
- Prävention: Für Frauen kleinere Tuben verwenden.

Manschettendruck. Der Manschettendruck ist für mehr Schäden verantwortlich als der Tubus selbst! Hohe Manschettendrücke beeinträchtigen

die Durchblutung der Schleimhäute und den Knorpel und führen zu Ulzerationen, Tracheomalazie und Trachealstenose.
- Prävention: Niederdruckmanschetten verwenden; Cuffdruck nur so hoch, wie für Dichtigkeit des Tubus erforderlich; Cuffdruck kontinuierlich messen.

Periodisches Entblocken des Tubus während der Langzeitintubation beeinflußt nicht die Häufigkeit von Druckschäden der Atemwege.

Intubationsdauer. Mit zunehmender Dauer der endotrachealen Intubation nimmt die Häufigkeit von Komplikationen zu. Bei Langzeitintubation von mehr als 1 Woche muß mit einer Komplikationsrate von mehr als 50 % gerechnet werden.
- Prävention: Intubation nur so lange wie dringend erforderlich.

Infektionen der Atemwege. Besteht zum Zeitpunkt der Intubation bereits eine Infektion der Atemwege oder entwickelt sich der Infekt nach der Intubation, so ist mit einer höheren Komplikationsrate zu rechnen.

Stimmband- und Tubusbewegungen. Starke Kopfbewegungen oder über die Atemschläuche fortgeleitete Impulse des Respirators können zu größeren Hin- und Herbewegungen des Tubus führen. Diese Bewegungen schädigen die Schleimhäute von Kehlkopf und Trachea, v. a. bei geblockter Manschette. Sprechversuche des intubierten Patienten führen zu Stimmbandbewegungen, die ebenfalls das Auftreten von Komplikationen fördern. Ungünstig wirken sich auch zu frühe Sprechversuche unmittelbar nach der Extubation aus.
- Prävention: Tubusbewegungen vermeiden; Sprechversuche des intubierten oder erst kurzzeitig extubierten Patienten untersagen.

Körperlicher Zustand. Alle anatomischen oder funktionellen Bedingungen, durch die eine Laryngoskopie und/oder Intubation erschwert wird, steigern die Komplikationshäufigkeit. Chronische Erkrankungen wie Diabetes mellitus und koronare Herzkrankheit oder eine immunsuppressive Therapie können ebenfalls die Komplikationsrate erhöhen.

4.2 Klassifizierung der Komplikationen

Die Komplikationen durch die endotracheale Intubation sind so vielfältig, daß eine umfassende Klassifizierung nicht möglich ist. Am einfachsten ist daher die Einteilung nach dem zeitlichen Auftreten:

Einteilung von Intubationskomplikationen nach dem Zeitpunkt ihres Auftretens:
- während der Intubation,
- bei liegendem Tubus,
- während der Extubation,
- kurz nach der Extubation,
- Spätkomplikationen.

Möglich ist auch eine Einteilung nach dem anatomischen Ort der Läsion.

4.3 Komplikationen während der Intubation

Die wichtigsten Komplikationen während der Intubation sind:
- traumatische mechanische Schädigungen,
- Intubation des Ösophagus,
- Intubation eines Hauptbronchus,
- kardiovaskuläre Reaktionen durch Laryngoskopie und Einführen des Tubus.

4.3.1 Traumatische mechanische Schädigungen

Sie entstehen meist durch grobes Vorgehen und mangelnde Vorsicht bei der Intubation oder durch wesentlich erschwerte Intubationsbedingungen, besonders in Notfallsituationen.

> **Traumatische mechanische Schäden während der Intubation:**
> - Beschädigung der Zähne,
> - Nasenbluten, Verletzung der Konchen,
> - Verletzungen der Hornhaut,
> - Perforation der Rachenschleimhaut oder des Ösophagus,
> - Verletzungen des Larynx,
> - Verletzungen der Trachea oder der Bronchen,
> - pulmonale Aspiration.

Beschädigung oder Herausbrechen der Zähne. Diese Komplikationen treten v. a. dann auf, wenn mit dem Laryngoskop gehebelt statt in Griffrichtung gezogen wird. Zahnschäden werden durch eingeschränkte Mundöffnung sowie vorstehende obere Schneidezähne begünstigt; lockere Zähne sind hierbei besonders gefährdet.

> **Merke:** Herausgebrochene Zähne müssen wegen der großen Aspirationsgefahr sofort mit einer Magill-Zange entfernt werden.

Einklemmen der Ober- oder Unterlippe zwischen Laryngoskopspatel und Zähnen kann zu blutenden Verletzungen führen, ist aber eine vermeidbare Komplikation.

Verletzungen der Hornhaut. Sie entstehen durch die Hände oder Instrumente des Anästhesisten und beruhen immer auf Unachtsamkeit, sind somit vermeidbar.

Verletzungen des Rachens oder Ösophagus. Sie sind zwar selten, können jedoch zu bedrohlichen Komplikationen führen. Blutungen, Zerreißungen, Quetschungen, submuköse Blutungen und Ödeme entstehen durch das Laryngoskop, den Tubus oder den aus dem Tubus herausragenden Führungsstab.

Die Perforation des Hypopharynx oder Ösophagus ist eine sehr schwerwiegende Komplikation, die zu Medialstinal- und Subkutanemphysem, Pneumothorax, Mediastinitis oder Abszeßbildung mit Verlegung der Atemwege führen kann. Begünstigender Faktor: Notfallintubation durch unerfahrene Ärzte.

Die Perforation des Sinus piriformis ist v. a. eine Komplikation der gewaltsamen blind-nasalen Intubation. Sie kann zu schwerem Barotrauma mit beidseitigem Pneumothorax und Mediastinalabszeß oder pharyngealem Hämatom und subkutanem Emphysem führen.

Verletzungen des Kehlkopfs. Zu den wichtigsten intubationsbedingten Verletzungen des Kehlkopfs gehören:
- Stimmbandkontusion,
- Stimmbandabriß,
- Stimmbandhämatom,
- Aryknorpelluxation.

Die Häufigkeit von Kehlkopfverletzungen bei Kurzzeitintubation wird mit ca. 6% angegeben; dabei überwiegen Hämatome und Zerreißungen. Die Häufigkeit von traumatischen Stimmbandhämatomen beträgt ca. 4,6–5,2%; das linke Stimmband ist häufiger betroffen als das rechte. Das Hämatom verschwindet ca. 1 Monat nach dem Trauma spontan.

Die Aryknorpelluxation ist eine seltene Komplikation (Häufigkeit 0,6–3%); sie entsteht vermutlich durch zu tiefes Einführen des Spatels hinter den Schildknorpel mit anschließendem Zug. Die Komplikation manifestiert sich nach der Extubation als Stimmschwäche bis hin zum Flüstern. Die Behandlung erfolgt operativ.

Verletzungen von Trachea und Bronchen. Perforation, Lazeration und Ruptur der Trachea sind sehr seltene Komplikationen. Ursache ist meist eine gewaltsame Intubation mit Zerreißung der Pars membranacea durch den Führungsstab oder zu starkes Blocken des Cuffs. Begünstigend wirken vorbestehende Anomalien der Trachea.

Die Intubation eines Hauptbronchus (meist des rechten) kann zur Überblähung der Lunge mit Pneumothorax und zur Atelektase der anderen Lunge führen.

Verletzungen des Halsrückenmarks. Lagerung des Kopfes in Schnüffelposition oder Überstrecken der Halswirbelsäule bei Verletzungen in diesem Bereich, insbesondere bei Densfraktur, kann zur Schädigung des Rückenmarks mit akuter Querschnittslähmung führen und muß daher unbedingt vermieden werden.

Pulmonale Aspiration. Die Gefahr der pulmonalen Aspiration von Magensaft oder erbrochenen Nahrungsresten besteht v. a. bei nicht nüchternen Patienten, weiterhin bei Dünndarmileus usw.. Begünstigend wirkt die Überblähung des Magens während der Maskenbeatmung.

4.3.2 Intubation des Ösophagus (Abb. 6.14 e)

Die Intubation des Ösophagus ist eine lebensbedrohliche Komplikation, die sofort erkannt und beseitigt werden muß! Zu spätes Erkennen und Behandeln führt zu schwerer Hypoxie mit irreversibler Hirnschädigung oder zum Tod des Patienten.

In einer Untersuchung waren mehr als 15% der Herzstillstände während der Intubation durch eine versehentliche und nicht rechtzeitig erkannte Intubation des Ösophagus bedingt.

Klinische Zeichen:
- Aufblähen der Magengegend bei Beatmung,
- oft gurgelndes Geräusch bei Beatmung und Undichtigkeit des Cuffs,
- zunehmende Zyanose,
- Herzstillstand, wenn zu spät erkannt.

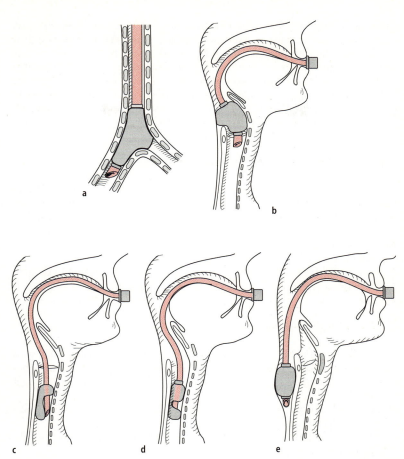

Abb. 6.14 a–e. Komplikationen der endotrachealen Intubation. **a** Zu weit vorgeschobener Tubus: einseitige Intubation des rechten Hauptbronchus. Hierdurch wird die linke Lunge nicht belüftet. **b** Falsche Lage der Blockmanschette: sie befindet sich oberhalb der Stimmbänder. Hierdurch kommt es zu einer ungenügenden Abdichtung und außerdem wird evtl. der Kehlkopf beschädigt. **c** Die Tubusspitze wird durch die stark geblockte Manschette an die Wand der Trachea gedrückt, so daß evtl. die Exspirationsluft nicht entweichen kann. **d** Ballonhernie: Die Blockmanschette hat sich über die distale Tubusöffnung gelegt, so daß die Exspirationsluft nicht mehr entweichen kann. Hierbei steigt der Beatmungsdruck exzessiv an. **e** Fehllage des Tubus im Ösophagus: Beide Lungen werden nicht belüftet; die Magengegend wölbt sich bei Beatmung vor

Sobald die Diagnose feststeht oder auch bei begründetem Verdacht, darf nicht mehr weiterbeatmet werden, um eine Überblähung oder Ruptur des Magens zu vermeiden. Der Tubus muß sofort herausgezogen und, wenn erforderlich nach überbrückender Beatmung, erneut eingeführt werden. Besteht Aspirationsgefahr, so kann der im Ösophagus liegende Tubus geblockt und zunächst belassen werden, bis ein neuer Tubus in die Trachea eingeführt und geblockt worden ist. Nach der Intubation sollte der Magen über eine Magensonde entlastet werden.

4.3.3 Intubation eines Hauptbronchus

Diese potentiell schwerwiegende und vermeidbare Komplikation (Abb. 6.14a) betrifft beim Erwachsenen nahezu immer den rechten Hauptbronchus. Wichtigste Folge ist die Atelektase der linken Lunge.

Klinische Zeichen:
- asymmetrische Thoraxbewegungen,
- abgeschwächtes oder fehlendes Atemgeräusch auf der gegenüberliegenden Seite.

4.3.4 Kardiovaskuläre Reaktionen

Ist die Narkose für die Laryngoskopie und Intubation zu flach oder wird der Patient im Wachzustand bei unzureichender Lokalanästhesie der oberen Atemwege intubiert, so können verschiedene Reflexreaktionen ausgelöst werden.
Sympathoadrenerge Reaktionen: Blutdruckanstieg, Tachykardie, Herzrhythmusstörungen.
Vagale Reflexreaktionen: Atemstillstand, Laryngospasmus, Blutdruckabfall, Bradykardie.
Rückenmarkreflexe: Erbrechen, Husten, Bewegungen von Rumpf und Extremitäten.

Tachykardie und Blutdruckanstieg treten relativ häufig bei nasaler und oraler Intubation auf, ebenso Herzrhythmusstörungen. Bei kardiovaskulären Risikopatienten können diese Reaktionen zu schwerwiegenden Komplikationen, z. B. Myokardischämie, Aneurysmaruptur usw., führen und müssen daher vermieden werden.

4.4 Komplikationen bei liegendem Tubus

Auch bei liegendem Tubus kann eine Vielzahl unterschiedlicher Komplikationen auftreten. Die wichtigsten sind:
- Obstruktion des Tubus,
- Tubusdislokation,
- Tubusdiskonnektion vom Beatmungsgerät,
- Schwierigkeiten, einen Absaugkatheter vorzuschieben,
- Störungen der Cuffunktion,
- mechanische traumatische Schädigung der Atemwege,
- pulmonale Aspiration,
- Infektionen.

4.4.1 Obstruktion des Tubus

Die partielle oder vollständige Verlegung des Tubuslumens kann durch folgende Faktoren bedingt sein:
- Abknicken des nasalen Tubus,
- eingedickte Sekrete, Blut, Fremdkörper, Lokalanästhetikumgel im Tubuslumen,
- Cuffhernie, zu starkes Blocken des Cuffs,
- Anliegen der distalen Tubusöffnung an der Hinterwand der Trachea,
- Verlegung des oralen Tubus durch Zubeißen.

> **Merke:** Eine Verlegung des Tubuslumens ist lebensbedrohlich und muß sofort erkannt und behandelt werden.

Cuffhernie. Bei dieser akut bedrohlichen Komplikation gleitet die luftgefüllte Tubusmanschette nach distal und verlegt die Öffnung des Tubus (Abb. 6.14 d). Hierdurch kann die eingeatmete Luft nicht mehr ausgeatmet werden.

Klinische Zeichen der Cuffhernie:
- kontinuierlicher, exzessiver Anstieg des Beatmungsdrucks,
- Blutdruckabfall durch Hemmung des venösen Rückstroms,
- hypoxischer Herzstillstand.

> Beim geringsten Verdacht auf eine Cuffhernie muß der Tubus entblockt werden. Läßt sich der Patient sofort wieder beatmen, so lag eine Cuff-

hernie vor. Dann muß der Tubus umgehend entfernt und durch einen neuen ersetzt werden.

Ein ähnliches Bild entsteht jedoch auch, wenn der Cuff asymmetrisch aufgeblasen ist und die distale Tubusöffnung gegen die Hinterwand der Trachea gedrückt wird.

Praxistip:
- Bei Verdacht auf eine Obstruktion des Tubuslumens aus anderen Gründen kann zunächst, sofern keine akute Erstickungsgefahr besteht, die Durchgängigkeit des Tubus mit einem Absaugkatheter überprüft werden.

4.4.2 Traumatische mechanische Schädigungen

Je länger die endotracheale Intubation dauert, desto wahrscheinlicher ist die Entwicklung mechanischer Schäden der Atemwege im Bereich des Tubus.

Nase. Die Nekrose der Nasenflügel ist eine typische Komplikation der nasalen Intubation. Sie entsteht durch den ständigen Druck auf die Nase, v. a., wenn der Tubus nach oben abgeleitet wird. Die Häufigkeit wird mit ca. 4% angegeben. Eine nekrotische Ulzeration und Perforation des Nasenseptums ist hingegen seltener.

Lippen. Eine Ulzeration der Lippen ist meist durch Druck eines oralen Tubus oder oralen Atemwegs bedingt. Die Häufigkeit soll 7% betragen.

Larynx. Ulzerationen der Larynxschleimhaut, Granulombildung, Entzündung, Ödem und submuköse Blutungen sind typische Komplikationen der translaryngealen Intubation. Sie treten in unterschiedlicher Ausprägung bei ein Drittel bis der Hälfte aller Patienten auf.

Schwerwiegende Larynxschäden sind bei ca. 7% aller langzeitintubierten Patienten nachweisbar; sie heilen jedoch meist schnell, so daß nur sehr selten schwere Schäden bestehenbleiben.

Trachea. Mechanische Schäden der Trachea (Abb. 6.15 a–e) entstehen v. a. im Bereich des Cuffs, weiterhin an der Tubusspitze sowie durch Absaugkatheter. Häufigste Komplikationen sind Ödeme und Ulzerationen der Schleim-

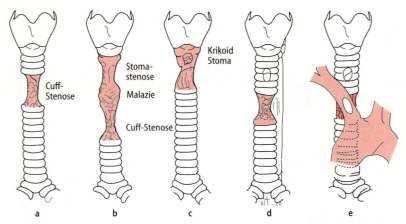

Abb. 6.15 a–e. Postintubationsschäden. **a** Stenose durch Blockmanschette des Endotrachealtubus; **b** Schäden durch Trachealkanülen; **c** Schädigung im subglottischen Larynxbereich durch hohe Tracheotomie (subglottische Stenose und/oder Schädigung der oberen Trachea); **d** Tracheoösophageale Fistel, bevorzugt durch posteriore Cufferosion; **e** Tracheoanonymafistel – kann entstehen, wenn ein Hochdruckcuff direkt hinter der A. anonyma (Truncus brachiocephalicus) auf die Trachea drückt (selten); häufiger entsteht die Erosion durch eine tiefe Tracheotomie

haut, während Granulombildung, submuköse Blutungen, Tracheadilatation und -ruptur, Nekrosen, Fisteln, Tracheamalazie usw. nur selten auftreten.

4.4.3 Infektionen

Sinusitis. Die Entzündung der Nasennebenhöhlen, meist der Kieferhöhle, ist eine typische, potentiell gefährliche Komplikation v. a. der nasotrachealen Intubation. Die Häufigkeit variiert je nach Untersucher zwischen 27 und 52 % gegenüber ca. 4–6 % bei oral intubierten Patienten. Häufigste Erreger sind gramnegative Bakterien.

Bei den meisten Patienten mit Sinusitis besteht Fieber, während eitriges Sekret nur bei ca. $1/3$ nachweisbar ist. Die Diagnose kann durch CT-Untersuchung gesichert werden.

> Die Sinusitis kann zu Bakteriämie und Sepsis führen. Daher muß diese Komplikation rechtzeitig erkannt und behandelt werden.

Therapie: orale Umintubation, abschwellende Nasentropfen, Aspiration des Sekrets, spezifische Antibiotika, wenn erforderlich Spülung und Eröffnung des Sinus.

Otitis media. Bei ca. 7% der länger als 7 Tage nasotracheal intubierten Patienten tritt eine Otitis media auf. Daher empfiehlt sich die regelmäßige otoskopische Kontrolle dieser Patientengruppe.

Tracheitis. Die Tracheitis ist eine häufige Komplikation der Intubation. Sie entwickelt sich bevorzugt in der Schleimhaut des Cuffbereichs.

Bakterielle Besiedlung der Atemwege. Bei den meisten Patienten geht die endotracheale Intubation mit einer bakteriellen Besiedlung des Respirationstrakts – v. a. mit gramnegativen Organismen – einher. Häufig stammen die Keime aus dem Oropharynx oder Magen. Bei ca. 50% der Patienten entwickelt sich eine nosokomiale Infektion des Respirationstrakts.

Pneumonie. Die Pneumonie ist eine typische und schwerwiegende Komplikation endotracheal intubierter und maschinell beatmeter Patienten. Wie häufig die Pneumonie des Intensivpatienten allerdings ausschließlich durch die endotracheale Intubation bedingt ist, bleibt unklar, da hierfür keine diagnostischen Kriterien vorliegen.

4.4.4 Pulmonale Aspiration

Auch bei endotracheal intubierten Patienten ist die pulmonale Aspiration ein allgegenwärtiges Risiko. Aspiriert werden v. a. orale und pharyngeale Sekrete, selten Mageninhalt oder Sondennahrung. Die Häufigkeit einer klinisch bedeutsamen Aspiration soll 15–20% betragen; die subklinische Aspiration von Sekreten aus dem oberen Respirationstrakt soll noch häufiger auftreten. Für die Aspiration scheint der Cuffdruck eine wesentliche Rolle zu spielen.

4.5 Komplikationen bei der Extubation

Die wichtigsten Komplikationen während oder kurz nach der Extubation sind:
- Laryngospasmus (selten),
- Aspiration,

- Aphonie,
- Heiserkeit,
- Stridor,
- Stimmbandlähmung,
- Sodbrennen, Schluckstörungen und Schmerzen beim Schlucken,
- Husten,
- gesteigerte Sekretproduktion.

Stimmlosigkeit. Wichtigste Ursachen der Aphonie unmittelbar nach der Extubation sind die Subluxation der Aryknorpel, Ulzerationen in diesem Bereich, Ankylose der krikoarytänoidalen Verbindung, Verkürzung der Stimmbänder durch Fibrose der Processus vocales und hinteren Kommissuren, Stimmbandlähmung durch Schädigung des N. recurrens.

Heiserkeit. Bei mehr als 50% aller Patienten besteht unmittelbar nach der Extubation eine Heiserkeit, die nur wenige Tage, manchmal auch 7–10 Tage anhält. Ursache ist meist ein Ödem oder eine Entzündung des Larynx.

> **Merke aber:** Heiserkeit, die länger als 10–14 Tage nach der Extubation anhält, ist meist durch eine schwerwiegende Beeinträchtigung des Kehlkopfs bedingt und bedarf der Abklärung.

Wichtigste Ursachen der persistierenden Heiserkeit sind Granulombildung, Stimmbandlähmung und Funktionsstörungen des Krikoarytänoidgelenks.

Stridor. Ein leichter Stridor – meist inspiratorisch – soll bei ca. 5% aller Patienten nach der Extubation auftreten, anderen Autoren zufolge jedoch nur bei 0,1–0,6%. Meist liegt ein Ödem der Stimmbänder oder der subglottischen Region zugrunde. Nicht selten ist bei diesen Patienten eine Reintubation erforderlich.

Stimmbandlähmung. Nur selten besteht nach der Extubation eine ein- oder beidseitige Stimmbandlähmung. Einseitige Lähmung führt zu Heiserkeit, beidseitige zu starkem Stridor. Bei beidseitiger Paralyse kann u. U. die sofortige Tracheotomie erforderlich sein. Ursache der Stimmbandlähmung sind vermutlich Dislokationen der Aryknorpel, Arthritis des Krikoarytänoidgelenks, möglicherweise auch eine Druckschädigung des N. recurrens, wenn sich der geblockte Cuff unmittelbar unterhalb der

Stimmbänder befand. Bei den meisten Patienten verschwindet die Stimmbandlähmung innerhalb von 4 Wochen spontan.

4.6 Spätkomplikationen

Spätkomplikationen treten Wochen oder Monate, selten auch Jahre nach der translaryngealen Intubation auf. Sie beruhen zumeist auf Granulom- und Narbenbildung. Schwerwiegendste Komplikationen sind die Larynx- und die Trachealstenose. In neueren Untersuchungen an Mensch und Tier konnte, im Gegensatz zu früheren, keine eindeutige Beziehung zwischen Dauer der Intubation und Häufigkeit der Spätkomplikationen nachgewiesen werden.

4.6.1 Larynxstenose

Die Larynxstenose ist eine gefürchtete, aber sehr seltene Komplikation der Langzeitintubation. Unterschieden werden supraglottische, glottische und subglottische Stenosen. Am häufigsten sind glottische und subglottische Stenosen, während supraglottische Stenosen nur sehr selten vorkommen. Insgesamt wird die Häufigkeit der Larynxstenose als Komplikation der translaryngealen Intubation mit 0–5 % angegeben; eine Beziehung zwischen Intubationsdauer und Häufigkeit scheint nicht zu bestehen.

Treten Wochen oder Monate nach der Extubation Heiserkeit, Stridor und Dyspnoe auf, so sollte immer an eine Larynxstenose gedacht werden. Die Diagnose wird durch Laryngoskopie gesichert.

Granulombildung. Die Bildung von Granulationsgewebe gehört ebenfalls zu den Spätkomplikationen der translaryngealen Intubation. Die Granulome sind gewöhnlich nur wenige Millimeter groß und führen nur selten zur Obstruktion der Atemwege. Betroffen sind v. a. die Stimmbänder und die hinteren Kommissuren. Die Granulome bilden sich meist spontan zurück, erfordern aber gelegentlich die operative Abtragung.

4.6.2 Trachealstenose

Die Trachealstenose ist eine außerordentlich seltene Komplikation der translaryngealen Intubation, besonders wenn Niederdruckmanschetten verwendet werden und der Cuffdruck nicht zu hoch (d. h. < 20–25 mm Hg = 2,7–3,3 kPa) gewählt wird. Stenosen treten v. a. im Bereich des Cuffs und der Tubusspitze auf. Als Ursache gilt die druckbedingte ischämische Schädigung der Schleimhaut und der darunterliegenden Gewebe mit nachfolgender Nekrotisierung und Narbenbildung. Geringgradige Stenosen ohne klinische Zeichen erfordern keine Behandlung; hochgradige Stenosen müssen hingegen operativ korrigiert werden.

Literatur

Hanowell LH, Waldron RJ (1996) Airway Management. Lippincott-Raven, Philadelphia
Kleemann PP (1997) Fiberoptische Intubation. Thieme, Stuttgart
Larsen R (1995) Anästhesie, 5. Aufl. Urban & Schwarzenberg, München

7 Tracheotomie

ÜBERSICHT

1	**Indikationen**	248
1.1	Nottracheotomie	249
1.2	Wo soll tracheotomiert werden?	249
1.3	Sekundäre Tracheotomie oder translaryngeale Langzeitintubation?	250
1.4	Wahl des Zeitpunkts der Tracheotomie	252
2	**Standardtracheotomie**	253
2.1	Trachealkanülen	254
2.2	Operatives Vorgehen	256
2.3	Komplikationen der Standardtracheotomie	259
2.3.1	Herz- und Atemstillstand	259
2.3.2	Dislokation und Fehlplazierung der Kanüle	259
2.3.3	Versehentliche Dekanülierung	260
2.3.4	Obstruktion der Kanüle	260
2.3.5	Blutungen	261
2.3.6	Pneumothorax und Pneumomediastinum	262
2.3.7	Subkutanes Emphysem („Hautemphysem")	263
2.3.8	Wundinfektion	263
2.3.9	Tracheoösophageale Fistel	264
2.3.10	Tracheokutane Fistel	264
2.3.11	Subglottisches Ödem und Stenose	264
2.3.12	Trachealstenose	265
3	**Perkutane Tracheotomie**	265
3.1	Technik	266
3.2	Komplikationen	268

4	Krikothyrotomie	268
5	Minitracheotomie	268
5.1	Technik	269
6	Betreuung des tracheotomierten Patienten	270
6.1	Kanülenwechsel	270
6.1.1	Zubehör	270
6.1.2	Vorgehen	270
6.2	Überwachung des Cuffdrucks	271
6.3	Dekanülierung	271

Tracheotomie: Operative Eröffnung der Luftröhre im vorderen Halsbereich und anschließende Kanülierung.
Perkutane Tracheotomie: Perkutanes Einführen einer Kunststoffkanüle zwischen Ringknorpel und 1. Trachealring oder tiefer zwischen den Trachealringen in die Luftröhre.
Minitracheotomie: Perkutane Einführung einer speziellen Kanüle mit geringem Durchmesser (4 mm) über die Membrana cricothyroidea in die Trachea zum Absaugen von Sekreten.
Krikothyreotomie: Operative Plazierung einer Trachealkanüle durch die Membrana cricothyroidea.
Tracheostoma: Die durch Tracheotomie geschaffene Öffnung der Luftröhre nach außen.
Tracheostomie: Chirurgische Technik, bei der die Haut mit der Vorderwand der Trachea vernäht wird, um einen permanenten Luftweg zu schaffen, z. B. bei Patienten mit Tumoren.
(Abb. 7.1 verdeutlicht die Begriffe anhand der Larynxanatomie.)

Im Gegensatz zur endotrachealen Intubation ist die Tracheotomie ein chirurgischer Eingriff, der entsprechende operative Kenntnisse und Fertigkeiten erfordert und daher von den meisten Intensivmedizinern nicht selbständig durchgeführt werden kann. War die Tracheotomie früher ein komplikationsträchtiges Verfahren, so sind heutzutage die Risiken aufgrund verbesserter Kanülenmaterialien und Operationstechniken sowie größerer Erfahrung im Umgang mit dem tracheotomierten Patienten denen der endotrachealen Intubation vergleichbar. Aus diesen Gründen und wegen bestimmter Vorteile wird die Tracheotomie wieder häufiger beim Intensivpatienten eingesetzt.

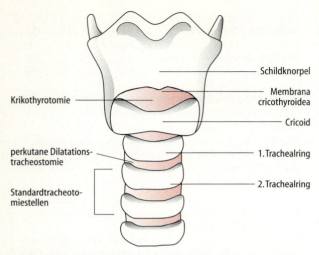

Abb. 7.1. Anatomie des Larynx und Zugangswege zur Trachea

Als **Vorteile der Tracheotomie** gegenüber der oralen oder nasalen translaryngealen Intubation gelten:
- größere und kürzere Kanülen,
- einfacherer und rascherer Kanülenwechsel (nach Stabilisierung des Stomas),
- bessere Plazierbarkeit der Kanüle in der Trachea (keine einseitige Intubation),
- bessere Fixierbarkeit der Kanüle,
- bessere Mund- und Nasenpflege,
- einfacheres und effektiveres Absaugen,
- Herabsetzung der Atemarbeit,
- Verminderung des Totraums,
- größerer Patientenkomfort.

1 Indikationen

Die Rolle der Tracheotomie in der Intensivbehandlung wird nicht einheitlich beurteilt. Meist wird für die Langzeitbeatmung zunächst translaryngeal intubiert, später unter elektiven Bedingungen tracheotomiert (sekundäre Tracheotomie); nur selten ist eine primäre Tracheotomie erforderlich, so z. B. bei schweren Verletzungen des Kehlkopfs, ausgedehnten Verletzungen des Gesichts oder Verätzungen im Mund- und Rachenbereich und wenn die translaryngeale Intubation nicht möglich ist. Die gefährliche Notfalltracheotomie sollte nur im äußersten Ausnahmefall durchgeführt werden, zumal mehr als 90% aller Patienten im Notfall orotranslaryngeal intubiert werden können.

Allgemeine Indikationen für die Standardtracheotomie:
- Langzeitbeatmung,
- Offenhalten der Atemwege bei funktioneller oder mechanischer Obstruktion des oberen Respirationstrakts,
- Absaugen von Bronchialsekreten,
- Aspirationsprophylaxe bei Funktionsstörungen der Glottis.

1.1 Nottracheotomie

Die Risiken der Nottracheotomie sind um das 2- bis 5fache höher als die der elektiven Tracheotomie. Daher sollte in Notsituationen immer erst translaryngeal intubiert werden. Nur in seltenen Fällen, und wenn die Krikothyreotomie nicht möglich ist, muß eine Nottracheotomie durchgeführt werden. Die wichtigsten Indikationen sind:
- Unmöglichkeit der translaryngealen Intubation,
- schwere Verletzungen des Kehlkopfs.

Wegen ihrer Risiken sollte die Nottracheotomie nur vom erfahrenen Operateur vorgenommen werden.

1.2 Wo soll tracheotomiert werden?

Nicht nur die Nottracheotomie, sondern auch die elektive Tracheotomie kann gefahrlos im Bett der Intensivstation durchgeführt werden, wenn die erforderlichen Voraussetzungen gegeben sind: Instrumentarium, Assistenzpersonen, Operationslampe, erfahrener Operateur.

Durch die **bettseitige Tracheotomie** werden riskante Lagerungsmanöver und Transporte vermieden; außerdem kann die Intensivüberwachung und -therapie ohne gefährliche Unterbrechung fortgesetzt werden.

1.3 Sekundäre Tracheotomie oder translaryngeale Langzeitintubation?

Tracheotomie und translaryngeale Intubation weisen jeweils spezifische, aber auch gemeinsame Risiken auf, die sorgfältig gegeneinander abgewogen werden müssen, wenn der translaryngeal intubierte Patient sekundär tracheotomiert werden soll.

Spezifische Risiken der Tracheotomie:
- Blutungen,
- paratracheale Fehllage der Kanüle,
- Pneumothorax, Pneumomediastinum,
- Wundinfektion,
- tracheoösophageale Fistel,
- tracheokutane Fistel,
- Stenosen im Stomabereich,
- Narbenkeloide.

Spezifische Risiken der translaryngealen Intubation:
- Sinusitis maxillaris,
- supraglottische Ödeme und Ulzerationen,
- Laryngitis,
- Stimmbandgranulome, Synechien,
- Stimmbandlähmungen,
- Ringknorpelstenose,
- subglottische Granulome,
- subglottische Stenose.

Gemeinsame Risiken von Tracheotomie und translaryngealer Intubation:
- Trachealstenose,
- Trachealdilatation,
- Granulome.

Laryngeale Schäden. Zwar ermöglichen Tuben mit Niederdruckmanschetten die translaryngeale Intubation und maschinelle Beatmung über einen Zeitraum von Wochen bis hin zu mehreren Monaten, jedoch können, v. a. nach mehrtägiger Intubationsdauer, schwerwiegende Schädigungen im Bereich des Kehlkopfs auftreten.

Klinisch relevante Larynxschäden sollen bei 10–19 % aller translaryngeal intubierten Patienten auftreten. Eine eindeutige Beziehung zur

Dauer der Intubation ist aber nicht erwiesen. Auch lassen sich laryngeale Langzeitschäden nicht aus akuten laryngealen Veränderungen während der Intubationsphase voraussagen.

Daher ist eine regelmäßige laryngeale Kontrolle während der Langzeitintubation nicht erforderlich. Spätschäden nach Langzeitintubation, wie z. B. die **Larynxstenose, Stimmbandgranulome oder Stimmbandlähmungen** sollen von der Intubationsdauer abhängig sein, jedoch fand sich in den meisten Untersuchungen kein eindeutiger Zusammenhang. Laryngeale und subglottische Stenosen nach Langzeitintubation sind insgesamt selten.

Perioperative Komplikationen der Tracheotomie. Larynxschäden treten bei der Tracheotomie zwar nicht auf, dafür aber spezifische perioperative Komplikationen wie Blutungen, Stomainfektion usw. (s. 2.3). Allerdings ist das Risiko der Standardtracheotomie vertretbar gering, vorausgesetzt, der Eingriff erfolgt durch den erfahrenen Operateur.

Tracheale Schäden. Trachealstenosen im Bereich des Stomas sind eine häufige Komplikation der Tracheotomie, selten erreicht jedoch die Stenose einen Grad, der zu respiratorischen Symptomen führt. Die Häufigkeit symptomatischer, stomabedingter Trachealstenosen ist vermutlich nicht größer als die der intubationsbedingten Larynxstenose. *Cuffbedingte* Stenosen treten nach Langzeitintubation und Tracheotomie seit der Verwendung von hochvolumigen Niederdruckmanschetten nur noch selten auf.

Bei der Entscheidung über die Tracheotomie sollte berücksichtigt werden, daß Trachealstenosen besser operativ korrigiert werden können als intubationsbedingte Larynxstenosen.

Versehentliche Extubation. Die versehentliche Extubation ist eine typische und keineswegs seltene Komplikation beim beatmeten Patienten (8–20%). Sie ist potentiell lebensbedrohlich und kann zu schwerwiegenden, meist hypoxämischen Komplikationen führen. Demgegenüber ist die versehentliche Dekanülierung des tracheotomierten Patienten aufgrund der besseren Fixierbarkeit der Kanüle wesentlich seltener und kann meist rasch durch Neueinführung der Kanüle behoben werden.

> **Merke aber:** In den ersten Tagen nach der Tracheotomie, vor Ausbildung eines stabilen Tracheostomas, kann die versehentliche Dekanülierung lebensbedrohlich sein. In dieser Situation sollte zunächst notfallmäßig translaryngeal intubiert und danach die Kanüle unter kontrollierten Bedingungen wieder eingesetzt werden.

Praxistip:
- Schwierige Reintubationsbedingungen bei Patienten mit erheblicher respiratorischer Insuffizienz oder bedrohlicher Gefährdung der oberen Atemwege können ein Kriterium für die Entscheidung zur Tracheotomie sein.

Patientenkomfort. Nach Einschätzung der meisten Intensivmediziner und Pflegepersonen soll das Wohlbefinden des Patienten bei der Tracheotomie größer sein als bei der oralen oder nasalen Intubation; jedoch liegen hierzu keine schlüssigen Vergleichsuntersuchungen vor. Unstrittig ermöglicht die Tracheotomie aber eine größere Mobilität des Patienten, einschließlich kurzdauernder Spaziergänge außerhalb der Station sowie eine bessere Kommunikation mit Personal und Angehörigen.

Einfluß auf nosokomiale Infektionen. Jeder künstliche Atemweg begünstigt die Besiedlung des unteren Respirationstrakts mit nosokomialen Erregern und erhöht das Risiko nosokomialer Pneumonien. Die vorliegenden Untersuchungsergebnisse weisen darauf hin, daß dieses Risiko nicht wesentlich vom Intubationsweg abhängt, und daher die Tracheotomie nicht häufiger mit einer nosokomialen Pneumonie einhergeht als die Langzeitintubation.

Erwiesen ist aber, daß die nasotracheale Intubation das Risiko einer eitrigen Sinusitis maxillaris und frontalis erhöht. Bei bis zu 40 % aller nasotracheal intubierten Patienten läßt sich nach 3 Tagen im CT eine Trübung nachweisen, und die Mehrzahl dieser Patienten entwickelt innerhalb von 8 Tagen die Zeichen einer manifesten Sinusitis.

Merke: Durch die Tracheotomie kann das Risiko einer Sinusitis des beatmeten Patienten wesentlich vermindert werden.

Einfluß auf den Krankheitsverlauf. In keiner Untersuchung ist bisher ein wesentlicher Einfluß des Intubationswegs auf die Mortalitätsrate beatmeter Patienten nachgewiesen worden. Auch scheint der Zeitpunkt der sekundären Tracheotomie für das Überleben des Patienten ohne Bedeutung zu sein.

1.4 Wahl des Zeitpunkts der Tracheotomie

Wie bereits dargelegt, sind primäre Tracheotomien und Nottracheotomien nur sehr selten indiziert. Die sekundäre Tracheotomie ist daher in der Regel das Verfahren der Wahl. Allerdings besteht derzeit keine Einigkeit über den „richtigen" Zeitpunkt, an dem die sekundäre Tracheotomie die translaryngeale orale oder nasale Intubation ablösen soll. Aufgrund verschiedener Untersuchungen gilt aber folgendes:

> Es gibt keinen idealen Zeitpunkt für die Tracheotomie des Intensivpatienten!

Da entsprechende, wohl begründete Richtlinien für den Zeitpunkt der Tracheotomie fehlen, muß hierüber für jeden Patienten individuell, unter Abwägung von Nutzen und Risiko, entschieden werden. Auf keinen Fall sollte einfach nur deshalb tracheotomiert werden, weil der Patient bereits eine bestimmte Anzahl von Tagen translaryngeal intubiert ist. In Anlehnung an die „Consensus Conference on Artificial Airways in Patients Receiving Mechanical Ventilation" und anderer Autoren können folgende **Empfehlungen für die sekundäre Tracheotomie** angegeben werden:

- Ist der künstliche Atemweg voraussichtlich weniger als 7–10 Tage erforderlich, so sollte die translaryngeale Intubation bevorzugt werden.
- Nach Ablauf von ca. 7 Tagen sollte eingeschätzt werden, ob der Patient innerhalb der nächsten 7–10 Tage extubiert werden kann. Ist dies voraussichtlich der Fall, sollte der translaryngeale Tubus weiterhin belassen werden. Ist dies aber wahrscheinlich nicht der Fall, sollte jetzt tracheotomiert werden.
- Ist der künstliche Atemweg aller Wahrscheinlichkeit nach länger als 21 Tage erforderlich, sollte der Patient tracheotomiert werden, und zwar so früh wie möglich.
- Kann die Zeitdauer für den künstlichen Atemweg nicht eingeschätzt werden und besteht keine dringliche Indikation für eine frühe Tracheotomie, sollte die Indikation für die Tracheotomie täglich neu überprüft werden.

Diese Empfehlungen gelten aber nur für Einrichtungen, die über erfahrene Operateure und günstige Ergebnisse mit der Tracheotomie verfügen.

2 Standardtracheotomie

Bei der Standardtracheotomie wird die Luftröhre im oberen Drittel durch Inzision eröffnet und kanüliert.

Die elektive Tracheotomie erfolgt, je nach Zustand des Patienten und den besonderen Umständen, in Allgemein- oder Lokalanästhesie. Die Allgemeinnarkose mit oro- oder nasotrachealer Intubation ermöglicht die Beatmung des Patienten, sichert freie Atemwege und schützt vor Aspiration von Blut und Gewebe.

Merke: Die elektive Tracheotomie sollte möglichst in Allgemeinanästhesie mit endotrachealer Intubation und kontrollierter Beatmung durchgeführt werden.

2.1 Trachealkanülen

Für die Tracheotomie stehen Kanülen aus unterschiedlichen Materialien und in verschiedenen Größen zur Verfügung. Neben Material, Größe, Länge und Form ist auch die Art der Blockmanschette für Komplikationen und tracheale Schäden von Bedeutung. Durch entsprechende Form und Länge der Kurvatur und eine sichere Fixierung der Kanüle können Druckschäden an der Hinterwand der Trachea vermindert werden. Zu lange Kanülen können auf die Carina drücken oder in einen Hauptbronchus gelangen. Daher gilt:
- Trachealkanülen sollten weich, aber elastisch und angemessen lang sein außerdem in der Trachea einen geraden Verlauf aufweisen. Der Cuff sollte eine ausreichend große abdichtende Oberfläche bei niedrigen Cuffdrücken besitzen, also ein hochvolumiger Niederdruckcuff sein, vergleichbar den Cuffs von Endotrachealtuben.

Größen und Längen. Der äußere Durchmesser der Trachealkanülen reicht von 3,5 bis 14 mm, der innere von 2,5 bis 10,5 mm, die Länge von ca. 4,5 cm bis ca. 10 cm.

Materialien. Die Kanülen bestehen aus Kunststoff oder Metall. Kunststoffkanülen haben sich mehr und mehr durchgesetzt; ihre Cuffs sind denen der Niederdruckmanschetten von Endotrachealtuben annähernd vergleichbar. 2 Typen werden derzeit am häufigsten eingesetzt: anatomisch geformte PVC-Kanülen und flexible Trachealkanülen. Die **anatomisch geformte Kanüle** weist einen Winkel zwischen Tracheostoma und Trachea von 90–110° auf und wird mit einem Obturator eingeführt; die Befestigung erfolgt mit einer variabel einstellbaren Platte und um den Hals geführten Bändern.

Die **flexible Trachealkanüle** [z. B. Tracheoflex (Abb. 7.2)] besteht aus Silikon oder PVC, in das dünne, hochelastische Stahlspiralen eingelassen sind. Hierdurch ergibt sich ein variabler Winkel zwischen Stoma und Tra-

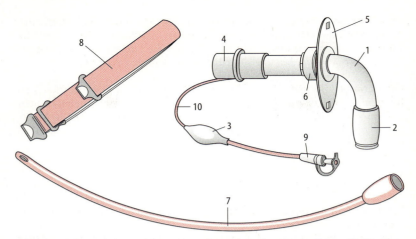

Abb. 7.2. Tracheostomaset mit Trachealkanüle „Trachoflex" (Fa. Rüsch). In die Kanülenwand ist eine Spirale aus Stahl eingearbeitet. *1* Kanüle, *2* Manschette, *3* Pilotballon, *4* Konnektor, *5* Halteplatte mit Kunststoffzylinder, *6* Gewindering, *7* Führungsinstrumente, *8* Kanlülenband, *9* Ansatz, *10* Luftzuführungsschlauch

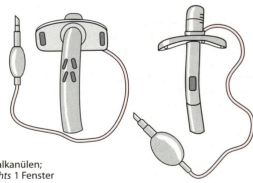

Abb. 7.3. Gefensterte Trachealkanülen;
links multiple Fensterung, *rechts* 1 Fenster

chea. Die Kanüle wird ebenfalls mit einer variabel einstellbaren Platte und Bändern fixiert.

Sprechkanüle. Blockbare Sprechkanülen sind an der oberen Hinterwand gefenstert, so daß während der Exspiration die Luft nach oben in den Kehlkopf entweichen und hierdurch der Patient sprechen kann

(Abb. 7.3). Ist keine Blockung erforderlich, so kann auch eine Silberkanüle mit Einwegventil eingesetzt werden: Bei Inspiration öffnet sich die Klappe, bei Exspiration schließt sie sich, und die Luft wird nach oben geleitet. Alternativ werden auch flexible Resinilkanülen eingesetzt.

Montgomery-Röhrchen, Resinilkanüle. Diese weichen Kunststoffkanülen können als Platzhalter eingesetzt werden, wenn aus Sicherheitsgründen nur noch ein Offenhalten des Tracheostomas erforderlich ist. Die Montgomery-Röhrchen sind T-förmig gestaltet, die Resinilkanülen hummerschwanzartig.

2.2 Operatives Vorgehen

Die Tracheotomie des Intensivpatienten sollte nur vom erfahrenen Operateur durchgeführt werden.
- Kopf und Hals werden überstreckt, und zwischen die Schulterblätter wird ein zusammengerolltes Handtuch oder Laken gelegt.
- Die Hautinzision erfolgt in der Regel horizontal (kosmetisch günstiger), 1–2 cm unterhalb des Ringknorpels im Dreieck zwischen medialem Sternokleidomastoideus und Ringknorpel, manchmal auch vertikal (sicherer Zugang). Subkutis und Platysma werden mit dem Elektrokauter eröffnet.
- Die Mm. sternohyoideus und sternothyroideus werden durch Längsinzision gespalten, der Schilddrüsenisthmus durch Nahtligatur separiert, um eine Obstruktion des Tracheostomas bei versehentlicher Dekanülierung zu verhindern.
- Die Trachea wird zwischen dem 2. und 3. oder dem 3. und 4. Trachealring horizontal inzidiert und anschließend durch Knorpelresektion an der Vorderwand gefenstert; die Öffnung sollte nicht größer als 5 mm sein. Die Fensterung erfolgt durch Kreuzschnitt, Längsschnitt oder Ausstanzen einer längsovalen Öffnung. Bei Säuglingen und Kleinkindern wird kein Knorpel entfernt, um nicht die Entwicklung einer Trachealstenose zu begünstigen.
- Anschließend wird die Trachealöffnung dilatiert, der Endotrachealtubus bis oberhalb der Öffnungsstelle zurückgezogen und dann die Trachealkanüle eingesetzt.
- Bei der „Standardtracheotomie" wird die äußere Wunde auf jeder Seite durch 1–2 Adaptationsnähte der Haut verkleinert, so daß sich um die Kanüle ein Weichteilschlauch ausbilden kann. Hierdurch wird das Wundsekret drainiert und die Gefahr eines subkutanen Emphysems vermindert. Nachteile: Bildung von Granulationsgewebe mit der Gefahr von Blutungen und Infektionen.

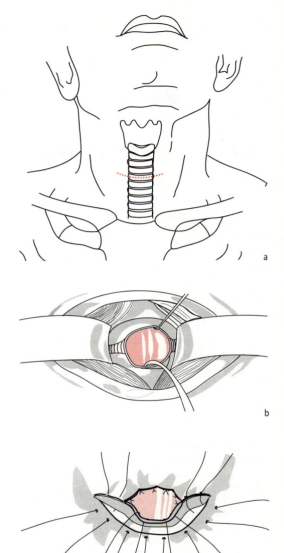

Abb. 7.4 a–e. Tracheotomie. Seitlich des Stomas wird die Haut mit Knopfnähten verschlossen und im Stomabereich in die Trachealöffnung eingenäht

2 **Standardtracheotomie**

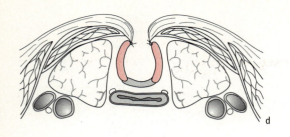

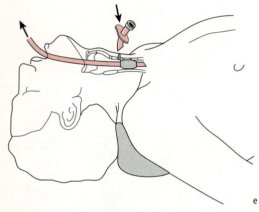

Abb. 7.4 a–e (Legende s. S. 257)

▶ Beim **plastischen, epithelialisierten Tracheostoma** (Abb. 7.4) wird der eröffnete Faszienraum durch Lappenplastiken zum Mediastinum hin verschlossen und die Haut spannungsfrei an der Trachea angenäht. Der *vertikale* Hautschnitt wird zusätzlich Y-förmig inzidiert, so daß 2 Hautlappen entstehen. Diese beiden Lappen werden türflügelartig in das Stoma eingeschlagen. Das Stoma muß nach Entfernen der Trachealkanüle plastisch verschlossen werden.
Vorteile des Verfahrens: geringere Infektions- und Blutungsgefahr.
Anwendung: Bestehenbleiben des Tracheostomas über einen langen Zeitraum; ungünstige anatomische Verhältnisse wie kurzer dicker Hals oder Struma.

2.3 Komplikationen der Standardtracheotomie

Die früher gefürchteten lebensbedrohlichen Komplikationen der Tracheotomie sind nach allgemeiner Ansicht auf ein vertretbares Maß reduziert worden und entsprechen in Schwere und Häufigkeit etwa denen der translaryngealen Langzeitintubation, so daß es heutzutage keine stichhaltigen Gründe gibt, beim Intensivpatienten keine Tracheotomie durchzuführen.

Komplikationen der Standardtracheotomie:
- Herzstillstand,
- Obstruktion der Kanüle,
- Dislokation der Kanüle,
- Fehlplazierung der Kanüle,
- versehentliche Dekanülierung,
- Blutungen,
- Aspiration,
- Pneumothorax und Pneumomediastinum,
- subkutanes Emphysem („Hautemphysem"),
- Wundinfektion,
- schwierige Dekanülierung,
- tracheoösophageale Fistel,
- Trachealstenose.

2.3.1 Herz- und Atemstillstand

Diese seltene, aber gefürchtete Komplikation tritt während der chirurgischen Tracheotomie auf. Die wichtigsten Ursachen sind:
- vagale Reaktion bei Patienten mit kardialen Erkrankungen,
- Fehlplazierung der Kanüle,
- Spannungspneumothorax,
- Lungenödem nach schlagartiger Beseitigung einer Obstruktion der oberen Atemwege.

2.3.2 Dislokation und Fehlplazierung der Kanüle

Dislokation und Fehlplazierung der Trachealkanüle sind potentiell lebensbedrohliche Komplikationen, die sofort erkannt und beseitigt werden müssen!

Die Fehlplazierung der Kanüle kann während der Tracheotomie oder beim Wechsel der Kanüle eintreten, Dislokationen im weiteren Verlauf nach zunächst korrekter Positionierung. Lag die Trachealkanüle bereits 1–2 Wochen, so ist das Einsetzen einer neuen Kanüle meist einfach, während das Auswechseln der Kanüle bei einer frischen Tracheotomie mit erheblichen Schwierigkeiten verbunden sein kann und gelegentlich sogar unmöglich ist.

Praxistip:
- Kann die Kanüle nicht sofort gewechselt werden, oder läßt sich der Patient direkt nach dem Kanülenwechsel nicht beatmen (weil die Kanüle nicht in der Trachea liegt), sollte umgehend eine orotracheale Intubation durchgeführt werden. Danach kann die neue Kanüle unter kontrollierten Bedingungen eingeführt werden.

2.3.3 Versehentliche Dekanülierung

Diese keineswegs seltene Komplikation ist bei einem nichtplastisch angelegten Tracheostoma v. a. in den ersten 3 Tagen nach der Tracheotomie potentiell lebensbedrohlich, da sich noch kein Stomaschlauch entwickelt hat, über den rasch eine neue Kanüle eingeführt werden kann. Auch wird gelegentlich das Tracheotomiefenster durch Gewebe verlegt und damit die Rekanülierung zusätzlich erschwert.

Merke: Blindes Einführen einer neuen Kanüle kann zur Fehlplazierung im paratrachealen Gewebe führen!

Im Zweifelsfall ist es daher sicherer, den Patienten zunächst orotracheal zu intubieren und dann die neue Kanüle unter kontrollierten Bedingungen einzusetzen.

2.3.4 Obstruktion der Kanüle

Die Verlegung der Trachealkanüle beruht zumeist auf eingedicktem Sekret oder geronnenem Blut, wird aber gelegentlich auch durch Anliegen der Tubusspitze an der Vorder- oder Hinterwand der Trachea hervorgerufen.
- ▶ Zum Nachweis einer Obstruktion Absaugkatheter einführen, außerdem die Manschette entblocken, um eine Cuffhernie auszuschließen.

▶ Ist die Obstruktion weiterhin vorhanden und droht der Patient zu ersticken, so muß die Kanüle sofort entfernt und durch eine neue ersetzt werden. Wenn erforderlich, Patient vorübergehend mit Maske/Atembeutel beatmen, dabei das Tracheostoma mit einer Kompresse fest abdecken.
▶ Kann die neue Kanüle nicht plaziert werden: Patient endotracheal intubieren!

> **Merke:** In Patientennähe immer Ersatzkanülen und ein Spekulum sowie das Zubehör für die endotracheale Intubation bereitstellen!

2.3.5 Blutungen

Blutungen können während der Tracheotomie, unmittelbar postoperativ, aber auch verzögert auftreten. Intraoperative Blutungen erschweren das operative Vorgehen und begünstigen die Fehlplazierung der Kanüle.

Frühe postoperative Blutungen. Geringgradige Blutungen treten postoperativ relativ häufig auf (bis zu 40%); begünstigende Faktoren sind postoperatives Husten und Pressen sowie Störungen der Blutgerinnung, die zur Wiedereröffnung von Gefäßen führen. Hochlagerung des Kopfes und Kompressionsverband der Wunde bewirkt meist eine Blutstillung. Anhaltende Sickerblutungen in den ersten Tagen nach Tracheotomie beruhen meist auf Störungen der Blutgerinnung.

Massive Blutungen in der Frühphase treten bei ca. 5% aller Tracheotomien auf. Blutungsquellen sind der Isthmus der Schilddrüse, anteriore Jugularvenen, die V. jugularis transversalis und – bei Tracheotomie unterhalb des 4. Trachealrings – der Truncus brachiocephalicus. Durch vertikale Inzision in der Mittellinie und sorgfältige Blutstillung mit Ligaturen kann die Häufigkeit massiver Blutungen reduziert werden. Bei anhaltender Blutung ist eine operative Revision erforderlich.

Verzögerte Blutungen. Verzögert auftretende Blutungen stammen häufig aus Granulationsgewebe, jedoch muß bei allen später als 48 h nach der Tracheotomie auftretenden Blutungen an eine **Arrosion des Truncus brachiocephalicus** gedacht werden.

> **Merke:** Die Arrosionsblutung aus dem Truncus brachiocephalicus ist eine akut lebensbedrohliche Komplikation. Die Letalität beträgt mehr als 50%!

Der Truncus brachiocephalicus befindet sich normalerweise 9–12 Trachealringe unterhalb des Ringknorpels und damit im Bereich der Kanülenspitze oder sogar der Blockmanschette. Die Blutung entsteht durch eine Arrosion der Tracheavorderwand und des Truncus durch die Tubusspitze oder den exzessiv geblockten Cuff. Sepsis, Infektion, Kortikoide und andere Faktoren, die zur Erweichung des Gewebes führen, begünstigen diese schwerwiegende Komplikation, in seltenen Fällen auch ein abnorm hoher Verlauf des Truncus brachiocephalicus.

Die Komplikation entwickelt sich meist innerhalb der ersten 4 Wochen nach der Tracheotomie, beim Kanülenträger auch noch Monate später. Die meisten Truncus-brachiocephalicus-Blutungen treten 2–3 Wochen nach der Tracheotomie auf. Die Häufigkeit wird mit 1 % aller Tracheotomien angegeben; jedoch beruhen ca. 50 % aller verzögerten massiven Blutungen auf einer Arrosion des Truncus brachiocephalicus.

Die Blutung beginnt meist nicht massiv, kann jedoch bei einigen Patienten innerhalb kurzer Zeit zum Verbluten führen. Bei geringstem Verdacht muß die **Diagnose** durch fiberoptische Bronchoskopie gesichert und anschließend der Truncus über eine Sternotomie ligiert und reseziert werden.

Bei akuter massiver Blutung kann vorübergehend versucht werden, die Blutung durch Plazierung des geblockten Cuffs der Kanüle oder eines neu eingeführten translaryngealen Tubus zu stillen oder den Truncus mit dem in das Stoma eingeführten Finger gegen das Sternum zu komprimieren.

Andere, seltene Blutungsquellen: A. carotis communis, superiore und inferiore Schilddrüsenarterien, Aortenbogen, Vv. brachiocephalicae.

2.3.6 Pneumothorax und Pneumomediastinum

Die Häufigkeit des Pneumothorax kann bis zu 5 % betragen. Wichtigste Ursachen sind:
- paratracheale Fehllage der Kanüle,
- Verletzung der Pleura bei der Tracheotomie (besonders von Kindern),
- Eindringen von Luft in das Mediastinum durch die Inzision,
- Ruptur einer Emphysemblase.

2.3.7 Subkutanes Emphysem („Hautemphysem")

Ein Hautemphysem tritt bei 5–10% aller tracheotomierten und beatmeten Patienten auf. Wichtigste Ursache ist eine zu ausgedehnte Inzision und/oder eine zu fest verschlossene Wunde (Abb. 7.5). Weiterhin kann bei nicht ausreichend geblockter Kanülenmanschette unter Überdruckbeatmung die Luft aus den Atemwegen in das Halsgewebe eindringen. Mögliche Komplikationen:
- Pneumomediastinum,
- Pneumoperikard,
- Spannungspneumothorax.

2.3.8 Wundinfektion

Zwar wird das Tracheostoma rasch mit nosokomialen Bakterien besiedelt, jedoch treten relativ selten Stomainfektionen auf. Die prophylaktische Zufuhr von Antibiotika sollte unterbleiben, da hierdurch nosokomiale Pneumonien begünstigt werden. Nekrotisierende Tracheostomainfektionen mit paratrachealen Abszessen können auf den Knorpel und die benachbarten Blutgefäße und das Mediastinum übergreifen. **Behandlung**: Drainierung, Wunddebridement und Ersatz der Trachealkanüle durch einen translaryngealen Tubus.

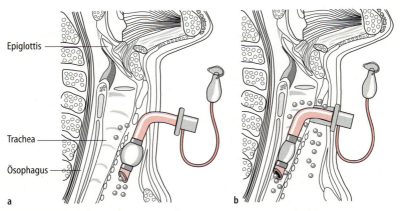

Abb. 7.5 a, b. Entstehung eines „Hautemphysems" bei Tracheotomie. **a** Kanüle liegt subkutan; **b** Kanüle zu klein für Tracheostoma: Luft entweicht an den Seiten der Kanüle

Die Besiedlung des unteren Respirationstrakts mit gramnegativen Bakterien ist bei der Tracheotomie häufiger als bei der translaryngealen Intubation. Sie kann v. a. bei schwerkranken Patienten zu nekrotisierender Tracheobronchitis mit Austritt von eitrigem Sekret aus dem Tracheostoma führen.

2.3.9 Tracheoösophageale Fistel

Sie entsteht durch eine Verletzung der Hinterwand der Trachea und des Ösophagus. Die frühe Fistelbildung beruht gewöhnlich auf falscher chirurgischer Technik bei der Tracheotomie. Diese Fisteln sollten umgehend, möglichst noch während der Tracheotomie, operativ verschlossen werden. Später auftretende Fisteln entstehen meist durch Trachealnekrosen, hervorgerufen durch stärkere Kanülenbewegungen oder zu hohen Manschettendruck.

Klinische Zeichen:
- Cuffleckage,
- Aufblähung der Magengegend,
- rezidivierende Aspirationspneumonien,
- Reflux von Magensaft über das Tracheostoma.

Die Diagnose kann durch Endoskopie und Kontrastmitteldarstellung gesichert werden. Die Behandlung erfolgt operativ.

2.3.10 Tracheokutane Fistel

Das Tracheostoma verschließt sich gewöhnlich innerhalb kurzer Zeit nach der Dekanülierung spontan. Gelegentlich entwickelt sich aber eine tracheokutane Fistel durch Epithelialisierung des Stomaschlauchs, bevorzugt nach langdauernder Kanülierung. Dann muß der Fistelgang exzidiert und die Wunde in Lokalanästhesie operativ verschlossen werden.

2.3.11 Subglottisches Ödem und Stenose

Wurde die Trachealkanüle durch den 1. Trachealring eingeführt, so kann sich ein subglottisches Ödem und nachfolgend eine subglottische Stenose entwickeln. Begünstigende Faktoren sind Schäden der Schleimhaut durch vorangegangene endotracheale Intubation und Infektionen in Stomanähe.

Das subglottische Ödem kann zu erheblichen Dekanülierungsschwierigkeiten führen.

2.3.12 Trachealstenose

Die Trachealstenose ist eine Spätkomplikation der Tracheotomie. Sie entsteht entweder im Bereich des Tracheostomas oder dort, wo sich der Cuff befunden hat. Am häufigsten entwickelt sich die Stenose innerhalb von 3,5 cm des Stomabereichs auf einer Länge von 0,5–4 cm. Cuffbedingte Stenosen sind hingegen seltener geworden, seitdem Niederdruckmanschetten verwendet werden.

> Zu hoher Cuffdruck und eine zu kleine Trachealkanüle begünstigen die Entwicklung von Stenosen.

Insgesamt ist die Trachealstenose nach Tracheotomie häufiger als nach translaryngealer Intubation, da bei der Intubation naturgemäß keine stomabedingten Stenosen auftreten können. Außerdem geht die sekundäre Tracheotomie häufiger mit Trachealschäden einher als die primäre, da die Schleimhaut der Trachea oft bereits durch die vorangegangene Intubation vorgeschädigt ist.

Die klinischen Zeichen der Trachealstenose entwickeln sich, wie bei der Stenose durch endotracheale Intubation, Wochen bis mehrere Monate nach der Dekanülierung (Einzelheiten s. Kap. 6).

3 Perkutane Tracheotomie

Im Gegensatz zur „chirurgischen" Tracheotomie wird bei der perkutanen „Dilatationstracheotomie" die Kanüle nach dem Seldinger-Prinzip perkutan *zwischen* den Trachealringen in die Luftröhre eingeführt. Der Vorgang dauert etwa 15–20 min. Die einfache Technik sollte den Anfänger aber nicht zu unvorsichtigem Vorgehen verleiten! Die **Indikationen** entsprechen im wesentlichen denen der Standardtracheotomie:
- Langzeitbeatmung,
- Absaugen retinierter Bronchialsekrete,
- Funktionsstörungen des oberen Respirationstrakts.

Vorteile. Für die perkutane Tracheotomie werden gegenüber der herkömmlichen Tracheotomie zahlreiche Vorteile angegeben oder postuliert:

- relativ einfache, vom Intensivmediziner anwendbare Technik,
- sehr hohe Erfolgsrate (94%) bei unkomplizierter Anatomie,
- im Bett der Intensivstation durchführbar, daher kein risikoreicher Transport erforderlich,
- geringerer personeller und technischer Aufwand,
- dichterer Sitz der Trachealkanüle im Tracheostoma,
- daher geringere Gefahr der versehentlichen Dekanülierung, Blutung oder Infektion,
- besseres kosmetisches Ergebnis aufgrund der kleineren Hautinzision.

Kontraindikationen für die perkutane Tracheotomie:
- Alter unter 16 Jahren,
- Störungen der Blutgerinnung,
- ungünstige anatomische Verhältnisse wie kurzer, dicker Hals oder Struma.

3.1 Technik

Die perkutane Tracheotomie erfolgt am besten beim endotracheal intubierten Patienten!

Seldinger-Technik (Abb. 7.6):
▶ Kopf überstrecken, Punktionsstelle anästhesieren.
▶ Endotrachealtubus zurückziehen, bis sich die Tubusspitze gerade unterhalb der Stimmbänder befindet.
▶ Haut in der Mitte zwischen Membrana cricothyroidea und Jugulum maximal 1–2 cm inzidieren.
▶ Band zwischen den Knorpelspangen (Lig. anulare) in einem Winkel von 45° nach kaudal punktieren, um eine Verletzung der Tracheahinterwand zu vermeiden. Aspiration von Luft in die mit NaCl-Lösung gefüllte Spritze zeigt die intratracheale Lage an.
▶ Fiberglasbronchoskop in den Endotrachealtubus einführen, dann den Katheter über die Kanüle in die Trachea vorschieben; erneut aspirieren.
▶ Nun den Seldinger-Draht unter bronchoskopischer Kontrolle in die Trachea einführen und den Katheter entfernen.
▶ Danach Trachealöffnung über den Draht mit Dilatatoren zunehmender Größe erweitern, dann die passende Trachealkanüle über den größten Dilatator einführen.
▶ Dilatator und Draht entfernen, Trachealkanüle mit Halsband fixieren.

Bei einem alternativen Verfahren wird die Trachea nach Einführen eines Drahtes mit einer Spezialzange gespreizt und durch die Öffnung eine Kanüle in die Trachea eingeführt.

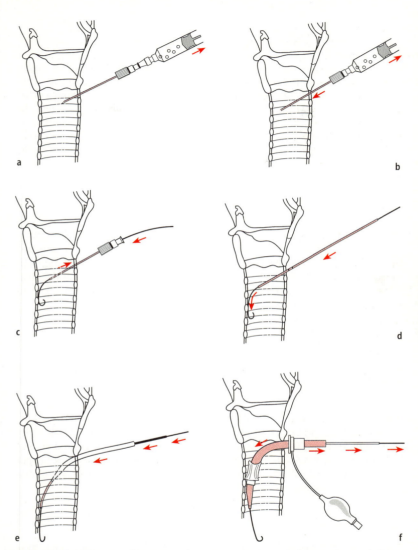

Abb. 7.6 a–f. Perkutane Dilatationstracheotomie. **a** Punktion des Lig. anulare nach Hautinzision; **b** Aspiration von Luft in die mit Flüssigkeit gefüllte Spritze; **c** Vorschieben eines Seldinger-Drahtes und fiberbronchoskopische Kontrolle, **d** und **e** Einführen unterschiedlich großer Dilatatoren; **f** nach Abschluß der Dilatation Einführen der Trachealkanüle

3.2 Komplikationen

Grundsätzlich können die gleichen Komplikationen – Fehllage, Blutungen, Obstruktion, Infektionen, Pneumothorax usw. – wie bei der herkömmlichen Tracheotomie auftreten, jedoch ist die Häufigkeit nach bisher vorliegenden Angaben deutlich geringer. Die Mortalität soll 1% betragen, die Gesamtkomplikationsrate 11–14%. In den Händen des Unerfahrenen und in Notfällen muß mit einer höheren Rate an Komplikationen gerechnet werden, insbesondere mit paratrachealer Fehlplazierung der Kanüle. Insgesamt wird der Stellenwert der perkutanen Tracheotomie z. Z. kontrovers beurteilt.

4 Krikothyrotomie

Bei dieser chirurgischen Technik wird die Trachealkanüle über das operativ eröffnete Lig. cricothyroideum eingeführt (Abb. 7.7 a–d). Die Indikationen für die elektive Krikothyrotomie sind derzeit nicht eindeutig definiert. Am ehesten wird das Verfahren angewandt, wenn eine Standardtracheotomie aufgrund anatomischer Besonderheiten im Bereich des Halses oder der Atemwege nicht durchgeführt werden kann.

Kontraindikationen:
- vorbestehende Erkrankungen des Larynx wie Tumor oder Infektionen,
- Kinder,
- Patienten, die länger als 6 Tage translaryngeal intubiert waren,
- relativ: Patienten, die beruflich auf ihre Stimme angewiesen sind, z. B. Sänger.

Notfallkrikothyrotomie (Koniotomie). Auch hierfür stehen fertige Einmalsets zur Verfügung. Allerdings sollte dieses höchst selten erforderliche Verfahren so rasch wie möglich durch eine Standardtracheotomie ersetzt werden, da unter Notfallbedingungen ein technisch einwandfreies Vorgehen nicht gewährleistet ist und sich später möglicherweise eine subglottische Stenose entwickeln kann.

5 Minitracheotomie

Bei dieser perkutanen Technik (nicht identisch mit der perkutanen Tracheotomie) wird ein spezieller 4-mm-Tubus mit außen befindlichem Flansch und Befestigungsbändern durch das Lig. cricothyroideum in die Trachea eingeführt. Das Verfahren wird nur zum Absaugen von Bronchi-

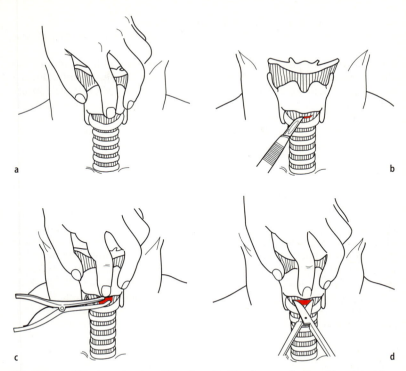

Abb. 7.7 a–d. Krikothyreotomie. **a** Palpation der Membrana cricothyroidea, **b** Inzision der Membran, **c** Spreizung der Membran, **d** stumpfe Präparation

alsekreten angewandt, also bei Patienten, die zwar ausreichend spontan atmen, aber ihre Bronchialsekrete nicht abhusten können. Bei nur gelegentlich erforderlichem Absaugen ist die Minitracheotomie hingegen nicht indiziert, ebensowenig, wenn die Sekrete durch eine entsprechende Physiotherapie abgehustet werden können.

5.1 Technik

Die Inzision der Membran kann mit dem Skalpell oder nach der Seldinger-Technik erfolgen; hierfür stehen jeweils entsprechende Einmalsets zur Verfügung.

- Lagerung wie bei der Standardtracheotomie.
- Palpation des Lig. cricothyroideum und Lokalanästhesie der Punktionsstelle.
- Einführen des Skalpells durch die Mittellinie der Membran in die Trachea; es entsteht eine stabförmige Inzision von ca. 1 cm Durchmesser.
- Dann Vorschieben des Introducers durch die Inzision in die Trachea.
- Danach Einführen der Trachealkanüle über den Introducer und anschließendes Herausziehen des Introducers.
- Sofortiges Absaugen von Blut und Sekret durch die Kanüle.

6 Betreuung des tracheotomierten Patienten

6.1 Kanülenwechsel

Die Kanüle sollte innerhalb der ersten 3 Tage nach der Tracheotomie nicht gewechselt werden, da sich noch kein stabiler Tracheostomakanal gebildet hat und die Gefahr besteht, daß nach Entfernen der Kanüle die neue Kanüle nicht eingesetzt werden kann. Wie bei der endotrachealen Intubation sollte die Trachealkanüle nicht schematisch zu festgesetzten Zeitpunkten gewechselt werden, sondern nur bei entsprechender Indikation.

Bei voraussichtlich schwierigem Kanülenwechsel sollte ein Fiberbronchoskop oder ein ausreichend langer Führungsdraht bereitgestellt werden.

6.1.1 Zubehör

Zubehör für den Wechsel der Trachealkanüle:
- Trachealkanüle,
- Blockerspritze,
- Nasenspekulum bzw. Tracheaspreizer,
- Operationslampe oder Stirnlampe,
- Pinzette und Schere,
- Mullkompressen als Unterlage für die Kanüle,
- Befestigungsbänder für die Kanüle,
- Intubationsbesteck und Zubehör.

6.1.2 Vorgehen

Der Kanülenwechsel muß unter aseptischen Bedingungen erfolgen; die neue Kanüle muß steril sein.

- Zubehör einschließlich Notfallbesteck für die translaryngeale Intubation bereitstellen.
- Zunächst Mund-Rachen-Raum, Tracheobronchialsystem und Magen absaugen.
- Patienten einige Minuten präoxygenieren, dann Kopf tief lagern.
- Absaugkatheter in die Trachea einführen, Trachealkanüle entblocken und Kanüle unter Sog herausziehen, um das oberhalb des Cuffs angesammelte Sekret abzusaugen.
- Wenn erforderlich, Spreizer einsetzen und die neue Trachealkanüle behutsam einführen; Manschette langsam blocken, korrekte Lage durch Auskultation überprüfen und das Beatmungsgerät wieder anschließen.
- Gelingt im seltenen Fall das Einführen der Kanüle nicht auf Anhieb: Zunächst endotracheal intubieren, hierbei Tubusmanschette oberhalb des Tracheostomas plazieren und Kanüle unter kontrollierten Bedingungen einführen.

6.2 Überwachung des Cuffdrucks

Wie bei der translaryngealen Intubation sollte der Cuffdruck kontinuierlich mit einem Manometer überwacht und entsprechend korrigiert werden. Die Cuffdrücke sollten 25 mm Hg (1 mm Hg = 133,322 Pa) nicht überschreiten und idealerweise weniger als 15 mm Hg betragen.

6.3 Dekanülierung

Für die Dekanülierung beim Intensivpatienten gelten die gleichen Grundsätze wie für das Entfernen des Endotrachealtubus; auch das Vorgehen ist vergleichbar.

Die endgültige Entfernung der Trachealkanüle kann je nach Patient abrupt oder schrittweise mit temporärem Verschließen der Kanülenöffnung oder vorübergehendem Einsetzen einer Sprechkanüle erfolgen. Ein schrittweises Entwöhnen empfiehlt sich v. a. bei Patienten, die auf die Dekanülierung mit Erstickungsängsten und Hyperventilation reagieren.

Nach der Dekanülierung werden die beiden Wundränder mit einem Verband aneinander gezogen; epithelialisiertes Stoma muß hingegen operativ in Lokalanästhesie verschlossen werden.

8 Klassifizierung und Steuerungsprinzipien der Beatmungsgeräte

ÜBERSICHT

1	**Antrieb des Respirators**	277
2	**Allgemeine Relationen und Begriffsdefinitionen**	277
2.1	Atemwegsdruck	277
2.2	Transpulmonaler Druck	278
2.3	Druckverhältnisse am Ende einer Inspiration .	278
3	**Kontrollvariable**	279
3.1	Druckkontrollierte Beatmung	279
3.2	Flow-/volumenkontrollierte Beatmung	281
3.3	Zeitkontrollierte Beatmung	281
3.4	Volumen- und druckkontrollierte Beatmung ..	283
4	**Phasenvariablen**	283
4.1	Maschinensteuerung oder Patientensteuerung	283
4.2	Steuerung des Inspirationsbeginns	284
4.3	Begrenzung der Inspirationsphase	285
4.3.1	Unterteilung der Inspirationsphase	285
4.4	Beendigung der Inspirationsphase	286
5	**Ablauf der Exspirationsphase**	288
5.1	Unterteilung der Exspirationsphase	289
6	**Atemtypen und Atemmodus**	290
6.1	Atemtypen	290
6.2	Atemmodus	290

7	Bedingungsvariable	291
8	Kontrollkreis	291
9	Beatmungsmuster	291
10	Alarmsysteme	292
	Literatur	294

Definitionen und Begriffserläuterungen

Atemzyklus (Beatmungszyklus). Der Begriff bezeichnet die Periode zwischen dem Beginn zweier aufeinanderfolgender Atemhübe oder Atemzüge. Jeder Atemzyklus besteht aus einer Inspirationsphase und einer Exspirationsphase. Das Muster eines Atemzyklus wird durch die Kontrollvariable, durch die Phasenvariablen und ggf. die Bedingungsvariablen festgelegt.

Kontrollvariable. Variable, die der Respirator manipuliert, um eine Inspiration zu erzeugen. Diese Variable kann Druck, Volumen, Flow oder Zeit sein.

Phasenvariablen. Sie werden zur Auslösung, Aufrechterhaltung und Beendigung einer Inspiration sowie zur Beeinflussung der Exspiration verwendet. Die Phasenvariablen der Inspiration können entweder durch die Maschine oder durch den Patienten kontrolliert werden.

Triggervariable: Durch sie werden die Kriterien für den Beginn der Inspiration festgelegt.

Begrenzungsvariable: Sie begrenzt Druck, Volumen oder Flow während der Inspiration, ohne jedoch die Inspiration zu beenden.

Zyklusvariable: Durch sie werden die Kriterien für die Beendigung der Inspiration festgelegt.

Grundlinienvariable: Durch sie wird festgelegt, bis auf welches Druck- oder Volumenniveau die Exspiration erfolgt.

Bedingungsvariablen. Bei Atemmodi, die aus einer Kombination unterschiedlicher Beatmungstypen bestehen, muß ggf. festgelegt werden, unter welchen Bedingungen welcher Atemtyp aktiviert wird. Dies geschieht anhand beatmungsformspezifischer Bedingungsvariablen.

Atemtyp. Durch die verschiedenen Phasenvariablen der Inspiration lassen sich mehrere grundsätzliche Atemtypen definieren. Je nachdem, ob die Variablen maschinen- oder patientengesteuert sind, werden 4 Beatmungstypen unterschieden: mandatorisch, assistiert, unterstützt und spontan.

Beatmungsform (Beatmungsmodus). Durch Anwendung und Modifikation eines Beatmungstyps oder durch Kombination mehrerer unterschiedlicher Beatmungstypen werden verschiedene Beatmungsformen erzeugt.

Beatmungsmuster. Die Atemzyklen und Beatmungsformen lassen sich als Druck-, Volumen- und Flow-Zeitdiagramme darstellen. Für die dargestellte Form dieser Diagramme wird der Begriff „Beatmungsmuster" verwendet.

Einstellgrößen. Durch Wahl verschiedener Einstellgrößen am Respirator können die Phasen- und Bedingungsvariablen verändert oder modifiziert werden. Dadurch können unterschiedliche Atemtypen oder Atemmodi oder auch innerhalb eines Atemmodus verschiedene Atemmuster erzeugt werden. Wichtige Einstellgrößen sind: Hubvolumen, Beatmungsfrequenz, Inspirationsflow, Verhältnis von Inspiration zu Exspiration, endexspiratorischer Druck und oberer inspiratorischer Druck.

Die derzeitige Terminologie für die Klassifizierung von Beatmungsgeräten und deren Steuerungsprinzipien ist uneinheitlich, widersprüchlich und teilweise überholt. Die American Association for Respiratory Care Consensus Conference (AARC-CC) hat 1992 eine spezifische Terminologie und ein logisches und flexibles Klassifikationssystem entwickelt, in dem viele eingeführte Bezeichnungen beibehalten werden. Die nachfolgende Einteilung und die verwendeten Begriffe lehnen sich eng an die Terminologie dieser Konsensuskonferenz an (Tabelle 8.1), weil sie das Verständnis für die Funktionsprinzipien von Respiratoren wesentlich erleichtert und den Vergleich unterschiedlicher Respiratoren und Beatmungsmodi ermöglicht.

Tabelle 8.1. Zusammenhang von Beatmungstypen, Phasenvariablen und maschinen- oder patientenkontrollierter Steuerung. Terminologie nach der AARC-Consensus Conference

Atemtyp	Phasenvariablen		
	Trigger-variable	Begrenzungs-variable	Zyklus-variable
mandatorisch („mandatory")	Maschine	Maschine	Maschine
assistiert („assisted")	Patient	Maschine	Maschine
unterstützt („supported")	Patient	Maschine	Patient
spontan („spontaneous")	Patient	Patient	Patient

Einteilung nach Steuerungsvariablen. Beatmungsgeräte unterstützen oder übernehmen die Belüftung bzw. Ventilation nach bestimmten Kontroll- und Steuerungsprinzipien. Ihre Einteilung erfolgt im wesentlichen nach spezifischen *Steuerungsvariablen:*
- *Kontrollvariable („control variable"):* Welche Variable kontrolliert der Respirator primär, um einen Atemhub zu erzeugen?
- *Phasenvariable („phase variable"):* Wie werden Inspiration und Exspiration beeinflußt?
- *Triggervariable („trigger variable"):* Wodurch wird die Inspiration ausgelöst?
- *Begrenzungsvariablen („limit variables"):* Welche Variablen werden während der Inspiration auf einen bestimmten Wert begrenzt, der grundsätzlich nicht überschritten werden darf?
- *Zyklusvariable („cycle variable"):* Wodurch werden die Beendigung der Inspiration und der Beginn der Exspiration gesteuert?
- *Grundlinienvariable („baseline variable"):* Wie wird die Exspirationsphase beeinflußt?
- *Bedingungsvariable („conditional variable"):* Wonach entscheidet der Respirator in komplexen Atemmodi, welche von mehreren möglichen Atemformen verabreicht wird?

Steuerungsprinzipien der Beatmungsgeräte:
I Energiequelle
- Druckluft;
- Strom
  - Wechselstrom,
  - Gleichstrom.

II Energieumwandlung
- externe Gaskompression;
- interne Gaskompression;
- Kontrollventile
  - pneumatisch,
  - elektromagnetisch.

III Kontrollschema
- Kontrollkreis
  - mechanisch,
  - pneumatisch,
  - hydraulisch,
  - elektrisch,
  - elektronisch;

- Kontrollvariablen
  - Druck,
  - Volumen,
  - Flow,
  - Zeit;
- Phasenvariablen
  - Triggervariable,
  - Begrenzungsvariable,
  - Zyklusvariable,
  - Grundlinienvariable;
- Bedingungsvariable
  - Druck,
  - Zeit,
  - Minutenvolumen.

IV Resultat
- Druckverlauf
  - rechteckig,
  - exponentiell ansteigend,
  - sinusförmig,
  - oszillierend;
- Volumenverlauf
  - kontinuierlich ansteigend,
  - sinusförmig;
- Flowverlauf
  - rechteckig,
  - aszendierend,
  - deszendierend,
  - sinusförmig.

V Alarmsysteme
- Energie;
- Kontrollkreis;
- Ergebnis;
- Atemwegsdruck;
- Hubvolumen;
- Minutenvolumen;
- Zeit (Atemfrequenz);
- Inspirationsgas;
- Temperatur;
- O_2-Konzentration.

1 Antrieb des Respirators

Beatmungsgeräte werden entweder pneumatisch, d.h. mit Druckluft oder Sauerstoff, oder elektrisch angetrieben. Der elektrische Antrieb kann über Wechselstrom (Stromnetz) oder Gleichstrom (Batterien) erfolgen.

Die Umwandlung der Antriebsenergie in die Erzeugung eines bestimmten Flows, Atemwegdrucks oder Hubvolumens erfolgt mit externer oder interner Gaskompression und unter Verwendung pneumatisch oder elektromagnetisch betriebener Kontrollventile.

2 Allgemeine Relationen und Begriffsdefinitionen

Die Beziehung zwischen Druck, Volumen, Flow, Compliance und Resistance läßt sich für die maschinelle Beatmung und für die Spontanatmung mathematisch vereinfacht folgendermaßen darstellen:

Druck = Volumen/Compliance + Flow · Resistance.
$p = V/C + F \cdot R$

Compliance und Resistance werden vereinfacht als Konstanten angenommen. Ihr kombinierter Effekt wird als Impedanz bezeichnet. Grundsätzlich gilt:

> Je höher die Resistance und je niedriger die Compliance, desto größer ist die Impedanz, und desto höher ist auch die Atemarbeit, die vom Respirator oder von der Atemmuskulatur des Patienten geleistet werden muß.

Druck, Flow und Volumen sind die Variablen, deren Größe sich bei jedem Atemhub in Abhängigkeit von der Impedanz verändert.

2.1 Atemwegsdruck

Der Atemwegsdruck (p_{total}) ist die Summe aus dem Druck, der zur Überwindung der elastischen Kräfte notwendig ist ($p_{elast.} = V/C$), und dem Druck, der den Atemwegswiderstand ($p_{resist.} = F \cdot R$) überwinden muß (s. auch Kap. 2):

$p_{total} = p_{elast.} + p_{resist}$

Weiterhin setzt sich der zur Erzeugung eines Hubvolumens aufgewandte Druck aus den vom Beatmungsgerät ($p_{respirator}$) und den vom Patienten ($p_{patient}$) aufgebrachten Druck zusammen:

$$P_{total} = P_{respirator} + P_{patient}$$

Der Druck wird entweder durch das Beatmungsgerät allein aufgebracht ($p_{patient} = 0$, bei kontrollierter Beatmung) oder nur durch den Patienten ($p_{respirator} = 0$, bei Spontanatmung) oder anteilig durch Gerät und Patient gemeinsam (bei partieller Beatmung).

2.2 Transpulmonaler Druck

Ausschlaggebend für die Erzeugung eines Atemhubs oder Atemzugs ist die Differenz zwischen Atemwegsdruck (bzw. intrapulmonalem Druck) und extrapulmonalem Druck (s. Kap. 2), der sog. transpulmonale Druck. Bei Spontanatmung wird der transpulmonale Druck durch Erzeugung eines Unterdrucks im Pleuraraum erhöht:

$$P_{transpulmonal} = P_{Atemweg} - P_{intrathorakal}$$

Transrespiratorischer Druck. Bei der maschinellen Beatmung wird die Druckdifferenz durch Erhöhung des Drucks in den Atemwegen erzeugt, in seltenen Fällen auch durch extrathorakale Druckerniedrigung an der Thoraxoberfläche (z. B. eiserne Lunge). Hierbei wird auch der Begriff „transrespiratorischer Druck" verwendet:

$$P_{transrespiratorisch} = P_{Atemwege} - P_{extrathorakal}$$

2.3 Druckverhältnisse am Ende einer Inspiration

Bezugsdruck für alle anderen Drücke ist der Atmosphärendruck, der gleich null gesetzt wird.
- Bei **Spontanatmung** sind Atemwegsdruck und extrathorakaler Druck null, der intrathorakale Druck ist negativ.
- Bei der **Überdruckbeatmung** sind Atemwegsdruck und intrathorakaler Druck positiv, der extrathorakale Druck ist null.
- Bei der **Unterdruckbeatmung** ist der Atemwegsdruck null, der intrathorakale und extrathorakale Druck sind negativ.

Der transrespiratorische Druck ist bei der künstlichen Beatmung (ob Überdruck- oder Unterdruckbeatmung) am Ende einer Inspiration immer positiv, bei der Spontanatmung am Ende der Inspiration null. *Während* der Inspiration ist jedoch der transrespiratorische Druck bei allen Atemformen (spontan, Überdruck und Unterdruck) positiv.

Nur bei der Überdruckbeatmung ist der transrespiratorische Druck mit dem Atemwegsdruck identisch. In diesem Fall kann in die obigen Gleichungen für „Druck" der Atemwegsdruck eingesetzt werden.

3   Kontrollvariable

Um ein Atemhubvolumen zu verabreichen, wird eine der 3 Variablen – Druck, Volumen oder Flow – vom Respirator beeinflußt und über Kontrollmechanismen konstant gehalten (Abb. 8.1). Die beeinflußte Größe ist die sog. Kontrollvariable. Die beiden anderen Variablen hängen von der Kontrollvariable und der Atemwegsimpedanz ab. Kann keine der 3 Variablen konstant gehalten werden, so ist die *Zeit* die Kontrollvariable. Der zeitliche Verlauf der Kurven von Druck, Flow und Volumen kann angenähert folgende Formen aufweisen.

- rechteckig,
- sinusförmig,
- exponentiell (ansteigend oder abfallend),
- rampenförmig (kontinuierlich ansteigend oder abfallend).

Der Kurvenverlauf der Kontrollvariablen ist am Respirator vorgegeben oder einstellbar. Der zeitliche Verlauf der abhängigen Variablen ergibt sich aus der jeweiligen Compliance und Resistance. Je nach verwendeter Kontrollvariable wird die Beatmung als druck-, volumen-, flow- oder zeitkontrolliert bezeichnet.

3.1   Druckkontrollierte Beatmung

Eine druckkontrollierte Beatmung kann durch Erzeugung eines Überdrucks in den Atemwegen oder eines Unterdrucks an der Körperoberfläche erfolgen. Die normale maschinelle Beatmung ist eine *Überdruckbeatmung*, hingegen wird die Unterdruckbeatmung heutzutage nur ausnahmsweise durchgeführt. In beiden Fällen wird jedoch ein positiver transrespiratorischer Druck erzeugt.

Volumen und Flow sind die abhängigen Variablen; Kurvenverlauf und Größe ergeben sich aus dem Druckverlauf und der Atemwegsimpedanz. Der Flow ist bei der druckkontrollierten Beatmung immer dezelerierend.

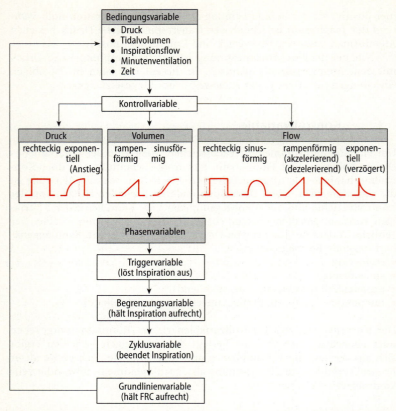

Abb. 8.1. Modell der maschinellen Beatmung auf der Grundlage des Bewegungsablaufs im respiratorischen System. Während der Inspiration kann der Respirator zu gegebener Zeit jeweils nur 1 Variable kontrollieren, z. B. Druck, Volumen oder Flow. Für jede *Kontrollvariable* sind Wellenformen unterschiedlicher Respiratoren dargestellt. Druck, Volumen, Flow und Zeit werden auch als *Phasenvariablen* eingesetzt; sie bestimmen die Parameter eines jeden Beatmungszyklus wie Triggerempfindlichkeit, inspiratorischer Spitzenfluß oder Druck, Inspirationszeit und Grundliniendruck. Der Beatmungsmodus bezeichnet die verschiedenen Kombinationen von Kontroll- und Phasenvariablen. Das Diagramm verdeutlicht, daß jeder Atemzug, in Abhängigkeit vom Beatmungsmodus, unterschiedliche Kontroll- und Phasenvariablen aufweisen kann. (Mod. nach Chatburn 1994)

3.2 Flow-/volumenkontrollierte Beatmung

Der Unterschied zwischen flow- und volumenkontrollierter Beatmung ist zwar steuerungstechnisch wichtig, jedoch für den Anwender eher bedeutungslos, da Flow und Volumen durch die Zeit miteinander verbunden sind: Flow = Volumen/Zeit und Volumen = Flow · Zeit.

Ein volumenkontrollierter Atemhub ist somit indirekt immer flowkontrolliert und umgekehrt. Obwohl zahlreiche als „volumenkontrolliert" eingestufte Respiratoren eigentlich primär den Flow kontrollieren, können für klinische Belange die volumen- und die flowkontrollierte Beatmung als „flow-/volumenkontrolliert" zusammengefaßt oder unter Beibehaltung der herkömmlichen Terminologie als „volumenkontrolliert" bezeichnet werden.

An den meisten neueren Respiratoren können verschiedene Flowmuster (Abb. 8.2) vorgewählt werden, andere arbeiten stets nur mit einem bestimmten Muster (meist dem Rechteckflow).

Rechteckflow oder Konstantflow: Dieses Flowmuster, bei dem die Strömungsgeschwindigkeit während der gesamten Flowphase der Inspiration konstant bleibt, ist das am häufigsten verwendete Muster bei flow-/volumenkontrollierter Beatmung.

Dezelerierender Flow: Der im zeitlichen Verlauf abnehmende Flow führt zu einem relativ niedrigen Spitzendruck und einem relativ hohen Atemwegsmitteldruck. Er bewirkt eine günstige Verteilung des Atemhubvolumens besonders zwischen Lungenarealen mit unterschiedlichen Zeitkonstanten.

Akzelerierender Flow: Der Flow nimmt im Laufe der Flowphase immer stärker zu. Dies führt zwar zu einem relativ niedrigen Atemwegsmitteldruck, aber andererseits zu hohen Spitzendrücken und ungleichmäßiger Ventilation.

Sinusflow: Der Strömungsverlauf nimmt sinusförmig zu und ab – wie bei normaler Spontanatmung. Ein Sinusflow wird beispielsweise erzeugt, wenn ein Kolbenkompressor exzentrisch an einer rotierenden Scheibe angebracht wird.

3.3 Zeitkontrollierte Beatmung

Können weder Druck noch Flow noch Volumen konstant gehalten werden, so liegt eine zeitkontrollierte Beatmung vor – ein wenig gebräuchlicher Beatmungsmodus. Einige Formen der Hochfrequenzbeatmung (HFV) sind zeitkontrolliert. Die „proportional assist ventilation" (PAV) wird ebenfalls als zeitkontrolliert klassifiziert.

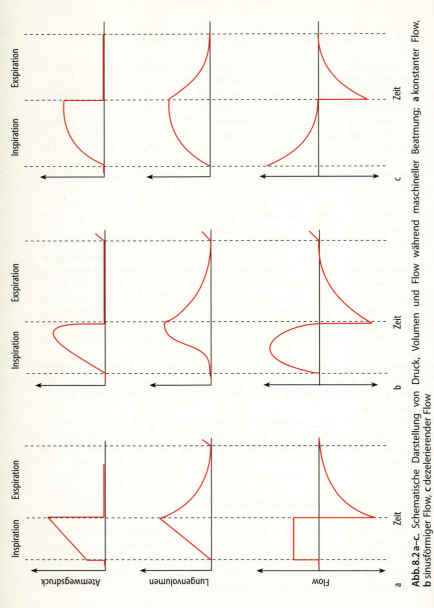

Abb. 8.2 a–c. Schematische Darstellung von Druck, Volumen und Flow während maschineller Beatmung; **a** konstanter Flow, **b** sinusförmiger Flow, **c** dezelerierender Flow

282 | 8 Klassifizierung und Steuerungsprinzipien der Beatmungsgeräte

3.4 Volumen- und druckkontrollierte Beatmung

Praktisch gebräuchlich sind somit im wesentlichen die volumenkontrollierte Beatmung (VCV) und die druckkontrollierte Beatmung (PCV). Einige Respiratoren können nur druckkontrolliert, andere nur volumenkontrolliert beatmen. Bei den meisten modernen Geräten kann aber zwischen druckkontrollierter und volumenkontrollierter Beatmung gewählt werden; allerdings können auch diese Geräte nie mehr als eine Variable zur gleichen Zeit kontrollieren. Es ist aber möglich, die Kontrollvariable im Verlauf des Atemzyklus zu wechseln, z. B. von flow-/volumenkontrolliert zu druckkontrolliert.

4 Phasenvariablen

Während eines Atemzyklus werden 4 Abschnitte unterschieden. Jedem Abschnitt kann eine sog. Phasenvariable zugeordnet werden, die den Verlauf der Inspiration oder Exspiration bzw. den Wechsel zwischen beiden Phasen zusammen mit der Kontrollvariable steuert oder beeinflußt (s. Abb. 8.3). Als Phasenvariablen können Druck, Flow, Volumen oder Zeit dienen.
1. Beginn der Inspirationsphase bzw. Wechsel zwischen Exspiration und Inspiration. Zugeordnete Variable: **Triggervariable**.
2. Inspirationsphase. Zugeordnete Variable: **Begrenzungsvariable**.
3. Beendigung der Inspirationsphase und Beginn der Exspirationsphase. Zugeordnete Variable: **Zyklusvariable**.
4. Exspirationsphase. Zugeordnete Variable: **Grundlinienvariable**.

4.1 Maschinensteuerung oder Patientensteuerung

Die Steuerung der maschinellen Beatmung erfolgt, wie bei der Spontanatmung, v. a. während der Inspirationsphase, d. h. durch Auslösung, Begrenzung und Beendigung der Inspiration. Die entsprechenden Phasenvariablen können jeweils maschinengesteuert oder aber patientengesteuert sein.

Bei der *Maschinensteuerung* werden die Phasenvariablen unabhängig von der Aktivität des Patienten festgelegt; die *Patientensteuerung* erfolgt hingegen durch Interaktion mit dem Beatmungsgerät: Der Atemantrieb des Patienten und die Kontraktion seiner Atemmuskulatur erzeugen Druck-, Flow- und Volumenverschiebungen in den Atemwegen, auf die der Respirator nach vorgegebenen Einstellungen und Algorithmen reagiert. Daher gilt:

> Jede Phasenvariable kann unter 2 Aspekten beschrieben werden: Zum einen, ob sie maschinen- oder patientengesteuert ist, zum andern, ob sie druck-, volumen-, flow- oder zeitgesteuert ist.

Der Begriff „Steuerung" im engeren Sinne bezieht sich auf die Beendigung der Inspiration, also auf die Zyklusvariable, da der Begriff „Steuerung" sich hierfür schon – wenn auch nicht ganz eindeutig – eingebürgert hat und ein besserer deutscher Begriff für das englische „cycling" nicht verfügbar ist.

4.2 Steuerung des Inspirationsbeginns

Die Triggervariable steuert den Beginn der Inspiration. Grundsätzlich kann der Beginn der Inspiration durch den Respirator oder durch den Patienten gesteuert werden.

Maschinentriggerung. Der Beginn der folgenden Inspiration wird durch den Respirator getriggert. Nach Ablauf einer bestimmten Zeit wird die Exspiration beendet, und die Inspiration beginnt. Die Maschinentriggerung ist daher stets zeitgetriggert (exspiratorische Zeitsteuerung; Triggervariable: Zeit).

Als eine Variante der Maschinentriggerung kann die *manuelle Triggerung* bei Beatmung mit einem Beatmungsbeutel angesehen werden: Hierbei übernimmt die beatmende Person die Triggerung und ersetzt so gewissermaßen die Maschine.

Patiententriggerung. Das Gerät registriert Inspirationsbewegungen des Patienten, durch die dann die Inspiration ausgelöst wird. Eine Patiententriggerung ist also nur bei erhaltener Spontanatemaktivität möglich. Entscheidend für die Funktionstüchtigkeit eines Triggers ist seine Empfindlichkeit („sensitivity") und die Latenzzeit, die vergeht, bis ein ausreichend hoher Flow erzeugt wird. Die Triggerung kann nach folgenden Prinzipien erfolgen:
- *Druck- oder Sogtriggerung:* Ein Abfall des Drucks in den Atemwegen bewirkt die Triggerung. Die dafür notwendige Höhe des Druckabfalls kann entweder am Gerät angewählt werden oder ist geräteseitig auf einen möglichst günstigen Wert eingestellt. Dies ist die am häufigsten eingesetzte Form der Triggerung.

- *Flowtriggerung:* Das Gerät erkennt die Inspirationsbewegungen des Patienten durch eine Änderung eines vorgewählten geräteseitigen Flows, z. B. bei „Flow-by-Systemen".
- *Volumentriggerung:* Geringe Volumenverschiebungen werden erkannt und bewirken eine maschinelle Inspiration.

4.3 Begrenzung der Inspirationsphase

Die Begrenzungsvariable begrenzt die Inspirationsphase. Neben der Kontrollvariablen entscheidet die Begrenzungsvariable über den Ablauf der Inspirationsphase. Durch die Begrenzungsvariable wird für Druck, Flow oder Volumen eine obere Grenze festgelegt, die nicht überschritten werden kann. Ein Erreichen dieser Grenze bewirkt jedoch definitionsgemäß kein Umschalten des Respirators auf Exspiration.

Kontrollvariable und Begrenzungsvariable sind meistens identisch. Im Gegensatz zur Kontrollvariable kann die Begrenzungsvariable aber auch fehlen, z. B. bei flowkontrollierter, druckgesteuerter Beatmung mit aszendierendem Flow. Es können auch 2 Begrenzungsvariablen gewählt werden, z. B. Volumen und Flow bei volumenkontrollierter Beatmung. Eine druckkontrollierte Beatmung ist hingegen immer druckbegrenzt.

Nur bei reiner Spontanatmung erfolgt die Begrenzung ausschließlich durch den Patienten selbst. Ansonsten kann die Höhe der Begrenzung in der Regel über die Einstellparameter am Beatmungsgerät vorgewählt werden.

4.3.1 Unterteilung der Inspirationsphase

Die Inspirationsphase kann in eine Phase mit und eine Phase ohne Flow unterteilt werden (Abb. 8.3). Während der obligatorischen **Flowphase** strömt das Volumen mit der vom Gerät erzeugten Geschwindigkeit entsprechend dem transpulmonalen Druckgradienten in die Lunge ein. In der **No-flow-Phase** erzeugt der Respirator keinen Flow mehr, es entsteht eine **inspiratorische Pause**, in der es zum Druckausgleich zwischen Beatmungsgerät und den Atemwegen sowie zur Umverteilung des Atemhubvolumens in der Lunge kommt. Bezirke mit hoher Zeitkonstante füllen sich durch Umverteilung aus Bezirken mit niedriger Zeitkonstante, und es bildet sich ein **inspiratorischer Plateaudruck**, der sog. „endinspiratory pressure" (EIP), aus.

Im Gegensatz zur Flowphase ist die Phase der inspiratorischen Pause nicht obligat, d. h.: Es gibt Beatmungsmuster mit und ohne inspiratorische Pause.

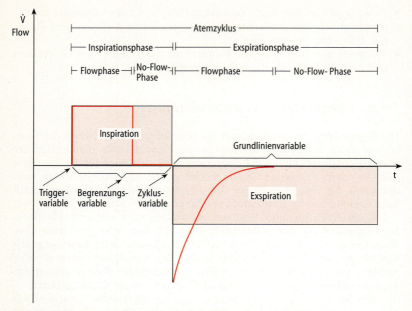

Abb. 8.3. Darstellung der Phasenvariablen bei maschineller Beatmung

4.4 Beendigung der Inspirationsphase

Die Zyklusvariable beendet die Inspirationsphase, d.h., sie steuert die Umschaltung von Inspiration auf Exspiration (frühere Bezeichnung: Inspirationssteuerung). Das Umschalten erfolgt bei Erreichen eines bestimmten Drucks, Volumens, Flows oder einer bestimmten Zeit (Abb. 8.4). Die Variable kann wiederum durch die Maschine oder durch den Patienten gesteuert werden.

Drucksteuerung. Bei der Drucksteuerung wird die Inspiration bei Erreichen eines vorgewählten Drucks in den oberen Atemwegen beendet. Früher wurde die Drucksteuerung häufiger verwendet, um eine maschinelle Inspiration zu beenden; heutzutage wird die druckgesteuerte Beatmung fast nur noch für die Atemtherapie eingesetzt. Per definitionem schließen sich Drucksteuerung und Druckbegrenzung aus.

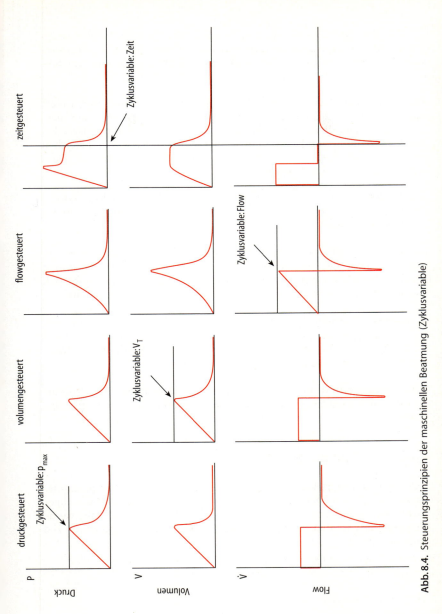

Abb. 8.4. Steuerungsprinzipien der maschinellen Beatmung (Zyklusvariable)

4 Phasenvariablen

Bei der Spontanatmung über Respiratoren mit Demand-flow-System wird die Inspiration beendet, wenn der Respirator einen Druckanstieg im System erkennt. Daher ist die Spontanatmung hier druckgesteuert.

Flowsteuerung. Hierbei beendet das Erreichen bzw. Über- oder Unterschreiten eines bestimmten Gasflusses die Inspiration. Diese Steuerungsform wird heute v. a. beim druckunterstützten Atmungstyp verwendet. Die Umschaltung auf Exspiration erfolgt normalerweise bei Erreichen von < 25 % des Spitzenflows oder wenn ein bestimmter absoluter Flow, z. B. 5 l/min, unterschritten wird.

Volumensteuerung. Bei der Volumensteuerung schaltet der Respirator – ohne inspiratorische Pause – auf Exspiration um, wenn ein vorgewähltes Volumen verabreicht worden ist.

Zeitsteuerung. Hierbei erfolgt die Inspiration nach Ablauf einer bestimmten Zeit, der Inspirationszeit. Bei der kontrollierten Beatmung wird die Inspirationszeit entweder direkt eingestellt, oder sie ergibt sich aus der Atemfrequenz und dem Inspirations-Exspirations-Verhältnis.

Maschinensteuerung. Wird die Inspiration maschinengesteuert beendet, so handelt es sich heutzutage meist um eine Zeitsteuerung: Bei der Zeitsteuerung endet die Inspiration nach Ablauf einer bestimmten, durch den Patienten nicht beeinflußbaren Zeit.

Patientensteuerung. Eine patientengesteuerte Beendigung der Inspiration ist im druckunterstützten Modus flowgesteuert und bei der nicht unterstützten Spontanatmung im Demand-flow-System druckgesteuert.

5 Ablauf der Exspirationsphase

Die Grundlinienvariable entscheidet über den Ablauf der Exspirationsphase: Bei allen modernen Respiratoren kann das „elastische Gleichgewicht", bis zu dem der Patient ausatmet, durch die sog. Grundlinienvariable beeinflußt werden. Hierbei handelt es sich praktisch immer um die Variable „Druck".

5.1 Unterteilung der Exspirationsphase

Die Exspiration erfolgt bei der maschinellen Beatmung wie bei der Spontanatmung normalerweise passiv durch die Retraktionskräfte der Lunge. Grundsätzlich kann auch die Exspiration in eine Phase mit Flow (exspiratorische Flowphase) und eine Phase ohne Flow (exspiratorische Pause) unterteilt werden. Die Flowrichtung während der Exspirationsphase ist der inspiratorischen Flowrichtung entgegengesetzt. Daher wird der Exspirationsflow in Flow-Zeit-Diagrammen negativ, d. h. unterhalb der Nulllinie, abgebildet.

Exspiratorische Flowphase. Während der Flowphase ist der transpulmonale Druck negativ. Der Flow erfolgt so lange, bis der transpulmonale Druck auf Null ansteigt. Normalerweise hat sich dann ein Gleichgewicht zwischen Alveolardruck und Atmosphärendruck eingestellt.

Exspiratorische Pause („no-flow-phase", „baseline"). Auf die Flowphase folgt eine Phase ohne Flow, die so lange anhält, bis die nächste Inspiration ausgelöst wird. Die exspiratorische No-flow-Phase wird auch als Grundlinie („baseline") bezeichnet, da sie Referenzlinie für den nächsten Atemzug ist. Es bildet sich ein exspiratorisches Druckplateau, der „endexpiratory pressure" (EEP), aus.

Beeinflussung der Flowphase. Durch Anlegen eines Sogs an der Atemwegsöffnung wird die Flowphase verkürzt. Der Vorgang wird auch als „resistive unloading" bezeichnet, da der Respirator die Exspiration des Patienten aktiv unterstützt. Der Patient kann zudem die Exspiration durch aktive Kontraktion der Atemmuskulatur unterstützen und beschleunigen. Hingegen wird durch Einstellen einer exspiratorischen Stenose die Flowphase verlängert („expiratory retard"), ein Mechanismus, der praktisch nur noch bei alten Respiratoren vorhanden ist und die natürliche Lippenstenose beim spontan atmenden Patienten mit COPD nachahmen sollte. Eine Beeinflussung der exspiratorischen Flowphase ist bei neueren Respiratoren in der Regel nicht mehr möglich.

Beeinflussung der No-flow-Phase. Durch die Grundlinienvariable kann der endexspiratorische Druck verändert werden. Dadurch wird das elastische Gleichgewicht auf ein gegenüber dem Atmosphärendruck anderes Niveau angehoben oder abgesenkt. Der Atmosphärendruck (Nulldruck) gilt hierbei als Referenz.

Es gelten folgende Definitionen:
- EEP gleich null: „zero endexpiratory pressure" (ZEEP);
- EEP über null: „positive endexpiratory pressure" (PEEP);
- EEP unter null: „negative endexpiratory pressure" (NEEP).

Der NEEP begünstigt das Auftreten von Atelektasen und wird daher in der modernen Respiratortherapie nicht mehr angewandt.

Intrinsischer PEEP. Beginnt die nächste Inspiration, bevor die exspiratorische Flowphase beendet ist, d.h., bevor die Flowkurve die Nullinie erreicht hat, so liegt ein sog. intrinsischer PEEP vor.

6 Atemtypen und Atemmodus

6.1 Atemtypen

Jede der 3 Phasenvariablen der Inspiration kann maschinen- oder patientengesteuert sein. Je nach Kombination ergeben sich so in der Terminologie der AARC-CC folgende 4 Atemtypen: mandatorischer, assistierter, unterstützter und spontaner Atemtyp (Tabelle 8.1).

Nach der vereinfachten Terminologie von Chatburn werden nur 2 Atemtypen unterschieden: mandatorisch und spontan. Hierbei wird der assistierte Atemtyp als Unterform der mandatorischen Beatmung angesehen (getriggerter mandatorischer Beatmungstyp) und der unterstützte Atmungstyp als Untertyp der Spontanatmung (unterstützte Spontanatmung). Ein Atemtyp wird danach als „spontan" bezeichnet, wenn die Inspiration patientengetriggert und patientenbegrenzt ist. Wird eine dieser Bedingungen nicht erfüllt, so liegt ein mandatorischer Beatmungstyp vor.

6.2 Atemmodus

Ein Atemmodus besteht aus einem oder mehreren Atemtypen. Werden Atemtypen kombiniert, so muß festgelegt sein, unter welchen Bedingungen welcher Atemtyp aktiviert wird. Hierzu dient die Bedingungsvariable, die einfach oder komplex sein kann.

7 Bedingungsvariable

Eine Bedingungsvariable kann einfach oder komplex sein. Bei Aktivierung eines Atemmodus mit intermittierender Seufzeratmung werden nach Ablauf einer bestimmten Zeit 2 Seufzer, ansonsten normale Atemhübe verabreicht. Hier ist die Bedingungsvariable die Zeit. Etwas komplizierter ist die Bedingungsvariable im SIMV-Modus: Dort entscheidet die einsetzende oder ausbleibende Atemaktivität des Patienten innerhalb oder außerhalb eines bestimmten Zeitraums (Erwartungsfenster) darüber, ob ein mandatorischer Atemhub, ein assistierter Atemhub oder ein spontaner Atemzug erfolgt. Bedingungsvariable ist hierbei die Atemaktivität pro Zeitraum. Noch komplexer sind die Bedingungsvariablen bei servokontrollierten Atemmodi. Bei MMV etwa wird mittels kontinuierlicher Überwachung des Atemminutenvolumens darüber entschieden, ob Spontanatmung zugelassen wird oder ob mandatorische oder assistierte Atemhübe verabreicht werden. Künftig können auch physiologische Variablen, wie die Partialdrücke der Blutgase, über Rückkopplungsmechanismen als Bedingungsvariablen herangezogen werden. Die Anzahl der möglichen Bedingungsvariablen ist daher im Gegensatz zu den wenigen möglichen Kontroll- und Phasenvariablen sehr groß und theoretisch sogar unbegrenzt, auch wenn z. Z. erst wenige Variablen in kommerziell erhältlichen Respiratoren integriert sind.

8 Kontrollkreis

Der Kontrollkreis ist das Untersystem des Respirators, das den Antriebsmechanismus und die Kontrollventile nach der eingestellten Kontrollvariablen und den Phasenvariablen in Übereinstimmung mit den Bedingungsvariablen kontrolliert und koordiniert. Der Kontrollkreis kann offen (ohne Rückkopplung) oder geschlossen (mit Rückkopplung) sein. Moderne Respiratoren enthalten meist einen elektronischen Kontrollkreis.

9 Beatmungsmuster

Aus der steuerungsbedingten Beeinflussung der 3 Variablen Druck, Volumen und Flow im Verlauf eines Atemzyklus ergeben sich Diagramme, die den zeitlichen Verlauf einer Variable darstellen und zusammen auch als Beatmungsmuster bezeichnet werden. In Abb. 8.4 sind idealisierte Druck-, Volumen- und Flow-Zeit-Diagramme dargestellt.

Druck-Zeit-Diagramm. Der Atemwegsdruck (p_{total}) setzt sich zusammen aus dem Druck, der zur Überwindung der elastischen Kräfte notwendig ist (p_{elast}), und dem Druck, der zur Überwindung des Atemwegswiderstandes ($p_{resist.}$) erforderlich ist.

Volumen-Zeit-Diagramm. Da p_{elast} = Volumen/Compliance ist und da die Compliance als konstant angenommen wird, ist das Volumen-Zeit-Diagramm von der Form her identisch mit dem p_{elast}-Zeit-Diagramm.

Flow-Zeit-Diagramm. Analog gilt: Da $p_{resist.}$ = Resistance · Flow, und da die Resistance als konstant angenommen wird, ist das Flow-Zeit-Diagramm von der Form her identisch mit dem $p_{resist.}$-Zeit-Diagramm.

Das Druck-Zeit-Diagramm ergibt sich aus der Höhe des Volumen-Zeit-Diagramms und des Flow-Zeit-Diagramms. Bei vorhandenem Plateau gilt daher außerdem: Die Differenz „Spitzendruck – Plateaudruck" wird v. a. durch die Resistance beeinflußt und die Differenz „Plateaudruck – endexspiratorischer Druck" im wesentlichen durch die Compliance.

10 Alarmsysteme

Ein Alarm ist ein Mechanismus, der vor gefährlichen Ereignissen warnen soll. Solche gefährlichen Ereignisse können sein:
- Fehlfunktionen des Respirators,
- Störungen der Patienten-Respirator-Interaktion,
- bedrohliche Zustände des Patienten.

Prioritätsstufen. Für Alarme werden 3 Prioritätsstufen unterschieden, die sich in unterschiedlicher Intensität des Warnsignals widerspiegeln sollten (Tabelle 8.2). Das Warnsignal kann akustisch und/oder optisch sein.
- Akustische Signale unterscheiden sich in Lautstärke und Tonfolge. Sie lassen sich oft vorübergehend (für 2 min) unterdrücken. Ist die Ursache behoben, erlischt der akustische Alarm meist automatisch.

Tabelle 8.2. Prioritäten für Respiratorenalarmsysteme

Priorität	Lebens-bedrohung	Sofortige Dringlichkeit	Redundanz	Alarmtyp
Stufe 1	ja, sofort	ja	ja	akustisch (laut) + optisch
Stufe 2	ja, möglich	ja	nein	akustisch (leise) + optisch
Stufe 3	nein	nein	nein	optisch

- Optische Signale können einfach oder komplex sein. Ein einfaches optisches Signal besteht im Aufleuchten oder Blinken eines Lichtes. Ein komplexes optisches Signal besteht z. B. in der Anzeige der Alarmursache als Klartext in einem Monitorfenster. Ist die Ursache behoben, läßt sich der optische Alarm durch Drücken einer „Resettaste" löschen.

Sensitivität und Spezifität. Die Alarmsysteme sollten möglichst alle gefährlichen Situationen erfassen (hohe Sensitivität) und andererseits möglichst wenig falsch-positive Signale geben (hohe Spezifität). Leider geht in der Praxis eine hohe Sensitivität mit einer geringen Spezifität einher, d. h., es wird häufig falscher Alarm ausgelöst. Angesichts der Vielzahl der auf einer Intensivstation überwachten Variablen entsteht hierdurch eine erhebliche Lärmbelastung, die wiederum zu einer geringeren Aufmerksamkeit des Personals den Alarmen gegenüber führt. Daher sollte nicht jede Variable, die überwacht werden kann, mit Alarmgrenzen ausgestattet werden; vielmehr sollten nur essentielle Parameter mit Alarm kontrolliert werden.

Überwachungsparameter. In der Regel werden folgende Parameter mit Alarmvorrichtungen überwacht: Antriebsenergie, Kontrollkreis, Atemwegsdruck, Hub- und Minutenvolumen, Atemfrequenz, Strömungsverhalten, Zusammensetzung des Inspirationsgases und Atemgastemperatur. Dadurch kann auf Ereignisse hingewiesen werden, deren Zuordnung zu den verschiedenen Prioritätsstufen der folgenden Übersicht zu entnehmen ist. Alarme der Prioritätsstufen 1 und 2 gelten für Intensivrespiratoren und Transportrespiratoren als essentiell, Alarmsysteme der Prioritätsstufe 3 gelten als empfehlenswert für Intensivrespiratoren und als optional für Transportrespiratoren.

Alarmprioritäten verschiedener Ereignisse während maschineller Beatmung:
Stufe 1
- Versagen der Antriebsenergie (einschließlich Versagen der Batterie, sofern sie in Betrieb ist);
- kein Flow mehr (Apnoe);
- Störung der Atemgasquelle;
- exzessiver Gasfluß;
- Versagen des Ausatemventils;
- Versagen der Zeitsteuerung.

Stufe 2
- Versagen der Batterie, ohne daß diese in Betrieb ist;
- Leck im Beatmungssystem, Diskonnektion;

- Versagen des O_2-Mischers;
- Teilverschluß des Beatmungssystems;
- Versagen des Anfeuchtungs- und Erwärmungssystems;
- Verlust oder exzessive Erhöhung des PEEP;
- Selbsttriggerung des Respirators.

Stufe 3
- Änderungen des Atemantriebs des Patienten;
- Impedanzänderungen (Compliance, Resistance);
- intrinsischer PEEP über 5 mbar (1 mbar = 100 Pa).

Literatur

American Association for Respiratory Care (1992) Consensus statement on the essentials of mechanical ventilators – 1992. Respir Care 37: 1000–1008

Branson RD, Chatburn RL (1992) Technical description and classification of modes of ventilator operation. Respir Care 37: 1026–1044

Chatburn RL (1992) Classification of mechanical ventilators. Respir Care 37: 1009–1025

Chatburn RL (1994) Classification of mechanical ventilators. In: Tobin MJ (ed) Principles and practice of mechanical ventilation. McGraw-Hill, New York St. Louis San Francisco, pp 37–64

Kacmarek RM, Hess D (1994) Basic principles of ventilator machinery. In: Tobin MJ (ed.) Principles and practice of mechanical ventilation. McGraw-Hill, New York St. Louis San Francisco, pp 65–110

MacIntyre NR, Day S (1992) Essentials for ventilator-alarm systems. Respir Care 37: 1108–1112

MacIntyre NR (1993) Clinically available new strategies for mechanical ventilatory support. Chest 104: 560–565

Rathgeber J (1990) Praxis der maschinellen Beatmung. MCN, Bamberg

Rathgeber J (1993) Beatmungsgeräte in der Intensivmedizin. Anaesthesist 42: 396–417

Slutsky AS (1993) ACCP consensus conference: Mechanical ventilation. Chest 104: 1833–1859

Sykes MK (1993) Mechanical Ventilators: Part 1. Curr Anaesth Crit Care 4: 114–120

Sykes MK (1993) Mechanical Ventilators: Part 2. Curr Anaesth Crit Care 4: 164–170

Tobin JT (1994) Mechanical Ventilation. N Engl J Med 330: 1056–1061

9 Einteilung und Klassifikation der Beatmungsformen

ÜBERSICHT

1	**Mechanismus der Atemzug- oder Hubvolumenerzeugung**	297
1.1	Änderungen des transpulmonalen Drucks	298
1.1.1	Maschinelle Erniedrigung des intrathorakalen Drucks	298
1.1.2	Erhöhung des intrathorakalen Drucks	298
1.1.3	Erhöhung des Atemwegsdrucks – Grundprinzip der maschinellen Beatmung	299
1.1.4	Erniedrigung des Atemwegsdrucks zur Unterstützung der Exspiration	300
2	**Art des Gastransports**	300
3	**Beatmungstypen und Steuerungsvariablen**	300
3.1	Variation der Phasenvariablen	301
3.2	Variation der Kontrollvariablen	302
4	**Kombination mehrerer Atemtypen**	302
4.1	Termini der AACR	303
5	**Respiratorische Eigenleistung des Patienten**	305
5.1	Kontrollierte oder mandatorische Beatmung	306
5.2	Partielle Beatmungsformen	306
5.2.1	Einteilung der partiellen Beatmungsformen	307
5.2.2	Spontanatmungsformen	308
5.2.3	Bedeutung des Triggers	308
5.2.4	Vorteile der partiellen Beatmung	308
5.2.5	Nachteile der partiellen Beatmungsformen	309

6	**Verbreitung der Beatmungsformen**	309
6.1	Standardverfahren und Alternativverfahren der Beatmung	310
	Literatur	312

Die **Beatmungsformen** lassen sich nach unterschiedlichen Aspekten beschreiben und klassifizieren:

Klassifikation der Beatmung
Technik der Erzeugung eines Zug- oder Hubvolumens
  Erniedrigung des intrathorakalen Drucks
  Erhöhung des intrathorakalen Drucks
  Erhöhung des Atemwegsdrucks
  Erniedrigung des Atemwegsdrucks
Mechanismus des Gastransports
  Hubvolumen > Totraumvolumen
  Hubvolumen ≤ Totraumvolumen
Atemtypen und Steuerungsvariablen
  Atemtypen
  - mandatorisch
  - assistiert
  - unterstützt
  - spontan
  Steuerungsvariablen
  - Kontrollvariablen
  - Phasenvariablen
  - Bedingungsvariablen
Anteil der respiratorischen Eigenleistung des Patienten
  kontrollierte (mandatorische) Beatmung
  partielle Beatmung
  - Hubvolumenunterstützung
  - Minutenvolumenunterstützung
  Spontanatmung
Verbreitung der Beatmungsformen
  Standardverfahren
  alternative Verfahren
  unkonventionelle Verfahren

1 Mechanismus der Atemzug- oder Hubvolumenerzeugung

Der Mechanismus, durch den das Atemvolumen der Lunge bei der Beatmung zugeführt wird, unterscheidet sich ganz wesentlich von der Spontanatmung, wie bereits die hierfür verwendeten Begriffe Zugvolumen und Hubvolumen verdeutlichen (Abb. 9.1).

Unterschied zwischen Zug- und Hubvolumen. Im Deutschen bezeichnet *Zugvolumen* das spontan eingeatmete Volumen, *Hubvolumen* hingegen das vom Respirator erzeugte Atemvolumen. Bei partiellen Formen der Beatmung ist beides oft vermischt: Entweder zieht der Patient selbsttätig ein gewisses Volumen aus dem Beatmungssystem und löst hierdurch die Verabreichung eines Hubvolumens aus, oder aber der Respirator unterstützt den Patienten beim Einatmen des Zugvolumens durch Erzeugung eines Überdrucks. Dann ist oft unklar, ob besser von Hub- oder Zugvolumen gesprochen werden sollte. Im Englischen wird nicht zwischen Hub- und Zugvolumen unterschieden; vielmehr werden beide Volumina mit dem gemeinsamen Begriff „tidal volume" bezeichnet. Gelegentlich wird auch im Deutschen der Begriff *Tidalvolumen* verwendet.

Ganz gleich, ob der Patient spontan atmet oder maschinell beatmet wird: In beiden Fällen kommt die Luftströmung nur durch Veränderungen des *transpulmonalen Drucks* zustande. Allerdings werden die Veränderungen des transpulmonalen Drucks bei der Beatmung grundlegend anders erzeugt als bei der Spontanatmung.

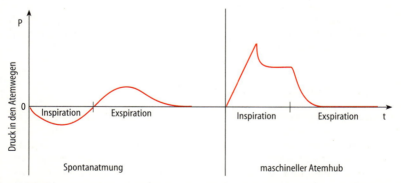

Abb. 9.1. Druckverlauf in den Atemwegen bei Spontanatmung und bei maschineller Beatmung

1.1 Änderungen des transpulmonalen Drucks

In Kap. 2 wurde dargelegt, daß Änderungen des transpulmonalen Drucks (= Atemwegsdruck – intrathorakaler Druck) der grundlegende Mechanismus für den Ein- und Ausstrom der Atemluft in die Lunge sind. Hierbei gilt folgendes:

> Eine Erhöhung des transpulmonalen Drucks führt zum Einstrom der Luft in die Lunge, eine Erniedrigung hingegen zum Ausstrom.

Veränderungen des transpulmonalen Drucks können entweder durch Änderungen des intrathorakalen Drucks oder aber durch Änderungen des Atemwegsdrucks erreicht werden.

1.1.1 Maschinelle Erniedrigung des intrathorakalen Drucks

Bei Spontanatmung wird durch die Kontraktion der Inspirationsmuskulatur der intrathorakale Druck erniedrigt, und die Luft strömt aufgrund des entstehenden Druckgefälles bzw. Sogs in die Lungen ein. Dieser Mechanismus kann durch einen auf den Thorax von außen einwirkenden Sog nachgeahmt werden, ohne daß eine Kontraktion der Inspirationsmuskulatur erforderlich wäre. Das Verfahren wird als **intermittierende negative Druckbeatmung (INPV)** bezeichnet und bei der „eisernen Lunge" oder der sog. pneumatischen Kammer eingesetzt. Wegen des hohen technischen, räumlichen und pflegerischen Aufwands konnte sich dieses Verfahren allerdings gegenüber der Beatmung mit Überdruck nicht behaupten. Eine neue Variante ist die Erzeugung sehr kleiner Volumina durch die „high frequency body surface oscillation" (HFBSO); auch sie wird derzeit im Bereich der Intensivmedizin kaum eingesetzt.

1.1.2 Erhöhung des intrathorakalen Drucks

Durch manuelle Thoraxkompressionen kann der intrathorakale Druck erhöht und die Ausatmung unterstützt werden: sog. „assisted exhalation", assistierte Ausatmung. Durch den gleichen Mechanismus wird bei der kardiopulmonalen Reanimation allein durch die Herzdruckmassage eine geringe – wenn auch unzureichende – Ventilation erzeugt. Bei der maschinellen Beatmung werden jedoch primäre Erhöhungen des intrathorakalen Drucks nicht eingesetzt.

1.1.3 Erhöhung des Atemwegsdrucks – Grundprinzip der maschinellen Beatmung

Die maschinelle Beatmung ist in der Regel eine *Überdruckbeatmung*. Im Gegensatz zur Spontanatmung, die durch Sog erfolgt, wird hierbei während der Inspiration der Druck in den Atemwegen erhöht, und das vom Respirator erzeugte Hubvolumen strömt unter Druck in die Lunge ein (Abb. 9.2).

> Die Überdruckbeatmung und ihre Modifikationen sind das Standardverfahren der maschinellen Beatmung. Hierbei wird das Atemhubvolumen des Respirators der Lunge mit Überdruck zugeführt.

Die meisten der in der Übersicht auf S. 295 zusammengefaßten Verfahren der Atemunterstützung, auch die Hochfrequenzbeatmung, gehören zur Überdruckbeatmung, nicht hingegen die reine „continuous positive airway" (CPAP)-Atmung, die HFBSO (s. oben) und die artifiziellen Lungenunterstützungsverfahren.

CPAP. Dies ist kein Beatmungs-, sondern ein spezielles Spontanatmungsverfahren. Das Atemzugvolumen wird wie bei der normalen Atmung durch Erniedrigung des intrathorakalen Drucks erzeugt, allerdings erfolgt die Spontanatmung auf einem erhöhten Atemwegs- und intrathorakalen Druckniveau (erhöhte FRK). Die Verfahren der „arteficial lung assist" (ALA) werden meist zusätzlich zu Überdruckbeatmungsverfahren eingesetzt.

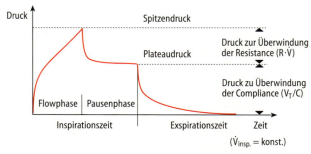

Abb. 9.2. Terminologie der Phasen des Beatmungszyklus

1.1.4 Erniedrigung des Atemwegsdrucks zur Unterstützung der Exspiration

Wird der Druck in den Atemwegen am Ende der Inspiration unter den Atmosphärendruck erniedrigt, so wird das Atemhubvolumen praktisch aus der Lunge herausgesaugt. Die Exspiration wird auf diese Weise vom Respirator unterstützt, erfolgt also nicht rein passiv wie bei der Standardüberdruckbeatmung. Das Verfahren wird allerdings wegen seiner ungünstigen Auswirkungen (Atelektasenbildung, Verminderung der FRC) praktisch nicht mehr angewandt, mit Ausnahme der „high frequency oscillation" (HFO), bei der sehr kleine Volumina aktiv hin- und hergeschoben werden. Daneben wird die Erniedrigung des Atemwegsdrucks bei der „airway pressure release ventilation" (APRV) eingesetzt, um die Exspiration aktiv zu unterstützen.

2 Art des Gastransports

Wie in Kap. 2 beschrieben, erfolgt der Transport der Atemgase zu den Alveolen durch Konvektion, der Austausch der Gase hingegen durch Diffusion. Dies gilt nicht nur für die Spontanatmung, sondern auch für die maschinelle Beatmung. Während aber bei normaler Atmung das Atemzugvolumen stets deutlich größer sein muß als das Totraumvolumen, kann die maschinelle Beatmung auch mit sehr kleinen Hubvolumina erfolgen.

Beatmung mit sehr kleinen Hubvolumina. Selbst mit außerordentlich kleinen Atemvolumina kann ein ausreichender pulmonaler Gasaustausch erzielt werden, allerdings nicht durch konventionelle Überdruckbeatmung, sondern durch hochfrequente Zufuhr sehr kleiner Volumina, die teilweise sogar unterhalb des Totraumvolumens liegen. Zu diesen Verfahren gehört die Hochfrequenzbeatmung (HFV), die in Kap. 13 näher beschrieben ist.

Zu den Sonderformen gehört auch die Beatmungstechnik mit konstantem Flow, bei der weder eine Atemfrequenz noch ein definiertes Hubvolumen angewandt wird.

3 Beatmungstypen und Steuerungsvariablen

Nach den terminologischen Empfehlungen der American Association for Respiratory Care (AARC) von 1992 ist für jede Beatmungsform ein Atemtyp oder eine spezifische Konstellation aus mehreren Atemtypen und bestimmten Bedingungsvariablen charakteristisch. Hiernach lassen sich sämtliche Beatmungsformen aus 4 Atemtypen zusammensetzen, die, allein angewandt, 4 Grundformen der Beatmung ergeben.

> **Grundformen der Beatmung:**
> - Mandatorischer Atemtyp (M): „continuous mandatory ventilation" (CMV).
> - Assistierter Atemtyp (A): assistierte Beatmung, „assisted ventilation" (AV).
> - Unterstützter Atemtyp (PS): druckunterstützte Beatmung, „pressure support ventilation" (PSV).
> - Spontaner Atemtyp (S): Spontanatmung, „spontaneous ventilation" (SV).

Die assistierte Atmung als eigenständige Beatmungsform ist jedoch in keinem Respirator verwirklicht.

Es gibt 3 Möglichkeiten, weitere Beatmungsformen zu erzeugen:
- Variation der Phasenvariablen,
- Variation der Kontrollvariablen,
- Kombination mehrerer Atemtypen.

3.1 Variation der Phasenvariablen

Durch die Wahl spezifischer Einstellparameter (z. B. PEEP, I:E) entstehen innerhalb einer Beatmungsform unterschiedliche Atemmuster, von denen einige gegenüber ihren Grundformen als eigenständige Atemmodi angesehen werden:
- CMV + NEEP: „positive negative pressure ventilation" (PNPV), Wechseldruckbeatmung;
- CMV + ZEEP: „intermittend positive pressure ventilation" (IPPV), intermittierende Überdruckbeatmung;
- CMV + PEEP: „continuous positive pressure ventilation" (CPPV), kontinuierliche Überdruckbeatmung mit PEEP;
- SV + PEEP: „continuous positive airway pressure" (CPAP), kontinuierlicher „positiver" Atemwegsdruck;
- CMV + I:E > 1:1: „inverse ratio ventilation" (IRV), Beatmung mit umgekehrtem Atemzeitverhältnis.

3.2 Variation der Kontrollvariablen

Fast alle gebräuchlichen Beatmungsformen sind entweder volumenkontrolliert („volume controlled ventilation", VCV) oder druckkontrolliert („pressure controlled ventilation", PCV), können aber bei zahlreichen Respiratoren alternativ meist von einer in die andere Form übergeführt werden. Der Atemmodus wird zur Kennzeichnung der Kontrollvariablen am besten mit dem entsprechenden Präfix versehen („VC-" oder „PC-"), z. B. PC-CMV, PC-SIMV, PC-IRV. Obwohl die PCV eigentlich nur den Kontrollmechanismus eines Atemhubs oder einer Beatmungsform bezeichnet, ist mit PCV im engeren Sinne oft die PC-CMV gemeint. Folgende Atemmodi werden in ihrer druckkontrollierten Form gelegentlich als eigenständige Modi bezeichnet:
- „pressure controlled continuous mandatory ventilation" (PC-CMV),
- „pressure controlled inverse ration ventilation" (PC-IRV).

Praktisch alle neueren (alternativen) Atemmodi sind druckkontrolliert.

4 Kombination mehrerer Atemtypen

Bei zahlreichen Beatmungsformen werden mehrere Atemtypen miteinander kombiniert. Hierbei entstehen durch die formal gleiche Kombination verschiedener Atemtypen teilweise unterschiedliche Beatmungsformen. Diese Unterschiede zwischen den Beatmungsformen kommen durch unterschiedliche Bedingungsvariablen oder Kontroll- und Phasenvariablen innerhalb eines Atemtyps zustande (s. Tabelle 9.1). Einige Kombinationen werden nicht als eigener Beatmungsmodus, sondern als Kombination zweier Beatmungsmodi angegeben. Ob eine spezifische Kombination als eigene Beatmungsform oder als Kombination aus verschiedenen Beatmungsformen bezeichnet wird, hat im wesentlichen historische Gründe.

Kombinierte Atemmuster:
- M + A: „assist/control" (A/C);
- M + S: „intermittend mandatory ventilation" (IMV), „airway pressure release ventilation" (APRV);
- M + A + S: „synchronized intermittend mandatory ventilation" (SIMV), „mandatory minute ventilation" (MMV), „biphasic positive

Tabelle 9.1. Beatmungsmodi, Beatmungs- bzw. Atemtypen und Bedingungsvariablen

Beatmungs-modus	Beatmungstypen bzw. Atemtypen	Bedingungs-variable
CMV	mandatorisch	–
CMV + Seufzer	mandatorisch + mandatorisch	Zeit
A/C	mandatorisch + assistiert	Spontanatmungs-aktivität, Zeit
IMV	mandatorisch + spontan	Zeit
SIMV	mandatorisch + assistiert + spontan	Spontanatmungs-aktivität, Zeit
MMV	mandatorisch + assistiert + spontan	Minutenvolumen
CPAP	spontan	–
PSV	unterstützt	–
IRV	mandatorisch	–
BIPAP	mandatorisch + assistiert + spontan	Spontanatmungs-aktivität, Zeit
APRV	mandatorisch + spontan	Zeit

airway pressure" (BIPAP), „intermittend mandatory pressure release ventilation" (IMPRV),
- M + A + PS: SIMV + PSV, MMV + PSV, BIPAP + PSV,
- M + M: CMV + Seufzer.

4.1 Termini der AACR

Gelegentlich werden einige Begriffe nicht korrekt verwendet, daher seien an dieser Stelle die Termini der AARC zusammengefaßt:

Druckkontrollierte Beatmung („pressure controlled ventilation"): Die Kontrollvariable ist der Druck (Abb. 9.3). Eine druckkontrollierte Beatmung (PCV) ist immer auch druckbegrenzt und umgekehrt. Daher können beide Begriffe in der Praxis austauschbar benutzt werden, nicht jedoch, wenn Steuerungsaspekte des Respirators beschrieben werden sollen.

Druckbegrenzte Beatmung („pressure limited ventilation"): Die Begrenzungsvariable ist der Druck; er kann den jeweils eingestellten Wert nicht überschreiten. Eine druckbegrenzte Beatmung ist immer auch druckkontrolliert. Gelegentlich wird diese Bezeichnung in einem spezielleren Sinne und etwas abweichend von der AARC-Terminologie dann verwendet, wenn die Zufuhr des Atemhubvolumens volumenkontrolliert beginnt, bei Erreichen einer oberen Druckbegrenzung (p_{max}) druckkontrol-

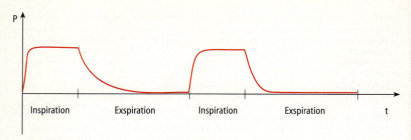

Abb. 9.3. Druckverlauf bei druckkontrollierter Beatmung. Bei Erreichen des vorgewählten Drucks schaltet das Gerät von In- auf Exspiration um

liert wird und dabei dennoch das eingestellte Hubvolumen verabreicht wird. Dies ist dann möglich, wenn p_{max} knapp oberhalb des sich im volumenkontrollierten Modus ergebenden Plateaudrucks eingestellt und dadurch gewissermaßen die inspiratorische Druckspitze „gekappt" wird.

Druckgesteuerte Beatmung („pressure cycled ventilation"): Die Zyklusvariable ist der Druck. Eine druckgesteuerte Beatmung kann prinzipiell nie druckkontrolliert oder druckbegrenzt sein. Sie ist meist flowkontrolliert und flowbegrenzt.

Druckunterstützte Beatmung (besser: Atmung) („pressure supported ventilation"): Dies ist eine patientengetriggerte und patientengesteuerte Sonderform der druckkontrollierten, druckbegrenzten Beatmung.

Druckorientierte Beatmung („pressure targeted ventilation" oder „pressure preset ventilation"): Diese Bezeichnungen kommen in der AARC-Terminologie nicht vor und sind nicht genau definiert. Gemeint ist meist eine druckkontrollierte, druckbegrenzte Beatmung, manchmal jedoch auch eine druckgesteuerte Beatmung.

Volumenkontrollierte Beatmung („volume controlled ventilation"): Die Kontrollvariable ist das Volumen (Abb. 9.4). Der Einfachheit halber kann in einer erweiterten Bedeutung auch die flowkontrollierte Beatmung als „volumenkontrolliert" bezeichnet werden.

Volumengesteuerte Beatmung („volume cycled ventilation"): Die Zyklusvariable ist das Volumen. Bei Erreichen des eingestellten Volumens schaltet der Respirator – ohne inspiratorische Pause! – auf Exspiration um. Beatmungsformen mit inspiratorischer Pause sind per definitionem nicht volumen-, sondern immer zeitgesteuert.

Volumenkonstante Beatmung („constant volume ventilation"): Hierbei wird vom Respirator mit jedem Beatmungszyklus ein konstantes Hubvolumen abgegeben, unabhängig davon, ob volumenkontrolliert oder volumengesteuert beatmet wird. Hieraus darf aber nicht geschlossen

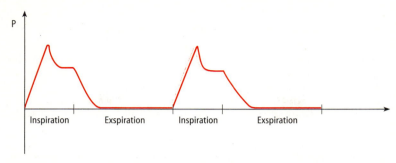

Abb. 9.4. Druckverlauf bei volumenkontrollierter Beatmung. Bei Erreichen des vorgewählten Volumens schaltet das Gerät auf Exspiration um

werden, daß dieses Volumen den Patienten auch immer erreicht, vielmehr kann durch Leckagen ein Teil, bei Diskonnektion sogar das gesamte Volumen „verlorengehen".

Spezifizierung der Klassifikation. Durch Angabe der verwendeten spezifischen Kontrollvariablen und Phasenvariablen läßt sich die Klassifikation einer Beatmungsform je nach benötigter Genauigkeit weiter spezifizieren.

Beispiel:
Beatmungsform „assist/control".
Klassifikation nach den verwendeten Atemtypen: mandatorisch und assistiert.
Einfache Klassifikation nach Kontroll- und Phasenvariablen: maschinenkontrollierte, maschinen- oder patientengetriggerte, maschinenbegrenzte, maschinengesteuerte Beatmung.
Erweiterte Klassifikation nach Kontroll-, Phasen- und Bedingungsvariablen: druck- oder flow-/volumenkontrollierte, zeit-, druck-, volumen- oder flowgetriggerte, druck-, volumen- oder flowbegrenzte, zeit-, druck-, volumen- oder flowgesteuerte Beatmung mit den Bedingungsvariablen Zeit und Einatemaktivität des Patienten.

5 Respiratorische Eigenleistung des Patienten

Je nach dem Anteil der respiratorischen Eigenleistung des Patienten werden die Beatmungsmodi häufig in mandatorische und partielle Beatmungsformen und Spontanatmungsformen unterteilt.

5.1 Kontrollierte oder mandatorische Beatmung

Hierbei übernimmt die Maschine die gesamte Atemarbeit und die Atemsteuerung. Der Patient muß entweder der Maschine vollständig angepaßt werden, oder er überläßt sich passiv dem Respirator.

> Kontrollierte Beatmung: Der Respirator macht alles, der Patient macht nichts.

Die Anpassung des Patienten an den Respirator erfolgt mit Medikamenten, z. B. Sedativa, Hypnotika und Opioiden; Muskelrelaxanzien sind hingegen nur selten erforderlich. Zahlreiche Patienten passen sich auch ohne medikamentöse Unterstützung dem Respirator an. Schlechte Anpassung oder gar ein „Kampf gegen den Respirator" müssen jedoch vermieden werden.

5.2 Partielle Beatmungsformen

Bei den partiellen Beatmungsformen ist die Atemkontrolle des Patienten aktiv, und der Respirator unterstützt seine Spontanatmung oder läßt sie zu (Abb. 9.5). Die Unterstützung der Atmung erfolgt in der Regel während der Inspiration; nur bei der APRV wird die Exspiration unterstützt.

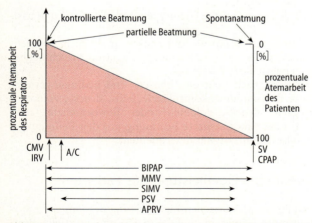

Abb. 9.5. Prozentualer Anteil des Respirators und des Patienten an der Atemarbeit bei verschiedenen Beatmungsmodi

Die partiellen Beatmungsverfahren werden auch als *augmentative Beatmungsformen*, als *augmentierende Beatmung* oder als *augmentierte Spontanatmung* bezeichnet. Manchmal werden synonym auch die Begriffe „assistierende Beatmung" oder „assistierte (Spontan)atmung" verwendet. Aus Gründen der begrifflichen Klarheit sollte der Terminus „assistieren" nicht mit „unterstützen" oder „helfen" gleichgesetzt werden, zumal die Begriffe „assistierter Atemtyp" und „assistierte Atmung" eindeutig definiert und in Kombination mit kontrollierter Beatmung als „assist/control"-Modus weit verbreitet sind.

> Zu den partiellen Beatmungsformen gehören alle Modi, die nicht ausschließlich aus mandatorischen oder spontanen Atemtypen bestehen, sondern beide Formen vereinen.

5.2.1 Einteilung der partiellen Beatmungsformen

Die partiellen Beatmungsformen lassen sich nach dem Mechanismus der Ventilationsunterstützung und der Respirator-Patienten-Interaktion in hubvolumenorientierte und minutenvolumenorientierte Modi unterteilen.
Hubvolumenorientierte Beatmungsformen: Hierbei wird jeder Atemzug des Patienten unterstützt. Beispiel: PSV.
Minutenvolumenorientierte Beatmungsformen: Hierbei wird der nichtunterstützten Spontanatmung ein bestimmtes Minutenvolumen durch Beatmung hinzugefügt. Beispiele: IMV und SIMV.
Beide Prinzipien können miteinander kombiniert werden, z. B. SIM + PSV.
Wie stark die Atemarbeit unterstützt werden muß, kann individuell erheblich variieren.

> Grundsätzlich ist der Einfluß des Patienten bei partiellen Beatmungsformen mit vorwiegend assistiertem Atemtyp wesentlich geringer als bei vorwiegend unterstütztem oder gar spontanem Atemtyp.

Bei zahlreichen partiellen Atemmodi kann der Respirator die Atemarbeit praktisch vollständig übernehmen. Auch wird bei einigen partiellen Modi (z. B. SIMV, MMV) durch Wahl einer ausreichend hohen Atemfrequenz und eines hohen mandatorischen Hub- oder Minutenvolumens de facto eine vollständig kontrollierte Beatmung erreicht.

> Eine partielle Beatmung liegt nur dann vor, wenn ein wesentlicher Anteil der Atemarbeit oder der Atemregulation vom Patienten selbst erbracht wird.

Partielle Beatmungsformen werden nicht nur zur Entwöhnung vom Respirator, sondern auch bei der längerfristigen Beatmung eingesetzt.

5.2.2 Spontanatmungsformen

Hierbei atmet der Patient vollkommen selbständig; der Respirator tritt nicht in Funktion bzw. hält nur ein bestimmtes Druckniveau aufrecht. Das jeweilige Druckniveau kann über einfache kontinuierliche Flowsysteme („continuous flow") oder über Bedarfsflowsysteme („demand flow") des Respirators aufrechterhalten werden.

5.2.3 Bedeutung des Triggers

Das Wohlbefinden des Patienten und das optimale Gelingen der partiellen Modi und der Spontanatmung über den Demand-flow-Respirator hängen ganz wesentlich von der Einstellung des Triggers, also des Auslösemechanismus für den Flow, ab. Es gilt:

> Hohe Triggerempfindlichkeit und kurze Triggerlatenz bis zum Auslösen des Flows erleichtern dem Patienten den Umgang mit dem Respirator und vermindern die Atemarbeit und damit auch den O_2-Verbrauch der Atemmuskulatur.

5.2.4 Vorteile der partiellen Beatmung

Die partiellen Beatmungsformen weisen gegenüber der kontrollierten Beatmung zahlreiche Vorteile auf:
- geringere Beeinträchtigung der Hämodynamik und der Organfunktionen (Niere, Leber),
- bessere Anpassung zwischen Patient und Respirator,
- keine oder geringere Atrophie der Atemmuskulatur als nach Langzeitbeatmung,
- keine Diskoordination der Atmung, wie häufig nach Langzeitbeatmung,
- bessere pulmonale Zirkulation und Lymphdrainage,
- kontinuierliche, möglicherweise auch einfachere und sicherere Entwöhnung vom Respirator,
- häufig geringerer Bedarf an Sedativa,
- geringeres Risiko bei versehentlicher Diskonnektion vom Respirator.

5.2.5 Nachteile der partiellen Beatmungsformen

Trotz aller Vorteile müssen bei den partiellen Beatmungsformen folgende potentielle Nachteile oder Gefahren beachtet werden:
- Zu geringe Triggerempfindlichkeit, z. B. älterer Geräte, zu große Latenzphase bis zur ausreichenden Flowgenerierung oder schlecht eingestellter Modus können die Atemarbeit und den O_2-Verbrauch der Atemmuskulatur erhöhen und hierdurch zur Ermüdung der Atemmuskulatur („respiratory fatigue") führen.
- Bei Herzinsuffizienz kann ein zu hoher Spontanatmungsanteil den intrathorakalen Druck zu stark erniedrigen und hierdurch die Funktion des linken Ventrikels verschlechtern.
- Bei ungenügender Überwachung wird eine Verschlechterung der Atemfunktion, insbesondere des Atemantriebs, mit Hypoventilation oder gar Apnoe, möglicherweise nicht rechtzeitig bemerkt, evtl. mit deletären Folgen.
- Andererseits können eine zu starke maschinelle Unterstützung oder ein gesteigerter Atemantrieb, z.B. durch Angst oder zerebrale Störungen, zu Hyperventilation und respiratorischer Alkalose führen.

> Durch sorgfältig angepaßte Einstellung des Respirators, kontinuierliche Überwachung des Patienten und Beachtung der methodischen Grenzen können die potentiellen Gefahren der partiellen Beatmungsmodi meist vermieden werden.

Derzeit ist allerdings nicht geklärt, ob die partielle Beatmung und die Unterstützung der Spontanatmung der kontrollierten Beatmung überlegen sind.

6 Verbreitung der Beatmungsformen

Bei der Beatmung werden, wie nicht selten in der Medizin, bestimmte Verfahren häufig angewandt, andere, insbesondere die neuen, eher selten. Häufig angewandte und allgemein akzeptierte Verfahren gelten als Standard, die übrigen als Alternativen. Alternative Verfahren werden oft erst dann eingesetzt, wenn die Standardverfahren nicht zum gewünschten Erfolg geführt haben. Hierbei müssen Nutzen und Risiken im Vergleich zum Standardverfahren besonders sorgfältig abgewogen werden.

6.1 Standardverfahren und Alternativverfahren der Beatmung

Die Einteilung der Beatmungsverfahren in Standard- und Alternativverfahren ist derzeit mehr oder weniger willkürlich. Ausschlaggebend für diese Einteilung sind historische Entwicklung, Verbreitung, technischer und apparativer Aufwand sowie atemphysiologische Besonderheiten des jeweiligen Verfahrens.

> Die ACCP Consensus Conference über maschinelle Beatmung hat 1993 die Beatmungsformen in folgender Weise eingeteilt:
> - Standardverfahren: IPPV, A/C, SIMV, MMV, PSV, CPAP;
> - alternative Verfahren: IRV, APRV, HFV.

PSV und MMV werden gelegentlich auch als alternative Verfahren bezeichnet. BIPAP ist derzeit wegen der geringen Verbreitung noch ein alternatives Beatmungsverfahren; andererseits läßt sich BIPAP nicht eindeutig in die eine oder andere Gruppe einordnen, da hiermit unterschiedliche druckkontrollierte konventionelle und alternative Verfahren verwirklicht werden können.

Konventionelle und unkonventionelle Verfahren. Häufig werden auch die Begriffe „konventionelle" und „unkonventionelle" Verfahren verwendet. Als konventionell gelten die Beatmungsmodi der meistverwendeten Respiratoren, als unkonventionell Verfahren wie Hochfrequenzbeatmung, Beatmungsformen mit konstantem Flow und die Verfahren der artifiziellen Lungenunterstützung. Unkonventionelle Verfahren gehören daher zu den alternativen Verfahren. In der folgenden Übersicht sind die verschiedenen Beatmungsformen und Techniken der Lungenunterstützung zusammengefaßt:

Verfahren der respiratorischen Unterstützung (deutsche und englische Bezeichnungen):
Standardverfahren
- kontinuierliche mandatorische Beatmung, „continuous mandatory ventilation" (CMV);
- assistierte/kontrollierte Beatmung, „assist/control ventilation" (A/C);
- synchronisierte intermittierende mandatorische Beatmung, „synchronized intermittend mandatory ventilation" (SIMV);

- Beatmung mit mandatorischem Minutenvolumen,
  „mandatory minute ventilation" (MMV);
- druckunterstützte Beatmung,
  „pressure support ventilation" (PSV);
- Atmung auf kontinuierlichem positivem Druckniveau,
  „continuous positive airway pressure" (CPAP).

Alternative Verfahren
- Beatmung mit umgekehrtem Zeitverhältnis,
  „inverse ratio ventilation" (IRV);
- Beatmung durch intermittierende Atemwegsdruckfreigabe,
  „airway pressure release ventilation" (APRV);
- zweiphasige positive Druckbeatmung,
  „biphasic positive airway pressure" (BIPAP);
- servokontrollierte Beatmungsverfahren,
  „servo controlled modes":
  - proportionale assistierte Beatmung,
    „proportional assist ventilation" (PAV);
  - adaptive Lungenbeatmung,
    „adaptive lung ventilation" (ALV);
- spezielle Techniken:
  - seitengetrennte Beatmung,
    „independent lung ventilation" (ILV);
  - permissive Hyperkapnie,
    „permissive hypercapnia" (PHC);
  - noninvasive Beatmung,
    „noninvasive ventilation" (NIV).

Unkonventionelle Verfahren
- Hochfrequenzbeatmung,
  „high frequency ventilation" (HFV);
  - Hochfrequenzbeatmung mit positivem Druck,
    „high frequency positive pressure ventilation" (HFPPV);
  - Hochfrequenzjetbeatmung,
    „high frequency jet ventilation" (HFJV);
  - Hochfrequenzoszillationsbeatmung,
    „high frequency oscillation" (HFO);
  - Hochfrequenzoszillationsbeatmung über die Körperoberfläche,
    „high frequency body surface oscillation" (HFBSO);
- Techniken mit konstantem Flow,
  „constant flow techniques":
  - apnoische Oxygenierung,
    „apneic oxygenation" (AO);

- tracheale O_2-Insufflation,
  „tracheal insufflation of oxygen" (TRIO);
- Beatmung mit konstantem Flow,
  „constant flow ventilation" (CFV);
- künstliche Lungenunterstützung,
  „artificial lung assist" (ALA):
  - extrakorporale Lungenunterstützung,
    „extracorporal lung assist" (ELA);
  - extrakorporale Membranoxygenierung,
    „extracorporal membrane oxygenation" (ECMO);
  - extrakorporale CO_2-Entfernung,
    „extracorporal carbon dioxid removal" ($ECCO_2R$);
  - intravaskuläre Oxygenierung,
    „intravascular oxygenation" (IVOX).

Literatur

American Association for Respiratory Care (1992) Consensus statement on the essentials of mechanical ventilators – 1992. Respir Care 37: 1000–1008

Branson RD, Chatburn RL (1992) Technical description and classification of modes of ventilator operation. Respir Care 37: 1026–1044

Falke KJ (1991) Vor- und Nachteile verschiedener Formen augmentierter Spontanatmung. In: Suter PM, Baum M, Luger TJ (Hrsg) Beatmungsformen. Springer Berlin Heidelberg New York Tokyo (Reihe „Anaesthesiologie und Intensivmedizin", Bd 219: S 28–33

Hubmayr RD, Martin DA, Rehder K (1990) Physiologic approach to mechanical ventilation. Crit Care Med 18: 103–113

Lotz P (1994) Nomenklatur, Beatmungsmuster im Bereich der Intensivtherapie. In: Taeger K (Hrsg) Die Lunge. perimed, Balingen, S 81–99

MacIntyre NR (1993) Clinically available new strategies for mechanical ventilatory support. Chest 104: 560–565

Meyer J (1991) Neue Beatmungsformen. Anästhesiol Intensivmed Notfallmed Schmerzther 26: 337–342

Räsänen J (1991) Are new ventilatory modalities really different? Chest 100: 299–300

Räsänen J (1991) Mechanical ventilatory support – Time for reappraisal. Intensive Crit Care Digest 10: 3–5

Sassoon CSH (1991) Positive pressure ventilation: alternate modes. Chest 100: 1421–1429

Slutsky AS (1993) ACCP consensus conference: mechanical ventilation. Chest 104: 1833–1859

Suter PM (1990) Old and new ventilatory techniques. Curr Opin Anaesthesiol 3: 920–923

Sykes MK (1993) Mechanical ventilators, part 1. Curr Anaesth Crit Care 4: 114–120

Sykes MK (1993) Mechanical ventilators, part 2. Curr Anaesth Crit Care 4: 164–170

Tobin MJ (1994) Mechanical ventilation. N Engl J Med 330: 1056–1061

10 Einstellgrößen am Respirator

ÜBERSICHT

1	O_2-Konzentration	314
2	Atemhubvolumen	315
3	Atemfrequenz	317
4	Atemminutenvolumen	318
5	**Positiver endexspiratorischer Druck (PEEP)**	318
5.1	Extrinsischer und intrinsischer PEEP	319
5.2	Wirkungen auf das intrapulmonale Gasvolumen und den intrathorakalen Druck	320
5.3	Auswirkungen des PEEP auf die Lungenfunktion	320
5.4	Wirkungen auf das Herz-Kreislauf-System	322
5.5	Hirn, Leber und Niere	323
5.6	Indikationen für den PEEP	323
5.6.1	PEEP beim intubierten Patienten	323
5.6.2	Oxygenierungsstörungen und restriktive Erkrankungen	324
5.6.3	Ventilationsstörungen und obstruktive Erkrankungen	324
5.7	Zeitpunkt der PEEP-Anwendung	324
5.8	Wie hoch soll der PEEP gewählt werden?	324
5.8.1	Minimaler PEEP	325
5.8.2	Optimaler PEEP bzw. bestes O_2-Angebot	325
5.8.3	Verbesserung der Compliance	326
5.8.4	Vermeidung von Kompressionsatelektasen	326
5.8.5	$p_{a-eE}CO_2$	327
5.8.6	Bewertung der Konzepte	327

6	Maximaler Inspirationsdruck (p_{max})	328
6.1	Richtlinien für die Höhe von p_{max}	328
7	Inspiratorische Druckunterstützung (IPS)	329
8	Atemzeitverhältnis, Inspirationszeit und Exspirationszeit	330
8.1	Kann das I:E-Verhältnis bei allen Beatmungsmodi eingestellt werden?	331
8.2	„Inspiratory hold"	332
8.3	Verringerung des I:E-Verhältnisses	332
8.4	Erhöhung des I:E-Verhältnisses	333
8.5	Absolute Exspirationszeit	334
9	Inspiratorische Pause	334
10	Inspirationsflow bzw. Gasgeschwindigkeit	335
11	Inspirationsflow (Profil)	337
12	Triggerempfindlichkeit	338
12.1	Einstellung der Triggerempfindlichkeit	339
13	Seufzer	339
14	Alarme	340
	Literatur	341

1 O_2-Konzentration

Die O_2-Konzentration im Inspirationsgasgemisch (F_IO_2) läßt sich bei allen modernen Respiratoren zwischen 21% und 100% einstellen. Aus klinischen Gründen muß unterschieden werden zwischen der O_2-Konzentration, die das Gerät abgibt (F_dO_2), und der Konzentration oder Fraktion, die der Patient tatsächlich einatmet (F_IO_2). Nur wenn das Atemsystem dicht ist und der Patient keine Nebenluft einatmet, stimmen beide Fraktionen überein. Dies ist bei Beatmung über einen Endotrachealtubus meist der Fall, bei Maskenbeatmung jedoch nicht immer. Besonders groß ist die Differenz zwischen F_IO_2 und F_dO_2 bei Spontanatmung mit O_2-Anreicherung über eine Maske und bei der Beatmung mit einem Ambubeutel. In beiden Fällen ist F_IO_2 immer erheblich kleiner als F_dO_2.

Welche O_2-Konzentration soll eingestellt werden? Wegen der potentiell toxischen Wirkungen von Sauerstoff sollte jeweils die geringstmögliche inspiratorische Konzentration eingestellt werden, damit sich der gewünschte O_2-Partialdruck im *arteriellen* Blut ergibt. Für die meisten klinischen Belange gilt:

> Die inspiratorische O_2-Konzentration sollte nur so hoch eingestellt werden, daß sich ein p_aO_2 von 60 mm Hg (8 kPa) oder wenige mm Hg darüber und eine S_aO_2 von > 90 % ergibt.

Wesentlich höhere Partialdrücke bzw. arterielle O_2-Sättigungen sind längerfristig nur selten von Nutzen, etwa bei extremer Anämie. Bei COLD-Patienten oder Lungenfibrose, z.B. durch Paraquat- und Diquatvergiftung, sind evtl. niedrigere p_aO_2-Werte wünschenswert. Nach derzeitiger Auffassung gelten inspiratorische O_2-Konzentrationen von < 60 % bei Langzeitanwendung als im wesentlichen unschädlich. Selbst höhere Konzentrationen sind wahrscheinlich weniger schädlich als hohe Atemwegsdrücke und eine Überdehnung der Lunge. Folgendes sollte beachtet werden:

> Bei allen akut lebensbedrohlichen kardiovaskulären oder respiratorischen Störungen sollte zunächst eine inspiratorische O_2-Konzentration von 100 % eingestellt werden, bis sich die Situation wieder stabilisiert hat.

2 Atemhubvolumen

Das Atemhubvolumen (V_T) kann bei volumenkontrollierten Atemmodi entweder direkt eingestellt werden, oder es ergibt sich aus dem eingestellten Atemminutenvolumen (AMV) und der Atemfrequenz: $V_T = AMV/f$. Bei den druckkontrollierten Beatmungsformen kann kein Atemhubvolumen eingestellt werden; V_T ergibt sich vielmehr aus der Höhe des Beatmungsmodus und der Impedanz des respiratorischen Systems.

> Normalerweise wird ein Atemzugvolumen von 5–15 ml/kg KG eingestellt.

Das Atemzugvolumen eines Erwachsenen beträgt unter Spontanatmung etwa 400 ml. Unter Beatmung wird das Atemzugvolumen in der Regel so eingestellt, daß sich zusammen mit der entsprechend angepaßten Atemfrequenz eine Normoventilation, d.h. ein p_aCO_2 von 40 mm Hg, ergibt. Von diesem Vorgehen kann nach Bedarf abgewichen werden: So wird bei kontrollierter Hyperventilation ein höheres Atemzugvolumen eingestellt, bei COLD-Patienten oft ein geringeres Volumen, selbst wenn hierdurch eine Hyperkapnie entsteht. Erhöhte p_aCO_2-Werte werden häufig auch bei der Beatmungstherapie des ARDS oder des schweren Asthmaanfalls hingenommen, wenn eine Normoventilation nur durch Anwendung hoher Atemwegsdrücke zu erreichen ist (permissive Hyperkapnie, s. Kap. 12.6).

Hohes Atemzugvolumen und niedrige Atemfrequenz. Häufig werden auch für die Routinebeatmung hohe Atemzugvolumina (10–15 ml/kg KG) mit niedrigen Frequenzen angewandt, um die FRC zu erhöhen und dadurch Atelektasen zu vermeiden. Allerdings ist die Überlegenheit dieser Beatmungstechnik gegenüber der mit niedrigeren Atemzugvolumina nicht gesichert. Auch sollte folgendes beachtet werden:

> Mit sehr hohen Atemzugvolumina nimmt die Gefahr der Baro- bzw. Volumentraumatisierung der Lunge zu, besonders wenn Spitzendrücke von 35 mbar überschritten werden.

Angesichts dieser Gefahr sollten zur Erhöhung der FRC ein moderater PEEP zwischen 5 und 10 mbar und Atemzugvolumina von 8–10 ml/kg KG gewählt werden. Für *gesunde* Lungen können aber vermutlich beide Konzepte mit gleicher Sicherheit und Effektivität angewandt werden.

Erniedrigte Compliance, erhöhter Atemwegswiderstand. Ist die Dehnbarkeit der Lunge erheblich eingeschränkt oder der Atemwegswiderstand stark erhöht, so müssen häufig noch kleinere Atemzugvolumina eingestellt oder sogar eine druckkontrollierte oder druckbegrenzende Beatmung durchgeführt werden, um hohe Spitzendrücke (>35 mbar) zu vermeiden. Hierbei sollte aber ein Mindesthubvolumen von 4 ml/kg KG nicht unterschritten werden. Die Hubvolumina für die Hochfrequenzbeatmung sind erheblich geringer (1–5 ml/kg KG; s. Kap. 13.1).

> Bei den druckkontrollierten, druckbegrenzten und druckgesteuerten Atemmodi ergibt sich das Atemzugvolumen aus dem vorgewählten Atemwegsdruck, der Inspirationszeit und der Atemwegsimpedanz.

3 Atemfrequenz

Die Atemfrequenz bzw. Beatmungsfrequenz (f) sollte so eingestellt werden, daß sich der angestrebte p_aCO_2 ergibt (s. Abschnitt 4, Atemminutenvolumen). Hierfür sind je nach gewähltem V_T, Stoffwechselzustand des Patienten, Alter und Ausmaß der Totraumventilation sehr unterschiedliche Einstellungen erforderlich.

> Die Beatmungsfrequenz beträgt üblicherweise 4–20/min, im Mittel 8–12/min.

Niedrige oder hohe Beatmungsfrequenzen? Bei stark sedierten oder narkotisierten Patienten kann mit niedrigen Frequenzen meist eine Normoventilation erreicht werden, ebenso bei Unterkühlten. Hingegen sind bei vermehrter CO_2-Produktion bzw. gesteigertem Stoffwechsel hohe Beatmungsfrequenzen erforderlich. Ist die Lunge sehr steif, so kann versucht werden, mit niedrigen Atemzugvolumina und hohen Atemfrequenzen die CO_2-Elimination zu verbessern. Hierbei sollten Frequenzen von 25/min nicht überschritten werden, weil darüber hinaus keine klinisch wesentlichen Effekte zu erreichen sind. Weiterhin ist zu beachten, daß bei hohen Atemfrequenzen und kurzen Exspirationszeiten evtl. keine vollständige Ausatmung mehr möglich ist und ein „air trapping" auftritt.

Bei fast allen modernen Respiratoren lassen sich 2 Arten von Atemfrequenzen einstellen:
- f_{CMV} (oder f_{IPPV}): reguliert die Atemfrequenz bei kontrollierter Beatmung;
- f_{IMV} (oder f_{SIMV}): reguliert die Frequenz der mandatorischen oder assistierten Atemhübe bei IMV, SIMV oder MMV.

Aus der Formel $60/f_{IMV}$ ergibt sich die Dauer des IMV-Zyklus. Der „f_{CMV}-Knopf" ist bei Wahl dieser Modi aber nicht „außer Betrieb": Die Einstellung der Inspirationszeit und das Muster des Atemhubes bezieht sich auf die f_{CMV}-Einstellung; über die Formel $60/f_{CMV}$ wird bei vielen Respiratoren der Zeitrahmen reguliert, in dem Inspirationsbewegungen des Patienten mit einem maschinellen Hub beantwortet werden (SIMV-Periode). Die f_{CMV} muß daher stets mindestens so groß sein wie die f_{IMV}, denn sonst bestimmt die f_{CMV} und nicht die f_{IMV} die Anzahl der mandatorischen Atemhübe.

Die Atemfrequenzen für die Hochfrequenzbeatmung liegen erheblich höher (60–3 000/min; s. Kap. 13).

4 Atemminutenvolumen

Das Atemminutenvolumen (AMV) kann an einigen Geräten direkt eingestellt werden, bei anderen ergibt es sich aus der eingestellten Atemfrequenz und dem Hubvolumen. Dies gilt jedoch nur für die reine volumenkontrollierte Beatmung (VC-CMV). Bei allen anderen Beatmungsformen hängt das tatsächliche AMV von der Eigenatmung des Patienten (partielle Beatmungsmodi) und/oder der jeweiligen Compliance und Resistance (druckkontrollierte Modi) ab.

Grundsätzlich muß das AMV so eingestellt werden, daß sich der gewünschte p_aCO_2 ergibt.

> Das AMV beträgt beim Erwachsenen normalerweise ca. 80 ml/kg KG/min bzw. 6 l/min.

Je nach Stoffwechselzustand kann das AMV zwischen 4 und 30 l/min variieren. Bei gesteigertem Stoffwechsel, z. B. durch Sepsis, Fieber usw., ist ein höheres AMV erforderlich, ebenso bei erhöhter Totraumventilation (ARDS, COLD). Dagegen kann bei erniedrigtem Stoffwechsel, z. B. durch Hypothermie, Hypothyreose usw., das AMV reduziert werden. Bei permissiver Hyperkapnie wird das AMV so niedrig eingestellt, daß eine Hypoventilation eintritt.

5 Positiver endexspiratorischer Druck (PEEP)

An allen modernen Respiratoren läßt sich das exspiratorische Druckniveau über den Einstellparameter „PEEP" regulieren (Abb. 10.1).

PEEP, ZEEP und NEEP. Ein positives endexspiratorisches Druckniveau (PEEP) wird durch ein sog. PEEP-Ventil während der Exspirationsphase aufrechterhalten. An den meisten Respiratoren kann ein endexspiratorischer Druck zwischen 0 und etwa 35–50 mbar eingestellt werden. Ohne PEEP entspricht der endexspiratorische Druck dem Atmosphärendruck bzw. Null (ZEEP). Früher konnte bei einigen Geräten ein negativer endexspiratorischer Druck (NEEP) eingestellt werden. Wegen der hierdurch ausgelösten Atelektasen werden Beatmungsverfahren mit NEEP nicht mehr durchgeführt.

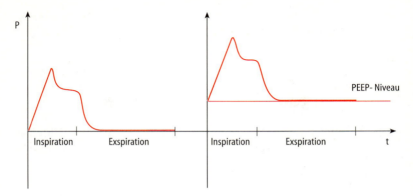

Abb. 10.1. Beatmung ohne *(links)* und mit PEEP *(rechts)*

5.1 Extrinsischer und intrinsischer PEEP

Für praktische Zwecke muß zwischen extrinsischem und intrinsischem PEEP unterschieden werden: Der am Respirator eingestellte PEEP wird als „externer" oder „extrinsischer" PEEP ($PEEP_e$) bezeichnet, im Gegensatz zum intrinsischen PEEP ($PEEP_i$), der sich bei obstruktiven Atemwegserkrankungen und/oder bestimmten Atemmodi mit kurzen Exspirationszeiten und unvollständiger Ausatmung aufbauen kann (Abb. 10.2).

Die Auswirkungen des $PEEP_e$ und $PEEP_i$ auf die meisten der weiter unten erläuterten Parameter (z. B. Gasaustausch) sind im Prinzip ähnlich.

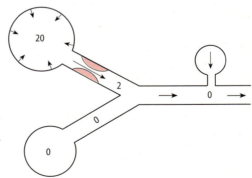

Abb. 10.2. Intrinsischer PEEP. Bei obstruktiven Atemwegserkrankungen und bestimmten Atemmodi mit kurzen Exspirationszeiten und unvollständiger Exspiration kann sich ein intrinsischer PEEP aufbauen

Wird ein externer PEEP angewandt; und besteht gleichzeitig ein interner PEEP, so ist für die meisten Wirkungen der Gesamt-PEEP ($PEEP_{total}$) entscheidend. Zu beachten ist die Wechselwirkung bei unterschiedlichen Erkrankungen:
- Restriktive Lungenerkrankung: $PEEP_i$ und $PEEP_e$ verhalten sich weitgehend additiv:

$$PEEP_{total} = PEEP_i + PEEP_e$$

- Obstruktive Lungenerkrankung: $PEEP_i$ und $PEEP_e$ verhalten sich nicht additiv. Der $PEEP_e$ führt erst dann zu einer Erhöhung des totalen PEEP, wenn er höher ist als der $PEEP_i$ („Wasserfalleffekt"):

$$PEEP_{total} < PEEP_i + PEEP_e$$

5.2 Wirkungen auf das intrapulmonale Gasvolumen und den intrathorakalen Druck

Der PEEP bewirkt, daß sich bei der Exspiration das Lungenvolumen nicht bis zum Ausgleich mit dem Atmosphärendruck entleert. Es bleibt ein Volumen in der Lunge zurück, dessen Größe mit der Höhe des PEEP korreliert. Inwieweit sich der PEEP auf den intrapulmonale Druck bzw. der PEEP auf den intrathorakalen (interpleuralen) Raum und damit auf das Herz und die großen Gefäße überträgt, hängt von der Compliance von Lunge (CL) und Thorax (CT) ab. Normalerweise sind beide etwa gleich hoch, so daß näherungsweise gilt:

> Bei normaler Dehnbarkeit von Lunge und Thorax ist die exspiratorische intrathorakale Druckerhöhung etwa halb so groß wie der eingestellte PEEP.

Bei isolierter Abnahme der Lungencompliance sind die intrathorakale Druckerhöhung durch den PEEP und die damit verbundenen Auswirkungen jedoch deutlich geringer.

5.3 Auswirkungen des PEEP auf die Lungenfunktion

Die Hauptwirkung des PEEP ist die Erhöhung der FRC. Hierdurch wird die Oxygenierung des Blutes gewöhnlich verbessert. Daneben weist der PEEP noch andere erwünschte, aber auch unerwünschte Wirkungen auf.

Oxygenierung. Durch Zunahme der FRC, Verminderung des Rechts-links-Shunts und Verbesserung des Belüftungs-Durchblutungs-Verhältnisses wird in der Regel der O_2-Austausch in der Lunge und damit die Oxygenierung des Blutes verbessert. Hierdurch kann die inspiratorische O_2-Konzentration meist reduziert werden – ebenfalls ein erwünschter Effekt.

Atelektasen. Der PEEP kann die Bildung von Atelektasen erschweren, im günstigen Fall sogar verhindern; bereits entstandene Atelektasen werden evtl. wieder eröffnet. Dieses Rekruitment verschlossener Alveolen erfolgt allerdings in erster Linie bei höheren Atemwegsdrücken, d.h. am Ende des Inspirationshubs bzw. beim Atemwegsspitzendruck. Durch den PEEP werden die auf diese Weise rekrutierten Alveolen offen gehalten.

Compliance. Ein mäßiger PEEP verbessert zunächst die Dehnbarkeit der Lunge. Ein zu hoher PEEP führt aber zur Abnahme der Lungencompliance.

Surfactant. Ein mäßiger PEEP übt eine protektive Wirkung auf das Surfactantsystem aus. So wird durch den PEEP die Auswaschung von Surfactant in das Bronchialsystem aus kollabierenden Alveolen vermindert.

Lungenödem. Der PEEP vermindert das *alveoläre* Lungenödem, jedoch nicht in jedem Fall auch das interstitielle Lungenödem. Häufig nimmt das extravaskuläre Lungenwasser (EVLW) sogar zu, d.h., es findet eine Umverteilung der Flüssigkeit aus den Alveolen in das Interstitium statt. Im Interstitium entwickelt sich eine Umverteilung vom perialveolären in den peribronchiolären Raum (Abb. 10.3).

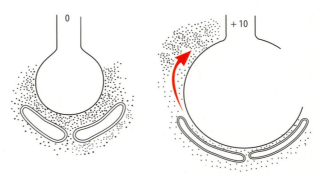

Abb. 10.3. Umverteilung der interstitiellen Flüssigkeit durch PEEP *(rechts)*

Lymphdrainage. Der erhöhte intrathorakale Druck beeinträchtigt die Lymphdrainage in der Lunge. Hierdurch nimmt das extravasale Lungenwasser zu.

Erhöhung des alveolären Totraums. Der PEEP kann durch Überdehnung gut belüfteter und durchbluteter Alveolen die Kapillaren komprimieren und deren Durchblutung unterbrechen. Hierdurch wird der alveoläre Totraum erhöht und die Elimination von Kohlendioxid beeinträchtigt.

Traumatisierung der Lunge. Ein zu hoher PEEP kann die Lunge regional oder insgesamt überdehnen. Hierdurch können ein Baro- bzw. Volumentrauma der Lunge und eine Zunahme des interstitiellen Ödems auftreten.

5.4 Wirkungen auf das Herz-Kreislauf-System

Die kardiovaskulären Wirkungen des PEEP entstehen ausschließlich durch den erhöhten intrathorakalen Druck. Demgegenüber scheint eine humoral bedingte Dämpfung der Myokardfunktion keine Rolle zu spielen.

Vorlast des Herzens. Durch die Erhöhung des intrathorakalen Drucks wird der venöse Rückstrom gehemmt und die Vorlast des rechten Herzens, indirekt auch des linken Herzens, gesenkt. Beim gesunden Herz kann hierdurch allerdings das Herzzeitvolumen und damit das O_2-Angebot an die Organe trotz besserer Oxygenierung abfallen. Andererseits kann bei schwerer Herzinsuffizienz durch Senkung der Vorlast die Herzfunktion verbessert werden, bei Hypervolämie sogar das Herzzeitvolumen ansteigen.

Nachlast des Herzens. Der erhöhte intrathorakale Druck senkt die Nachlast des linken Ventrikels und kann sich daher bei Linksherzinsuffizienz günstig auswirken. Demgegenüber wird die Nachlast des rechten Ventrikels wegen der durch den PEEP bedingten Kompression der Lungenkapillaren erhöht, da hierdurch der pulmonale Gefäßwiderstand ansteigt. Entsprechend nimmt die Schlagarbeit des rechten Ventrikels zu. Daneben kann die Druckbelastung des rechten Ventrikels zu einer Verschiebung des Ventrikelseptums in Richtung linke Kammer führen, so daß die Compliance des linken Ventrikels abnimmt.

Herzfehler mit Shunt. Bei Herzfehlern mit Shunt, z. B. Vorhofseptum- oder Ventrikelseptumdefekt, und bei bestimmten Gefäßanomalien (Morbus Rendu-Osler) kann der PEEP einen Rechts-links-Shunt auslösen oder einen vorbestehenden Rechts-links-Shunt verstärken, so daß sich die Oxygenierung verschlechtert.

Die kardiovaskulären Wirkungen des PEEP können zumeist durch ausreichende Flüssigkeitstherapie und Zufuhr positiv-inotroper Substanzen und Vasodilatatoren kompensiert werden (s. auch Kap. 15).

5.5 Hirn, Leber und Niere

Durch den erhöhten intrathorakalen Druck wird der Einstrom des Blutes in die obere Hohlvene gehemmt, so daß der **intrakranielle Druck** ansteigen kann.

Gehemmt wird weiterhin der Abfluß des Blutes aus der unteren Hohlvene. Hierdurch können die Drücke in Lebervene, Pfortader- und Splanchnikusgebiet und Nierenvene ansteigen, und die Durchblutung der betroffenen Organe abnehmen.

Weiterhin beeinträchtigt der PEEP die **Nierenfunktion:** renaler Blutfluß, glomeruläre Filtrationsrate und Natriumausscheidung können abnehmen, bedingt durch eine Druckerhöhung in der Nierenvene, Abfall des Herzzeitvolumens und humorale Mechanismen.

5.6 Indikationen für den PEEP

Der PEEP wird in der Intensivmedizin sehr häufig und mit Erfolg eingesetzt. Allerdings sind die Indikationen nach wie vor nicht allgemein akzeptiert, vermutlich, weil bisher nicht nachgewiesen werden konnte, daß ein geringer bis mäßiger PEEP sich positiv auf das Überleben von Intensivpatienten auswirkt.

5.6.1 PEEP beim intubierten Patienten

Zahlreiche Intensivmediziner empfehlen die Anwendung eines niedrigen PEEP bei *jeder* maschinellen Beatmung über einen Endotrachealtubus, um die durch die Intubation erniedrigte FRC zu normalisieren. Meist genügt hierfür ein PEEP von etwa 5 mbar. Dieser niedrige PEEP wird auch als „physiologischer PEEP" bezeichnet, da die ungünstigen Auswirkungen auf die Lunge meist vernachlässigt werden können.

5.6.2 Oxygenierungsstörungen und restriktive Erkrankungen

Sind bei einer Oxygenierungsstörung die Compliance und die FRC erniedrigt, so kann durch Anwendung des PEEP die O_2-Aufnahme in der Lunge meist verbessert werden. Daher ist der PEEP bei folgenden Störungen bzw. Erkrankungen indiziert:
- nicht kardial bedingtes Lungenödem,
- kardial bedingtes Lungenödem,
- ARDS,
- Atemnotsyndrom des Neugeborenen,
- Pneumonie,
- Lungenkontusion,
- postoperativ bei Oberbauch- und Thoraxeingriffen.

5.6.3 Ventilationsstörungen und obstruktive Erkrankungen

Umstritten ist die Anwendung des PEEP bei obstruktiven Erkrankungen wie Asthma und COLD. Denn einerseits besteht bei diesen Erkrankungen bereits ein intrinsischer PEEP; andererseits können durch Einstellen eines extrinsischen PEEP unterhalb des $PEEP_i$ ohne zusätzliche Erhöhung der FRC die kleinen Atemwege offengehalten, die Exspiration erleichtert und die Atemarbeit vermindert werden.

5.7 Zeitpunkt der PEEP-Anwendung

Es ist unstrittig, daß der PEEP beim akuten Lungenversagen frühzeitig angewandt werden muß, denn in späten Krankheitsphasen ist der positive Effekt gering. Ob allerdings, wie häufig angenommen, durch „prophylaktische Anwendung" eines PEEP bereits vor dem Auftreten von Oxygenierungsstörungen die Entwicklung eines ARDS verhindert werden kann, ist nicht bewiesen und nach derzeitigem Kenntnisstand sehr unwahrscheinlich.

5.8 Wie hoch soll der PEEP gewählt werden?

Grundsätzlich nehmen die unerwünschten Wirkungen mit der Höhe des PEEP zu oder treten erst bei hohen PEEP-Werten von > 10–15 mbar auf. Daher sollte das PEEP-Niveau so gewählt werden, daß sich ein günstiges Verhältnis von erwünschten zu unerwünschten Nebenwirkungen ergibt.

Ein unnötig hoher PEEP muß auf jeden Fall vermieden werden. Auch ist zu beachten, daß die günstigen Wirkungen des PEEP auf den p_aO_2, S_aO_2 und C_aO_2 durch einen PEEP-bedingten Abfall des Herzzeitvolumens wieder zunichte gemacht werden können.

Für die Wahl des „besten" PEEP-Niveaus gibt es mehrere Ansätze:

5.8.1 Minimaler PEEP

Verbreitet und klinisch einfach durchzuführen ist das Konzept des „Minimal-" oder „Enough-PEEP". Das Konzept orientiert sich am arteriellen pO_2 oder der arteriellen O_2-Sättigung im Verhältnis zur inspiratorischen O_2-Konzentration und geht davon aus, daß der Nutzen eines höheren PEEP-Levels, als zur Erzielung ausreichender p_aO_2- oder S_aO_2-Werte bei tolerabler F_IO_2 nötig, nicht bewiesen ist:

> Der PEEP sollte nur so hoch gewählt werden, daß bei einer F_IO_2 von < 0,6 ein p_aO_2 > 60 mm Hg oder eine O_2-Sättigung von > 90 % erreicht wird.

Um dieses Konzept in die Praxis umzusetzen, müssen lediglich der p_aO_2 oder die S_aO_2 und der Atemwegsdruck bestimmt werden. Da die S_aO_2 auch pulsoxymetrisch bestimmt werden kann, sind keine invasiven Meßverfahren erforderlich.

5.8.2 Optimaler PEEP bzw. bestes O_2-Angebot

Ein anderer Ansatz orientiert sich am O_2-Angebot als Zielgröße: Das O_2-Angebot nimmt – bei unverändertem Hb – mit Erhöhung des PEEP zunächst zu, da die Oxygenierung verbessert wird. Bei weiterer Erhöhung des PEEP fällt aber das Herzzeitvolumen ab und entsprechend auch das O_2-Angebot.

> Beim optimalen PEEP wird das PEEP-Niveau so gewählt, daß sich ein maximales O_2-Angebot ergibt.

Um dieses Konzept zu verwirklichen, muß das Herzzeitvolumen bestimmt werden.

5.8.3 Verbesserung der Compliance

Ein weiterer Ansatz orientiert sich an der statischen Compliance und indirekt an der FRC bzw. an der Rekrutierung nichtbelüfteter Alveolarbezirke. Erfolgt die Beatmung im Bereich einer ungünstigen Druck-Volumen-Beziehung bei niedriger FRC, so wird die Lunge ungleichmäßig belüftet und regional überdehnt; außerdem treten schädigende Scherkräfte zwischen ventilierten und nichtventilierten Alveolarregionen besonders in den abhängigen Lungenpartien auf.

> Der eingestellte PEEP-Wert sollte in einem Bereich knapp oberhalb des „inflection point" liegen.

In diesem Bereich besteht eine optimale Compliance und eine günstige Druck-Volumen-Relation während der Inspiration. Vermutlich werden hierdurch außerdem kollabierte Alveolarbezirke wieder eröffnet (Recruitment) und offen gehalten. Der gewünschte Bereich muß bei jedem Patienten individuell ermittelt werden. Hierzu muß die Compliance bestimmt und am besten auch eine Druck-Volumen-Kurve aufgestellt werden.

Der für dieses Konzept erforderliche PEEP liegt, zumindest in der Frühphase des akuten Lungenversagens, gewöhnlich im Bereich von 7–12 mbar (0,7–1,2 kPa).

5.8.4 Vermeidung von Kompressionsatelektasen

Bei längerfristiger Beatmung des auf dem Rücken liegenden Patienten entstehen dorsobasal Kompressionsatelektasen, besonders beim ARDS und anderen Erkrankungen mit Störungen des Surfactantsystems. Um die Kompressionsatelektasen zu vermeiden, ist vermutlich ein PEEP von 10–15 mm Hg erforderlich. Durch den PEEP wird dem Gewicht bzw. Druck der oben liegenden ventralen Lungenanteile auf die abhängigen Alveolarbezirke entgegengewirkt. Allerdings führen Recruitment und Verbesserung der Ventilations-Perfusions-Verhältnisse in den abhängigen Bezirken unausweichlich zur Überdehnung und Verschlechterung der Ventilations-Perfusions-Verhältnisse der oben liegenden Lungenbezirke.

5.8.5 $p_{a-eE}CO_2$

Eine hohe Differenz zwischen dem endexspiratorischen und dem arteriellen pCO_2 ($p_{a-eE}CO_2 = p_aCO_2 - p_{eE}CO_2$) weist auf schwere Störungen des Ventilations-Perfusions-Verhältnisses hin. Durch einen PEEP kann das Ventilations-Perfusions-Verhältnis verbessert und der $p_{a-eE}CO_2$ verringert werden. Ein zu hoher PEEP führt jedoch im Nettoeffekt zu einer Abnahme der Lungendurchblutung, Lungenüberblähung, Vergrößerung des Totraums und Zunahme des $p_{a-eE}CO_2$.

> Der PEEP sollte so gewählt werden, daß sich der geringstmögliche $p_{a-eE}CO_2$ ergibt.

Für dieses Konzept sind außer der Blutgasanalyse keine weiteren invasiven Meßverfahren, sondern nur die Kapnometrie erforderlich.

5.8.6 Bewertung der Konzepte

Die Überlegenheit des einen oder anderen PEEP-Konzepts ist derzeit nicht gesichert. Auch besteht keine Einigkeit über die Höhe des optimalen PEEP-Niveaus und wie dieses Niveau ermittelt werden kann. Offen ist auch, ob ein intrinsischer PEEP durch eine IRV einem extrinsischen Respirator-PEEP, zumindest bei einigen restriktiven Lungenerkrankungen, überlegen ist.

Wahrscheinlich sind bei sehr ausgeprägten pulmonalen Störungen durch Erhöhung des PEEP auf Werte über 15 mbar insgesamt keine positiven Effekte mehr zu erwarten. Zwar kann die Oxygenierung des arteriellen Blutes auch mit noch höheren PEEP-Werten oft weiter verbessert werden, jedoch nehmen die Nebenwirkungen wie Abfall des HZV und Lungenschädigung in einem nicht hinnehmbaren Ausmaß zu. Sogenannte Super-PEEP-Werte von 50 mbar und mehr sind daher längst verlassen worden.

> PEEP-Werte von >15 mbar sollten möglichst nicht angewandt werden!

Diese Empfehlung gilt allerdings für einige neuere Beatmungsformen nicht uneingeschränkt: Bei BIPAP oder APRV läßt sich oft nicht mehr feststellen, welches das PEEP-Niveau ist. Wenn das obere Niveau als PEEP bezeichnet wird, so sind in diesem Fall auch höhere PEEP-Werte als 15 mbar üblich.

Sehr niedrige PEEP-Level (< 5 mbar) reichen meist nicht aus, um ein wünschenswertes Recruitment und damit eine Erhöhung der FRC hervorzurufen. Daraus folgt praktisch:

> Die PEEP-Werte sollten normalerweise zwischen 5 und 15 mbar gewählt werden.

6 Maximaler Inspirationsdruck (p_{max})

Die Einstellung einer Druckbegrenzung oder eines oberen inspiratorischen Druckniveaus ist bei jedem modernen Respirator möglich. Allerdings ist die Bezeichnung der Einstellknöpfe nicht einheitlich, auch besitzen sie je nach Beatmungsmodus und Konstruktionsprinzip des Respirators unterschiedliche Funktionen.

Volumenkontrollierte Beatmung. Bei volumenkontrollierten Beatmungsmodi kann das Erreichen des maximalen Inspirationsdrucks zweierlei bedeuten:
- p_{max} wirkt als Zyklusvariable, d.h., der Respirator schaltet sofort auf Exspiration um;
- p_{max} wirkt als Begrenzungsvariable, d.h., der Respirator hält den Druck solange auf dem eingestellten Begrenzungsniveau, bis entweder das eingestellte Volumen verabreicht worden oder aber die Inspirationszeit beendet ist. Der Respirator arbeitet ab Erreichen des p_{max} druckkontrolliert.

Druckkontrollierte Beatmung. Bei druckkontrollierten Beatmungsmodi wird so lange ein hoher initialer Flow geliefert, bis das obere inspiratorische Druckniveau erreicht worden ist. Der Flow nimmt so weit ab (dezeleriert), wie für das Aufrechterhalten des Druckniveaus bis zum Ende der Inspiration erforderlich ist. Sistiert der Flow, wird der p_{max} zum Plateaudruck.

6.1 Richtlinien für die Höhe des p_{max}

Die Höhe des p_{max} richtet sich nach der Größe des gewünschten Atemhubvolumens. Um Druckschädigungen und eine Überdehnung der Lunge zu vermeiden, sollte aber die Druckbegrenzung nur so hoch wie nötig bzw. so niedrig wie möglich gewählt werden. Nach den Empfehlungen der ACCP-CC gilt:

> Ein p_{max} bzw. ein Plateaudruck von 35 mbar sollte möglichst nicht überschritten werden.

Dieser Grenzwert von 35 mbar wurde aufgrund experimenteller Untersuchungen und theoretischer Überlegungen gewählt. So korrespondiert zum einen ein transpulmonaler Druck von 30–35 mbar beim Gesunden etwa mit der totalen Lungenkapazität. Zum anderen liegt beim ARDS der „upper inflection point" oft bei 35–40 mbar. Statt an einem festen Grenzwert kann sich der Intensivmediziner aber auch am individuellen Druck-Volumen-Diagramm des Patienten orientieren. Der p_{max} sollte jedenfalls unterhalb des „upper inflection point" gewählt werden, außer bei extremen Störungen der Compliance und Resistance, bei denen ohne weitere Druckerhöhung keine Mindestventilation aufrechterhalten werden kann.

Außerdem kann es bei akuten restriktiven Lungenfunktionsstörungen wie dem ARDS sinnvoll sein, für einige Minuten höhere inspiratorische Spitzenwerte von ca. 50–60 mbar einzustellen, um die teilweise atelektatischen Lungenbezirke möglichst weitgehend zu öffnen („Recruitmentmanöver"). Der Erfolg einer solchen kurzfristigen Aufdehnung atelektatischer Bezirke der Lunge muß durch eine Blutgasanalyse kontrolliert werden (Anstieg des p_aO_2).

Wichtig ist jedoch, solche Drücke nur kurzfristig anzuwenden und möglichst bald auf ein niedriges Niveau zu reduzieren, das ein erneutes Kollabieren der Alveolen verhindert.

7 Inspiratorische Druckunterstützung (IPS)

Synonym: „assisted spontaneuous breathing" (ASB).

An jedem modernen Respirator läßt sich die Höhe der inspiratorischen Druckunterstützung („inspiratory pressure support", IPS) für die druckunterstützte Beatmung („pressure support ventilation", PSV) einstellen. Die IPS kann dabei als alleiniger Atemmodus, aber auch in Kombination mit anderen Modi wie SIMV und MMV angewandt werden.

Die IPS wird entweder als gesonderter Parameter eingestellt, oder sie ist mit dem eingestellten oberen inspiratorischen Druckniveau für die druckkontrollierte Beatmung identisch. Die IPS sollte so hoch eingestellt werden, daß dem Patienten die Atemarbeit im gewünschten Ausmaß abgenommen wird. Zur optimalen Einstellung des Druckniveaus gibt es unterschiedliche Empfehlungen:

- Das Druckniveau bei der PSV wird so gewählt, daß der Einsatz der Atemhilfsmuskulatur, erkennbar an der Kontraktion des M. sternocleidomastoideus, gerade nicht notwendig ist.
- Das Druckniveau wird so eingestellt, daß die Atemfrequenz des Patienten unter 30 Atemzügen pro Minute liegt.
- Das Druckniveau wird so gewählt, daß beim wachen Patienten eine etwaige Atemnot verschwindet.

Für die **maximale Höhe der IPS** gilt ähnliches wie für den p_{max}.

An einigen Geräten kann zusätzlich zur Höhe der IPS die Flowdynamik („pressurization rate") variiert werden. Sie legt fest, mit welcher Flowgeschwindigkeit die Unterstützung des Atemzugs erfolgt, bis der eingestellte Maximaldruck erreicht worden ist. Je höher der unterstützende Inspirationsflow, desto größer ist auch die Atemunterstützung. Ist der initiale Flow jedoch zu hoch, so wird die Inspiration zu früh beendet, ohne daß eine ausreichende Unterstützung erfolgt wäre. Eine Erniedrigung des Flows führt gelegentlich zu einer Verlängerung der Inspirationszeit und zu einer Erhöhung des I:E-Verhältnisses.

Zu Beginn sollte eine IPS von 10–20 mbar über dem PEEP-Niveau eingestellt werden. Eine IPS von etwa 5–10 mbar über dem PEEP ist bereits erforderlich, um die zusätzliche Atemarbeit durch Schläuche, Tubus und anzusteuernde Ventile auszugleichen. Daher sollte eine IPS von mindestens 5 mbar über dem PEEP eingestellt bleiben, solange ein Patient am Respirator partiell oder vollständig spontan atmet.

Zu beachten ist, daß bei einigen Respiratoren die IPS relativ zum Atmosphärendruck eingestellt wird, bei anderen relativ zum PEEP-Niveau (effektive Druckunterstützung). Um die Druckunterstützung bei verschiedenen Respiratoren vergleichen zu können, muß daher der jeweils eingestellte PEEP addiert bzw. vom PSV-Druck abgezogen werden.

Entscheidend für die Unterstützung der Atemarbeit und des Hubvolumens ist die effektive Druckunterstützung, für die mögliche Lungenschädigung hingegen vermutlich die absolute Höhe der Druckunterstützung über dem Atmosphärendruck.

8 Atemzeitverhältnis, Inspirationszeit und Exspirationszeit

Atemzeitverhältnis. Das Atemzeitverhältnis (I:E) bestimmt das Verhältnis von Inspirationszeit (t_I) zu Exspirationszeit (t_E). Es kann je nach Respiratortyp bei den einzelnen Atemmodi in unterschiedlicher Weise eingestellt werden:

Direkte Wahl des I:E-Verhältnisses. Durch direktes Einstellen des I:E-Verhältnisses und Wahl einer bestimmten Beatmungsfrequenz (f) können folgende Parameter bei Bedarf berechnet werden:
Absolute Dauer des Atemzyklus (in Sekunden):

$t_{RC} = 60/f = t_I + t_E$

Absolute Dauer der Inspirationszeit (in Sekunden):

$t_I = [(I:E)/(1 + I:E)] \cdot 60/f$

Absolute Dauer der Exspirationszeit (in Sekunden):

$t_E = 60/f - t_I$

Prozentuale Dauer der Inspirationszeit:

$t_I (\%) = [(I:E)/(1 + I:E)] \cdot 100$

Beispiel:

$f = 10/min; \quad I:E = 1:2 \text{ oder } 0,5; \quad t_{RC} = 60/10 = 6 \text{ s};$
$t_I = [0,5/(1 + 0,5)] \cdot 60/10 = (0,5/1,5) \cdot 6 = (^1/_3) \cdot 6 = 2 \text{ s};$
$t_E = 60/10 - 2 = 4 \text{ s}.$

Einstellung in Prozent des Atemzyklus. Die Inspirationszeit, die sich aus der Dauer der Flowphase und der Pausendauer zusammensetzt, wird als Prozent des Atemzyklus eingestellt. Das I:E-Verhältnis wird folgendermaßen berechnet:

$I:E = t_I/(100 - t_I).$

Direkte Wahl einer bestimmten absoluten Inspirations- und Exspirationszeit. Bei einigen Versionen des BIPAP-Modus wird die Zeit für das obere Druckniveau (= Inspirationszeit) und das untere Druckniveau (= Exspirationszeit) direkt in Sekunden vorgewählt:

$I:E = t_I:t_E.$

8.1 Kann das I:E-Verhältnis bei allen Beatmungsmodi eingestellt werden?

Nein, das I:E-Verhältnis kann grundsätzlich nur bei der zeitgetriggerten, zeitgesteuerten mandatorischen Beatmung eingestellt werden. Bei Atemmodi wie IMV, SIMV und MMV wird zusammen mit der CMV-Frequenz die Dauer der Inspirationszeit der mandatorischen oder assistierten

Atemzüge festgelegt. Für PSV und CPAP ist keine Einstellung des Atemzeitverhältnisses möglich. Die Verabreichung der Atemhübe entsprechend dem eingestellten I:E-Verhältnis ist daher nur im reinen CMV-Modus gewährleistet. Eine Triggerung bei assistierter Beatmung verkürzt stets die Exspirationszeit und vergrößert so das I:E-Verhältnis.

Normalerweise ist die Exspirationsphase etwas länger als die Inspirationsphase:

Das physiologische I:E-Verhältnis beträgt 1:1,5 bis 1:2.

8.2 „Inspiratory hold"

Bei vielen Respiratoren kann die Inspirationsphase manuell durch Drücken einer „inspiratory hold"-Taste vorübergehend verlängert werden, um die Lunge zu blähen. Dabei kann am Respirator der endinspiratorische Druck bzw. Plateaudruck abgelesen und für die Berechnung der statischen Compliance herangezogen werden. Ein „inspiratory hold" ist außerdem nach Absaugvorgängen, zur Extubation oder beim Röntgen des Thorax in Inspirationsstellung zu empfehlen. Die Inspiration wird in einem gewissen zeitlichen Rahmen so lange aufrechterhalten, wie der Knopf gedrückt wird, allerdings aus Sicherheitsgründen nach einer bestimmten Zeit (meist 15 s) in jedem Fall beendet.

8.3 Verringerung des I:E-Verhältnisses

Eine relative Verlängerung der Exspirationszeit und Verkürzung der Inspirationszeit hat folgende Auswirkungen:
- Bei druckkontrollierter, druckbegrenzter Beatmung nimmt das Atemhubvolumen meist ab.
- Bei volumenkontrollierter Beatmung nimmt je nach Einstellung und Konstruktionsprinzip des Respirators bei gleichbleibendem Flow zunächst die Dauer der Plateauphase ab, oder das Inspirationsvolumen kann nur durch Steigerung des Flows und Erhöhung des Spitzendrucks aufrechterhalten werden.
- Der Atemwegsmitteldruck wird erniedrigt.
- Die Entleerung der Lunge wird bei obstruktiven Störungen verbessert, eine dynamische Lungenüberdehnung verringert.
- Die Kreislaufbelastung bei obstruktiven Ventilationsstörungen wird durch Reduktion eines intrinsischen PEEP vermindert.
- Höhere Spitzendrücke schädigen möglicherweise die Lunge.
- Die Oxygenierung kann sich verschlechtern.

Eine Verlängerung der Exspirationszeit bzw. eine Verringerung des Atemzeitverhältnisses ist v. a. bei obstruktiven Ventilationsstörungen wie Asthma bronchiale oder COPD indiziert.

8.4 Erhöhung des I:E-Verhältnisses

Ist die Inspirationszeit länger als die Exspirationszeit, so liegt eine Umkehr des Atemzeitverhältnisses vor. Eine solche Erhöhung des I:E-Verhältnisses auf Werte von >1:1 wird als „inverse ratio ventilation" (IRV) bezeichnet. Eine Beatmung mit IRV wirkt sich auf folgende Weise aus:
- Die Spitzendrücke können bei unverändertem Hubvolumen gesenkt werden.
- Die Atemgase verteilen sich gleichmäßiger im terminalen Atemsystem.
- Die Dauer der inspiratorischen Dehnung der Alveolen nimmt zu.
- Der intrathorakale Mitteldruck nimmt je nach Flowprofil meistens zu.
- Die Verkürzung der Exspirationszeit kann zu einer unvollständigen Ausatmung führen.
- Blutdruck und Herzzeitvolumen können abfallen.
- Bei fehlender Druckbegrenzung droht eine gefährliche Überdehnung der Lunge.

Air trapping und intrinsischer PEEP. Bei der IRV wird die nächste Inspiration bereits begonnen, obwohl das ursprüngliche Exspirationsvolumen noch nicht ausgeatmet worden ist, d. h., es bleibt ein erhöhtes Exspirationsvolumen in der Lunge zurück. Hierdurch kommt es zum air trapping und zur Ausbildung eines intrinsischen PEEP [Auto-PEEP, „volume encumbered endexpiratory pressure" (VEEP)]. Hierdurch wird die FRC vergrößert; daneben können alle erwünschten und unerwünschten Wirkungen eines PEEP auftreten.

Die Ausbildung eines $PEEP_i$ in einer Alveolarregion hängt von ihrer Entleerungsgeschwindigkeit ab: Je stärker die regionale Obstruktion und je größer die Resistance, desto höher der $PEEP_i$. Da es praktisch keine Lungenerkrankung gibt, die völlig homogen über die gesamte Lunge verteilt ist, bildet sich auch der $PEEP_i$ nicht gleichmäßig in allen Alveolarbezirken aus. In einigen Alveolarregionen (den sog. „schnellen Kompartimenten" mit kurzer Zeitkonstante) wird ein niedrigerer, in anderen (den „langsamen Kompartimenten" mit langer Zeitkonstante) ein höherer $PEEP_i$ vorhanden sein. Es bildet sich also ein „individueller oder alveolärer PEEP" aus. Die Höhe dieses alveolären PEEP kann am Respirator nicht ohne weiteres abgelesen werden, daher wird dieser PEEP auch als

„okkulter PEEP" bezeichnet. Er muß mit besonderen Verfahren gemessen werden (s. Kap. 16).

Störungen der Compliance. Oft kann bei Patienten mit steifer Lunge durch eine Umkehrung des I:E-Verhältnisses das Ventilations-Perfusions-Verhältnis ($\dot{V}/\dot{Q}$) verbessert werden. Obwohl durch Ausbildung eines Auto-PEEP bei druckbegrenzter IRV das Atemminutenvolumen oft abfällt, bleibt der p_aCO_2 wegen der Verbesserung von V/Q meist unverändert. Klinisch gilt folgendes:

Indikationen für ein I:E-Verhältnis > 1:1 sind schwere Oxygenierungsstörungen wie ALI, ARDS und IRDS; dagegen ist die IRV bei überwiegend obstruktiven Lungenerkrankungen kontraindiziert.

8.5 Absolute Exspirationszeit

Für die oben beschriebenen Auswirkungen von Veränderungen des Atemzeitverhältnisses auf den Gasaustausch und die Herz-Kreislauf-Funktion sind aber nicht nur die relativen, sondern auch die absoluten Zeiten von In- und Exspiration von Bedeutung: So ist zwar eine Beatmung mit 500 ml Atemhubvolumen, einer f von 6/min und einem I:E-Verhältnis von 2:1 theoretisch eine IRV, praktisch wird sich damit jedoch meist kein $PEEP_i$ aufbauen lassen. Die für den Aufbau eines Auto-PEEP zwingend erforderliche Begrenzung der Exspirationszeit hängt vom Hubvolumen, der Resistance und den elastischen Retraktionskräften von Lunge und Thorax ab. Sie liegt jedoch meist < 2 s.

Andererseits führen auch hohe Atemfrequenzen mit einem I:E-Verhältnis von < 1:2 beim akuten schweren Asthmaanfall u. U. nicht zu einer hinreichenden Lungenentleerung, so daß die Atemfrequenz erniedrigt werden muß, um die absolute Exspirationszeit zu verlängern.

9 Inspiratorische Pause

Während der inspiratorischen Pause erfolgt kein Flow, und es bildet sich ein Druckplateau, der endinspiratorische Druck (EIP), aus. Die inspiratorische Pause wird auch als No-flow-Phase oder Plateauphase bezeichnet.

Volumenkontrollierte Beatmung. Bei einigen Respiratoren kann die Dauer der Pause in Prozent des Atemzyklus direkt eingestellt werden. Ansonsten ergibt sie sich bei volumenkontrollierten, zeitgesteuerten Modi aus Flow, Hubvolumen, Inspirationszeit bzw. I:E-Verhältnis und Frequenz.

> Bei unverändertem Hubvolumen gilt: Je höher der Flow, desto länger die Plateauzeit.

Während der Plateauzeit kommt es zur gleichmäßigeren Verteilung des Hubvolumens innerhalb der Lunge: Die „schnellen Kompartimente" atmen gewissermaßen in die „langsameren Kompartimente" aus. Allerdings kann auch ohne inspiratorische Pause eine gleichmäßigere Verteilung des Atemhubvolumens erreicht werden, wenn die Inspirationszeit konstant gehalten und der Flow soweit reduziert wird, daß das eingestellte Hubvolumen gerade noch verabreicht wird. Dann bewirkt allein der niedrige, weniger turbulente Inspirationsflow bereits in der Flowphase eine gleichmäßige Ventilation.

Druckkontrollierte Beatmung. Bei druckkontrollierter Beatmung wird zwar steuerungsbedingt ein Druckplateau erreicht, allerdings durch einen dezelerierenden Flow; es liegt also keine No-flow-Phase vor. Erst wenn kein Gas mehr vom Respirator zum Patienten strömt, liegt auch hier eine inspiratorische Pause vor. Das zusätzliche Einstellen einer inspiratorischen Pause ist bei druckkontrollierter Beatmung nicht sinnvoll.

10 Inspirationsflow bzw. Gasgeschwindigkeit

Die inspiratorische Flowrate bzw. der Spitzenflow bei einem Nichtrechteckflow bestimmt die Geschwindigkeit, mit der ein bestimmtes Hubvolumen verabreicht wird: Flow (l/min) = V/t. Die Dehnung der Lunge erfolgt um so rascher, je höher der Flow ist (Abb. 10.4).

Die Geschwindigkeit kann an vielen Geräten für einen flow-/volumenkontrollierten Atemhub direkt als Begrenzungsvariable eingestellt werden. Bei anderen Geräten ergibt sie sich aus dem eingestellten Hubvolumen, der Frequenz und der Inspirationsdauer.

> Normalerweise wird bei der Beatmung ein Flow von 30 und 60 l/min eingestellt.

Hoher Inspirationsflow. Ein hoher Inspirationsflow führt zu einer schnellen Belüftung der Lunge mit relativ hohen Atemwegsspitzendrük-

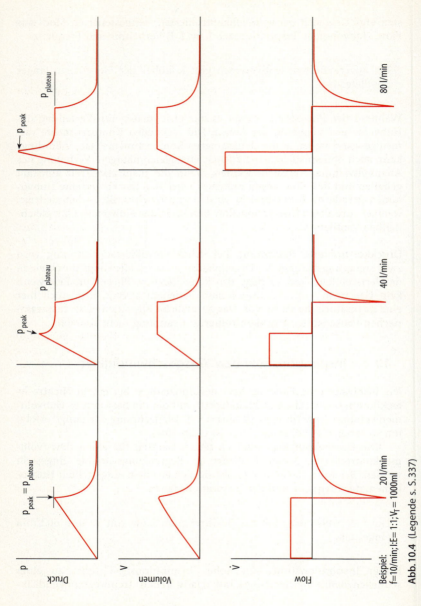

Abb. 10.4 (Legende s. S. 337)

ken und einer relativ langen Plateauphase, ohne daß sich der Plateaudruck ändert.

Niedriger Inspirationsflow. Ein niedriger Inspirationsflow bewirkt eine weniger turbulente Verteilung des verabreichten Hubvolumens und vermindert den Spitzendruck und den mittleren Atemwegsdruck, besonders bei erhöhtem Atemwegswiderstand. Er wird jedoch vom Patienten oft nicht gut toleriert und kann das Gefühl der Atemnot auslösen. Außerdem kann die Atemarbeit aufgrund vergeblicher zusätzlicher Einatembemühungen gesteigert werden. Daher ist oft eine stärkere Sedierung erforderlich, um diese unerwünschten Wirkungen auszuschalten.

Sollen hohe Spitzendrücke vermieden werden, so kann der Flow bis auf 10 l/min reduziert werden. Ein Mindestflow darf aber nicht unterschritten werden, um das eingestellte Atemhubvolumen innerhalb der vorgegebenen Inspirationszeit zuführen zu können. Denn sonst wird die Inspiration bereits vor Verabreichung des Atemhubvolumens abgebrochen. Der Mindestflow muß um so höher sein, je größer das Hubvolumen und je kleiner das I:E-Verhältnis ist:

$\text{Flow}_{\text{Minimum}}$ (l/min) = AMV (l/min)/[(I:E)/(1 + I:E)]   oder
$\text{Flow}_{\text{Minimum}}$ (l/min) = V_T (l)/T_i (min).

Alternativ kann das Hubvolumen verringert, die Inspirationsszeit verlängert oder druckbegrenzt beatmet werden.

Bei druckkontrollierten Beatmungsmodi liefert das Gerät initial automatisch einen hohen Flow von ca. 100 l/min. Durch die Druckbegrenzung wird eine kontinuierliche Verlangsamung des initial hohen Flows und eine gute Verteilung des Hubvolumens erreicht.

Auch bei Spontanatmung in Demand-flow-Systemen wird initial ein solch hoher Flow automatisch angeboten.

11   Inspirationsflow (Profil)

Bei flow-/volumenkontrolliertem Modus kann an einigen Respiratoren zwischen verschiedenen Flowprofilen, nämlich Rechteckflow, Sinusflow sowie akzelerierendem oder dezelerierendem Flow, gewählt werden.

◁ **Abb. 10.4.** Auswirkungen von Variationen der Flowgeschwindigkeit auf den Beatmungsdruck und das Atemhubvolumen. Je höher der Inspirationsflow, desto rascher die Belüftung der Lungen mit relativ hohen Atemwegsspitzendrücken und relativ langer Plateauphase. Ein niedriger Flow vermindert den Spitzendruck und den mittleren Atemwegsdruck, besonders bei erhöhtem Atemwegswiderstand

Aufgrund der ungleichmäßigen Verteilung des Atemgases und der hohen Druckspitzen ist die Verwendung eines akzelerierenden (ansteigenden) Flows grundsätzlich nicht sinnvoll. Abgesehen davon ist nicht erwiesen, ob ein bestimmtes Flowprofil für den Gasaustausch oder die Unterstützung der Atemarbeit überlegen ist, selbst wenn der dezelerierende Flow sich günstiger auf die initiale alveoläre Verteilung des Hubvolumens auswirken mag. Daher bietet die Wahlmöglichkeit zwischen verschiedenen Flowmustern wahrscheinlich keine klinisch wesentlichen Vorteile.

Ein druckkontrollierter Beatmungshub geht indirekt automatisch mit einem dezelerierenden Flow einher.

12   Triggerempfindlichkeit

Damit der Patient am Beatmungsgerät selbständig atmen oder eine Inspiration auslösen kann, muß ihm das Gerät genügend Frischgas zur Verfügung stellen. Hierfür stehen 2 Verfahren zur Verfügung:
- Continuous-flow-Systeme,
- Demand-flow-Systeme.

Continuous-flow-Systeme für Spontanatmung. Das Gerät erzeugt kontinuierlich, d.h. während der In- und Exspiration, einen ausreichend hohen Flow. Eine Triggerung ist nicht erforderlich, daher gibt es auch kein Triggerventil.

Diese Geräte werden zur CPAP-Atmung eingesetzt. Von Vorteil ist der Wegfall der Atemarbeit zum Öffnen der Triggerventile. Nachteilig sind der hohe Frischgasverbrauch und Schwierigkeiten bei der Messung des Atemminutenvolumens.

Demand-flow-Systeme für Spontanatmung und Beatmung. Moderne Respiratoren erzeugen normalerweise während der Exspiration keinen Flow. Der Inspirationsflow muß durch Triggerung angefordert werden. Die meisten Trigger sind druckgesteuert und reagieren auf Druckschwankungen im System; eine Volumentriggerung wird hingegen selten verwendet. Einige neuere Respiratoren bedienen sich jedoch der Flowtriggerung. Eine Variante dieses Verfahrens ist das Flow-by-Prinzip, das in einigen neueren Respiratoren zur Verfügung steht: Hierbei wird vom Gerät konstant ein geringer Basisflow von z.B. 5–20 l/min auch während der Exspirationsphase erzeugt. Das Gerät erkennt dann die Abnahme des Flows im Exspirationsschenkel, hervorgerufen durch die Einatembemühung des Patienten. Das Flow-by-Prinzip umfaßt somit einige Charakteristika der ventillosen Continuous-flow-CPAP-Systeme. Die Atemarbeit zum Öffnen eines Triggerventils entfällt.

12.1 Einstellung der Triggerempfindlichkeit

Bei einigen Beatmungsgeräten ist die Triggerempfindlichkeit fest auf einen möglichst günstigen Wert eingestellt und kann vom Anwender nicht verändert werden, während bei anderen Geräten die Empfindlichkeit je nach Bedarf eingestellt werden kann.

Flowgesteuerte Trigger funktionieren effizienter als druckgesteuerte Trigger, ohne daß sich hieraus gesicherte klinische Vorteile ableiten ließen. Die auch bei neueren Geräten erforderliche Atemarbeit zum Öffnen der Ventile kann meist durch eine leichte inspiratorische Druckunterstützung von 5–10 mbar kompensiert werden.

Wird der Trigger zu empfindlich eingestellt, kommt es zur sog. „Selbsttriggerung" des Respirators: Das Gerät interpretiert geringe Druckschwankungen im System fälschlich als Inspirationsbemühungen des Patienten. Zu unempfindliche Triggereinstellung führt hingegen zu unnötiger Atemarbeit des Patienten mit der Gefahr der Ermüdung der Atemmuskulatur oder zum „Kampf mit dem Respirator".

Daher gilt folgendes:

> Der Trigger des Beatmungsgeräts sollte so empfindlich wie möglich eingestellt werden, ohne daß es zur Selbsttriggerung des Respirators kommt. Eine zu geringe Empfindlichkeit muß vermieden werden, auch sollte der Trigger nicht ausgeschaltet werden. Bei Drucksteuerung beträgt die Triggerempfindlichkeit $-0,5$ bis -2 mbar, bei der Flowsteuerung 1–4 l/min.

Triggerlatenz. Neben der Triggerempfindlichkeit ist die Zeitverzögerung („time delay") bis zur Erzeugung des Inspirationsflows wichtig. Sie beträgt bei modernen Respiratoren etwa 100 ms oder weniger. Besonders kurz ist die Latenz im Flow-by-System. Für die Patienten-Respirator-Interaktion und die Verminderung der Atemarbeit sollte die Verzögerung so kurz wie möglich sein.

13 Seufzer

Bei vielen Respiratoren kann in Anlehnung an die sporadischen tiefen Atemzüge der normalen Atmung ein Seufzermodus eingestellt werden. Ziel ist die intermittierende Dehnung der Lunge, um Atelektasen zu verhindern oder wiederzueröffnen. Allerdings erhöhen Seufzer die Gefahr des pulmonalen Baro- bzw. Volumentraumas.

2 Arten maschineller Seufzer sind zu unterscheiden:
Inspiratorischer Seufzer. Hierbei wird in regelmäßigen Abständen, meist 1mal alle 100 Atemzyklen, ein erhöhtes, in der Regel doppeltes Atemhubvolumen verabreicht.
Exspiratorischer Seufzer („PEEP-Seufzer"). Hierbei wird in regelmäßigen Abständen für mehrere Atemzyklen ein erhöhter, vorwählbarer PEEP aufgebaut, z. B. alle 3 min für 2 Atemzyklen.

Da bei der modernen Beatmungstherapie bei sonst gesunder Lunge ohnehin meist relativ große Atemhubvolumina (> 10 ml/kg KG) oder ein moderater PEEP (5–10 mbar) angewandt werden, ist von intermittierenden Seufzern meist keine zusätzliche günstige Wirkung zu erwarten.

14 Alarme

Wegen ihrer vitalen Bedeutung ist eine lückenlose Überwachung der Beatmung erforderlich. Bei allen modernen Respiratoren können für die wichtigsten Beatmungsparameter obere und untere Alarmgrenzen eingestellt werden, während ältere Geräte und Continuous-flow-CPAP-Systeme oft nicht mit einem integrierten Alarmsystem ausgestattet sind.

Druckalarm. Die *obere Alarmgrenze* sollte stets etwa 10 mbar oberhalb des als tolerabel angesehenen Atemwegsspitzendrucks eingestellt werden, also meist bei 40–50 mbar. Dies ist für die Patientensicherheit, besonders bei der volumenkontrollierten Beatmung, erforderlich. Ein Erreichen der oberen Druckalarmgrenze kann auf folgendes hindeuten:
- Anstieg des Atemwegswiderstandes,
- Abnahme der Compliance,
- Husten des Patienten,
- Verlegung des Tubus,
- Abknickungen im Tubus-Schlauch-System.

Der Alarm kann auch ausgelöst werden nach vorhergehender Erhöhung des Hubvolumens oder Erhöhung des Inspirationsflows, da durch beide Maßnahmen der Spitzendruck ansteigt.
  Oft kann ein Druck eingestellt werden, der bei jedem Atemzug überschritten werden muß: die *untere Alarmgrenze*. Bei unbemerkter Diskonnektion oder größeren Undichtigkeiten im System wird dieser Druck nicht mehr erreicht und der Alarm ausgelöst: „Diskonnektionsalarm".

Volumenalarm. Meist kann ein oberes und unteres exspiratorisches AMV eingestellt werden, bei dessen Über- oder Unterschreiten ein Alarm ausgelöst wird. Diese Alarme sind besonders wichtig bei druckkontrollierten Beatmungsformen und Modi mit überwiegenden Spontanatmungsanteil. Der untere Alarm sollte etwa 10–20% unter dem gewünschten Mindestminutenvolumen eingestellt werden. Die obere Volumenalarmgrenze muß nicht so eng eingestellt werden, da eine Mehrventilation des Patienten, im Gegensatz zur Minderventilation, in der Regel keine akut bedrohlichen Auswirkungen hat.

Ein Unterschreiten des unteren Minutenvolumens kann folgende Ursachen haben:
- Diskonnektion,
- Hypoventilation oder Apnoe im Spontanatmungsmodus,
- akuter Anstieg des Atemwegswiderstands im druckkontrollierten Modus,
- akute Abnahme der Compliance im druckkontrollierten Modus,
- Verlegung des Tubus.

Apnoealarm. Moderne Respiratoren lösen immer Alarm aus, wenn innerhalb einer bestimmten Zeit – meist 15 s – keine Ventilation erfolgt bzw. vom Gerät nicht erkannt wird. An einigen Respiratoren kann eine sog. Apnoeventilation vorgewählt werden, die nach einer Apnoe von 15–60 s Dauer automatisch eine kontrollierte Beatmung auslöst.

Hechelüberwachung. Bei einigen Geräten läßt sich ein Alarm für eine obere Atemfrequenz einstellen. Hierdurch wird vermieden, daß sehr hohe Atemfrequenzen mit sehr kleinen Hubvolumina fälschlich als ausreichende Minutenventilation gewertet wird.

O_2-Alarm. Die O_2-Konzentration im Inspirationsgas muß stets überwacht werden. Einige Respiratoren erlauben die Einstellung von Mindest- und Maximalwerten für die F_IO_2, bei deren Unter- bzw. Überschreiten Alarm ausgelöst wird. Andere Respiratoren geben dann Alarm, wenn die gemessene O_2-Konzentration um einen bestimmten Betrag von der eingestellten Konzentration abweicht.

Literatur

Blanch PB, Jones M, Layon AJ, Camner N (1993) Pressure preset ventilation. Part 1: Physiologic and mechanical considerations. Chest 104: 590–599

Blanch PB, Jones M, Layon AJ, Camner N (1993) Pressure preset ventilation. Part 2: Mechanics and safety. Chest 104: 904–912

Heinrichs W (1992) Positiver endexspiratorischer Druck (PEEP). Anaesthesist 41: 653–669

Hubmayr RD (1994) Setting the ventilator. In: Tobin MJ (ed) Principles and practice of mechanical ventilation. McGraw-Hill, New York St. Louis San Francisco, pp 191–206

Lazarus G (1991) Einstellung der kontrollierten Beatmung. In: Suter PM, Baum M, Luger TJ (Hrsg) Beatmungsformen. Springer Berlin Heidelberg New York (Reihe Anaesthesiologie und Intensivmedizin, Bd 219, S 11–18)

MacIntyre NR (1993) Clinically available new strategies for mechanical ventilatory support. Chest 104: 560–565

Petty TL (1988) The use, abuse, and mystique of positive end-expiratory pressure. Am Rev Respir Dis 138: 475–478

Rossi A, Ranieri VM (1994) Positive end-expiratory pressure. In: Tobin MJ (ed) Principles and practice of mechanical ventilation. McGraw-Hill, New York St. Louis San Francisco, pp 259–304

Sassoon CSH (1991) Positive pressure ventilation: Alternate modes. Chest 100: 1421–1429

Slutsky AS (1993) ACCP consensus conference: Mechanical ventilation. Chest 104: 1833–1859

11 Standardformen der Beatmung

ÜBERSICHT

1	**Kontrollierte Beatmung** („continuous mandatory ventilation", CMV) .	344
1.1	Volumenkontrollierte CMV	345
1.2	Druckkontrollierte CMV	345
1.3	Klinische Bewertung der CMV	346
1.4	Druckregulierte volumenkontrollierte Beatmung	347
2	**Assistierte/kontrollierte Beatmung** („assist/control ventilation", A/C)	347
2.1	Klinische Bewertung der A/C	349
3	**Intermittierende mandatorische Beatmungsverfahren: IMV und SIMV**	349
3.1	Technisches Vorgehen bei IMV und SIMV	351
3.2	Vor- und Nachteile von IMV und SIMV	351
3.3	Klinische Bewertung von IMV und SIMV	352
4	**Mandatorische Minutenbeatmung (MMV)** . . .	352
4.1	Funktionsweise vom MMV	353
4.2	Unterschiede zu IMV und SIMV	353
4.3	Vor- und Nachteile der MMV	354
4.4	Klinische Bewertung der MMV	354
5	**Atmung bei kontinuierlich erhöhtem Atemwegsdruck (CPAP)**	355
5.1	Technisches Vorgehen	355
5.2	Vor- und Nachteile des CPAP	357
5.3	Einsatz des CPAP	357

6	Druckunterstützte Atmung (PSV)	358
6.1	Was unterscheidet die PSV von der druckkontrollierten A/C?	358
6.2	Vor- und Nachteile der PSV	360
6.3	Klinische Bewertung der PSV	361
	Literatur	362

1 Kontrollierte Beatmung („continuous mandatory ventilation", CMV)

Synonyme:
„controlled mechanical ventilation"; mandatorische Beatmung.

Andere Bezeichnungen:
CMV + ZEEP = „intermittent positive pressure ventilation" (IPPV),
CMV + PEEP = „continuous positive pressure ventilation" (CPPV),
CMV + NEEP = „positive negative pressure ventilation" (PNPV).

Bei der kontrollierten Beatmung übernimmt der Respirator die gesamte Atmung des Patienten. Entsprechend wird nur der mandatorische, d.h., der obligatorische Atemtyp, verwendet.

Bei der kontrollierten Beatmung ist der Atemzyklus maschinengetriggert, maschinenbegrenzt und maschinengesteuert.

Beginn und Ende der Inspiration sind meist zeitgesteuert; der Patient kann daher bei der CMV weder das vorgewählte Atemmuster noch den Atemzyklus variieren. Oft ist eine tiefe Sedierung, gelegentlich sogar eine Muskelrelaxierung erforderlich, um den Patienten an den Respirator anzupassen. Ein „Kampf des Patienten mit dem Respirator" muß auf jeden Fall vermieden werden, weil hierdurch die (ineffektive) Atemarbeit und der O_2-Verbrauch zunehmen. Kontrollierte Langzeitbeatmung kann zur Atrophie der Atemmuskulatur führen.

Die CMV kann volumenkontrolliert („volume controlled continuous mandatory ventilation", VC-CMV) oder druckkontrolliert („pressure controlled continuous mandatory ventilation", PC-CMV) durchgeführt werden. Bei der VC-CMV können unterschiedliche Flowformen angewandt werden, bei der PC-CMV ergibt sich immer ein dezelerierender Flow.

1.1 Volumenkontrollierte CMV

Die volumenkontrollierte Beatmung gehört nach wie vor zu den am meisten verwendeten Beatmungsformen.

Vorteile. Die VC-CMV ermöglicht die genaue Kontrolle des Hub- und Minutenvolumens – unabhängig von Änderungen der Compliance der Lunge oder des Thorax, weiterhin des p_aCO_2 und indirekt auch des pH-Werts im Blut. Außerdem liegen jahrzehntelange Erfahrungen mit dieser Beatmungsform vor, auch sind die meisten Intensivmediziner mit dem Verfahren hinreichend vertraut.

Nachteile. Bei erhöhter Atemwegsimpedanz besteht die Gefahr des pulmonalen Baro- bzw. Volumentraumas, denn mit Abnahme der Compliance und Zunahme der Resistance steigt der Beatmungsdruck an. Bei Leckagen im Beatmungssystem wird die Ventilation um den Betrag des entweichenden Volumens vermindert.

1.2 Druckkontrollierte CMV

Die druckkontrollierte Beatmung wird in neuerer Zeit häufiger bei schweren Lungenerkrankungen eingesetzt.

Vorteile der PC-CMV. Bei dieser Beatmungsform werden Druckanstiege über das vorgewählte Niveau (p_{max}) hinaus vermieden. Entsprechend kann durch Einstellung niedriger Drücke [meist < 35 mbar (1 mbar = 100 Pa)] eine Druckschädigung und Überdehnung der Lunge meist verhindert werden. Besteht eine Undichtigkeit im System (Leck in den Schläuchen, Atemwegen oder der Lunge), so werden Druckniveau und Ventilation innerhalb gewisser Grenzen dennoch aufrechterhalten. Außerdem können das kontinuierliche Druckniveau und der dezelerierende Flow günstiger für die Eröffnung der Alveolen sein als der Druckverlauf bei volumenkontrollierter Beatmung mit konstantem Flow.

Nachteile der PC-CMV. Das vom Respirator gelieferte Hubvolumen hängt wesentlich von der thorakopulmonalen Compliance und Resistance des Patienten ab. Daher führen Impedanzschwankungen zu Veränderungen des Hubvolumens: Nimmt die Compliance zu, so steigt auch das Atemhubvolumen an, und es besteht die Gefahr der Hyperventilation und respiratorischen Alkalose, evtl. auch der Lungenüberdehnung. Umgekehrt nimmt bei einer Abnahme der Compliance das Atemhubvolumen ab, und es kann eine Hypoventilation mit Hyperkapnie und respiratorischer Azidose auftreten.

1.3 Klinische Bewertung der CMV

Trotz aller technischen Neuerungen gehört die kontrollierte Beatmung nach wie vor zu den Standardverfahren der Respiratortherapie in der Intensivmedizin. Denn bislang konnte in keiner Untersuchung nachgewiesen werden, daß die neueren partiellen Atemmodi mit einer besseren Prognose für den Intensivpatienten verbunden sind als die volumenkontrollierte CMV.

Allerdings sollte eine reine kontrollierte Beatmung wegen der offenkundigen Nachteile möglichst nicht über einen längeren Zeitraum durchgeführt werden, sondern nur in Ausnahmefällen und bei besonderen Indikationen.

> Indikationen für die kontrollierte Beatmung:
> - sehr schwere respiratorische Störungen,
> - Notwendigkeit der Muskelrelaxierung, z. B. bei Tetanus,
> - vollständiger Ausfall der Atemmuskulatur einschließlich Triggerung,
> - schwere Störungen der Atemregulation,
> - therapeutische Hyperventilation, z. B. bei erhöhtem Hirndruck.

Letztlich kann jedoch auch in diesen Fällen die Beatmung gleichwertig im A/C-Modus, oft sogar im SIMV-Modus oder in anderen sog. partiellen Modi, durchgeführt werden.

Druck- oder volumenkontrollierte Beatmung bei schwerer Lungenschädigung? Die volumenkonstante Beatmung mit hohen Hubvolumina kann zur Druck- und Volumenschädigung der Lunge führen, besonders bei schweren obstruktiven und restriktiven Lungenerkrankungen. Anstelle der VC-CMV kann in diesen Fällen eine PC-CMV zusammen mit permissiver Hyperkapnie durchgeführt werden, um die Schädigungen der Lunge so gering wie möglich zu halten. Wenn erforderlich, kann hierbei die PC-CMV mit umgekehrtem Atemzeitverhältnis angewandt werden – ein Verfahren, das als „pressure controlled inverse ratio ventilation" (PC-IRV) bezeichnet wird.

1.4 Druckregulierte volumenkontrollierte Beatmung

Bei dieser neueren Beatmungsform erzeugt der Respirator automatisch den geringstmöglichen Druck, mit dem das eingestellte Hubvolumen zugeführt werden kann. Durch dieses Verfahren werden das jeweils vorgewählte Atemzug- und Minutenvolumen sichergestellt und gleichzeitig hohe, die Lunge schädigende Atemwegsdrücke verhindert. Ist allerdings nicht der Spitzendruck in den Atemwegen, sondern die Volumenüberdehnung der Lunge der entscheidende pathogenetische Faktor für die beatmungsbedingten Lungenschäden, so dürften die Vorteile der druckregulierten Beatmung gegenüber der herkömmlichen VC-CMV gering sein.

2 Assistierte/kontrollierte Beatmung („assist/control ventilation", A/C)

Bei der assistierten/kontrollierten Beatmung besteht die Möglichkeit der Triggerung durch den Patienten (Abb. 11.1). Das Verfahren vereinigt mandatorische (obligatorische) und assistierte Atemtypen.

> **Synonyme:**
> „synchronized intermittend positive pressure ventilation" (S-IPPV),
> „synchronized controlled mandatory ventilation" (S-CMV).
>
> **Andere Bezeichnungen:**
> A + ZEEP = „intermittend positive pressure breathing" (IPPB),
> A + PEEP = „continuous positive pressure breathing" (CPPB),
> A + NEEP = „positive negative pressure breathing" (PNPB).

Bei der A/C wird dem CMV-Modus eine Triggermöglichkeit für den Patienten zugeschaltet. Hierdurch kann der Patient vor Ablauf einer bestimmten Zeitspanne den Respirator triggern, d.h. durch eigene Inspirationsaktivität (Sog) einen volumen- oder druckkontrollierten Atemhub auslösen.

> Die A/C ist volumen- oder druckkontrolliert, maschinen- oder patientengetriggert, maschinenbegrenzt und maschinengesteuert. Erfolgt eine Triggerung, erhält der Patient im volumenkontrollierten Modus stets das vollständige an der Maschine eingestellte Hubvolumen.

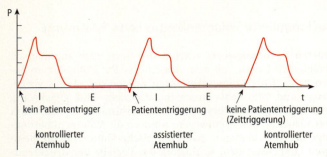

Abb. 11.1. A/C-Ventilation („assist-control ventilation"), die Kombination aus mandatorischen (obligaten) und assistierten Atemtypen

Eine patientengetriggerte A/C wird als assistierte Atmung bezeichnet. Ein reiner assistierter Atemmodus (ohne optionale mandatorische Atemhübe) ist derzeit bei keinem kommerziell erhältlichen Respirator anwählbar.

Die patientengetriggerte, druckgesteuerte Beatmung wurde als „intermittend positive pressure breathing" (IPPB) früher häufig zur Atemtherapie über den Tubus oder ein Mundstück (nichtinvasive Atemtherapie) verwendet. Heutzutage ist dieses atemtherapeutische Verfahren weitgehend durch „pressure support ventilation" (PSV) oder Incentive-Spirometrie ersetzt worden.

Vorteile der A/C. Der Modus vereinigt die Vorteile der CMV mit der Möglichkeit einer besseren Synchronisation von Patient und Respirator.

Nachteile der A/C. Jede wirksame Triggerung des Patienten löst einen vollständigen Atemhub der Maschine aus. Hierdurch kann es – besonders bei Patienten mit gesteigertem Atemantrieb – zur Hyperventilation und Hypokapnie kommen. Bei Patienten mit COLD oder Asthma muß mit „air trapping" gerechnet werden.

Eine volumenkontrollierte A/C mit niedrig eingestelltem Flow kann zu Atemnot und erhöhter Atemarbeit führen – eine Komplikation, die durch eine druckkontrollierte A/C mit initial hohem Flow meist vermieden werden kann.

2.1 Klinische Bewertung der A/C

Die A/C ist eine weitverbreitete und bewährte Beatmungsform, die bei den meisten respiratorischen Störungen mit Erfolg eingesetzt werden kann. Gegenwärtig ist unklar, ob die neueren partiellen Atemmodi wie SIMV, MMV oder PSV mit geringerer Lungenschädigung einhergehen als die A/C oder sich günstiger auf die Prognose des Patienten auswirken.

Das Wohlbefinden der Patienten scheint allerdings unter einer A/C geringer zu sein als unter gut eingestellter SIMV, MMV oder PSC-Modus. Daher ist bei der A/C öfter eine stärkere Sedierung des Patienten erforderlich.

3 Intermittierende mandatorische Beatmungsverfahren: IMV und SIMV

Bei den intermittierenden mandatorischen Beatmungsverfahren werden maschinelle Beatmungshübe mit der erhaltenen Spontanatmung des Patienten kombiniert, wobei der jeweilige Anteil je nach Zustand des Patienten variiert werden kann.

> IMV und SIMV = Kombination von maschineller Beatmung mit Spontanatmung.

Die Frequenz der vom Respirator obligatorisch zugeführten Atemhübe wird fest vorgegeben. Die Atemhübe können volumenkontrolliert (VC-IMV, VC-SIMV) oder druckkontrolliert (PC-IMV, PC-SIMV) verabreicht werden. Zwischen den maschinellen Beatmungshüben kann der Patient spontan atmen, meist auf einem am Gerät eingestellten PEEP-Niveau. Zwei Formen von intermittierenden Verfahren werden unterschieden:
- „intermittend mandatory ventilation" (IMV),
- „synchronized intermittend mandatory ventilation (SIMV)".

„Intermittend mandatory ventilation" (IMV). Die IMV besteht aus obligatorischen (mandatorischen) Atemhüben der Maschine und spontanen Atemzügen des Patienten. Die obligatorischen Atemhübe des Respirators werden (maschinengetriggert) unabhängig von den spontanen Atembewegungen des Patienten zugeführt. Beatmung durch die Maschine und Spontanatmung des Patienten erfolgen also nicht synchronisiert, sondern unabhängig voneinander, oft sogar gegenläufig.

"Synchronized intermittend mandatory ventilation" (SIMV). Die SIMV besteht aus mandatorischen, assistierten und spontanen Atemzügen (Abb. 11.2). Im Gegensatz zur IMV erfolgt die Beatmung innerhalb eines bestimmten Zeitraums zusammen, also synchronisiert, mit einer Inspirationsbewegung des Patienten. Bleibt der spontane Atemzug des Patienten aus, so wird der Atemhub maschinengetriggert verabreicht. SIMV-Atemhübe sind somit entweder patienten- oder maschinengetriggert. Zwischen den mandatorischen Atemhüben kann der Patient frei spontan atmen. Werden alle oder einige maschinelle Atemzüge durch Inspirationsbewegungen des Patienten getriggert, so ist die tatsächliche Frequenz der maschinellen Atemhübe immer etwas höher als die eingestellte SIMV-Frequenz, da eine Inspiration innerhalb des eingestellten Zeitintervalls die Dauer zwischen 2 Inspirationen verkürzt.

Worin unterscheiden sich SIMV und A/C? Im SIMV-Modus wird nicht jeder vom Gerät erkannte Spontanatemzug des Patienten mit einem vollständigen Beatmungshub beantwortet, sondern nur die im vorgewählten Zeitraum ausgelösten Triggerungen.

Worin unterscheiden sich SIMV und MMV? Im SIMV-Modus werden die Atemhübe mit der eingestellten SIMV-Frequenz auch dann zugeführt,

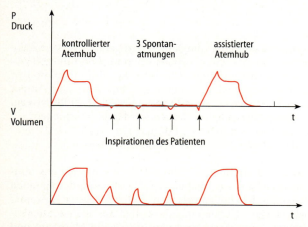

Abb. 11.2. Synchronisierte SIMV („intermittend mandatory ventilation"). Einem kontrollierten Atemhub folgen 3 spontane Atemzüge des Patienten, danach ein patientengetriggerter assistierter Atemhub des Respirators

wenn der Patient allein durch seine Spontanatmung ein ausreichendes Minutenvolumen aufrechterhält.

3.1 Technisches Vorgehen bei IMV und SIMV

Die Spontanatmung erfolgt meist getriggert nach dem Demand-flow-Prinzip. Bei den neueren Geräten kann zusätzlich eine Druckunterstützung der spontanen Atemzüge eingestellt werden (SIMV + PSV).

Möglich ist auch die Kombination eines Continuous-flow-Systems mit einem Respirator. Eine Triggerung der spontanen Atemzüge zwischen den maschinellen Beatmungshüben ist hierbei nicht erforderlich. Damit entfällt die Atemarbeit für die Öffnung der Triggerventile. Allerdings können die maschinellen Atemhübe nicht getriggert werden. Entsprechend ist eine Synchronisation nicht möglich, ebensowenig eine Druckunterstützung und die sichere Kontrolle des Atemminutenvolumens.

Bei modernen Respiratoren wird praktisch nur noch SIMV anstelle von IMV verwendet.

3.2 Vor- und Nachteile der IMV und SIMV

Vorteile. Der Patient kann seinen Atemrhythmus weitgehend selbst bestimmen; gleichzeitig ist eine vorwählbare Mindestventilation gewährleistet. Die Atemarbeit des Patienten kann durch schrittweise Änderung der IMV- und SIMV-Frequenz angepaßt werden, und zwar von der vollständig kontrollierten Beatmung (hohe IMV- und SIMV-Frequenz) bis hin zur weitgehenden Spontanatmung (sehr niedrige IMV- und SIMV-Frequenz).

Nachteile der IMV und SIMV. Ist die SIMV-Frequenz zu hoch eingestellt, so besteht, wie bei der A/C, die Gefahr der Hyperventilation mit respiratorischer Alkalose. Andererseits können niedrig eingestellte IMV- und SIMV-Frequenzen bei nicht beachteter Abnahme der Spontanatmungsaktivität des Patienten zur Hypoventilation und respiratorischen Azidose führen.

Schlecht ansprechende oder zu wenig empfindlich eingestellte Triggerventile können die Atemarbeit des Patienten erhöhen. Weiterhin kann die nicht unterstützte Spontanatmung zwischen den maschinellen Atemhüben den Patienten überanstrengen und zur Erschöpfung führen. Wegen dieser Nachteile bezeichnen scharfzüngige Kritiker den IMV-Modus auch als „intermittend respiratory failure".

3.3 Klinische Bewertung der IMV und SIMV

Derzeit wird am häufigsten die volumenkontrollierte SIMV eingesetzt, oft kombiniert mit der PSV. Hierdurch können zahlreiche Nachteile der IMV und SIMV vermieden werden. Viele Intensivmediziner wenden die volumenkontrollierte SIMV als Standardverfahren bei nahezu allen Atemstörungen, v. a. mit leichten bis mittelschweren Graden der respiratorischen Insuffizienz, an. Neuerdings wird auch die druckkontrollierte SIMV in Kombination mit der PSV häufiger eingesetzt.

Durch Einstellen einer hohen IMV- und SIMV-Frequenz (> 8/min) läßt sich auch im IMV- und SIMV-Modus praktisch eine kontrollierte Beatmung durchführen. Hingegen nimmt durch Einstellen immer geringer werdender Atemfrequenzen der Atemanteil des Patienten und damit seine Atemarbeit immer mehr zu. Dieser Effekt kann bei Bedarf durch gleichzeitige Druckunterstützung abgeschwächt werden.

Praktisch gilt folgendes:

IMV- und SIMV-Frequenzen < 4/min bei normalen arteriellen Blutgaswerten bei einer F_IO_2 von < 40 %, geringem PEEP (< 8 mbar) und geringer Druckunterstützung (< 10 mbar über den PEEP) weisen auf eine ausreichende Atemfunktion des Patienten hin. Ein Extubationsversuch ist meist gerechtfertigt!

Die SIMV eignet sich gut zur Entwöhnung von der Beatmung; allerdings wird hierdurch die Entwöhnungsphase im Vergleich zu anderen Methoden nicht wesentlich verkürzt (s. Kap. 14.4).

4 Mandatorische Minutenbeatmung (MMV)

Synonyme:
„mandatory minute ventilation" (MMV),
„minimal minute volume" (MMV),
„augmented minute volume" (AMV),
„extended mandatory minute volume" (EMMV).

Bei der MMV kann der Patient vollständig spontan atmen; gleichzeitig wird am Respirator zur Sicherheit eine minimale Ventilation eingestellt.

4.1 Funktionsweise der MMV

Bei der MMV wird das Mindestminutenvolumen durch ein mikroprozessorgesteuertes Feedbacksystem innerhalb enger Grenzen aufrechterhalten. Die maschinelle Unterstützung richtet sich also – im Gegensatz zu anderen partiellen Beatmungsverfahren – nach dem *Minutenvolumen*. Das Verfahren kann jedoch mit einer Druckunterstützung jedes einzelnen Atemzugs, also mit PSV, kombiniert werden. Die Einstellung des mandatorischen Mindestminutenvolumens ($\dot{V}_{min}$) errechnet sich aus der IMV- oder SIMV-Frequenz (f_{IMV}) und dem Hubvolumen (V_T):

$$\dot{V}_{min} = f_{IMV} + V_T$$

Sinkt das Atemminutenvolumen unter den eingestellten Wert, werden vom Respirator mandatorische oder assistierte Atemhübe mit dem vorgewählten Hubvolumen verabreicht. Die Frequenz der erforderlichen maschinellen Atemhübe (f_m) wird vom Respirator, unter Berücksichtigung des mandatorischen und spontanen Atemminutenvolumens, ständig berechnet:

$$f_m = (\dot{V}_{min} - \dot{V}_{spontan})/V_T$$

Bei einer Variante des MMV wird die Druckunterstützung erhöht, wenn das Minutenvolumen unter den gewählten Wert abfällt.

Praktisches Vorgehen. Meist wird mit der SIMV-Frequenz und dem Atemhub (V_T) des Respirators ein Mindestminutenvolumen eingestellt, das zur Normo- oder leichten Hypoventilation [p_aCO_2 = 40–50 mmHg (1 mmHg = 133,322 Pa)] führt, z. B. 8 · 700 ml. Hierdurch wird eine ausreichende Ventilation gesichert und außerdem die p_aCO_2-Steuerung der Atmung aufrechterhalten.

4.2 Unterschiede zur IMV und SIMV

> Im Gegensatz zur IMV oder SIMV wird bei der MMV ein maschineller (mandatorischer oder assistierter) Atemhub nur dann verabreicht, wenn das Minutenvolumen des Patienten unter den vorgewählten Wert gefallen ist.

Ist die Eigenatmung des Patienten vollkommen unzureichend oder sogar ausgefallen, erfolgt im MMV-Modus, wie bei der SIMV, eine mandatorische Beatmung mit der eingestellten SIMV-Frequenz und dem vorgewählten Hubvolumen.

Entspricht jedoch die Eigenatmung dem gewählten Mindestminutenvolumen oder wird gar hyperventiliert, so ergibt sich praktisch eine reine Spontanatmung, bei Verwendung eines PEEP eine CPAP-Atmung, bei Spontanatmung mit Druckunterstützung eine PSV.

4.3 Vor- und Nachteile der MMV

Vorteile der MMV. Die MMV gewährt dem Patienten mehr Spielraum als die SIMV, denn bei ausreichender Spontanatmung werden keine „Zwangsbeatmungshübe" verabreicht. Zusätzlich können hierdurch die kardiozirkulatorischen Nebenwirkungen vermindert werden.

Bei ausreichender Eigenatmung entspricht die Atmung im Modus MMV + PEEP praktisch einer CPAP-Atmung und die Atmung im Modus MMV + PSV einer druckunterstützten Spontanatmung, also einer PSV. Wird die spontane Atemfunktion oder der Atemantrieb des Patienten wesentlich beeinträchtigt, so erhält der Patient im MMV-Modus das eingestellte minimale Minutenvolumen. Damit ist die MMV für die Modi CPAP und PSV eine Alternative zur sog. Apnoeventilation (s. Kap. 13).

Die MMV eignet sich gut als Sicherheitsmodus für den CPAP oder die PSV.

Nachteile der MMV. Bei sehr schneller, flacher Atmung mit hohem Totraumanteil mißt der Respirator ein vermeintlich ausreichendes exspiratorisches Atemminutenvolumen und akzeptiert dieses ungünstige Atemmuster als ausreichend. Einige neuere Geräte verfügen jedoch über eine sog. *Hechelüberwachung*, durch die dieser Effekt ausgeschaltet wird.

Zu beachten ist weiterhin, daß sich bei flacher Atmung die fehlende intermittierende Lungendehnung, wie sie unter der SIMV erfolgt, ungünstig auswirken kann.

4.4 Klinische Bewertung der MMV

Die MMV ist bisher wenig verbreitet und entsprechend gering sind die Erfahrungen mit dieser Methode. Grundsätzlich kann jedoch im MMV-

Modus, kombiniert mit der PSV und dem PEEP, das gesamte Spektrum einer vollständig kontrollierten Beatmung bis hin zur Spontanatmung verwirklicht werden. In einigen Kliniken wird daher die MMV, kombiniert mit der PSV, bei nahezu allen Formen der respiratorischen Insuffizienz eingesetzt.

5 Atmung bei kontinuierlich erhöhtem Atemwegsdruck (CPAP)

CPAP („continuous positive airway pressure") bedeutet Spontanatmung (SV) unter kontinuierlichem positivem Atemwegsdruck bzw. Spontanatmung auf einem einstellbaren PEEP-Niveau (CPAP = SV + PEEP; Abb. 11.3). Die Einstellungen und Auswirkungen des PEEP sind in Kap. 10 ausführlich dargestellt.

5.1 Technisches Vorgehen

Der CPAP kann technisch auf 3 Arten verwirklicht werden:
1. **Continuous-flow-CPAP:** Dieses System benötigt keinen Respirator. Es besteht aus einer Frischgasquelle mit hinreichend hohem Fluß (ca. 2- bis 3mal so hoch wie das Atemminutenvolumen), einem elastischen Reservoirbehältnis, einem T- oder Y-Stück sowie einem exspiratorischen PEEP-Ventil (z. B. Federventil oder Wasserschloß). Von Vorteil sind die Einfachheit des Systems und die fehlenden Triggerventile. Allerdings bestehen folgende Nachteile:
- erschwerte Überwachung des Patienten,
- keine Messung von Atemwegsdruck, Atemzugvolumen und Atemminutenvolumen,
- keine Möglichkeit, bei Hypoventilation oder Apnoe auf stärker unterstützende oder kontrollierte Atemmodi umzustellen.

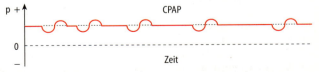

Abb. 11.3. CPAP: Spontanatmung unter kontinuierlichem positivem Atemwegsdruck

2. **Demand-flow-CPAP:** Alle modernen Respiratoren bieten die Möglichkeit der Spontanatmung auf vorwählbarem PEEP-Niveau. Dabei muß jedoch der Inspirationsflow erst durch Aktivierung eines Triggerventils angefordert werden (meist Drucktriggerung). Hierdurch kann aber die Atemarbeit zunehmen (s. auch Kap. 11). Andererseits kann die Atmung beim Demand-flow-CPAP gut überwacht werden, auch kann bei Hypoventilation oder Apnoe einfach auf andere Beatmungsformen übergegangen werden, oder die eingestellte Apnoeventilation oder die MMV wird aktiviert.

Der Demand-flow-CPAP kann gut mit einer Druckunterstützung kombiniert werden; hieraus ergibt sich eine Druckunterstützung der Spontanatmung mit einem PEEP, also PSV mit PEEP.

3. **Flow-by-System:** Diese CPAP-Variante steht bei einigen Respiratoren zur Verfügung. Hierbei wird vom Gerät auch während der Exspirationsphase konstant ein Basisflow von 5–20 l/min zugeführt. Das Gerät erkennt die Abnahme des Flows, wenn der Patient einatmet. In gewisser Weise kombiniert der Flow-by-CPAP die Vorteile des Continuous-flow-Systems mit den Vorteilen des Demand-flow-Systems. Die Synchronisation mit dem Respirator ist bei dieser Form der Flowtriggerung wahrscheinlich besser als bei der Drucktriggerung.

EPAP. Bei allen CPAP-Formen sinkt der Atemwegsdruck weder in der Inspiration noch während der Exspiration wesentlich unter das PEEP-Niveau. Dies unterscheidet den CPAP vom sog. „exspiratorischen positiven Atemwegsdruck" (EPAP), der früher durch Ausatmung in eine mit Wasser gefüllte Flasche erzielt wurde: Der Patient atmet in ein Schlauchsystem aus, das unter der Wasseroberfläche einmündet. Ein Frischgassystem mit elastischem Reservoir fehlt hierbei. Die Höhendifferenz (in cm) zwischen Schlauchöffnung und Wasseroberfläche ergibt den EPAP in mbar, d.h., je größer die Eindringtiefe der Schlauchöffnung, desto höher der exspiratorische Druck. Dieses System ist zwar sehr einfach zu konstruieren, führt aber am Ende der Exspiration zum Druckausgleich zwischen Atmosphäre und Lunge. Im Vergleich zur CPAP-Atmung nimmt hierdurch das exspiratorische Lungenvolumen bzw. die FRC ab. Außerdem ist die Atemarbeit für den Patienten höher als beim CPAP. Der EPAP wird daher kaum noch verwendet, um die Oxygenierung des Lungenkapillarblutes zu verbessern.

Masken-CPAP. Neben der herkömmlichen Anwendung über einen Endotrachealtubus oder eine Trachealkanüle läßt sich v.a. der Continuous-flow-CPAP gut über eine dicht sitzende Gesichtsmaske durchführen. Dieses Verfahren wird als Masken-CPAP bezeichnet (s. auch Kap. 12.7).

5.2 Vor- und Nachteile des CPAP

Vorteile. Bei akuten *restriktiven* Lungenerkrankungen erhöht der CPAP gewöhnlich die FRC und verbessert die Oxygenierung. Wird hierbei die Ventilation in einen günstigeren Bereich der Druck-Volumen-Kurve angehoben, so nimmt gleichzeitig die Atemarbeit ab.

Bei Patienten mit *obstruktiven* Lungenerkrankungen und Ausbildung eines „air trapping" bzw. einer dynamischen Lungenüberdehnung kann der CPAP auf einem Druckniveau wenig unterhalb des Auto-PEEP den Druckgradienten zwischen Mund und Alveolen vermindern, so daß die Atemarbeit ebenfalls abnimmt.

Nachteile. Zu hohe PEEP-Level können zu Lungenüberdehnung, Volumentrauma und Zunahme der Atemarbeit führen. Unempfindliche oder schlecht eingestellte Triggerventile sowie ein kleiner Endotrachealtubus steigern die Atemarbeit und den O_2-Verbrauch, evtl. bis hin zur muskulären Erschöpfung.

Außerdem sollte folgendes beachtet werden:

> Der CPAP ist ein reiner Spontanatmungsmodus und schützt nicht vor Hypoventilation oder Apnoe!

5.3 Einsatz des CPAP

Steht bei restriktiven Lungenerkrankungen die **Störung der Oxygenierung** im Vordergrund, so reicht der CPAP oft aus, um den O_2-Austausch zu verbessern. Dies gilt in ähnlicher Weise für Patienten mit COLD, allerdings nur bei vorsichtiger Wahl des PEEP-Niveaus! Oft wird den Demandsystemen eine Druckunterstützung zugeschaltet, um die Atemarbeit weiter zu vermindern.

Außerdem wird der CPAP bei der **Entwöhnung** vom Respirator für einige Stunden oder Tage vor der Extubation angewandt, um zu überprüfen, ob die Spontanatmung des Patienten ausreichen wird.

Bei **intubierten oder kanülierten Patienten** kann der CPAP ebenfalls angewandt werden, selbst wenn keine Lungenfunktionsstörung vorliegt. Denn durch einen niedrigen PEEP von 5–8 mbar kann die wegen des Tubus oder der Trachealkanüle erniedrigte FRC im physiologischen Bereich gehalten werden. Möglicherweise ergibt sich hieraus eine prophylaktische Wirkung gegenüber Atelektasen und Pneumonien. Daher sollte das Verfahren der Atmung mit „feuchter Nase" oder über ein T-Stück vorgezogen werden, so z.B. bei Bewußtlosen ohne ausreichende Schutzreflexe oder bei Patienten mit Schwellungen im Nasen-Rachen-Raum nach Traumen oder operativen Eingriffen.

6 Druckunterstützte Atmung (PSV)

Andere Bezeichnungen:
- „pressure support ventilation" (PSV),
- „inspiratory pressure support" (IPS),
- „pressure support" (PS),
- „assisted spontaneous breathing" (ASB),
- „inspiratory flow assistance" (IFA),
- „inspiratory help system" (IHS),
- „inspiratory assist" (IA),
- Druckunterstützung,
- inspiratorischer Hilfsdruck.

Bei der PSV wird jeder Atemhub vom Patienten getriggert und so lange vom Respirator unterstützt, bis die Inspiration durch den Patienten beendet wird, längstens aber bis zum Erreichen eines vorgewählten Druckniveaus (Abb. 11.4).

Ein Unterschreiten von 25 % des Spitzenflows oder eines bestimmten Mindestflows von beispielsweise 5 l/min ist für den Respirator Signal für das Ende der Inspiration.

Das Ausmaß der ventilatorischen Unterstützung bei der PSV hängt von der Höhe der eingestellten inspiratorischen Druckunterstützung (IPS) ab. Streng genommen sind die PSV und die IPS keine Synonyma: PSV bezeichnet einen Atemmodus, und IPS die Methode der ventilatorischen Unterstützung bei diesem Modus. Zur Einstellung der IPS s. Kap. 10.

6.1 Was unterscheidet die PSV von der druckkontrollierten A/C?

Zwischen PSV und druckkontrollierter A/C bestehen folgende wesentliche Unterschiede:

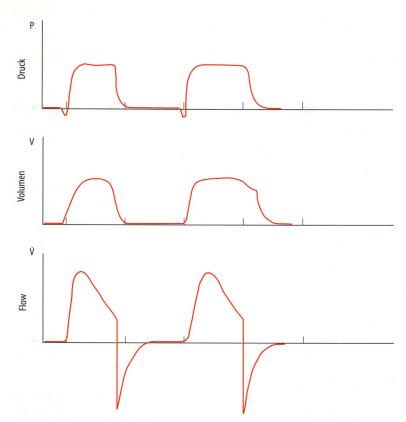

Abb. 11.4. PSV („pressure support ventilation"): Jeder Atemhub des Respirators wird durch den Patienten ausgelöst (getriggert) und so lange vom Respirator unterstützt, bis entweder die Inspiration durch den Patienten beendet wird oder ein vorgewähltes Druckniveau erreicht worden ist

- Die PSV ist immer patientengetriggert, die A/C ist maschinen- oder patientengetriggert.
- Die PSV ist patientengesteuert, die A/C maschinengesteuert (meist zeitgesteuert); d.h., die Inspirationsdauer kann bei der PSV vom Patienten selbst bestimmt werden, bei der A/C hingegen nicht. Bleibt eine Triggerung durch den Patienten aus, so wird auch kein Hubvolumen verabreicht.

Daher ist folgendes zu beachten:

> Die PSV setzt einen weitgehend intakten Atemantrieb des Patienten voraus.

Je nach Höhe der Druckunterstützung wird dem Patienten die Atemarbeit praktisch vollständig oder nur wenig abgenommen. Somit ist das eine Extrem der PSV die druckkontrollierte, patientengetriggerte, flowgesteuerte „vollständige" Beatmung, das andere Extrem die nur leicht unterstützte Spontanatmung.

Eine **maximale Druckunterstützung** liegt dann vor, wenn durch die gewählte Druckunterstützung ein Hubvolumen von 10–12 ml/kg verabreicht wird. In diesem Bereich erfolgt meist eine vollständige Entlastung der Atemmuskulatur.

Die PSV stellt einerseits einen eigenen Atemmodus dar und kann andererseits in Kombination mit anderen Atemmodi wie SIMV und MMV gewählt werden.

Wenngleich die PSV ein eigener Atemmodus ist, kann das Verfahren auch mit anderen Atemmodi wie SIMV und MMV kombiniert werden.

6.2 Vor- und Nachteile der PSV

Vorteile. Bei den allermeisten Intensivpatienten ist die Atemregulation primär nicht oder nur wenig gestört, so daß eine vollständig kontrollierte Beatmung oft nicht erforderlich ist.

Entsprechend weist die PSV im **Vergleich zur CMV oder A/C** folgende Vorteile auf: Der Patient kann Atemrhythmus, Atemzyklus und Inspirationsdauer weitgehend selbst bestimmen, sein Spielraum ist also größer. Hierdurch wird oft eine bessere Synchronisation mit dem Respirator erreicht, so daß oft auf eine tiefe, gelegentlich sogar auf jegliche Sedierung verzichtet werden kann. Der mittlere Atemwegsdruck ist häufig niedriger und die Kreislaufbelastung entsprechend geringer. Die Oxygenierung kann sich beim Übergang von der CMV oder A/C auf die PSV verbessern.

Im **Vergleich zur CPAP und zur reinen SIMV oder MMV** vermindert die Druckunterstützung der spontanen Atemzüge die Atemarbeit und den O_2-Verbrauch der Atemmuskulatur. Hierdurch wird einer Erschöpfung der Atemmuskulatur („respiratory fatigue") vorgebeugt.

Eine **Tachypnoe mit niedrigen Hubvolumina**, also eine schnelle flache Atmung, kann durch entsprechende PSV-Einstellung oft vermieden oder wieder beseitigt werden. Weiterhin kann durch die PSV die zusätzliche Atemarbeit durch Tubus, Schläuche, „Gänsegurgel" und Triggerventile kompensiert werden. Die hierfür erforderliche Unterstützung liegt im Mittel etwa 5–10 mbar über dem PEEP-Niveau.

In der **Entwöhnungsphase** ermöglicht die PSV eine stufenlose Verminderung der ventilatorischen Unterstützung von maximal bis minimal oder keiner Unterstützung. Unter Umständen verläuft hierdurch die Entwöhnungsphase, besonders bei schwierigen Patienten, einfacher, sicherer und kürzer.

Nachteile. Wegen der fehlenden maschinellen Kontrolle des Atemhub- und Minutenvolumens kann eine **Hypoventilation bis hin zur Apnoe** auftreten. Die Apnoegefahr kann bei einigen Respiratoren durch Einstellen einer sog. „Apnoeventilation" als Sicherheitsfunktion („Back up-Modus") vermieden werden. Alternativ kann die PSV mit der MMV kombiniert werden.

Die **Synchronisation mit der Maschine** kann bei Patienten mit sehr starkem Atemantrieb auch im PSV-Modus so schlecht sein, daß es zur ausgeprägten Hyperventilation oder zum „Kampf mit dem Respirator" kommt.

Bei **hohen inspiratorischen Atemwegswiderständen** kann der hohe Inspirationsflow zusammen mit der Zyklusvariablen die Inspiration zu rasch beenden, so daß die verabreichten Hubvolumina zu klein sind. Möglicherweise kann durch eine Veränderung der initialen Flowgeschwindigkeit, wie an einigen neuen Respiratoren möglich, die Brauchbarkeit dieses Modus auch bei Patienten mit hoher Resistance verbessert werden.

6.3 Klinische Bewertung der PSV

Eindeutige Beweise für die Überlegenheit der PSV gegenüber anderen Formen der partiellen Beatmung liegen nicht vor. Dies gilt für die längerfristige Beatmung ebenso wie für die Entwöhnung vom Respirator. Wegen der beschriebenen Vorteile wird die PSV aber sehr häufig für die Langzeitbeatmung und Entwöhnung von Patienten mit unterschiedlichen Formen der respiratorischen Insuffizienz eingesetzt. Selbst Patienten mit schweren Oxygenierungsstörungen können mit der PSV, kombiniert mit ausreichend hohem PEEP, erfolgreich behandelt werden, sofern ein ausreichender Atemantrieb erhalten ist. Besonders günstig scheint das Verfahren auch für Patienten mit COLD zu sein, vorausgesetzt, es wird ein (niedriger) extrinsischer PEEP, wenig unterhalb des intrinsischen PEEP, gewählt.

Volumenunterstützte Beatmung. Diese Variante der PSV kann nur bei wenigen der neuen Respiratoren angewandt werden. Ihre Bedeutung sowie die Vor- und Nachteile gegenüber der A/C oder PSV können noch nicht beurteilt werden.

Literatur

CMV, A/C

Blanch PB, Jones M, Layon AJ, Camner N (1993) Pressure preset ventilation. Part 1: Physiologic and mechanical considerations. Chest 104: 590–599

Blanch PB, Jones M, Layon AJ, Camner N (1993) Pressure preset ventilation. Part 2: Mechanics and safety. Chest 104: 904–912

Mador MJ (1994) Assist-control ventilation. In: Tobin MJ (ed) Principles and practice of mechanical ventilation. McGraw-Hill, New York St. Louis San Francisco, pp 207–220

Marini JJ (1994) Pressure-controlled ventilation. In: Tobin MJ (ed) Principles and practice of mechanical ventilation. McGraw-Hill, New York St. Louis San Francisco, pp 305–318

Nightingale P (1994) Pressure controlled ventilation – a true advance? Clin Intensive Care 5: 114–122

IMV, SIMV

Cohen AT, Parsloe MRJ (1987) Modes of ventilation: SIMV for all? Intensive Care World 4: 58–62

Sassoon CSH (1994) Intermittent mandatory ventilation. In: Tobin MJ (ed) Principles and practice of mechanical ventilation. McGraw-Hill, New York St. Louis San Francisco, pp 221–238

MMV

Quan SF (1994) Mandatory minute ventilation. In: Tobin MJ (ed) Principles and practice of mechanical ventilation. McGraw-Hill, New York St. Louis San Francisco, pp 333–341

Sassoon CSH (1991) Positive pressure ventilation: Alternate modes. Chest 100: 1421–1429

CPAP

Heinrichs W (1992) Positiver endexspiratorischer Druck (PEEP) Anaesthesist 41: 653–669

Rossi A, Ranieri VM (1994) Positive end-exspiratory pressure. In: Tobin MJ (ed) Principles and practice of mechanical ventilation. McGraw-Hill, New York St. Louis San Francisco, pp 259–304

PSV

Brochard L (1994) Inspiratory pressure support. Eur J Anaesthesiol 11: 29–36
Brochard L (1994) Pressure support ventilation. In: Tobin MJ (ed) Principles and practice of mechanical ventilation. McGraw-Hill, New York St.Louis San Francisco, pp 239–258
Sassoon CSH (1991) Positive pressure ventilation: Alternate modes. Chest 100: 1421–1429

12 Alternative Beatmungsformen

ÜBERSICHT

1	Beatmung mit umgekehrtem Atemzeitverhältnis („inverse ratio ventilation", IRV) ..	366
1.1	Einfluß der IRV auf den pulmonalen Gasaustausch	366
1.1.1	Einstellung der IRV	367
1.2	Volumenkontrollierte IRV (VC-IRV)	367
1.3	Druckkontrollierte IRV (PC-IRV)	367
1.4	IRV und PEEP	369
1.5	Vorteile der IRV	370
1.6	Nachteile der IRV...........................	370
1.7	Klinische Bewertung der IRV	372
1.7.1	Empfehlungen der ACCP-Consensus Conference	373
2	„Airway pressure release ventilation" (APRV)	373
2.1	Einfluß von APRV auf die Oxygenierung und Ventilation	374
2.1.1	Wie wird APRV eingestellt?	375
2.1.2	Varianten der APRV	375
2.2	Vergleich der APRV mit der PC-IRV	375
2.3	Vorteile der APRV	376
2.4	Nachteile der APRV.........................	376
2.5	Klinische Bewertung der APRV	376
3	„Biphasic positive airway pressure" (BIPAP) .	377
3.1	Einstellgrößen beim BIPAP	378
3.2	Kontrollierte Beatmungsmodi	378
3.3	Partielle Beatmungsmodi	379

3.4	Spontanatmungsmodus (CPAP)	380
3.5	Klinische Bewertung des BIPAP	380
4	**Neue, servokontrollierte Beatmungsformen**	**381**
5	**Seitengetrennte Beatmung ("independent lung ventilation", ILV)**	**382**
5.1	Beatmungsverfahren bei der ILV	383
5.2	Vorteile der ILV	383
5.2.1	Beatmung des erkrankten Lungenflügels mit höheren Atemwegsdrücken	383
5.2.2	Beatmung des erkrankten Lungenflügels mit niedrigeren Atemwegsdrücken	384
5.2.3	Selektiver Schutz der Atemwege	384
5.3	Nachteile der ILV	384
5.4	Klinische Bewertung der ILV	384
6	**Permissive Hyperkapnie (PHC)**	**385**
6.1	Auswirkungen der Hyperkapnie	385
6.2	Begleitende Maßnahmen	386
6.3	Indikationen und Kontraindikationen für die PHC	387
6.4	Begrenzung des Atemwegsdrucks	387
6.5	Klinische Bewertung der PHC	388
7	**Nichtinvasive Beatmung ("noninvasive ventilation", NIV)**	**388**
7.1	Heimbeatmung	388
7.2	Indikationen für die NIV	389
7.3	Methoden der NIV	390
7.3.1	NIV mit positivem Druck	390
7.3.2	NIV mit negativem Druck ("noninvasive negative pressure ventilation", NINPV)	392
	Literatur	**394**

Alternative Verfahren werden gewöhnlich erst dann eingesetzt, wenn mit den konventionellen oder Standardverfahren das Ziel der Beatmungstherapie nicht erreicht werden kann. Die Grenzen zwischen konventionellen und alternativen Verfahren sind allerdings fließend.

> **Alternative Beatmungsformen:**
> - „inverse ratio ventilation" (IRV),
> - „airway pressure release ventilation" (APRV),
> - „biphasic positive airway pressure" (BIPAP),
> - „independent lung ventilation" (ILV),
> - permissive Hyperkapnie (PHC),
> - „nonivasive ventilation" (NIV),
> - „noninvasive negative pressure ventilation" (NINPV).

1 Beatmung mit umgekehrtem Atemzeitverhältnis („inverse ratio ventilation", IRV)

Im Gegensatz zur konventionellen Beatmung und normalen Spontanatmung ist bei der „inverse ratio ventilation" (IRV), einer Variante der kontrollierten Beatmung, die Inspirationszeit länger als die Exspirationszeit, das Verhältnis von I:E somit >1. Die IRV wird eingesetzt bei schweren Störungen des pulmonalen Gasaustausches.

1.1 Einfluß der IRV auf den pulmonalen Gasaustausch

Die IRV verbessert v. a. die Oxygenierung des Blutes, evtl. auch die Elimination von Kohlendioxid. Diese günstigen Effekte beruhen auf folgenden Mechanismen:
- Verlängerung der Inspirationszeit,
- Ausbildung eines intrinsischen PEEP,
- Erhöhung des mittleren Atemwegsdrucks.

Verlängerung der Inspirationszeit. Die verlängerte Inspirationszeit bewirkt eine homogenere Verteilung der Inspirationsluft zwischen Kompartimenten mit unterschiedlichen Zeitkonstanten. Alveolen mit exspiratorischer Kollapsneigung werden für einen längeren Zeitraum offen gehalten, auch steht mehr Zeit für den Kontakt zwischen Alveolarluft und Lungenkapillaren in diesen Bezirken zur Verfügung; außerdem werden vermehrt Alveolen in Lungenbezirken mit langer Zeitkonstante rekrutiert.

Ausbildung eines intrinsischen PEEP. Die *verkürzte Exspirationszeit* führt regelmäßig zur Ausbildung eines intrinsischen PEEP und damit zur Erhöhung der FRC. Der PEEP entwickelt sich v. a. in langsamen Kompartimenten mit hohem Atemwegswiderstand.

Anstieg des mittleren Atemwegsdrucks. Die IRV erhöht den mittleren Atemwegsdruck, und die Höhe des mittleren Atemwegsdrucks ist – zusammen mit dem PEEP – die entscheidende Determinante für die Verbesserung der Oxygenierung, unabhängig vom jeweiligen Atemmodus.

Die Rekrutierung kollabierter Alveolen und die Verbesserung der Oxygenierung setzt nicht sofort nach Beginn der IRV ein, sondern häufig erst nach einigen Stunden.

1.1.1 Einstellung der IRV

Das I:E-Verhältnis wird je nach Schwere der Oxygenierungsstörung gewählt: Je länger die Inspirationszeit im Verhältnis zur Exspirationszeit, desto ausgeprägter ist die Verbesserung des pulmonalen O_2-Austausches bzw. der Anstieg des arteriellen pO_2. Meist reicht ein I:E-Verhältnis von 3:1 aus, jedoch sind bei vielen Respiratoren Einstellungen bis 4:1 oder mehr möglich. (Einzelheiten s. Kap. 10.)

Die IRV kann grundsätzlich druckkontrolliert oder volumenkontrolliert durchgeführt werden.

1.2 Volumenkontrollierte IRV (VC-IRV)

Für die VC-IRV (Abb. 12.1) stehen 2 Verfahren zur Verfügung: die Beatmung mit normaler Flußgeschwindigkeit und die Beatmung mit einem langsamen Inspirationsflow ohne wesentliche inspiratorische Pause. Bei Beatmung mit normaler Flußgeschwindigkeit ist der entstehende Spitzendruck ebenso hoch wie bei normaler CMV; die inspiratorische Pause ist jedoch verlängert. Die Beatmung mit langsamem Flow kann mit einem zeit- oder volumengesteuerten Respirator erfolgen. Sie ermöglicht eine turbulenzarme, gleichmäßige Verteilung des Hubvolumens, wobei die entstehenden mittleren Atemwegsdrücke relativ niedrig sind. Werden gleiche Hubvolumina zugeführt, so ist aber der endinspiratorische Druck bei beiden Verfahren identisch.

1.3 Druckkontrollierte IRV (PC-IRV)

Die druckkontrollierte IRV (PC-IRV) (Abb. 12.2) geht mit einem gleichmäßig hohen Druckniveau während der gesamten Inspirationsphase einher; der Flow ist dezelerierend. Hierdurch erfolgt möglicherweise eine bessere Rekrutierung kollabierter Alveolen. Hohe Spitzendrücke können

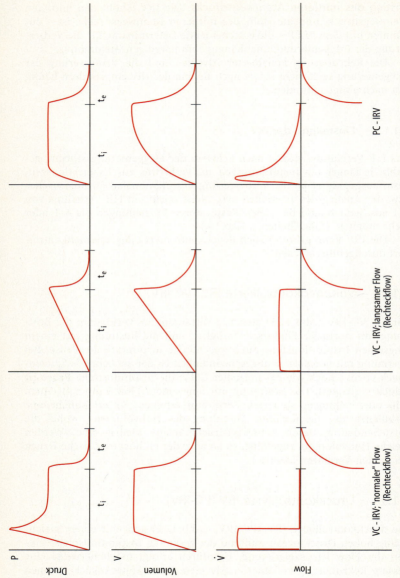

Abb. 12.1. Verschiedene Formen der IRV ("inversed ratio ventilation"). Beispielhaft gewähltes Verhältnis I:E = 2:1. *VC-IRV:* volumenkontrollierte IRV; *PC-IRV:* druckkontrollierte IRV

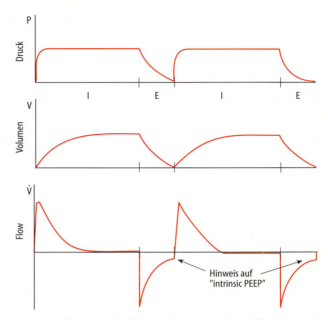

Abb. 12.2. Druckkontrollierte IRV (PC-IRV) mit einem Atemzeitverhältnis von 3:1

mit der PC-IRV vermieden werden, entsprechend ist die Gefahr einer dynamischen Überdehnung der Lunge geringer. Allerdings nimmt das Hubvolumen ab, je ausgeprägter das „air trapping" und je höher der intrinsische PEEP sind.

1.4 IRV und PEEP

Bei der IRV kann je nach Bedarf auch ein extrinsischer, am Respirator einzustellender PEEP angewandt werden. Wird kein PEEP angewandt, so entsteht die Zunahme der FRC nur durch den intrinsischen PEEP. In einer erkrankten Lunge liegen jedoch stets langsame Kompartimente vor, bei denen sich unter der IRV ein intrinsischer oder Auto-PEEP ausbildet, aber auch schnelle Kompartimente, in denen kein intrinsischer PEEP aufgebaut wird. Da jedoch meist auch die Gasaustauschfläche der schnellen Kompartimente vergrößert werden soll, kann die IRV mit einem niedrigen extrinsischen PEEP von 5–8 mbar (1 mbar = 100 Pa) angewandt werden.

1.5 Vorteile der IRV

Die IRV soll zu einer gleichmäßigeren Verteilung des Atemhubvolumens führen als die konventionelle Beatmung mit einem PEEP (Abb. 12.3). Theoretisch ist hierdurch eine Verbesserung des Ventilations-Perfusions-Verhältnisses in zuvor schlecht belüfteten Arealen zu erwarten, ohne daß gesunde Lungenbezirke überbläht werden. So wird nicht nur die Oxygenierung verbessert, sondern auch die Totraumvergrößerung und Beeinträchtigung der CO_2-Elimination durch konventionelle Beatmung mit einem PEEP vermieden. Gelegentlich wird die CO_2-Elimination sogar verbessert. Wird, volumen- oder druckkontrolliert, mit langsamem Flow beatmet, so nimmt der Spitzendruck bei unverändertem Hubvolumen ab.

1.6 Nachteile der IRV

Ohne ausreichende Druckbegrenzung besteht bei der VC-IRV die Gefahr einer dynamischen Lungenüberdehnung mit Entwicklung hoher Atemwegsdrücke, die sich ungünstig auf die Herz-Kreislauf-Funktion und das Lungengewebe auswirken. Diese Effekte können durch eine druckkontrollierte IRV vermieden werden.

Abb. 12.3. *Links:* PC-IRV mit „inflation hold" verhindert alveoläre Überdehnung und eliminiert Pendelluft. *A* regionale Unterschiede der Lungenvolumina bei ARDS. *B* Während PC-IRV sistiert die alveoläre Belüftung, wenn p_A sich mit dem vorgebenen Volumen äquilibriert; hierdurch wird eine Hyperinflation und ein Anstieg des inspiratorischen Spitzendrucks verhindert. *C* Bei Anwendung eines „inflation hold" wird vom Respirator ein Frischgasfluß aufrechterhalten, so daß sich die Alveolen mit langer Zeitkonstante langsam füllen können und die atelektatischen Alveolen rekrutiert werden. Hierdurch wird der Totraumanteil reduziert, der inspiratorische Spitzendruck vermindert und das Ventilations-Perfusions-Verhältnis verbessert. *Rechts:* VC mit inspiratorischer Pause. Theoretisch wird durch eine endinspiratorische Pause die Verteilung des Atemgases verbessert, weil das Atemzugvolumen für einen längeren Zeitraum in der Lunge verbleibt. *A* regionale Unterschiede im Alveolarvolumen bei ARDS. *B* Konventionelle volumenkontrollierte Beatmungshübe verteilen das Atemgas in den besser dehnbaren Alveolen oder solchen mit niedrigem Widerstand der terminalen Atemwege; hierdurch kommt es zur Überblähung und Anstieg des inspiratorischen Spitzendrucks, während andere Alveolen nur wenig oder gar nicht ventiliert werden. *C* Wird das Atemhubvolumen für einen längeren Zeitraum in der Lunge gehalten, so entsteht eine Umverteilung von Gas aus den überblähten Regionen in die minderbelüfteten Alveolen (Pendelluft); hierdurch nimmt der Totraum ab, und das Ventilations-Perfusions-Verhältnis wird verbessert

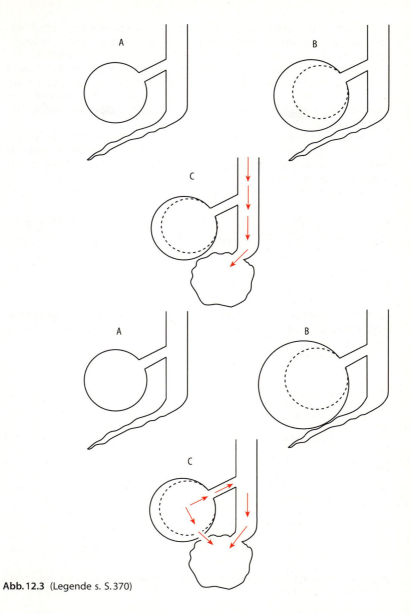

Abb. 12.3 (Legende s. S. 370)

1 Beatmung mit umgekehrtem Atemzeitverhältnis („inverse ratio ventilation", IRV)

Grundsätzlich geht die Verbesserung der Oxygenierung durch die IRV mit einer stärkeren Beeinträchtigung der Herz-Kreislauf-Funktion einher als die konventionelle Beatmung mit einem I:E-Verhältnis < 1 und vergleichbaren oberen Atemwegsdrücken. Die kardiozirkulatorischen Effekte sind um so ausgeprägter, je höher der mittlere Atemwegsdruck ist. Ein hoher intrinsischer PEEP ($PEEP_i$) kann zu einer Überdehnung umschriebener Alveolarbezirke führen, daher sollte der $PEEP_i$ regelmäßig bestimmt werden.

Bei wachen Patienten ruft die IRV, besonders die VC-IRV mit langsamem Flow, Luftnot hervor, so daß in der Regel eine tiefe Sedierung, bei einigen Patienten sogar eine Muskelrelaxierung erforderlich ist, um spontane Atemzüge zu vermeiden (Abb. 12.4).

Folgendes ist zu beachten:

> Die IRV verstärkt bei obstruktiven Lungenerkrankungen das „air trapping". Daher ist IRV bei Asthma und COPD kontraindiziert.

1.7 Klinische Bewertung der IRV

Bei akuten restriktiven Lungenerkrankungen mit schweren Störungen der Oxygenierung sollte der Einsatz der IRV erwogen werden. So wird über

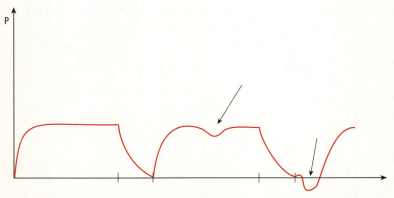

Abb. 12.4. Schwankungen im Druck-Zeit-Diagramm bei PC-IRV durch Inspirationsbemühungen des Patienten

gute Ergebnisse bei Kindern mit IRDS und bei Erwachsenen mit „acute lung injury" (ALI) oder akutem Lungenversagen berichtet, besonders bei Verwendung der PC-IRV. Zwar überwiegen beim ARDS schnelle Kompartimente mit niedriger Compliance, jedoch entstehen auch langsame Kompartimente durch regional erhöhte Atem- und Gewebewiderstände, auf die sich die IRV günstig auswirken könnte. Allerdings ist bisher nicht erwiesen, daß die IRV wesentliche Vorteile gegenüber konventionellen Beatmungsverfahren mit normalem I:E-Verhältnis, aber gleichem intrinsischem oder extrinsischem PEEP-Niveau und ähnlichen mittleren Atemwegsdrücken aufweist.

1.7.1 Empfehlungen der ACCP-Consensus Conference

Um ein pulmonales Barotrauma und eine zu starke Beeinträchtigung der Herz-Kreislauf-Funktion zu vermeiden, empfiehlt die ACCP-Consensus Conference folgendes Vorgehen beim Einsatz der IRV:
- Die VC-IRV ist einfacher anzuwenden als die PC-IRV, da die meisten Ärzte mit volumenkontrollierter Beatmung gut vertraut sind und diese Beatmungsform an jedem Respirator einzustellen ist.
- Die Patienten müssen meist tief sediert werden.
- Bei der VC-IRV müssen Atemwegsspitzen- und Plateaudruck sorgfältig überwacht werden. Der Druckalarm sollte 10 mbar über dem gewünschten $p_{max.}$ eingestellt werden.
- Bei der PC-IRV muß das Exspirationsvolumen überwacht werden.
- Der Auto-PEEP sollte gemessen werden (s. Kap. 16).
- Die Hämodynamik sollte mit einem Pulmonalarterienkatheter überwacht werden.

Folgendes sollte beachtet werden:
  Entgegen diesen Empfehlungen bevorzugen die meisten Intensivmediziner statt der VC-IRV die PC-IRV. Lachmann (1995) bezeichnet den Einsatz der VC-IRV sogar als „professionellen Fehler".

2 „Airway pressure release ventilation" (APRV)

Bei der APRV wird, wie beim CPAP, ein vorwählbarer Atemwegsdruck erzeugt, bei dem der Patient spontan atmen kann (Abb. 12.5). Der Atemwegsdruck wird in bestimmten Abständen für kurze Zeit freigegeben („release") und fällt dadurch auf ein niedrigeres Druckniveau ab. Hierdurch wird die Ventilation des Patienten unterstützt.

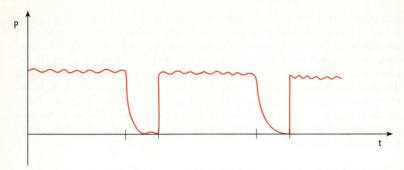

Abb. 12.5. APRV („airway pressure release ventilation") Der Patient kann bei einem vorwählbaren Atemwegsdruck spontan atmen. Der Atemwegsdruck wird in bestimmten Abständen für kurze Zeit freigegeben und fällt auf ein niedrigeres Niveau ab. Hierdurch wird primär die Expiration des Patienten unterstützt, sekundär auch die nachfolgende Inspiration

> Die APRV ist der einzige Atemmodus, der primär die Exspiration und nicht die Inspiration unterstützt.

In den oberen Atemwegen fällt der Druck bis auf ein niedriges PEEP-Niveau oder auf den Atmosphärendruck bzw. Null (= ZEEP). Demgegenüber bildet sich in den unteren Atemwegen abhängig von der Öffnungszeit, der Höhe des CPAP-Druckniveaus, den Strömungsverhältnissen und der Zeitkonstante der Lunge in den Alveolen während der Releasephase ein höheres Druckniveau aus, als am Gerät vorgewählt wurde, d. h., es entsteht ein **intrinsischer PEEP**.

2.1 Einfluß der APRV auf die Oxygenierung und Ventilation

Die APRV verbessert die O_2-Aufnahme in der Lunge und die Elimination von Kohlendioxid. Die Verbesserung der Oxygenierung hängt v. a. vom Druckniveau ab, bei dem der Patient spontan atmet, die Unterstützung der Ventilation hingegen von der Häufigkeit und der Dauer der Öffnungs- bzw. Releasephasen.

2.1.1 Wie wird die APRV eingestellt?

Wie hoch das obere Druckniveau eingestellt werden soll, richtet sich nach dem Schweregrad der Oxygenierungsstörung und der Abnahme der Compliance (s. Kap. 10). Die optimale Dauer der Öffnungszeit ist nicht genau bekannt; meist wird ein Bereich von 0,5–3 s gewählt. Die Anzahl der Öffnungen pro Minute hängt vom Ausmaß der gewünschten Unterstützung der Ventilation bzw. der Elimination von Kohlendioid ab; gebräuchlich sind Frequenzen zwischen 5 und 15/min.

2.1.2 Varianten der APRV

Die APRV kann auf unterschiedliche Weise verwirklicht werden:
1) über ein konventionelles Continuous-flow-CPAP-System, in das ein Ventil integriert ist, das sich, zeitgesteuert, intermittierend öffnet,
2) durch maschinelle Demand-flow-Systeme, bei denen die Freigabe des Atemwegsdrucks mit der Exspiration synchronisiert werden kann. Dieses Verfahren wird auch als „**intermittend mandatory pressure release ventilation**" (IMPRV) bezeichnet. Die Kombination mit der PSV ist grundsätzlich möglich. An gebräuchlichen Respiratoren kann die APRV gegenwärtig nur über einen BIPAP verwirklicht werden (s. Abschnitt 3).

2.2 Vergleich der APRV mit der PC-IRV

Bei der APRV kann das CPAP-Niveau, bei dem der Patient spontan atmet, auch als „oberes" oder „inspiratorisches" Druckniveau angesehen werden, das Niveau, auf das der Atemwegsdruck bei Freigabe abfällt, als „unteres" oder „exspiratorisches" Niveau. Entsprechend kann die Öffnungszeit als „Exspirationszeit" und die Zeit, innerhalb derer der Patient bei dem oberen Niveau atmet, als „Inspirationszeit" angesehen werden. Der Patient atmet danach also gewissermaßen auf einem inspiratorischen Druckniveau spontan. Da bei der APRV die inspiratorische Phase erheblich länger dauert als die Exspiration, gleicht die APRV einer druckkontrollierten Beatmung mit deutlich verlängertem I:E-Verhältnis mit der Möglichkeit, auf dem inspiratorischen Druckniveau spontan zu atmen. Danach ist die APRV eine PC-IRV, bei der auf beiden Druckniveaus spontan geatmet werden kann.

2.3 Vorteile der APRV

Gegenüber einer reinen **CPAP-Atmung** auf dem gleichen Druckniveau wird durch die intermittierende kurze Freigabe des Atemwegsdrucks die Ventilation, also die Elimination von Kohlendioxid verbessert, ohne daß sich die Oxygenierung verschlechtert.

Gegenüber der **konventionellen Überdruckbeatmung** lassen sich bei der APRV hohe Atemwegsdrücke und eine Überdehnung der Lunge vermeiden. Hierdurch müßte die Häufigkeit eines pulmonalen Baro- bzw. Volumentraumas reduziert werden. Wie bei der IRV soll die ventilatorische Verteilung des Atemgases besser sein als bei konventionellen Beatmungsformen. Die hämodynamischen Auswirkungen der APRV sind ähnlich wie die einer konventionellen Überdruckbeatmung, sofern gleiche mittlere Atemwegsdrücke bestehen.

2.4 Nachteile der APRV

Durch nicht synchronisierte Freigabe der Atemwege kann die Atemarbeit des Patienten gesteigert werden. Dieser Nachteil kann durch Anwendung der IMPRV vermieden werden. Wegen der kurzen Öffnungszeiten des Exspirationsventils ist die ventilatorische Unterstützung um so geringer, je höher der exspiratorische Atemwegswiderstand ist. Daher gilt:

> Die APRV darf bei Patienten mit obstruktiven Atemwegserkrankungen wie Asthma oder COLD nicht eingesetzt werden.

2.5 Klinische Bewertung der APRV

Die APRV könnte ein günstiger Atemmodus für Patienten mit schweren Störungen der Oxygenierung aufgrund einer verminderten FRC sein (z. B. ALI, ARDS). Jedoch liegen derzeit keine ausreichenden Erfahrungen mit der APRV bei diesen Erkrankungen vor. Daher ist unklar, ob die APRV bei diesen Patienten ein besseres Verfahren der respiratorischen Unterstützung darstellt als etwa A/C oder PSV kombiniert mit einem PEEP.

3 „Biphasic positive airway pressure" (BIPAP)

Grundsätzlich ähnelt der BIPAP der Demand-flow-CPAP-Atmung, jedoch mit dem wesentlichen Unterschied, daß der Patient im BIPAP-Modus auf 2 unterschiedlich hohen Atemwegdruckniveaus spontan atmen kann (Abb. 12.6). Durch den Druckunterschied zwischen den beiden Niveaus wird zusätzlich zur evtl. vorhandenen Spontanatmung ein Atemhubvolumen erzeugt. Daher gilt:

> Der BIPAP ist eine Kombination aus Spontanatmung und maschineller Beatmung, wobei die Beatmung mandatorisch oder assistiert erfolgen kann.

Die Möglichkeit für den Patienten, gleichzeitig spontan zu atmen und maschinell beatmet zu werden, unterscheidet den BIPAP von allen anderen Mischformen aus spontaner und kontrollierter Ventilation, bei denen beide Atemmodi nur nacheinander erfolgen können, so z.B. bei der SIMV. Im BIPAP-Modus ist praktisch jedes Maß an Unterstützung der Ventilation möglich – von kontrollierter Beatmung über zahlreiche partielle Beatmungsformen bis hin zur ausschließlichen Spontanatmung.

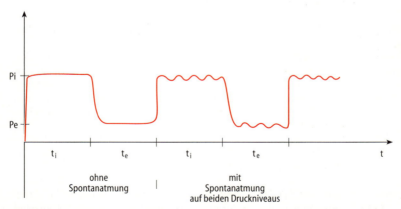

Abb. 12.6. BIPAP („biphasic positive airway pressure"; 1:3 und 1:1). Hierbei kann der Patient auf 2 unterschiedlich hohen Atemwegsdruckniveaus spontan atmen. Durch den Druckunterschied zwischen beiden Niveaus wird zusätzlich zur möglicherweise vorhandenen Spontanatmung ein Atemhubvolumen erzeugt

3.1 Einstellgrößen beim BIPAP

Der BIPAP ist ein druckkontrollierter, maschinen- oder patientengetriggerter, maschinenbegrenzter und maschinengesteuerter Atemmodus. Um das Atemmuster zu bestimmen, werden folgende 4 Variablen am Respirator eingestellt:
- oberes (inspiratorisches) Druckniveau (p_i),
- unteres (exspiratorisches) Druckniveau (p_e),
- Zeitdauer des oberen Druckniveaus (t_i),
- Zeitdauer des unteren Druckniveaus (t_e).

Nach der Terminologie der AARC-CC korreliert jeder dieser 4 Einstellparameter mit einer Phasenvariable:
- Triggervariable (t_e): Nach Ablauf einer bestimmten (Exspirations-)Zeit wird die Inspiration begonnen = zeitgesteuerter Trigger.
- Begrenzungsvariable (p_i): Druckbegrenzung.
- Zyklusvariable (t_i): Nach Ablauf einer bestimmten Zeit wird die Inspiration beendet; Zeitsteuerung.
- Grundlinienvariable (p_e): ZEEP oder PEEP.

Innerhalb eines bestimmten Zeitraums kann der Patient den Wechsel zwischen den beiden Druckniveaus triggern. Die Atemfrequenz errechnet sich indirekt aus der Formel $60/(t_i + t_e)$, das I:E-Verhältnis aus t_i/t_e.

In einer neueren Geräteversion läßt sich der BIPAP auch über Atemfrequenz, I:E-Verhältnis, CPAP (p_e) und Inspirationsdruck (p_i) einstellen.

Flexibilität des BIPAP. Der Intensivmediziner hat beim BIPAP die Möglichkeit, durch geeignete Wahl der 4 Parameter eine Vielzahl druckkontrollierter Modi zu verwirklichen (Abb. 12.7). Der Patient wiederum kann in jedem dieser Modi auf jedem Druckniveau prinzipiell spontan atmen. Folgende Beatmungsformen können im BIPAP-Modus nachgeahmt werden:

3.2 Kontrollierte Beatmungsmodi

PC-CMV (BIPAP-CMV). Mit dem p_e wird der endexspiratorische Druck (PEEP), mit dem p_i das inspiratorische Druckniveau (p_{max}) eingestellt (Abb. 12.7).

Durch Wahl von t_i und t_e ergibt sich die Atemfrequenz f: (pro Minute) = $60/(t_i + t_e)$, durch das Verhältnis von $t_i:t_e$ das Atemzeitverhältnis.

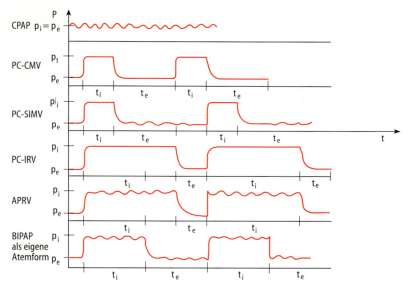

Abb. 12.7. Beatmungsformen im BIPAP-Modus

Beispiel: $t_i = 2$ s, $t_e = 4$ s; daraus folgt: $f = 60/(2 + 4) = 10/\text{min}$; Atemzeitverhältnis $= 2/4 = 1:2$ bzw. 0,5.

PC-IRV (BIPAP-IRV). Mit der Wahl von $t_i > t_e$ oder $I:E > 1$ wird die BIPAP-CMV zur BIPAP-IRV.

3.3 Partielle Beatmungsmodi

PC-SIMV (BIPAP-SIMV; Abb. 12.7**).** Bei Patienten mit auf dem Niveau des p_e erhaltener Spontanatmung wird mehrmals pro Minute für wenige Sekunden mit einem p_i eine druckbegrenzte maschinelle Inspiration erzeugt. Die t_e wird hierbei deutlich länger als die t_i eingestellt. Der Patient atmet vorwiegend auf dem unteren Druckniveau spontan. An neueren Geräten kann die BIPAP-SIMV zusätzlich als eigener „BIPAP-Untermodus" angewählt und mit der PSV kombiniert werden.

APRV (BIPAP-APRV; Abb. 12.7**).** Mehrmals pro Minute wird bei spontan atmenden Patienten der Atemwegsdruck vom erhöhten Niveau (p_i) für wenige Sekunden auf einen deutlich niedrigeren Wert (p_e) abgesenkt.

Hierbei wird die t_i deutlich länger als die t_e eingestellt. Der Patient atmet vorwiegend auf dem oberen Druckniveau spontan.

Entwickelt der Patient eine Spontanatmungsaktivität, so ist die BIPAP-IRV grundsätzlich mit der BIPAP-APRV identisch. Der BIPAP ist der einzige Atemmodus, durch den derzeit die APRV (genauer: synchronisierte APRV = IMPRV) mit einem kommerziell erhältlichen Beatmungsgerät verwirklicht werden kann.

BIPAP als eigene Atemform. Hierzu werden bei Patienten mit erhaltener Spontanatmung t_i und t_e etwa gleich lang eingestellt. Der Patient atmet auf beiden Druckniveaus spontan.

3.4 Spontanatmungsmodus (CPAP)

p_i und p_e werden gleich hoch gewählt; die Einstellung von t_i und t_e ist unerheblich. Der Patient atmet ohne maschinelle Unterstützung ausschließlich auf dem gewählten Druckniveau spontan (Abb. 12.7).

3.5 Klinische Bewertung des BIPAP

Mit dem BIPAP liegt ein variabler Atemwegsmodus vor, der 2 Tendenzen der modernen Respirator- und Beatmungstechnik in sich vereint:
- druckkontrollierte Beatmung,
- Erhaltung der Spontanatmung des Patienten.

Durch die druckkontrollierte Beatmung soll die Gefahr der Baro- bzw. Volumentraumatisierung der Lunge vermindert werden, durch die Erhaltung der Spontanatmung der Bedarf an Sedativa auch bei sonst eher als unangenehm empfundenen Atemmodi wie etwa der IRV. Ansonsten entsprechen die Vor- und Nachteile spezieller BIPAP-Einstellungen im wesentlichen denen der hierdurch verwirklichten oder nachgeahmten Beatmungsformen. Da sich praktisch jede Form der druckkontrollierten Beatmung mit dem BIPAP durchführen läßt, ist der BIPAP in einigen Zentren zur überwiegend verwendeten Form der Beatmung von Intensivpatienten geworden.

BIPAP und BiPAP. Um Verwechslungen zu vermeiden, sei darauf hingewiesen, daß ein bestimmter Respiratorhersteller einen ganz anderen Beatmungsmodus als BiPAP („bilevel positive airway pressure") bezeichnet. Dieser Modus unterscheidet sich deutlich vom zuvor beschriebenen BIPAP („biphasic positive airway pressure"). Der BiPAP ist eine Kombination von CPAP und Druckunterstützung, da bei jedem Atemzyklus des Patienten zwischen unterem und oberem Atemwegsdruckniveau flowgesteuert gewechselt wird. Dieses Verfahren ist nicht für Intensivpatienten, sondern für die nichtinvasive Heimbeatmung über eine Nasenmaske entwickelt worden, z.B. für Patienten mit obstruktivem Schlafapnoesyndrom. Die Anwendung auf Intensivstationen ist jedoch grundsätzlich möglich, wegen der mangelnden Alarmvorrichtungen aber bisher nicht üblich.

4 Neue, servokontrollierte Beatmungsformen

Diese Verfahren beruhen auf mikroprozessorgesteuerten Feed-back-Systemen (Closed-loop-Systeme), die eine oder mehrere bestimmte Variablen innerhalb gewisser Grenzen konstant halten.

MMV. Die MMV ist bisher die einzige Form eines servokontrollierten Systems, das eine gewisse Verbreitung gefunden hat und in kommerziell erhältlichen Respiratoren verfügbar ist. Andere servokontrollierte Modi mit spezifischen Zielvariablen und Regelgrößen und noch komplexeren Beatmungsmodi, sog. „knowledge-based systems" oder „intelligente Respiratoren", befinden sich in der Entwicklung, sind jedoch noch nicht kommerziell erhältlich. Wesentliche Vorteile dieser Atemmodi sind bislang nicht nachgewiesen worden.

Zwei Beispiele:
„**adaptive lung ventilation**" (ALV): Der zugrundeliegende Modus ist eine „intelligentere" Variante der druckkontrollierten IMV. Der Respirator reguliert selbständig und bedarfsangepaßt Atemfrequenz und Druckunterstützung unter Messung lungenmechanischer Parameter: Je geringer die Spontanatmung, desto größer ist die vom Respirator gelieferte Druckunterstützung und IMV-Frequenz, und umgekehrt.

„**proportional assist ventilation**" (PAV): Der Respirator unterstützt die Inspiration um so mehr, je größer seine Anstrengung ist: Je stärker der Patient einatmet, desto größer ist die Druckunterstützung. Das Verfahren bedient sich also einer positiven Rückkopplung, im Gegensatz etwa zur MMV, die durch negative Rückkopplung das Minutenvolumen um so weniger unterstützt, je mehr der Patient selbst atmet. Dadurch und durch die variable Inspirationsunterstützung unterscheidet sich die PAV von allen anderen Formen der augmentierenden Beatmung, in denen entweder die Volumen- oder die Druckverabreichung konstant ist. Die PAV gestattet dem Patienten die größtmögliche Kontrolle über seinen Atemrhythmus. Problematisch ist, wie bei allen Systemen mit positiver Rückkopplung, die Möglichkeit des sog. „run away", dem normalerweise durch die Retraktionskräfte von Thorax und Lunge entgegengewirkt wird.

5 Seitengetrennte Beatmung („independent lung ventilation", ILV)

Es gibt praktisch keine Lungenerkrankung, die völlig homogen über die gesamte Lunge verteilt ist. Dennoch muß in der Regel die gesamte Lunge, d. h. gesunde und kranke Anteile, zur gleichen Zeit und mit dem gleichen Atemmodus beatmet werden. Aus anatomischen Gründen ist eine Ausnahme hiervon nur möglich, wenn die Hauptschädigung vorwiegend einen Lungenflügel betrifft, während der andere weitgehend gesund ist. In diesen Fällen kann mit einem Doppellumentubus intubiert und seitengetrennt beatmet werden.

Die Intubation mit einem Doppellumentubus wird routinemäßig bei lungenchirurgischen Eingriffen angewandt. Meist wird der Tubus oral eingeführt, neuerdings gibt es jedoch auch doppellumige Trachealkanülen. Die Tubuslage sollte grundsätzlich bronchoskopisch kontrolliert werden. Nachfolgend sind Indikationen für die ILV zusammengestellt.

Indikationen für eine seitengetrennte Beatmung des Intensivpatienten:

Vorwiegend einseitiges Auftreten folgender Erkrankungen:
- Lungenkontusion,
- Aspiration,
- Lungenödem,
- ausgedehnte Atelektasenbildung,
- Pneumonie,
- Abszeß,
- Bronchiektasen,
- Hämorrhagie,
- Bronchospasmus,
- bronchopleurale Fistel,
- Bronchusstumpfinsuffizienz,
- ARDS.

Beidseitiges Auftreten folgender Erkrankungen:
- schweres ARDS,
- schwere Pneumonie,
- massive Aspirationspneumonitis.

5.1 Beatmungsverfahren bei der ILV

Beim gesunden und kranken Lungenflügel können unterschiedliche Beatmungsmodi angewandt werden. Auf diese Weise ist es möglich, jede Lunge entsprechend ihrer Compliance, ihrem Atemwegswiderstand oder Schädigungsmechanismus individuell zu beatmen. Folgende Kombinationen sind gebräuchlich:
- 2 unabhängig voneinander tätige Respiratoren (unsynchronisierte ILV),
- 2 nach dem „Slave-and-master-Prinzip" miteinander gekoppelte Respiratoren (synchronisierte ILV),
- 1 konventioneller Respirator und 1 Hochfrequenzbeatmungsgerät,
- 1 konventionelles Beatmungsgerät und 1 Continuous-flow-CPAP-System,
- 2 Continuous-flow-CPAP-Systeme, die auf unterschiedliche PEEP-Niveaus eingestellt sind,
- 1 Respirator, der über einen Konnektor mit beiden Lumina verbunden ist (dient lediglich dem selektiven Schutz der Atemwege).

Eine Synchronisierung der Respiratoren über ein Interface weist im Vergleich zur unsynchronisierten Form der ILV keine wesentlichen Vorteile auf und kompliziert nur unnötig das Verfahren.

5.2 Vorteile der ILV

Der wichtigste Vorteil der seitengetrennten Beatmung ist die Möglichkeit, beide Lungenflügel unterschiedlichen Drücken auszusetzen. Praktisch kann in folgender Weise vorgegangen werden:

5.2.1 Beatmung des erkrankten Lungenflügels mit höheren Atemwegsdrücken

Die Anwendung eines höheren PEEP oder Atemwegsmitteldrucks bei restriktiven Erkrankungen eines Lungenflügels (ARDS, Atelektase, Pneumonie oder Lungenkontusion) führt ohne seitengetrennte Beatmung zur Überdehnung der gesunden Lungenanteile des anderen Flügels. Durch den Anstieg des pulmonalen Gefäßwiderstands im Bereich der gesunden, aber überdehnten Alveolarbezirke kann eine Umverteilung des Blutflusses in die schlechter ventilierten Bezirke auftreten. Es entsteht eine paradoxe PEEP-assoziierte Verschlechterung der Oxygenierung und eine Zunahme des alveolären Totraums. Dieser Effekt kann vermieden werden, wenn der Lungenflügel mit der niedrigeren Compliance mit einem höheren PEEP beatmet wird als der gesunde.

5.2.2 Beatmung des erkrankten Lungenflügels mit niedrigeren Atemwegsdrücken

Bei bronchopleuraler Fistel oder Bronchusstumpfinsuffizienz kann der mittlere Atemwegsdruck durch konventionelle Beatmung, Continuous-flow-CPAP oder HFV auf der erkrankten Seite so weit erniedrigt werden, daß entweder der Fistelöffnungsdruck nicht erreicht oder das über die Fistel verlorengehende Atemvolumen wesentlich vermindert wird. Hierdurch wird die Heilung der Fistel unterstützt, ohne die Ventilation der anderen Lunge zu beeinträchtigen.

5.2.3 Selektiver Schutz der Atemwege

Bei einseitigen entzündlichen Prozessen (Pneumonie, Abszeß) kann durch die Trennung der Atemwege im Bereich der Hauptbronchien ein Übergreifen der Entzündung auf den anderen Lungenflügel erschwert, im günstigen Fall sogar verhindert werden. Diese selektive Trennung der Atemwege kann auch bei einseitigen Blutungen in der Lunge angewandt werden.

5.3 Nachteile der ILV

Die Intubation mit einem Doppellumentubus und die Betreuung und Überwachung des Patienten setzen erhebliche Erfahrung voraus. Eine akzidentelle Dislokation des Tubus kann verheerende Folgen haben. Daher müssen die Patienten immer tief sediert, evtl. sogar relaxiert werden. Bei kleinen Kindern kann dieses Verfahren wegen des Fehlens entsprechender Tuben nicht angewandt werden.

5.4 Klinische Bewertung der ILV

Trotz der beschriebenen Vorteile für die Beatmungstherapie einseitiger Lungenerkrankungen läßt sich durch das Verfahren die Prognose dieser Erkrankungen nicht wesentlich verbessern. Dies gilt auch für die Therapie schwerer beidseitiger Erkrankungen wie ARDS und Pneumonie, bei denen die seitengetrennte Beatmung ebenfalls empfohlen worden ist. Die angegebenen Indikationen sind somit sämtlich als relativ anzusehen. Meist kann mit druckkontrollierter Beatmung, mäßigem PEEP und Lagerungstherapie bei ein- wie auch beidseitigen Erkrankungen ein gleich guter Effekt erreicht werden. Insgesamt wird daher die seitengetrennte Beatmung, außer bei thoraxchirurgischen Eingriffen, bei Intensivpatienten nur sehr selten eingesetzt.

6 Permissive Hyperkapnie (PHC)

Wichtigstes Ziel aller konventionellen Beatmungstechniken sind normale Blutgaswerte. Bei schwersten Formen des akuten Lungenversagens, z. B. ARDS und obstruktiven Lungenerkrankungen, kann allerdings die Normoventilation oft nur mit massiv erhöhten inspiratorischen Atemwegsdrücken erreicht werden. Hohe Drücke überdehnen regionale Lungenbezirke und führen zum Baro- bzw. Volumentrauma. Diese Druck- und Volumenbelastungen der Lunge können durch Beatmung mit niedrigen Atemhubvolumina oder einer niedrig eingestellten Druckbegrenzung vermieden werden. Hierdurch entsteht jedoch zwangsläufig eine Hyperkapnie, die auch durch eine Erhöhung der Atemfrequenz nicht vollständig kompensiert werden kann. Der arterielle p_aO_2 hingegen bleibt gewöhnlich im Normbereich, wenn die inspiratorische O_2-Konzentration entsprechend erhöht wird.

> Bei der PHC wird mit niedrigen Atemminutenvolumina beatmet und die hierdurch entstehende Hyperkapnie hingenommen, um die lungenschädigende Wirkung hoher inspiratorischer Atemwegsdrücke bzw. hoher Atemzugvolumina zu vermeiden.

Meistens steigen die p_aCO_2-Werte nicht höher als 100 mm Hg (1 mm Hg = 133,322 Pa) an, jedoch sind auch Beatmungstherapien mit Hyperkapnien von mehr als 150 mm Hg erfolgreich eingesetzt worden.

6.1 Auswirkungen der Hyperkapnie

Die Hauptwirkung der Hyperkapnie ist die respiratorische Azidose. Weitere Auswirkungen sind nachfolgend zusammengestellt:

Ungünstige Auswirkungen und Gefahren:
- respiratorische Azidose,
- Anstieg des pulmonalen Gefäßwiderstandes,
- Zunahme der Hirndurchblutung und des Hirndrucks,
- zerebrale Krampfanfälle (bei einem p_aCO_2 > 150–200 mm Hg),
- ventrikuläre und supraventrikuläre Arrhythmien,
- Beeinträchtigung der Myokardkontraktilität,
- Tachypnoe,
- Dyspnoe,
- Hyperkaliämie,
- Verschlechterung der O_2-Aufnahme des Hämoglobins in der Lunge (Rechtsverschiebung der O_2-Bindungskurve),
- Hypoxie (wenn die F_IO_2 zu niedrig ist).

Günstige Auswirkungen:
- Zunahme der Splanchnikusdurchblutung,
- Verbesserung der O_2-Abgabe des Hämoglobins im Gewebe (Rechtsverschiebung der O_2-Bindungskurve).

6.2 Begleitende Maßnahmen

Zu den begleitenden Maßnahmen bei der PHC gehören die Verminderung der CO_2-Produktion und die Beeinflussung des abfallenden pH-Werts.

Senkung der CO_2-Produktion. Durch Senkung der CO_2-Produktion kann der Anstieg des p_aCO_2 bzw. die Hyperkapnie vermindert werden. Hierzu gehören Sedierung, Analgesie, Muskelrelaxierung, Ernährung mit hohem Fett- und niedrigem Kohlenhydratanteil, Senkung der erhöhten Körpertemperatur, z. B. durch ASS oder Ibuprofen und kühlende Maßnahmen.

Anhebung des pH-Werts. Der durch die Hyperkapnie abfallende pH-Wert kann durch Zufuhr von Puffersubstanzen angehoben werden. Meist wird hierfür Bikarbonat eingesetzt, jedoch ist dieses Vorgehen umstritten. So wird von einigen Autoren eine Verstärkung der intrazellulären Azidose durch Bikarbonat befürchtet, während andere Autoren eine raschere renale Kompensation der Azidose durch vorsichtige Zufuhr von Bikarbonat annehmen. Ob sich die Bikarbonattherapie günstig auf den Krankheitsverlauf auswirkt, ist bisher nicht gesichert. Grundsätzlich sollte erst gepuffert werden, wenn der pH-Wert auf < 7,2 abgefallen ist. Eine Alkalose durch übermäßige Pufferung sollte unbedingt vermieden werden. Bikarbonat ist ein CO_2-bildender Puffer, durch den die Hyperkapnie verstärkt wird. Ob Puffer wie THAM (Tris) oder Carbicarb, die kein Kohlendioxid bilden, vorteilhafter sind als Bikarbonat, ist ungeklärt.

6.3 Indikationen und Kontraindikationen für die PHC

Indikationen. Die PHC kann bei allen schweren Lungenfunktionsstörungen erwogen werden, bei denen eine Normoventilation ohne Anstieg des oberen Atemwegsdrucks auf >35 mbar nicht aufrechterhalten werden kann, z.B. beim ARDS oder Status asthmaticus.

Meist wird die PHC in Kombination mit druckkontrollierten Beatmungsverfahren wie PCV, PSV und IRV angewandt. Bei obstruktiven Erkrankungen ist die IRV allerdings kontraindiziert.

Kontraindikationen. Als Kontraindikationen für die PHC gelten:
- Schädel-Hirn-Trauma,
- hoher intrakranieller Druck,
- koronare Herzerkrankung,
- schwere Herzinsuffizienz,
- zerebrales Krampfleiden.

In kritischen Fällen müssen jedoch diese Kontraindikationen gegen die Gefahren einer erzwungenen Normoventilation abgewogen werden. Der Anstieg des Pulmonalarteriendrucks durch Hyperkapnie bzw. Azidose ist weniger ausgeprägt als durch Hypoxie oder hohen Atemwegsdruck, vielmehr wird der Pulmonalarteriendruck durch die PHC insgesamt eher günstig beeinflußt.

6.4 Begrenzung des Atemwegsdrucks

Der Atemwegsspitzendruck oder der Plateaudruck sollte nach den Empfehlungen der ACCP-CC auf Werte von ca. 35 mbar begrenzt werden; die Höhe des PEEP richtet sich nach der Schwere der Oxygenierungsstörung. Einige Zentren verwenden regelmäßig niedrigere p_{max}-Werte und tolerieren dafür höhere pCO_2-Werte. Andere setzen in schweren Fällen die Druckbegrenzung auf 40 mbar herauf. Wieder andere fordern trotz des Risikos der Barotraumatisierung ein Mindesthubvolumen von 4 ml/kg – unabhängig von dem sich hieraus ergebenden Spitzendruck.

6.5 Klinische Bewertung der PHC

Es hat sich gezeigt, daß auch sehr hohe pCO_2-Werte von den meisten Patienten über viele Tage gut toleriert werden, besonders bei ungestörter Nierenfunktion, da hierbei die respiratorische Azidose rasch metabolisch kompensiert wird – jedoch nicht vollständig, sondern nur partiell.

Ein besonderer Vorteil der PHC ist die einfache Durchführbarkeit, v. a. gegenüber dem alternativen Verfahren der extrakorporalen CO_2-Elimination, die nur in wenigen Zentren durchgeführt werden kann. Allerdings ist bisher unklar, ob durch die PHC der Krankheitsverlauf im Vergleich zur maschinellen Normoventilation günstiger beeinflußt wird. Auch müssen die möglichen schädlichen Wirkungen des Verfahrens sorgfältig gegenüber dem Nutzen eingeschätzt werden. Nicht geklärt ist derzeit die zulässige Obergrenze des p_aCO_2 bzw. der Hyperkapnie und die Frage, ob, ab wann und womit die respiratorische Azidose gepuffert werden soll.

Insgesamt scheint aber die Baro-/Volumentraumatisierung der Lunge unter einer PHC geringer zu sein als unter erzwungener Normoventilation mit hohen Atemwegsdrücken. Vermutlich gilt daher:

Ein hoher p_aCO_2 ist gewöhnlich weniger schädlich als ein hoher Atemwegsdruck, sofern eine protrahierte Hypoxie vermieden wird.

7 Nichtinvasive Beatmung („noninvasive ventilation", NIV)

Die nichtinvasive Beatmung (NIV) ist eine Atemunterstützung ohne endotracheale Intubation. Die NIV wird v. a. in 2 Bereichen durchgeführt:
- Heimbeatmung bei chronischen respiratorischen Erkrankungen,
- Behandlung akuter respiratorischer Erkrankungen oder akuter Dekompensation chronischer respiratorischer Erkrankungen in der Intensivmedizin.

7.1 Heimbeatmung

Folgende Grade der erforderlichen respiratorischen Unterstützung werden unterschieden:

Grad 1: Maschinelle Unterstützung nur notwendig bei akuter Erkrankung oder nach Operationen.
Grad 2: Maschinelle Unterstützung regelmäßig während des Schlafes erforderlich.
Grad 3: Maschinelle Unterstützung regelmäßig während des Schlafes und einige Stunden am Tag notwendig.
Grad 4: Maschinelle Unterstützung ständig erforderlich.

Bei Grad 2 und 3 soll durch die NIV v. a. eine nächtliche Hypoventilation mit Hypoxie vermieden werden. Außerdem soll während der Nacht die ermüdete Atemmuskulatur entlastet werden, damit der Patient tagsüber effizienter spontan atmen kann. Bei Grad 4 ist die NIV nicht mehr sinnvoll, vielmehr muß ein Tracheostoma angelegt werden.

Unterstützung der Oxygenierung durch Zufuhr von Sauerstoff. Von der nichtinvasiven Beatmung muß die kontinuierliche O_2-Zufuhr bei chronisch-obstruktiven und restriktiven Lungenerkrankungen (COLD, Lungenfibrose) unterschieden werden. Durch die O_2-Zufuhr soll die Oxygenierung des Lungenkapillarblutes verbessert werden.

7.2 Indikationen für die NIV

Bei folgenden Erkrankungen ist die NIV indiziert:
- alveoläre Hypoventilation durch Störungen des Atemantriebs (z. B. Schlafapnoesyndrom, Undine-Syndrom, Pickwick-Syndrom),
- hohe Querschnittlähmung,
- Poliomyelitis,
- beidseitige Phrenikusparese,
- neuromuskuläre Erkrankungen,
- schwere Skoliose oder andere deformierende Brustkorberkrankungen.

Umstrittene Indikationen sind:
- amyotrophe Lateralsklerose,
- COLD.

Intensivmedizin. Die Nachteile und Komplikationsmöglichkeiten einer protrahierten Intubation oder einer Tracheotomie werden in zunehmendem Maße beachtet:
- ungenügende Anfeuchtung der Atemluft,
- Druckschädigungen von Nase, Gaumen, Stimmlippen und Trachea,
- Pneumonie,

- Sinusitis,
- erschwerte Kommunikation mit dem Patienten.

Daher wird auch im Bereich der Intensivmedizin zunehmend versucht, die Atmung ohne endotracheale Intubation zu unterstützen. Mögliche **Indikationen** sind akute Störungen der Oxygenierung und der Ventilation, z. B.:
- akute Dekompensation bei COLD oder Asthma bronchiale,
- Thoraxtrauma und Lungenkontusionen,
- ALI und leichtere Formen des ARDS,
- Lungenödem kardialer und nichtkardialer Genese,
- Pneumonie,
- Atelektasen,
- Oxygenierungsstörungen nach Thorax- und Oberbaucheingriffen.

7.3 Methoden der NIV

Prinzipiell stehen 2 Verfahren der NIV zur Verfügung:
1) positive Druckbeatmung (Überdruckbeatmung) über eine Maske,
2) negative Druckbeatmung über die Körperoberfläche.

Zwerchfellschrittmacher. Eine besondere, nur selten durchgeführte Variante der respiratorischen Unterstützung ist die Implantation eines Zwerchfellschrittmachers, bei dem aber die Zwerchfellinnervation und -funktion intakt sein müssen. Der Zwerchfellschrittmacher kann bei spinalen Läsionen oberhalb von C3 eingesetzt werden; meist ist aber zusätzlich eine Tracheotomie erforderlich.

7.3.1 NIV mit positivem Druck

Die nachfolgend beschriebene nichtinvasive Überdruckbeatmung („noninvasive positive pressure ventilation", NIPPV) bezieht sich auf den Bereich der Intensivmedizin, nicht auf die Heimbeatmung.

Masken. Die Überdruckbeatmung kann über Gesichtsmasken, die Nase und Mund umschließen, oder über reine Nasenmasken erfolgen. Bei Nasenmasken muß der Mund während der CPAP-Atmung geschlossen bleiben. Die Gesichtsmasken sollten durchsichtig sein, um ein Erbrechen leichter erkennen zu können. Insgesamt scheinen beide Maskenarten klinisch gleichwertig zu sein, wobei die Bevorzugung durch die Patienten aber unterschiedlich ist.

Voraussetzungen der NIPPV. Für den sicheren Einsatz der NIPPV müssen folgende Bedingungen erfüllt sein:
- komfortabler und dichter Sitz der Maske,
- wacher und kooperativer Patient,
- erhaltener Atemantrieb und funktionierende Schutzreflexe (Schlucken, Husten),
- keine ausgeprägte hämodynamische Instabilität,
- keine größeren Verletzungen im Gesichtsbereich,
- intensive ärztliche und pflegerische Anleitung und Überwachung des Patienten,
- Möglichkeit der sofortigen endotrachealen Intubation.

Beatmungsformen für die NIPPV. Grundsätzlich können die meisten Beatmungsmodi, bei Beachtung einer oberen Druckbegrenzung, auch nichtinvasiv angewendet werden. Gebräuchlich sind folgende Formen:
CPAP (sog. „Masken-CPAP") zur Therapie von Störungen der Oxygenierung, erniedrigter Compliance, Atelektasen, nächtlicher Obstruktion der oberen Atemwege und akuter Exazerbation obstruktiver Lungenerkrankungen (Asthma, COLD);
PSV, BiPAP und CMV bei Ventilationsstörungen, Schlafapnoesyndromen sowie zusammen mit einem PEEP bei den unter CPAP erwähnten respiratorischen Störungen.

Gefahren der NIV. Zu den wichtigsten Komplikationen der NIV gehören: Verletzungen der Gesichtshaut durch den Maskendruck, Undichtigkeiten der Maske, klaustrophobische Reaktionen des Patienten, Überblähung des Magens sowie Erbrechen und pulmonale Aspiration.

> Die Hauptrisiken einer NIV entstehen durch die fehlende Sicherung der oberen Atemwege.

Um diese Risiken zu mindern, sollte der PEEP auf ca. 10 und der inspiratorische Spitzendruck auf etwa 20 mbar begrenzt werden und außerdem eine kontinuierliche Überwachung des Patienten gewährleistet sein.

Praktisches Vorgehen. Beim Einsatz der NIV kann in folgender Weise vorgegangen werden:
- ▶ Vor Beginn dem Patienten das Verfahren erklären,
- ▶ Maske zunächst mit der Hand aufsetzen,
- ▶ bei dichtem Sitz Maske mit Bandkonstruktion am Kopf befestigen,
- ▶ zur Nahrungsaufnahme und zum Sprechen: NIV unterbrechen.

- Oft reichen intermittierende Anwendungen aus, z. B. über Nacht oder pro Stunde 15 min.

Wichtigstes Ziel der NIV ist die Vermeidung der endotrachealen Intubation; hierzu muß das Verfahren frühzeitig angewandt werden. Ist eine Intubation nicht zu vermeiden, so kann die NIV in das Konzept der frühzeitigen Extubation integriert werden. Hierbei werden die Patienten zunächst über den Tubus beatmet und bei Besserung des Zustands nichtinvasiv weiterbeatmet.

Abbruch der NIPPV. In folgenden Situationen muß die nichtinvasive Beatmung abgebrochen werden:
- zunehmende Intoleranz, Agitiertheit oder Lethargie des Patienten,
- fehlender Beatmungserfolg innerhalb angemessener Zeit (kein Anstieg des p_aO_2 und/oder keine Normalisierung des p_aCO_2 nach ca. 30–60 min),
- Sekretretention,
- zunehmende hämodynamische Instabilität.

Bewertung der NIPPV. Insgesamt sind die Erfahrungen mit der NIV im Vergleich zur „invasiven" Beatmung bei Intensivpatienten noch relativ gering. Bei chronischen neuromuskulären Erkrankungen mit respiratorischen Störungen hat sich die NIV einem konservativen Vorgehen ohne maschinelle Atemunterstützung als deutlich überlegen erwiesen. Ob die NIV beim Intensivpatienten günstiger für die Prognose ist als die Beatmung über einen Endotrachealtubus, muß noch geklärt werden. Angesichts der Gefahren der Langzeitintubation oder Tracheotomie scheint die Bereitschaft für den Einsatz der NIV beim Intensivpatienten zuzunehmen; besonders verbreitet ist derzeit der Masken-CPAP. Folgendes sollte aber beachtet werden:

Die nichtinvasive Beatmung ist gewöhnlich schwieriger und aufwendiger als die Beatmung über einen Tubus.

7.3.2 NIV mit negativem Druck („noninvasive negative pressure ventilation", NINPV)

Bei der NINPV wird ein negativer intrathorakaler Druck angelegt, der einen transthorakalen Druckgradienten erzeugt; hierdurch wird – wie bei der normalen Atmung – die Atemluft in die Lunge gesaugt. Die NINPV

kann mit hohen Atemhubvolumina im kontrollierten oder assistierten Beatmungsmodus durchgeführt werden. Folgende Verfahren sind möglich:
- eiserne Lunge („tank ventilation"),
- Beatmung im Unterdruckanzug („jacket ventilation"),
- Küraßbeatmung („cuirass ventilation").

Möglich ist aber auch die Beatmung mit niedrigen Hubvolumina (Hochfrequenzbeatmung):
- „high frequency body surface oscillation" (HFBSO).

Bei allen Formen wird mit einer Saugpumpe an der Oberfläche des Thorax ein Unterdruck erzeugt (bei der Beatmung mit „normalen" Hubvolumina im Bereich von 30–40 mbar), der den Brustkorb ausdehnt. Hierzu muß der NINPV-Respirator den Thorax zu den Grenzregionen der Körperoberfläche hin vollständig abdichten.

Die *eiserne Lunge* umschließt den Körper, bis auf den Hals, vollständig. Der Patient liegt wie in einem Tank, nur Kopf und Hals ragen aus dem Gerät hervor.

Der *Unterdruckanzug* ist flexibel, das innere Gestell im Bereich des Thorax hingegen aus starrem Metall oder Kunststoff.

Der *Küraßventilator* (Küraß = Brustschild) umschließt lediglich den Brustkorb des Patienten und muß nach oben, unten und den Seiten hin gut abgedichtet sein.

Bei der *HFBSO* werden hochfrequente extrathorakale Oszillationen erzeugt, die eine totale oder partielle ventilatorische Unterstützung ermöglichen (s. Kap. 13.1, „Hochfrequenzbeatmung").

Vorteile der NINPV. Die Notwendigkeit einer Intubation und die Nebenwirkungen der Überdruckbeatmung auf das Herz-Kreislauf-System entfallen. Eine Insufflation von Luft in den Magen, wie bei der NIPPV möglich, findet bei der NINPV nicht statt.

Nachteile der NINPV. Grundsätzlich bietet die NINPV keinen Schutz der Atemwege. Die eiserne Lunge ist schwer, groß, unhandlich und teuer, der pflegerische Aufwand wegen des erheblich erschwerten Zugangs zum Patienten beträchtlich. Die Beatmung mit einem Unterdruckanzug ist weniger effektiv als mit einem „tank ventilator". Küraßventilatoren müssen individuell genau angepaßt werden, damit sie dicht abschließen. An den Abschlußpunkten bilden sich leicht Druckstellen.

Bewertung der NINPV. Die Verfahren der NINPV werden heute wegen der aufgeführten Nachteile nur noch selten angewandt. Im intensivmedizinischen Bereich wird an einigen Zentren für ausgewählte Patienten, z. B. in der postoperativen Phase, eine NINPV durchgeführt. Gesicherte Indikationen hierfür gibt es aber nicht.

In einigen Regionen hat die NINPV einen gewissen Stellenwert im Bereich der Heimventilation. Bei folgenden Krankheitsbildern kann eine NINPV erwogen werden:
- a*kute respiratorische Insuffizienz:* neuromuskuläre Erkrankungen und akute Exazerbationen chronischer Atemwegserkrankungen;
- *chronische respiratorische Insuffizienz:* neuromuskuläre Erkrankungen, Skelettdeformitäten und chronische hyperkapnische Atemwegserkrankungen (COLD).

Vergleichende Studien zwischen NINPV und NIPPV sind nicht verfügbar. Meist wird heutzutage eine NIPPV über eine Maske bevorzugt.

Literatur

IRV

Burchardi H, Sydow M, Criée CP (1994) New ventilatory strategies in severe respiratory failure. In: Dobb GJ, Bion J, Burchardi H, Dellinger RP (eds) Current topics in intensive care 1. Saunders, London Philadelphia Toronto, pp 81–100

Lachmann B (1992) Open the lung and keep the lung open. Intensive Care Med 18: 319–321

Lain DC, DiBenedetto R, Morris S et al. (1989) Pressure control inverse ratio ventilation as a method to reduce peak inspiratory pressure and provide adequate ventilation and oxygenation. Chest 95: 1081–1088

Marcy TW, Marini JJ (1991) Inverse ratio ventilation in ARDS. Rationale and implementation. Chest 100: 494–504

Marcy TW (1994) Inverse ratio ventilation. In: Tobin MJ (ed) Principles and practice of mechanical ventilation. McGraw-Hill, New York St. Louis San Francisco, pp 319–332

Meyer J (1991) Neue Beatmungsformen. Anästhesiol Intensivmed Notfallmed Schmerzther 26: 337–342

Sassoon CSH (1991) Positive pressure ventilation: Alternate modes. Chest 100: 1421–1429

Shanholtz C, Brower R (1994) Should inverse ratio ventilation be used in adult respiratory distress syndrome? Am J Respir Crit Care Med 149: 1354–1358

APRV

Bray JG, Cane RD (1992) Mechanical ventilation: airway pressure release techniques. Curr Opin Anaesthesiol 5: 855–858

Cane RD, Peruzzi WT, Shapiro BA (1991) Airway pressure release ventilation in severe acute respiratory failure. Chest 100: 460–463

Räsänen J (1994) Airway pressure release ventilation. In: Tobin MJ (ed) Principles and practice of mechanical ventilation. McGraw-Hill, New York St. Louis San Francisco, pp 2341–348

Stock MC, Downs JB, Frohlicher DA (1987) Airway pressure release ventilation. Crit Care Med 15: 462–466

BIPAP

Baum M, Benzer H, Putensen C, Koller W, Putz G (1989) Biphasic positive airway pressure (BIPAP) – eine neue Form der augmentierenden Beatmung. Anaesthesist 38: 452–458

Hörmann C, Baum M, Putensen C et al. (1994) Biphasic positive airway pressure (BIPAP) – a new mode of ventilatory support. Eur J Anaesthesiol 11: 37–42

Koller W, Baum M, Luger TJ, Putensen C (1991) Biphasic-positive-airway-pressure (BIPAP)-ventilation-breathing, eine neue Form der mechanischen Atemhilfe. In: Suter PM, Baum M, Luger TJ (Hrsg) Beatmungsformen. Springer, Berlin Heidelberg New York (Reihe „Anaesthesiologie und Intensivmedizin" Bd 219, S 34–40

PAV und ALV

Sassoon CSH (1991) Positive pressure ventilation: Alternate modes. Chest 100: 1421–1429

Younes M (1994) Proportinonal assist ventilation. In: Tobin MJ (ed) Principles and practice of mechanical ventilation. McGraw-Hill, New York St. Louis San Francisco, pp 349–370

ILV

Suter PM (1990) Old and new ventilatory techniques. Curr Opin Anaesthesiol 3: 920–923

Tuxen DV (1994) Independent lung ventilation. In: Tobin MJ (ed) Principles and practice of mechanical ventilation. McGraw-Hill, New York St. Louis San Francisco, pp 571–588

PHC

Bidani A, Tzouanakis AE, Cardenas VJ, Zwischenberger JB (1994) Permissive hyperkapnia in acute respiratory failure. JAMA 272: 957–962

Hickling KG, Henderson SJ, Jackson R (1990) Low mortality associated with low volume pressure limited ventilation with permissive hypercapnia in severe adult respiratory distress syndrome. Intensive Care Med 16: 372–377

Hickling KG (1992) Low volume ventilation with permissive hypercapnia in the adult respiratory distress syndrome. Clin Intensive Care 3: 67–78

Hickling KG, Wright T, Laubscher K et al. (1998) Extreme hypoventilation reduces ventilator-induced lung injury during ventilation with low positive end-expiratory pressure in saline-lavaged rabbits. Crit Care Med 26: 1690–1697

Simon RJ, Mawilmada S, Ivatury RR (1994) Hypercapnia: is there a cause for concern? J Trauma 37: 74–81
Tuxen DV (1994) Permissive hypercapnia. In: Tobin MJ (ed) Principles and practice of mechanical ventilation. McGraw-Hill, New York St. Louis San Francisco, pp 371–392
Tuxen DV (1994) Permissive hypercapnic ventilation. Am J Respir Crit Care Med 150: 870–874

NIV

Branthwaite MA (1991) Non-invasive and domiciliary ventilation: positive pressure techniques. Thorax 46: 208–212
Elliot M, Moxham J (1994) Noninvasive mechanical ventilation by nasal or face mask. In: Tobin MJ (ed) Principles and practice of mechanical ventilation. McGraw-Hill, New York St. Louis San Francisco, pp 427–453

13 Unkonventionelle Verfahren der respiratorischen Unterstützung

ÜBERSICHT

1	Hochfrequenzbeatmung („high frequency ventilation", HFV)	399
1.1	Wirkungsmechanismus der HFV	400
1.2	Hochfrequenzbeatmung mit positivem Druck (HFPPV)	401
1.3	Hochfrequenzjetbeatmung (HFJV)	401
1.4	Hochfrequenzoszillationsbeatmung (HFO)	403
1.5	Vorteile der HFV	403
1.6	Nachteile der HFV	404
1.7	Klinische Bewertung der HFV	404
1.7.1	Empfehlungen der ACCP-Konsuskonferenz zur HFV	405
2	Atemunterstützung mit konstantem Flow (CFT)	406
2.1	Apnoische Oxygenierung (AO)	406
2.2	Tracheale O_2-Insufflation (TRIO)	407
2.3	Beatmung mit konstantem Flow (CFV)	407
2.4	Bewertung der CFT	407
3	Künstliche Lungenunterstützung („artificial lung assist", ALA)	408
3.1	Extrakorporale Membranoxygenierung (ECMO)	408
3.2	Extrakorporale CO_2-Elimination („extracorporal CO_2-removal", $ECCO_2$-R)	409

3.3 Intravaskuläre Oxygenierung (IVOX) 410
3.4 Derzeitiger Stand der extrakorporalen
Verfahren (ECLA) 410

Literatur 411

Als unkonventionell werden Verfahren der respiratorischen Unterstützung bezeichnet, bei denen von der physiologischen Norm sehr stark abweichende Atemfrequenzen oder Atemhubvolumina angewandt werden, oder bei denen neben der konventionellen Beatmung zusätzlich ein künstliches Organ für den Gasaustausch eingesetzt wird, wobei sich das künstliche Organ außerhalb oder innerhalb des Körpers befinden kann.

Unkonventionelle Verfahren der respiratorischen Unterstützung:
- Hochfrequenzbeatmung („high frequency ventilation", HFV);
- Beatmungstechniken mit konstantem Flow;
- künstliche Lungenunterstützung („artificial lung assist", ALA):
  - extrakorporale Verfahren („extracorporal lung assist", ECLA,)
  - intrakorporale Verfahren („intravascular oxygenation", IVOX).

Mögliche Indikationen für unkonventionelle Verfahren der Gasaustauschunterstützung sind:

Hochfrequenzbeatmung:
- ARDS,
- IRDS,
- kardiogener Schock,
- Tracheomalazie,
- bronchopleurale Fistel,
- tracheoösophageale Fistel,
- Notfallbeatmung bei Intubationsschwierigkeiten,
- bronchoskopische Eingriffe,
- laryngoskopische Eingriffe.

Techniken mit konstantem Flow:
- Intubationsschwierigkeiten,
- bronchoskopische Eingriffe,
- thoraxchirurgische Eingriffe,
- Hirntoddiagnostik.

Artefizielle Lungenunterstützung:
allgemeine Indikationen:
- ARDS;

pädiatrische Indikationen:
- IRDS,
- Mekoniumaspiration,
- persistierende pulmonale Hypertonie,
- Sepsis,
- Pneumonie,
- kongenitale diaphragmatische Hernie,
- Kardiomyopathie,
- Myokarditis.

1 Hochfrequenzbeatmung („high frequency ventilation", HFV)

Im Gegensatz zur konventionellen Beatmung werden bei der HFV hohe Atemfrequenzen und kleine Atemhubvolumina angewandt. Die verschiedenen Formen der HFV weisen folgende gemeinsame Charakteristika auf:
- Atemfrequenzen von 60–3000/min,
- Atemhubvolumina entsprechend der Totraumgröße oder darunter.

Die wichtigsten **Ziele** der HFV sind die Oxygenierung des Blutes und die Elimination von Kohlendioxid bei minimaler Schädigung der Lunge und geringstmöglicher Beeinträchtigung der Herz-Kreislauf-Funktion. Daneben wird das Verfahren bei Laryngoskopien und Bronchoskopien eingesetzt, um das Vorgehen zu erleichtern.

Derzeit werden klinisch 3 Verfahren eingesetzt (Tabelle 13.1):
- HFV mit positivem Druck („high frequency pressure ventilation", HFPPV),
- Hochfrequenzjetbeatmung („high frequency jet ventilation", HFJV),
- Hochfrequenzoszillationsbeatmung („high frequency oscillation", HFO).

Tabelle 13.1. Formen und Charakteristika der HFV

Modus	Frequenz [min^{-1}]	Frequenz [Hz]	V_T [ml/kg KG]	Exspiration
HFPPV	60– 120	1– 2	3–5	passiv
HFJV	60– 600	1–10	2–5	passiv
HFO	180–3000	3–50	1–3	aktiv

1.1 Wirkungsmechanismus der HFV

Die genauen Mechanismen von Gastransport und Gasaustausch bei den verschiedenen Formen der HFV sind derzeit nicht vollständig geklärt. Wahrscheinlich ist das Zusammenspiel folgender Faktoren von Bedeutung:

- Direkte alveoläre Ventilation: Aufgrund der Asymmetrie des Bronchialsystems können proximal gelegene Alveolarregionen mit niedrigem Totraum auch mit sehr kleinen Hubvolumina direkt belüftet werden.
- Konvektive Strömung: In den Atemwegen liegt ein asymmetrisches Flußmuster vor. Der inspiratorische (O_2- bzw. frischgasreiche) Flow befindet sich in der Mitte der Atemwege und strömt rascher als der exspiratorische (Kohlendioxid enthaltende) Flow am Rande der Atemwege. Durch diese koaxiale Flowcharakteristik können periphere Alveolarbereiche auch mit kleinen Hubvolumina belüftet werden.
- Pendelluft: Die Umverteilung von Alveolarluft aus benachbarten Alveolarregionen mit unterschiedlicher Compliance und Resistance bewirkt eine bessere Durchmischung der Gase und verbessert so den pulmonalen Gasaustausch.
- Augmentierte Diffusion (Taylor-Dispersion): Die verbesserte Durchmischung der Atemgase beruht auf dem kombinierten Effekt von axialer Konvektion des mit heterogener Geschwindigkeit strömenden Inspirationsgases und radialer, nichtaxialer Konvektion, wie sie für Turbulenzen charakteristisch ist.
- Kardiogene Oszillation: Die rhythmischen Kontraktionen des Herzens bewirken kleine Druckschwankungen im bronchoalveolären System und verbessern so die Durchmischung der Gase.
- Molekulare Diffusion: In der Alveolarregion erfolgt der Gasaustausch bei jeder Form der Beatmung, sei sie konventionell oder hochfrequent, durch Diffusion der Gasmoleküle.

> Die Verbesserung der Oxygenierung durch HFV beruht vermutlich – wie bei der konventionellen Beatmung – auf der Erzeugung eines intrinsischen PEEP sowie der Erhöhung des mittleren intrapulmonalen Drucks und der damit einhergehenden Zunahme der FRC und des mittleren intrapulmonalen Volumens.

1.2 Hochfrequenzbeatmung mit positivem Druck (HFPPV)

Die Hochfrequenzbeatmung mit Überdruck ist in folgender Weise gekennzeichnet:
- Atemfrequenz 60–120/min,
- Atemhubvolumen 3–5 ml/kg KG,
- I:E-Verhältnis < 0,3,
- passive Exspiration.

Im wesentlichen entspricht die HFPPV einer konventionellen Beatmung mit hohen Atemfrequenzen und niedrigen Atemhubvolumina, jedoch werden hierfür meist spezielle Respiratoren mit geringer Compliance und zu vernachlässigendem kompressiblem Volumen verwendet. Die HFPPV wird am ehesten für die Beatmung bei laryngoskopischen oder bronchoskopischen Eingriffen eingesetzt, nicht oder nur sehr selten bei Intensivpatienten.

1.3 Hochfrequenzjetbeatmung (HFJV)

Bei dieser Form der Hochfrequenzbeatmung werden niedrige Atemzugvolumina mit hoher Geschwindigkeit aus einer Hochdruckquelle (10–50 psi[1]) über eine in der Trachea plazierte Kanüle zugeführt. Die Kanüle weist einen geringen Durchmesser von 14–16 gg. auf und ist zumeist in einen speziellen Endotrachealtubus inkorporiert, wobei das Gas über eine Öffnung im distalen Ende austritt. Bei schwieriger oder unmöglicher Intubation kann alternativ die Membrana cricothyroidea mit einer Jetkanüle punktiert werden. Direkt in die Trachea plazierte Katheter werden dagegen heutzutage kaum noch verwendet.

Um die Ventilation zu ermöglichen, wird das Gas intermittierend über ein timergesteuertes Ventil zugeführt. Aufgrund des Jetstroms durch die enge Kanülenöffnung entsteht ein Venturi-Effekt, so daß Gas aus der Umgebung mitgerissen wird und der Patient Frischgas aus 2 Quellen erhält: dem Jetventilator und dem die Kanülenspitze umgebenden Gasgemisch, das über ein T-Stück zusätzlich zugeführt werden kann. Das Atemhubvolumen hängt von der Kanülenöffnung, dem treibenden Druck und der Inspirationszeit ab, die inspiratorische O_2-Konzentration von der Konzentration des Sauerstoffs im Jetstrom und im umgebenden Gasge-

---

[1] psi = pounds per square inch.

misch. Die Anfeuchtung des Inspirationsgases erfolgt durch NaCL-Lösung als Aerosol.

Aufgrund der geringen Atemhubvolumina sind die Lungenexkursionen minimal und der Atemwegsspitzendruck relativ niedrig.

> **Hochfrequenzjetbeatmung (HFJV):**
> - Frequenzen meist 100–150/min, selten höher;
> - Antriebsdruck 10–40 psi;
> - resultierende Atemhubvolumina 2–5 ml/kg KG;
> - I:E-Verhältnis zwischen 1:2 und 1:4;
> - Exspiration passiv.

Empfehlungen für die initiale Einstellung des Jetrespirators für die HFJV (mod. nach Standifort 1989):
- Initiale Einstellung
  Antriebsdruck (DP)   300 kPa,
  Inspirationszeit   30 %,
  Frequenz   150/min,
  FiO_2 1,0,
  PEEP   0–5 mbar;
- Blutgasanalyse alle 15 min.
- Wenn hypoxisch:
  1) PEEP-Erhöhung in Schritten von 3–5 mbar,
  2) Erhöhung des Antriebsdrucks in kleinen Schritten,
  3) Erhöhung der Inspirationszeit in 5%-Schritten bis maximal 40%;
- wenn hyperoxisch:
  1) Reduktion von F_IO_2,
  2) Reduktion von PEEP;
- wenn hyperkapnisch:
  1) Erhöhung des Antriebsdrucks in kleinen Schritten,
  2) Erhöhung der Inspirationszeit in 5%-Schritten bis maximal 40%,
  3) Erhöhung der Frequenz in Schritten von 10/min bis maximal 250/min (kann bei einzelnen Patienten zum gegenteiligen Effekt führen),
  4) zusätzlich konventionelle Beatmung;
- wenn hypokapnisch:
  1) Erniedrigung des Antriebsdrucks in kleinen Schritten,
  2) Erniedrigung der Inspirationszeit in 5%-Schritten bis minimal 20%,
  3) Erniedrigung der Frequenz in Schritten von 10/min bis maximal 100/min (kann bei einzelnen Patienten zum gegenteiligen Effekt führen).

1.4 Hochfrequenzoszillationsbeatmung (HFO)

Bei diesem Verfahren wird das Gasgemisch im Tubus und in den leitenden Atemwegen mit einem Hochfrequenzoszillator (Kolbenpumpe, Lautsprecher oder magnetgesteuerte Geräte) in hochfrequente Schwingungen versetzt. Hierdurch wird die Luft während der Inspiration in die Lungen hineingedrückt und während der Exspiration herausgesaugt. Die Zufuhr von angefeuchtetem und mit Sauerstoff angereichertem Frischgas erfolgt im rechten Winkel in den Tubus, der Ausstrom der Exspirationsluft über einen separaten Auslaß am Tubusansatz (Abb. 13.1). Im Gegensatz zu den anderen Formen der Hochfrequenzbeatmung erfolgt bei der HFO die Exspiration aktiv; hierdurch wird eine bessere Elimination von Kohlendioxid erreicht.

1.5 Vorteile der HFV

Im Vergleich zur konventionellen volumenkontrollierten Beatmung sind die Ventilationsamplitude und die Atemwegsspitzendrücke bei der HFV geringer, so daß die Lunge in gewisser Weise „ruhiggestellt" wird. Hierdurch könnte die Lunge weniger traumatisiert und die Herz-Kreislauf-Funktion in geringerem Maße beeinträchtigt werden. Auch könnte sich die „Ruhigstellung" der Lunge günstig auf die Erholung des erkrankten Lungengewebes beim ARDS auswirken. Weiterhin könnte durch die HFV möglicherweise eine gleichmäßigere Verteilung der Atemluft in den unteren Atemwegen und ein günstiger Einfluß auf das gestörte

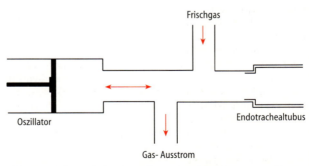

Abb. 13.1. Schematische Darstellung eines Hochfrequenzoszillators

Ventilations-Perfusions-Verhältnis erreicht werden. Der Einfluß der HFV auf die Zilienmotilität in den Atemwegen ist derzeit nicht geklärt.

1.6 Nachteile der HFV

Eine ausreichende Anfeuchtung der Atemluft ist bei den verschiedenen Formen der HFV nur schwer zu erreichen. Auch kann die hohe Geschwindigkeit, mit der das Gas in die Trachea einströmt, zu einer direkten physikalischen Schädigung der Schleimhaut mit Nekrotisierungen in den großen Atemwegen führen, v. a., wenn das Gas in der Nähe der Carina eintritt. Weiterhin besteht bei allen Formen der HFV die Gefahr eines zu hohen intrinsischen PEEP durch die starke Verkürzung der Exspirationszeit. Hierdurch kann es zu Störungen der CO_2-Elimination, Barotraumatisierung der Lunge und Beeinträchtigung der Herz-Kreislauf-Funktion kommen, besonders bei Patienten mit Obstruktion der Atemwege und guter Lungencompliance. Andererseits ist aber der intrinsische PEEP Voraussetzung für die verbesserte Oxygenierung unter einer HFV. Da weiterhin eine angemessene Überwachung bei der HFV wesentlich schwieriger ist als bei konventionellen Beatmungsformen, wird das Verfahren als gefährlicher angesehen.

1.7 Klinische Bewertung der HFV

Die HFJV wird in einigen Zentren für die Beatmung ausgewählter Intensivpatienten eingesetzt, die HFO auch bei Kindern mit IRDS. Bei obstruktiven Lungenerkrankungen sind die Verfahren der HFV wegen der häufig auftretenden Störungen der CO_2-Elimination kontraindiziert.

Die HFJV kann entweder als alleinige Beatmungsform verwendet oder mit konventioneller Beatmung kombiniert werden. Bei der Kombination wird konventionell über das gesonderte Lumen eines Spezialtubus oder nach Punktion eines herkömmlichen Endotrachealtubus mit einer Jetkanüle mit HFJV beatmet. Die konventionelle Beatmung kann hierbei mit niedrigen Atemhubvolumina (z. B. 3–4 ml/kg KG) und einer Frequenz von 8–10/min erfolgen. Insgesamt soll hierdurch die Oxygenierung und die Sekretmobilisierung verbessert werden.

Möglich ist weiterhin eine Zweiseitenbeatmung (ILV), z. B. zur Behandlung einer bronchopleuralen Fistel, bei der die betroffene Lunge mit einer HFJV, die andere hingegen konventionell beatmet wird.

> Die Überlegenheit der HFV gegenüber einer sachgemäß durchgeführten konventionellen Beatmung ist bisher nicht nachgewiesen worden. Die Vorteile geringerer Atemwegsspitzendrücke können bei konventioneller Beatmung in ähnlicher Weise durch druckkontrollierte Beatmungsmodi wie PC-IRV oder APRV erreicht werden.

Insgesamt hat die HFV die in sie gesetzten Erwartungen nicht erfüllt. Sykes (1989) bezeichnet die HFV sogar als physiologische Kuriosität auf der Suche nach einer klinischen Anwendung.

1.7.1 Empfehlungen der ACCP-Konsuskonferenz zur HFV

Um die Risiken der HFV zu vermindern, empfiehlt die ACCP-Konsensuskonferenz, folgendes zu beachten:
- Der Anwender muß mit dem Verfahren genügend vertraut sein.
- Für eine ausreichende Befeuchtung des Atemgases muß gesorgt werden.
- Eine Vergrößerung des I:E-Verhältnisses und des Antriebsdrucks führt zum Anstieg der FRC und des Atemhubvolumens.
- Erhöhungen der Atemfrequenz erniedrigen das Atemhubvolumen und führen zum Anstieg des pCO_2, ohne die FRC von Lungen mit erniedrigter Compliance zu vergrößern.
- Je dehnbarer das respiratorische System ist, desto mehr wird die FRC durch Erhöhung von I:E-Verhältnis, Antriebsdruck und Atemfrequenz vergrößert.
- Der mittlere Atemwegsdruck sollte über einen 5 cm unterhalb der HFJV-Injektionsstelle plazierten intratrachealen Katheter gemessen werden. Bei Patienten ohne wesentliche Atemwegsobstruktion entspricht der gemessene Wert angenähert dem mittleren alveolären Druck.
- Die Ventilation mit einer HFJV sollte oberhalb des unteren „inflection point" erfolgen. Zunächst ist eine Aufdehnung der Lunge bis in diesen Bereich erforderlich. Die Beatmungsdrücke sollten so niedrig gewählt werden, daß kein pulmonales Baro- oder Volumentrauma hervorgerufen wird.

In Abschnitt 1.3 ist die initiale Einstellung des Jetventilators zusammengestellt.

2 Atemunterstützung mit konstantem Flow (CFT)

Hierzu gehören die apnoische Oxygenierung und die tracheale O_2-Insufflation sowie die „constant flow ventilation" (CFV). Während die apnoische Oxygenierung und die tracheale O_2-Insufflation sich nicht zur Langzeitbeatmung eignen, sondern nur als überbrückende Maßnahme in speziellen Situationen, um die Oxygenierung aufrechtzuerhalten, kann mit der CFV über einen längeren Zeitraum die Normoventilation gewährleistet werden.

2.1 Apnoische Oxygenierung (AO)

Bei diesem Verfahren wird zunächst die Lunge durch Voratmung von 100%igem Sauerstoff denitrogeniert, um den pulmonalen O_2-Speicher in der FRC von ca. 400 ml auf 2600 ml Sauerstoff zu erhöhen; der p_aO_2 steigt dadurch auf ca. 650 mm Hg (1 mm Hg = 133,322 Pa) an. Danach wird ein Atemstillstand erzeugt und der Endotrachealtubus mit einer O_2-Quelle verbunden. Bei normalem Stoffwechsel werden vom narkotisierten Patienten ca. 200 ml Sauerstoff pro Minute aufgenommen und ca. 20 ml Kohlendioxid pro Minute aus dem Blut in den Alveolarraum abgegeben und das restliche produzierte Kohlendioxid im Körper gespeichert. Somit wird wesentlich mehr Gas aufgenommen als abgegeben. Hierdurch entsteht in den Alveolen ein Unterdruck, durch den ein konvektiver Gasfluß in die Lunge von ca. 180 ml/min aufrechterhalten wird.

> Wird bei apnoischer Oxygenierung Sauerstoff zugeführt, kann der p_aO_2 für ca. 1 h auf ausreichender Höhe gehalten werden; wird hingegen Raumluft „angesaugt", so stehen für die Apnoezeit lediglich ca. 10 min zur Verfügung.

Während der arterielle pO_2 unter der Apnoe abfällt, steigt der arterielle pCO_2 hierunter zwangsläufig an, und zwar in der ersten Minute um ca. 10–13 mm Hg, danach um ca. 3–6 mm Hg/ min – je nach Stoffwechselaktivität. Unter klinischen Bedingungen sind Anstiege des p_aCO_2 bis zu ca. 250 mm Hg ohne schwerwiegende Nebenwirkungen beschrieben worden. Es entwickelt sich jedoch eine respiratorische Azidose mit Rechtsverschiebung der O_2-Bindungskurve.

Klinische Anwendung. Die AO wird angewandt, um kürzere Apnoen für chirurgische Eingriffe oder diagnostische Maßnahmen, bei denen eine bewegungslose Lunge erwünscht ist, zu überbrücken. Weiterhin kann das Verfahren bei der Apnoe zur Hirntoddiagnostik eingesetzt werden, da die sich entwickelnden hohen p_aCO_2-Werte einen starken Atemreiz darstellen, mit dem eine durch Hyperventilation bedingte Apnoe überwunden werden kann.

2.2 Tracheale O_2-Insufflation (TRIO)

Bei der trachealen O_2-Insufflation („tracheal insufflation of oxygen", TRIO) wird ein Katheter in der Trachea, etwa 1 cm oberhalb der Carina, plaziert und hierüber 2 l O_2/min zugeführt. Beim Tier können auf diese Weise Apnoezeiten bis zu 5 h erreicht werden. Ähnlich wie die Jetbeatmung kann die TRIO bei schwieriger Intubation oder massiver Verlegung der oberen Atemwege durch Punktion der Membrana cricothyroidea angewandt werden. Weiterhin kann mit der TRIO bei noch ausreichend spontan atmenden Patienten mit COPD oder Lungenfibrose eine schwere Hypoxämie behandelt werden.

2.3 Beatmung mit konstantem Flow (CFV)

Ähnlich wie bei der TRIO wird auch bei der Beatmung mit konstantem Flow („constant flow ventilation", CFV) Sauerstoff distal in die Trachea oder – besser – über 2 Katheter in die Hauptbronchen insuffliert. Die Flowrate ist mit 1 l/kg KG/min sehr hoch; hierdurch kommt es an der Katheterspitze zu einem Jeteffekt. Der Gastransport und der Gasaustausch erfolgen durch Turbulenzen, Oszillationen des Herzens, molekulare Diffusion und kollaterale Ventilation; die Exspirationsluft entweicht über den Endotrachealtubus.

Bei der CFV bleibt die Lunge bewegungslos, aufgrund des hohen Flows jedoch offen. Die CO_2-Elimination ist um so größer, je tiefer der Katheter in die Atemwege vorgeschoben wird.

2.4 Bewertung der CFT

AO und TRIO eignen sich nicht für die Langzeitbeatmung, können aber in speziellen Situationen vorübergehend eine ausreichende Oxygenierung aufrechterhalten. Je weiter distal der Sauerstoff insuffliert wird und je höher der Flow ist, desto stärker wird der Totraum vermindert. Um die CO_2-Elimination zu verbessern und den Ventilationsbedarf zu vermindern, sind die Insufflationstechniken auch mit konventioneller Beatmung kombiniert worden. Allerdings ließen sich entscheidende günstige Effekte bei der Therapie des schweren akuten Lungenversagens bisher nicht nachweisen.

3 Künstliche Lungenunterstützung („artificial lung assist", ALA)

Wie in Kap. 15 dargelegt, können hohe inspiratorische O_2-Konzentrationen sowie hohe Atemwegsdrücke und Atemhubvolumina beim schweren akuten Lungenversagen die Lunge schädigen und die Funktion weiter verschlechtern. Auch kann bei einigen dieser Patienten selbst mit extremen Einstellungen des Beatmungsmusters kein ausreichender p_aO_2 aufrechterhalten werden. Dieser Zustand kann sich rasch, d. h. innerhalb weniger Stunden entwickeln („catastrophic lung disease") oder progredient innerhalb mehrerer Tage. Beim Versagen konventioneller Maßnahmen der Atemtherapie werden bei diesen Patienten in einigen wenigen Zentren extra- und gelegentlich auch intrakorporale Lungenersatzverfahren eingesetzt und gleichzeitig eine „lungenschonende" Beatmung unter Vermeidung hoher Atemwegsspitzendrücke und Atemhubvolumina sowie hoher inspiratorischer O_2-Konzentration durchgeführt („Ruhigstellung der Lunge"). Zu diesen Verfahren gehören:
- extrakorporale Membranoxygenierung (ECMO),
- extrakorporale CO_2-Elimination (ECCO$_2$-R),
- intravaskuläre Oxygenierung (IVOX; Synonym: intravenöse Membranoxygenierung).

Die extrakorporale Membranoxygenierung (ECMO) und die extrakorporale CO_2-Elimination (ECCO$_2$-R) werden auch als extrakorporale Lungenunterstützung („extracorporal lung assist," ECLA) bezeichnet. Während mit der venovenösen (selten venoarteriellen) ECMO und der venovenösen ECCO$_2$-R ein effektiver Gasaustausch erreicht werden kann, ist mit den intrakorporalen Verfahren (IVOX) derzeit nur eine partielle Oxygenierung und Elimination von Kohlendioxid möglich.

3.1 Extrakorporale Membranoxygenierung (ECMO)

Wie bei der Herz-Lungen-Maschine wird auch bei der ECMO das Blut aus einer großen Vene über eine weitlumige Kanüle extrakorporal drainiert, dann mit Rollerpumpen durch 1 oder 2 Membranoxygenatoren geleitet

und anschließend in eine große Vene (oder Arterie) zurückgepumpt (venovenöser Bypass). Für diesen Vorgang ist eine vollständige Aufhebung der Blutgerinnung mit Heparin erforderlich. Um eine ausreichende Oxygenierung und CO_2-Elimination zu erreichen, müssen extrakorporale Flowraten von $>2,5$ l/m²/min angewandt werden. Bei der ECMO muß v.a. mit folgenden Komplikationen und unerwünschten Wirkungen gerechnet werden:
- schwere Blutungskomplikationen aufgrund der Vollheparinisierung,
- Schäden im Bereich der kanülierten Arterie,
- ungleichmäßige Verteilung des zurückgepumpten oxygenierten Blutes,
- Traumatisierung des Blutes durch die hohen Flowraten,
- Abnahme der Lungendurchblutung durch den extrakorporalen venoarteriellen Teilkreislauf.

Da in einer größeren Untersuchung die Letalität des ARDS mit einer venoarteriellen ECMO nicht günstig beeinflußt werden konnte, wird das Verfahren beim Erwachsenen nicht mehr angewandt.

ECMO bei Neugeborenen und Kindern. Bei Neugeborenen und Kindern wird die ECMO nach wie vor bei einer Reihe von Erkrankungen eingesetzt (s. Übersicht Indikationen, S. 398), allerdings sind die Kriterien für den Einsatz des Verfahrens nicht eindeutig definiert, zumal auch mit anderen Verfahren wie Surfactantgabe, NO-Inhalation und PC-IRV befriedigende Ergebnisse erreicht werden können. Der Bypass erfolgt in dieser Altersgruppe traditionell über die V. jugularis interna und die A. carotis, neuerdings aber auch venovenös.

3.2 Extrakorporale CO_2-Elimination („extracorporal CO_2-removal", $ECCO_2$-R)

Früher wurde die $ECCO_2$-R in Kombination mit niedrigfrequenter Beatmung („low frequency pressure ventilation", LFPPV) als $ECCO_2$-R-LFPPV in erster Linie durchgeführt, um das Kohlendioxid aus dem Blut zu eliminieren, während die O_2-Aufnahme hierbei im wesentlichen durch apnoische Oxygenierung in der Lunge des Patienten erfolgte. Demgegenüber wird heutzutage der CO_2- Elimination eine geringere Bedeutung beigemessen und die Oxygenierung des venösen Blutes im Membranoxygenator als wichtigste Funktion der $ECCO_2$-R-LFPPV angesehen. Hierunter fallen die Beatmungsspitzendrücke gewöhnlich auf 28–30 cm H_2O ab, wobei ein stärkerer Abfall nicht erwünscht ist, da hierdurch die FRK erheblich vermindert wird.

Bei Patienten mit schwerstem ARDS liegt auch ein sehr hoher intrapulmonaler Shunt vor, so daß zu Beginn ein entsprechend hoher extrakorporaler Flow von ca. 40–60% des HZV erforderlich ist, um einen ausreichend hohen p_aO_2 aufrechtzuerhalten. Im weiteren Verlauf kann der Flow dann deutlich reduziert werden.

Heutzutage wird das Verfahren mit einer venovenösen Perfusionstechnik und heparinbeschichteten Membranlungen und Schlauchsystemen durchgeführt, so daß nur eine minimale systemische Antikoagulation erforderlich ist (PTT 40–50 s, ACT 120–150 s).

Weitere Maßnahmen:
- niedrig- bis normofrequente Beatmung,
- Spitzendrücke <28–30 cm H_2O,
- PEEP 8–15 cm H_2O,
- F_IO_2 möglichst <0,6,
- permissive Hyperkapnie.

3.3 Intravaskuläre Oxygenierung (IVOX)

Bei diesem Verfahren wird ein Membranoxygenator über die V. femoralis oder V. jugularis interna in die Hohlvene vorgeschoben. Der Oxygenator ist kovalent mit Heparin beschichtet und besteht aus geschlängelten Hohlfasern mit Mikroporen, die um einen zentralen, doppellumigen Gasleiter angeordnet sind. Durch die Lumina wird beständig Sauerstoff aus einer externen Quelle angesaugt, das Blut oxygeniert und das Kohlendioxid entfernt. Allerdings sind die Gasaustauschraten mit maximal 100 ml Sauerstoff und Kohlendioxid pro Minute sehr gering; außerdem ist eine vollständige Heparisierung erforderlich, um Thrombosierungen im Bereich der V. cava zu verhindern. Die Erfahrung mit der IVOX sind derzeit so begrenzt, daß eine klinische Bewertung nicht möglich ist.

3.4 Derzeitiger Stand der extrakorporalen Verfahren (ECLA)

Alle Verfahren der ECLA erfordern einen hohen Aufwand, der nur in einigen wenigen Zentren mit entsprechend ausgebildetem Personal aufgebracht werden kann. Nach Empfehlungen von Rossaint et al. (1994) sollten heutzutage nur noch Patienten mit sehr hohem intrapulmonalem Rechts-links-Shunt, d.h. einem p_aO_2/F_IO_2 von <50 mm Hg mit extrakoroporalem Gasaustausch behandelt werden.

> Derzeit gilt der extrakorporale Gasaustausch als indiziert, wenn trotz optimaler konventioneller Beatmungstechniken (s. Kap. 11) der p_aO_2 bei einer F_IO_2 von 1,0 konstant unter 50–60 mm Hg liegt.

Damit sind praktisch die sog. „Fast-entry-Kriterien" früherer ECMO-Studien erfüllt.

Für den extrakorporalen Gasaustausch sollten heparinbeschichtete Membranlungen und Schlauchsysteme verwendet werden; die Perfusion sollte venovenös, z.B. femoro-jugular erfolgen. Gleichzeitig sollte niedrig- bis normofrequent beatmet werden; die Spitzendrücke sollten weniger als 30 cm H_2O betragen, der PEEP 8–15 cm H_2O und die F_IO_2 weniger als 0,6.

Bei diesem Vorgehen werden von einigen Zentren Letalitätsraten des schweren ARDS von ca. 50% erreicht. Eindeutige Belege für die Überlegenheit der ECLA gegenüber den „optimierten" konventionellen Beatmungsformen bei schwerem ARDS fehlen allerdings.

Literatur

HFV

Frantz ID (1993) High-frequency ventilation. Crit Care Med 21: 370
Lunkenheimer PP, Salle BL, Whimster WF, Baum M (1994) High frequency ventilation: Reappraisal and progress in europe and abroad. Crit Care Med 22: 19–23
Macintyre NR (1994) High-frequency ventilation. In: Tobin MJ (ed) Principles and practice of mechanical ventilation. McGraw-Hill, New York St. Louis San Francisco, pp 455–460
Mortimer AJ (1989) High-frequency ventilation. Curr Anaesth Crit Care 1: 11–18
Pappert D, Rossaint R (1996) Lungenersatzverfahren. Intensiv- und Notfallbehandlung 21/2: 36–41
Slutsky AS (1988) Nonconventional methods of ventilation. Am Rev Respir Dis 138: 175–183
Slutsky AS (1991) High-frequency ventilation. Intensive Care Med 17: 375–376
Smith BE (1990) High-frequency ventilation: past, present and future. Br J Anaesth 65: 130–138
Standiford TJ (1989) High-frequency ventilation. Chest 96: 1380–1389

CFT

Slutsky AS (1988) Nonconventional methods of ventilation. Am Rev Respir Dis 138: 175–183
Villar J, Slutsky AS (1994) Apnoic oxygenation and other nonconventional techniques of ventilatory support. In: Tobin MJ (ed) Principles and practice of mechanical ventilation. McGraw-Hill, New York St. Louis San Francisco, pp 499–510

Zander R, Mertzlufft F (1994) Sauerstoffversorgung trotz Atemstillstandes. Anästhesiol Intensivmed Notfallmed Schmerzther 29: 223–227

ALA

Cockroft S, Kuo J, Colvin MP, Lewis CT, Innis RF, Withington PS (1992) Initial evaluation of an intravascular oxygenation device. Anaesthesia 47: 48–51

Gattinoni L (1991) Extracorporal respiratory support for acute respiratory failure. Curr Opin Anaesthesiol 4: 261–265

Hickling KG, Henderson SJ, Jackson R (1990) Low mortality associated with low volume pressure limited ventilation with permissive hypercapnia in severe adult respiratory distress syndrome. Intensive Care Med 16: 372–377

Janes EF, Lawler PS (1993) New methods of oxygenation. Curr Anaesth Crit Care 4: 182–188

Morris AH, Wallace CJ, Menlove RL et al. (1994) Randomized clinical trial of pressure-controlled inverse ratio ventilation and extracorporal CO_2 removal for adult respiratory distress syndrome. Am J Respir Crit Care Med 149: 295–305

Morton NS (1993) Current controversies in paediatric intensive care. Curr Anaesth Crit Care 4: 195–201

Müller E, Kolobow T, Knoch M, Höltermann W (1992) Akutes Lungenversagen – Unterstützung des Gasaustausches mittels extrakorporaler oder implantierter Oxygenatoren – Gegenwärtiger Stand und zukünftige Entwicklungen. Anästhesiol Intensivmed Notfallmed Schmerzther 27: 259–273

Pesenti A (1990) Target blood gases during ARDS ventilatory management. Intensive Care Med 16: 349–351

Rossaint R, Lewandowski K, Pappert D, Slama K, Falke K (1994) Die Therapie des ARDS. Teil 1: Aktuelle Behandlungsstrategien einschließlich des extrakorporalen Gasaustauschs. Anaesthesist 43: 298–308

Rossaint R, Slama K, Falke KJ (1991) Therapie des akuten Lungenwassers. Dtsch Med Wochenschr 116: 1635–1639

Suchyta MR, Clemmer TP, Orme JF et al. (1991) Increased survival of ARDS patients with severe hypoxemia (ECMO criteria). Chest 99: 951–955

Sykes MU (1989) High frequency ventilation. Br j Anaesth 62: 475–477

14 Praxis der Beatmung

ÜBERSICHT

1	**Ziele der Beatmung**	414
1.1	Physiologische Ziele	415
1.1.1	Sicherung des pulmonalen Gasaustausches	415
1.1.2	Erhöhung des Lungenvolumens	416
1.1.3	Verminderung der Atemarbeit	416
1.2	Klinische Ziele der Beatmung	417
1.3	Kurzzeit- und Langzeitbeatmung	418
2	**Indikationen für die Beatmung**	419
2.1	Grunderkrankung	419
2.1.1	Extrapulmonale Atemstörungen	420
2.1.2	Pulmonal bedingte Atemstörungen	420
2.2	Schwere der Gasaustauschstörung	421
2.3	Wann soll mit der Beatmung begonnen werden?	422
3	**Durchführung der Beatmung**	422
3.1	Wahl der Beatmungsmodi und Beatmungsmuster	423
3.2	Störungen der Oxygenierung	425
3.2.1	Ursachen	425
3.2.2	Behandlung	426
3.3	Störungen der Ventilation	427
3.3.1	Ursachen	427
3.3.2	Behandlung	427
4	**Entwöhnung von der Beatmung (Weaning)**	429
4.1	Voraussetzungen für die Entwöhnung	429

4.1.1	Ausreichende Oxygenierung	429
4.1.2	Ausreichende Ventilation	430
4.2	Entwöhnungskriterien und Entwöhnungsindizes	431
4.3	Weaningmethoden	433
4.3.1	Diskontinuierliches Weaning	433
4.3.2	Kontinuierliches Weaning	434
4.3.3	Automatische Tubuskompensation	433
4.3.4	Klinische Bewertung der Entwöhnungsverfahren	434
4.4	Beginn der Entwöhnung	435
4.5	Entwöhnung nach Kurzzeit- und Langzeitbeatmung	435
4.6	Maßnahmen nach der Extubation	435
4.7	Schwierigkeiten bei der Entwöhnung	436
4.8	Scheitern der Entwöhnung	437
4.9	Weaningempfehlungen der ACCP-Konsensuskonferenz	438
	Literatur	439

1 Ziele der Beatmung

Grundlegendes Ziel jeder Beatmungstherapie ist die Aufrechterhaltung eines ausreichenden pulmonalen Gasaustausches, d.h., der Oxygenierung des Blutes und der alveolären Ventilation. Daneben wird die Beatmung häufig für spezielle Zwecke eingesetzt, ohne daß eine Störung der Lungenfunktion vorläge, so z.B. bei der kontrollierten Hyperventilation zur Senkung des intrakraniellen Drucks.

> **Ziele der Beatmung** (mod. nach Tobin u. Alex 1994):
> **Verbesserung des pulmonalen Gasaustausches:**
> - Beseitigung von Hypoxie: Behandlung von Störungen der Oxygenierung,
> - Verbesserung einer akuten respiratorischen Azidose: Behandlung von Störungen der Ventilation.
>
> **Beseitigung von Atemnot:**
> - Senkung des O_2-Bedarfs der Atemmuskulatur;
> - Unterstützung der ermüdeten Atemmuskulatur.

Verbesserung der Druck-Volumen-Beziehung der Lunge:
- Vorbeugung und Wiedereröffnung von Atelektasen;
- Verbesserung der Compliance;
- Verhinderung weiterer Lungenschäden.

Förderung der Lungen- und Atemwegsheilung.
Vermeidung von Komplikationen.

Die ACCP-Konsensuskonferenz unterscheidet bei der Beatmung zwischen physiologischen und klinischen Zielen.

1.1 Physiologische Ziele

Zu den sog. physiologischen Zielen der Beatmungstherapie gehören:
- Aufrechterhaltung des pulmonalen Gasaustausches,
- Erhöhung des erniedrigten Lungenvolumens,
- Verminderung der Atemarbeit.

1.1.1 Sicherung des pulmonalen Gasaustausches

Durch die Beatmung kann der pulmonale Gasaustausch, also die O_2-Aufnahme aus der Lunge in das Lungenkapillarblut und die Elimination des Kohlendioxids aus dem Blut, aufrechterhalten oder verbessert werden.

Die 2 wichtigsten Ziele der Beatmungstherapie sind:
- Sicherstellung der Oxygenierung des arteriellen Blutes: p_aO_2 (S_aO_2 und C_aO_2),
- ausreichende alveoläre Ventilation: p_aCO_2 und pH-Wert.

Oxygenierung. Grundlegendes Ziel der Beatmung ist die Beseitigung oder Vermeidung einer arteriellen Hypoxie. Angestrebt wird ein normaler arterieller pO_2; übernormale bzw. hohe p_aO_2-Werte weisen gegenüber normalen Werten meist keine Vorteile auf und sind daher nicht erforderlich. Neben dem p_aO_2 müssen allerdings auch die anderen Parameter des arteriellen O_2-Status berücksichtigt werden, also O_2-Sättigung, O_2-Gehalt und O_2-Angebot (s. Kap. 3).

Zielgröße der Oxygenierung ist ein $p_aO_2 > 60$ mmHg (1 mmHg = 133,322 Pa) bzw. eine S_aO_2 von > 90 %.

Alveoläre Ventilation. Während bei der Beatmung strikt ein normaler p_aO_2-Wert eingehalten bzw. eine Hypoxie vermieden werden muß, werden die oberen und unteren Grenzwerte für den p_aCO_2 weniger eng gefaßt. Zwar wird meist eine Normoventilation angestrebt, in speziellen Situationen jedoch von diesem Grundsatz abgewichen.

> Zielgrößen der alveolären Ventilation sind p_aCO_2-Werte zwischen 35 und 45 mm Hg bzw. normale pH-Werte von 7,35–7,45.

Bei bestimmten Erkrankungen, z.B. COLD Status asthmaticus oder ARDS, werden häufig auch hohe p_aCO_2-Werte toleriert, wenn hierdurch eine weitere Schädigung der Lunge vermieden werden kann (s. auch Kap. 12, Abschnitt 6). Andererseits werden niedrige p_aCO_2-Werte bei der kontrollierten Hyperventilation therapeutisch eingesetzt, um den erhöhten intrakraniellen Druck zu senken.

1.1.2 Erhöhung des Lungenvolumens

Die individuell angepaßte Wahl des endinspiratorischen und endexspiratorischen Volumens ist bei der maschinellen Beatmung besonders wichtig, um eine ausreichende alveoläre Ventilation zu gewährleisten, die Compliance zu verbessern, Atelektasen zu verhindern oder zu beseitigen und eine weitere Schädigung der Lunge so gering wie möglich zu halten.

Die Einstellung der Lungenvolumina erfolgt durch folgende Parameter:
- endinspiratorischer Druck,
- Atemhubvolumen,
- endexspiratorischer Druck.

Das Atemhubvolumen sollte nicht zur Überdehnung der Lunge und zum Volumentrauma führen. Der endexspiratorische Druck muß ausreichend hoch sein, damit die Alveolen endexspiratorisch nicht kollabieren. Ist die FRC erniedrigt, wie z.B. bei ALI, ARDS oder nach schmerzhaften Oberbauch- und Thoraxeingriffen, sollte sie durch einen PEEP erhöht werden. Hierzu sollte der endexspiratorische Druck nahe des unteren „inflection point", d.h. 8–12 mbar (1 mbar = 100 Pa), und der inspiratorische Druck unterhalb des oberen „inflection point" bzw. 30–35 mbar gewählt werden (s. auch Kap. 10).

1.1.3 Verminderung der Atemarbeit

Eine niedrige Compliance oder erhöhte Resistance können die Atemarbeit steigern und zur Ermüdung der Atemmuskulatur bis hin zur ungenügenden Spontanatmung führen. Ist die Atemmuskulatur erschöpft, kann durch überbrückende maschinelle Unterstützung der Atmung die Atemarbeit vermindert und eine Erholung der ermüdeten Atemmuskulatur erreicht werden.

1.2 Klinische Ziele der Beatmung

Die maschinelle Beatmung kann die versagende Atmung immer nur unterstützen, bis sich die Lungenfunktion wieder bessert und eine ausreichende Spontanatmung möglich ist. Die zugrunde liegende Lungenerkrankung wird durch die Beatmung hingegen nicht geheilt. Im Gegenteil: Die Beatmung ist ein invasives Verfahren mit spezifischen Risiken, das zur weiteren Schädigung der Lunge und anderen Komplikationen führen kann. Die 3 klinischen Hauptziele der Beatmung sind:
- Beseitigung einer Hypoxie ($p_aO_2 < 60$ mmHg),
- Korrektur einer respiratorischen Azidose (pH-Wert < 7,2),
- Behandlung der Atemnot.

Beseitigung einer Hypoxie. Bei einer potentiell lebensbedrohlichen arteriellen Hypoxie muß der p_aO_2 soweit angehoben werden, daß die arterielle O_2-Sättigung > 90% beträgt. Zu den therapeutischen Maßnahmen gehören u.a. die Steigerung der alveolären Ventilation, die Erhöhung des Lungenvolumens bzw. der FRC und die Senkung des O_2-Verbrauchs.

Therapie einer akuten respiratorischen Azidose. Bei einer Hyperkapnie mit akut lebensbedrohlicher respiratorischer Azidose muß v.a. die Azidose beseitigt werden; normale p_aCO_2-Werte sind hierbei *nicht* das primäre Ziel der maschinellen Beatmung.

Beseitigung von Atemnot. Atembeschwerden des Patienten sollten überbrückend durch maschinelle Unterstützung der Atmung beseitigt werden, bis die zugrunde liegende Erkrankung sich bessert.

Bei besonders schweren Lungenerkrankungen können der p_aO_2- und der arterielle pH-Wert durch die maschinelle Beatmung häufig nicht ohne zusätzliche Schädigung der Lunge im Normbereich gehalten werden. Dann muß individuell entschieden werden, ob niedrigere Werte toleriert werden können.

Neben den 3 beschriebenen klinischen Hauptzielen der maschinellen Beatmung können sich weitere Gründe für eine Unterstützung der Atemfunktion ergeben. Hierzu gehören:
Verhinderung und Wiedereröffnung von Atelektasen. Eine vollständig entfaltete Lunge verbessert die Druck-Volumen-Beziehung und die

Compliance der Lunge sowie die Oxygenierung des Blutes. Außerdem wird die Gefahr einer weiteren Schädigung der Lunge vermindert.
Erholung der ermüdeten Atemmuskulatur. Die Ermüdung der Atemmuskulatur („respiratory muscle fatigue") durch akut erhöhte, nicht mehr zu bewältigende Atemarbeit kann bei den meisten Patienten durch maschinelle Unterstützung der Atemfunktion mit Entlastung der Atemmuskulatur behandelt werden.
Ermöglichung von Sedierung und Muskelrelaxierung. Die maschinelle Beatmung ermöglicht die tiefe Sedierung, Analgesie, Muskelrelaxierung oder Narkose des Patienten während der Intensivbehandlung oder für operative Eingriffe.
Verminderung des systemischen oder myokardialen O_2-Bedarfs. Bei bestimmten Krankheitszuständen wie schwerer Herzinsuffizienz, Sepsis und ARDS kann durch maschinelle Beatmung die Arbeit des Myokards und der Atemmuskulatur vermindert und hierdurch der myokardiale und systemische O_2-Verbrauch gesenkt werden.
Senkung des intrakraniellen Drucks. Eine kontrollierte maschinelle Hyperventilation vermindert die Hirndurchblutung und das intrakranielle Blutvolumen und senkt den erhöhten intrakraniellen Druck, z. B. bei Hirnödem oder Schädel-Hirn-Trauma.
Stabilisierung des Thorax. Bei Thoraxtraumen mit hochgradig instabilem Thorax („flail chest") kann der Thorax vorübergehend durch Beatmung mit Überdruck stabilisiert und eine ausreichende alveoläre Ventilation gewährleistet werden.
Sicherung der Atemwege. Die Sicherung der Atemwege gehört nicht zu den eigentlichen Zielen der maschinellen Beatmung. Sie erfolgt vielmehr durch endotracheale Intubation oder Tracheotomie, Maßnahmen, die allerdings meist in Verbindung mit maschineller Beatmung durchgeführt werden.

1.3 Kurzzeit- und Langzeitbeatmung

Die Ziele der Beatmung gelten für die kurzfristige Beatmung in gleicher Weise wie für die Langzeitbeatmung, wobei diese Begriffe allerdings nicht eindeutig definiert sind. Eine Beatmung von mehr als 48 h wird aber häufig als Langzeitbeatmung bezeichnet. Im Vergleich zur Kurzzeitbeatmung bestehen bei der Langzeitbeatmung folgende Besonderheiten:
- Mit zunehmender Liegedauer nehmen die durch den Endotrachealtubus bedingten Komplikationen zu (s. Kap. 6, Abschnitt 4). Daher sollte bei einer Beatmungsdauer von mehr als 14 Tagen eine Tracheotomie erwogen werden.

- Die Komplikationen der Beatmung (Infektionen, Lungenschädigung durch Baro- und Volumentrauma) nehmen mit zunehmender Beatmungsdauer wahrscheinlich ebenfalls zu. Auch wirken sich Fehler bei der Einstellung der Beatmungsparameter ungünstiger auf die Lunge aus als bei kurzfristiger Beatmung.
- Die Entwöhnung vom Respirator ist nach Langzeitbeatmung häufig schwieriger als nach Kurzzeitbeatmung.

2   Indikationen für die Beatmung

Ob ein Patient beatmet werden muß, hängt v. a. von folgenden Faktoren ab:
- Grunderkrankung,
- Schwere der Gasaustauschstörung.

2.1   Grunderkrankung

Das akute Versagen der Atmung („acute respiratory failure", ARF) gehört zu den grundlegenden Indikationen für eine Beatmung. Das ARF kann ohne wesentliche respiratorische Erkrankungen auftreten oder aber als akute Dekompensation einer chronischen Erkrankung der Lunge. Nachfolgend sind die wichtigsten pulmonalen und extrapulmonalen Indikationen für eine Beatmungstherapie zusammengestellt:

> **Indikationen für die Beatmung und Atemtherapie:**
> **Extrapulmonale Ursachen**
>   zentrale Atemlähmung:
>   - Sedativa,
>   - Opiate,
>   - Anästhetika,
>   - zerebrale Erkrankungen:
>   - Schädel-Hirn-Trauma,
>   - Hirnödem,
>   - Hirnblutung,
>   - Hirntumor;
>   periphere Atemlähmung oder Atembehinderung:
>   - Muskelrelaxanzien,
>   - instabiler Thorax,
>   - neurologische Erkrankungen:
>   - Myasthenia gravis,
>   - Guillain-Barré-Syndrom;

> hypodynamer Schock:
> - kardiogener Schock,
> - hypovolämischer Schock,
> - kardiopulmonale Reanimation;
>
> Durchführung einer Narkose:
> - postoperative Nachbeatmung des unterkühlten Patienten.
>
> **Pulmonale Ursachen**
>
> Erkrankungen der Atemwege:
> - Status asthmaticus,
> - dekompensierte COPD bzw. COLD;
>
> Erkrankungen des Lungenparenchyms:
> - ALI, ARDS,
> - IRDS,
> - Pneumonie,
> - Atelektasen,
> - Aspiration,
> - Beinaheertrinken.

2.1.1 Extrapulmonale Atemstörungen

Ein Versagen der Atempumpe führt zur Hypoventilation mit nachfolgender Hypoxie. Zu den häufigsten Ursachen gehören:
- zentrale Störungen der Atemregulation,
- Insuffizienz der Atemmuskulatur,
- Störungen der Thoraxwandintegrität.

Eine Insuffizienz der Atemmuskulatur entsteht nicht nur durch einen erhöhten Atemwegswiderstand oder eine erniedrigte Compliance, sondern auch durch eine Minderperfusion im hypodynamen Schock. Zu den extrapulmonalen Indikationen gehört auch die Beatmung des relaxierten und narkotisierten Patienten.

2.1.2 Pulmonal bedingte Atemstörungen

Aus therapeutischen Gründen sollte zwischen Erkrankungen der Atemwege und Erkrankungen des Lungenparenchyms unterschieden werden.

Erkrankungen des Lungenparenchyms. Charakteristisch sind restriktive Veränderungen des Lungengewebes mit erniedrigter FRC. Sie führen primär zu einer Störung der Oxygenierung des Lungenkapillarbluts und kompensatorischer Hyperventilation: p_aO_2 und p_aCO_2 sind erniedrigt (Lungenversagen Typ I).

Erkrankungen der Atemwege. Hierbei stehen obstruktive Erkrankungen mit erhöhtem Lungenvolumen bzw. erhöhter FRC im Vordergrund. Diese Erkrankungen führen primär zu Störungen der alveolären Ventilation mit Hyperkapnie und respiratorischer Azidose bzw. zum Anstieg des p_aCO_2. Sekundär folgen Störungen der Oxygenierung mit Abfall des p_aO_2 (Lungenversagen Typ II).

2.2 Schwere der Gasaustauschstörung

Bei schweren Störungen des pulmonalen Gasaustausches, die sich durch O_2-Zufuhr und physiotherapeutische Maßnahmen nicht beseitigen lassen, ist die maschinelle Unterstützung der Atmung indiziert. Der Schweregrad der Gasaustauschstörung läßt sich klinisch einschätzen und durch die Parameter der Blutgasanalyse objektivieren. Zu den **klinischen Zeichen** der respiratorischen Insuffizienz gehören:
- Zyanose,
- Tachypnoe,
- Bradypnoe,
- Orthopnoe,
- Dyspnoe,
- Schwierigkeiten zu sprechen (Kurzatmigkeit),
- Kaltschweißigkeit.

Akut lebensbedrohliche Atemstörungen sind allein aufgrund klinischer Zeichen erkennbar und erfordern die sofortige Beatmung; die Objektivierung durch eine Blutgasanalyse vor Beginn der Therapie ist nicht erforderlich.

Abgesehen vom klinischen Zustand sollte bei der Indikation für die Beatmung noch folgendes berücksichtigt werden:
- Geschwindigkeit der respiratorischen Verschlechterung,
- mutmaßlicher Verlauf der Erkrankung,
- Gesamtprognose des Patienten,
- Gesundheitszustand des Patienten vor Beginn der Erkrankung.

Besteht kein akut lebensbedrohlicher Zustand, sollte vor der Intubation und Beatmung erwogen werden, ob die Störung durch weniger invasive Verfahren der Atemtherapie oder nichtinvasive Atemunterstützung beseitigt werden kann. Allerdings ist es nicht möglich, anhand fester Ober- oder Untergrenzen von Blutgaswerten die Indikation für eine maschinelle Beatmung festzulegen. In Tabelle 14.1 sind Leitgrößen für die Beatmung zusammengestellt.

Tabelle 14.1. Leitgrößen für die Indikation zur Beatmung und Atemtherapie (*RL* Raumluft, $F_iO_2 = 0{,}21$). (Nach Nemes 1992)

Parameter	Normwerte ohne Beatmung	Nichtinvasive Atemtherapie	Beatmung
Atemfrequenz	12–25	25–35	>35
Vitalkapazität (ml/kg KG)	30–70	15–30	<15
Inspirationskraft (Sog) (mbar)	50–100	25–50	<25
FEV_1 (ml/kg KG)	50–60	10–50	<10
p_aO_2 (mm Hg)	75–100 (bei RL)	<75 (bei RL)	<60 bei O_2-Insuflation über Maske oder Nasensonde
p_aCO_2 (mm Hg)	35–45	45–55	>55

2.3 Wann soll mit der Beatmung begonnen werden?

Selbst für den Erfahrenen ist der richtige Zeitpunkt, zu dem mit der Beatmung begonnen werden soll, im Einzelfall schwierig festzulegen, auch wenn eine Vielzahl von Parametern zur Verfügung steht. Weiterhin stellt sich bei einigen Patienten mit terminaler oder unheilbarer Erkrankung die Frage, ob bei einer respiratorischen Dekompensation überhaupt eine Beatmung eingeleitet werden sollte. Nicht selten muß der Intensivmediziner vom mutmaßlichen oder geäußerten Willen des Patienten ausgehen. Im Zweifelsfall sollte bei einer akuten Dekompensation zunächst mit der Beatmungstherapie begonnen und später in Ruhe über deren Fortsetzung entschieden werden.

Grundsätzlich gilt folgendes:

Mit der Beatmung sollte möglichst begonnen werden, bevor sich eine respiratorische Dekompensation mit Hypoxie und Azidose entwickelt. Ist eine akute respiratorische Insuffizienz zu erwarten oder sehr wahrscheinlich, sollte frühzeitig beatmet werden.

3 Durchführung der Beatmung

Die verschiedenen Störungen der Lungenfunktion und Erkrankungen erfordern ein angepaßtes Vorgehen bei der Beatmungstherapie. Hierbei richtet sich die Invasivität der Atem- und Respiratortherapie in erster Linie nach dem Schweregrad der respiratorischen Insuffizienz.

> Grundsätzlich sollte die Beatmungstherapie so wenig invasiv wie möglich sein, um eine Schädigung der Lunge durch die Beatmung zu vermeiden. Jedoch darf es hierdurch nicht zur Hypoxie und schweren respiratorischen Azidose kommen.

In Anlehnung an das von Benzer u. Koller (1987) entwickelte Konzept der schrittweisen Steigerung der Invasivitätsstufe kann bei der Atemtherapie in folgender Weise vorgegangen werden:

> **Strategie der Beatmung – die schrittweise zunehmende Invasivität:**
> - Atemtherapie (z. B. inzentive Spirometrie),
> - nichtinvasive Atemhilfe (z. B. O_2-Zufuhr über Maske oder Sonde),
> - nichtinvasive (Be)atmung über Maske (z. B. Masken-CPAP, Masken-PSV) oder CPAP über Tubus,
> - partielle Beatmung (z. B. SIMV, MMV, PSV, BIPAP, APRV),
> - kontrollierte Beatmung (CMV, IRV),
> - unkonventionelle Methoden (z. B. HFV, ECLA, IVOX).

Die Invasivität der Beatmung nimmt mit jedem Schritt zu. Kann mit einer weniger invasiven Methode der pulmonale Gasaustausch nicht aufrechterhalten werden, so muß zur nächsten Stufe übergegangen werden. Der Stellenwert des letzten Schritts, nämlich der Einsatz unkonventioneller Verfahren, kann derzeit nicht beurteilt werden.

Wenn erforderlich, werden die einzelnen Schritte der Beatmungstherapie durch weitere Maßnahmen wie Lagerungen, Physiotherapie oder PEEP ergänzt.

3.1 Wahl der Beatmungsmodi und Beatmungsmuster

Die Wahl des Atemmodus und des Atemmusters hängt von den zugrunde liegenden Störungen der Atemfunktion sowie der apparativen Ausstattung und den jeweils bevorzugten Verfahren auf den einzelnen Intensivstationen ab. Welche Atemmodi bei welchen Erkrankungen zu bevorzugen sind, bleibt weitgehend unklar, zumal die Überlegenheit des einen gegenüber den anderen Verfahren bisher nicht nachgewiesen worden ist. Young u. Sykes (1990) haben die gegenwärtige Situation der Beatmungstherapie in folgender Weise charakterisiert: „Unsere Fähigkeit, neue Formen der künstlichen Beatmung zu produzieren, übersteigt bei weitem unser Vermögen, sie klinisch zu überprüfen."

Es gibt keine hinreichenden Beweise, daß durch Anwendung eines bestimmten Atemmodus der Verlauf und die Letalität einer respiratorischen Erkrankung wesentlich beeinflußt werden könnten.

Von entscheidender Bedeutung für den Erfolg sind vielmehr Schweregrad und Therapie der Grunderkrankung und die intensivmedizinische Erfahrung von Ärzten und Pflegepersonal. Allerdings gibt es Hinweise, daß bestimmte, gut eingestellte partielle Atemmodi (z. B. PSV, MMV, PAV) für den Patienten mit größerem Wohlbefinden verbunden sind als herkömmliche Formen der Beatmung (wie z. B. CMV oder A/C). Atemmodi, bei denen auf eine komplikationsträchtige tiefe Sedierung oder gar Muskelrelaxierung verzichtet werden kann, sind vermutlich ebenfalls vorteilhaft.

Die am häufigsten verwendete Beatmungsform für die Langzeitbeatmung, aber auch für die Entwöhnung vom Respirator, ist derzeit die SIMV.

Einfluß des Atemmusters. Wenngleich unbewiesen, scheint die Wahl des Atemmusters, besonders die korrekte Wahl der Begrenzungsvariable, den Verlauf einer respiratorischen Erkrankung beeinflussen zu können. So ist bei **restriktiven Lungenerkrankungen** die Begrenzung des Inspirationsdrucks zusammen mit einem ausreichend hohen endexspiratorischen Druck vermutlich von wesentlicher Bedeutung, bei obstruktiven Lungenerkrankungen hingegen eine ausreichend lange Dauer der Exspirationszeit und – wie bei restriktiven Erkrankungen – wahrscheinlich auch die Begrenzung des Inspirationsdrucks. Daher gilt:

Bei schweren restriktiven und obstruktiven Lungenerkrankungen sollten druckbegrenzte Verfahren gegenüber den volumenbegrenzten Verfahren bevorzugt werden.

Bei der Wahl des Atemmodus und der Einstellung des Atemmusters muß berücksichtigt werden, ob vorwiegend die Oxygenierung oder aber die alveoläre Ventilation gestört ist. Nicht selten liegen beide Störungen gemeinsam vor. Nachfolgend ist das praktische Vorgehen zusammengefaßt.

Das Vorgehen bei der Beatmung orientiert sich an der zugrunde liegenden Gasaustauschstörung.

Störungen der Oxygenierung ($p_aO_2\downarrow$):
$p_aCO_2\uparrow$
Steigerung der alveolären Ventilation:
- Erhöhung des Hubvolumens,
- Erhöhung der Atemfrequenz,
- Erhöhung der F_IO_2;

$p_aCO_2\downarrow$
- Erhöhung der F_IO_2;
- Erhöhung der FRC,
  - Erhöhung des $PEEP_e$ bis maximal 15 mbar (CPAP, A/C + PEEP, SIMV + PEEP, PSV + PEEP) oder
  - Erhöhung des $PEEP_i$ (IRV bzw. APRV),
  - Erhöhung des I:E-Verhältnisses bis maximal 4:1,
- alternativ: HFJV.

Ist so kein ausreichender p_aO_2 zu erzielen: Indikation prüfen für
- ECLA,
- IVOX.

Störungen der alveolären Ventilation ($p_aCO_2\uparrow$):
Steigerung der alveolären Ventilation:
- Erhöhung des Hubvolumens:
  - bei VC-CMV, VC-A/C, VC-SIMV Erhöhung von V_T,
  - bei PC-CMV, PC-A/C, PC-SIMV Erhöhung des EIP,
  - bei PSV Erhöhung der IPS;
- Erhöhung der Atemfrequenz;
beim nichtintubierten Patienten:
- Reduktion des Totraums:
  - Intubation oder Tracheotomie.

3.2 Störungen der Oxygenierung

> Leitsymptom der Oxygenierungsstörung ist der Abfall des p_aO_2. Der p_aCO_2 ist normal oder erniedrigt (primäre Oxygenierungsstörung) oder aber erhöht (sekundäre Oxygenierungsstörung).

3.2.1 Ursachen

Zu den wichtigsten Ursachen von Störungen der Oxygenierung des Lungenkapillarbluts gehören:

- zu geringe alveoläre O_2-Konzentration,
- Störungen des Ventilations-Perfusions-Verhältnisses (s. Kap. 5, Abschnitt 2).

Diffusionsstörungen spielen demgegenüber klinisch eine untergeordnete Rolle.

3.2.2 Behandlung

Grundsätzlich stehen folgende therapeutischen Maßnahmen zur Verfügung:
- Erhöhung der F_IO_2,
- Steigerung der Ventilation,
- Erhöhung der FRC durch extrinsischen PEEP,
- Erhöhung der FRC durch intrinsischen PEEP,
- adjuvante Maßnahmen wie Lagerungstherapie, NO-Inhalation und Sekretentfernung.

Zu geringe inspiratorische O_2-Konzentration. Die Einatmung hypoxischer Gasgemische ist praktisch immer Folge technischer Defekte oder menschlicher Fehler. Die Soforttherapie besteht in der Zufuhr einer ausreichend hohen O_2-Konzentration, zunächst meist einer F_IO_2 von 1,0.

Hypoventilation, Atemstillstand. Hierbei steigen der arterielle und der alveoläre pCO_2 an, und der arterielle pO_2 fällt ab, bedingt durch eine Störung der *Ventilation*. Die wichtigste therapeutische Maßnahme ist die Steigerung der Ventilation, bei Apnoe meist die sofortige Beatmung. Kann bei einer Hypoventilation die alveoläre Ventilation nicht gesteigert werden, muß die inspiratorische O_2-Konzentration erhöht werden, um eine Hypoxie zu vermeiden. Bei einer Apnoe kann durch „apnoische Oxygenierung" vorübergehend ein ausreichender p_aO_2 aufrechterhalten werden.

Störungen des Ventilations-Perfusions-Verhältnisses ($\dot{V}/\dot{Q}$). Sie sind die wichtigsten Ursachen von Störungen der Oxygenierung beim Intensivpatienten. Meist ist die funktionelle Residualkapazität und damit die Gasaustauschfläche vermindert. Die wichtigsten therapeutischen Ziele sind daher die Vergrößerung der Gasaustauschfläche und die Beseitigung der $\dot{V}/\dot{Q}$-Störungen bzw. des pulmonalen Rechts-links-Shunts durch einen extrinsischen oder intrinsischen PEEP.

Liegt der Oxygenierungsstörung hauptsächlich ein wahrer Shunt (s. Kap. 5) zugrunde, so ist eine Erhöhung der F_IO_2 wenig effektiv. Bei $\dot{V}/\dot{Q}$-Störungen mit noch vorhandener alveolärer Belüftung (funktioneller

Shunt; $\dot{V}/\dot{Q} > 0$, aber $< 0,1$) bewirkt eine Erhöhung der F_IO_2 jedoch eine deutliche Steigerung des p_aO_2. Da bei Oxygenierungsstörungen häufig Bezirke mit funktionellem und wahrem Shunt nebeneinander bestehen, sollte nicht nur ein PEEP eingestellt, sondern auch die inspiratorische O_2-Konzentration erhöht werden.

> Therapeutisches Ziel bei Oxygenierungsstörungen: $p_aO_2 > 60$ mm Hg bei einer $F_IO_2 < 0,6$.

Läßt sich durch konventionelle Beatmungsmethoden keine ausreichende Oxygenierung erreichen, kann der Einsatz unkonventioneller Verfahren wie HFV, ECLA oder IVOX erwogen werden.

3.3 Störungen der Ventilation

> Das Leitsymptom von Ventilationsstörungen ist der Anstieg des p_aCO_2 und der Abfall des pH-Werts. Ohne Erhöhung der F_IO_2 fällt bei Ventilationsstörungen auch der p_aO_2 ab.

3.3.1 Ursachen

Ventilationsstörungen können durch pulmonale, aber auch durch extrapulmonale Störungen bedingt sein. Unabhängig von der Ursache ist bei allen Ventilationsstörungen die alveoläre Ventilation bzw. die Elimination von Kohlendioxid aus dem arteriellen Blut vermindert. (Einzelheiten s. Kap. 5). Bei Atmung von Raumluft führen Ventilationsstörungen auch zu Störungen der Oxygenierung bzw. zum Abfall des p_aO_2.

3.3.2 Behandlung

Bei Ventilationsstörungen muß die alveoläre Ventilation gesteigert werden. Folgende Maßnahmen können angewandt werden:
- Erhöhung des Hubvolumens,
- Steigerung der Atemfrequenz,
- Verminderung des Totraums,
- adjuvante Therapieverfahren wie Erleichterung der Ventilation durch Beseitigung von Obstruktionen der großen und kleinen Atemwege, Atemtherapie, Sekretentfernung und medikamentöse Therapie.

Erhöhung des Atemhubvolumens. Das Atemhubvolumen kann bei respiratorgetriggerten, aber auch bei patientengetriggerten Atemzügen erhöht werden. Bei druckkontrollierter Beatmung wird hierzu das inspiratorische Druckniveau erhöht, so z. B. bei BIPAP, PSV, PC-IRV.

Steigerung der Atemfrequenz. Bei kontrollierter oder partieller Beatmung wird hierfür die maschinelle Beatmungsfrequenz erhöht, z. B. bei CMV, A/C, BIPAP, SIMV. Hingegen ist bei ausschließlich patientengetriggerten Atemmodi wie CPAP oder PSV eine maschinelle Erhöhung der Atemfrequenz nicht möglich. Hier kann lediglich versucht werden, die Atmung des spontan atmenden Patienten durch Analeptika zu steigern – ein sehr umstrittenes Vorgehen. Klinisch wichtiger ist das Reduzieren oder Absetzen von atemdepressorisch wirkenden Pharmaka wie Opioiden, Benzodiazepinen oder Barbituraten, besonders bei Patienten mit COPD oder bei alten Menschen.

Klinisch sollte folgendes beachtet werden: Eine Steigerung des Atemminutenvolumens durch Erhöhung der Atemfrequenz ist wegen der gesteigerten Totraumventilation weniger effektiv als eine vergleichbare Steigerung des Minutenvolumens durch Erhöhung des Atemhubvolumens.

Ergänzend zur Atemtherapie kann außerdem durch bestimmte Maßnahmen die CO_2-Produktion und damit auch der Ventilationsbedarf vermindert werden. Hierzu gehören:
- Ernährung mit erhöhtem Fettanteil,
- ausreichende Sedierung und Analgesie,
- Fiebersenkung durch Antipyretika,
- kontrollierte Hypothermie.

Reduktion des Totraums. Der anatomische Totraum kann durch Intubation oder Tracheotomie deutlich reduziert bzw. halbiert werden.

Obstruktion der großen Atemwege. Eine Verlegung der großen Atemwege, z. B. durch subglottisches Ödem, Kruppsyndrom, Epiglottitis usw. kann durch eine endotracheale Intubation überbrückt werden. Andererseits kann gerade ein zu dünner Tubus den Atemwegswiderstand erheblich erhöhen. Ob der Tubus zur Erhöhung oder Verminderung des Atemwegswiderstandes beiträgt, hängt also von der Ausgangssituation ab: Bei Patienten mit vorbestehender Obstruktion der oberen Atemwege wird der Widerstand eher gesenkt und die Ventilation erleichtert, bei Patienten ohne vorbestehende Obstruktion der oberen Atemwege wird der Widerstand hingegen erhöht und die Ventilation erschwert.

Obstruktion der kleinen Atemwege. Zu den wichtigsten therapeutischen Maßnahmen bei Obstruktion der kleinen Atemwege gehören das Absaugen von Sekret aus den Atemwegen und die Zufuhr bronchodilatatorischer Substanzen, bei COLD und Asthma auch von Kortikosteroiden.

Permissive Hyperkapnie und ECCO$_2$-R. ARDS und Asthma führen häufig zu schwersten Störungen der Ventilation, die nur durch eine Steigerung der Beatmungsdrücke kompensiert werden können. Hierdurch wird aber die Gefahr eines Baro- oder Volumentraumas der Lunge wesentlich erhöht. In solchen Fällen ist eine permissive Hyperkapnie zu erwägen, evtl. auch eine ECLA (s. Kap. 12 und 13).

4 Entwöhnung von der Beatmung (Weaning)

Der Begriff „Weaning" bezeichnet die schrittweise Entwöhnung vom Beatmungsgerät, also den Übergang von der Beatmung zur Spontanatmung und Extubation bzw. Dekanülierung.

Für die Entwöhnung vom Respirator müssen bestimmte Voraussetzungen erfüllt sein.

4.1 Voraussetzungen für die Entwöhnung

Damit der Patient erfolgreich von der Beatmung entwöhnt werden kann, müssen folgende Bedingungen erfüllt sein:
- ausreichende Oxygenierung bzw. ungestörte O$_2$-Aufnahme in der Lunge,
- ausreichende Ventilation bzw. Spontanatmung ohne Erschöpfung.

Die Extubation des Patienten darf nur bei ausreichenden Husten- und Schluckreflexen sowie freien oberen Atemwegen erfolgen.

4.1.1 Ausreichende Oxygenierung

Auch bei noch bestehenden Störungen der Oxygenierung kann mit der Entwöhnung von der Beatmung begonnen werden. Extubiert werden sollte jedoch erst, wenn der Patient mit einer leicht bis mäßig erhöhten inspiratorischen O$_2$-Konzentration und deutlich reduziertem Bedarf an atemtherapeutischen Maßnahmen einen ausreichend hohen p_aO_2 aufrechterhalten kann.

> Voraussetzung für die Entwöhnung: $p_aO_2 > 60$ mm Hg bei geringem PEEP von 5–8 mbar, Atemzeitverhältnis $< 1:1$ und $F_IO_2 \leq 0{,}4$.

4.1.2 Ausreichende Ventilation

Während ein p_aO_2 von > 60 mm Hg unter den zuvor beschriebenen Bedingungen als ausreichende Oxygenierung angesehen wird, läßt sich ein eindeutiges Kriterium für eine ausreichende alveoläre Ventilation des spontan atmenden Patienten nicht in gleicher Weise definieren. Die Fähigkeit zur Eigenatmung hängt von folgenden Faktoren ab:
- Atemantrieb,
- Belastung der Atemmuskulatur,
- Leistungsfähigkeit der Atemmuskulatur.

Eine sichere Voraussage, ob die Leistungsfähigkeit der Atemmuskulatur längerfristig den respiratorischen Bedarf und die hierfür erforderliche Atemarbeit erfüllen wird, kann nicht allein aufgrund bestimmter Meßparameter getroffen werden. Grundsätzlich müssen alle Faktoren berücksichtigt werden, die einen ungünstigen Einfluß auf die oben angeführten Faktoren ausüben (s. Kasten).

Folgende Störungen der Ventilation erschweren die Entwöhnung von der Beatmung:

1) **Gestörter Atemantrieb**
   - neurologische Erkrankungen,
   - Sedativa,
   - Narkotika,
   - Opiate.

2) **Vermehrte Belastung der Atemmuskulatur**
   - Tubuswiderstand,
   - Widerstand im Beatmungssystem,
   - Bronchokonstriktion,
   - kardiales Lungenödem (Linksherzversagen),
   - nichtkardiales Lungenödem (ALI, ARDS),
   - Lungenüberblähung (Hyperinflation),
   - intrinsischer PEEP,
   - Lungenfibrose,
   - Pleuraverschwartung,
   - Instabilität der Thoraxwand.

3) **Eingeschränkte Leistungsfähigkeit der Atemmuskulatur**
   - Hypophosphatämie,
   - Hypomagnesiämie,

- Hypokalzämie,
- Hypoxie,
- Hyperkapnie,
- Azidose,
- Infektion,
- Muskelatrophie,
- schlechter Ernährungszustand,
- Überdehnung der Zwerchfellmuskulatur,
- kompensierter oder dekompensierter Schock,
- Muskelrelaxanzien.

Atemantrieb. Voraussetzung für eine erfolgreiche Entwöhnung ist ein weitgehend intakter zentraler Atemantrieb. Atemdepressorisch wirkende Medikamente müssen vermieden oder reduziert werden. Bei schwersten Störungen der Atemregulation oder hoher Querschnittlähmung mit ungestörter Innveration des Zwechfells kann die direkte elektrische Stimulation des Zwerchfells durch einen Zwerchfellschrittmacher erwogen werden.

Belastung der Atemmuskulatur. Ein hoher Atemwegswiderstand, eine niedrige Compliance und ein hoher intrinsischer PEEP steigern die Atemarbeit und müssen daher vermieden werden. Ein extrinsischer PEEP wenige mbar unterhalb des intrinsischen PEEP kann die Atemarbeit dagegen senken.

Leistungsfähigkeit der Atemmuskulatur. Besteht eine Ermüdung der Atemmuskulatur, müssen vor Beginn der Entwöhnung die Ursachen (s. Kasten) geklärt und weitgehend beseitigt werden. Eine ausreichende Durchblutung der Atemmuskulatur muß ebenfalls gewährleistet sein; entsprechend darf im Schockzustand keine Entwöhnung von der Beatmung erfolgen. Weiterhin darf kein Überhang von Muskelrelaxanzien mehr bestehen.

Für eine erfolgreiche Entwöhnung sollten der $p_aCO_2 < 55$ mm Hg und der pH-Wert $> 7,3$ betragen. Bei COLD werden hingegen höhere p_aCO_2-Werte toleriert.

4.2 Entwöhnungskriterien und Entwöhnungsindizes

Zwar werden zahlreiche Kriterien und Indizes für die Entwöhnung vom Respirator angegeben, jedoch sind diese Faktoren nicht selten willkürlich gewählt und v. a. nicht in prospektiven Untersuchungen ausreichend validiert worden. Sie können daher eine sorgfältige klinische Einschätzung des Patienten durch den erfahrenen Intensivmediziner nicht ersetzen.

Nachfolgend sind gebräuchliche Kriterien für den Beginn einer Entwöhnung vom Respirator zusammengestellt.

Gebräuchliche Kriterien für einen erfolgreichen Entwöhnungsversuch (nach einer Zusammenstellung von Meissner u. Fabel 1992):	
Ruheminutenvolumen	< 10 l/min
Vitalkapazität	> 10 ml/kg KG
Atemfrequenz	< 35/min
Atemzugvolumen	> 5 ml/kg KG
V_D/V_T	< 0,6
maximale inspiratorische Kraft	> 20 mbar
p_aO_2 bei $F_IO_2 = 0,4$	> 60 mm Hg
p_aCO_2	< 55 mm Hg
pH-Wert	> 7,3
Atemwegsverschlußdruck nach 0,1 s	< 6 mbar
f/V_T	< 100

Um eine bessere Voraussage für eine erfolgreiche Entwöhnung zu ermöglichen, sind Indizes entwickelt worden, die mehrere respiratorische Einflußgrößen vereinen. Diese Indizes haben sich aber im klinischen Alltag nicht durchgesetzt, weil sie keine sicheren Vorhersagen ermöglichen und ihr praktischer Nutzen umstritten ist.

Beispiele:

f/V_T-Index. Das Verhältnis von Atemfrequenz (l/min) und Atemzugvolumen (L) gilt beim Spontanatmungsmodus ohne wesentliche Druckunterstützung als einer der besten und einfachsten Prädiktoren für ein erfolgreiches Weaning.

Bei einem f/V_T-Index unter 100 verläuft die Extubation in 80 % der Fälle erfolgreich, bei Werten über 100 scheitert der Extubationsversuch in 95 % der Fälle.

Beispiel: f = 20/min, Atemzugvolumen 0,5 l. Das Verhältnis ergibt 20:0,5 = 40 und deutet damit auf einen erfolgreichen Extubationsversuch hin.

CROP-Index. Der Begriff umfaßt die Parameter **C**ompliance, **R**ate, **O**xygenation und **P**ressure, kombiniert also Parameter der Oxygenierung (p_aO_2/p_AO_2) mit der effektiven Compliance (C), der Atemfrequenz (f) und dem maximalen inspiratorischen Atemwegsdruck (P_{imax}):

CROP (ml/Atemzug) = [C + P_{imax} + (p_aO_2/p_AO_2)]/f.

Werte über 13 ml/Atemzug gelten als günstiger Prädiktor für die Entwöhnung.

4.3 Weaningmethoden

Grundsätzlich werden 2 Verfahren der Entwöhnung vom Respirator angewandt:
- diskontinuierliches Weaning,
- kontinuierliches Weaning.

4.3.1 Diskontinuierliches Weaning

> Die diskontinuierliche Entwöhnung besteht aus Phasen der vollständigen maschinellen Beatmung und Phasen der Spontanatmung ohne jede maschinelle Unterstützung.

Sind die Voraussetzungen für einen erfolgreichen Entwöhnungsversuch erfüllt, so wird die Beatmung (CMV oder A/C) intermittierend unterbrochen, und der Patient atmet für einige Minuten bis mehrere Stunden über eine feuchte Nase oder ein T-Stück.

Eine Variante dieses Vorgehens ist das diskontinuierliche Weaning mit einem Continuous-flow-CPAP-System. Das System bietet zwar keine ventilatorische Unterstützung während der Spontanatmungsphasen, fördert aber die Oxygenierung und kann bei obstruktiven Lungenerkrankungen die Atemarbeit vermindern.

Die Dauer der Spontanatmungsphasen richtet sich nach der Leistungsfähigkeit des Patienten. Sobald eine Erschöpfung droht, wird der Patient wieder maschinell beatmet. Kann der Patient hingegen über einen längeren Zeitraum am T-Stück oder über den CPAP ausreichend spontan atmen, sollte die Extubation erwogen werden.

Allgemein akzeptierte Richtlinien für das praktische Vorgehen bei der intermittierenden Entwöhnung, wie z.B. Dauer der Spontanatmungsphasen, bestehen nicht. Meist wird nach klinischen Kriterien, Blutgaswerten und stationsinternen Vorgehensweisen entschieden.

4.3.2 Kontinuierliches Weaning

Mit den partiellen Beatmungsverfahren SIMV, MMV und PSV kann der maschinelle Atemanteil schrittweise vermindert und der Anteil der Spontanatmung entsprechend erhöht werden (Einzelheiten s. Kap. 11). Eine vollständige Reduktion der maschinellen Ventilation oder des PEEP vor der Extubation ist nicht erforderlich. Im Gegenteil: Bei der PSV sollten ein PEEP von 5 mbar und eine IPS von 5 mbar als untere Grenzwerte bis zur Extubation aufrechterhalten werden. Bei Patienten mit obstruktiven Lungenerkrankungen kann durch einen niedrigen PEEP die Atemarbeit möglicherweise vermindert werden. Um die tubusbedingte Mehrarbeit zu kompensieren, ist bei diesen Patienten gewöhnlich eine inspiratorische Druckunterstützung von 10–12 mbar erforderlich. Ähnliche Werte gelten auch für die Entwöhnung nach schwerem ARDS.

4.3.3 Automatische Tubuskompensation

Jeder Tubus erhöht die Atemarbeit des spontan atmenden Patienten. Diese zusätzliche Atemarbeit ist variabel und hängt vom Tubuswiderstand ab. Der Tubuswiderstand wird wiederum vom Gasfluß bestimmt: Mit zunehmendem Flow nimmt der Tubuswiderstand exponentiell zu und umgekehrt. Wegen der nichtlinearen Beziehung zwischen Gasfluß und Tubuswiderstand und der individuell variablen Flußgeschwindigkeit unter Spontanatmung kann die tubusbedingte Atemmehrarbeit bei einer fixen Einstellung der inspiratorischen Druckunterstützung (z.B. IPS 5 mbar) gewöhnlich nicht vollständig kompensiert werden. Durch automatische Anpassung der inspiratorischen Druckunterstützung an den jeweiligen Flow hingegen der Tubuswiderstand für jeden Gasfluß kompensiert werden – und damit auch die tubusbedingte Atemmehrarbeit. Es gilt:

> Mit der automatischen Tubuskompensation kann der Patient so spontan atmen, als sei er bereits extubiert.

Dieses Verfahren wird auch als „elektronische Extubation" bezeichnet. Ob hiermit die Entwöhnung günstiger verläuft als bei anderen Entwöhnungsverfahren ist derzeit nicht bekannt.

4.3.4 Klinische Bewertung der Entwöhnungsverfahren

Wenngleich aufgrund theoretischer Überlegungen die Vorteile der kontinuierlichen Entwöhnung offensichtlich erscheinen, ist die Überlegenheit, verglichen mit den diskontinuierlichen Techniken, nicht erwiesen. Entsprechend gibt es noch zahlreiche Befürworter der intermittierenden Entwöhnung. Vermutlich sind die klinische Erfahrung des ärztlichen und pflegerischen Personals und die Schwere der zugrunde liegenden Erkrankung für die Schnelligkeit und den Erfolg der Entwöhnung von größerer Bedeutung als bestimmte Techniken.

4.4 Beginn der Entwöhnung

Bei der kontrollierten Beatmung (CMV) kann der Beginn der Entwöhnung von der Langzeitbeatmung eindeutig festgelegt werden: Die Entwöhnung beginnt, wenn die kontrollierte Beatmung durch eine partielle Beatmung ersetzt oder der Patient versuchsweise vom Respirator abgehängt wird, damit möglichst bald die Extubation oder die Dekanülierung erfolgen kann.

Allerdings wird heutzutage auch bei der Langzeitbeatmung häufig nicht mehr kontrolliert beatmet, sondern von Anfang an ein partieller Beatmungsmodus angewandt, bei dem die Spontanatmung lediglich unterstützt wird. Die Entwöhnung beginnt somit gewissermaßen bereits mit Beginn der Beatmungstherapie, ohne daß jedoch bereits der Zeitpunkt für die Extubation festgelegt werden könnte.

4.5 Entwöhnung nach Kurzzeit- und Langzeitbeatmung

Eine spezielle Entwöhnung ist zumeist nur nach einer Langzeitbeatmung (> 48 h Dauer) erforderlich. Hingegen kann nach einer Kurzzeitbeatmung die maschinelle Beatmung zumeist mit Wiedereinsetzen einer ausreichenden Spontanatmung beendet und der Patient extubiert werden.

4.6 Maßnahmen nach der Extubation

Vor allem nach einer Langzeitbeatmung ist auch nach der Extubation noch eine intensive krankengymnastische und atemtherapeutische Betreuung erforderlich, um den Erfolg der Entwöhnung zu sichern. Hierzu gehören:
- Sekretentfernung durch nasotracheales oder bronchoskopisches Absaugen,
- Zufuhr von Sauerstoff über Nasensonde oder Gesichtsmaske,
- intermittierender Masken-CPAP,
- inzentive Spirometrie,
- Mobilisation.

Eine **Sekretretention** ist v. a. in den ersten Stunden und Tagen nach der Entwöhnung zu erwarten, bis schließlich die Sekretproduktion wieder abnimmt und außerdem der Patient wieder ausreichend husten kann. Reichen die oben angeführten Maßnahmen nicht aus, um die Sekrete aus dem Respirationstrakt zu entfernen, kann eine Minitracheotomie erwogen werden.

4.7 Schwierigkeiten bei der Entwöhnung

Während die meisten Patienten ohne wesentliche Komplikationen von der Beatmung entwöhnt werden können, gestaltet sich bei einem kleinen Prozentsatz (< 5 %) die Entwöhnung als außerordentlich langwierig. Dies gilt besonders für Patienten mit chronischen Lungenerkrankungen, die akut dekompensiert sind. Bei einigen wenigen Patienten, v. a. im Finalstadium irreversibler Lungenerkrankungen, ist keine Entwöhnung vom Respirator mehr möglich, so daß ausnahmsweise eine Heimbeatmung erwogen werden sollte.

Zu den wichtigsten **Ursachen der schwierigen Entwöhnung** gehören:
- anhaltendes ventilatorisches Versagen der Atempumpe,
- persistierende schwere Oxygenierungsstörungen,
- anhaltende schwere Herzinsuffizienz,
- psychische Abhängigkeit vom Beatmungsgerät.

Die anhaltende ventilatorische Insuffizienz, d. h. das Unvermögen der Atempumpe, die Atemarbeit allein zu erbringen, ist die häufigste Ursachen für die schwierige Entwöhnung.

Weiterhin muß bei folgenden Erkrankungen mit einer erschwerten Entwöhnung gerechnet werden:
- COLD,
- Lungenfibrose,
- hohe Querschnittlähmung,
- andere irreversible neurologische Erkrankungen des thorakalen/zervikalen Rückenmarks, des Hirnstamms und/oder der Atemmuskulatur.

Ergeben sich Schwierigkeiten bei der Entwöhnung, sollten folgende Faktoren beachtet werden:
▶ Vermehrte Atemarbeit und eine Beeinträchtigung des Atemantriebs müssen vermieden werden.
▶ Nachts sollte die ventilatorische Unterstützung erhöht werden, damit sich die Atemmuskulatur wieder erholen kann.
▶ Ein kooperativer Patient ist leichter zu entwöhnen; daher sollte der Patient über alle geplanten Schritte des Entwöhnungsvorgangs ausreichend und nachvollziehbar informiert werden.
▶ Angst (zu ersticken), Schmerzen und delirante Zustände erschweren die Entwöhnung erheblich. Darum ist eine ausreichende Anxiolyse, Analgesie und antidelirante Therapie durchzuführen, allerdings unter Be-

achtung der atemdepressorischen Wirkungen! Geeignet sind z. B. DHB und Clonidin in Kombination mit niedrigen Dosen von Benzodiazepinen und Opioiden.
▶ Angepaßte Ernährung mit einem ausreichenden Kalorienangebot und Phosphatsubstitution ist zur Regeneration oder Aufrechterhaltung der Atemmuskulatur v. a. nach Langzeitbeatmung wichtig. Möglicherweise kann die Zusammensetzung der Nahrung das Weaning beeinflussen: Ein hoher Aminosäuren-/Proteinanteil stimuliert das Atemzentrum, ein hoher Fettanteil senkt die CO_2-Produktion und den ventilatorischen Bedarf.
▶ Der Nutzen einer medikamentösen Unterstützung der Atmung ist nicht gesichert. Theophyllinpräparate verbessern möglicherweise die Kontraktilität der Atemmuskulatur, β-adrenerge Substanzen können durch ihre anabole Wirkung vielleicht die Regeneration der Atemmuskulatur unterstützen („Dopingeffekt").

4.8 Scheitern der Entwöhnung

Ein Scheitern der Entwöhnung manifestiert sich als progrediente Ateminsuffizienz. Die **klinischen Zeichen** sind:
- Tachypnoe,
- Dyspnoe,
- paradoxe thorakoabdominale Atmung,
- Zyanose,
- „Nasenflügeln",
- erhöhte Aktivität der Atemhilfsmuskulatur (v. a. des M. sternocleidomastoideus),
- interkostale Einziehungen,
- Tachykardie,
- Kaltschweißigkeit,
- zunehmende Agitiertheit oder Panik des Patienten.

Blutgasanalyse. Durch die frühzeitige Kontrolle der Blutgaswerte kann die zunehmende respiratorische Insuffizienz oft bereits zu Beginn erkannt werden:
- zunehmende Hypoxie,
- zunehmende Azidose,
- deutlicher Anstieg des p_aCO_2.

Bei zunehmender respiratorischer Insuffizienz sollte der Entwöhnungsversuch rechtzeitig abgebrochen werden, bevor eine Dekompensation eintritt. Die Atmung muß wieder stärker unterstützt werden, z. B. durch Erhöhung des IPS, der SIMV-Frequenz, der A/C und/oder des PEEP. Ist bereits eine Extubation erfolgt, muß reintubiert werden, wenn nichtinvasive Maßnahmen der respiratorischen Unterstützung nicht ausreichen. Die Reintubationsrate bei Entwöhnungsversuchen nach Langzeitbeatmung beträgt ca. 5%.

4.9 Weaningempfehlungen der ACCP-Konsensuskonferenz

Für die Entwöhnung von der Beatmung stehen verschieden Methoden zur Verfügung. Die 3 wichtigsten sind: T-Stück-Technik, IMV/SIMV und PSV, evtl. kombiniert mit IMV/SIMV. Folgendes sollte beachtet werden:
- Unabhängig von der gewählten Technik müssen die klinischen Zeichen einer progressiven Ateminsuffizienz bekannt sein (s. oben).
- Eine exzessive Erhöhung der Atemarbeit durch schlecht ansprechende Ventile oder einen zu engen Tubus sollte vermieden werden. Ein Zeichen für übermäßige Anstrengung ist der deutliche Abfall des Atemwegsdrucks während der Inspiration durch den Patienten.
- Bei Verwendung einer IMV/SIMV als Weaningmethode sollte die Reduktion der ventilatorischen Unterstützung nach dem pH-Wert, dem p_aCO_2, der Atemfrequenz, der Herzfrequenz und dem klinischen Zustand erfolgen.
- Bei der PSV als Weaningmethode sollte die Verminderung der Druckunterstützung eher nach der Atemfrequenz als nach dem Hubvolumen gesteuert werden. Als Anhaltspunkt gilt hierbei: Die Atemfrequenz sollte 30/min nicht übersteigen. Kann der Patient einen ausreichenden Gasaustausch mit niedriger Druckunterstützung (etwa 5 mbar) aufrechterhalten, so ist es nicht erforderlich, die Druckunterstützung bereits vor der Extubation zu beenden.

Schwierigkeiten bei der Entwöhnung. Ergeben sich Schwierigkeiten bei der Entwöhnung, sollte systematisch nach den zugrunde liegenden Ursachen gesucht und Möglichkeiten zu deren Behandlung entwickelt werden:
- erhöhte Belastung der Atemmuskulatur, z.B. durch schlecht ansprechende Ventile, engen Tubus;
- respiratorische Faktoren wie Bronchospasmus, exzessive Sekretion, atemdepressorische Medikamente, fortbestehendes schweres respiratorisches Grundleiden;
- nichtrespiratorische Faktoren wie Herzinsuffizienz, stark erhöhter Metabolismus, Störungen des Säure-Basen-Status, Hypophosphatämie, Mangelernährung, Unruhe.

Bei Patienten, deren Entwöhnung sich über Tage bis Wochen hinzieht, sollte die ventilatorische Unterstützung nachts so erhöht werden, daß ein ruhiger Schlaf ermöglicht wird.

Voraussetzung für eine Extubation nach erfolgreicher Entwöhnung von der Beatmung ist die Fähigkeit des Patienten, die oberen Atemwege selbständig offen zu halten und die Sekrete des Respirationstrakts ausreichend abzuhusten.

Literatur

Brochard L, Rauss A, Benito S et al. (1996) Comparison of three methods of gradual withdrawal from ventilatory support during weaning from mechanical ventilation. Am J Respir Crit Care Med 150: 896–903

Cohen IL (1994) Weaning from mechanical ventilation – the team approach and beyond. Intensive Care Med 20: 317–318

Demling RH, Read T, Lind LJ, Flangan HL (1988) Incidence and morbidity of extubation failure in surgical intensive care patients. Crit Care Med 16: 573–577

Esteban A, Frutos F, Tobin MJ et al. (1995) A comparison of four methods of weaning patients from mechanical ventilation. N Engl J Med 332: 345–350

Estebean A, Alia I, Gordo F et al. (1997) Extubation outcome after spontaneous breathing trials with T-tube or pressure support ventilation. Am J Respir Crit Care Med 156: 459–465

Goldstone J, Moxham J (1991) Weaning from mechanical ventilation. Thorax 46: 56–62

Huster T, Böhrer H, Bach A, Martin E (1992) Die Entwöhnung vom Respirator (Weaning). Anästhesiol Intensivmed 33: 209–218

Kollef MH, Shapiro SD, Silver P et al. (1997) A randomized, controlled trial of protocol-directed versus physician-directed weaning from mechanical ventilation. Crit Care Med 25: 567–574

Kuhlen R, Guttmann J, Nibbe L et al. (1997). Proportional pressure support and automatic tube compensation: new options for assisted spontaneous breathing. Acta Anaesth Scand [Suppl] 41: 155–159

Marini JJ, Roussos CS, Tobin MJ et al. (1988) Weaning from mechanical ventilation. Am Rev Respir Dis 138: 1043–1046

Meissner E, Fabel H (1992) Entwöhnung vom Beatmungsgerät: Kunst oder Wissenschaft. Intensivmedizin 29: 114–122

Schaffartzik W (1994) Ventilations-Perfusionsverhältnisse. Anaesthesist 43: 683–697

Slutsky AS (1993) ACCP consensus conference: mechanical ventilation. Chest 104: 1833–1859

Sykes K (1994) Mechanical ventilation in acute respiratory failure. Eur J Anaesthesiol 11: 1–4

Tobin MJ, Alex CG (1994) Discontinuation of mechanical ventilation. In: Tobin MJ (ed) Principles and practice of mechanical ventilation. McGraw-Hill, New York St. Louis San Francisco, pp 1177–1206

Young JD, Sykes MK (1990) Artificial ventilation: history, equipment and techniques. Thorax 45: 753–758

15 Auswirkungen und Komplikationen der Beatmung

ÜBERSICHT

1	**Herz-Kreislauf-System**	442
1.1	Autonome Reflexe	443
1.2	Pulmonaler Gefäßwiderstand	443
1.3	Kompression des Herzens	444
1.4	Ventrikuläre Interdependenz	445
1.5	Intraabdomineller Druck	446
1.6	Intrathorakaler Druck	447
1.6.1	Einfluß auf den Blutstrom	447
1.6.2	Einfluß auf die Funktion des rechten Ventrikels	448
1.6.3	Einfluß auf die Nachlast des linken Ventrikels	448
1.7	Einfluß der Beatmung auf das Herzzeitvolumen	449
1.7.1	PEEP und Auto-PEEP	450
2	**Nierenfunkion und Flüssigkeitsgleichgewicht**	450
3	**Leberdurchblutung**	451
4	**Splanchnikusdurchblutung**	452
5	**Gehirn**	452
6	**Pulmonales Barotrauma**	453
6.1	Herkunft der extraalveolären Luft	453
6.1.1	Ausbreitung der Luft beim pulmonalen Barotrauma	455
6.2	Mechanismen des pulmonalen Barotraumas	455
6.3	Überdehnungstrauma der Lunge	457

6.4	Behandlung des pulmonalen Barotraumas	458
6.4.1	Pneumothorax	458
6.4.2	Bronchopleurale Fistel	458
6.4.3	Pneumomediastinum und Pneumoperikard	460
6.4.4	Subkutanes Emphysem, Pneumoperitoneum und Pneumoretroperitoneum	460
6.5	Prävention des pulmonalen Barotraumas	460
7	**O_2-Toxizität**	**461**
8	**Verschlechterung des pulmonalen Gasaustausches**	**462**
9	**Respiratorassoziierte Pneumonie („Beatmungspneumonie")**	**464**
9.1	Häufigkeit und Mortalität	465
9.2	Erreger und begünstigende Faktoren	466
9.3	Pathogenese	467
9.3.1	Kolonisation des Oropharynx und des Tracheobronchialsystems	467
9.3.2	Kolonisation des Magens	468
9.4	Diagnose der nosokomialen Pneumonie	468
9.5	Behandlung der nosokomialen Pneumonie	469
9.6	Prophylaxe der respiratorassoziierten Pneumonie	470
10	**Lungenembolie**	**470**
10.1	Auswirkungen	470
10.2	Diagnose	471
10.3	Therapie	471
10.4	Prophylaxe	472
	Literatur	**472**

Die maschinelle Beatmung beeinflußt nicht nur die Funktion zahlreicher Organsysteme, sondern kann auch verschiedene, teils bedrohliche Komplikationen hervorrufen, die das eigentliche Zielorgan der Beatmungstherapie, nämlich die Lunge selbst, betreffen. Einflüsse der maschinellen Beatmung auf die Funktion verschiedener Organe, v. a. das Herz-Kreislauf-System, entstehen in erster Linie durch die unphysiologischen intrathorakalen Druckschwankungen und Schädigungen der Lunge durch den Beatmungsdruck und das angewandte Atemhubvolumen. Daneben führen die künstlichen Atemwege – Endotrachealtubus und Trachealkanüle – zu spezifischen Komplikationen, die in den entsprechenden Kapiteln dargestellt sind.

> **Auswirkungen und Komplikationen der maschinellen Beatmung:**
> - Beeinträchtigung der Herz-Kreislauf-Funktion mit Abfall des Herzzeitvolumens,
> - Abnahme der Urinausscheidung und Flüssigkeitsretention,
> - Verminderung der Leber- und Splanchnikusdurchblutung,
> - Behinderung des hirnvenösen Abflusses mit Zunahme des intrakraniellen Drucks,
> - pulmonales Baro- und Volumentrauma,
> - Schädigung des Lungengewebes durch hohe inspiratorische O_2-Konzentrationen,
> - Verschlechterung des pulmonalen Gasaustausches,
> - nosokomiale Pneumonien,
> - Schäden durch den Endotrachealtubus und die Trachealkanüle.

1 Herz-Kreislauf-System

Die Herz-Kreislauf-Funktion wird im Verlauf des Atemzyklus durch die Änderungen des Lungenvolumens und des intrathorakalen Drucks beeinflußt, ganz gleich, ob der Patient spontan atmet oder maschinell beatmet wird. Im Gegensatz zur Spontanatmung nimmt jedoch unter maschineller Beatmung der intrathorakale Druck während der Inspiration zu.

Entsprechend entstehen hämodynamische Auswirkungen der maschinellen Beatmung v. a. durch Änderungen des intrathorakalen Drucks, weiterhin durch Änderungen der Lungenvolumina, aber auch durch nichtmechanische Faktoren wie Reflexe und möglicherweise auch kardiodepressorische Substanzen.

> **Wichtige Determinanten der Interaktion von Beatmung und Herz-Kreislauf-Funktion:**
> - intrathorakaler Druck,
> - Lungenvolumen,
> - ventrikuläre Interdependenz,

- Druckgradient für den venösen Rückstrom, beeinflußt durch
  - zirkulierendes Blutvolumen,
  - Venomotorentonus,
  - intraabdominellen Druck;
- Druckgradient für den linksventrikulären Auswurf, beeinflußt durch
  - Myokardkontraktilität,
  - Funktion der Mitralklappe.

1.1 Autonome Reflexe

Unter spontaner Atmung eines Atemzugvolumens von weniger als 15 ml/kg nimmt die Herzfrequenz aufgrund einer Verminderung des Vagotonus zu, während der Exspiration hingegen ab; dieser Effekt wird bekanntlich als respiratorische Arrhythmie bezeichnet. Bei Atmung mit hohen Zugvolumina (>15 ml/kg) oder Überblähung der Lunge nimmt die Herzfrequenz ab; oft tritt zusätzlich eine reflektorische Vasodilatation auf, die zumindest teilweise vagal vermittelt ist. Diese reflektorischen Veränderungen sind klinisch vermutlich nicht von Bedeutung. Sie können bei Funktionsstörungen des autonomen Nervensystems fehlen oder abgeschwächt sein und dann als diagnostischer Hinweis dienen.

1.2 Pulmonaler Gefäßwiderstand

Veränderungen des Lungenvolumens beeinflussen den pulmonalen Gefäßwiderstand und damit auch den pulmonalen Blutfluß.

Alveoläre Gefäße. Durch die Dehnung der Alveolen während der Inspiration nimmt der transpulmonale Druck zu, und die alveolären Gefäße, also die kleinen Arteriolen, Venolen und die meisten Kapillaren, werden komprimiert. Diese Kompression der alveolären Gefäße tritt nicht nur unter Spontanatmung, sondern auch bei Überdruckbeatmung auf. Hierdurch nimmt der Widerstand in diesen Gefäßen zu und ihre Kapazität ab.

Extraalveoläre Gefäße. Neben den alveolären Gefäßen werden aber auch die extraalveolären Gefäße durch das Lungenvolumen beeinflußt. Die extraalveolären Gefäße stehen unter der Einwirkung des interstitiellen

Drucks. Mit der Zunahme des Lungenvolumens während der Inspiration nimmt der interstitielle Druck aufgrund der elastischen Retraktionskraft ab. Hierdurch werden die extraalveolären Gefäße geöffnet, und ihre Kapazität nimmt zu.

Der Nettoeffekt der beschriebenen Wirkungen auf die alveolären und extraalveolären Gefäße ist ein Anstieg des pulmonalen Gefäßwiderstands und damit auch der Nachlast des rechten Ventrikels mit zunehmenden Lungenvolumina. Diese Veränderungen sind normalerweise gering, können jedoch bei Asthma oder COPD zur Überlastung des rechten Ventrikels führen.

Erniedrigte FRC. Fällt hingegen das Lungenvolumen unter die normale Ruhe-FRC, so steigt der pulmonale Gefäßwiderstand ebenfalls an, bedingt durch die Abnahme der elastischen Retraktionskraft mit kleiner werdendem Lungenvolumen während der Exspiration. Hierdurch kommt es zum Kollaps der terminalen Atemwege mit Abnahme der Ventilation und nachfolgender Hypoxie bzw. hypoxischer pulmonaler Vasokonstriktion.

1.3 Kompression des Herzens

Das Herz befindet sich innerhalb des Thorax in der sog. Fossa cardiaca. Während der Inspiration wird das Herz in der Fossa durch die sich zunehmend erweiternde Lunge komprimiert. Bei Atmung normaler Atemzugvolumina sind die Auswirkungen gering. Hohe Atemzugvolumina oder eine Hyperinflation hingegen steigern den Druck im Perikard und im Pleuraspalt und können einen tamponadeartigen Effekt auf das Herz ausüben.

Merke: Sehr hohe Atemzugvolumina oder eine Hyperinflation der Lunge senken die Vorlast des rechten und linken Ventrikels.

Tritt die Kompression nur während der Inspiration auf, so nimmt vorübergehend lediglich der linksventrikuläre enddiastolische Druck ab, bedingt durch den ansteigenden Perikarddruck. Bleibt das Lungenvolumen jedoch über einen längeren Zeitraum erhöht, so kann zusätzlich der venöse Rückstrom zum rechten Ventrikel abnehmen, weil der rechte Vorhofdruck ansteigt. Bei progredienter Überblähung können außerdem die Koronararterien komprimiert und hierdurch die Myokarddurchblutung beeinträchtigt werden.

Merke: Durch die Kompression beider Ventrikel und den variierenden Perikarddruck wird die Beurteilung der linksventrikulären Füllungsdrücke während der maschinellen Beatmung anhand des pulmonalen Wedgedrucks erschwert.

Ursachen sind der klinisch nicht meßbare Anstieg des Pleuradrucks und Änderungen der Ventrikelcompliance.

1.4 Ventrikuläre Interdependenz

Volumenänderungen des rechten Ventrikels beeinflussen die Funktion des linken Ventrikels (und umgekehrt), d. h., zwischen beiden Ventrikeln besteht eine sog. Interdependenz. Änderungen des rechtsventrikulären enddiastolischen Volumens beeinflussen über 2 Mechanismen das linksventrikuläre enddiastolische Volumen:
- Änderung der Compliance des linken Ventrikels,
- Änderung des linksventrikulären Volumens ohne Änderung der diastolischen Compliance.

Die Interdependenz beruht darauf, daß das rechte und das linke Herz durch den Lungenkreislauf nicht nur in Serie geschaltet sind, sondern durch die gemeinsamen Vorhof- und Ventrikelsepten und das Perikard auch parallel. Entsprechend kann ein Anstieg des intraperikardialen Drucks oder eine Verschiebung des Ventrikelseptums die Funktion des Herzens beeinflussen.

Anstieg des intraperikardialen Drucks. Wie bereits beschrieben, steigt der intraperikardiale Druck mit zunehmendem Lungenvolumen an, ebenso beim Valsalva-Manöver. Eine Hyperinflation der Lunge komprimiert das Herz und bewirkt eine absolute Verminderung der Volumina beider Ventrikel, vergleichbar einer Herztamponade. Der Effekt auf die Ventrikel hängt neben der Myokardkontraktilität von der jeweiligen diastolischen Compliance des Ventrikels ab. Da normalerweise der rechte Ventrikel eine größere Compliance aufweist als der linke, wirkt sich der intraperikardiale Druckanstieg auch stärker auf das rechtsventrikuläre enddiastolische Volumen aus.

Verlagerung des Ventrikelseptums. Wird das rechte Herz während der Diastole gefüllt, so verschiebt sich bei einem entsprechend hohen rechtsventrikulären Füllungsdruck das Ventrikelseptum in Richtung des linken

Ventrikels, der eine geringere diastolische Compliance aufweist. Dieser Effekt wird durch eine Kompression des Herzens in der Fossa cardiaca verstärkt.

Zunahme oder Abnahme der Compliance des linken Ventrikels. Aufgrund der Interdependenz nimmt die Compliance des linken Ventrikels zu, wenn das enddiastolische Volumen des rechten Ventrikels durch eine Abnahme des Druckgradienten für den venösen Rückstrom, z. B. durch einen Anstieg des rechten Vorhofdrucks bei Überdruckbeatmung, vermindert wird. Ähnlich wirkt sich eine Kompression des Herzens durch das zunehmende Lungenvolumen unter Spontanatmung oder Überdruckbeatmung aus, da hierbei der linke Ventrikel von der Kompression weniger betroffen ist als der rechte.

Nimmt hingegen das rechtsventrikuläre Volumen zu, z. B. unter Spontanatmung, so wird die linksventrikuläre Compliance vermindert, und das linksventrikuläre Schlagvolumen und der Aortendruck nehmen ab, ein Phänomen, das als Pulsus paradoxus bezeichnet wird.

Merke: Die Beatmung mit einem PEEP kann zum Abfall des rechtsventrikulären enddiastolischen Volumens führen.

1.5 Intraabdomineller Druck

Während der spontanen Inspiration tritt das Zwerchfell tiefer, und der intraabdominelle Druck nimmt zu. Ein vergleichbarer Druckanstieg im Abdomen ist auch bei anhaltender Hyperinflation, z. B. durch einen PEEP oder bei COPD, vorhanden. Außerdem wird durch das tiefertretende Zwerchfell die Leber komprimiert; hierdurch nimmt der interstitielle Druck in der Leber und damit auch der intrahepatische Gefäßwiderstand zu. Die präsinusoidalen Kapillaren werden komprimiert und der Blutstrom aus dem Portalkreislauf in die hepatischen Venen bzw. die V. cava inferior beeinträchtigt.

Insgesamt kann der Rückstrom über die untere Hohlvene durch den intraabdominellen Druckanstieg und die Kompression der Leber während der Inspiration abnehmen.

1.6 Intrathorakaler Druck

Der wichtigste Unterschied zwischen Spontanatmung und Überdruckbeatmung ist der Verlauf des intrathorakalen Drucks während der Inspiration. Die Änderungen des intrathorakalen Drucks wiederum sind die Hauptursache für die kardiovaskulären Nebenwirkungen der Überdruckatmung und -beatmung.

1.6.1 Einfluß auf den Blutstrom

Der Kreislauf besteht aus 2 Kompartimenten: den intrathorakalen Gefäßen und den extrathorakalen Gefäßen. Schnittstellen beider Kompartimente sind auf der venösen Seite die Eintrittstelle der großen Venen in den Thorax, die das Blut im rechten Vorhof zusammenführen, auf der arteriellen Seite die Aortenklappe, über die sich der linke Ventrikel in die Aorta entleert.

Die intrathorakalen Gefäße werden durch den intrathorakalen Druck beeinflußt, die extrathorakalen Gefäße hingegen durch den Atmosphärendruck. Die maschinelle Beatmung erhöht den intrathorakalen Druck, der Atmosphärendruck dagegen bleibt unverändert. Hierdurch entsteht ein variabler Druckgradient zwischen den Gefäßen außerhalb und innerhalb des Thorax. Da sich innerhalb der Druckkammer Thorax eine weitere Druckkammer, nämlich das Herz, befindet, beeinflußt der intrathorakale Druck die Druckgradienten für den venösen Rückstrom und den linksventrikulären Auswurfdruck, unabhängig von Änderungen des intrakardialen Drucks.

Abnahme des intrathorakalen Drucks. Bei Spontanatmung nimmt der intrathorakale Druck während der Inspiration ab. Hierdurch nimmt der Druckgradient zwischen extrathorakalen und intrathorakalen venösen Gefäßen zu: Der venöse Rückstrom zum rechten Herzen wird gefördert. Entsprechend nimmt auch das rechtsventrikuläre enddiastolische Volumen zu. Der transmurale linksventrikuläre Auswurfdruck steigt an und beeinträchtigt den linksventrikulären Auswurf: Das endsystolische linksventrikuläre Volumen nimmt zu.

Anstieg des intrathorakalen Drucks. Bei Überdruckbeatmung kehren sich die zuvor beschriebenen Veränderungen um: Der Anstieg des intrathorakalen Drucks während der Inspiration vermindert den Druckgradienten zwischen extra- und intrathorakalen Gefäßen, und der venöse Rückstrom zum rechten Herzen nimmt ab.

1.6.2 Einfluß auf die Funktion des rechten Ventrikels

Der venöse Rückstrom zum rechten Herzen hängt im wesentlichen vom Druckgradienten zwischen den Venen außerhalb des Thorax und dem Druck im rechten Vorhof ab. Der rechte Vorhofdruck ist also der Druck, gegen den das venöse Blut aus der Peripherie strömen muß. Der treibende Druck für den venösen Rückstrom wird v. a. durch den Tonus der Venen, das Blutvolumen und die Verteilung des venösen Blutes im Systemkreislauf beeinflußt. Bei Überdruckbeatmung bewirkt der Anstieg des intrathorakalen Drucks während der Inspiration einen Anstieg des rechten Vorhofdrucks. Der Druckgradient zwischen den extrathorakalen Venen und dem rechtem Vorhof nimmt ab, und der venöse Rückstrom und die enddiastolische Füllung des rechten Ventrikels werden vermindert.

Eine Überdruckbeatmung kann die Herz-Kreislauf-Funktion beeinträchtigen. Da das Herzzeitvolumen bei intakter Herz-Kreislauf-Funktion primär von der Vorlast und weniger von der Nachlast abhängt, kann bei Patienten mit intakter Herz-Kreislauf-Funktion unter Überdruckbeatmung die Herzfunktion durch Veränderungen des rechtsventrikulären enddiastolischen Volumens erheblich beeinträchtigt werden.

Günstige Wirkung der Überdruckbeatmung bei Herzinsuffizienz. Bei Herzinsuffizienz wird die Myokardfunktion v. a. von der Nachlast beeinflußt. In dieser Situation kann die linksventrikuläre Funktion durch eine Überdruckbeatmung günstig beeinflußt werden, weil hierdurch die Nachlast abnimmt.

Der PEEP senkt die Vorlast des rechten Ventrikels. Ein PEEP erhöht den rechten Vorhofdruck, vermindert den Druckgradienten zwischen den extra- und intrathorakalen Venen und den venösen Rückstrom und senkt die Vorlast des rechten Ventrikels. Allerdings nimmt der Druck in den extrathorakalen Venen, der treibende Druck, durch reflektorische Erhöhung des Venentonus meist kompensatorisch zu, so daß die Effekte des PEEP aufgehoben oder abgeschwächt werden.

1.6.3 Einfluß auf die Nachlast des linken Ventrikels

Zwischen linkem Ventrikel und Aortenbogen besteht während der Systole nur ein geringer Druckgradient, der auch durch Schwankungen des intrathorakalen Drucks nicht wesentlich beeinflußt wird. Allerdings sind der linke Ventrikel und die Aorta unter Spontanatmung während der Systole einem niedrigeren (intrathorakalen) Umgebungsdruck ausgesetzt als die extrathorakalen Gefäße. Während der spontanen Inspiration nimmt der Umgebungsdruck weiter ab, die Kontraktion des linken Ventrikels wird beeinträchtigt, und die Nachlast für den linken Ventrikel nimmt zu – ein Effekt, der normalerweise keine wesentliche Rolle spielt, jedoch bei akuter Atemwegsobstruktion mit Erzeugung extrem „negativer" intrathorakaler Drücke zu einem erheblichen Anstieg der Nachlast bis hin zum kardiogenen Lungenödem führen kann. Ähnliche Wirkungen können experimentell durch eine starke Inspiration bei geschlossener Glottis (Müller-Versuch) hervorgerufen werden.

> **Merke:** Eine Erniedrigung des intrathorakalen Drucks erhöht die Nachlast des linken Ventrikels, ein Anstieg des intrathorakalen Drucks, z. B. durch Überdruckbeatmung, hat den gegenteiligen Effekt. Allerdings scheint der nachlastsenkende Effekt der Beatmung bei intakter Herz-Kreislauf-Funktion keine wesentliche Rolle zu spielen.

Hämodynamische Effekte der Überdruckbeatmung:
- Verminderung des venösen Rückstroms,
- Anstieg des rechten Vorhofdrucks,
- Abnahme der rechtsventrikulären Vorlast,
- Zunahme der rechtsventrikulären Nachlast,
- Verminderung der linksventrikulären Compliance,
- Abnahme der linksventrikulären Nachlast,
- möglicherweise Beeinträchtigung der Myokardkontraktilität,
- Abfall des Herzzeitvolumens (durch Therapie korrigierbar),
- evtl. Abfall des arteriellen Blutdrucks (durch Therapie korrigierbar).

1.7 Einfluß der Beatmung auf das Herzzeitvolumen

Bei intakter Herz-Kreislauf-Funktion wird das Herzzeitvolumen v. a. vom venösen Rückfluß bestimmt. Eine Überdruckbeatmung erhöht den rechten Vorhofdruck, vermindert den Druckgradienten zwischen extrathorakalen Venen und Vorhof (den treibenden Druck) und beeinträchtigt dadurch den venösen Rückstrom. Das intrathorakale Blutvolumen und die diastolische Füllung des Herzens werden vermindert, und das Herzzeitvolumen fällt ab.

Die Effekte sind ausgeprägter, wenn während des gesamten Atemzyklus ein positiver Atemwegsdruck aufrechterhalten wird.

> **Merke:** Hypovolämie und Abnahme des peripheren Venomotorentonus, z. B. durch Sedativa, verstärken den Abfall des Herzzeitvolumens durch Überdruckbeatmung.

Die Abnahme des venösen Rückstroms und des intrathorakalen Blutvolumens und damit auch der Abfall des Herzzeitvolumens kann durch eine Erhöhung des Venendrucks (Volumenzufuhr, Vasopressoren) und/oder Senkung des rechten Vorhofdrucks (kleinere Atemzugvolumina, Verkürzung der Inspirationszeit, Einsatz partieller Atemmodi) meist beseitigt werden.

1.7.1 PEEP und Auto-PEEP

Unter einer PEEP-Beatmung sind die Auswirkungen auf das Herzzeitvolumen verstärkt, da das Lungenvolumen und der intrathorakale Druck sowie der intraabdominelle Druck, im Vergleich zur CMV ohne PEEP, noch stärker erhöht sind. Und auch bei einer dynamischen Hyperinflation der Lunge (s. Kap. 15) mit Auto-PEEP steigen der intrathorakale Druck und das Lungenvolumen an. Der venöse Rückstrom nimmt ab, das Herz wird komprimiert und der pulmonale Gefäßwiderstand erhöht, das Herzzeitvolumen fällt ab.

> **Merke:** Unter einem PEEP und Auto-PEEP wird der Lungenkapillarenverschlußdruck (Wedgedruck) falsch hoch gemessen; hierdurch kann der Intensivmediziner zur Fehldiagnose „Herzinsuffizienz" verleitet werden.

2 Nierenfunktion und Flüssigkeitsgleichgewicht

Die maschinelle Beatmung mit und ohne PEEP bewirkt eine Einschränkung der exkretorischen Nierenfunktion mit Abnahme der Urinausscheidung und Retention von Wasser und Natrium. Klinisch kann sich dieser Effekt in folgender Weise manifestieren:
- positive Flüssigkeitsbilanz,
- Ödeme,
- Hyponatriämie,
- Abfall des Hämatokrits,
- Zunahme der alveoloarteriellen O_2-Partialdruckdifferenz,
- Abnahme der Lungencompliance,
- radiologische Zeichen des Lungenödems.

Beim Übergang von der Überdruckbeatmung auf die Spontanatmung nimmt die Urinausscheidung wieder zu, und es entwickelt sich eine negative Flüssigkeits- und Natriumbilanz.

Die **Mechanismen der Nierenfunktionsstörung** sind derzeit nicht genau bekannt. Diskutiert werden:
- vermehrte Sekretion von ADH durch den erhöhten intrathorakalen Druck, hierdurch verstärkte Wasserrückresorption und verminderte Urinausscheidung (nur im Tierexperiment nachweisbar);
- Abnahme des Herzzeitvolumens und des arteriellen Mitteldrucks durch die beschriebenen Mechanismen mit Verminderung der Nierendurchblutung (als alleiniger Mechanismus nicht ausreichend);
- Aktivitätszunahme sympathoadrenerger Nierenefferenzen mit antidiuretischem und antinatriuretischem Effekt und gesteigerter Reninsekretion;
- vermehrte Ausschüttung von Noradrenalin;
- verminderte Sekretion von atrialem natriuretischem Hormon in den Herzvorhöfen;
- Zunahme des intraabdominellen Drucks (nur bei massivem Anstieg).

Insgesamt scheinen mehrere Mechanismen an der Einschränkung der Nierenfunktion unter Überdruckbeatmung beteiligt zu sein.

3 Leberdurchblutung

Zwei Mechanismen können die Leberdurchblutung unter maschineller Beatmung vermindern:
- Abfall des Herzzeitvolumens,
- Anstieg des intraabdominellen Drucks.

Abfall des Herzzeitvolumens. Wie zuvor beschrieben, kann das Herzzeitvolumen durch die Überdruckbeatmung abfallen, besonders, wenn hohe PEEP-Werte angewandt werden. Je nach Ausmaß des Herzzeitvolumenabfalls nimmt dadurch die Gesamtdurchblutung der Leber um bis zu 30 % ab. Eine Normalisierung des Herzzeitvolumens bewirkt die Normalisierung der Leberdurchblutung.

Intraabdomineller Druckanstieg. Wie bereits dargelegt, nimmt der intraabdominelle Druck durch das Tiefertreten des Zwerchfells während der Überdruckbeatmung zu. Hierdurch steigt der Druck in den hepatischen Venen und in der Pfortader an, und der venöse Abfluß wird behindert, so daß sich eine „Stauungsleber" entwickeln könnte.

Insgesamt sind die Auswirkungen der maschinellen Beatmung auf die Leberfunktion derzeit unklar. Es ist aber ratsam, zumindest ein „normales" Herzzeitvolumen aufrechtzuerhalten, um eine Ischämie der Leber zu vermeiden.

4 Splanchnikusdurchblutung

Der Druckanstieg in der unteren Hohlvene unter kontrollierter Beatmung erhöht den Widerstand im Splanchnikusgebiet und vermindert den mesenterialen Blutfluß. Hierdurch könnte eine Ischämie des Magen-Darm-Trakts begünstigt werden.

5 Gehirn

Einflüsse auf das Gehirn durch die Beatmung entstehen v. a. durch Veränderungen der Hämodynamik und der arteriellen Blutgase.

Anstieg des intrakraniellen Drucks. Der Anstieg des intrathorakalen Drucks durch die Überdruckbeatmung führt zum Anstieg des zentralen Venendrucks und dadurch zur Behinderung des venösen Rückstroms aus den epiduralen und den Hirnvenen. Hierdurch können der intrakranielle Druck zu- und der zerebrale Perfusionsdruck abnehmen, besonders wenn gleichzeitig der arterielle Mitteldruck durch die Beatmung abfällt. Als Folge kann es zu einer regionalen oder globalen Hirnischämie kommen (s. auch Kap. 25).

Die Auswirkungen der Beatmung auf den venösen Rückstrom können bei Patienten mit erhöhtem Hirndruck durch Oberkörperhochlagerung und gerade Lagerung des Kopfes minimiert werden. Allerdings muß ein Blutdruckabfall durch Oberkörperhochlagerung vermieden werden, da sonst der zerebrale Perfusionsdruck abnimmt.

Zum Anstieg des intrakraniellen Drucks kann es auch bei der „permissiven Hyperkapnie" kommen, da die hohen p_aCO_2-Werte zu einer ausgeprägten zerebralen Vasodilatation führen.

Merke: Die Beatmung mit einem PEEP hat bei Patienten mit normaler zerebraler Compliance keine ungünstigen Auswirkungen auf die Hirnfunktion und den intrakraniellen Druck. Bei erhöhtem intrakraniellem Druck sind PEEP-Werte bis 5 cm H_2O vertretbar (Einzelheiten s. Kap. 25).

Abnahme der Hirndurchblutung. Hyperkapnie führt zur zerebralen Vasokonstriktion und Abnahme der Hirndurchblutung, bei zu tiefer Senkung des p_aCO_2 auch zur Hirnischämie (Einzelheiten s. Kap. 25).

6 Pulmonales Barotrauma

Der Begriff „pulmonales Barotrauma" umfaßt alle Komplikationen in Verbindung mit maschineller Beatmung, die zum extraalveolären Luftaustritt führen. Der Begriff ist allerdings irreführend, da der Druck nicht der einzige ursächliche Faktor des sog. Barotraumas ist.

> **Klinische Manifestationen des pulmonalen Barotraumas:**
> - interstitielles Emphysem,
> - Pneumomediastinum,
> - Pneumoperikard,
> - subkutanes Emphysem („Hautemphysem"),
> - Pneumoperitoneum und Pneumoretroperitoneum,
> - Pneumothorax,
> - bronchopleurale Fistel.

6.1 Herkunft der extraalveolären Luft

Die meisten extraalveolären Luftansammlungen entstehen durch die Ruptur von Alveolen in Verbindung mit Überdruckbeatmung (Abb. 15.1). Seltener gelangt Luft aus dem oberen Respirationstrakt vom Kopf oder Hals abwärts und führt zum subkutanen Emphysem, einem Pneumomediastinum und möglicherweise auch zu einem Pneumothorax, besonders bei partiellen Beatmungsformen mit erhaltener Spontanatmung, bei denen der Patient einen negativen intrapleuralen Druck erzeugt. Möglich ist weiterhin das Eindringen von Luft in das Mediastinum über die intrathorakalen Atemwege, z. B. nach stumpfen oder penetrierenden Thoraxverletzungen, aber auch über den Ösophagus nach Perforation oder Ruptur.

Herkunft und Ursache extraalveolärer Luftansammlungen [mod. nach Pierson (1994)]:
Oberer Respirationstrakt:
- Frakturen der Gesichtsknochen,
- Schleimhautruptur,
- orale operative Eingriffe, Zahnextraktionen,
- Verletzung der Luftröhre bei Katheterisierung der V. jugularis interna.

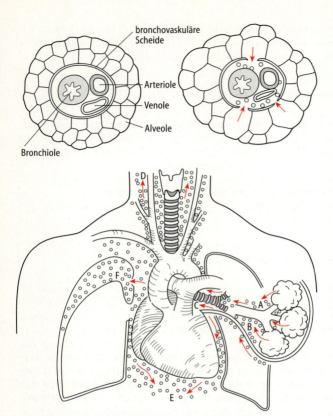

Abb. 15.1. Enstehung eines Pneumothorax unter Beatmung

Intrathorakale Atemwege:
- stumpfes oder penetrierendes Thoraxtrauma,
- Perforation durch endotracheale Intubation oder Bronchoskopie,
- Ruptur durch Fremdkörper,
- transbronchiale Biopsie oder Nadelaspiration.

Lungenparenchym:
- Alveolarruptur unter Überdruckbeatmung,
- operative Eingriffe,
- diagnostische Maßnahmen,

- penetrierende Thoraxverletzung,
- Verletzungen beim Einführen eines zentralen Venenkatheters oder einer Thoraxdrainage.

Gastrointestinaltrakt:
- Ösophagusperforation.

Infektion mit gasbildenden Bakterien:
- akute Mediastinitis,
- Pleuraemphysem,
- Infektion von Weichteilgewebe.

Herkunft der Luft von außerhalb des Körpers:
- penetrierende Verletzungen,
- diagnostische und therapeutische Maßnahmen wie Thoraxdrainage, Tracheotomie oder Mediastinoskopie.

6.1.1 Ausbreitung der Luft beim pulmonalen Barotrauma

Die häufigste Ursache der extraalveolären Luftansammlung unter maschineller Beatmung ist die Überdehnung der Alveolen mit nachfolgender Ruptur. Besteht ein Druckgradient zwischen Alveolen und umgebendem Gewebe, so gelangt die Luft in das bronchovaskuläre Gewebe. Unter Überdruckbeatmung – v. a. mit hohen Atemzugvolumina – dringt die Luft über den perivaskulären Raum in das Mediastinum ein, und es entsteht ein Pneumomediastinum. Aus dem Mediastinum gelangt die Luft auf dem Weg des geringsten Widerstands, nach Ruptur der mediastinalen Faszie und der darüber liegenden Pleura, in den Pleuraspalt und führt zum Pneumothorax.

Außerdem kann die Luft aus dem Mediastinum über Faszienlücken in die Halsregion und in das Retroperitoneum und von dort in die Bauchhöhle eindringen.

6.2 Mechanismen des pulmonalen Barotraumas

> Entgegen früherer Auffassung entsteht nach derzeitiger Lehrmeinung das pulmonale Barotrauma nicht durch einen zu hohen Atemwegsspitzendruck, sondern primär durch Überdehnung der Alveolen aufgrund eines zu hohen Atemzugvolumens. Es wird daher auch als Volumentrauma bezeichnet.

Bedeutung des Atemwegsspitzendrucks. Der Atemwegsspitzendruck wird durch zahlreiche Faktoren beeinflußt, die sich zum größten Teil nicht auf das Volumen der Alveolen auswirken. So steigt der Atemwegsspitzendruck, z. B. durch Zunahme des Widerstands im Atemsystem oder im Tubus (Sekret), an, ohne daß hierdurch der transalveoläre Druck beeinflußt würde. Eine Verkürzung der Inspirationszeit bei volumenkontrollierter Beatmung steigert ebenfalls den Atemwegsspitzendruck, beeinflußt aber nicht die Lungendehnung, wenn das Atemzugvolumen konstant gehalten wird.

Beim Hustenstoß oder Niesen werden Atemwegsspitzendrücke bis zu 200 cm H_2O erzeugt, und Trompetenspieler halten während des Spielens Drücke von mehr als 100 cm H_2O aufrecht – ohne Ruptur von Alveolen. Daher ist der Atemwegsspitzendruck sehr wahrscheinlich kein entscheidender Faktor für das pulmonale Barotrauma durch Überdruckbeatmung.

Transalveolärer Druck. Der transalveoläre Druck ist die Druckdifferenz zwischen Alveolen und Pleuraspalt am Ende der Inspiration. Er bestimmt die Dehnung der Alveolen und damit ihr Volumen. Werden die normalen transalveolären Drücke (30–40 cm H_2O) während der Beatmung überschritten, besteht die Gefahr der alveolären Überdehnung und Ruptur. Der Grenzwert für die Lungenüberdehnung und -ruptur liegt zwischen 50 und 60 cm H_2O, jedoch kann vermutlich bereits bei transpulmonalen Drücken von wenig mehr als 30–40 cm H_2O eine Mikroschädigung der Lunge ohne Alveolarruptur auftreten (s. Abschnitt 6.3).

Als Parameter des alveolären Drucks kann unter der Beatmung der Atemwegsdruck am Ende der Inspiration, der sog. Plateaudruck, herangezogen werden. Er entspricht vereinfacht dem Druck in den Alveolen am Ende der Inspiration bzw. dem maximalen transalveolären Druck und ermöglicht die Einschätzung der alveolären Dehnung.

Merke: Bei der maschinellen Beatmung sollten transalveoläre bzw. endinspiratorische Plateaudrücke von 30–40 cm H_2O nicht überschritten werden, um eine Überdehnung der Alveolen zu vermeiden.

Einfluß der Grunderkrankung. Die Art der Lungenerkrankung hat einen wesentlichen Einfluß auf die Entstehung des pulmonalen Barotraumas. Bei gesunden Lungen tritt unter Überdruckbeatmung nur sehr selten ein Barotrauma auf, während bei schweren obstruktiven Lungenerkrankungen und beim ARDS das Barotrauma zu den typischen Komplikationen gehört.

Risikofaktoren des pulmonalen Barotraumas:
- ARDS,
- schwere COPD,
- schwere Lungenkontusion,
- Aspirationspneumonie,
- nekrotisierende Pneumonie,
- Rippenfrakturen,
- hoher transalveolärer Druck unter Beatmung.

Einstellung des Respirators. Die Häufigkeit des pulmonalen Barotraumas in Verbindung mit der Überdruckbeatmung beträgt im Durchschnitt von Ergebnissen verschiedener Zentren 4–11 %, obwohl unterschiedliche Beatmungskonzepte angewandt wurden. Derzeit ist somit nicht bekannt, ob durch eine bestimmte Einstellung des Beatmungsmusters die Häufigkeit des pulmonalen Barotraumas gesenkt werden kann. In einer prospektiven vergleichenden Untersuchung von SIMV mit HFJV ergab sich kein statistisch signifikanter Unterschied in der Häufigkeit des pulmonalen Barotraumas.

6.3 Überdehnungstrauma der Lunge

Aus tierexperimentellen Untersuchungen gibt es Hinweise, daß bereits transalveoläre Drücke von nur wenig mehr als 30–40 cm H_2O zum „Überdehnungstrauma" („alveolar stretch injury") der Lunge führen können. Die Dehnungsschädigung betrifft den Übergang zwischen Alveolen und Kapillaren und ist gekennzeichnet durch eine Ruptur alveolärer Kapillarmembranen. Hierdurch kommt es zu einer parenchymalen Entzündungsreaktion, Zerstörung der Kapillarstruktur und erhöhten Gefäßpermeabilität mit Zunahme des extravasalen Lungenwassers sowie Störungen der Surfactantfunktion, weiterhin zum intraalveolären Ödem und zu Atelektasen und Hypoxie durch Rechts-links-Shunt. Die Schädigungen sind inhomogen über die Lunge verteilt. Tierversuche weisen darauf hin, daß die maximale Dehnung der Alveolen der primäre pathogenetische Faktor der Schädigung ist, jedoch spielen Dauer und Frequenz der Dehnung ebenfalls eine Rolle. Außerdem entstehen beim repetitiven Kollabieren und Eröffnen von Alveolarbezirken *Scherkräfte* zwischen benachbarten Alveolen, die bis zu 140 mbar betragen können (shear stress trauma). Insgesamt ähneln die pathologischen Befunde des Überdehnungstraumas denen des frühen ALI und ARDS.

6.4 Behandlung des pulmonalen Barotraumas

An die Möglichkeit des Barotraumas muß bei gefährdeten Patienten immer gedacht werden. Sorgfältige, regelmäßige klinische und radiologische Untersuchungen sichern in der Regel die Diagnose.

Von den verschiedenen Formen des pulmonalen Barotraumas muß v. a. der Pneumothorax unter Beatmung umgehend behandelt werden. Die anderen klinischen Manifestationen bedürfen in der Regel keiner speziellen Therapie. Um weitere Schäden zu verhindern, sollte auch die Einstellung des Respirators geändert werden.

> **Prinzipien der Respiratoreinstellung beim pulmonalen Barotrauma:**
> - Erniedrigung eines zu hohen PEEP,
> - Erniedrigung des Atemzugvolumens,
> - Verminderung des Atemminutenvolumens so weit wie möglich,
> - permissive Hyperkapnie, wenn erforderlich.
>
> **Hieraus können sich folgende Nachteile ergeben:**
> - Abfall des p_aO_2 und der S_aO_2,
> - Erhöhung der F_IO_2 erforderlich,
> - Alveolarkollaps bei zu geringem PEEP,
> - Hyperkapnie und Abfall des pH-Werts.

6.4.1 Pneumothorax

Aus einem Pneumothorax unter der Beatmung kann sich sehr rasch ein lebensbedrohlicher Spannungspneumothorax entwickeln. Daher gilt:

> Beim Nachweis freier Luft im Pleuraspalt unter maschineller Beatmung muß umgehend eine Thoraxdrainage eingeführt werden.

Die Drainage sollte an einen Sog von ca. 20 cm H_2O angeschlossen werden. Wenn erforderlich, muß der Sog erhöht werden, um die Lunge zu entfalten.

6.4.2 Bronchopleurale Fistel

Die bronchopleurale Fistel, d. h., der anhaltende Austritt von Luft nach Anlegen einer Thoraxdrainage, ist eine seltene Komplikation der maschinellen Beatmung. Sie kann spät im Verlauf der maschinellen Beatmung auftreten, besonders beim ARDS, oder früh im Zusammenhang mit einer Verletzung der Lunge. Das Ausmaß der Luftleckage hängt v. a. vom Druckgradienten zwischen den Atemwegen und dem Pleuraspalt ab: Je höher die Druckdifferenz, desto größer der Übertritt von Luft in den Pleuraspalt bzw. in das Thoraxdrainagesystem. Entsprechend vermehren alle Maßnahmen, die der Entfaltung der Lunge und der Verbesserung des pulmonalen Gasaustausches bei schwerer respiratorischer Insuffizienz dienen, die austretende Luftmenge. Die klinischen Auswirkungen der Fistel können je nach Ausmaß und Grunderkrankung der Lunge komplex sein.

Mögliche Auswirkungen der bronchopleuralen Fistel:
- unvollständige Entfaltung der betroffenen Lunge mit Atelektasen, Störungen des Belüftungs-Durchblutungs-Verhältnisses und Behinderung des Fistelverschlusses,
- Verlust des effektiven Atemzugvolumens,
- ungenügende Elimination von Kohlendioxid mit respiratorischer Azidose,
- Verlust des PEEP mit Atelektasenbildung und Hypoxie,
- Infektionen des Pleuraspalts durch Eindringen infizierter Atemwegssekrete,
- Störungen des Beatmungszyklus mit ungenügender Ventilation.

Behandlungsziele. Das wichtigste Ziel der Behandlung ist die Förderung des Spontanverschlusses der Fistel. Hierfür sollte ein Atemmodus gewählt werden, bei dem der intrapulmonale Druck und damit auch die austretende Luftmenge so weit wie möglich reduziert werden. Außerdem muß für eine ausreichende Drainage der Fistel durch eine, gelegentlich auch mehrere Thoraxdrainagen gesorgt werden.

Praxistip: Bei einer bronchopleuralen Fistel sollten Beatmungsmodi mit möglichst niedrigem PEEP, niedrigem p_{max}, niedrigem Atemwegsmitteldruck und kleinem Atemzugvolumen gewählt werden.

Bei sehr schlecht dehnbarer Lunge sind jedoch meist relativ hohe PEEP-Werte [> 10 mbar (1 mbar = 100 Pa)] erforderlich, um die Lunge vollständig zu entfalten. Partielle Atemmodi mit hohem Spontanatmungsanteil sind günstiger als eine CMV. Hochfrequenzbeatmung und seitengetrennte Beatmung haben sich den anderen Beatmungsmodi bei einer bronchopleuralen Fistel nicht als überlegen erwiesen.

ACCP-CC-Empfehlungen. Die ACCP-CC empfiehlt folgende Maßnahmen, um den Verschluß des Luftlecks zu fördern:
- Verwendung des niedrigsten Atemhubvolumens, mit dem eine ausreichende Ventilation möglich ist;
- Wahl einer Beatmungsform, bei der Spitzen- und Plateaudruck so niedrig wie möglich sind;
- Erwägung einer permissiven Hyperkapnie, um die inspiratorischen Drücke und die Atemhubvolumina zu minimieren;
- PEEP so niedrig wie möglich;
- seitengetrennte Beatmung oder Hochfrequenzbeatmung, wenn bei großem Luftleck mit konventionellen Beatmungsmodi eine ausreichende Oxygenierung und Ventilation nicht gewährleistet ist.

6.4.3 Pneumomediastinum und Pneumoperikard

Pneumomediastinum und Pneumoperikard führen beim Erwachsenen nur extrem selten zu lebensbedrohlichen Störungen der Herz-Kreislauf-Funktion, sind aber potentiell tödliche Komplikationen bei Neugeborenen mit schwerem Atemnotsyndrom. Bei massivem Befund mit entsprechenden kardiovaskulären Störungen muß das Pneumomediastinum oder Pneumoperikard durch invasive Maßnahmen entlastet werden.

6.4.4 Subkutanes Emphysem, Pneumoperitoneum und Pneumoretroperitoneum

Zwar kann das subkutane Emphysem groteske Ausmaße annehmen, doch ist selbst in diesen Fällen keine spezielle Therapie erforderlich, um die subkutane Luftansammlung zu entlasten. Die wichtigste Maßnahme ist vielmehr die Beseitigung der auslösenden Faktoren.

Dies gilt in ähnlicher Weise für intra- und retroperitoneale Luftansammlungen: Sie führen zu keiner Schädigung der Gewebe, können aber diagnostische Maßnahmen beeinträchtigen.

6.5 Prävention des pulmonalen Barotraumas

Hohe Atemzugvolumina, die von gesunden Lungen ohne Schädigung toleriert werden, gelten nach derzeitiger Auffassung als wichtiger Faktor bei der Entstehung des pulmonalen Barotraumas und sollten bei Patienten mit diffusen restriktiven oder obstruktiven Lungenerkrankungen nicht angewandt werden. Hierzu gehören ARDS, COPD und Asthma. Bei diesen Erkrankungen sollte mit kleineren Atemzugvolumina als noch allgemein üblich beatmet werden (s. Kasten), besonders wenn ein PEEP angewandt wird. Bei schweren Formen der respiratorischen Insuffizienz sollte die permissive Hyperkapnie erwogen werden, wenngleich deren Nutzen bisher nicht gesichert ist.

Ein zu hoher externer PEEP und auch ein Auto-PEEP begünstigen die Überdehnung der Alveolen, besonders, wenn die Schädigung der Lunge ungleichmäßig verteilt ist wie beim ARDS. Daher sollte bei diesen Patienten der PEEP mit Vorsicht eingesetzt werden; außerdem sollte während der Beatmung immer nach Anzeichen des Auto-PEEP gesucht werden. Von Bedeutung ist weiterhin die Behandlung pulmonaler Infektionen, v. a. im Spätverlauf des ARDS, da sie als begünstigender Faktor des Barotraumas gelten.

Maßnahmen zur Prävention des pulmonalen Barotraumas:
- Beatmungsdrücke so niedrig wie möglich halten, inspiratorischer Plateaudruck < 35 mbar;
- Anwendung niedriger Atemzugvolumina (4–6 ml/kg) bei Patienten mit schwerem ARDS oder schwerer COPD;
- keine Überblähung der Lunge, evtl. permissive Hyperkapnie;
- vorsichtige Anwendung des PEEP bei gefährdeten Patienten;
- Vermeidung nosokomialer Pneumonien.

---

7 O_2-Toxizität

Hohe inspiratorische Konzentrationen von Sauerstoff, über einen längeren Zeitraum zugeführt, können sich ungünstig auf die Atmung und das Lungengewebe auswirken.

Mögliche Auswirkungen der isobaren Hyperoxie:
- Dämpfung des Atemantriebs, Hyperkapnie;
- pulmonale Vasodilatation, Störungen des Belüftungs-Durchblutungs-Verhältnisses;
- Resorptionsatelektasen;
- akute Tracheobronchitis, Beeinträchtigung der mukoziliären Clearance;
- diffuse alveoläre Schädigung, ARDS;
- bronchopulmonale Dysplasie bei Neugeborenen mit RDS.

Tierversuche haben ergeben, daß hohe inspiratorische O_2-Konzentrationen nach längerer Zufuhr zu pathologischen Veränderungen in den terminalen Atemwegen und den Alveolen, bis hin zur interstitiellen Fibrose, führen können. Als pathogenetischer Mechanismus wird die vermehrte Bildung von lipidperoxidierenden O_2-Radikalen und sog. „aktivierter O_2-Spezies" diskutiert. Die Bedeutung der Befunde für die menschliche Lunge ist allerdings nicht geklärt. Nach Ansicht einiger Autoren reagiert die menschliche Lunge nur dann auf hohe O_2-Konzentrationen, wenn eine Schädigung durch andere Mechanismen vorangegangen ist. In welcher Weise hohe inspiratorische O_2-Konzentrationen die Entwicklung eines akuten Lungenversagens beeinflussen, ist unklar; auch ist die sichere Grenze, unterhalb derer keine Lungenschäden zu erwarten sind, nicht bekannt. Nach derzeitiger Auffassung gilt jedoch folgendes:

Die Toxizität von Sauerstoff nimmt bei einer F_IO_2 von > 0,6 exponentiell zu, daher sollten inspiratorische O_2-Konzentrationen von 50–60 % längerfristig möglichst nicht überschritten werden.

Inspiratorische O_2-Konzentrationen von weniger als 50–60 % werden auch über Zeiträume von mehreren Tagen oder Wochen ohne Schädigung toleriert. Da aber bei vorgeschädigter Lunge eine zusätzliche Toxizität von Sauerstoff nicht ausgeschlossen werden kann, sollte hierbei die F_IO_2 so niedrig wie möglich gewählt werden, d.h. nur so hoch, daß der p_aO_2 > 60 mm Hg (1 mm Hg = 133,332 Pa) beträgt.
  Andererseits muß aber folgendes beachtet werden:
- Eine Hypoxie ist für den Gesamtorganismus und die Lunge schädlicher als hohe inspiratorische O_2-Konzentrationen (F_IO_2).
- Ein Baro-/Volumentrauma wirkt sich sehr wahrscheinlich wesentlich ungünstiger auf die Lunge aus als eine hohe F_IO_2.

Allerdings können hohe inspiratorische O_2-Konzentrationen in Lungenbezirken mit einem niedrigen Belüftungs-Durchblutungs-Quotienten zu Resorptionsatelektasen und damit zum Rechts-links-Shunt führen.

8 Verschlechterung des pulmonalen Gasaustausches

Unter der Beatmung kann sich der pulmonale Gasaustausch verschlechtern, so daß eine zunehmende arterielle Hypoxie entsteht. Die wichtigsten Ursachen sind das Fortschreiten der pulmonalen Grundkrankheit, neu auftretende Lungenschäden und die Bildung von Atelektasen sowie Störungen des Belüftungs-Durchblutungs-Verhältnisses.

Mögliche Ursachen einer zunehmenden arteriellen Hypoxie unter maschineller Beatmung:
Rechts-links-Shunt:
- Atelektasen,
- Lungenödem,
- Pneumonie.

Störungen des Belüftungs-Durchblutungs-Verhältnisses:
- Bronchospasmus,
- Sekretretention,
- endotracheales Absaugen,
- pulmonale Vasodilatation, z. B. durch Medikamente.

Hypoventilation:
- ungenügende Eigenatmung des Patienten,
- Gasleckagen,
- Funktionsstörungen oder Fehleinstellung des Respirators,
- Zunahme des physiologischen Totraums.

Änderungen der inspiratorischen O_2-Konzentration:
Abfall des HZV,
Zunahme des O_2-Verbrauchs,
Lungenembolie.

Atelektasen. Sie entstehen v. a. durch Abnahme der FRC, durch Minderbelüftung basaler Lungenpartien unter kontrollierter Beatmung in Rückenlage und durch Resorption der Atemgase in schlecht belüfteten Alveolarbezirken bei Zufuhr hoher inspiratorischer O_2-Konzentrationen. Atelektasen haben folgende Auswirkungen:
- Verschlechterung der Oxygenierung durch Abnahme der Gasaustauschfläche und Rechts-links-Shunt,
- Verminderung der Compliance,
- Erhöhung der Atemarbeit,
- Begünstigung einer Superinfektion der Lunge.

Die Bildung von Atelektasen unter Beatmung kann durch folgende Maßnahmen vermindert werden:
- Erhöhung der FRC durch einen mäßigen PEEP (5–10 mbar).
- Anwendung hoher Atemhubvolumina (10–15 ml/kg). Vorsicht: Gefahr der Lungenüberdehnung!
- Lagerungmaßnahmen: regelmäßiger Lagewechsel auf Seite, Rücken, Bauch oder Rotationsbehandlung in Spezialbetten. Haben sich bereits

Atelektasen entwickelt, sollte die Lunge mit den atelektatischen Bezirken vorwiegend oben, die gut belüfteten Lungenabschnitte unten zu liegen kommen.
- Partielle Beatmung: Ein möglichst hoher Anteil an Spontanatmung bewirkt eine bessere Verteilung des Inspirationsvolumens in den dorsobasalen Lungenabschnitten, v.a. durch die Kontraktion des Zwerchfells.
- Eine möglichst niedrige F_IO_2 bzw. ein möglichst hoher N_2-Anteil. Stickstoff beugt Resorptionsatelektasen und einem Alveolarkollaps vor.

Die beschriebenen prophylaktischen Maßnahmen sollten möglichst frühzeitig angewandt werden, da die Wiedereröffnung atelektatischer Bezirke sehr schwierig ist und erheblich höhere Drücke erfordert als die Offenhaltung belüfteter Bereiche.

Die Eröffnung atelektatischer Bezirke kann durch ein sog. „volume recruitment maneuvre" erfolgen. Hierbei wird die Lunge durch einige Atemhübe mit relativ hohen Volumina und hohem Druck (bis 70 mbar) aufgedehnt.

Zirkulatorische Störungen. Störungen der Herz-Kreislauf-Funktion („low-output-syndrome", Abfall des HZV) führen zum Abfall der gemischtvenösen O_2-Sättigung. Da die arterielle O_2-Sättigung bei wesentlichen Störungen des Belüftungs-Durchblutungs-Verhältnisses oder einen Rechts-links-Shunt auch von der gemischtvenösen O_2-Sättigung bestimmt wird, können Hypoperfusion, Anämie und Hypoxie zu einem weiteren Abfall der arteriellen O_2-Sättigung führen, ohne daß sich die Lungenfunktion verschlechtert hätte. Das wichtigste Therapieziel ist dann die Wiederherstellung einer ausreichenden Organperfusion bzw. eines ausreichenden O_2-Angebots.

9 Respiratorassoziierte Pneumonie („Beatmungspneumonie")

Die nosokomiale Pneumonie ist eine häufige Komplikation bei Intensivpatienten. Hierbei liegt das Pneumonierisiko von intubierten und beatmeten Patienten um ein Mehrfaches über dem von nichtintubierten Patienten. Dies gilt in gleicher Weise für kurzzeitig intubierte chirurgische Patienten wie auch für Patienten unter Langzeitbeatmung. Allerdings nimmt mit zunehmender Dauer der Intubation und Beatmung auch die Häufigkeit der nosokomialen Pneumonie erheblich zu. Trotz aller diagnostischen und therapeutischen Fortschritte ist die Mortalität der respiratorassoziierten Pneumonie sehr hoch.

Merke: Endotracheale Intubation und maschinelle Beatmung erhöhen das Risiko der nosokomialen Pneumonie erheblich. Hierbei besteht eine eindeutige Abhängigkeit von der Dauer der Intubation und Beatmung.

9.1 Häufigkeit und Mortalität

Häufigkeit. Die Häufigkeit der nosokomialen Pneumonie wird mit 9–70 % aller beatmeten Patienten angegeben. Diese breite Spanne kennzeichnet die Ungenauigkeit des derzeit vorhandenen Datenmaterials, die vermutlich in erster Linie durch unscharfe und nicht einheitlich verwendete diagnostische Kriterien bedingt ist. Sehr hohe Zahlen ergeben sich v. a. dann, wenn die Diagnose lediglich klinisch gestellt wird oder aber mit Hilfe von mikrobiologischen Untersuchungen des Trachealsekrets, obwohl der obere Respirationstrakt der meisten beatmeten Patienten bekanntlich mit einer Vielzahl potentiell pathogener Keime besiedelt ist.

Aufgrund neuerer Daten wird auch von einer Pneumonierate beatmeter Patienten zwischen 9 und 41 % ausgegangen. In einer Untersuchung ergab sich eine mittlere Pneumoniehäufigkeit von 23 %; die meisten Untersuchungen stimmen aber darin überein, daß die Pneumoniehäufigkeit mit der Dauer der Intubation und Beatmung wesentlich zunimmt, und zwar um etwa 1 % pro Beatmungstag. Bei Patienten, die im Zusammenhang mit einem schweren ARDS gestorben waren, fand sich autoptisch eine Pneumonie bei 70 %.

Mortalität. Die Mortalität der respiratorassoziierten Pneumonie soll 25–50 % betragen, die Zahl der unmittelbar durch die Pneumonie bedingten Todesfälle 27 %. Infektionen mit gramnegativen Bakterien haben eine erheblich schlechtere Prognose als solche mit grampositiven. Besonders hoch ist die Mortalität der Pseudomonaspneumonie (in einigen Untersuchungen 70–80 %). Als weitere mortalitätsfördernde Faktoren gelten:
- zunehmende Verschlechterung der respiratorischen Insuffizienz,
- begleitender Schockzustand,
- falsche Antibiotikatherapie.

Allerdings sind die Zusammenhänge zwischen diesen Faktoren und der gesteigerten Mortalität nicht eindeutig zu sichern, zumal eine schwere Grunderkrankung per se mit einer höheren Mortalität verbunden ist, und außerdem die Diagnose der Pneumonie in zahlreichen Untersuchungen ausschließlich anhand klinischer Kriterien gestellt wurde.

9.2 Erreger und begünstigende Faktoren

Mehr als 60% aller nosokomialen Pneumonien werden durch *aerobe, gramnegative Bakterien* hervorgerufen, v. a. durch Pseudomonas aeruginosa, Acinetobacter, Proteus, Escherichia coli, Klebsiellen, Hämophilus Enterobacter cloacae und Legionellen. Unter den *grampositiven* Bakterien dominieren Staphylococcus aureus, Streptococcus pneumoniae u. a. Selten sind hingegen Viren Auslöser der Pneumonie, Pilze meist nur bei erheblicher Immunschwäche.

Als wichtige **prädisponierende Faktoren** einer nosokomialen Pneumonie gelten:
- Operationen,
- Antibiotikatherapie,
- endotrachealer Tubus,
- Magensonde und enterale Ernährung,
- Lagerungsposition des Patienten,
- Respiratorzubehör.

Operationen. Patienten, die operiert wurden, weisen ein höheres Pneumonierisiko auf als nicht operierte Intensivpatienten. Dies gilt besonders für langdauernde Eingriffe sowie für intrathorakale und Oberbauchoperationen. Allerdings ist die Bedeutung dieses Faktors gegenüber anderen Risikofaktoren nicht eindeutig geklärt.

Antibiotikatherapie. Der Einsatz von Antibiotika soll die Häufigkeit von nosokomialen Pneumonien erhöhen, bedingt durch Selektion resistenterer Stämme mit nachfolgender Superinfektion. Eine Vorbehandlung mit Breitspektrumantibiotika führte in einer Untersuchung zu einem erheblichen Anstieg von Pseudomonaspneumonien im Vergleich zu nicht mit Antibiotika vorbehandelten Patienten.

Endotrachealtubus. Der Endotrachealtubus schaltet die natürlichen Abwehrmechanismen im oberen Respirationstrakt aus und führt zu lokaler Traumatisierung und Entzündung sowie zur Mikroaspiration nosokomialer Erreger aus dem Oropharynx.

Magensonde und enterale Ernährung. Eine nasogastrale Sonde könnte die Pneumoniehäufigkeit durch Steigerung der oropharyngealen Besiedlung, Stagnation von Sekreten sowie Begünstigung von Reflux und Aspiration erhöhen. Eine enterale Ernährung des Patienten wird von einigen Autoren als zusätzlicher pneumoniebegünstigender Faktor angesehen, weil hierdurch die gastrale Besiedlung und der Reflux mit pulmonaler Aspiration gefördert werden.

Lagerungsposition. Die Rückenlage des beatmeten und mit einer Magensonde versehenen Patienten erhöht das Aspirationsrisiko. Die wichtigste prophylaktische Maßnahme ist hierbei die Hochlagerung des Oberkörpers.

Respiratorzubehör. Mit Bakterien kontaminiertes Zubehör des Respirators ist nach wie vor eine nicht zu vernachlässigende Quelle für nosokomiale Infektionen. Dies gilt insbesondere für die Befeuchtungssysteme.

9.3 Pathogenese

Die Pneumonie entsteht durch bakterielle Besiedlung des normalerweise sterilen unteren Respirationstrakts. Die Erreger können grundsätzlich auf folgende Weise in den unteren Respirationstrakt gelangen:
- Aspiration von Sekreten aus dem Oropharynx,
- Inhalation von Erregern mit dem Atemgas,
- mit dem Blutstrom aus anderen besiedelten Regionen.

> **Merke:** Die überwiegende Mehrzahl der nosokomialen Pneumonien entsteht durch Aspiration von Erregern, die den oberen Respirationstrakt besiedelt haben. Diese Erreger stammen wiederum v. a. aus dem Oropharynx bzw. dem Magen.

9.3.1 Kolonisation des Oropharynx und des Tracheobronchialsystems

Bei beatmeten Patienten erfolgt sehr häufig eine bakterielle Besiedlung des oberen Respirationstrakts, v. a. mit aeroben, gramnegativen Erregern. Die Bakterien stammen in erster Linie aus einer Besiedlung des Oropharynx und gelangen durch Mikroaspiration in den oberen Respirationstrakt, jedoch kann Pseudomonas aeruginosa auch unter Umgehung des Oropharynx die Trachea primär besiedeln. Eine Besiedlung des Oropharynx und oberen Respirationstrakts wird allgemein als Zeichen der eingeschränkten Abwehr angesehen. Die eingeschränkte mukoziliäre Clearance bei vielen beatmeten Patienten wirkt als begünstigender Faktor.

> **Merke:** Mit zunehmender Dauer der Intensivbehandlung nimmt auch die bakterielle Kolonisation des Oropharynx und des oberen Respirationstrakts zu.

Nach Überwindung der pulmonalen Abwehr bewirken die Erreger einen diffusen mikrobiellen Prozeß, der inhomogen über die Lunge verteilt ist.

9.3.2 Kolonisation des Magens

Nach derzeitiger Auffassung ist die bakterielle Besiedlung des Magens eine wichtige Quelle für die Besiedlung des Oropharynx und des oberen Respirationstrakts mit gramnegativen Bakterien. Zwar ist der Magen aufgrund der Salzsäure steril, jedoch ist der pH-Wert des Magensafts oft weniger sauer, bedingt durch eine schlechte Durchblutung der Magenschleimhaut, Therapie mit H_2-Blockern und Antazida usw., so daß die Kolonisation mit Bakterien begünstigt wird.

> **Merke:** Ein alkalischer pH-Wert des Magensafts begünstigt die bakterielle Kolonisation des Magens.

9.4 Diagnose der nosokomialen Pneumonie

Die Diagnose einer nosokomialen Pneumonie ist beim beatmeten Intensivpatienten häufig schwieriger zu stellen, da die typischen Zeichen einer in der häuslichen Umgebung erworbenen Pneumonie häufig fehlen. Solche **Zeichen** sind:
- Husten,
- gesteigerte Sekretproduktion,
- neue pulmonale Infiltrate,
- Fieber,
- Leukozytose.

Das Vorhandensein dieser sonst typischen Zeichen ist beim beatmeten Intensivpatienten häufig durch andere Mechanismen verursacht und dementsprechend für eine Pneumonie nicht beweisend. Die Diagnose muß sich daher auf das Vorliegen mehrerer Kriterien stützen.

> **Kriterien der nosokomialen Pneumonie beim beatmeten Patienten:**
> - Auskultationsbefund,
> - radiologisch pneumonische Infiltrate,
> - Fieber > 38 °C,
> - Leukozytose > 12 000/µl,
> - eitriges Trachealsekret,
> - positiver mikrobiologischer Befund im Trachealsekret.

Untersuchung des Trachealsekrets. Zwar gehört die regelmäßige mikrobiologische Untersuchung des „blind" abgesaugten Trachealsekrets zu den wichtigen diagnostischen und Überwachungsmaßnahmen beim beatmeten Intensivpatienten, jedoch ist ihre Spezifität bei mäßiger bis hoher Sensitivität eher gering im Vergleich zu invasiven Maßnahmen wie bronchoalveoläre Lavage oder geschützte Bürstentechnik, zumal – wie bereits dargelegt – der Oropharynx und der obere Respirationstrakt des beatmeten Patienten häufig von Bakterien besiedelt sind, auch ohne daß eine Pneumonie vorliegt.

Allerdings sind die bronchoskopischen Verfahren der Materialgewinnung derzeit üblicherweise besonderen Fällen vorbehalten.

9.5 Behandlung der nosokomialen Pneumonie

Ergeben sich aus dem klinischen Bild (Fieber und bronchopulmonale Infiltrate) sowie den bakteriologischen Untersuchungen des Trachealsekrets Hinweise auf eine Pneumonie, wird zumeist pragmatisch mit der Zufuhr von Antibiotika begonnen. Die Antibiotikatherapie nosokomialer respiratorassoziierter Pneumonien erfolgt meist primär mit einem Cephalosporin der 3. Generation, einem Acylureidopenicillin, einem Carbapenem oder einem Gyrasehemmer, zunächst als Monotherapie. Bei schweren Infektionszeichen und bei Hinweisen auf eine Pseudomonas-Beteiligung wird mit einem Aminoglykosid kombiniert.

Sonderfälle:
- Aspirationspneumonie: Kombinationstherapie mit Metronidazol oder Clindamycin wegen der häufigen Beteiligung von Anaerobiern;
- bei Nachweis von MRSA und Pneumonie: Kombination mit Vancomycin;
- Legionellen: Kombination mit Erythromycin;
- Fulminante Pneumonien unklarer Genese: Imipenem in Kombination mit einem Aminoglykosid und Erythromycin.

9.6 Prophylaxe der respiratorassoziierten Pneumonie

Zu den wichtigsten Maßnahmen der Infektionsprophylaxe gehören:
- die strikte Befolgung der Hygienevorschriften, insbesondere die Händedesinfektion des Personals,
- möglichst kurze Intubationsdauer,
- 2tägiger Wechsel der Beatmungssysteme,
- ausreichende Befeuchtung der Inspirationsluft,
- Prophylaxe und Therapie von Atelektasen,
- konsequente und sorgfältige Bronchialtoilette,
- Mundpflege und Reinigung des Pharynx,
- Oberkörperhochlagerung zur Verhinderung von Reflux und Aspiration,
- Verwendung von Sucralfat zur Streßulkusprophylaxe, Verzicht auf H_2-Blocker (neuerdings wieder umstritten).

Zu den umstrittenen Verfahren der Prophylaxe gehören die Verwendung von Bakterienfiltern zwischen Tubus und Beatmungsschlauch, die intracheale Verneblung von Aminoglykosidantibiotika und schließlich die selektive Darmdekontamination.

10 Lungenembolie

Die Häufigkeit einer Lungenembolie bei beatmeten Patienten mit akuter respiratorischer Insuffizienz wird in autoptischen Untersuchungen mit 8–27% angegeben, für Überlebende fehlen jedoch genaue Zahlenangaben. Der Ursprungsort der Embolien sollen v. a. Thromben der tiefen Beinvenen sein, selten Thromben aus den oberen Extremitäten.

10.1 Auswirkungen

Bei der Lungenembolie entwickeln sich akut folgende respiratorische Störungen:
- Zunahme der Totraumventilation,
- Abnahme der CO_2-Elimination,
- Verschlechterung der Oxygenierung mit Hypoxie.

Bei leichteren Formen der Lungenembolie kann die Hypoxie fehlen; ein normaler p_aO_2 schließt somit eine Lungenembolie nicht aus!

Störungen der Ventilation. Die Zunahme der Totraumventilation bei Lungenembolie entsteht durch die Verlegung der Lungenstrombahn. Hierdurch werden die nachgeschalteten Alveolarbezirke nicht mehr durchblutet, jedoch weiterhin belüftet.

Störungen der Oxygenierung. Die Hypoxie entsteht bei der Lungenembolie wahrscheinlich durch mediatoreninduzierte Störungen des Belüftungs-Durchblutungs-Verhältnisses und eine Zunahme der Durchblutung schlecht belüfteter und sonst weniger durchbluteter Areale. Der erhöhte pulmonalarterielle Druck begünstigt die Ausbildung eines Ödems. Außerdem fällt das Herzzeitvolumen ab, die periphere O_2-Ausschöpfung nimmt kompensatorisch zu und die gemischtvenöse O_2-Sättigung ab, so daß bei gleicher O_2-Aufnahme der p_aO_2 insgesamt niedriger ist.

10.2 Diagnose

An eine Lungenembolie muß beim beatmeten Patienten gedacht werden, wenn plötzlich eine nicht erklärbare arterielle Hypoxie mit Blutdruckabfall und pulmonaler Hypertonie auftritt. Die Diagnose kann bei vielen Patienten durch Perfusionszintigraphie oder Spiral-CT gestellt werden, bei einigen ist jedoch eine pulmonale Angiographie erforderlich.

10.3 Therapie

Maschinelle Beatmung. Bei schweren Formen ist eine kontrollierte Beatmung mit hohen inspiratorischen O_2-Konzentrationen erforderlich. Wegen der Zunahme des Totraums muß das Atemminutenvolumen hoch gewählt werden, um eine ausreichende Elimination von Kohlendioxid zu gewährleisten. Im Gegensatz zum sonstigen Vorgehen bei Oxygenierungsstörungen sollte der PEEP so niedrig wie möglich eingestellt werden, um den rechten Ventrikel nicht noch weiter zu belasten.

Antikoagulation und Fibrinolyse. Das Verfahren der Wahl beim Intensivpatienten ist die Antikoagulation mit Heparin. Hiermit sollte sofort nach Sicherung der Diagnose begonnen werden. Allerdings kann mit Heparin nur die Bildung weiterer Thromben verhindert werden. Bei schwersten Formen muß daher die Fibrinolyse erwogen werden, wenn erforderlich auch die pulmonale Embolektomie.

10.4 Prophylaxe

Nach allgemeiner Auffassung ist bei beatmeten Patienten das Risiko einer Lungenembolie erhöht; dies gilt besonders für Polytraumatisierte. Daher wird eine Prophylaxe zumindest mit subkutan zugeführtem Heparin (2–3 mal 5000 I.E. pro 24 h) empfohlen.

Literatur

Fabregas N, Torres A (1996) New histopathological aspects of human ventilator-associated pneumonia. In: Vincent J-L (ed) Yearbook of intensive care and emergency medicine. Springer, Berlin, Heidelberg New York Tokyo, pp 520–530

MacIntyre NR (1996) Strategies to minimize alveolar stretch injury during mechanical ventilation. In: Vincent JL (ed) Yearbook of intensive care and emergency medicine. Springer, Berlin Heidelberg New York Tokyo, pp 389–397

Pierson DJ (1994) Barotrauma and bronchopleural fistula. In: Tobin J (ed) Principles and practice of mechanical ventilation. McGraw-Hill, New York, p 813

16 Überwachung der Beatmung

ÜBERSICHT

1	**Monitoring am Respirator**	477
1.1	Maschinenmonitoring	477
1.2	Inspiratorische O_2-Konzentration	477
1.3	Atemwegsdrücke	478
1.3.1	Atemwegsspitzendruck („peak airway pressure", PAWP)	478
1.3.2	Plateaudruck (endinspiratorischer Druck)	479
1.3.3	Atemwegsmitteldruck	479
1.3.4	Endexspiratorischer Druck, PEEP und Auto-PEEP	480
1.3.5	Flußmessung	481
1.3.6	Atemhubvolumen und Atemminutenvolumen	481
1.3.7	Atemfrequenz	482
2	**Pulmonaler Gasaustausch**	482
2.1	Arterielle Blutgasanalyse	483
2.1.2	Arterieller pO_2	483
2.1.2.1	Messung des pO_2 mit der Clark-Elektrode	483
2.1.2.2	Kontinuierliche intravasale Messung des pO_2	484
2.1.3	Arterielle O_2-Sättigung	484
2.1.3.1	CO-Oxymeter	485
2.1.4	Alveoloarterielle O_2-Partialdruckdifferenz und Oxygenierungsindex	485
2.1.5	Intrapulmonaler Rechts-links-Shunt	486
2.1.6	Gemischtvenöser O_2-Status	487
2.1.7	Arterieller pCO_2	490
2.1.7.1	pCO_2-Elektrode	490
2.1.8	pH-Wert	491

2.2	Pulsoxymetrie	491
2.2.1	Prinzip der Methode	493
2.2.2	Genauigkeit der Pulsoxymetrie	494
2.2.3	Grenzen der Methode	495
2.2.4	Klinische Bewertung der Pulsoxymetrie	497
2.3	Transkutane pO_2-Messung	498
2.4	Kapnometrie	498
2.4.1	Prinzip der Infrarotabsorption	498
2.4.2	Genauigkeit von Kapnometern	499
2.4.3	Kapnogramm	501
2.4.4	Arterioendexspiratorische pCO_2-Differenz	502
2.4.5	Pathologische pCO_2-Kurven	502
2.4.6	Klinische Anwendung der Kapnometrie	505
2.4.6.1	Maschinelle Beatmung	505
2.4.6.2	Spontanatmung	506
2.4.6.3	Kardiopulmonale Wiederbelebung	507
2.4.6.4	Lungenembolie	508
2.4.6.5	Berechnung des Totraums	508
2.5	Transkutane pCO_2-Messung	508
3	**Überwachung der Atemmechanik**	**509**
3.1	Compliance	509
3.2	Resistance	509
4	**Überwachung von Lunge und Thorax**	**510**
4.1	Klinische Untersuchung	510
4.2	Röntgenbild des Thorax	511
4.2.1	Kontrolle der Tubuslage	511
4.2.2	Anzeichen für Pneumothorax und subkutanes Emphysem	512
4.2.3	Verschattungen	512
4.3	Computertomographie	513
4.4	Messung des extravasalen Lungenwassers	513
4.5	Mikrobiologische Untersuchungen	514
4.5.1	Methoden der Sekretgewinnung	514
4.6	Cuffdruckmessung	515
5	**Überwachung der Herz-Kreislauf-Funktion**	**515**
	Literatur	**515**

Die wichtigsten **Ziele** des respiratorischen Monitorings sind die Optimierung der Atem- und Beatmungstherapie sowie die Prävention oder frühzeitige Erkennung beatmungsassoziierter oder -bedingter Komplikationen. Die Überwachung der Beatmung erfolgt klinisch durch Geräte und Laboranalysen. Im Mittelpunkt des respiratorischen Monitorings steht folgendes:
- Funktion des Beatmungsgeräts,
- Interaktion von Patient und Respirator,
- Überwachung des Beatmungserfolgs, d. h. der Oxygenierung, der Elimination von Kohlendioxid und des Säure-Basen-Gleichgewichts.

Die Beatmung ist gewöhnlich in ein therapeutisches Gesamtkonzept eingebunden. Daher werden – abhängig vom Schweregrad der Grunderkrankung – zahlreiche ergänzende Verfahren eingesetzt, mit denen das Ausmaß der respiratorischen Insuffizienz bzw. der Lungenschädigung, aber auch die übrigen Therapiemaßnahmen und deren Wirksamkeit überwacht werden:
- **Monitoring am Respirator (Maschinenmonitoring):**
  - O_2-Konzentration,
  - Beatmungsdruck,
  - Flowverlauf,
  - Atemhubvolumen,
  - Atemminutenvolumen,
  - Atemfrequenz,
  - Compliance von Lunge und Thorax,
  - Resistance,
  - weitere Funktionen.

- **Überwachung des pulmonalen Gasaustausches:**
  - Oxygenierung: arterielle Blutgasanalyse, Pulsoxymetrie;
  - Elimination von Kohlendioxid: arterielle Blutgasanalyse, Kapnometrie, Säure-Basen-Status.

- **Überwachung von Atemwegen, Lunge und Thorax:**
  - Klinische Beobachtung und Untersuchung,
  - Röntgenbild des Thorax,
  - Computertomographie des Thorax,
  - mikrobiologische Untersuchungen des Bronchialsekrets,
  - Bestimmung des Lungenwassers.

- **Überwachung der Herz-Kreislauf-Funktion:**
  - arterieller Blutdruck,
  - Herzfrequenz,
  - zentraler Venendruck,
  - Pulmonalarteriendrücke,

- Lungenkapillarenverschlußdruck (Wedgedruck),
- Herzzeitvolumen,
- O_2-Angebot und O_2-Verbrauch.

- **Überwachung anderer Organfunktionen:**
  - Niere: Diurese, Retentionswerte;
  - Gehirn: intrakranieller Druck, O_2-Sättigung im Bulbus venae jugularis;
  - Durchblutung des Splanchnikusgebiets: Tonometrie;
  - Leber.

Der Umfang der eingesetzten Überwachungsmaßnahmen und deren Invasivität richtet sich in erster Linie nach der Gesamtheit der zugrunde liegenden Funktionsstörungen verschiedener Organe, v. a. der Lunge und des Herz-Kreislauf-Systems, aber auch der anderer wichtiger Organe. Hierbei sollten nichtinvasive Verfahren wegen der geringeren Komplikationsmöglichkeiten bevorzugt werden, sofern hiermit für die Überwachung und Therapie ausreichende Informationen erlangt werden können. Ist die kardiopulmonale Funktion unter Beatmung weitgehend stabil, so genügen häufig Pulsoxymetrie und Kapnometrie als respiratorisches Monitoring, bei Bedarf ergänzt durch arterielle Blutgasanalysen.

Respiratorisches Basismonitoring:
- klinische Beobachtung und Untersuchung;
- Respiratormonitoring: F_IO_2, Beatmungsdrücke, Frequenz, Atemminutenvolumen;
- Pulsoxymetrie;
- Kapnometrie;
- Röntgen des Thorax;
- mikrobiologische Überwachung: bei Langzeitbeatmung;
- wenn erforderlich: arterielle Blutgasanalysen;
- Herz-Kreislauf-Funktion: nichtinvasive Blutdruckmessung, Herzfrequenz. Wenn erforderlich: invasive Blutdruckmessung; zentraler Venendruck;
- Urinausscheidung.

Erweitertes Monitoring bei Beatmungspatienten:
- Pulmonaliskatheter: PAP, PCWP, Herzzeitvolumen;
- Messung des extravasalen Lungenwassers;
- kontinuierliche Messung der gemischtvenösen O_2-Sättigung;
- Überwachung der Splanchnikusperfusion durch Tonometrie;
- Messung des intrakraniellen Drucks.

1 Monitoring am Respirator

Das Respiratormonitoring besteht aus der „Selbstüberwachung" des Beatmungsgeräts mit entsprechenden Alarmvorrichtungen und aus der Messung verschiedener Atemparameter durch die Maschine, mit deren Hilfe die Beatmungstherapie überwacht und die Auswirkungen der Beatmung teilweise eingeschätzt werden können.

1.1 Maschinenmonitoring

Die Funktion des Respirators wird durch Maschinenmonitoring mit entsprechenden Alarmeinrichtungen überwacht. Hierzu gehören:
- Gasmangelalarm, Stromausfallalarm;
- Funktionsstörungen des Beatmungsgeräts;
- O_2-Konzentrationsalarm: meldet das Über- oder Unterschreiten eingestellter Grenzwerte;
- Diskonnektionsalarm: wird meist aus dem Atemwegsdruck abgeleitet;
- Atemminutenvolumenalarm: meldet das Unter- oder Überschreiten eingestellter Grenzwerte;
- Stenosealarm: meldet das Überschreiten des eingestellten Grenzwerts, wird meist aus der Atemwegsdruckmessung abgeleitet;
- Atemgastemperaturalarm: meldet das Über- oder Unterschreiten der Atemgastemperatur bei Verwendung beheizter Anfeuchter.

Die Alarmeinrichtungen sind bei maschineller Beatmung zuverlässig; hingegen muß bei assistierenden Verfahren bei den aus der Druck- und Volumenmessung abgeleiteten Parametern eher mit Fehlern gerechnet werden.

1.2 Inspiratorische O_2-Konzentration

Die kontinuierliche Messung der inspiratorischen O_2-Konzentration des Respirators ist gesetzlich vorgeschrieben. In modernen Geräten sind entsprechende Meßvorrichtungen eingebaut; bei älteren Geräten oder beim Continuous-flow-CPAP müssen extern zwischengeschaltete O_2-Sensoren verwendet werden.

Merke: Die unbemerkte Zufuhr einer zu niedrigen O_2-Konzentration oder hypoxischer Gasgemische kann zu lebensbedrohlichen Zwischenfällen führen. Darum ist eine lückenlose Überwachung der inspiratorischen O_2-Konzentration zwingend erforderlich.

Im Beatmungsgerät integrierte O_2-Sensoren alarmieren automatisch bei Abweichungen der inspiratorischen O_2-Konzentration von ±4–6 Vol.%.

1.3 Atemwegsdrücke

Die Atemwegsdrücke sollten möglichst vor dem Tubus gemessen werden (s. auch Abschnitt 1.3.3). Der gemessene Druck stimmt häufig nicht mit dem Druck in den tieferen Atemwegen oder den Alveolen überein. Während der Inspiration ist der Druck in den Alveolen stets geringer als der am Tubus gemessene Druck, während der Exspiration hingegen höher. Ein gleich hoher Druck herrscht nur, wenn im System kein Gasfluß mehr stattfindet und alle Verbindungen offen sind. Dies ist aber nur dann der Fall, wenn das inspiratorische Plateau bzw. die Exspiration ausreichend lange dauern.

Merke: Zu hohe Beatmungsdrücke können zu schwerwiegenden Komplikationen führen. Daher muß der Beatmungsdruck kontinuierlich überwacht werden.

Bei der Beatmung werden üblicherweise 4 Druckwerte differenziert, die an modernen Respiratoren teilweise direkt abgelesen werden können:
- Atemwegsspitzendruck,
- inspiratorischer Plateaudruck,
- Atemwegsmitteldruck,
- endexspiratorischer Druck, PEEP.

1.3.1 Atemwegsspitzendruck („peak airway pressure", PAWP)

Die Höhe des Atemwegsspitzendrucks hängt bei volumenkontrollierter Beatmung von Resistance, Hubvolumen, Flow, Flowform und PEEP ab. Dabei gilt:

> Je größer Atemwegswiderstand, Atemhubvolumen, Spitzenflow und PEEP, desto höher der Atemwegsspitzendruck. Hohe Spitzendrücke schädigen möglicherweise das Lungengewebe.

Bei druckkontrollierter oder druckbegrenzter Beatmung kann der Spitzendruck nicht wesentlich höher sein als der eingestellte Maximaldruck.

Plötzlicher Anstieg des Beatmungsdrucks. Bei einem plötzlichen Anstieg des Beatmungsdrucks muß an folgende Ursachen gedacht werden:
- Verlegung oder Abknicken des Beatmungsschlauchs oder des Tubus,
- Cuffhernie,
- Sekretstau in den Bronchien,
- Bronchospasmus,
- Pneumothorax,
- Gegenatmen.

Plötzlicher Abfall des Beatmungsdrucks. Die wichtigsten Ursachen für einen plötzlichen Abfall des Beatmungsdrucks sind:
- Diskonnektion,
- Undichtigkeiten im Beatmungssystem,
- Undichtigkeit des Cuffs,
- Funktionsstörungen des Beatmungsgeräts.

1.3.2 Plateaudruck (endinspiratorischer Druck)

Der Plateaudruck wird nach Beendigung der Inspiration gemessen. Er entspricht etwa dem endinspiratorischen Alveolardruck, sofern für eine Mindestzeit von 0,5 s kein Flow stattfindet. Dies gilt für die volumenkontrollierte und auch für die druckkontrollierte Beatmung. Die Höhe des Plateaudrucks hängt von der Compliance, dem Hubvolumen und dem PEEP ab.

> **Merke:** Nach den Empfehlungen der ACCP-CC sollte der Plateaudruck (und möglichst auch der Spitzendruck) unter 35 mbar gehalten werden.

1.3.3 Atemwegsmitteldruck

Der mittlere Atemwegsdruck entspricht dem mittleren Druckniveau, gemessen über den *gesamten* Atemzyklus; er ist normalerweise etwas niedriger als der mittlere alveoläre Druck.

Der mittlere Atemwegsdruck gehört zu den wesentlichen Determinanten der Oxygenierung; außerdem beeinflußt er die Herz-Kreislauf-Funktion und gehört zu den pathogenetischen Faktoren des pulmonalen Barotraumas. Der mittlere Atemwegsdruck sollte direkt am Endotrachealtubus, vor dem Y-Stück des Beatmungssystems, gemessen und aus der Fläche unter der Druckkurve im Verlauf des gesamten Atemzyklus berechnet werden. Er repräsentiert alle Drücke, die vom Respirator auf die

Atemwege des Patienten ausgeübt werden, und wird demnach im wesentlichen von folgenden Faktoren beeinflußt:
- inspiratorischer Druckverlauf,
- Inspirationsdauer,
- PEEP.

Besteht kein PEEP, so wird der Atemwegsmitteldruck vom inspiratorischen Druckverlauf und der Dauer der Inspiration bestimmt. Wird ein externer PEEP angewandt, so addiert er sich über den gesamten Atemzyklus hinzu. Demgegenüber wirkt sich ein Auto-PEEP lediglich für die Dauer der Inspiration auf den mittleren Atemwegsdruck aus, denn während der Exspiration fällt der Atemwegsdruck auf das Niveau des externen PEEP ab.

Sind in einer geschädigten Lunge noch rekrutierbare Alveolarbezirke vorhanden, so kann durch Erhöhung des mittleren Atemwegsdrucks die Oxygenierung verbessert werden.

Verfahren zur Erhöhung des mittleren Atemwegsdrucks:
- Erhöhung des Atemhubvolumens: steigert den elastischen Druck;
- Steigerung der Atemfrequenz: verkürzt die Exspiration und führt evtl. zum Auto-PEEP;
- Verminderung des inspiratorischen Flows: verlängert die Inspirationszeit und verkürzt die Exspiration; führt evtl. zum Auto-PEEP;
- Einstellung eines endinspiratorischen Plateaus: führt evtl. zum Auto-PEEP;
- Verwendung eines dezelerierenden Flows: bewirkt die Zufuhr eines größeren Flowanteils in der frühen Inspirationsphase;
- externer PEEP: erhöht den Atemwegsdruck während der In- und Exspiration.

1.3.4 Endexspiratorischer Druck, PEEP und Auto-PEEP

Der am Ende der Exspiration gemessene Druck entspricht nur dann dem Alveolardruck, wenn kein Flow mehr stattfindet. Besteht noch ein Flow, so ist der Alveolardruck größer als der gemessene endexspiratorische Druck, und es liegt ein Auto-PEEP vor.

Auto-PEEP, intrinsischer PEEP. Kann das eingeatmete Volumen nicht innerhalb der Exspirationszeit ausgeatmet werden, so entsteht ein Auto-PEEP (Einzelheiten s. Kap. 15). Der Auto-PEEP kann am Manometer des Beatmungsgeräts nicht direkt abgelesen werden. Für die Messung stehen verschiedene Verfahren zur Verfügung, von denen v. a. Okklusionsmethoden gebräuchlich sind. Bei der endexspiratorischen Okklusion wird am beatmeten Patienten der Inspirationsschenkel des Beatmungssystems während der Exspiration verschlossen. Bei der nachfolgenden Inspiration schließt sich das Exspirationsventil, und der vorhandene Restdruck kann nun direkt am Manometer abgelesen werden. Der Auto-PEEP wird gegen den Umgebungsdruck bestimmt. Wird außerdem ein externer PEEP angewandt, so entspricht der intrinsische PEEP dem Druckanteil, der über den externen PEEP-Wert hinausgeht. Die Summe von Auto-PEEP und externem PEEP ist der Gesamt-PEEP.

1.3.5 Flußmessung

Einige moderne Beatmungsgeräte zeichnen den Flow auf einem Bildschirm auf, so daß eine Atemwegsobstruktion und auch ein Auto-PEEP beurteilt werden können:
- Bei Obstruktion ist der exspiratorische Flow verlangsamt.
- Ein intrinsischer PEEP liegt vermutlich vor, wenn bei Beginn der nächsten Inspiration der exspiratorische Flow noch nicht auf Null abgesunken ist. Eine Quantifizierung des Auto-PEEP ist hiermit allerdings nicht möglich.

1.3.6 Atemhubvolumen und Atemminutenvolumen

Die kontinuierliche Überwachung des *ausgeatmeten* Atemhub- und Atemminutenvolumens ist besonders bei Spontanatemmodi und bei druckkontrollierter Beatmung wichtig und sollte durch entsprechende Alarme unterstützt werden. Die Alarmgrenzen sollten mit ± 20 % eng eingestellt werden.

> **Ursachen eines zu niedrigen Atemhub- und Atemminutenvolumens:**
> - Bei **druckkontrollierter Beatmung** ist das Atemhubvolumen um so niedriger, je geringer die Compliance, je höher der Atemwegswiderstand, je niedriger der eingestellte Spitzendruck, je kürzer die Inspirationszeit und je höher der PEEP ist.
> - Bei **volumenkontrollierter Beatmung** weist ein erheblich vermindertes Atemhub- und Atemminutenvolumen auf eine Leckage hin, z. B. bronchopleurale Fistel, Undichtigkeit des Cuffs oder Beatmungssystems.

Nach abrupter Erniedrigung eines PEEP oder Beendigung einer IRV können vorübergehend höhere Hubvolumina als eingestellt gemessen werden, weil das erhöhte Lungenvolumen zunächst entleert wird.

1.3.7 Atemfrequenz

Beim beatmeten Patienten kann die Atemfrequenz am Respirator abgelesen werden. Bei partiellen Atemmodi wird die Atemfrequenz häufig differenziert nach Spontanatemfrequenz und maschineller Atemfrequenz angezeigt; z. T. wird der maschinelle Anteil in % angegeben.

Daneben kann die Atemfrequenz mit dem EKG-Monitor über Impedanzänderungen des Thorax bestimmt werden, weiterhin mit Hilfe von Kapnometern. Das Auszählen der Atemfrequenz von spontan atmenden Patienten ist dagegen relativ unzuverlässig.

Merke: Die Messung der Atemfrequenz ist besonders wichtig bei Spontanatemmodi und bei SIMV-Beatmung mit sehr niedriger Frequenz.

Niedrige Atemfrequenzen können durch Sedativa und Opioide bedingt sein, während hohe Atemfrequenzen viele Ursachen haben können.

Merke: Hohe Atemfrequenzen bei kleinen Atemzugvolumina können Hinweis auf eine Erschöpfung der Atemmuskulatur sein.

2 Pulmonaler Gasaustausch

Wie in Kap. 2 dargelegt, umfaßt der pulmonale Gasaustausch die O_2-Aufnahme in der Lunge und die Elimination von Kohlendioxid, also die Oxygenierung und die Ventilation. Da den Störungen dieser beiden Teilfunktionen unterschiedliche pathologische Mechanismen zugrunde liegen, müssen Oxygenierung und Ventilation differenziert überwacht werden. Hierfür werden v. a. folgende Verfahren eingesetzt:
- intermittierende Blutgasanalysen,
- kontinuierliche Pulsoxymetrie,
- kontinuierliche Kapnometrie und Kapnographie.

Ergänzend zu diesen etablierten Verfahren werden in einigen Zentren bei besonderen Indikationen kontinuierliche intravasale Messungen der O_2-

Sättigung und des O_2-Partialdrucks durchgeführt. In der pädiatrischen Intensivmedizin wird außerdem die transkutane Messung des pO_2 und des pCO_2 angewandt, während diese Verfahren beim Erwachsenen aufgrund technischer Unzulänglichkeiten derzeit nicht üblich sind.

2.1 Arterielle Blutgasanalyse

Die arterielle Blutgasanalyse gehört zu den essentiellen Überwachungsverfahren bei beatmeten und spontan atmenden Patienten mit respiratorischer Insuffizienz. Sie ermöglicht die Beurteilung der O_2-Aufnahme in der Lunge (Oxygenierung) und der Elimination von Kohlendioxyd (Ventilation).

2.1.2 Arterieller pO_2

Der pO_2 ist der wichtigste Parameter für die Oxygenierung des arteriellen Blutes. Ziel der Beatmungstherapie ist i. allg. ein p_aO_2 von > 60 mm Hg (1 mm Hg = 133,332 Pa). Werte zwischen 40 und 60 mm Hg können in besonderen Fällen toleriert werden, allerdings nur bei ausreichend hohem Hb-Wert und ausreichender Herz-Kreislauf-Funktion. Über den Normalwert hinausgehende pO_2-Werte bieten hingegen – abgesehen von wenigen Ausnahmen, wie z.B. der CO-Vergiftung – keine Vorteile oder sind eher schädlich und sollten daher vermieden werden.

> Der p_aO_2 hängt von Alter, Geschlecht, Körpergewicht und Körpergröße ab. Der Normalwert beträgt bei der Atmung von Raumluft 80–95 mm Hg.

Zur Abweichung des p_aO_2 s. Kap. 2

2.1.2.1 Messung des pO_2 mit der Clark-Elektrode

Der pO_2 wird polarographisch mit der Clark-Elektrode gemessen. Die Elektrode besteht aus einer Platinkathode und einer Ag/AgCl-Referenzanode, die von einer für Sauerstoff durchlässigen Membran umhüllt sind. Zwischen Kathode und Anode wird eine konstante Spannung angelegt. Der Sauerstoff diffundiert aus der Blutprobe durch die Membran und wird durch die angelegte Spannung an der Kathode reduziert. Hierdurch fließt ein Strom zwischen Anode und Kathode, der von der Höhe des Partialdrucks abhängig ist. Der entstehende Strom wird an der Referenzelektrode abgeleitet und gemessen.

Zeitpunkt der Messung. Der arterielle pO_2 wird gewöhnlich nach Beginn der Beatmung oder nach der Neueinstellung des Respirators gemessen, traditionell ca. 20–30 min später. Neuere Untersuchungen zeigen aber, daß ca. 90% der maximalen Veränderungen des p_aO_2 innerhalb von 5 min auftreten. Daher ist folgendes gerechtfertigt:

> Der p_aO_2 kann 5–10 min nach Neueinstellung des Respirators überprüft werden.

2.1.2.2 Kontinuierliche intravasale Messung des pO_2

Verfahren zur kontinuierlichen intravasalen Messung der Blutgase und des pH-Werts befinden sich derzeit noch in der klinischen Erprobung. Erfolgversprechend sind v.a. fluoreszenzoptische Verfahren. Bei diesem System wird ein optisches Signal über einen Lichtleiter zur Spitze einer Optode geleitet. Das Lichtsignal trifft dort auf einen, für den jeweiligen Meßparameter spezifischen, fluoreszierenden Farbstoff, der das optische Signal – je nach Partialdruck oder Konzentration – verändert und reflektiert. Das reflektierte Licht wird durch einen Mikroprozessor analysiert und digital angezeigt.

In Entwicklung befinden sich derzeit auch pO_2-Meßverfahren mit elektrochemischen Elektroden aus inertem Kohlenstoff.

Vorteile der kontinuierlichen Verfahren. Die kontinuierlichen Verfahren ermöglichen eine lückenlose Überwachung des p_aO_2, so daß die inspiratorische O_2-Konzentration wesentlich rascher dem Bedarf angepaßt werden kann als bei intermittierenden Blutgasanalysen.

2.1.3 Arterielle O_2-Sättigung

Wie in Kap. 3 dargelegt, bezeichnet die O_2-Sättigung (SO_2) das Verhältnis der Konzentration von oxygeniertem Hämoglobin zur Konzentration des Gesamthämoglobins. Das Gesamthämoglobin besteht aus der Summe von oxygeniertem Hb (O_2Hb), nichtoxygeniertem Hb (Desoxy-Hb) und allen nichtfunktionellen Hämoglobinen, den sog. Dyshämoglobinen wie

Methämoglobin (Met-Hb), Carboxy-Hb (COHb) und Sulfhämoglobin (Sulf-Hb).

$$SO_2\ (\%) = \frac{O_2Hb}{O_2Hb + Desoxy\text{-}Hb + Met\text{-}Hb + COHb + Sulf\text{-}Hb} \cdot 100$$

Normalwert der arteriellen O_2-Sättigung (S_aO_2): 96 %.
Die O_2-Sättigung des Hämoglobins kann mit CO-Oxymetern gemessen werden.

2.1.3.1 CO-Oxymeter

Die O_2-Sättigung des Hämoglobins wird meist spektrophotometrisch mit dem CO-Oxymeter bestimmt. Das Spektrometer sendet ein Lichtsignal bekannter Intensität durch die Blutprobe und mißt die Intensität des Lichts, das die Lösung wieder verläßt. Die Absorption des Lichts bei der Passage durch die Blutprobe ist proportional der Konzentration der Moleküle in der Lösung. Ein einfaches Oxymeter sendet nur die spezifische Wellenlänge von Oxyhämoglobin aus, mißt also die Konzentration von Oxyhämoglobin im Blut. Moderne Multiwellen-CO-Oxymeter hingegen verwenden 6 Wellenlängen und messen gleichzeitig die Konzentration von Oxyhämoglobin, Desoxyhämoglobin, Methämoglobin und Carboxyhämoglobin. Die Summe dieser Hämoglobinformen wird in g/100 ml angegeben, Oxyhämoglobin und Carboxyhämoglobin hingegen in % der Hämoglobinkonzentration.

Das Blut von Früh- und Neugeborenen enthält bis zum 3. Lebensmonat noch fetales Hb, HbF und HbA, die andere Absorptionsspektren aufweisen als das Erwachsenenhämoglobin, so daß der SO_2-Wert korrigiert werden muß.

2.1.4 Alveoloarterielle O_2-Partialdruckdifferenz und Oxygenierungsindex

Um die Oxygenierungsfunktion der Lunge beurteilen zu können, muß neben den beschriebenen Parametern noch die inspiratorische O_2-Konzentration (F_IO_2) herangezogen werden. Bei 2 Indizes werden die gemessenen arteriellen p_aO_2-Werte mit der inspiratorischen O_2-Konzentration bzw. dem alveolären pO_2 in Beziehung gesetzt.

Oxygenierungsindex. Dieser Index beschreibt das Verhältnis vom p_aO_2 zur jeweiligen F_IO_2:

Oxygenierungsindex = p_aO_2/F_IO_2

Normalerweise beträgt der Index 300–600; Indizes < 300 sind charakteristisch für ein ALI, Werte von < 200 für ein ARDS.

Alveoloarterielle pO$_2$-Differenz. Die alveoloarterielle O$_2$-Partialdruckdifferenz ($p_{A-a}O_2$) beschreibt den O$_2$-Druckgradienten zwischen Alveolargas und arteriellem Blut (Berechnung des alveolären pO$_2$ s. Kap. 2):

$$p_{A-a}O_2 = p_AO_2 - p_aO_2$$

> Bei Atmung von Raumluft beträgt der O$_2$-Partialdruckgradient beim Lungengesunden 5–10 mm Hg (bei Älteren 10–30 mm Hg), bei Atmung von 100%igem Sauerstoff 50–70 mm Hg.

Mit zunehmender inspiratorischer O$_2$-Konzentration nimmt auch der Gradient zu. Der Gradient zwischen beiden Partialdrücken entsteht durch den physiologischen Shunt von ca. 2–4% des Herzzeitvolumens.

Merke: Mit zunehmendem intrapulmonalem Rechts-links-Shunt nimmt auch der alveoloarterielle O$_2$-Partialdruckgradient zu. Die Differenz ist um so größer, je flacher die O$_2$-Bindungskurve verläuft: Bei unveränderter Größe des Rechts-links-Shunts ist die Differenz bei niedrigem p_aO_2 (Hypoxie) geringer als bei sehr hohem p_aO_2 (Hyperoxie).

2.1.5 Intrapulmonaler Rechts-links-Shunt

Der Rechts-links-Shunt bezeichnet den Anteil des (nichtoxygenierten) Kurzschlußblutes am Gesamt-HZV. Die Berechnung des intrapulmonalen Rechts-links-Shunt gilt als genauestes Verfahren, mit dem die Oxygenierungsfunktion der Lunge bestimmt werden kann. Im Gegensatz zu den oben angeführten Indizes, die sich am O$_2$-Partialdruck orientieren, wird bei der Berechnung des Rechts-links-Shunts der O$_2$-Gehalt verwendet.

$$\dot{Q}_s/\dot{Q}_T = (C_cO_2 - C_aO_2)/(C_cO_2 - C_{\bar{v}}O_2)$$

$\dot{Q}_s$ Shuntvolumen, $\dot{Q}_T$ Herzzeitvolumen, C_cO_2 pulmonalkapillärer O$_2$-Gehalt, C_aO_2 arterieller O$_2$-Gehalt, $C_{\bar{v}}O_2$ gemischtvenöser O$_2$-Gehalt.

Die Shuntformel berücksichtigt nicht den anatomischen Shunt über Bronchialvenen und thebesische Venen. Außerdem wird die Messung von Änderungen des Herzzeitvolumens beeinflußt.

Hinweise zur Interpretation der errechneten Werte:
- Ein berechneter Shunt von < 10 % des HZV weist auf eine normale Lungenfunktion hin.
- Ein berechneter Shunt von 10–20 % zeigt eine Störung an.
- Ein berechneter Shunt von 20–30 % ist v. a. für Patienten mit eingeschränkter kardiovaskulärer Reserve oder zerebralen Erkrankungen bedrohlich.
- Ein Shunt von mehr als 30 % ist lebensbedrohlich und erfordert umfassende kardiopulmonale Therapiemaßnahmen.
- Liegt ein niedriger $\dot{V}/\dot{Q}$-Quotient vor, so nimmt der berechnete Shunt zu, wenn die F_IO_2 auf < 0,5 erniedrigt wird.

2.1.6 Gemischtvenöser O_2-Status

Als gemischtvenöses Blut wird das aus dem distalen Schenkel des Pulmonalarterienkatheters entnommene Blut bezeichnet. Dieses Blut repräsentiert das nach Ausschöpfung durch die Gewebe in die Lunge zurückkehrende Mischblut.

> **Normalwerte des gemischtvenösen Blutes:**
> $p\bar{v}O_2$: 36–50 mm Hg,
> $S\bar{v}O_2$: 65–85 %,
> $C\bar{v}O_2$: 12–15 ml/dl,
> arteriovenöse O_2-Gehaltsdifferenz ($D_{av}O_2$): 4–6 ml/dl.

Zwischen gemischtvenöser SO_2 und kardiopulmonaler Funktion besteht folgende Beziehung (Fick-Prinzip):

$$\dot{V}O_2 = HZV (C_aO_2 - C_{\bar{v}}O_2)$$

Hieraus ergibt sich:

$$C_{\bar{v}}O_2 = C_aO_2 - \dot{V}O_2/HZV$$

Demnach wird die gemischtvenöse Sättigung von folgenden Faktoren bestimmt:
- O_2-Verbrauch ($\dot{V}O_2$),
- Hämoglobinkonzentration,

- arterielle O_2-Sättigung + physikalisch gelöster Sauerstoff,
- Herzzeitvolumen.

Bleiben $\dot{V}O_2$, S_aO_2 und Hb-Gehalt konstant, sollten Änderungen der gemischtvenösen SO_2 auf Veränderungen des Herzzeitvolumens beruhen; allerdings ist die Beziehung klinisch weniger eindeutig als theoretisch zu erwarten.

Eine $S\bar{v}O_2$ von >65% zeigt an, daß genügend Sauerstoff für die Organe zur Verfügung steht. Nimmt der O_2-Verbrauch ohne entsprechende Steigerung des Angebots zu, so fällt die $S\bar{v}O_2$ aufgrund der stärkeren Ausschöpfung ab, und die arteriovenöse O_2-Gehaltsdifferenz wird größer. Bei einer $S\bar{v}O_2$ von <50% ist die O_2-Versorgung der Gewebe beeinträchtigt, und es entwickelt sich ein anaerober Metabolismus.

Eine erhöhte $D_{av}O_2$ bei erniedrigtem $p\bar{v}O_2$, $S\bar{v}O_2$ und $C\bar{v}O_2$ gilt als Zeichen eines zu geringen O_2-Angebots an die Organe im Vergleich zum Bedarf (Einzelheiten der Interpretation s. Tabelle 16.1).

Abnahme der $S\bar{v}O_2$:
- Abfall des Herzzeitvolumens: kardiogener und traumatischer Schock,
- Abnahme der arteriellen O_2-Sättigung,
- Anämie bzw. Abnahme des Hb-Gehalts,
- erhöhter O_2-Verbrauch.

Zunahme der $S\bar{v}O_2$:
- verminderter O_2-Verbrauch,
- verminderte O_2-Extraktion in den Geweben,
- erhöhte O_2-Zufuhr an die Gewebe,
- intrakardialer Links-rechts-Shunt,
- schwere Mitralinsuffizienz,
- Meßfehler: Oxymetriekatheter in Wedgeposition.

Kontinuierliche Messung der gemischtvenösen O_2-Sättigung. Die gemischtvenöse O_2-Sättigung kann spektrophotometrisch mit Hilfe eines speziellen Pulmonalarterienkatheters gemessen werden. Die derzeit verfügbaren 3 fiberoptischen Systeme der einzelnen Hersteller unterscheiden sich in ihrer Meßgenauigkeit nach dem derzeitigen Kenntnisstand nicht wesentlich voneinander. Jedoch muß bei allen Kathetern mit deutlichen Abweichungen von den mit einem CO-Oxymeter gemessenen Sättigungswerten ausgegangen werden. Ein weiterer Nachteil der fiberoptischen Katheter sind die hohen Kosten.

Tabelle 16.1. Interpretationshilfe von Herzzeitvolumenindex (CI), gemischtvenöser Sättigung (S_vO_2) und Serumlaktatwerten (in Abwesenheit von Hypoxie und schwerer Anämie). (Mod. nach Vincent et al. 1991)

CI [l/min/l]	S_vO_2 [%]	Laktat [mmol/l]	Interpretation	Mögliche Situation
>3,5	>70	<1,5	hoher Blutfluß, reduzierte O_2-Extraktion, keine globale Gewebshypoxie	Flüssigkeitsüberladung, inotrope und vasodilatierende Medikation, AV-Fistel
>3,5	>70	>2,0	hoher Blutfluß, reduzierte O_2-Extraktion, mögliche Gewebshypoxie	schweres SIRS, septischer Schock
>3,5	<65	<1,5	erhöhter O_2-Verbrauch, erhöhte O_2-Extraktion, keine globale Gewebshypoxie	SIRS, Sepsis
>3,5	<65	>2,0	erhöhter O_2-Verbrauch, mögliche Gewebshypoxie, unzureichendes O_2-Angebot	schweres SIRS, septischer Schock
<3,0	>70	<1,5	niedriger O_2-Verbrauch, keine globale Gewebshypoxie, Hypothermie	Anästhesie, starke Analgosedierung
<3,0	>70	>2,0	niedriger Blutfluß, reduzierte O_2-Extraktion, mögliche Gewebshypoxie	hypodynamer septischer Schock, SIRS bei Volumenmangel
<3,0	<65	<1,5	niedriger Blutfluß, erhöhte O_2-Ausschöpfung, keine globale Gewebshypoxie	Herzversagen, Hypovolämie
<3,0	<65	>2,0	niedriger Blutfluß, Gewebshypoxie	kardiogener Schock, hypovolämischer Schock, obstruktiver Schock

SIRS Systemic inflammatory response syndrome (s. Kap. 21)

Die Indikationen für den Einsatz fiberoptischer Pulmonalarterienkatheter sind derzeit nicht eindeutig definiert, zumal verschiedene Untersuchungen keinen erkennbaren therapeutischen Nutzen und keine Verbesserung der Prognose bei Intensivpatienten ergeben haben. Der Routineeinsatz ist somit nicht gerechtfertigt.

Zentralvenöse O_2-Sättigung. Nicht selten wird anstelle der gemischtvenösen O_2-Sättigung die zentralvenöse O_2-Sättigung bestimmt, also von Blut, das aus dem zentralen Venenkatheter entnommen wurde. Beide Werte entsprechen sich jedoch nicht, da je nach Lage des Venenkatheters in der unteren oder oberen Hohlvene oder im rechten Vorhof unterschiedliche Sättigungswerte bestimmt werden.

Merke: Die zentralvenöse O_2-Sättigung entspricht nicht der gemischtvenösen!

2.1.7 Arterieller pCO_2

Dieser Parameter dient zur Beurteilung der Ventilation. Bei der maschinellen Beatmung wird in der Regel eine Normoventilation und Normokapnie mit p_aCO_2-Werten zwischen 35 und 45 mm Hg angestrebt. Bei der Interpretation müssen Alter, pH-Wert und möglicherweise vorbestehende Lungenerkrankungen berücksichtigt werden.

2.1.7.1 pCO_2-Elektrode

Nach dem Henry-Gesetz ist die Gasmenge, die durch eine permeable Membran diffundiert, dem Partialdruckgradienten direkt proportional. Besteht ein Partialdruckgradient entlang einer Membran, auf deren anderer Seite sich eine Natriumbikarbonatlösung befindet, so diffundiert Kohlendioxid in diese Lösung und führt dort zu der folgenden Reaktion:

$$CO_2 + H_2O = H_2CO_3 = H^+ + HCO_3^-$$

Die H^+-Ionenkonzentration ist direkt proportional dem pCO_2 auf der anderen Seite der Membran; Änderungen des pH-Werts der Lösung können somit als indirektes Maß für die Höhe des pCO_2 herangezogen werden. Nach diesem Prinzip funktioniert die pCO_2-Elektrode. Der pCO_2 wird gewöhnlich mit einer von einem Kunststoffmantel umhüllten Glaselektrode und einer Ag/AgCl-Bezugselektrode, zwischen denen sich eine Natriumbikarbonatlösung befindet, gemessen. Die Glaselektrode mißt den pH-Wert der Natriumbikarbonatlösung. In diese Lösung diffundiert das Kohlendioxid aus der Blutprobe und verändert entsprechend den pH-Wert der Lösung und dadurch die Spannung an der Glasmembran und an der Ag/AgCl-Elektrode. Der gemessene pH-Wert wird mit Hilfe von Kalibrierkurven in den jeweiligen pCO_2-Wert umgewandelt.

2.1.8 pH-Wert

Die Beziehung zwischen Atmung und Säure-Basen-Haushalt ist in Kap. 4 dargestellt. Danach spielt die Lunge, neben den metabolischen Regulationsorganen Niere und Leber, eine zentrale Rolle in der Aufrechterhaltung eines normalen pH-Werts von 7,35–7,45.

Der arterielle pH-Wert ist eine wichtige Zielgröße der Beatmungstherapie und sollte daher entsprechend kontrolliert werden.

Eine **Azidose** beim Lungenversagen kann respiratorisch und/oder metabolisch bedingt sein:
- Respiratorische Ursache: Hypoventilation mit Hyperkapnie und Abfall des pH-Werts. Verstärkung durch vermehrte Atemarbeit und Zunahme des O_2-Verbrauchs mit Anstieg der CO_2-Produktion.
- Metabolische Ursache: Gewebehypoxie aufgrund einer unzureichenden O_2-Versorgung mit anaerober Energiegewinnung und Bildung von Laktat.

Merke: Ein niedriger pH-Wert unter Spontanatmung kann Alarmzeichen einer schweren respiratorischen Insuffizienz sein. Eine metabolische Azidose tritt bei respiratorischer Dekompensation oft früher auf als eine respiratorische Azidose.

In Tabelle 16.2 sind die Störungen des Säure-Basen-Haushalts zusammengefaßt; weitere Einzelheiten s. Kap. 4.

2.2 Pulsoxymetrie

Die Pulsoxymetrie ist ein nichtinvasives Verfahren zur kontinuierlichen Überwachung der Oxygenierung des arteriellen Blutes. Gemessen wird die partielle O_2-Sättigung des arteriellen Hämoglobins (S_pO_2). Die Meßwerte werden innerhalb weniger Sekunden angezeigt, die Fehlerbreite beträgt im Sättigungsbereich von 60–90 % lediglich 1–2 %. Eine dunkle Hautfarbe beeinflußt den Meßvorgang nicht.

Der Normalwert der S_pO_2 ist 98 %

Tabelle 16.2. Störungen des Säure-Basen-Haushalts

Störung	pH	pCO$_2$	Standardbikarbonat	Base excess	Mögliche Situation
Respiratorische Azidose	erniedrigt	erhöht	normal, bei Kompensation erhöht	normal, bei Kompensation erhöht	akuter Asthmaanfall, COPD, Schädel-Hirn-Trauma, Lungenödem, Narkotikaüberdosierung/-überhang
Metabolische Azidose	erniedrigt	normal, bei Kompensation erniedrigt	erniedrigt	erniedrigt	Additionsazidose (hypoxisch: Schock, nichthypoxisch: metabolische Entgleisung, diabetische Ketozidose), Retentionsazidose (Niereninsuffizienz), Verlustazidose (Diarrhö)
Respiratorische Alkalose	erhöht	erniedrigt	normal, bei Kompensation erniedrigt	normal, bei Kompensation erniedrigt	Hyperventilation, Angst, Schmerzen, Mittelhirnsyndrom
Metabolische Alkalose	erhöht	normal, bei Kompensation erhöht	erhöht	erhöht	Verlustalkalose (Erbrechen), Verteilungsalkalose (Hypokaliämie, Hypochlorämie), Additionsalkalose (Bikarbonat, Laktat, Azetatinfusion), Verringerung der H$^+$-Ionenproduktion (Leberinsuffizienz)

2.2.1 Prinzip der Methode

Die Farbe des Blutes hängt bekanntlich von der O_2-Sättigung des Hämoglobins ab. Der Farbwechsel ist durch die optischen Eigenschaften des Hämoglobinmoleküls bedingt: Oxygeniertes Hämoglobin absorbiert im roten Bereich weniger Licht als desoxygeniertes (reduziertes) und ist damit weniger transparent für Licht dieser Wellenlänge. Das spektrophotometrische Verfahren der Pulsoxymetrie basiert auf dem Lambert-Beer-Gesetz, nach dem die Extinktion (Schwächung eines Lichtstrahls) dem Produkt aus der Schichtdicke der Lösung, dem Extinktionskoeffizienten und der Konzentration der gelösten Substanz (hier Hämoglobin) entspricht. Hiernach kann die Konzentration einer Substanz durch Messung der Lichtabsorption bei einer spezifischen Wellenlänge bestimmt werden.

Unterscheidung zwischen oxygeniertem und reduziertem Hämoglobin. Da das Pulsoxymeter zwischen 2 Arten von Hämoglobin, nämlich Oxyhämoglobin und Desoxyhämoglobin, unterscheiden muß, wird die Absorption des Lichts bei 2 verschiedenen Wellenlängen gemessen. Das Pulsoxymeter enthält eine Lichtquelle mit 2 Dioden, die Licht der Wellenlänge 660 nm und 940 nm aussenden, dessen Extinktion von einem Photodetektor gemessen und als Sättigungsgrad des arteriellen Blutes angezeigt wird. Allerdings kann der Detektor die beiden Wellenlängen nicht unterscheiden. Die Messung erfolgt also unter der Annahme, daß alles Licht, das den Detektor erreicht, die gleiche Wellenlänge wie die aktuell das Licht aussendende Diode aufweist.

Oxyhämoglobin absorbiert im roten Bereich (660 nm) erheblich weniger und im infraroten Bereich (940 nm) etwas mehr Licht als reduziertes Hämoglobin. Die O_2-Sättigung des Hämoglobins bestimmt daher das Verhältnis zwischen der Absorption im roten und der im infraroten Bereich.

> **Merke:** Das Pulsoxymeter kann nur zwischen dem desoxygenierten (reduzierten) und dem restlichen Hämoglobin unterscheiden. Das restliche Hämoglobin besteht aus Oxyhämoglobin, Carboxyhämoglobin (CO-Hb) und Methämoglobin (Met-Hb). CO-Hb und Met-Hb werden vom Pulsoxymeter immer mit erfaßt und verfälschen bei entsprechender Konzentration das Meßergebnis.

Die Lichtabsorption hängt nicht nur von der Art des Hämoglobins ab. Bei der Pulsoxymetrie wird das Licht durch ein pulsierendes Gefäßbett gesandt, daher schwankt die Absorption jeder ausgesandten Wellenlänge zyklisch mit dem Puls. Während der Diastole absorbieren die nichtpulsierenden Komponenten, also die nichtvaskulären Gewebeanteile sowie das venöse, kapilläre und das nichtpulsatile arterielle Blut, das Licht, während der Systole hingegen alle diese Komponenten und außerdem das pulsierende arterielle Blut. Die Lichtabsorption der nichtpulsatilen Komponente wird bei beiden Wellenlängen gemessen und durch die entsprechende Lichtabsorption der pulsatilen Komponente dividiert. Das Absorptionsverhältnis wird dann gegen direkt an Probanden gemessene O_2-Sättigungswerte kalibriert und die Kalibrierungskurve im Mikroprozessor des Pulsoxymeters gespeichert.

Die Absorption wird mehrere 100mal in der Sekunde gemessen und danach aus Werten mehrerer Sekunden ein Durchschnitt gebildet und digital angezeigt. Die Geräte zeigen neben der O_2-Sättigung noch den Pulswert an, Geräte mit Bildschirm zusätzlich die Pulskurve. Außerdem können obere und untere Alarmgrenzen für die O_2-Sättigung eingestellt werden. Über- oder Unterschreitungen lösen ein akustisches Signal aus.

2.2.2 Genauigkeit der Pulsoxymetrie

Normale Sättigung. Bei ausreichender Durchblutung und einer arteriellen O_2-Sättigung von > 90 % beträgt die Abweichung der meisten Pulsoxymeter weniger als 2 %, die Standardabweichung 3 %, selbst bei schwer kranken Patienten. Bei einer S_aO_2 von > 70 % beträgt der Meßfehler nach Angaben verschiedener Hersteller 2 ± 3 %.

Niedrige Sättigung. Fällt die arterielle O_2-Sättigung auf 80 % oder weniger ab, so verschlechtert sich auch die Meßgenauigkeit des Pulsoxymeters, zum einen, weil Referenzwerte von Gesunden unter extremer Hypoxämie fehlen, zum andern, weil die Absorptionsspektren von reduziertem Hämoglobin in diesem Bereich relativ steil verlaufen und geringe Abweichungen der Wellenlänge des ausgesandten Lichts zu falschen Meßergebnisse führen können. Bei Untersuchungen verschiedener Pulsoxymeter an Gesunden unter induzierter Hypothermie ergab sich bei einer Sättigung von 55–78 % ein Meßfehler von 8 ± 5 %, bei COPD-Patienten von 1,2 ± 3 % mit zu hoch gemessenen Werten im niedrigen S_aO_2-Bereich. In einer Untersuchung an Intensivpatienten fand sich hingegen eine Abweichung von − 12 bis − 18 % mit fälschlich hoch gemessener S_aO_2 bei Sättigungswerten < 80 % (gemessen mit dem CO-Oxymeter).

Rasche Änderungen der O_2-Sättigung. Die einzelnen Pulsoxymeter reagieren unterschiedlich schnell auf dynamische Änderungen der arteriellen

O$_2$-Sättigung. In einer Untersuchung verschiedener Pulsoxymeter ergab sich eine Reaktionszeit von 7–20 s bei raschem Abfall der arteriellen Sättigung. Eine Abhängigkeit der Reaktionszeit bestand auch vom Meßort und von der Herzfrequenz: Am Ohrläppchen fand sich eine schnellere Reaktionszeit als an der Fingerbeere. Eine Bradykardie verlängerte die Reaktionszeit.

2.2.3 Grenzen der Methode

Die Pulsoxymetrie wird durch zahlreiche Faktoren beeinflußt, die den Meßwert verändern können und daher bei der Interpretation beachtet werden müssen. Die wichtigste Voraussetzung für korrekte Meßwerte ist eine ausreichende arterielle Durchblutung der Haut. Störungen der peripheren Durchblutung können daher zu falschen Meßwerten führen. Auch sollte beachtet werden, daß Hyperoxien mit der Pulsoxymetrie nicht erfaßt werden können, sondern nur durch eine direkte Messung des arteriellen pO$_2$.

Die Pulsoxymetrie beeinflussende Faktoren:
- ungenügende Pulsationen: Hypothermie, Hypotension, Kompression der Arterien;
- erhöhte Methämoglobin- und Carboxyhämoglobinkonzentrationen im Blut;
- Anämie, Hämodilution;
- Bewegungsartefakte;
- Indikatorfarbstoffe im Blut: Indocyaningrün, Methylenblau, Indigocarmin;
- Nagellack.

Ungenügende arterielle Durchblutung. Hoher peripherer Gefäßwiderstand (Vasokonstriktion), niedriges Herzzeitvolumen (Low-output-Syndrom, Schock) und Kompression der Arterie durch die Blutdruckmanschette führen zu unzureichenden oder fehlenden Pulsationen und beeinträchtigen entsprechend die Signalqualität des Pulsoxymeters: Die Meßgenauigkeit nimmt ab! Allerdings sind die Schwellenwerte der Durchblutung, bei denen mit wesentlichen Meßfehlern zu rechnen ist, derzeit nicht genau definiert.

Hypothermie. Ein Abfall der Körpertemperatur auf < 35 °C beeinträchtigt aufgrund der Vasokonstriktion bei einem Teil der Patienten die Signalqualität und führt zu falsch-hohen Sättigungswerten. Bei Temperaturen < 26,5 °C ist keine Messung mehr möglich.

Methämoglobin und Carboxyhämoglobin. Wie bereits dargelegt, können die gebräuchlichen Pulsoxymeter nur zwischen oxygeniertem und desoxygeniertem (reduziertem) Hämoglobin unterscheiden, da lediglich 2 Wellenlängen ausgesandt werden. Pulsoxymeter messen die partielle arterielle O_2-Sättigung (S_pO_2), also den prozentualen (partiellen) Anteil des O_2-Hb an der Summe von O_2-Hb + Desoxy-Hb, und gehen von der Annahme aus, daß im Blut keine nennenswerten Konzentrationen von Met-Hb oder CO-Hb vorhanden ist.

$$S_pO_2\ (\%) = \frac{CO_2Hb}{CO_2Hb + CDesoxy\text{-}Hb}$$

Da der Absorptionskoeffizient von CO-Hb dem von O_2-Hb ähnlich ist, identifizieren Pulsoxymeter das CO-Hb fälschlich als O_2-Hb und messen daher falsch hohe O_2-Sättigungswerte. Hierbei entsprechen die falsch gemessenen Sättigungswerte angenähert der Summe aus CO-Hb und O_2-Hb. Falsch hohe Sättigungswerte werden v. a. bei starken Rauchern und bei einer CO-Vergiftung gemessen. Bei einer CO-Konzentration von 70 % wurde pulsoxymetrisch eine Sättigung von 90 % bestimmt, während die echte (mit dem CO-Oxymeter bestimmte) O_2-Sättigung lediglich 30 % betrug.

Erhöhte Methämoglobinkonzentrationen im Blut führen ebenfalls zu falsch-hohen Sättigungswerten. Tierexperimentell wird bei einer Met-Hb-Konzentration von 35 % im Blut ein Plateau erreicht, bei dem die O_2-Sättigung selbst bei weiter zunehmender Met-Hb-Konzentration nicht unter 85 % abfällt.

Merke: Erhöhte Konzentrationen von CO-Hb (starke Raucher, CO-Vergiftung) oder Met-Hb führen zu falsch-hohen Werten der pulsoxymetrisch bestimmten O_2-Sättigung.

Anämie und Hämodilution. Die Pulsoxymetrie beruht auf der Absorption von Licht durch das Hämoglobin. Ist die Hämoglobinkonzentration sehr stark erniedrigt, könnten theoretisch Meßfehler auftreten. Allerdings liegen hierzu keine verläßlichen Daten vor.

Indikatorfarbstoffe im Blut. Indocyningrün, Methylenblau und Indigocarmin führen zu falsch niedrigen pulsoxymetrischen Sättigungswerten, allerdings hält der Effekt wegen der raschen Verteilung der Substanzen nur einige Minuten an.

Bewegungsartefakte. Muskelzittern und andere Bewegungen, bei denen der Abstand der Diode vom Empfänger vergrößert wird, führen zu Fehlbestimmungen der O_2-Sättigung.

> **Merke:** Bewegungen gehören zu den häufigsten Ursachen von Funktionsstörungen des Pulsoxymeters!

Nagellack. Farbiger Nagellack (blau, grün und schwarz) führt zu falsch niedrigen Sättigungswerten, während roter und purpurner Lack keinen Einfluß auf die Messung hat. Sehr lange Fingernägel erschweren die korrekte Plazierung des Pulsabnehmers.

Umgebungslicht. Xenonlicht und fluoreszierendes Licht können zu falsch hohen Sättigungs- und Pulswerten führen, Infrarotwärmelampen zu falsch-niedrigen. Allerdings sind die modernen Geräte so weit abgeschirmt, daß klinisch relevante Fehlmessungen nicht mehr auftreten sollten.

Lipide. Infundierte Lipide oder erhöhte Chylomikronenkonzentrationen im Blut können das von den Dioden des Pulsoxymeters ausgesandte Licht absorbieren und so zu falsch niedrigen Sättigungswerten führen.

Hyperbilirubinämie. Die üblichen 2-Dioden-Pulsoxymeter werden durch eine Hyperbilirubinämie nicht wesentlich beeinflußt, im Gegensatz zu den CO-Oxymetern, bei denen falsch-niedrige O_2-Hb-Konzentrationen gemessen werden können.

Hautpigmentierung. Bei Patienten mit sehr dunkler Hautfarbe treten eher Störungen der Messung auf als bei hellhäutigen. Klinisch ist die Abweichung aber nicht von Bedeutung, solange keine Fehlermeldung angezeigt wird.

2.2.4 Klinische Bewertung der Pulsoxymetrie

Die kontinuierliche Pulsoxymetrie ist ein sehr nützliches, nichtinvasives Verfahren zur Überwachung der Oxygenierung während der Beatmung, in der Entwöhnungsphase und nach der Extubation, das zu den Standards der Intensivtherapie gehören sollte. Mit der Pulsoxymetrie können unerwartete Hypoxämien rasch erkannt und entsprechend behandelt werden. Auch kann durch den Einsatz von Pulsoxymetern die Häufigkeit von arteriellen Blutgasanalysen zur Überwachung der O_2- und Beatmungstherapie wesentlich reduziert werden.

2.3 Transkutane pO_2-Messung

Die transkutane Messung des pO_2 erfolgt mit einer direkt auf der Haut angebrachten Clark-Elektrode. Um die Ansprechzeit zu verkürzen und den pO_2-Gradienten zwischen arteriellem Blut und Elektrode zu vermindern, wird die Elektrode auf 44°C aufgeheizt. Durch die lokale Hyperämie im Bereich der Elektrode wird die Diffusion von Sauerstoff beschleunigt, und der transkutan gemessene pO_2 nähert sich dem arteriellen pO_2 an. Ist jedoch die lokale Durchblutung vermindert, z.B. beim Low-output-Syndrom, so nimmt der transkutan gemessene pO_2 im Vergleich zum arteriellen sehr stark ab.

Die transkutane pO_2-Messung wird v.a. bei Neonaten eingesetzt, weil deren Haut sehr dünn ist und daher der $p_{tc}O_2$ eher dem p_aO_2 entspricht. Die Haut des Erwachsenen hingegen ist dicker und außerdem ungleichmäßig durchblutet, so daß der $p_{tc}O_2$ niedriger ist als der arterielle pO_2. Der Quotient $p_{tc}O_2/p_aO_2$ beträgt nur 0,68–0,79, bei Neonaten hingegen 1,05. Bei höheren p_aO_2-Werten (>80 mmHg) werden außerdem in allen Altersgruppen falsch niedrige $p_{tc}O_2$-Werte gemessen.

2.4 Kapnometrie

Das Kapnometer mißt mit jedem Atemzug den prozentualen Anteil des Kohlendioxids im ausgeatmeten Gasgemisch und zeigt den Meßwert auf einem Display an; bei der Kapnographie wird zusätzlich die CO_2-Kurve während des gesamten Atemzyklus aufgezeichnet. Je nach Meßprinzip wird entweder die fraktionelle CO_2-Konzentration (C_fO_2) oder der CO_2-Partialdruck (pCO_2) bestimmt. Aufgrund der Beziehung

$$pCO_2 = C_fO_2 (p_B - pH_2O)$$

können pCO_2 und C_fO_2 jeweils umgerechnet werden.

Die Messung erfolgt zumeist durch Infrarotspektrometrie, selten durch Massenspektrometrie.

2.4.1 Prinzip der Infrarotabsorption

Kohlendioxid kann Infrarotlicht innerhalb eines engen Wellenlängenbereichs (Maximum bei 4,26 µm) absorbieren. Bei der Infrarot-CO_2-Messung wird Licht dieser Wellenlänge ausgestrahlt und die Absorptionsdifferenz zwischen Testgas und ausgeatmetem Kohlendioxid bestimmt. Die absorbierte Menge des Infrarotlichtstrahls ist der Anzahl der CO_2-Moleküle proportional. Die Reaktionszeit beträgt ca. 0,25 s. Vor der Messung muß das Kapnometer mit dem Testgas kalibriert werden. Die Eichung erfolgt entweder in Partialdruckeinheiten (mm Hg) oder in Konzentrationseinheiten (Vol.%). Werden für die Eichung Konzentrationseinheiten verwendet, so hängt die Messung vom jeweiligen Barometerdruck ab.

Zu beachten ist, daß Kohlenmonoxid, Distickstoffoxid, Wasserdampf und volatile Anästhetika ebenfalls Infrarotlicht absorbieren; daher müssen diese Einflüsse bei der Messung technisch oder rechnerisch eliminiert werden.

Die CO_2-Messung durch Infrarotspektrometrie kann im Neben- oder Hauptstrom erfolgen.

Messung im Nebenstrom. Bei der Messung im Nebenstrom wird eine geringe Probe des ausgeatmeten Gases kontinuierlich über einen dünnen Kunststoffschlauch vom Tubus oder der Atemmaske mit einer Pumpe in das Kapnometer gesaugt und über eine für Kohlendioxid undurchlässige Kapillare zur Absorptionskammer geleitet. Bei nicht intubierten Patienten kann die Zuleitung auch in ein Nasenloch eingeführt werden. Die Schlauchlänge beträgt meist bis zu 3 m; bei zu langen Leitungen muß mit Fehlmessungen gerechnet werden, da Gas aus aufeinanderfolgenden Atemzügen miteinander vermischt wird. Wasser in der Meßkammer beeinträchtigt ebenfalls den Meßvorgang; daher muß verhindert werden, daß Kondenswasser oder Sekrete über den Zuleitungsschlauch in die Kammer gelangen.

Messung im Hauptstrom. Bei der Hauptstrommessung befindet sich eine Küvette mit dem CO_2-Sensor zwischen Tubus und Adapter des Beatmungssystems. Die Lichtquelle sendet einen Infrarotlichtstrahl aus, der von einer Photodiode aufgenommen und analysiert wird. Der Sensorkopf wird auf 39 °C aufgeheizt, um das Beschlagen mit Wasserdampf zu vermeiden. Die Hauptstrommessung erfolgt patientennah und ist daher rascher als die Nebenstrommessung. Benetzung des Meßkopfs mit Sekret, Blut usw. führt zu Meßfehlern. Von Nachteil ist weiterhin das Gewicht des Meßkopfs, durch den unerwünschte Zugkräfte auf den Tubus ausgeübt werden, wenn nicht für eine entsprechende Fixierung gesorgt wird.

2.4.2 Genauigkeit von Kapnometern

Die Abweichung der meisten Kapnometer beträgt bei einem endexspiratorischen pCO_2 von 40–60 mm Hg maximal ± 2 mm Hg; bei höheren Werten kann sie jedoch zunehmen. Bei wiederholten Messungen sollte der Meßwert, bei unverändertem pCO_2, nicht mehr als ± 1 mm Hg schwanken. Außerdem sollte die Langzeitstabilität gewährleisten, daß höchstens einmal pro 24 h kalibriert werden muß.

Im klinischen Einsatz müssen verschiedene Faktoren berücksichtigt werden, die den Meßwert beeinflussen können.

Die CO_2-Messung beeinflussende Faktoren:
- Atmosphärendruck,
- Wasserdampf,
- Querempfindlichkeit,
- Ansprechzeit.

Atmosphärendruck. Wird das Kapnometer mit einem Gas mit bekannter CO_2-Konzentration geeicht, muß auf den aktuellen Barometerdruck korrigiert werden. Gebräuchliche Nebenstromkapnometer können den Barometerdruck direkt messen; bei der CO_2-Partialdruckanzeige muß dann eine Korrektur auf den aktuellen Barometerdruck erfolgen. Bei einer Kalibrierung des Gerätes durch Eichgas mit einem bekannten Partialdruck ist die Korrektur hingegen nicht erforderlich.

Bei Hauptstromgeräten ohne Barometerdruckmessung muß die Abhängigkeit durch den Untersucher selbst berücksichtigt werden.

Wasserdampf. Kondenswasser oder Sekrete können die Zuleitung verlegen oder die Durchlässigkeit der Küvette beeinträchtigen, so daß die Messung gestört wird. Ein weiterer Fehler entsteht, wenn die mit Wasserdampf gesättigten Exspirationsgase vor der Messung im Gerät getrocknet und der pCO_2 aus der gemessenen CO_2-Konzentration errechnet wird. Hierbei ergeben sich falsch-hohe pCO_2-Werte.

PEEP. Ein sehr hoher PEEP kann zum Anstieg des Drucks in der Küvette des Kapnometers führen. Hierdurch nimmt der pCO_2 um ca. 1 mm Hg pro 15 cm H_2O PEEP zu. Bei Geräten, die den Druck im Sensor messen, spielt dieser Effekt keine Rolle.

Querempfindlichkeit. Anwesenheit von Distickstoffoxid (N_2O) in der Gasprobe führt zu falsch hohen, Anwesenheit hoher O_2-Konzentrationen zu falsch niedrigen CO_2-Werten. Der Einfluß volatiler Anästhetika ist gegenüber diesen beiden Effekten geringer.

Ansprechzeit. Nebenstromgeräte sprechen langsamer an als Hauptstromgeräte. Die Verzögerungszeit entsteht durch das Ansaugen des Gases und hängt v.a. von der Länge und vom Durchmesser der Zuleitung ab, weiterhin vom Flow und der Viskosität der Gase.

2.4.3 Kapnogramm

An der aufgezeichneten Kurve des ausgeatmeten Kohlendioxids, dem Kapnogramm, können folgende *Phasen* unterschieden werden (Abb. 16.1):
- Inspiratorische Grundlinie: $pCO_2 = 0$. Bei versehentlicher Rückatmung ist auch im Inspirationsgas Kohlendioxid nachweisbar.
- Steiler Anstieg des pCO_2 kurz nach Beginn der Exspiration. Ein verzögerter Anstieg weist auf eine Obstruktion in den oberen oder unteren Atemwegen hin.
- Das Plateau entspricht der CO_2-Konzentration oder dem pCO_2 in der Alveolarluft mit einem Maximum unmittelbar vor Beginn der nächsten Inspiration. Dieses Maximum wird als endexspiratorischer oder endtidaler pCO_2 ($p_{et}CO_2$) bezeichnet. Nur wenn ein Plateau vorhanden ist, entspricht der $p_{et}CO_2$ dem alveolären pCO_2. Fehlt das Plateau, so entspricht der $p_{et}CO_2$ dem pCO_2 der sich als letzte entleerenden Alveole.
- Steiler Abfall des pCO_2 kurz nach Beginn der Inspiration bis zur inspiratorischen Grundlinie, d.h. auf 0. Ein verzögerter Abfall der CO_2-Kurve kann durch einen niedrigen Inspirationsflow, z.B. bei einer Atemwegsobstruktion, bedingt sein.

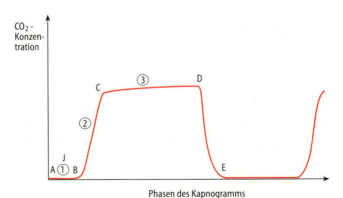

Abb. 16.1. Phasen eines normalen Kapnogramms (Exspirationsphase). *A–B* inspiratorische Grundlinie, *B–C* steiler Anstieg der CO_2-Konzentration kurz nach Beginn der Exspiration, *C–D* Plateau, *D–E* steiles Absinken. ① Totraum: kein Anstieg der CO_2-Konzentration, ② Mischluft: steiler Anstieg ③ Alveolarluft: langsam ansteigendes Plateau

Kardiogene Oszillationen. Hierbei handelt es sich um Wellenbewegungen, die synchron mit dem Herzschlag auftreten und durch Schwankungen des pulmonalen Blutvolumens hervorgerufen werden.

> **Aus dem Kapnogramm kann folgendes entnommen werden:**
> - Vorhandensein oder Fehlen der Ventilation;
> - Größe des exspiratorischen (und inspiratorischen) pCO_2;
> - Art des Kurvenanstiegs: steil oder verzögert;
> - Verlauf des Plateaus: horizontal, ansteigend, unregelmäßig.

Durch direkte Messung des arteriellen pCO_2 und Vergleich mit dem $p_{et}CO_2$ kann außerdem die arterioendexspiratorische pCO_2-Differenz bestimmt werden.

2.4.4 Arterioendexspiratorische pCO_2-Differenz

Die Differenz zwischen dem arteriellen pCO_2 und dem endexspiratorischen pCO_2 wird als arterioalveolärer pCO_2-Gradient bezeichnet:

$$p_{a-et}CO_2 \text{ (mm Hg)} = p_aCO_2 - p_{et}CO_2$$

Theoretisch beträgt der pCO_2-Gradient zwischen dem arteriellen bzw. endkapillären Blut und den Alveolen 0 mm Hg; unter klinischen Bedingungen werden jedoch meist Differenzen von 3–5 mm Hg gemessen. Die Abweichung kann durch Meßfehler, Undichtigkeiten im System oder Erkrankungen der Lunge bedingt sein.

Merke: Ausgeprägte Störungen des Belüftungs-Durchblutungs-Verhältnisses mit Zu- oder Abnahme des $\dot{V}/\dot{Q}$-Quotienten vergrößern den arterioalveolären pCO_2-Gradienten.

Allerdings ist die Zunahme des Gradienten beim Anstieg des $\dot{V}/\dot{Q}$-Quotienten stärker ausgeprägt als bei einer Abnahme des $\dot{V}/\dot{Q}$-Quotienten (= intrapulmonaler Shunt).

2.4.5 Pathologische pCO_2-Kurven

Die Kapnographie, also die Aufzeichnung der pCO_2-Kurve, ermöglicht die kontinuierliche Überwachung des $p_{et}CO_2$ mit jedem Atemzug. Hierdurch können Störungen der Ventilation frühzeitig erkannt werden (Abb. 16.2).

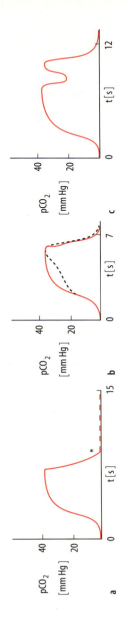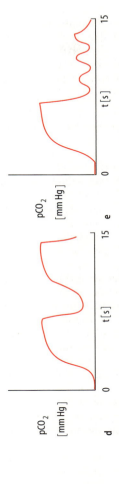

Abb. 16.2 a–e. Kapnogramme unter verschiedenen klinischen Bedingungen. **a** Diskonnektion des Beatmungssystems, **b** Kurvenverlauf bei Obstruktion *(gestrichelte Linie)* im Vergleich mit normalem Kapnogramm, **c** spontane Atemzüge während maschineller Beatmung (Dazwischenatmen), **d** Rückatmung im Atemsystem mit Anstieg der Grundlinie des Kapnogramms, **e** normaler Atemzug, gefolgt von Hecheln, das wegen der hohen Frequenz nicht dem alveolären Gas entspricht

Schlagartiger Abfall des $p_{et}CO_2$ auf Null. Der schlagartige Abfall des $p_{et}CO_2$ auf Null ist meist ein kritisches Alarmzeichen, vorausgesetzt, es liegt keine Funktionsstörung des Gerätes vor.

Wichtige Ursachen eines schlagartigen Abfalls des $p_{et}CO_2$:
- vollständige Diskonnektion des Beatmungssystems,
- Ausfall des Beatmungsgeräts,
- komplette Verlegung des Tubus,
- Fehllage des Tubus im Ösophagus.

Ein Fehler des Geräts darf bei schlagartigem Abfall des $p_{et}CO_2$ nur dann angenommen werden, wenn die oben angeführten Ursachen sicher ausgeschlossen sind!

Schlagartiger Abfall auf niedrige Werte. Fällt der $p_{et}CO_2$ plötzlich auf niedrige Werte, jedoch nicht auf Null ab, so wird die Exspiration des Patienten nicht mehr vollständig gemessen. Wichtige Ursachen sind:
- partielle Undichtigkeiten im Atemsystem einschließlich Tubusmanschette,
- partielle Verlegung des Tubus (Atemwegsdruck steigt an!),
- Undichtigkeit im Ansaugsystem des Seitenstromkapnometers.

Exponentieller Abfall des $p_{et}CO_2$. Fällt der $p_{et}CO_2$ innerhalb kurzer Zeit, d.h. innerhalb weniger Atemzüge, exponentiell ab, so liegt meist eine schwerwiegende kardiopulmonale Störung vor, die sofort behandelt werden muß. Wichtigste Ursachen sind:
- massiver Blutverlust mit Hypotension,
- Low-output-Syndrom, z.B. durch Herzinfarkt oder Lungenembolie (Luft oder Thrombus),
- Herzstillstand.

Konstanter, aber niedriger $p_{et}CO_2$. Ist der $p_{et}CO_2$ niedriger als zu erwarten, so kommen v.a. folgende Ursachen in Frage:
- Atemwegsobstruktion: Bronchospasmus, Sekret, Tubusverlegung durch Sekret;
- Verdünnung des ausgeatmeten Gases durch Frischluft, z.B. bei Undichtigkeiten im System;
- Hyperventilation (wenn ein typisches Plateau vorhanden ist);
- fehlerhafte Eichung des Geräts.

Langsamer, kontinuierlicher Abfall des $p_{et}CO_2$. Fällt bei gleichbleibender Einstellung des Beatmungsgeräts der $p_{et}CO_2$ langsam ab, so kommen folgende Ursachen in Frage:
- Abfall der Körpertemperatur,
- Abnahme des Herzzeitvolumens, z. B. durch Hypovolämie oder volatile Anästhetika.

Kontinuierlicher Anstieg des $p_{et}CO_2$. Die wichtigsten Ursachen für einen zunehmenden Anstieg des $p_{et}CO_2$ sind:
- Hypoventilation,
- Hyperthermie bei unveränderter Respiratoreinstellung,
- partielle Atemwegsobstruktion,
- Absorption von Kohlendioxid beim Kapnoperitoneum.

Eine plötzliche Verschiebung der Nullinie in den positiven Bereich ist gewöhnlich durch Feuchtigkeit oder Sekret in der Meßzelle bedingt.

2.4.6 Klinische Anwendung der Kapnometrie

Die Kapnometrie gehört zum essentiellen Monitoring in der Anästhesie, während die Kriterien für den Einsatz beim Intensivpatienten derzeit nicht verbindlich definiert sind. Kapnometrie und Kapnographie während der Anästhesie ermöglichen nicht nur Aussagen über die Ventilation, sondern auch über den Zustand der Atemwege, die Totraumventilation und die Funktion des Beatmungsgeräts. Beim Intensivpatienten mit respiratorischer Insuffizienz kann jedoch die Kapnometrie regelmäßige Kontrollen des p_aO_2 nicht ersetzen. In der Notfallmedizin kann mit Hilfe der Kapnometrie die korrekte Lage des Endotrachealtubus zuverlässig festgestellt und außerdem die Effektivität der kardiopulmonalen Wiederbelebung kontrolliert werden.

2.4.6.1 Maschinelle Beatmung

Bei normaler Form des Kapnogramms mit entsprechendem exspiratorischem Plateau unter der kontrollierten Beatmung entspricht der $p_{et}CO_2$ annähernd dem arteriellen pCO_2. Daher kann mit dem Kapnometer festgestellt werden, ob eine Normo-, Hyper- oder Hypoventilation vorliegt. Weiterhin kann durch die Kapnographie die Funktion des Beatmungsgeräts und die Dichtigkeit des Beatmungssystems überprüft werden.

> **Was kann mit dem Kapnometer bei einer Beatmung festgestellt werden?**
> - Ob der Patient überhaupt beatmet ist,
> - Hypo- oder Hyperventilation,
> - Rückatmung (nur Nebenstromverfahren),
> - korrekte bzw. Fehllage des Tubus,
> - partielle oder vollständige Verlegung des Tubus,
> - Undichtigkeiten des Beatmungssystems,
> - Funktionsstörungen des Beatmungsgeräts.

Kleinkinder. Bei kleinen Kindern sind wegen der hohen Atemfrequenzen und der niedrigen Atemzugvolumina Hauptstromkapnometer besser geeignet als Nebenstromkapnometer. So ist die Nebenstromtechnik besonders bei Kindern mit einem Körpergewicht von weniger als 5 kg unzuverlässig, wenn am proximalen Tubusende die Exspirationsluft abgesaugt wird.

Kontrolle der Tubuslage. Mit dem Kapnometer kann zuverlässig entschieden werden, ob der Tubus im Ösophagus oder in der Trachea liegt. Befindet sich der Tubus im Ösophagus, so werden allenfalls sehr niedrige exspiratorische CO_2-Werte gemessen; nur wenn im Magen größere Mengen von Kohlendioxid vorhanden sind, z. B. kurz nach dem Trinken von kohlensäurehaltigem Mineralwasser, können für wenige Atemzüge höhere CO_2-Konzentrationen auftreten.

Merke: Bei Herzstillstand oder schwerstem Bronchospasmus wird möglicherweise keine CO_2-Konzentration gemessen, obwohl der Tubus sich in der Trachea befindet.

Respiratorische Insuffizienz. Bei beatmeten Intensivpatienten mit respiratorischer Insuffizienz unterliegt der arterioalveoläre CO_2-Gradient vielfältigen Einflüssen, so daß der $p_{et}CO_2$ nicht mehr hinreichend genau dem p_aCO_2 entspricht. Der $p_{a-et}CO_2$ ist gewöhnlich erhöht und der $p_{et}CO_2$ deutlich niedriger als der p_aCO_2.

2.4.6.2 Spontanatmung

Beim intubierten, jedoch spontan atmenden Patienten kann die Kapnometrie ebenfalls zur Überwachung der Ventilation eingesetzt werden, allerdings nur, wenn die Atmung nicht zu schnell und flach ist und sich ein Plateau ausbildet. Da nur Totraumgas ausgeatmet wird, ist der $p_{et}CO_2$ deutlich niedriger als der $paCO_2$.

Bei nicht intubierten Patienten ist die Kapnometrie schwierig und wird daher gewöhnlich nicht durchgeführt. Möglich ist aber die Messung über eine Atemmaske, allerdings nur, wenn die Maske vollständig dicht sitzt.

2.4.6.3 Kardiopulmonale Wiederbelebung

Bei Herzstillstand wird die Lunge nicht mehr durchblutet; folglich diffundiert auch kein Kohlendioxid mehr in die Alveolen, und der $p_{et}CO_2$ ist entsprechend sehr stark erniedrigt. Unter der Herzmassage tritt hingegen wieder Kohlendioxid in die Alveolen über. Hierbei besteht innerhalb gewisser Grenzen eine lineare Beziehung zwischen dem durch die Kompression erreichten HZV und dem $p_{et}CO_2$. Bei konstanter Beatmung sind Veränderungen des $p_{et}CO_2$ durch Veränderungen der Hämodynamik bedingt.

> Die Messung des $p_{et}CO_2$ unter einer Herzmassage und ausreichenden Beatmung ermöglicht Aussagen über die Effizienz der Kompression.

Ein Anstieg der $F_{et}CO_2$ während der Reanimation auf 4–5 % weist auf das Wiedereinsetzen der spontanen Zirkulation hin. Bleibt die $F_{et}CO_2$ während der Reanimation unter 1 %, so kommen hierfür folgende Ursachen in Frage:
- versehentliche Intubation des Ösophagus,
- Verlegung des Tubus,
- unzureichende Lungendurchblutung aufgrund fehlerhafter Kompression des Herzens,
- Spannungspneumothorax,
- Perikardtamponade,
- Lungenembolie,
- Unterkühlung des Patienten mit eingeschränkter CO_2-Produktion,
- bereits längere Zeit bestehender Kreislaufstillstand (extrem ungünstige Prognose).

2.4.6.4 Lungenembolie

Bei der Lungenembolie ist der $\dot{V}/\dot{Q}$-Quotient erhöht, und der $p_{et}CO_2$ fällt entsprechend ab. Bei einer massiven Lungenembolie kommt es außerdem zum Abfall des Herzzeitvolumens, so daß der $p_{et}CO_2$ noch weiter abnimmt. Daher kann die Kapnometrie als Überwachungsverfahren eingesetzt werden, wenn mit einer venösen Embolie gerechnet werden muß, z. B. bei Eingriffen in sitzender Position, Laparoskopien usw.

2.4.6.5 Berechnung des Totraums

Der Anteil der Totraumventilation (V_D) an der Gesamtventilation ($V_T = V_D + V_A$) läßt sich nach folgender Formel berechnen:

$$V_D/V_T = 1 - (p_eCO_2/p_aCO_2) = (p_aCO_2 - p_eCO)/p_aCO_2$$

Hierbei ist p_eCO_2 der mittlere exspiratorische pCO_2-Wert; er wird an einigen Kapnometern angezeigt. Das Verhältnis von p_eCO_2 zu p_aO_2 entspricht dem Verhältnis von alveolärer Ventilation (V_A) zur Gesamtventilation (V_T).

Durch Multiplikation des p_eCO_2 mit dem Atemminutenvolumen ergibt sich die CO_2-Abgabe pro Minute. Sie ist ein Maß für die globale Stoffwechselaktivität des Organismus.

2.5 Transkutane pCO_2-Messung

Der $p_{tc}CO_2$ kann transkutan mit einer modifizierten Severinghaus-Elektrode gemessen werden. Hierzu muß die Haut unter der Elektrode auf 44 °C erwärmt werden, um die Diffusion von Kohlendioxid durch die Haut zu verstärken. Durch die Erwärmung wird die regionale CO_2-Produktion gesteigert, daher sind die gemessenen $p_{tc}CO_2$-Werte etwas höher als die arteriellen. Im allgemeinen besteht aber eine gute Korrelation zwischen dem p_aCO_2 und dem $p_{tc}CO_2$. Das Verfahren wird v. a. bei Neugeborenen mit respiratorischer Insuffizienz eingesetzt. Nachteile sind:
- bei Hypoperfusion und Schock steigen die $p_{tc}CO_2$-Werte lokal stärker an als der p_aCO_2,
- langsame Reaktionszeit,
- Empfindlichkeit der Elektroden,
- Drift des Signals,
- Kalibrierung mit komprimiertem Gas erforderlich.

3 Überwachung der Atemmechanik

Die Parameter der Atemmechanik werden herangezogen, um das Beatmungsmuster und die Invasivität der Beatmung festzulegen. Die wichtigsten atemmechanischen Parameter werden aus dem gemessenen Druck, Flow und Volumen abgeleitet.

3.1 Compliance

Die statische Compliance von Lunge und Thorax (C_{st}) ermöglicht beim beatmeten Patienten diagnostische und therapeutische Aussagen, vorausgesetzt, sie wird unter statischen Bedingungen bestimmt. Dies ist allerdings nur beim beatmeten und relaxierten Patienten möglich, da eine Okklusionsdauer von mindestens 4–5 s erforderlich ist.

$$C_{st} \text{ (ml/cm H}_2\text{O)} = \frac{\text{Volumenanteil (in- oder exspiratorisch)}}{\text{Druckdifferenz (inspiratorischer Plateaudruck} - \text{PEEP)}}$$

Die statische Compliance zeigt den Schweregrad der atemmechanischen Beeinträchtigung bzw. den Grad der Lungenschädigung, z. B. beim schweren ARDS, an. Allerdings gehört die Bestimmung der C_{st} derzeit nicht zu den Routineverfahren des Beatmungsmonitorings. Neuere Respiratoren zeigen jedoch im kontrollierten Beatmungsmodus einen Compliance-Wert an und ermöglichen so eine individuelle Einstellung des PEEP beim ARDS.

3.2 Resistance

Der Atemwegswiderstand (R) ist, wie in Kap. 2 dargelegt, die Druckdifferenz (dp) pro Flow (V/t):

$$R = dp/V/t \text{ (mbar/l/s)}$$

Beim beatmeten Patienten wird gewöhnlich der Atemwegswiderstand des gesamten Lungen-Thorax-Systems gemessen, also der Widerstand in den Atemwegen sowie die Widerstände des Lungengewebes und der Thoraxwand. Reproduzierbare Messungen sind nur am relaxierten Patienten möglich, nicht hingegen bei den assistierten Atemformen. Daher gehört die Bestimmung des Atemwegswiderstands ebenfalls nicht zum Routinemonitoring von Intensivpatienten.

4 Überwachung von Lunge und Thorax

4.1 Klinische Untersuchung

Jeder beatmete Patient sollte mindestens 1mal pro Tag untersucht werden, zusätzlich bei allen wesentlichen Veränderungen des Zustands.

Fragestellung der Untersuchung. Die Untersuchung sollte zielgerichtet sein und folgendes erfassen:
- Besteht ein klinischer Anhalt für eine Hypoxie oder eine respiratorische Erschöpfung?
- Liegt der Tubus in der Trachea? Oder in einem Hauptbronchus?
- Sind beide Lungen ausreichend belüftet?
- Besteht ein Anhalt für einen Pneumothorax?
- Liegt ein Lungenödem vor?
- Besteht ein Pleuraerguß?

Vorgehen bei der klinischen Untersuchung
- **Inspektion des Patienten:**
  - Zyanose?
  - Tachypnoe oder Bradypnoe?
  - Starkes Schwitzen?
  - Erschöpfungszeichen?

- **Inspektion des Thorax:**
  - Symmetrisches Heben und Senken?
  - Abdominelle Einziehungen?
  - Einsatz der Atemhilfsmuskulatur?
  - Paradoxe Atmung? Schaukelatmung?

- **Palpation des Thorax:**
  - Schneeballknistern als Zeichen des subkutanen Emphysems?

- **Auskultation des Thorax:**
  - Beide Lungen ausreichend belüftet?
  - Atemgeräusche laut oder leise? Nebengeräusche?
  - Pfeifen? Brummen? Giemen?
  - Rasselgeräusche?

- **Perkussion des Thorax:**
  - Dämpfung?
  - Hypersonorer Klopfschall?

In der folgenden Übersicht ist eine Terminologie der Atemgeräusche und der Nebengeräusche zusammengestellt.

Atemgeräusche und Atemnebengeräusche nach der Nomenklatur des *International Symposium on Lung Sounds* (1987) und wichtige Korrelate. (Nach Anschütz u. Meier-Sydow 1993):

Atemgeräusche
- vesikulär: Normalbefund;
- bronchiovesikulär: Mischform;
- bronchial: Infiltrat, Kompression.

Nebengeräusche
- kontinuierlich:
  - Pfeifen: Bronchospasmus,
  - Brummen: Sekretion in peripheren Luftwegen;
- diskontinuierlich:
  - feine Rasselgeräusche: Flüssigkeit in Bronchien, Öffnen von Bronchien,
  - grobe Rasselgeräusche: Flüssigkeit in Bronchien.

4.2 Röntgenbild des Thorax

Besteht der Verdacht auf eine klinisch relevante Störung der Lunge oder des Thorax, sollte immer ein Röntgenbild angefertigt werden. Ob hingegen jeder Beatmungspatient routinemäßig geröntgt werden sollte, wird nicht einheitlich beurteilt. Wenn möglich, sollten Röntgenaufnahmen des Thorax in halbsitzender Position angefertigt werden, da so Pleuraergüsse besser erkannt werden können.

4.2.1 Kontrolle der Tubuslage

Auf jedem Röntgenbild des Thorax sollte die Lage der Tubusspitze überprüft werden. Die Spitze sollte etwa 3 cm oberhalb der Carina liegen.

Zu tief eingeführter Tubus. Die einseitige Intubation ist eine typische und keineswegs seltene Komplikation: Etwa 10 % aller Endotrachealtuben werden bei der Intubation fälschlich in den rechten Hauptbronchus vorgeschoben. Hierdurch wird der gesamte linke Lungenflügel und der rechte Oberlappen unvollständig oder überhaupt nicht belüftet!

Nicht tief genug eingeführter Tubus. Wird der Tubus nicht weit genug vorgeschoben, so befindet sich die Blockmanschette im Bereich des Larynx oder ragt sogar in den Pharynx hinein. Hierdurch können die Stimmbänder überdehnt werden. Außerdem besteht die Gefahr der akuten Dislokation!

4.2.2 Anzeichen für Pneumothorax und subkutanes Emphysem

Beide Störungen können Folge der zugrunde liegenden Erkrankung oder Folge der beatmungsbedingten Barotraumatisierung der Lunge sein.
- Ein Spannungspneumothorax führt zur Verdrängung der Lunge und des Mediastinums zur gesunden Seite. Akute Lebensgefahr!
- Ein ventraler Pneumothorax wird auf der a.-p.-Aufnahme leicht übersehen. Ein tiefer kostophrenischer Sulkus kann als Verdachtszeichen gewertet werden.
- Ein subkutanes Emphysem ist im Thoraxbereich meist leicht zu erkennen. Besteht ein Emphysem, so sollte immer nach einem Pneumothorax gesucht werden; jedoch kann das Emphysem auch ohne Pneumothorax auftreten.

Korrekte Lage von Pleuradrainagen. Nicht selten werden Pleuradrainagen subkutan plaziert und können so ihre Funktion nicht erfüllen. Daher sollte die richtige Lage sorgfältig überprüft werden.

4.2.3 Verschattungen

Verschattungen im Röntgenbild können durch Atelektasen, pneumonische Infiltrate, Lungenödem oder Zunahme des extravasalen Lungenwassers bedingt sein.
- Große Atelektasen bewirken eine Volumenabnahme der betroffenen Seite mit Verziehung des Mediastinums in die gleiche Richtung.
- Beim Lungenödem liegt hingegen eine Volumenzunahme vor.
- Ein kardiogenes Lungenödem ist meist perihilär, basal betont und symmetrisch, außerdem oft von Pleuraergüssen begleitet.
- Ein nichtkardiogenes Lungenödem erscheint auf der a.-p.-Aufnahme eher diffus, oft kleinfleckig-netzartig über die Lunge verteilt und eher peripher betont. Eine Zunahme des Lungenwassers um mehr als 10% ist röntgenologisch erkennbar.
- Pneumonische Infiltrate sind oft schwer von Atelektasen zu unterscheiden.

Lage zentraler Venenkatheter. Bei jedem Röntgenbild sollte die Lage zentraler Venenkatheter und Pulmonaliskatheter immer mitbeurteilt werden. Die Spitze eines zentralen Venenkatheters sollte 2 cm vor der Einmündung der V. cava in den rechten Vorhof liegen. Je weiter distal sich die Spitze eines Pulmonaliskatheters befindet, desto höher ist die Komplikationsrate.

4.3 Computertomographie

Computertomographische Untersuchungen der Lunge haben gezeigt, daß die Infiltrationen beim ARDS, entgegen dem röntgenologisch vermittelten Eindruck, inhomogen über die Lunge verteilt und vorwiegend basal betont sind. Bei einem Teil dieser Verschattungen handelt es sich um grundsätzlich rekrutierbare Kompressionsatelektasen (s. Kap. 21). Durch CT-Untersuchungen kann die Verteilung der belüfteten und nichtbelüfteten Areale beurteilt und über das therapeutische Vorgehen (Bauchlagerung, PEEP) entschieden werden.

Mit dem CT lassen sich weiterhin kleine und v. a. ventrale Pneumothoraces, die auf herkömmlichen Röntgenaufnahmen nicht erkennbar sind, leicht nachweisen.

> **Merke:** Bei der Indikation für eine CT-Untersuchung der Lunge des beatmeten, kardiozirkulatorisch und respiratorisch instabilen Intensivpatienten muß das Transportrisiko gegen den möglichen diagnostischen Nutzen sehr sorgfältig abgewogen werden.

4.4 Messung des extravasalen Lungenwassers

Das extravasale Lungenwasser (EVLW) kann quantitativ mit der sog. Doppelindikatorverdünnungsmethode bestimmt werden. Hierfür wird ein Indikator injiziert, der den intravasalen Raum nicht verlassen kann, außerdem ein zweiter Indikator, der leicht in den extravasalen Raum diffundiert. Die Injektion erfolgt vor dem rechten Herzen, die Messung meist in der Femoralarterie über einen Spezialkatheter; das Lungenwasser wird mit einem speziellen Computer aus den Dilutionskurven berechnet.

Derzeit wird das Lungenwasser meist nur für wissenschaftliche Fragestellungen bestimmt, da die Invasivität und der Aufwand sowie der fragliche therapeutische Nutzen nicht in angemessenem Verhältnis zur konventionellen Beurteilung mit Thoraxaufnahmen stehen. Zudem hat sich gezeigt, daß keine sehr enge Korrelation zwischen der Einschränkung der Oxygenierung und der Zunahme des EVLW besteht.

4.5 Mikrobiologische Untersuchungen

Bei etwa 25% der beatmeten Patienten entwickelt sich im Behandlungsverlauf eine nosokomiale Pneumonie (s. Kap. 15). Um eine Besiedlung oder Infektion der Atemwege zu erkennen und das Keimspektrum zu bestimmen, werden zumeist 2- bis 3mal pro Woche mikrobiologische Untersuchungen des Tracheal- bzw. Bronchialsekrets durchgeführt.

4.5.1 Methoden der Sekretgewinnung

Sekret für mikrobiologische Untersuchungen kann auf verschiedene Weise gewonnen werden.

Trachealsekret. Am häufigsten wird Trachealsekret „blind" abgesaugt und mikrobiologisch untersucht. Allerdings kann hierbei nicht zwischen Besiedlung und Infektion unterschieden werden, so daß sich häufig falsch positive Befunde ergeben.

Geschützte Bürstentechnik („protected specimen brush"). Hierbei wird bronchoskopisch mit einer Bürste Untersuchungsmaterial aus dem infizierten Lungenareal entnommen. Die Bürste wird erst nach korrekter Plazierung des Bronchoskops durch einen sterilen Kanal eingeführt und so vor der Kontamination in anderen Bereichen der Atemwege geschützt. Die Bürstentechnik gilt als sehr zuverlässig, ist jedoch relativ aufwendig und verlangt einen geübten Untersucher.

Bronchoalveoläre Lavage (BAL). Auch diese Methode ist zuverlässig und erlaubt quantitative Keimanalysen und kann so möglicherweise hilfreich sein, um zwischen Besiedlung und Infektion zu unterscheiden. Das Verfahren wird ebenfalls bronchoskopisch vom erfahrenen Untersucher durchgeführt.

Blinde bronchoalveoläre Lavage. Dieses Verfahren wird „blind", d. h. ohne Bronchoskop, über einen tracheal vorgeschobenen Katheter durchgeführt.
    Insgesamt ist derzeit unklar, ob die neueren Methoden für die Therapie relevante Vorteile gegenüber der Analyse des Trachealsekrets aufweisen (s. auch Kap. 15).

4.6 Cuffdruckmessung

Die Gefahr der Druckschädigung von Trachea und Larynx durch den Cuff des Tubus und der Trachealkanüle ist in Kap. 6 ausführlich beschrieben, auch die Notwendigkeit der Messung des Cuffdrucks. Hierfür stehen besondere Cuffdruckmesser zur Verfügung.

5 Überwachung der Herz-Kreislauf-Funktion

Die Überwachung der Herz-Kreislauf-Funktion gehört zu den essentiellen Maßnahmen bei allen beatmeten Patienten, zumal die Beatmung selbst, wie in Kap. 15 dargelegt, zu zahlreichen Veränderungen der Hämodynamik führen kann. Die Invasivität des kardiovaskulären Monitorings richtet sich in erster Linie nach Art und Schweregrad der Erkrankung.

> **Überwachung der Hämodynamik beim beatmeten Patienten:**
> - EKG-Monitor,
> - arterieller Blutdruck,
> - zentraler Venendruck,
> - Urinausscheidung,
> - Pulmonaliskatheter,
> - Herzzeitvolumen.

Zu Einzelheiten des hämodynamischen Monitorings sei auf die Lehrbücher der Intensivmedizin und entsprechende Monographien hingewiesen.

Literatur

Anschütz F, Meier-Sydow J (1993) Respiratory sounds and incidental sounds. Pneumologie 47/1: 5–13
Kalenda Z (1989) Mastering infrared capnography. Kerckebosch BV, Zeist
List WF, Metzler H, Pasch T (Hrsg) (1995) Monitoring in Anästhesie und Intensivmedizin. Springer, Berlin Heidelberg New York Tokio
Levine RL, Fromm RE (1995) Critical care monitoring. From pre-hospital to the ICU. Mosby, St. Louis
Vincent JL, Zhang H, De Backer D (1991) Optimising cardiac output. Curr Anaesth Crit Care 2: 213–216

17 Analgesie, Sedierung und Muskelrelaxierung

ÜBERSICHT

1	Ziele der Analgosedierung	517
2	Phasen der Analgosedierung	518
2.1	Akutphase	518
2.2	Entwöhnungsphase	518
3	Sedierungsgrad	519
4	Analgesierungsgrad	520
5	Relaxierungsgrad	520
6	Praktische Grundsätze für die Sedierung und Analgesie	520
7	Substanzen für die Sedierung	521
7.1	Benzodiazepine	522
7.1.1	Diazepam	522
7.1.2	Flunitrazepam	523
7.1.3	Midazolam	523
7.2	Barbiturate	524
7.2.1	Methohexital	524
7.2.2	Thiopental	525
7.3	Propofol	526
7.4	Ketamin	526
7.5	γ-Hydroxybuttersäure (GHB)	527
7.6	Clomethiazol	528
7.7	Isofluran	528
7.8	Dehydrobenzperidol (DHBP) und Haloperidol	528
7.9	Clonidin	529

8	**Analgetika**	530
8.1	Opioide	531
8.1.1	Morphin	532
8.1.2	Fentanyl	532
8.1.3	Alfentanil	532
8.1.4	Sufentanil	533
8.2	Nichtsteroidale Analgetika (NSAID)	533
9	**Muskelrelaxierung**	533
9.1	Indikationen	534
9.2	Auswahl der Substanzen	534
9.2.1	Succinylcholin	535
9.3	Nachteile und Komplikationen der Muskelrelaxierung	535
	Literatur	536

Beim beatmeten Patienten ist, zumindest in der Anfangsphase sowie abhängig vom Krankheitsbild, eine Analgosedierung erforderlich, während Muskelrelaxanzien nur selten eingesetzt werden müssen.

1 Ziele der Analgosedierung

Zu den wichtigsten Zielen der Analgosedierung des Intensivpatienten gehören:
- Beseitigung von Schmerzen,
- Dämpfung von Angst,
- emotionale Beruhigung und Abschirmung,
- Erleichterung der maschinellen Beatmung und anderer diagnostischer oder therapeutischer Maßnahmen.

Merke: Die Analgosedierung sollte nur so lange wie zwingend erforderlich durchgeführt werden, um unerwünschte Nebenwirkungen auf ein Mindestmaß zu reduzieren.

Zu den wesentlichen Nebenwirkungen der Analgosedierung gehören:
- Beeinträchtigung der Herz-Kreislauf- und Atemfunktion,
- Verwirrtheit und Entzugserscheinungen nach Absetzen der Substanzen.

Inwieweit einzelne Substanzen die Funktion des Immunsystems beeinträchtigen, ist derzeit nicht hinreichend geklärt.

2 Phasen der Analgosedierung

Für klinische Belange kann die Analgosedierung stark vereinfacht in 2 Phasen unterteilt werden:
- Akutphase,
- Entwöhnungs- oder Wiederherstellungsphase.

2.1 Akutphase

Die Akutphase umfaßt die Zeit unmittelbar nach dem Trauma, der Operation oder dem Beginn der Erkrankung. In dieser Zeit hat die Stabilisierung der Vitalfunktionen Vorrang. Hierbei ist in der Regel eine maximale Analgesie und Sedierung erforderlich, während auf eine aktive Mitarbeit des Patienten meist verzichtet werden kann. Die Akutphase mit massiver Analgosedierung kann kurz sein, aber auch viele Tage umfassen (sog. Langzeitsedierung).

2.2 Entwöhnungsphase

Sobald sich der Zustand des Patienten weitgehend stabilisiert hat, kann mit der Entwöhnung von der Analgosedierung begonnen werden.

> Wichtigstes Ziel der Entwöhnung ist die Rückkehr der Kooperationsfähigkeit des Patienten und seine aktive Mitarbeit im Behandlungsprozeß.

So kann durch frühzeitigen Einsatz der eigenen Atemaktivität unter der maschinellen Beatmung der Verlauf oft günstig beeinflußt werden.

Voraussetzung für eine aktive Mitarbeit ist aber ein wacher und kooperativer Patient, der sich auch ohne Analgosedierung möglichst schmerz- und angstfrei an den erforderlichen Maßnahmen beteiligen kann.

In dieser Phase muß also mit dem Entzug der für die Analgosedierung eingesetzten Pharmaka begonnen werden. Allerdings treten hierbei, oft wiederum ausgelöst durch den Entzug der Medikamente, bei vielen

Patienten auffällige Verhaltensstörungen auf, die als postoperatives delirantes Syndrom oder Durchgangssyndrom bezeichnet werden: Der Patient ist desorientiert und unkooperativ, nicht selten auch erregt, und erschwert durch seinen Zustand die Intensivbehandlung.

Weitere Ursachen des deliranten Syndroms sind:
- Alkoholentzug;
- Entzug von bereits vor der Intensivbehandlung regelmäßig eingenommenen Psychopharmaka;
- Funktionsstörungen des Gehirns (Enzephalopathie) durch metabolische oder toxische Einflüsse auf das Gehirn, zerebralen O_2-Mangel oder Fieber;
- zentralanticholinerges Syndrom, besonders wenn eine Vielzahl zentral wirksamer Substanzen verabreicht wurde.

Durchgangssyndrome treten bei älteren und polymorbiden Patienten häufiger auf als bei jüngeren.

3 Sedierungsgrad

Der Sedierungsgrad kann klinisch nach dem sog. Ramsey-Score eingeschätzt werden (Tabelle 17.1). Angestrebt werden Werte von 2–4. Ein Scorewert von 1 spricht für eine zu geringe Sedierung, Scorewerte von >4 sind meist Zeichen einer unerwünscht tiefen Sedierung. Von Nachteil ist, daß der Score nur bei nicht relaxierten Patienten eingesetzt werden kann.

Tabelle 17.1. Ramsey-Score zur klinischen Einschätzung des Sedierungsgrades

Score	Sedierungsgrad
1	Patient ist ängstlich, agitiert, unruhig
2	Patient ist wach, kooperativ, orientiert, ruhig und akzeptiert die Beatmung bzw. ventilatorische Unterstützung
3	Patient schläft. Promptes Erwachen auf leichtes Berühren der Stirn oder laute Ansprache
4	Patient schläft. Träge Reaktion auf leichtes Berühren der Stirn oder laute Ansprache
5	Patient schläft. Kein Erwachen auf leichtes Berühren der Stirn oder laute Ansprache, aber Reaktion auf schmerzhafte Reize
6	Patient schläft. Keine Reaktion auf Schmerzreize

> **Merke:** Ist eine Muskelrelaxierung erforderlich, so muß vorher der Grad 4 des Scores erreicht worden sein. Dieser Sedierungsgrad muß unter der Relaxierung unbedingt beibehalten werden.

4 Analgesierungsgrad

Bei wachen, kooperativen Patienten (Ramsey-Score < 2) kann die Qualität der Analgesie klinisch mit Hilfe einer visuellen Analogskala eingeschätzt werden. Hierzu verschiebt der Patient auf einer Skala eine Markierung zwischen „keine Schmerzen" (0 % Schmerzen, optimale Analgesie) und „maximal vorstellbare Schmerzen" (100 % Schmerzen, keine Analgesie). Auf der Rückseite des Schiebers kann entweder der „gemessene" Prozentwert des jeweiligen Schmerzes zwischen 0 und 100 % oder eine Abstufung zwischen 0 und 10 abgelesen werden. Im günstigen Fall kann durch wiederholte Messungen annähernd die Qualität der Schmerztherapie beurteilt werden.

5 Relaxierungsgrad

Klinische Kriterien für die Beurteilung des Relaxierungsgrads sind die Stärke des Händedrucks, das Augenöffnen und die Dauer des Kopfhebens. Die Anwendung dieser Kriterien setzen aber einen wachen und kooperativen Patienten voraus, ermöglicht hingegen keine Aussage über den Relaxierungsgrad eines tief sedierten Patienten. Besser läßt sich der Relaxierungsgrad mit einem Relaxometer beurteilen. Mit diesem batteriebetriebenen Gerät wird ein Nerv (meist der N. ulnaris) an 2 Stellen in seinem Verlauf perkutan mit Gleichstrom gereizt und die muskuläre Antwort (Kontraktion des M. adductor pollicis) beobachtet. Aus dem Kontraktionsverhalten des Muskels läßt sich der Relaxierungsgrad beurteilen bzw. direkt am Gerät ablesen.

6 Praktische Grundsätze für die Sedierung und Analgesie

Eine ausreichende Analgosedierung des beatmeten Intensivpatienten kann häufig nur durch eine Kombination mehrerer Substanzen erreicht werden. Hierfür werden Sedativhypnotika mit starken Analgetika, den Opioiden, kombiniert. Bevorzugt werden Substanzen mit kurzer Wirkungsdauer und guter Steuerbarkeit, die möglichst mit keiner oder einer nur geringen Beeinträchtigung der Herz-Kreislauf-Funktion und des Magen-Darm-Trakts (Paralyse!) einhergehen.

Folgende Grundsätze sollten bei der Analgosedierung beachtet werden:
- Die Voraussetzung für den Einsatz von Sedativhypnotika ist eine ausreichende Analgesie. Schmerzen müssen primär mit Analgetika behandelt werden, nicht durch stärkere Sedierung des Patienten.
- Die einzelnen Substanzen sollten möglichst kontinuierlich und möglichst getrennt, also nicht in starrem Mischungsverhältnis, über einen Perfusor zugeführt werden, um Schwankungen der Wirkkonzentration zu vermeiden. Bei schmerzhaften Maßnahmen können zusätzlich Analgetika im Bolus injiziert werden.
- Bei kooperativen und verständigen Patienten kann die Schmerztherapie über eine PCA-Pumpe durchgeführt werden.
- Delirante Syndrome gelten als eigenständige Krankheitsbilder, die möglichst spezifisch behandelt werden sollten.

7 Substanzen für die Sedierung

Die Sedierung des Intensivpatienten erfolgt primär mit Sedativhypnotika, die bei Bedarf durch Neuroleptika oder andere zentral wirksame Substanzen ergänzt werden. Wie stark ein Patient sediert werden sollte, muß immer individuell, nicht nach einem starren Schema, ermittelt werden. Für die Sedierung werden derzeit folgende Substanzen eingesetzt:
- Benzodiazepine,
- Barbiturate,
- Propofol,
- Ketamin,
- γ-Hydroxybuttersäure (GHB),
- Neuroleptika,
- Clonidin,
- Clomethiazol,
- Isofluran.

Meist werden die Substanzen mit einem Opioid, evtl. auch mit Ketamin, kombiniert und über einen Perfusor zugeführt.

7.1 Benzodiazepine

Die Benzodiazepine werden sehr häufig für die Sedierung des beatmeten Patienten eingesetzt, oft auch in Kombination mit einem Opioid, um die Qualität der Sedierung zu verbessern. Zu den **erwünschten Wirkungen** der Benzodiazepine gehören:
- Sedierung und Schlaf,
- Anxiolyse und Amnesie,
- antikonvulsive Wirkung,
- zentrale Muskelrelaxierung (nach Bedarf; evtl. auch unerwünschte Wirkung).

Mögliche Nebenwirkungen:
- Atemdepression, besonders in Kombination mit Opioiden;
- Blutdruckabfall, besonders bei Herzkranken und in Kombination mit Opioiden;
- Toleranzentwicklung;
- Entzugsyndrom nach länger dauernder Zufuhr;
- paradoxe Reaktion: Agitiertheit statt Sedierung.

Weiterhin sollte der **Ceilingeffekt** bei den Benzodiazepinen beachtet werden: Die Substanzen binden sich an spezifische Benzodiazepinrezeptoren, so daß bei entsprechender Sättigung der Rezeptoren auch durch eine weitere Dosissteigerung keine verstärkte Sedierung mehr erreicht werden kann.

Antagonisierung von Benzodiazepinen. Die Wirkung der Benzodiazepine kann durch den Benzodiazepinantagonisten **Flumazenil** (Anexate) aufgehoben werden:
- Dosierung ca. 0,3–0,8 mg, Halbwertszeit ca. 1 h.
- Indikationen: Benzodiazepinintoxikation, diagnostisch bei Koma unklarer Genese.

Flumazenil sollte nicht routinemäßig zur Aufhebung der Wirkung von Benzodiazepinen eingesetzt werden.

7.1.1 Diazepam

Diazepam (z. B. Valium, Diazemuls) wurde früher häufig für die Sedierung des Intensivpatienten eingesetzt, wird jedoch heutzutage wegen der langen Wirkdauer und der schlechten Steuerbarkeit nur noch selten verwendet. Die Halbwertszeit beträgt 20–70 h.

7.1.2 Flunitrazepam

Das mittellang wirkende Flunitrazepam (Rohypnol) wird relativ häufig für die Langzeitsedierung eingesetzt. Die anxiolytische und hypnotische Wirkung ist 2- bis 5mal stärker als die von Diazepam. Verabreichungsformen ab 2 mg unterliegen der *Betäubungsmittelverordnung.*

Nach längerer Zufuhr kann ein Entzugsyndrom auftreten. Daher sollte die Zufuhr der Substanz ausschleichend beendet werden, nicht abrupt!

Dosierung. Flunitrazepam muß individuell, nach Wirkung und angestrebtem Behandlungsziel, dosiert werden. Zu beachten ist der sehr individuelle Dosisbedarf. Oft wird die Substanz mit einem Opioid kombiniert.

> **Dosierungsempfehlung für Flunitrazepam:**
> - kontinuierlich über Perfusor: 8–20 mg/Tag bzw. ca. 0,3–0,8 mg/h;
> - Bolusinjektionen: 0,5–2,0 mg.

7.1.3 Midazolam

Midazolam (Dormicum) ist ein wasserlösliches, kurzwirkendes Benzodiazepin mit einer Halbwertszeit von 1–4 h. Die Substanz wird in der Leber hydroxyliert; einer der Metaboliten, α-Hydroxymidazolam, weist sedierende Eigenschaften auf. Die Wirkung von Midazolam entspricht der von Flunitrazepam, jedoch läßt sich die Substanz besser steuern und ist daher für die Sedierung des Intensivpatienten besser geeignet als Flunitrazepam. Zwischen den Blutkonzentrationen und dem Sedierungsgrad besteht hingegen keine enge Beziehung. Auch wachen einige Patienten nach Beendigung der Zufuhr verzögert auf. Wie bei Flunitrazepam sollte die Zufuhr ausschleichend beendet werden, um ein Entzugsyndrom zu vermeiden.

> **Dosierungsempfehlungen für Midazolam:**
> - kontinuierlich über Perfusor: 50–200 mg/Tag bzw. ca. 2–8 mg/h;
> - Bolusinjektion: 5–15 mg;
> - die Kombination mit einem Opioid wird empfohlen.

7.2 Barbiturate

Barbiturate werden v. a. bei neurochirurgischen Patienten zur Senkung des erhöhten intrakraniellen Drucks eingesetzt, neuerdings aber von einigen Intensivmedizinern wieder zur Sedierung beatmeter Intensivpatienten empfohlen. Die wichtigsten Vorbehalte gegen den Einsatz von Barbituraten sind aber:
- Beeinträchtigung der Herz-Kreislauf-Funktion,
- geringe therapeutische Breite,
- Hemmung der Motilität des Magen-Darm-Trakts,
- Unterdrückung der Immunreaktion mit vermutlich erhöhter Infektanfälligkeit,
- Störungen der Temperaturregulation.

7.2.1 Methohexital

Von den Barbituraten ist am ehesten Methohexital (Brevimytal) für die Sedierung beatmeter Patienten geeignet. Die Halbwertszeit beträgt 1–3,5 h, die Wirkung tritt wegen der hohen Lipidlöslichkeit rasch ein und wird durch Umverteilung in die weniger stark durchbluteten Kompartimente beendet. Methohexital ist etwa 3mal stärker wirksam als Thiopental, die Clearance ist größer und die Wirkdauer kürzer. Kontinuierliche Infusion führt jedoch, wie bei Thiopental, zur **Kumulation.** Die Substanz wird in der Leber oxidiert; einer der Metaboliten, Hydroxymethohexital, wirkt hypnotisch. Zwischen der Dosis und dem Sedierungsgrad besteht eine enge Beziehung, allerdings entwickelt sich häufig eine **Toleranz.** Durch Kombination mit einem Opioid kann die Qualität der Analgosedierung verbessert werden.

> **Dosierung von Methohexital:**
> - kontinuierliche Zufuhr über Perfusor: 1–2 mg/kg KG/h;
> - Bolusinjektionen: 0,5–1 mg/kg KG.

Methohexital und Thiopental vermindern den Hirnstoffwechsel und die Hirndurchblutung: Der intrakranielle Druck nimmt ab.

Nebenwirkungen:
- Atemdepression, negativ-inotrope Wirkung, Dämpfung des Vasomotorenzentrums, ganglienblockierende Wirkung und Venodilatation mit Blutdruckabfall;

- exzitatorische Phänomene: unfreiwillige Muskelbewegungen, Husten, Schluckauf;
- bei einigen Patienten mit vorbestehenden EEG-Abnormitäten: Auslösung einer konvulsivischen Aktivität;

Die kardiovaskulären Nebenwirkungen sind bei Hypovolämie und vorbestehenden Herzerkrankungen verstärkt.

> **Merke:** Nach Absetzen der Barbiturate können Unruhezustände, Schlaflosigkeit und erhöhte Krampfbereitschaft auftreten.

7.2.2 Thiopental

Die Wirkungen und Nebenwirkungen von Thiopental (Trapanal) entsprechen im wesentlichen denen von Methohexital. Wegen der hohen Lipidlöslichkeit tritt die Wirkung rasch ein und wird durch Umverteilung beendet. Die Substanz wird überwiegend in der Leber oxidiert; die Eliminationshalbwertszeit beträgt 5–10 h, die eines aktiven Metaboliten sogar 20–50 h. Bei Zufuhr hoher Dosen verläuft der Metabolismus wegen der Sättigung der Enzymsysteme nichtlinear. Die Infusion der Substanz führt zur Kumulation (auch des aktiven Metaboliten) und verlängerter Wirkung nach Beendigung der Infusion. Bei älteren Patienten ist der Dosisbedarf vermindert, vermutlich bedingt durch Änderungen des Verteilungsvolumens, nicht hingegen aufgrund einer größeren Empfindlichkeit des Gehirns.

> **Merke:** Störungen der Leberfunktion verlängern die Wirkung von Thiopental.

Dosierung von Thiopental:
- kontinuierliche Zufuhr über Perfusor: 0,5–2 mg/kg KG/h.

Nebenwirkungen: s. unter Methohexital; die Störung des Immunsystems ist ausgeprägter als bei Methohexital.

Bei Zufuhr von Thiopental muß mit einer Enzyminduktion gerechnet werden, ein Effekt, der bei Methohexital geringer ausgeprägt ist. Thiopental kann – wie alle Barbiturate – eine akute intermittierende Porphyrie und eine Porphyria variegata auslösen.

7.3 Propofol

Propofol, 2,6-Diisopropylphenol, ist ein wasserunlösliches Hypnotikum oder i.v.-Anästhetikum ohne analgetische Wirkkomponente. Das Handelspräparat liegt in einer wäßrigen Sojabohnenemulsion vor. Die zentralen Wirkungen von Propofol sollen durch Verstärkung der GABA-Wirkungen zustande kommen. Wegen der hohen Lipidlöslichkeit setzt die Wirkung der Substanz rasch ein; das Erwachen erfolgt ebenfalls rasch, bedingt durch Umverteilung aus dem Gehirn in andere Kompartimente. Die Eliminationshalbwertszeit beträgt etwa 34–55 min. Propofol wird hauptsächlich in der Leber metabolisiert, die Metaboliten sind inaktiv.

Wegen der kurzen Wirkdauer muß die Substanz für die Sedierung infundiert werden. Der wichtigste Nachteil von Propofol ist die Beeinträchtigung der Herz-Kreislauf-Funktion, besonders bei schwerkranken Intensivpatienten. Günstig sind hingegen die zerebralen Effekte: Abnahme des zerebralen O_2-Verbrauchs und der Hirndurchblutung wie auch des intrakraniellen Drucks.

Dosierungsempfehlung für Propofol:
- kontinuierliche Infusion: 1,5–2,5 mg/kg KG/h bzw. nach Wirkung.

Für die Analgosedierung kann Propofol mit einem Opioid kombiniert werden.

Nebenwirkungen:
- Blutdruckabfall durch Vasodilatation und negative Inotropie;
- Anstieg der LCT-Fette im Plasma bei länger dauernder Zufuhr mit Belastung des RES; daher Vorsicht bei Patienten mit Multiorgandysfunktionssyndrom (MODS) oder Multiorganversagen (MOV);
- möglicherweise neurologische Störungen bei Kindern;
- Histaminfreisetzung aus Mastzellen.

7.4 Ketamin

Das Phencyclidinderivat Ketamin bewirkt eine „dissoziative Anästhesie", einen kataleptischen Zustand mit Analgesie und Amnesie. Die Substanz wird nicht routinemäßig zur Sedierung eingesetzt, sondern meist nur dann, wenn andere Verfahren nicht mehr wirksam sind oder kurze, schmerzhafte Maßnahmen oder Eingriffe durchgeführt werden müssen, für die eine Sedierung und Analgesie erforderlich ist. **Unerwünschte Wirkungen** sind v. a. bizarre Träume und Erregungszustände in der Aufwachphase, wobei diese Effekte durch gleichzeitige Zufuhr eines Benzodiazepins zumeist verhindert oder minimiert werden können.

Ketamin stimuliert über zerebrale Mechanismen das Herz-Kreislauf-System und kann zu Tachykardie und Hypertonie führen; direkt am Myokard wirkt die Substanz hingegen negativ-inotrop – ein Effekt, der sich v. a. bei kritisch Kranken manifestieren kann. Außerdem steigert Ketamin den zerebralen O_2-Verbrauch und die Hirndurchblutung, beim spontan atmenden Patienten auch den intrakraniellen Druck. Die atemdepressorische Wirkung ist eher gering.

Ketamin wird in der Leber metabolisiert; Hauptmetabolit ist Norketamin; die terminale Halbwertszeit beträgt 2,5–3 h.

Die Substanz wird wegen der unerwünschten zentralen Wirkungen nur gelegentlich zur Analgosedierung beatmeter Patienten eingesetzt, meist in Kombination mit Midazolam. Eine spezielle Indikation ist der **Status asthmaticus**, der durch andere Medikamente nicht beherrscht werden kann: Nicht selten ist hierbei durch Ketamin noch ein bronchodilatatorischer Effekt zu erreichen.

Dosierungsempfehlung für Ketamin:
- kontinuierliche Infusion von 30–60 mg/h bzw. ca. 0,5–1 mg/kg KG/h.

7.5 γ-Hydroxybuttersäure (GHB)

γ-Hydroxybuttersäure (GHB, Präparat Somsanit) ist eine körpereigene Substanz, die wahrscheinlich an der Regulation des normalen Schlafs beteiligt ist und dosisabhängig hypnotisch wirkt, jedoch keine analgetischen oder vegetativ dämpfenden Eigenschaften aufweist. Die kardiovaskulären Nebenwirkungen sind gering. Eine Atemdepression tritt nicht auf. Soll die Substanz beim beatmeten Patienten eingesetzt werden, empfiehlt sich die Kombination mit einem Opioid. Oft bleibt der Patient – wenn entsprechend dosiert wird – unter dieser Medikamentenkombination ansprechbar, so daß der Verlauf klinisch besser beurteilt werden kann. Allerdings kann bei einigen Patienten die Aufwachphase stark verlängert sein.

Dosierungsempfehlung für GHB:
- anfänglicher Bolus: 40–50 mg/kg KG;
- danach Dauerinfusion von 10–20 mg/kg KG/h.

7.6 Clomethiazol

Diese Substanz wirkt sedierend, in höheren Dosen hypnotisch, weiterhin antikonvulsiv und antiemetisch. Die wichtigsten Indikationen sind Verwirrtheitszustände einschließlich Delirium tremens. Die Substanz wird in der Leber metabolisiert; bei Leberfunktionsstörungen kann die Wirkung verlängert sein, ebenso bei älteren Patienten. Die Halbwertszeit beträgt 3–5 h; bei längerer Zufuhr muß aber mit Kumulation gerechnet werden. Weiterer Nachteil: Oft ausgeprägte Steigerung der Speichel- und Bronchialsekretion.

Merke: Höhere Dosen von Clomethiazol beeinträchtigen die Herz-Kreislauf-Funktion und wirken atemdepressiv.

7.7 Isofluran

Das volatile Anästhetikum Isofluran ist von einigen Anästhesisten ebenfalls zur Sedierung von beatmeten Patienten eingesetzt worden, und zwar in Konzentrationen von 0,3–0,6 Vol.%, wenn mit anderen Sedativhypnotika der erforderliche Sedierungsgrad nicht erreicht werden konnte, z. B. wegen Toleranzentwicklung oder bei drogenabhängigen Patienten. Für Isofluran als Sedativum ergeben sich jedoch zahlreiche Nachteile:
- hohe Kosten bei Langzeitzufuhr,
- großer technischer Aufwand,
- evtl. organtoxische Wirkungen.

Dosierungsempfehlung für Isofluran:
- 0,3–0,6 Vol.%.

Merke: Isofluran ist für den Routineeinsatz bei beatmeten Intensivpatienten nicht geeignet.

7.8 Dehydrobenzperidol (DHBP) und Haloperidol

Neuroleptika wie Dehydrobenzperidol (DHBP) rufen ein neuroleptisches Syndrom hervor; außerdem verstärken sie die Wirkung von Opioiden, blockieren α-adrenerge Rezeptoren und wirken antiemetisch. Die kardiovaskuläre Wirkung – Blutdruckabfall – ist gering und vorübergehend. DHBP wird für die Langzeitsedierung am besten mit Opioiden kombiniert, evtl. auch mit Benzodiazepinen wie Midazolam. Von Vorteil sind die geringe atemdepressorische Wirkung und eine gewisse Bronchospasmolyse (erfolgreiche Therapie des Status asthmaticus in einzelnen Fallberichten). Für die Behandlung deliranter Zustände in der Entwöhnungsphase der Intensivbehandlung wird auch Haloperidol eingesetzt.

Die Halbwertszeit von DHBP beträgt ca. 2,5 h, jedoch hält die Wirkung wegen der Bindung an zerebrale Rezeptoren länger an.

Vorteile der Kombination von DHBP mit einem Opioid sind:
- meist gute kardiovaskuläre Stabilität,
- kooperativer, neurologisch beurteilbarer Patient.

Bei Angst oder stärkeren Belastungssituationen sollte jedoch zusätzlich ein Benzodiazepin verabreicht werden.

Dosierungsempfehlung für DHBP (große therapeutische Breite!):
- kontinuierliche Zufuhr: 2,5–15 mg/h bzw. ca. 60–350 mg/Tag.

Ähnliche Dosierungen können auch bei der Behandlung agitierter oder deliranter Syndrome angewandt werden. Alternative: Haloperidol, intermittierend 2,5–5 mg, nach Wirkung.

7.9 Clonidin

Von den α_2-Rezeptorantagonisten wird v. a. das Antihypertensivum Clonidin in der Intensivmedizin eingesetzt. Clonidin senkt aufgrund seiner die α_2-Rezeptoren stimulierenden Wirkung den arteriellen Blutdruck, wirkt aber außerdem sedierend und anxiolytisch. Daher wird die Substanz v. a. bei der Behandlung des Alkohol- und Opioidentzugsyndroms eingesetzt. Außerdem soll Clonidin bei intravenöser und periduraler Zufuhr in Kombination mit einem Opioid analgetische Eigenschaften aufweisen, vermutlich auf der Ebene des Rückenmarks.

Clonidin wird beim Intensivpatienten für folgende Zwecke eingesetzt:
- Prävention und Behandlung des Alkoholdelirs in Kombination mit DHBP;
- als Supplement von Benzodiazepinen, wenn deren sedierende Wirkung nicht ausreicht;

- Reduzierung der Opioiddosen bei kombinierter Zufuhr;
- Verlängerung der Wirkdauer bzw. Verbesserung der Analgesiequalität in Kombination mit Opioiden oder Lokalanästhetika.

> **Dosierungsempfehlungen für Clonidin:**
> - bei kontinuierlicher Infusion: 40–180 mg/h bzw. ca. 0,8–4,5 mg/Tag.

Nebenwirkungen:
- Blutdruckabfall,
- Bradykardie,
- stärkere Sedierung.

8   Analgetika

Intensivpatienten können unter erheblichen Schmerzen leiden, besonders nach schweren Verletzungen oder großen Eingriffen (v. a. nach Oberbauch- oder intrathorakalen Eingriffen).

Merke: Schmerzen werden grundsätzlich mit Analgetika behandelt, nicht mit Sedativa oder gar Muskelrelaxanzien!

Für die Schmerzbehandlung beim beatmeten Patienten eignen sich am besten starke Analgetika vom Morphintyp, die Opioide. Periphere Analgetika spielen hingegen als primäre Substanzen bei diesen Patienten eine untergeordnete Rolle. Folgende **Grundsätze der Schmerzbehandlung** sollten beachtet werden:
- Anhaltende Schmerzzustände werden am besten durch kontinuierliche intravenöse Zufuhr eines Opioids behandelt, da die kontinuierliche Zufuhr konstante Wirkkonzentrationen gewährleistet, während intermittierende Injektionen aufgrund der schwankenden Plasmakonzentrationen immer wieder zu Phasen stärkerer Schmerzen führen können.
- Bei kurz dauernden Schmerzen, z. B. durch pflegerische, diagnostische oder therapeutische Maßnahmen einschließlich Physiotherapie, können die Opioide vorher als Bolus zugeführt werden, auch ergänzend zur laufenden Opioidinfusion.
- Opioide sollten nicht als einzige Substanzen zugeführt, sondern mit Sedativa kombiniert werden.

8.1 Opioide

Die Opioide sind nach wie vor die am häufigsten zur Sedierung und Analgesie beim beatmeten Intensivpatienten eingesetzten Substanzen. Die wichtigsten Wirkungen sind:
- Analgesie,
- Atemdepression,
- Dämpfung des Hustenreflexes,
- Sedierung, Schläfrigkeit,
- Euphorie,
- Veränderung geistiger Funktionen,
- orthostatischer Blutdruckabfall,
- Obstipation,
- Übelkeit und Erbrechen,
- Antidiurese,
- Juckreiz.

Durch die atemdepressorische und den Hustenreflex dämpfende Wirkung wird die Toleranz für den Tubus erhöht und die kontrollierte Beatmung erleichtert; allerdings kann durch die atemdepressorische Wirkung die Wiederaufnahme einer ausreichenden Spontanatmung verzögert werden. Weitere Nebenwirkungen sind:
- Toleranzentwicklung mit Nachlassen der analgetischen Wirksamkeit,
- Entwicklung einer Abhängigkeit nach länger dauernder Zufuhr.

Wirkungsmechanismus. Die Wirkung der Opiode beruht auf der Interaktion mit spezifischen Bindungsstellen, den Opioidrezeptoren, von denen derzeit folgende Typen unterschieden werden: μ, κ, σ und δ. Zahlreiche Nebenwirkungen der Opioide beruhen ebenfalls auf der Interaktion mit Rezeptoren. Die therapeutischen Wirkungen der Opioide können durch spezifische Antagonisten aufgehoben werden.

Beim Intensivpatienten werden Opioide vom Agonistentyp eingesetzt. Die Auswahl der Substanz erfolgt meist nach der persönlichen Bevorzugung und Erfahrung des Intensivmediziners.

> **Merke:** Opioide sollten möglichst mit einem Sedativum, z. B. Midazolam oder Flunitrazepam, kombiniert werden, um die Gefahr der Toleranzentwicklung und Abhängigkeit zu vermindern.

8.1.1 Morphin

Morphin ist die Bezugssubstanz der Opioide; die analgetische Wirkstärke wird mit 1 eingestuft. Die analgetische Potenz ist erheblich geringer als die der sog. hochpotenten Opioide wie Fentanyl, Alfentanil, Remifentanil und Sufentanil, so daß die Substanz seltener eingesetzt wird. Außerdem setzt Morphin Histamin frei und ist schlechter steuerbar als die hochpotenten Opioide. Beim Abbau von Morphin entsteht als aktives Stoffwechselprodukt das Morphin-6-glukuronid. Daher muß bei Niereninsuffizienz mit Kumulation und Überdosierung gerechnet werden!

Dosierungsempfehlung für Morphin in Kombination mit einem Sedativum:
- 2–4 mg/kg KG/h bzw. 50–100 mg/Tag.

8.1.2 Fentanyl

Fentanyl ist ca. 100- bis 150mal stärker analgetisch wirksam als Morphin. Die maximale Wirkung tritt bei i.v.-Injektion nach ca. 5 min ein; die Halbwertszeit beträgt ca. 1,5–5,5 h. Beim Intensivpatienten wird die Substanz häufig mit DHBP und Benzodiazepinen kombiniert. Die Dosierung muß individuell angepaßt werden.

Dosierungsempfehlung für Fentanyl:
- kontinuierliche Infusion von 0,05–0,5 mg/h bzw. 1–8 mg/Tag.

8.1.3 Alfentanil

Alfentanil wirkt rascher und kürzer als Fentanyl, ist jedoch ca. 4mal schwächer analgetisch wirksam. Die Halbwertszeit beträgt ca. 1,5 h; der Abbau erfolgt in der Leber. Alfentanil eignet sich v. a. für die kurze und mittellange Analgosedierung, besonders in Kombination mit einem Benzodiazepin oder mit Neuroleptika wie DHBP.

Dosierungsempfehlung für Alfentanil:
- kontinuierliche Infusion: 0,5–2,5 mg/h bzw. ca. 18–85 mg/Tag;
- ergänzende Bolusinjektionen: ca. 0,5–1 mg/Tag.

8.1.4 Sufentanil

Sufentanil ist derzeit das am stärksten analgetisch wirksame Opioid. Die Substanz ist 1000mal stärker als Morphin und 7- bis 10mal stärker als Fentanyl. Die Steuerbarkeit scheint besser zu sein als die von Fentanyl, auch ist die sedierende Wirkung stärker ausgeprägt.

> **Dosierungsempfehlung für Sufentanil:**
> - kontinuierliche Infusion: anfänglich 1 µg/kg KG/h,
> - danach als Erhaltungsdosis 0,5–0,75 µg/kg KG/h.

Die Opioide können auch peridural über einen Katheter zugeführt und dabei mit einem Lokalanästhetikum kombiniert werden.

8.2 Nichtsteroidale Analgetika (NSAID)

Diese Substanzen weisen im Vergleich zu den Opioiden eine wesentlich geringere analgetische Wirkung auf und sind daher als Komponente der Langzeitanalgosedierung des beatmeten Patienten nicht geeignet. Nichtsteroidale Analgetika (NSAID) können bei Patienten mit hyperreagiblem Bronchialsystem vasokonstriktorisch wirken und hierdurch den Atemwegswiderstand erhöhen oder sogar einen akuten Asthmaanfall auslösen.

> **Dosierungsempfehlungen für nichtsteroidale Analgetika:**
> Acetylsalicylsäure und Paracetamol: 4- bis 6mal 500 mg/Tag;
> Metamizol: Einzeldosis 0,5–1 g/Tag, Tageshöchstdosis 4 g;
> Diclofenac: 0,1–0,2 g alle 6 h.

9 Muskelrelaxierung

Muskelrelaxanzien sollten beim beatmeten Intensivpatienten nur sehr zurückhaltend über Tage oder Wochen zugeführt werden, denn ihr Einsatz steht im Widerspruch zu dem Konzept der modernen Beatmungstherapie, nach dem die Spontanatmung des Patienten so früh wie möglich in die respiratorische Behandlung integriert werden sollte. Außerdem kann die Langzeitrelaxierung zu schwerwiegenden Komplikationen führen.

> **Merke:** Im Konzept der modernen Beatmungstherapie ist der Einsatz von Muskelrelaxanzien nur noch in Ausnahmefällen erforderlich.

9.1 Indikationen

Muskelrelaxanzien werden in allen Altersgruppen eingesetzt, leider häufig unkritisch oder sogar routinemäßig, nicht selten auch aus Bequemlichkeit. Als wichtigste Indikationen gelten derzeit:
- endotracheale Intubation,
- Erleichterung der maschinellen Beatmung bei schwersten Störungen der Ventilation und Oxygenierung,
- Beatmung von Patienten mit erhöhtem intrakraniellem Druck,
- extreme Unruhezustände trotz hochdosierter Sedierung,
- essentielle Maßnahme beim schweren Tetanus,
- Immobilisierung bei bestimmten Maßnahmen, z. B. extrakorporale Membranoxygenierung (ECMO), Linksherzbypass.

Merke: Muskelrelaxanzien dürfen niemals ohne ausreichende tiefe Sedierung zugeführt werden, da diese Substanzen keinerlei sedierende Eigenschaften besitzen.

Intensität der Blockade. Um die erforderliche Dosis der Muskelrelaxanzien besser kalkulieren zu können, wird der Einsatz eines Nervenstimulators empfohlen, mit dem die neuromuskuläre Funktion regelmäßig überwacht werden kann.

Merke: Eine vollständige bzw. 100%ige neuromuskuläre Blockade ist für die Beatmung des Intensivpatienten meist nicht erforderlich.

9.2 Auswahl der Substanzen

Für die länger dauernde Relaxierung des beatmeten Intensivpatienten werden ausschließlich nichtdepolarisierende Substanzen eingesetzt, z. B. Atracurium, cis-Atracurium, Vecuronium, Rocuronium, Mivacurium und Pancuronium. Die Substanzen werden kontinuierlich infundiert (Atracurium, cis-Atracurium, Mivacurium) oder als Boli injiziert.

Bei einer Niereninsuffizienz ist die Wirkung von Vecuronium, Rocuronium und Pancuronium verlängert. Pancuronium wirkt sympathikomimetisch und kann hierdurch zu Tachykardie und Blutdruckanstieg führen. Atracurium setzt Histamin frei, so daß der Blutdruck abfallen kann. Von Vorteil ist die Ausscheidung von Atracurium und cis-Atracurium, die, unabhängig von der Nieren- und Leberfunktion, durch Hofmann-Elimination erfolgt. Mivacurium wird im Plasma durch *Cholinesterase* inaktiviert.

> Atracurium und cis-Atracurium sind aufgrund ihrer pharmakokinetischen Eigenschaften möglicherweise derzeit die Muskelrelaxanzien der Wahl für die Langzeitrelaxierung.

9.2.1 Succinylcholin

Für die **endotracheale Intubation** ist Succinylcholin nach wie vor das Mittel der Wahl, besonders in Notfällen. Allerdings müssen folgende Kontraindikationen beachtet werden:
- Polytrauma,
- Verbrennungskrankheit,
- längere Immobilisierung,
- Hyperkaliämie,
- Querschnittlähmung,
- Mangel an Pseudocholinesterase,
- Guillain-Barré-Syndrom,
- periphere Neuropathien,
- Verdacht auf maligne Hyperthermie,
- Myotonie.

Bei diesen Patienten wird empfohlen, entweder (fiberoptisch) ohne Muskelrelaxans zu intubieren oder ein mittellang wirkendes, nichtdepolarisierendes Relaxans wie Rocuronium in höherer Dosierung einzusetzen. Bei diesem Vorgehen sollte ein Anästhesist hinzugezogen werden!

9.3 Nachteile und Komplikationen der Muskelrelaxierung

Zu den wichtigsten Nachteilen der Muskelrelaxierung gehören:
- mögliche unerkannte Wachheit des Patienten unter Vollrelaxierung;
- Erschwerung der neurologischen Einschätzung;
- erhöhte Erstickungsgefahr bei unbemerkter Diskonnektion vom Beatmungsgerät;
- möglicherweise erhöhtes Thromboembolierisiko;
- Gefahr der stärkeren Atrophie der Muskulatur, insbesondere der Atemmuskeln;
- Gefahr der anhaltenden Muskellähmung über die Phase der Relaxanziengabe hinaus.

Wachheit unter der Relaxierung. Bei jeder Muskelrelaxierung des beatmeten Intensivpatienten besteht die Gefahr der Wachheit und des bewußten Erlebens der Lähmung („gelähmt in Furcht und Schrecken!"). Darum sei nochmals an den Grundsatz erinnert: Keine Relaxierung ohne ausreichende Sedierung! Und: Ein regungsloser Patient ist nicht gleichbedeutend mit einem gut sedierten Patienten.

Verlängerte Muskelrelaxierung. Es liegen einige Berichte über eine langanhaltende Lähmung der Muskulatur nach Absetzen der nichtdepolarisierenden Muskelrelaxanzien bei Intensivpatienten vor, die nicht durch Veränderungen der Pharmakokinetik dieser Substanzen erklärt werden können. Die Ursache der anhaltenden Lähmung ist derzeit nicht bekannt, jedoch scheint die gleichzeitige Zufuhr von *Kortikosteroiden* ein wichtiger Risikofaktor zu sein. Das Phänomen der anhaltenden Muskelrelaxierung muß von der sog. „Neuropathie des Intensivpatienten" unterschieden werden, die Ausdruck einer Beteiligung von Nerven und Muskulatur am Krankheitsgeschehen einer schweren Sepsis oder eines Multiorganversagens ist. Beide funktionellen Störungen erschweren die Entwöhnung vom Respirator erheblich.

Literatur

Bolton CF (1993) Neuromuscular abnormalities in critically ill patients. Intensive Care Med 19: 309–310
Diefenbach C (1993) Neuromuskuläres Monitoring. Urban & Schwarzenberg, München Wien Baltimore
Hamilton-Farell MR, Hanson GC (1990) General care of the ventilated patient in the intensive care unit. Thorax 45: 962–969
Kehlet H, Dahl JB (1993) The value of „multimodal" or „balanced analgesia" in postoperative pain treatment. Anaesth Analg 77: 1048–1056
Kong KL, Ho RTF (1992) Sedation in intensive care. Curr Anaesth Crit Care 3: 221–226
Mendel PR, White PF (1993) Sedation in the critically ill patient. Int Anesthesiol Clinics 31: 185–200
Pollard BJ (1993) Neuromuscular blocking agents in intensive care. Intensive Care Med 19: 39–S39
Radke J (1992) Analgosedierung des Intensivpatienten. Anaesthesist 41: 793–808
Ramsey MA, Savege TM, Simpson BR, Goodwin R (1974) Controlled sedation with alphaxalone-alphadolone. BMJ 2: 656–659
Walting SM, Dasta JF (1994) Prolonged paralysis in intensive care units patients after the use of neuromuscular blocking agents: A review of the literature. Crit Care Med 22: 884–893

18 Lungenpflege

ÜBERSICHT

1	**Anfeuchtung und Erwärmung der Atemgase**	539
1.1	Auswirkungen der Intubation auf die Anfeuchtung der Atemgase	539
1.2	Methoden der Atemgaskonditionierung	540
1.2.1	Verdampfer und Vernebler	541
1.2.2	Künstliche Nasen	542
1.2.3	Praktische Grundsätze für die Anfeuchtung der Atemluft	544

2	**Endotracheale Absaugung**	545
2.1	Wann soll abgesaugt werden?	546
2.2	Methoden der Absaugung	547
2.3	Gefahren und Komplikationen der Absaugung	547
2.4	Praxis des endotrachealen Absaugens	548

3	**Nasotracheale Absaugung**	550
3.1	Gefahren und Komplikationen	550
3.2	Praktisches Vorgehen	551

4	**Physikalische Therapie**	552
4.1	Vibrationsmassage und Abklopfen des Thorax	552
4.1.1	Abklopfen des Thorax	553
4.1.2	Vibration	553
4.1.3	Intrapulmonale Vibration	554
4.2	Husten	554
4.3	Lagerungsdrainagen	555
4.4	Mobilisierung	556
4.5	Atmung mit erhöhtem Totraum	556

4.6	Inzentive Spirometrie (IS)	557
4.6.1	Technik	557
4.6.2	Indikationen und Kontraindikationen	558
4.6.3	Praktisches Vorgehen	558
4.7	Intermittierende Überdruckbeatmung (IPPB)	559
4.8	Nichtinvasive Beatmung (NIV)	559
4.9	Atemtraining gegen künstlichen Widerstand	559
5	**Lagerungstherapie**	**560**
5.1	Indikationen und Kontraindikationen	560
5.2	Anwendungsdauer und -häufigkeit	561
6	**Rotationsbett**	**561**
7	**Thoraxdrainage**	**561**
	Literatur	**563**

Die Lungenpflege gehört zu den wichtigsten pflegerischen Maßnahmen beim Intensivpatienten, v. a. während der maschinellen Atemunterstützung. Keine andere pflegerische Maßnahme hat so viel Einfluß auf die Funktion eines Vitalorgans wie die Lungenpflege. Die Notwendigkeit einer intensiven Lungenpflege ergibt sich aus den Besonderheiten der endotrachealen Intubation und der maschinellen Beatmung: Der Tubus schaltet den oberen Respirationstrakt funktionell aus; daher werden die Atemgase nicht mehr ausreichend erwärmt, angefeuchtet und gefiltert. Der Hustenmechanismus ist durch den Tubus sowie die zugeführten Analgetika und Sedativa meist erheblich beeinträchtigt oder bei Verwendung von Muskelrelaxanzien vollständig ausgeschaltet. Die Sekretproduktion ist durch die maschinelle Beatmung und den Reiz des Endotrachealtubus gesteigert, die mukoziliäre Clearance vermindert.

Insgesamt kann somit durch die Beatmungstherapie der pulmonale Gasaustausch paradoxerweise verschlechtert werden, wenn die unerwünschten Auswirkungen nicht durch bestimmte pflegerische Maßnahmen, die Lungenpflege, verhindert oder beseitigt werden.

Zu den wichtigsten Maßnahmen der Lungenpflege gehören:
- Anfeuchtung und Erwärmung der Atemluft,
- Absaugen des Bronchialsekrets,
- physikalische Therapie.

1 Anfeuchtung und Erwärmung der Atemgase

Die Atemgase werden auf ihrem Weg in die Lunge normalerweise im oberen Respirationstrakt erwärmt und mit Wasserdampf gesättigt.
Der Wassergehalt der Atemgase hängt von der Temperatur und vom Druck ab: Je höher die Temperatur, desto mehr Feuchtigkeit kann aufgenommen werden; je höher der Druck, desto geringer ist der Wassergehalt. Etwa in Höhe der Carina hat das Atemgasgemisch Körpertemperatur erreicht und ist vollständig, d. h. zu 100 %, mit Wasser „angefeuchtet". Diese für die jeweilige Temperatur maximal mögliche Aufnahme an Wasser wird als isotherme Sättigungsgrenze bezeichnet.

Absolute Feuchtigkeit (absoluter Wassergehalt). Dies ist die aktuelle Menge an Wasserdampf in der Luft bei einer bestimmten Temperatur. Die Einheit der absoluten Feuchtigkeit ist mg H_2O/l bzw. g H_2O/m^3 Luft oder Gas.

Relative Feuchtigkeit. Sie wird in Prozent angegeben und beschreibt, wieviel der maximal möglichen Wassermenge aktuell – bei einer bestimmten Temperatur – in der Luft vorhanden ist. Hierbei wird die maximal mögliche Menge mit 100 % bezeichnet. Bei Körpertemperatur ist die Inspirationsluft zu 100 % angefeuchtet, wenn sie 44 g H_2O/m^3 Atemluft enthält. Die Wasseraufnahme der Atemluft kann durch Erhöhung der Temperatur gesteigert werden.

> Der Wassergehalt im Atemgemisch, die Feuchtigkeit, beträgt bei 37 °C 44 mg/l, der Partialdruck des Wassers (pH_2O) 47 mmHg (1 mmHg = 133,332 Pa).

Ein normaler Wassergehalt des Atemgasgemisches ist für die Motilität der Zilien, die Integrität der Mukosa und die ausreichende Verflüssigung der Bronchialsekrete erforderlich.

1.1 Auswirkungen der Intubation auf die Anfeuchtung der Atemgase

Jeder Endotrachealtubus, ganz gleich ob nasal oder oral eingeführt, und jede Trachealkanüle schaltet den oberen Respirationstrakt funktionell aus. Hierdurch werden die Anfeuchtung und Erwärmung der Atemgase

und die Selbstreinigungsmechanismen des Respirationstrakts beeinträchtigt, zumal die über die zentrale Gasversorgung oder Gasflaschen zugeführten Atemgase trocken und relativ kalt sind. So kann auch ohne Intubation, allein durch Zufuhr eines hohen Frischgasflows über eine Nasensonde oder Atemmaske, der Wassergehalt der Atemluft erheblich vermindert werden. Während die Zufuhr trockener und kalter Atemgase für einen kurzen Zeitraum, wie beim Transport des Patienten und bei einer nicht zu lange dauernden Narkose, gewöhnlich ohne Folgen bleibt, muß bei längerer Dauer mit folgenden **Komplikationen** gerechnet werden:
- Störungen der Zilienmotilität,
- Sekreteindickung und -retention bis hin zur Tubusobstruktion,
- Schleimhautschäden,
- Tracheobronchitis und Pneumonie,
- Auskühlung des Patienten.

Daher gilt folgendes:

Bei allen endotracheal intubierten oder tracheotomierten Patienten muß die Atemluft ausreichend angefeuchtet und erwärmt werden.

Die Anfeuchtung und Erwärmung der Atemgase wird auch als **Atemgaskonditionierung** bezeichnet. Sie erfolgt durch angewärmte Verdampfer oder „künstliche Nasen".

1.2 Methoden der Atemgaskonditionierung

Das Inspirationsgas kann aktiv oder passiv angefeuchtet und erwärmt werden. Bei den aktiven Methoden – Verdampfer und Vernebler – wird dem Inspirationsgas Wärme und Feuchtigkeit zugeführt, bei den passiven Verfahren wird die vom Körper produzierte Wärme und Feuchtigkeit durch einen Filter bei der Exspiration zurückgehalten und während der Inspiration an das Atemgasgemisch abgegeben („künstliche Nase").

Bei der künstlichen Anfeuchtung der Atemgase sollte ein Wassergehalt von 25–35 mg H_2O/l angestrebt werden.

Bei zu hohem Wassergehalt des Atemgasgemisches besteht die Gefahr der exzessiven Anfeuchtung und Überwässerung des Patienten mit Abnahme der FRC und der Compliance der Lunge.

1.2.1 Verdampfer und Vernebler

Bei beatmeten Patienten werden gewöhnlich beheizte Verdampfer eingesetzt, um die Atemluft anzufeuchten. Trotz unterschiedlicher Funktionsprinzipien der einzelnen Verdampfer ist ihre Effizienz vergleichbar; im günstigen Fall kann hiermit jeweils eine relative Feuchtigkeit des Atemgases von 100% erreicht werden. Einige Geräte sind servokontrolliert, d.h. in Tubusnähe befindet sich ein Thermistor, an dem die gewünschte Gastemperatur eingestellt und vom Verdampfer konstant gehalten wird. Allerdings reagiert der Thermistor relativ träge und gibt daher nur eine mittlere Temperatur an, während die aktuelle Temperatur des Atemgases durch den zyklischen Gasfluß schwankt.

Um die am Thermistor eingestellte Temperatur zu erreichen, muß die Temperatur im Reservoir des Verdampfers höher sein. Auf dem Weg vom Reservoir zum Patienten kühlt sich das Atemgas naturgemäß ab; hierbei entsteht Kondenswasser, das sich in den Atemschläuchen niederschlägt.

Warmbefeuchter. Bei den Durchlaufverdunstern strömt das Inspirationsgas durch Wasser, das auf etwa 37 °C erwärmt ist. Die Befeuchter funktionieren nach dem sog. Kaskadenprinzip, bei dem sich das Wasser in einem dünnen Film kaskadenartig durch ein Netz oder Gitter ausbreitet. Die Wassertemperatur kann durch ein Wärmeelement so aufgeheizt werden, daß eine relative Feuchtigkeit von 100% erreicht wird. Die Methode ist sehr effektiv, allerdings besteht die Gefahr einer Überwärmung des Atemgases. Außerdem kann, bei erhaltener Spontanatmung, die Atemarbeit erhöht werden, da der Patient wegen des erhöhten Atemwiderstands mehr Kraft aufbringen muß, um den Respirator zu triggern.

Verdampfer. Die Inspirationsluft strömt über die Oberfläche des erwärmten Wassers und nimmt dabei Feuchtigkeit und Wärme auf („Pass-over-Verdampfer" oder Oberflächenverdunster). Von Vorteil ist die fehlende Erhöhung des Atemwegswiderstands. Daher sollten bei erhaltener Spontanatmung bevorzugt Pass-over-Verdampfer eingesetzt werden.

Vernebler. Im Gegensatz zur Anfeuchtung, bei der Wasser in molekularer Form vorliegt, erzeugen Vernebler einen Wassernebel, der aus einer Suspension von Wassertröpfchen unterschiedlicher Größe, d.h. Aerosolen, besteht. Gebräuchlich sind Düsenvernebler und Ultraschallvernebler. Die einzelnen Verneblertypen produzieren je nach Konstruktionsprinzip bestimmte Teilchengrößen. Ultraschallvernebler erzeugen einen Nebel mit einer Teilchengröße von 0,5–3 µm, der über ein Gebläse oder einen

Gasstrom abtransportiert wird. Ultraschallvernebler können nahezu jeden Grad der Anfeuchtung erzeugen, allerdings ist die vernebelte Wassermenge erheblich größer als diejenige konventioneller Vernebler. Die Wasserteilchen sind teilweise so klein, daß sie in den Alveolen direkt ins Blut aufgenommen werden: Gefahr der Überwässerung. Da die angefeuchtete Atemluft aus einem Teilchengemisch von 1–10 µm Größe bestehen sollte, weisen die durch Ultraschall erzeugten Nebel eine zu einheitliche Dichte auf. Außerdem können Ultraschallnebel den Atemwegswiderstand erhöhen und möglicherweise auch die Lunge schädigen. Darum gilt folgendes:

Ultraschallvernebler sollten nicht für die Anfeuchtung des Atemgasgemisches intubierter Patienten angewandt werden.

Die wichtigste Indikation für den Einsatz von Verneblern ist die Zufuhr von Medikamenten als Aerosol.

Kaltbefeuchter (Sprudler). Hierbei strömt das Atemgas durch kaltes Wasser zum Patienten. Wegen der fehlenden Anwärmung ist aber nur eine geringe Wasseraufnahme möglich. Daher werden Kaltbefeuchter nur zur Anfeuchtung von Sauerstoff bei Insufflation über eine Nasensonde verwendet, nicht hingegen bei der Langzeitbeatmung.

1.2.2 Künstliche Nasen

Künstliche Nasen feuchten die Atemluft passiv an: Sie werden auf den Tubus aufgesetzt und halten einen großen Teil der ausgeatmeten Feuchtigkeit zurück. Mit der nächsten Inspiration wird die Feuchtigkeit wieder an das Atemgasgemisch abgeben. Der Anfeuchtungseffekt ist insgesamt befriedigend, eine vollständige Aufsättigung kann jedoch mit den künstlichen Nasen nicht erreicht werden.

Verschiedene Typen künstlicher Nasen sind in Gebrauch:
- „heat and moisture exchanger" (HME),
- „heat and moisture exchanging filters" (HMEF),
- „hygroscopic condenser humidifier" (HCH),
- „hygroscopic condenser humidifier filters" (HCHF).

Der HME enthält mehrere Aluminiumschichten, an denen wegen des raschen Temperaturaustausches das Wasser während der Exspiration kondensiert; dieses System weist die geringste Effizienz auf. Die übrigen Systeme enthalten hydrophobe oder hygroskopische Einsätze mit oder ohne Filter, die einen ausreichenden Austausch von Wärme und Feuchtigkeit bewirken. Auf diese Weise werden dem Inspirationsgas 22–28 mg Wasser/l, bei den Nasen höchster Effizienz bis zu 30 mg/l zugeführt. Je höher der Inspirationsflow und das Atemminutenvolumen sind, desto geringer ist der anfeuchtende Effekt.

Der Filter erhöht den *Atemwiderstand;* um diesen Widerstand zu überwinden, muß ein Druckgradient von 1–4 cm H_2O aufgebracht werden. Nach 24 stündiger Benutzungsdauer kann der erforderliche Gradient noch zunehmen. Klinisch spielt der Widerstand der künstlichen Nase bei den meisten Patienten keine wesentliche Rolle, sehr wohl jedoch bei Patienten mit vermindertem Atemantrieb oder drohender Erschöpfung der Atemmuskulatur. Daher sollte folgendes beachtet werden:

> Bei Patienten mit vermindertem Atemantrieb oder drohender Ermüdung der Atemmuskulatur sollten künstliche Nasen nicht eingesetzt werden, ebensowenig bei Patienten mit eingedickten oder blutigen Sekreten, da hierdurch die Filter verstopft werden.

Weiterhin sind künstliche Nasen kontraindiziert bei:
- Hypothermie < 32 °C,
- hohen Atemzugvolumina (1 l) bzw. Minutenvolumina > 10 l/min wegen der Erschöpfung der Anfeuchtungskapazität,
- niedrigen Atemzugvolumina (< 150 ml) wegen des zusätzlichen Totraums,
- Exspirationsvolumen < 70 % des zugeführten Volumens, z. B. bei einer bronchopleuralen Fistel oder ungeblocktem Tubus, da der Anfeuchtungseffekt beeinträchtigt ist,
- während der Aerosoltherapie mit Pharmaka.

Gefahren und Komplikationen durch Anfeuchtungssysteme:
Die einzelnen Anfeuchtungssysteme können mit spezifischen Gefahren und Komplikationen verbunden sein:
- Hyperthermie: überhitzte Verdampfer;
- Hypothermie: künstliche Nase, beheizte Verdampfer;
- elektrischer Schock: beheizte Verdampfer;
- thermische Schädigung der Atemwege: beheizte Verdampfer;
- Verbrennungen beim Patienten durch Schläuche mit integrierten Heizspiralen;

- zu geringe Anfeuchtung mit Eindickung von Sekreten: künstliche Nasen, beheizte Verdampfer;
- Hypoventilation und/oder ungenügende Exspiration: Verstopfung künstlicher Nasen durch eingedicktes Sekret;
- vermehrte Atemarbeit durch eingedicktes Sekret bei ungenügender Anfeuchtung: künstliche Nasen, beheizte Verdampfer;
- Hypoventilation: erhöhter Totraum durch künstliche Nasen;
- erhöhter Widerstand im Atemsystem: Kondenswasser in den Schläuchen durch beheizte Verdampfer;
- Eindringen von Wasser in die Trachea bei überfüllten heizbaren Verdampfern;
- Versprühen von bakteriell kontaminiertem Kondensat bei Diskonnektion von Respiratoren mit hohem Flow: beheizte Verdampfer;
- Verbrennungen beim Personal durch heißes Metall der Verdampfer;
- Funktionsstörungen der Untergrenzen des Druckalarms bei Diskonnektion: künstliche Nase mit hohem Widerstand.

Klinische Bewertung. Künstliche Nasen sind v. a. für die Kurzzeitbeatmung (2–4 Tage) geeignet, sofern keine Kontraindikationen bestehen, weiterhin für den Transport und während der Narkose. Der Langzeiteinsatz ist prinzipiell möglich, wird jedoch nicht einheitlich beurteilt. Folgendes sollte beachtet werden:

Werden künstliche Nasen über einen längeren Zeitraum eingesetzt, so muß sorgfältig auf Zeichen einer ungenügenden Anfeuchtung der Atemgase geachtet werden.

1.2.3 Praktische Grundsätze für die Anfeuchtung der Atemluft

- Bei allen intubierten Patienten muß die Atemluft angefeuchtet werden. Hierfür werden die Verdampfer der Respiratoren, künstliche Nasen oder spezielle Vernebler für die Spontanatmung eingesetzt.
- Aktive und passive Anfeuchtungssysteme sind im wesentlichen gleichwertig, dürfen jedoch nicht zusammen angewandt werden. Bei der Auswahl künstlicher Nasen muß die Größe des Patienten und sein Atemzugvolumen berücksichtigt werden.
- Künstliche Nasen eignen sich besser für die Kurzzeitanwendung (ca. 4 Tage), beheizte Verdampfer für die Langzeitanwendung (> 4 Tage) oder wenn künstliche Nasen kontraindiziert sind.

- Beheizte Verdampfer sollten das Inspirationsgas auf 31–35 °C erwärmen, der Wassergehalt sollte mindestens 30 mg/l betragen.
- Auf keinen Fall sollte die Temperatur des Atemgases am Tubus 37 °C überschreiten. Daher empfiehlt sich die Messung der Temperatur der Inspirationsgase in der Nähe der Atemwegsöffnung. Die obere Grenze des Temperaturalarms sollte auf 37 °C eingestellt werden, die untere auf höchstens 30 °C.
- Die Verdampfer dürfen nicht überheizt werden; ein niedriger Gasfluß begünstigt die Überhitzung. Wegen der Verbrennungsgefahr dürfen geheizte Verdampfer niemals trocken laufen! Zu geringe Erhitzung des Verdampfers führt aber zur ungenügenden Erwärmung und Anfeuchtung der Atemluft.
- Die Füllung der Verdampfer erfolgt mit Aqua dest., nicht mit NaCl-Lösung. Eine zu geringe Füllung der Verdampfer führt zu ungenügender Anfeuchtung!
- Flüssigkeitsbehälter und Schläuche der Verdampfer begünstigen das Bakterienwachstum, und kontaminierte Verdampfer wirken als Bakterienschleuder. Darum Wasserbehälter täglich entleeren und sterilisieren, Behälter erst unmittelbar vor Gebrauch füllen, Rest verwerfen. Kondenswasser niemals in den Wasserbehälter zurücklaufen lassen. Schläuche alle 24 h wechseln.
- Dicken die Sekrete bei Verwendung einer künstlichen Nase zunehmend ein, sollte die Nase gegen einen beheizten Verdampfer ausgetauscht werden.
- Künstliche Nasen müssen während der Aerosoltherapie mit Verneblern entfernt werden.

Infektionskontrolle. Wiederverwendbare beheizte Verdampfer müssen vor ihrem Einsatz bei anderen Patienten desinfiziert werden. Die Füllung erfolgt mit sterilem Aqua dest. unter sorgfältiger Beachtung der Asepsis; das Restwasser wird verworfen. Kondenswasser in den Atemschläuchen wird als potentiell bakteriell kontaminiert angesehen und abgelassen. Auf keinen Fall darf das Kondensat in den Vorratsbehälter zurückgeleitet werden!

2 Endotracheale Absaugung

Intubation und Beatmung beeinträchtigen den Hustenmechanismus, so daß der Patient seine pulmonalen Sekrete nicht ausreichend abhusten kann. Nicht entferntes Sekret kann die Atemwege partiell oder vollständig verlegen, den Atemwiderstand und die Atemarbeit erhöhen und den pulmonalen Gasaustausch verschlechtern. Daher gilt folgendes:

> Beim intubierten Patienten müssen die pulmonalen Sekrete abgesaugt werden, um schwerwiegende Komplikationen durch Sekretretention zu verhindern.

Das Absaugen der Sekrete erfolgt meist ungerichtet durch den Tubus, nur bei besonderen Indikationen gezielt bronchoskopisch. Bei nicht intubierten Patienten ist das Einführen eines Absaugkatheters in die Trachea oder das Bronchialsystem schwieriger. Alternativ kann bei anhaltender massiver Sekretretention über eine Minitracheotomie abgesaugt werden.

2.1 Wann soll abgesaugt werden?

Abgesaugt wird nur, wenn sich pulmonale Sekrete angesammelt haben, nicht schematisch oder routinemäßig. Die **Zeichen der Sekretansammlung** sind:
- grobe Rasselgeräusche bei der Auskultation,
- geräuschvolles Atmen oder Beatmung,
- Anstieg des inspiratorischen Spitzendrucks bei volumenkontrollierter Beatmung,
- Abfall des Atemhubvolumens bei druckkontrollierter Beatmung,
- sichtbare Sekrete, z. B. im Tubus,
- Verschlechterung der arteriellen Blutgaswerte,
- radiologische Hinweise: Zeichen pulmonaler Sekrete.

Weiterhin ist die endotracheale Absaugung indiziert
- bei pulmonaler Aspiration, z. B. von Magensaft, Sekreten oder Blut,
- um die Durchgängigkeit eines Tubus oder einer Trachealkanüle aufrechtzuerhalten oder zu überprüfen,
- zur Sputumgewinnung,
- zur Stimulation des Hustenmechanismus, z. B. bei bewußtseinsgetrübten oder sedierten Patienten bei der Hirntoddiagnostik,
- bei Atelektasen aufgrund einer Sekretretention.

Kontraindikationen. Absolute Kontraindikationen gegen das endotracheale Absaugen bestehen nicht; relative Kontraindikationen könnten sich ergeben, wenn der Zustand des Patienten sich durch den Absaugvorgang massiv verschlechtert. Jedoch gilt folgendes:

> Unterlassenes Absaugen pulmonaler Sekrete ist zumeist gefährlicher als der sorgfältig an den Zustand des Patienten angepaßte Absaugvorgang.

2.2 Methoden der Absaugung

Die endotracheale Absaugung des Intensivpatienten erfolgt mit flexiblen Kunststoffkathetern. Hierbei sind 2 Verfahren möglich:
- offene Absaugung,
- geschlossene Absaugung.

Bronchoskopische Absaugung s. Kap. 19.

Offene Absaugung. Dieses Routineverfahren erfolgt mit Einmalkathetern, die sofort nach der Anwendung verworfen werden. Beim Absaugvorgang muß der Patient vom Respirator diskonnektiert werden.

Geschlossene Absaugung. Hierbei ist der Katheter in einer durchsichtigen Hülle vor externer Kontamination geschützt und kann 24 h lang verwendet werden. Der wichtigste Vorteil gegenüber der offenen Absaugung ist: Eine Diskonnektion des Patienten vom Respirator ist beim Absaugen nicht erforderlich. Hierdurch wird v. a. bei Patienten mit schweren Störungen der Lungenfunktion ein bedrohlicher Abfall des p_aO_2 während des Absaugvorgangs vermieden. Auch durch die geschlossene Absaugung ist eine bessere Hygiene gewährleistet. Von Nachteil sind allerdings die hohen Kosten des Systems.

Mit beiden Verfahren kann nur Sekret in den größeren Atemwegen direkt abgesaugt werden, nicht hingegen in den peripheren.

Wirkungsvolles Absaugen kann zu folgenden günstigen Veränderungen führen:
- freiere Atemgeräusche,
- Abnahme des endinspiratorischen Spitzendrucks,
- Abfall des Atemwegswiderstands oder Zunahme der dynamischen Compliance,
- Anstieg des Atemzugvolumens bei druckbegrenzter Beatmung.

2.3 Gefahren und Komplikationen der Absaugung

Durch den *Sog* und die Manipulationen mit dem Katheter kann die Schleimhaut beschädigt werden, außerdem können Atelektasen auftreten. Besonders gefährlich ist aber die *Diskonnektion* vom Respirator bei Patienten mit schweren Störungen der Lungenfunktion: Die FRC fällt ab, und die Oxygenierung des Lungenkapillarblutes verschlechtert sich. Bei Beatmung mit einem PEEP ist zu beachten, daß der endexspiratorische

Druck beim Abhängen vom Respirator schlagartig auf Null abfällt. Die hierdurch hervorgerufene Steigerung des venösen Rückstroms kann bei Patienten mit Herzinsuffizienz eine akute Dekompensation auslösen. Ein Aushusten infizierten Sekrets über den Tubus während der Diskonnektion kann zur Verbreitung von Infektionen auf der Intensivstation führen.

> **Gefahren und Komplikationen des Absaugens**
> - Verletzungen der Schleimhaut des Respirationstrakts,
> - Abfall des p_aO_2 bis zur Hypoxie,
> - Herzstillstand,
> - Atemstillstand,
> - Atelektasen,
> - Bronchokonstriktion bis hin zum Bronchospasmus,
> - Lungenblutungen,
> - Anstieg des intrakraniellen Drucks,
> - Infizierung des Patienten oder des Absaugenden,
> - Blutdruckanstieg oder Blutdruckabfall.

Wegen der spezifischen Gefahren sollte nicht routinemäßig abgesaugt werden, sondern nur, wenn sich eine entsprechende Menge Sekret angesammelt hat!

2.4 Praxis des endotrachealen Absaugens

Effektives Absaugen erfordert entsprechendes Zubehör und geschultes Personal, das die Notwendigkeit des Absaugens selbständig durch Auskultation und aufgrund der beschriebenen Zeichen beurteilen kann.

> **Obligatorisches Zubehör für die Absaugung:**
> - Vakuumquelle mit Reguliermöglichkeit für die Sogstärke,
> - Sammelgefäß mit Verbindungsschläuchen,
> - sterile Einmalhandschuhe,
> - sterile Absaugkatheter mit entsprechendem Durchmesser, evtl. mit gebogener Spitze für die selektive Absaugung von Hauptstammbronchien,
> - Behälter mit sterilem Wasser,
> - sterile NaCl-Lösung 0,9 % für die Instillation + Spritze,
> - O_2-Quelle + Beatmungsbeutel,
> - Stethoskop.

Wahlweises Zubehör:
- EKG-Monitor,
- Pulsoxymeter,
- geschlossenes Absaugsystem,
- Sputumsammler,
- Doppellumenkatheter für die kontinuierliche O_2-Insufflation.

Praktische Grundsätze:
- Vor dem Absaugen sollte der Patient ca. 2 min mit 100%igem Sauerstoff präoxygeniert und, wenn erforderlich, auch hyperventiliert werden.
- Der Absaugkatheter sollte weich sein, der Durchmesser nicht mehr als $^1/_3$ des Tubusdurchmessers betragen; meist reichen 14- oder 16-Charr-Katheter aus.
- Der Sog sollte so niedrig wie für eine effektive Absaugung erforderlich eingestellt werden, um Verletzungen zu vermeiden; eine sichere Obergrenze ist allerdings nicht bekannt.
- Der Absaugvorgang sollte 10–15 s nicht überschreiten, v. a. bei Patienten, die hohe inspiratorische O_2-Konzentrationen und/oder einen PEEP bzw. CPAP benötigen. Ein zu langer Absaugvorgang kann zu Bradykardie oder Herzstillstand führen. Darum sollten während des Absaugens ein EKG-Monitor und ein Pulsoxymeter eingesetzt und der Patient sorgfältig klinisch beobachtet werden.
- Wenn erforderlich, können unmittelbar vor dem Einführen des Katheters 1–2 ml NaCL-Lösung in den Tubus instilliert werden.
- Der Absaugkatheter wird tief in das Bronchialsystem vorgeschoben, bei herkömmlichen Kathetern ohne Sog, bei „Aero-flow-Kathetern" mit Sog. Anschließend die Absaugpfanne oder das Y-Stück mit dem Daumen verschließen und den Katheter unter Drehbewegungen langsam herausziehen; hierbei nicht vor- und zurückstochern.
- Nach dem Absaugen für mindestens 1 min 100%igen Sauerstoff zuführen und, wenn erforderlich, die Lunge mit erhöhtem Atemwegsdruck von 40–50 mbar mehrmals blähen, um entstandene Atelektasen wieder zu eröffnen. Lunge auskultieren, O_2-Sättigung und Hämodynamik kontrollieren, Sputum inspizieren.
- Kopfdrehmanöver sollten während des Absaugens nicht durchgeführt werden, da es hiermit nicht, wie häufig angenommen, möglich ist, gezielt in den linken oder rechten Hauptbronchus zu gelangen.

3 Nasotracheale Absaugung

Bei der nasotrachealen Absaugung von nicht intubierten Patienten wird ein Katheter über die Nase und den Hypopharynx in die Trachea vorgeschoben, um Sekret oder aspiriertes Material abzusaugen. Das Verfahren wird v. a. angewandt, wenn der Patient nicht ausreichend abhusten kann, eine endotracheale Intubation aber vermieden werden soll. Allerdings gelingt es bei der blinden nasotrachealen Technik nicht immer, den Katheter über die Glottis in die Trachea vorzuschieben. Dies gilt besonders für unkooperative oder abwehrende Patienten.

Indikationen. Die nasotracheale Absaugung ist indiziert, wenn der nicht intubierte Patient trotz größter Hustenanstrengung hörbares Sekret in den großen Atemwegen nicht abhusten kann. Mit einer solchen Sputumretention muß v. a. bei stark geschwächten Patienten gerechnet werden, so z. B. bei COPD oder nach der Entwöhnung und Extubation von der Langzeitbeatmung. Nicht indiziert ist das nasotracheale Einführen eines Katheters, um Husten zu provozieren.

Kontraindikationen. Zu den wichtigsten Kontraindikationen der nasotrachealen Absaugung gehören:
- Epiglottitis und Krupp (absolut),
- Laryngospasmus,
- irritable Atemwege,
- Infektionen des oberen Respirationstrakts,
- akute Kopf-, Gesichts- und Halsverletzungen,
- Nasenbluten,
- Gerinnungsstörungen.

3.1 Gefahren und Komplikationen

Das blinde nasotracheale Absaugen ist ein risikoreicher Vorgang, dessen Erfolg schwer vorhersehbar ist. Die Gefahren und Komplikationen entsprechen bis auf einige spezifische Besonderheiten denen der endotrachealen Absaugung über einen Tubus.

> **Blinde nasotracheale Absaugung: Gefahren und Komplikationen:**
> - Verletzungen der Nase, Nasenbluten,
> - Perforation des Pharynx,
> - Tracheitis,

- Schleimhautblutungen,
- Hypoxie bzw. Hypoxämie,
- Herzrhythmusstörungen,
- Bradykardie, Herzstillstand,
- Blutdruckanstieg, Blutdruckabfall,
- Atemstillstand,
- Bronchokonstriktion, Bronchospasmus,
- nichtkontrollierbare Hustenanfälle,
- Atelektasen,
- Anstieg des intrakraniellen Drucks, Hirnblutung, Auslösung eines Hirnödems,
- Erbrechen.

3.2 Praktisches Vorgehen

Zubehör: s. endotracheales Absaugen; EKG-Monitor, Pulsoxymeter, Atembeutel mit Maske, O_2-Quelle, Notfallinstrumentarium und -medikamente.
Überwachung: s. endotracheales Absaugen.

> **Grundsatz:**
> Die blinde nasotracheale Absaugung sollte nur durchgeführt werden, wenn das Sekret nicht mit anderen Methoden entfernt werden kann.

▶ Nasengang mit Lokalanästhetikumspray anästhesieren.
▶ Patient einige Minuten präoxygenieren.
▶ Angefeuchteten Katheter behutsam in den unteren Nasengang einführen und vorsichtig in Richtung Pharynx vorschieben.
▶ Dabei distales Katheterende an das Ohr halten: In Höhe des Epipharynx sind Atemgeräusche zu hören und zu fühlen.
▶ Verschwinden die Atemgeräusche beim weiteren Vorschieben, so ist der Katheter in den Ösophagus geglitten und muß zurückgezogen werden.
▶ Sind wieder Atemgeräusche zu hören oder als Luftzug am Ohr spürbar: Patient tief einatmen lassen und Katheter zügig durch die Glottis in die Trachea vorschieben.
▶ Beginnt der Patient zu husten oder werden die Atemgeräusche maximal laut, so liegt der Katheter in der Trachea und kann weiter vorgeschoben werden.

- Danach den Sauger anschließen und die Trachea absaugen, dann den Katheter mit langsamen Drehbewegungen zurückziehen. Der Absaugvorgang sollte nicht länger als 15 s dauern.
- Sofort nach dem Absaugen kurzzeitig 100%igen Sauerstoff zuführen.
- Katheter nur einmal verwenden, anschließend unter Beachtung der Hygieneregeln entsorgen.

Laryngoskopisches Absaugen. Mißlingt die blinde nasotracheale Absaugung, kann bei zwingender Indikation die Glottis mit dem Laryngoskop eingestellt und der Katheter unter direkter Sicht in die Trachea vorgeschoben werden. Zuvor sollte eine Oberflächenanästhesie des Larynx durchgeführt werden, um dem Patienten den sehr unangenehmen Vorgang zu erleichtern.

4 Physikalische Therapie

Die physikalische Atemtherapie dient der Prophylaxe und Behandlung pulmonaler Störungen durch Mobilisation von Sekret und einer besseren intrapulmonalen Verteilung der Atemluft. Zu den wichtigsten Maßnahmen gehören:
- Perkussion und Vibrationsmassage des Thorax,
- Husten,
- Lagerungsdrainagen,
- Atemübungen,
- künstliche Totraumvergrößerung,
- inzentive Spirometrie.

Einige dieser Maßnahmen werden begleitend zur Beatmungstherapie durchgeführt, andere sind nur beim extubierten Patienten möglich.

4.1 Vibrationsmassage und Abklopfen des Thorax

Diese Verfahren dienen der Mobilisation von festsitzendem Sekret in den Bronchien. Schütteln und Rütteln verbessern die Fließeigenschaften des Bronchialschleims; der haftende Schleim löst sich und kann, unterstützt durch Lagerungsmaßnahmen, aus der Peripherie in die großen Atemwege fließen oder transportiert werden. Vibration und Perkussion werden beim nicht intubierten und beim intubierten Patienten eingesetzt, meist in Verbindung mit Lagerungsmaßnahmen.

4.1.1 Abklopfen des Thorax

Diese Technik erfüllt ihre Funktion am besten, wenn der Patient zuvor in eine entsprechende Lagerungsposition gebracht worden ist, damit die gelockerten Sekrete in Richtung Trachea abfließen können. Wird hingegen am sitzenden Patienten abgeklopft und anschließend die Oberkörperhochlagerung beibehalten, so ist bei gestörtem Sekrettransport keine ausreichende Drainage der Sekrete zu erwarten.

Technik. Die Thoraxwand wird mit einem weichen Stoffhandtuch bedeckt; der Therapeut wölbt seine Hände schüsselförmig, wobei sämtliche Finger, auch der Daumen, geschlossen werden. Das Abklopfen erfolgt aus dem Handgelenk; Schultern und Ellbogen sind hierbei entspannt. Die Bewegungen müssen langsam und mit Gefühl erfolgen und mehrere Minuten über der betroffenen Partie durchgeführt werden. Nierenlager und Wirbelsäule dürfen wegen der Verletzungsgefahr nicht abgeklopft werden.

Kontraindikationen für das Abklopfen sind:
- Schmerzen, z.B. bei Rippenserienfraktur, nach Thorakotomie,
- Bronchospasmus,
- Frühphase nach Sternotomie,
- akute Infektionen der Lunge: Gefahr der Ausbreitung auf gesunde Anteile,
- instabile Herz-Kreislauf-Funktion,
- Blutungen.

4.1.2 Vibration

Hierbei handelt es sich um die Anwendung feiner, schüttelnder Bewegungen über der betroffenen Lungenpartie. Die Bewegungen können entweder mit der Hand oder mit einem Vibrationsgerät (z.B. Vibrax) erfolgen.

Vibrationen werden nur während der Exspiration angewandt; die Bewegungen werden durch die Thoraxwand auf das darunterliegende Lungengewebe übertragen und erhöhen in den kleinen Bronchen die Geschwindigkeit der ausgeatmeten Luft. Hierdurch sollen Sekrete gelockert und in die größeren Bronchen befördert werden.

4.1.3 Intrapulmonale Vibration

Durch eine modifizierte Jetventilation, etwa 20 min vor dem Absaugen eingesetzt, läßt sich ebenfalls eine sehr effektive Verflüssigung des Bronchialsekrets erreichen. Hierbei werden die Gasstöße über einen Winkeladapter direkt in den Tubus geleitet; ein spezieller Katheter ist nicht erforderlich. Das Verfahren ist aber nicht nur bei beatmeten Patienten anwendbar, sondern über eine Maske auch bei spontan atmenden, nichtintubierten Patienten. Eine Befeuchtung des Atemgases ist während der kurzzeitigen Anwendung nicht erforderlich. Die hochfrequente Jetbeatmung ist mit Erfolg bei der Beseitigung und zur Prophylaxe von Atelektasen eingesetzt worden. Intrapulmonale Blutungen gelten als Kontraindikation, nicht hingegen Rippenserienfrakturen oder Schädel-Hirn-Traumen.

4.2 Husten

Bei intubierten, kontrolliert beatmeten Patienten ist der Hustenmechanismus meist unwirksam oder ausgeschaltet, besonders wenn Sedativa in hohen Dosen oder Muskelrelaxanzien eingesetzt werden. Bei spontan atmenden, aber intubierten Patienten wird durch den Tubus der beim Husten tätige Stimmritzenmechanismus (initialer Verschluß, dann schlagartiges Öffnen) ausgeschaltet, so daß häufig ebenfalls kein effektives Abhusten möglich ist. Allerdings können auch intubierte oder tracheotomierte Patienten ihr Sekret erstaunlich weit aushusten. Bei diesen Patienten kontrahieren sich die Bronchien während der Exspiration sehr stark und übernehmen so die Funktion des Stimmritzenmechanismus.

Bei Patienten, deren Hustenmechanismus ausgeschaltet ist, kann durch bestimmte Beatmungstechniken mit dem Atembeutel ein künstlicher Hustenstoß erzeugt werden.

Husten mit dem Beatmungsbeutel. Zunächst wird der intubierte Patient auf die Seite gelegt, danach werden die Lungen tief mit dem Atembeutel belüftet. Nach jeder Lungenblähung wird der Atembeutel schlagartig losgelassen; sobald der Beatmungsbeutel freigegeben wird, klopft eine zweite Person die Thoraxwand ab. Das Abklopfen muß rhythmisch über allen Thoraxgebieten erfolgen. Bei richtiger Durchführung entsteht ein künstlicher Husten, durch den die Sekrete in die Bronchien, im günstigen Fall sogar bis in den Tubus befördert werden. Von hier müssen sie abgesaugt werden.

Der Vorteil diese Methode besteht v. a. darin, daß der Absaugkatheter weniger häufig tief in das Bronchialsystem eingeführt werden muß und hierdurch die Verletzungsgefahr vermindert wird.

Husten beim wachen, nicht intubierten Patienten. Patienten, die wach und nicht intubiert sind, können ebenfalls mit bestimmten Techniken zum Husten veranlaßt werden. Dies gilt besonders für Patienten nach schmerzhaften Bauch- oder Thoraxeingriffen, die manchmal nicht in der Lage sind, ihre Sekrete ohne äußere Hilfe ausreichend abzuhusten. Diese Patienten werden aufgefordert, 1mal tief durch die Nase ein- und 3mal schnauferartig durch den Mund auszuatmen. Danach muß der Patient wieder ganz tief einatmen und anschließend mit offenem Mund so stark wie möglich husten. Bei diesem Vorgang müssen die abdominalen oder thorakalen Operationswunden durch die Hände einer Hilfsperson oder des Patienten selbst oder durch aufgelegte Kissen stabilisiert werden, um die Schmerzen beim Husten zu lindern. Die Effizienz des Hustenstoßes kann gesteigert werden, wenn der Patient vorher in eine entspannte Lage gebracht wird:
- Kopf leicht beugen,
- Schultern nach innen drehen,
- Unterarme durch Kissen unterstützen.

Bei sehr starken Schmerzen sollte vor Beginn der Hustenmaßnahmen ein Analgetikum verabreicht werden.

4.3 Lagerungsdrainagen

Lagerungsdrainagen sind bestimmte Körperpositionen, in die der Patient gebracht wird, um seine Bronchialsekrete zu drainieren. Wegen des komplexen anatomischen Aufbaus des Bronchialsystems reicht die einfache Kopftieflage für eine effektive Bronchialdrainage nicht aus. Vielmehr müssen die Lagerungspositionen danach ausgewählt werden, welche Partien der verschiedenen Lungenlappen von der Sekretretention betroffen sind.

Die Drainagen müssen für jeden Patienten individuell ausgewählt werden. Da Lagerungsdrainagen beim Intensivpatienten keine harmlosen Ruhepositionen sind, bedürfen sie der ärztlichen Anweisung und Kontrolle.

Grundsätze für Lagerungsdrainagen:
- Keine Lagerungsdrainagen vor oder kurz nach den Mahlzeiten bzw. der Zufuhr von Sondennahrung.
- Häufigkeit: meist 3- bis 4mal pro Tag; 20–30 min für jede Position.
- Patient bequem lagern: Kissen zur Unterstützung, damit die Lage beibehalten wird. Knie- und Hüftgelenke beugen: Hierdurch wird die Bauchmuskulatur entspannt und damit die Belastung der Bauchmuskeln beim Husten vermindert.

- Auch bei Kindern können Lagerungsdrainagen durchgeführt werden, allerdings wird die Kopftieflage häufig nicht so gut vertragen.
- Bei zähem Sekret und Bronchospasmus sollte vor der Lagerungsdrainage eine Inhalationstherapie durchgeführt werden.
- Bei Störungen der Hämodynamik dürfen Lagerungsdrainagen nicht angewandt werden.

Verflüssigtes Sekret kann durch entsprechende Lagerungen des Patienten in die großen Atemwege drainiert und von dort abgesaugt oder abgehustet werden. Verwendet werden unter anderem Kopftieflagerung, Halbseiten- und Seitenlagerung sowie Bauchlagerung des Patienten.

4.4 Mobilisierung

Jeder Intensivpatient sollte so früh und so weitgehend wie möglich mobilisiert werden. Sitzen im Sessel oder Laufen mit und ohne Unterstützung bewirkt eine bessere Nutzung der akzessorischen Atemmuskulatur, eine Vertiefung der Atmung und eine gleichmäßigere Verteilung des Atemzugvolumens und erleichtert außerdem die Exspiration.

Erwünschte Nebeneffekte sind eine Thromboseprophylaxe und ein meist ein günstiger Einfluß auf die Motivation und das Befinden des Patienten.

4.5 Atmung mit erhöhtem Totraum

Läßt man den Patienten durch ein Rohr atmen, so wird er gezwungen, tiefer einzuatmen, um das Kohlendioxid zu eliminieren und eine Hyperkapnie zu vermeiden. Je größer das Rohr ist, desto mehr muß der Patient seine Atmung steigern. Diese künstliche Vergrößerung des Totraums soll subakute und chronische Atelektasen beseitigen und eine postoperative Atelektasenbildung – v. a. nach Bauch- und Thoraxeingriffen – verhindern.

Meist werden **Giebel-Rohre** zur Vergrößerung des Totraums eingesetzt. Diese Rohre mit je 100 ml Rauminhalt können nach Bedarf zusammengesetzt werden. Üblich sind 4–5 Segmente von je 20 cm Länge.

> Übungen mit dem Giebel-Rohr werden 10mal pro Tag durchgeführt. Bei jeder Übung sollten 20–30 Atemzüge, bei älteren Patienten weniger, durchgeführt werden. Die Atemfrequenz darf hierbei nicht auf über 20–24/min ansteigen.

Bei der Atmung mit künstlich vergrößertem Totraum kann der p_aO_2 abfallen. Daher sollte bei respiratorisch gefährdeten Patienten Sauerstoff in das Giebel-Rohr eingeleitet werden. Außerdem besteht die Gefahr der Hypoventilation.

Kontraindikationen. Bei gefährdeten Patienten sollte das Giebel-Rohr nur nach ärztlicher Anweisung eingesetzt werden. Bei folgenden Erkrankungen ist die Atmung mit erhöhtem Totraum kontraindiziert:
- Lungenemphysem,
- Asthma bronchiale,
- Atemnot,
- ausgeprägte Herzinsuffizienz.

Wegen seiner Gefahren und fraglichen Effizienz wird das Giebel-Rohr zunehmend seltener verwendet.

4.6 Inzentive Spirometrie (IS)

Die inzentive, d. h. „anreizende" Spirometrie (IS) gehört zu den Lungenexpansionstechniken. Sie imitiert die periodische Seufzer- oder Tiefatmung und dient der Atelektasen- und Pneumonieprophylaxe bei extubierten Patienten, die keine periodische Seufzer- oder Tiefatmung durchführen können oder wollen, z. B. nach Oberbauch- oder Thoraxeingriffen, bei Erkrankungen der Thoraxwand oder respiratorischen Störungen durch neuromuskuläre Erkrankungen. Die Wirksamkeit des Verfahrens ist allerdings strittig; so gibt es Hinweise, daß allein durch periodisches Tiefatmen ohne mechanische Hilfsmittel pulmonale Komplikationen verhindert oder beseitigt werden können.

4.6.1 Technik

Bei der IS atmet der Patient durch ein Gerät mit niedrigem Totraum langsam aus der Atemruhelage ein, bis er seine totale Lungenkapazität erreicht hat. Im Gerät befinden sich eine oder mehrere Kugeln oder Kolben, die sich proportional zum Inspirationsflow anheben und so den Inspirationsvorgang sichtbar machen. Der Patient wird aufgefordert, die Kugeln während der Inspiration möglichst lange auf einem bestimmten Niveau zu halten, damit eine tiefe und gleichmäßige Inspiration erfolgt. Durch die tiefen Atemzüge – bis zu 4 l – und die verlängerte Inspirationszeit – >3 s – soll das Atemzugvolumen gleichmäßiger verteilt und die Oxygenierung verbessert werden. Allerdings hält die mit der IS erreichte Zunahme der FRC nur etwa 60 min an, daher müssen die Atemübungen öfter wiederholt werden.

Psychologisch günstig ist der *spielerische Aspekt* der Methode: Hierdurch werden viele Patienten motiviert, die Atemtherapie selbständig und regelmäßig durchzuführen, zumal sie ihre eigenen Fortschritte umgehend optisch wahrnehmen können. Zu intensive und häufige Anwendung kann allerdings zur Erschöpfung des Patienten führen.

4.6.2 Indikationen und Kontraindikationen

Indikationen. Die IS dient v. a. der Atelektasenprophylaxe, ist also besonders dann indiziert, wenn mit dem Auftreten von Atelektasen gerechnet werden muß, z. B.
- nach Oberbauch- oder Thoraxeingriffen,
- bei Funktionsstörungen des Zwerchfells,
- bei restriktiven Lungenfunktionsstörungen im Zusammenhang mit einer Querschnittlähmung.

Außerdem kann das Verfahren, in Kombination mit Lagerungsmaßnahmen und Abklopf- oder Vibrationstechniken, zur Behandlung bereits aufgetretener Atelektasen eingesetzt werden.

Kontraindikationen. Bei unwilligen, unkooperativen oder unverständigen Patienten kann die IS nicht angewandt werden; ebensowenig bei Patienten mit erniedrigter Vitalkapazität (< 10 ml/kg KG). Außerdem müssen folgende Kontraindikationen beachtet werden:

Kontraindikationen für die IS:
- chronisch-obstruktive Lungenerkrankungen,
- Ermüdung der Atemmuskulatur,
- bronchiale Hypersekretion,
- Bronchopneumonie,
- ungenügende Kooperation des Patienten.

4.6.3 Praktisches Vorgehen

- Den Patienten ausreichend instruieren, Volumenziele festlegen.
- Bei den ersten Sitzungen Anwendung durch den Patienten überwachen, wenn nötig korrigieren, ansonsten durch Lob motivieren.

- Häufigkeit der Anwendungen: Tagsüber jede Stunde mindestens 5–10 Atemzüge.
- Patienten zur selbständigen Durchführung ermutigen. Die Anwesenheit von Arzt oder Pflegepersonal bei jeder Anwendung ist nicht erforderlich, jedoch eine gelegentliche Überprüfung der Patientenaktivität und der Therapieziele.

4.7 Intermittierende Überdruckbeatmung (IPPB)

Bei der intermittierenden Überdruckbeatmung („intermittend positive pressure breathing", IPPB) werden dem Patienten von einem druckgesteuerten Respirator über ein Mundstück oder eine Maske intermittierend Atemhübe zugeführt. Die Triggerung des Geräts erfolgt durch den Patienten; die IPPB ist also eine patientengetriggerte, flowbegrenzte, druckgesteuerte Beatmung.

Bei der IPPB soll durch Erhöhung des Atemwegsdrucks während der Inspiration das Atemzugvolumen erhöht und hierdurch Atelektasen eröffnet werden. Die Höhe des Atemzugvolumens wird durch die individuelle Einstellung des maximalen Inspirationsdrucks bestimmt. Derzeit ist nicht geklärt, ob die IPPB der IS überlegen ist.

4.8 Nichtinvasive Beatmung (NIV)

Zwischen der eigentlichen physikalischen Therapie und der nichtinvasiven Beatmung (NIV) gibt es keine scharfe Trennung. So können, z. B. neben der IPPB, auch ein intermittierender Masken-CPAP oder eine intermittierende PSV als physiotherapeutische Maßnahmen im erweiterten Sinne gelten.

4.9 Atemtraining gegen künstlichen Widerstand

Der Patient atmet durch einen 5–10 cm unter eine Wasseroberfläche geleiteten Schlauch aus. Hierdurch wird, je nach Eintauchtiefe des Schlauchs, ein positiver exspiratorischer Atemwegsdruck („expiratory positive airway pressure", EPAP) von 5–20 cm H_2O erzeugt. Im Gegensatz zu Giebel-Rohr, IS und IPPB wird somit primär nicht die Inspiration, sondern die Exspiration beeinflußt. Der EPAP soll Atelektasen beseitigen und die Oxygenierung verbessern.

Das Verfahren ist in seiner Wirkung der sog. *Lippenbremse*, der Ausatmung gegen den Widerstand der fast geschlossenen Lippen, vergleichbar: Die exspiratorische Flußgeschwindigkeit wird herabgesetzt, so daß weniger Turbulenzen auftreten, und die Exspiration bei Patienten mit obstruktiven Lungenerkrankungen im günstigen Fall erleichtert wird.

Der EPAP verbessert die Oxygenierung weniger effektiv als der CPAP, die physiotherapeutische Wirksamkeit ist geringer als die der inspiratorischen Atemtherapieverfahren.

5 Lagerungstherapie

Lungenerkrankungen sind gewöhnlich nicht homogen über die gesamte Lunge verteilt. Beim nichtkardial bedingten Lungenödem, z. B. bei ALI und ARDS, treten Konsolidierungen in Rückenlage des Patienten v. a. in den dorsobasalen Lungenkompartimenten auf. Diese schlecht belüfteten Bezirke können funktionell als „kranke" Lunge angesehen werden, die oben gelegenen, gut belüfteten Kompartimente hingegen als „gesunde" Lunge. Klinisch hat sich gezeigt, daß durch Drehen des Patienten aus der Rückenlage in die Bauchlage, also durch die Lagerung der „kranken" Lunge nach oben und der „gesunden" Lunge nach unten, die Oxygenierung des Blutes und teilweise auch die Elimination von Kohlendioxid verbessert werden können. Dies gilt besonders für die Frühphase des ARDS.

Wirkungsmechanismus. Warum durch die Bauchlagerung die Oxygenierung verbessert wird, ist derzeit nicht geklärt. Wahrscheinlich werden durch die Bauchlagerung regionale Störungen des Belüftungs-Durchblutungs-Verhältnisses beseitigt und hierdurch die Shuntdurchblutung vermindert. Eine Umverteilung der Durchblutung und Zunahme der FRC durch Rekrutierung von Kompressionsatelektasen spielen hingegen wahrscheinlich keine wesentliche Rolle.

5.1 Indikationen und Kontraindikationen

Die Bauchlagerung sollte zu den Standardmaßnahmen bei schweren Oxygenierungsstörungen gehören. Bei einseitigen Lungenerkrankungen sollte dagegen nicht auf den Bauch, sondern auf die gesunde Seite gelagert werden. Wenngleich die Bauchlagerung kurzfristig zu teilweise eindrucksvollen Verbesserungen der Oxygenierung führt, ist unklar, ob hierdurch die Prognose von Patienten mit ARDS günstig beeinflußt wird. Folgendes sollte beachtet werden:

> Bei hochgradiger Kreislaufinstabilität oder erhöhtem intrakraniellem Druck ist die Bauchlagerung kontraindiziert.

5.2 Anwendungsdauer und -häufigkeit

Wie oft und wie lange die Bauchlagerung durchgeführt werden soll, ist nicht geklärt. Nach dem derzeitigen Kenntnisstand sollte die Lagerung täglich für 8–12 h durchgeführt werden, wenn hierdurch eine wesentliche Verbesserung des pulmonalen Gasaustausches erreicht und aufrechterhalten werden kann.

6 Rotationsbett

Eine Alternative zur intermittierenden Bauchlagerung ist die Pflege in einem sog. Rotationsbett. Dieses Bett kann in der „weichen" Ausführung mit Luftkissenlagerung um bis zu 38°, in der „harten" Ausführung um 65° nach links und rechts um die Längsachse rotieren. Der Patient muß mit Gurten befestigt werden, damit er in der Schräglage nicht aus dem Bett fallen kann. Der Rotationswinkel und die Verweildauer in Schräglage kann für die Rechts- und auch für die Linkslagerung festgelegt werden.

Durch frühzeitigen Einsatz des Rotationsbetts kann die Entwicklung dorsaler Kompressionsatelektasen weitgehend verhindert werden. Bei der Eröffnung bereits entstandener Atelektasen ist das Rotationsbett der Bauchlagerung allerdings unterlegen.

7 Thoraxdrainage

Die Indikation zum Legen einer Thoraxdrainage (Einzelheiten s. Kap. 20) im Rahmen der Intensivtherapie des Beatmungspatienten stellen im wesentlichen folgende Erkrankungen dar:
- ausgedehnter Pneumothorax,
- Spannungspneumothorax,
- großer Pleuraerguß,
- Hämatothorax,
- Pleuraemphysem.

Spannungspneumothorax. Die wichtigste Indikation für die notfallmäßige Drainierung des Thorax ist der Spannungspneumothorax, der seine

Ursachen, unabhängig von der Beatmung (Trauma, Komplikation beim Legen eines ZVK), auch in der Beatmung selbst (Barotrauma) haben kann. Besonders beim beatmeten Patienten kann sich jeder Pneumothorax durch die Beatmung mit Überdruck zu einem lebensbedrohlichen Spannungspneumothorax entwickeln.

Bei der Beatmung eines Patienten mit hohen Atemwegsdrücken (hohe Spitzendrücke, hoher extrinsischer oder intrinsischer PEEP) muß jederzeit mit der Entwicklung eines Spannungspneumothorax gerechnet werden.

Nichtradiologische Zeichen eines Spannungspneumothorax:
- fehlendes Atemgeräusch auf der erkrankten Seite,
- hypersonorer Klopfschall auf der erkrankten Seite,
- Anstieg des Atemwegsdrucks bei volumenkontrollierter Beatmung bzw. Abfall des Hub- und Minutenvolumens bei druckkontrollierter Beatmung,
- Blutdruckabfall,
- Anstieg des ZVD,
- Tachykardie, später auch Bradykardie,
- Abfall des HZV;

Radiologische Zeichen:
- Transparenzerhöhung auf der erkrankten Seite,
- zur Lunge hin konkave Linie zwischen Lungenzeichnung und fehlender Lungenzeichnung,
- Mediastinalverlagerung zur gesunden Seite.

Merke: Ein Spannungspneumothorax muß unverzüglich entlastet werden, da er rasch zu schweren Oxygenierungsstörungen und zum Abfall des Herzzeitvolumens bis hin zum Herzstillstand führen kann.

Bei entsprechender Klinik muß der Spannungspneumothorax auch ohne radiologische Diagnosesicherung drainiert werden. Daher muß jeder Intensivmediziner das Legen einer Thoraxdrainage beherrschen (s. Kap. 20).

Literatur

Atemgaskonditionierung

Chatburn RL, Primiano FP (1989) A rational basis for humidity therapy. Respir Care 32: 249–254
Hedley RM, Allt-Graham J (1994) Heat and moisture exchangers and breathing filters. Br J Anaesth 73: 227–236
Shelly MP (1992) Inspired gas conditioning. Respir Care 37: 1070–1080

Absaugung und Bronchoskopie

Hähnel J, Konrad F, Kogel H (1992) Bronchoskopie zur Erstversorgung nach schwerem Thoraxtrauma – grundsätzlich indiziert? Anaesthesist 41: 408–413
Jolliet P, Chevrolet JC (1992) Bronchoscopy in the intensive care unit. Intensive Care Med 18: 160–169
Morgan MDL (1990) Fibreoptic bronchoscopy. Curr Anaesthesia Crit Care 1: 228–233
Zaitsu A (1992) Emergency use of fibre-optic bronchoscopy in the ICU. Clin Intensive Care 3: 15–24

Physiotherapie und Lagerungstherapie

Albert RK (1994) One good turn . . . Intensive Care Med 20: 257–248
Fishman AP (1981) Down with the good lung. N Engl J Med 304: 537–538
Giattinoni L, Pelosi P, Vitale G (1991) Body position changes redistribute lung computed tomographic density in patients with acute respiratory failure. Anesthesiology 74: 15–23
Kleinschmidt S, Ziegenfuß T, Bauer M, Fuchs W (1993) Einfluß intermittierender Bauchlage auf den pulmonalen Gasaustausch beim akuten Lungenversagen. Anästhesiol Intensivmed Notfallmed Schmerzther 28: 81–85
Mang H, Weindler J, Zapf CL (1989) Postoperative Atemtherapie mit Incentive Spirometry. Anaesthesist 38: 200–205
Neander KD (1994) Pflege des Intensivpatienten. In: Benzer H, Burchardi H, Larsen R, Suter PM (Hrsg) Intensivmedizin. Springer, Berlin Heidelberg New York Tokio, S 36–55

19 Fiberoptische Bronchoskopie

ÜBERSICHT

1	Indikationen für die fiberoptische Bronchoskopie	565
1.1	Diagnostische Indikationen	566
1.2	Therapeutische Indikationen	566
1.2.1	Sekretretention und Atelektasen	567
1.2.2	Aspiration von Mageninhalt	568
1.2.3	Endobronchiale Blutungen	568
1.2.4	Tubus- und Kanülenpflege	569
1.2.5	Chronische Atemwegserkrankungen	569
2	Kontraindikation für die fiberoptische Bronchoskopie	569
3	Komplikationen der Bronchoskopie	570
4	Praktisches Vorgehen	571
	Literatur	573

Die fiberoptische Bronchoskopie gehört zu den Standardverfahren der Intensivmedizin. Beim Intensivpatienten dient die flexible Bronchoskopie nicht nur diagnostischen, sondern v. a. therapeutischen Zwecken, insbesondere der therapeutischen Bronchiallavage. Im Gegensatz zur starren Bronchoskopie können mit den dünnen flexiblen Bronchoskopen auch Segmentbronchien der 4.–5. Ordnung eingesehen werden (Abb. 19.1). Die Technik ist einfach, die Komplikationsrate und Belastung des Patienten in der Regel gering und daher auch bei den meisten kritisch kranken Intensivpatienten jederzeit durchführbar, zumal die Beatmung während

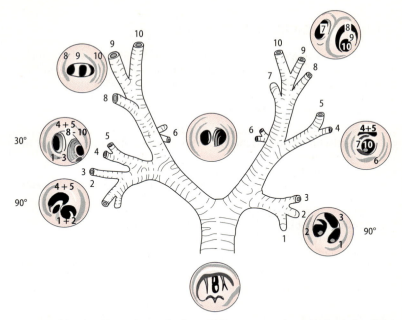

Abb. 19.1. Verzweigung des Bronchialbaums unter bronchoskopischer Sicht

der Bronchoskopie fortgeführt werden kann. Beim nicht intubierten Patienten wird das flexible Bronchoskop unter Lokalanästhesie direkt über den Nasopharynx in das Bronchialsystem vorgeschoben, beim intubierten Patienten hingegen durch den Endotrachealtubus eingeführt.

Der wesentliche Nachteil der flexiblen Bronchoskopie ist der kleine Arbeitskanal, der keine größeren endoskopischen Manipulationen ermöglicht. Beim intubierten Intensivpatienten kann oft nur ein besonders dünnes Bronchoskop eingesetzt werden.

1 Indikationen für die fiberoptische Bronchoskopie

Auch beim Intensivpatienten kann zwischen diagnostischen und therapeutischen Indikationen für die flexible Bronchoskopie unterschieden werden. Allerdings sind die Grenzen fließend, so daß nicht immer strikt zwischen diagnostischer und therapeutischer Bronchoskopie getrennt werden kann.

1.1 Diagnostische Indikationen

Beim Intensivpatienten erfolgt die diagnostische fiberoptische Bronchoskopie zusammen mit einer bronchoalveolären Lavage, in seltenen Fällen kombiniert mit einer transbronchialen Biopsie. Diagnostiziert werden v. a. infektiöse und nichtinfektiöse entzündliche Lungenprozesse, gelegentlich auch Neoplasmen und das Ansprechen auf therapeutische Maßnahmen.

> **Diagnostische fiberoptische Bronchoskopie: Indikationen beim Intensivpatienten:**
> - nosokomiale Pneumonien,
> - akute Pneumonie bei „normalen" oder immunsupprimierten Patienten,
> - Diagnose einer Bronchusruptur beim Thoraxtrauma,
> - Identifizierung einer bronchialen Blutungsquelle,
> - nichtinfektiöse, diffuse interstitielle Lungenerkrankungen,
> - endobronchiale und parenchymale Neoplasien.

Pneumoniediagnostik. Pneumonien gehören zu den häufigsten nosokomialen Infektionen. Durch eine geschützte bronchoalveoläre Lavage oder Bürstenbiopsie, bei der eine Kontamination des oberen Respirationstrakts vermieden wird, kann der Erreger identifiziert und eine entsprechende antibiotische Behandlung eingeleitet werden. Gleichzeitig kann gezielt eitriges Sekret abgesaugt werden. Der Stellenwert dieser Maßnahme zur Pneumoniediagnostik beim Intensivpatienten ist derzeit allerdings nicht gesichert.

Anstieg des Beatmungsdrucks. Partielle Verlegungen des Tubus oder der Bronchen, die zum Anstieg des Beatmungsdrucks führen, können mit der flexiblen Bronchoskopie diagnostiziert und – wenn durch Schleim bedingt – rasch beseitigt werden. Bei kompletter Verlegung des Tubus ist jedoch die Extubation und Reintubation mit einem neuen Tubus das Vorgehen der Wahl.

1.2 Therapeutische Indikationen

Die wichtigste Indikation für die fiberoptische Bronchoskopie beim Intensivpatienten ist die therapeutische Bronchiallavage. Hiermit können gezielt alle Segmente und Subsegmente des Bronchialsystems aufgesucht und abgesaugt werden. Außerdem lassen sich über den Instrumentierkanal Medikamente direkt am Wirkort in den Bronchien plazieren.

Therapeutische fiberoptische Bronchoskopie: Indikationen beim Intensivpatienten:
- Sekretretention bei schweren Atelektasen und Lappenkollaps,
- pulmonale Aspiration,
- endobronchiale Blutungen,
- Pflege des Endotrachealtubus oder der Trachealkanüle,
- lokale Zufuhr von Medikamenten,
- Reinigung endobronchialer Anastomosen und Resektionsstümpfe,
- Kontrolle bronchopleuraler Fisteln,
- Dyskrinie bei akut exazerbierten chronischen Atemwegsinfektionen,
- Alveolarproteinose,
- schwierige endotracheale Intubation,
- Lagekontrolle, v. a. von Doppellumentuben.

1.2.1 Sekretretention und Atelektasen

Vermehrte Sekretproduktion und Sekretretention. Dies ist eine typische Komplikation nach großen Operationen, v. a. nach Oberbauch- und Thoraxeingriffen. Zu den wichtigsten Ursachen der gesteigerten Sekretproduktion gehören die maschinelle Beatmung und der Reiz des Endotrachealtubus. Gleichzeitig ist die mukoziliäre Clearancefunktion und auch der Hustenmechanismus durch Analgetika und Sedativa beeinträchtigt, besonders bei Patienten mit chronischen Atemwegserkrankungen. Eine Sekretretention findet sich v. a. in den dorsalen und kaudalen Segmenten, aus denen mit der üblichen blinden Technik (s. Kap. 18) meist nicht ausreichend abgesaugt werden kann. Durch die Sekretretention können Dystelektasen und Pneumonien entstehen.

Atelektasen. Abgesehen von großen Operationen treten Atelektasen v. a. bei kritisch kranken Intensivpatienten auf, begünstigt durch die maschinelle Beatmung und längeres Liegen in der gleichen Körperposition. Atelektasen können den pulmonalen Gasaustausch beeinträchtigen und Ausgangsort einer Pneumonie sein. Im Extremfall können zähe Sekrete zum kompletten Kollaps eines Lungenlappens führen. Nicht immer können Atelektasen durch forcierte konventionelle Maßnahmen wie Überdruckbeatmung, endotracheales Absaugen und Lagerungsmaßnahmen beseitigt werden, so daß eine therapeutische fiberoptische Bronchoskopie mit

Bronchiallavage indiziert ist. Sind allerdings Luftbronchogramme zu erkennen, ist eine Bronchusobstruktion durch Schleim sehr wahrscheinlich nicht die auslösende Ursache der Atelektasen und die Bronchoskopie damit von geringem Nutzen.

1.2.2 Aspiration von Mageninhalt

Die pulmonale Aspiration von Mageninhalt ist keine Indikation für eine *routinemäßige* Bronchoskopie mit Bronchiallavage, da der saure Magensaft innerhalb weniger Sekunden die Bronchialschleimhaut schädigt und sich außerdem rasch in der Peripherie ausbreitet. Ist jedoch röntgenologisch nach Aspiration eine Obstruktion distaler Atemwege nachweisbar, so kann durch fiberoptische Bronchoskopie das Aspirat entfernt werden. Auch bei Aspiration im Zusammenhang mit einer Medikamenten- oder Alkoholintoxikation kann die Bronchoskopie indiziert sein, um evtl. noch zentral vorhandene Aspiratreste abzusaugen und weitere Fremdkörper festzustellen, die ebenfalls entfernt werden müssen. Spülungen müssen hierbei vermieden werden, damit der Fremdkörper nicht noch weiter in die Lungenperipherie gelangt und dort zu Atelektasen und einer poststenotischen Pneumonie führt.

1.2.3 Endobronchiale Blutungen

Die fiberoptische Bronchoskopie ist v. a. bei schwächeren Blutungen, z. B. aus Schleimhautläsionen, indiziert; bei massiven Blutungen sollte hingegen die starre Bronchoskopie bevorzugt werden, da hiermit eine größere Blutmenge effektiver abgesaugt und außerdem eine endobronchiale Tamponade durchgeführt werden kann.

Bei kleineren Blutungen können über das Fiberglasbronchoskop lokal Hämostyptika plaziert werden; bei peripheren Blutungen kann das betroffene Segment durch das Bronchoskop okkludiert werden. Ist eine lokale Blutung mit anderen Methoden nicht zu stillen, so kann die nicht betroffene Seite selektiv intubiert und beatmet werden. Anschließend sollte der Patient auf die blutende Seite gelagert werden, damit die Blutung sich im günstigen Fall selbst tamponiert. Beim Versagen aller Maßnahmen muß ein thoraxchirurgischer Eingriff erwogen werden.

Bei **Lungenkontusionen** ist die fiberoptische Bronchoskopie primär nicht indiziert, sondern nur, wenn Blutungen auftreten oder der Verdacht auf eine **Bronchusruptur** besteht.

1.2.4 Tubus- und Kanülenpflege

Das distale Tubus- oder Trachealkanülenende bewirkt eine mechanische Irritation der Bronchuswand bzw. Trachea. Hierdurch kommt es im betroffenen Bereich zur Membranbildung und Nekrotisierung sowie zur Sekretretention. In schweren Fällen können mit Hilfe des flexiblen Bronchoskops die Membranen und das Sekret abgesaugt und adhärente Verkrustungen mit einer Zange extrahiert werden.

1.2.5 Chronische Atemwegserkrankungen

Werden die zentralen Atemwege bei schwerer Bronchitis, Status asthmaticus, Bronchiektasen oder Mukoviszidose durch Schleim verlegt, sollte eine fiberoptische Bronchoskopie mit therapeutischer Bronchiallavage durchgeführt werden. Für die Maßnahme sollte der Patient endotracheal intubiert werden, da hierdurch eine größere Sicherheit gewährleistet ist. Auf jeden Fall sollte nur in Notfallbereitschaft und mit der Möglichkeit einer anschließenden maschinellen Beatmung bronchoskopiert werden, zumal bei längerer Dauer des Eingriffs die respiratorische Insuffizienz durch einen reflektorischen Bronchospasmus zunächst verstärkt werden kann.

2 Kontraindikationen für die fiberoptische Bronchoskopie

Es gibt nur wenige Kontraindikationen für die flexible Bronchoskopie. Vorsicht ist geboten bei Patienten mit **Asthma**, da durch die Bronchoskopie häufig ein Bronchospasmus ausgelöst wird. Auch bei Patienten mit instabiler **Angina pectoris oder frischem Myokardinfarkt** sollte eine Bronchoskopie nur bei zwingender Indikation durchgeführt werden, da leicht eine Hypoxie auftreten und zu bedrohlichen Herzrhythmusstörungen führen kann. Eine Tachykardie muß ebenfalls vermieden werden, da hierdurch der myokardiale O_2-Bedarf ansteigt.

Bei Patienten mit **Blutungsrisiko** sollte keine transbronchiale Biopsie durchgeführt werden. Als Voraussetzung für eine Biopsie gelten Thrombozytenzahlen von $>50\,000/\mu l$ sowie eine normale partielle Thromboplastinzeit und ein normaler Quick-Wert. Bei Patienten mit pulmonaler Hypertonie muß mit einer stärkeren Blutung nach Biopsie gerechnet werden, bei Beatmung mit hohem PEEP mit einem Pneumothorax.

> **Kontraindikationen für die Routinebronchoskopie:**
> - Asthma bronchiale: Gefahr des Bronchospasmus;
> - instabile Angina pectoris und frischer Myokardinfarkt: Herzrhythmusstörungen, Myokardischämie durch Tachykardie und/oder Blutdruckanstieg;
> - nicht zu beseitigende Hypoxämie.
>
> **Kontraindikationen für eine transbronchiale Biopsie:**
> - hämorrhagische Diathese, Thrombozytopenie;
> - Urämie, Therapie mit Thrombozytenaggregationshemmern;
> - pulmonale Hypertonie;
> - Beatmung mit hohem PEEP.

3 Komplikationen der Bronchoskopie

Nur selten geht die flexible Bronchoskopie mit schwerwiegenden Komplikationen einher. Sie beruhen entweder auf der Methode selbst oder auf der Begleitmedikation. So können Sedativa und Opioide beim nicht intubierten Patienten zur Atemdepression und respiratorischen Insuffizienz führen, die Bronchoskopie selbst zu vagalen Reaktionen, Laryngospasmus, Bronchospasmus und Hypoxämie, in seltenen Fällen zur Übertragung von Erregern und Infektionen. Die höchste Komplikationsrate weist die transbronchiale Biopsie auf. Die häufigste Komplikation ist der Pneumothorax (bis zu 5%), gefolgt von endobronchialen Blutungen (bis zu 3%).

> **Komplikationen der Bronchoskopie**
> **Routinebronchoskopie:**
> - vasovagale Reaktion,
> - Laryngospasmus,
> - Bronchospasmus,
> - Hypoxämie, Hyperkapnie,
> - Herzrhythmusstörungen,
> - Infektion.
>
> **Bronchoalveoläre Lavage:**
> - Zunahme des Infiltrats,
> - vorübergehende Hypoxämie,
> - Fieber.

Transbronchiale Biopsie:
- Pneumothorax,
- Blutungen,
- Pneumonie.

4 Praktisches Vorgehen

Bei beatmeten oder über den Tubus spontan atmenden Patienten wird das Bronchoskop über den Endotrachealtubus eingeführt, bei nicht intubierten Patienten unter Lokalanästhesie bevorzugt transnasal, in Ausnahmefällen auch transoral, wobei ein Beißschutz erforderlich ist. Außerdem muß der Patient nüchtern sein. Bei nicht intubierten, aber gefährdeten oder unkooperativen Patienten sollte die Bronchoskopie in Allgemeinnarkose mit endotrachealer Intubation erfolgen.

Im Gegensatz zur Allgemeinnarkose mit Muskelrelaxierung kann bei der Bronchoskopie unter Lokalanästhesie die Dynamik des Tracheobronchialsystems wesentlich besser beurteilt werden.

Weiterhin sollte folgendes beachtet werden:

> Bei einem Haut- oder Mediastinalemphysem oder anderen Hinweisen auf eine Verletzung des Tracheobronchialsystems (Unfall) sollte die Bronchoskopie möglichst unter Lokalanästhesie erfolgen, nicht unter Muskelrelaxierung und Beatmung: Gefahr des Spannungspneumothorax!

Vor der Bronchoskopie wird ein Röntgenbild angefertigt, um die Verschattung möglichst genau lokalisieren zu können. Bei kritisch Kranken darf eine flexible Bronchoskopie nur durch den geübten Intensivmediziner durchgeführt werden. Im Zweifelsfall sollte ein Pulmologe hinzugezogen werden.

Prämedikation. Aufgeregte Patienten können für die Bronchoskopie sediert werden, z. B. mit **Midazolam,** bei Bedarf ergänzt durch ein **Opioid,** z. B. 0,05–0,15 mg Fentanyl. Wegen der potentiellen Atemdepression ist allerdings Vorsicht geboten, besonders bei Patienten mit eingeschränkter Lungenfunktion oder älteren Menschen. Vasovagale Reaktionen können durch Vorgabe von Atropin meist verhindert werden, evtl. auch eine reflektorische Bronchokonstriktion. Zu beachten ist, daß Atropin die mukoziliäre Clearance erheblich beeinträchtigt. Bei bekannter Irritabilität des Bronchialsystems kann vor Beginn der Bronchoskopie eine β_2-adrenerge

Substanz zugeführt werden, z. B. 1–2 Hübe **Salbutamol**, wenn erforderlich zusätzlich auch Steroide. Eine vollständige Unterdrückung des Hustenreflexes ist jedoch nicht erforderlich, zumal ein intakter Hustenmechanismus die Sekretelimination ermöglicht.

Lokalanästhesie. Beim nicht intubierten Patienten ist eine Lokalanästhesie erforderlich. Lidocain 4 % gilt als Mittel der Wahl für die Oberflächenanästhesie der Schleimhäute. Zunächst werden die Nase und der posteriore Oropharynx eingesprüht. Bei ausreichender Anästhesie kann das Bronchoskop eingeführt und hierüber die Stimmritze und danach das Bronchialsystem mit Lidocain eingesprüht werden. Die Lokalanästhesie muß behutsam erfolgen, besonders bei Patienten mit irritablem Bronchialsystem. Bei Asthmatikern muß in einem hohen Prozentsatz mit einem Bronchospasmus gerechnet werden, so daß vorher antiobstruktive Medikamente zugeführt werden sollten, wenn erforderlich auch Kortikoide.

Endotrachealtubus. Die Größe des Endotrachealtubus muß so gewählt werden, daß während der Bronchoskopie eine ausreichende Beatmung möglich ist. Bei beatmeten Patienten kann in der Regel der bereits liegende Tubus verwendet werden, gelegentlich ist aber die Umintubation mit einem größeren Tubus erforderlich. Wird ein Bronchoskop mit einem Durchmesser von 6 mm in einen Tubus mit einem inneren Durchmesser von 7,5 mm eingeführt, so verbleibt nur noch ein Querschnitt, der einem Tubus von ca. 4 mm Durchmesser entspricht und zu hohe Beatmungsdrücke erfordert, um eine ausreichende Ventilation zu gewährleisten. Außerdem entsteht durch die Behinderung der Exspiration ein teilweise erheblicher intrinsischer PEEP. Ein hoher extrinsischer PEEP (> 10 mbar) sollte vor Bronchoskopiebeginn schrittweise reduziert werden. Durch anhaltendes Absaugen kann die FRC erniedrigt und hierdurch der pulmonale Gasaustausch beeinträchtigt werden.

Größe des Bronchoskops. Für die flexible Bronchoskopie stehen Instrumente mit verschiedenem Durchmesser und entsprechenden Instrumentierkanälen zur Verfügung. Bei einigen ist eine Abwinkelung bis maximal 180° möglich. Je größer der Durchmesser des Bronchoskops ist, desto besser sind therapeutische Maßnahmen wie Absaugen und transbronchiale Biopsie durchführbar. Bei nasal intubierten Patienten kann häufig ein Bronchoskop der üblichen Größe nicht eingeführt werden, so daß dünnere Bronchoskope verwendet werden müssen. Kinderbronchoskope (Durchmesser 3 mm) können zwar weit in die Peripherie vorgeschoben werden, sind aber für das Absaugen von Sekret weniger effektiv; auch kann keine Biopsiezange eingeführt werden. In Ausnahmefällen muß eine starre Bronchoskopie durchgeführt werden, so z. B. bei massiven Blutungen.

Überwachung des Patienten. Während der Bronchoskopie müssen Beatmungsdruck, pulmonaler Gasaustausch und Herz-Kreislauf-Funktion besonders sorgfältig überwacht werden. Da häufig vorübergehende Hypoxämien auftreten, erhalten nicht intubierte Patienten Sauerstoff über eine Maske, intubierte Patienten werden mit 100%igem Sauerstoff beatmet.

Überwachung während der Bronchoskopie:
- EKG-Monitor,
- nichtinvasive Blutdruckmessung, bei kritisch Kranken arterielle Kanüle,
- Pulsoxymeter,
- Kapnometer,
- bei Beatmung: Beatmungsdrücke.

Hypoxämien während der Bronchoskopie müssen sofort beseitigt werden, ebenso exzessive Anstiege der Beatmungsdrücke: Sie behindern den venösen Rückstrom und können zum Pneumothorax oder Pneumomediastinum führen. Ausgedehnte Bronchoskopien und bronchoalveoläre Spülungen begünstigen hypoxämische Phasen, daher sollte möglichst zügig bronchoskopiert werden. Routinemäßige Bronchoskopien dürfen beim Intensivpatienten wegen der hiermit verbundenen Gefahren nicht durchgeführt werden. Vielmehr gilt folgendes:

> Flexible Bronchoskopie beim Intensivpatienten nur bei entsprechender Indikation, niemals routinemäßig durchführen!

Literatur

Stadling P (1994) Fiberoptische Intubation, 2. Aufl. Thieme, Stuttgart
Ovassapian A (1996) Fiberoptic endoscopy and the difficult airway. Lippincott-Raven, Philadelphia
Stradling P (1994) Atlas der Bronchoskopie, 2. Aufl. Thieme, Stuttgart

20 Thoraxdrainagen

ÜBERSICHT

1	Indikationen	575
2	Kontraindikationen	577
3	Geschlossene Thoraxdrainage	577
3.1	Zubehör	577
3.2	Welche Kathetergröße?	578
3.3	Welche Punktionsstelle?	578
3.4	Technik der hinteren Drainage	579
3.4.1	Drainage der basalen Abschnitte	583
3.5	Technik der vorderen Drainage	584
3.6	Komplikationen	584
3.6.1	Wie können Komplikationen vermieden werden?	585
4	Thoraxdrainage über Minithorakotomie	586
4.1	Technik der Minithorakotomie	586
5	Absaugsysteme	588
5.1	Einflaschendrainage mit Wasserschloß	589
5.2	Zweiflaschenabsaugung mit Wasserschloß	589
5.3	Dreiflaschensaugsystem	589
6	Kontrolle und Überwachung der Thoraxdrainagen	590
7	Entfernen der Thoraxdrainage	591
	Literatur	592

Thoraxdrainagen werden in den Pleuraspalt eingeführt, um Luft oder Flüssigkeit abzuleiten und die Lunge vollständig zu entfalten. Nach Vorschieben in den Pleuraspalt wird der Katheter mit einem Drainagesystem verbunden, das die austretende Flüssigkeit sammelt oder die entweichende Luft absaugt. Hierbei ist zwischen einer vorderen und einer hinteren Drainage zu unterscheiden. Für die Ableitung von Luft wird die vordere Drainage durchgeführt, für die Drainage von Blut oder anderen Flüssigkeiten die hintere, ebenso für die Kombination von Luft und Flüssigkeit. Der Grund hierfür ist, daß bei der vorderen Drainage Flüssigkeitsansammlungen nicht oder nur unzureichend abgeleitet werden.

Zwei Methoden der Thoraxdrainage können angewandt werden: die geschlossene und die offene Drainage über eine Minithorakotomie. Allerdings sollte folgendes beachtet werden:

> Beim beatmeten Intensivpatienten sollte die Thoraxdrainage über eine Minithorakotomie eingeführt werden, da hierdurch eine Verletzung intrathorakaler oder intraabdominaler Organe vermieden wird.

Das Legen einer Thoraxdrainage gehört zu den grundlegenden Maßnahmen der Notfallmedizin. Daher sollte der Intensivmediziner die Technik der geschlossenen und offenen Thoraxdrainage sicher beherrschen.

1 Indikationen

Die wichtigsten Indikationen für eine Thoraxdrainage sind:
- Pneumothorax, Spannungspneumothorax,
- Hämatothorax,
- Rippenserienfrakturen bei beatmeten Patienten,
- nach Thoraxeingriffen,
- massiver Pleuraerguß bei respiratorisch insuffizienten oder beatmeten Patienten.

Beim Intensivpatienten sind vor allem Pneumothorax, Hämatothorax und Hämatopneumothorax von Bedeutung. Die wichtigste Ursache dieser Komplikationen ist das Thoraxtrauma.

Pneumothorax. Jeder wesentliche Pneumothorax muß drainiert werden. Bei *beatmeten* Patienten muß auch ein geringergradiger Pneumothorax drainiert werden, da sich durch den Überdruck rasch ein akut lebensbedrohlicher Spannungspneumothorax entwickeln kann. Ein Pneumothorax, der kurz nach einem Trauma festgestellt wird, muß ebenfalls drainiert werden.

Bei der Drainierung sollte folgendes beachtet werden:
- alleiniger Pneumothorax: primär vordere Drainage;
- Rippenserienfrakturen mit Pneumothorax: primär hintere Drainage, da mit einem Hämatothorax gerechnet werden muß.

Hämatothorax. Jeder wesentliche Hämatothorax muß ebenfalls drainiert werden. Bei Rippenserienfrakturen muß mit der Entwicklung eines Hämatothorax gerechnet werden, daher sollte die Indikation zur Thoraxdrainage großzügig gestellt werden.
- Alleiniger Hämatothorax: primär hintere Drainage;
- Hämatopneumothorax: zunächst hintere Drainage, da hierüber Blut *und* Luft drainiert wird, während die vordere Drainage im wesentlichen nur Luft fördert.

Rippenserienfrakturen. Bei Patienten mit Rippenserienfrakturen, die operiert oder beatmet werden müssen, sollte vorher prophylaktisch eine hintere Thoraxdrainage gelegt werden, da sich unter der Überdruckbeatmung ein Pneumothorax oder sogar ein Spannungspneumothorax entwickeln kann. Außerdem muß bei Rippenserienfrakturen mit einem Hämatothorax gerechnet werden.

Beim schweren Thoraxtrauma sollte die Indikation für eine Thoraxdrainage nicht nur großzügig, sondern auch frühzeitig gestellt werden, um bedrohliche Komplikationen zu vermeiden.

Haut- und Mediastinalemphysem. Ein Haut- oder Mediastinalemphysem ohne Pneumothorax ist keine Indikation für eine Thoraxdrainage; vielmehr sollte zunächst die Ursache geklärt werden. Kleine Risse in der Schleimhaut von Trachea oder Bronchen oder eine Alveolarruptur mit Eindringen von Luft in das Interstitium bedürfen ebenfalls keiner Thoraxdrainage. Ist das Emphysem hingegen durch eine Ruptur von Trachea, Bronchen, Lungenparenchym oder Ösophagus bedingt, sollte beim beatmeten Patienten umgehend eine Thoraxdrainage eingeführt werden, da in der Regel auch ein Pneumothorax besteht.

Prophylaktische Thoraxdrainage bei einem hohen PEEP? Bei einem hohen PEEP (>15 mbar; 1 mbar = 100 Pa) oder hohen inspiratorischen Spitzendruck (>60 mbar) besteht die Gefahr eines Spannungspneumothorax. Daher empfehlen einige Intensivmediziner das prophylaktische

Anlegen von Drainagen in beiden Thoraxhälften bei solchen Patienten. Dieses Vorgehen gilt heutzutage als überholt, zumal das Legen der Drainagen zu schwerwiegenden Komplikationen führen kann. Außerdem sollten hohe Atemwegsdrücke wegen der Gefahr des Volumentraumas vermieden werden (s. Kap. 15).

2 Kontraindikationen

Es gibt nur wenige Kontraindikationen für Thoraxdrainagen. Bei Patienten mit Störungen der Blutgerinnung, seien es Koagulopathien oder Thrombozytenfunktionsstörungen, ist Vorsicht beim Anlegen der Drainage geboten. Bei Patienten mit tuberkulösem Pleuraerguß sollte keine Thoraxdrainage gelegt werden, da die Gefahr einer pyogenen Mischinfektion besteht. Bei Verdacht oder gesichertem Mesotheliom sollte ebenfalls keine Thoraxdrainage gelegt werden, da der Tumor häufig durch die Thoraxwand wächst. Hier empfiehlt sich eine begrenzte Thorakotomie und Pleurektomie.

3 Geschlossene Thoraxdrainage

Das geschlossene Einführen einer Thoraxdrainage läßt sich schnell und ohne großen Aufwand durchführen. Sie ist daher das Verfahren der Wahl in lebensbedrohlichen Situationen. Einfach ist das Verfahren aber nur für den Geübten; in den Händen des Unerfahrenen können gerade in der Hektik der Notfallsituation, aber nicht nur dann, schwerwiegende Komplikationen auftreten. Die Drainage wird je nach Zweck vorn oder hinten eingelegt.

3.1 Zubehör

Die geschlossene Drainage erfolgt mit einem sterilen Einmaltrokarkatheter, der mit einem sterilen Einmaldrainagesystem oder – heutzutage seltener – einer Thoraxsaugpumpe verbunden wird. Der Katheter selbst besteht aus silikonisiertem Kunststoff mit mehreren Drainageöffnungen am distalen Ende. Im Katheter befindet sich ein spießförmiger Metalltrokar, der als Einführhilfe für den Katheter dient und außerdem das Eindringen von Luft in den Pleuraspalt beim Legen der Drainage weitgehend verhindert. Wichtig ist die richtige Wahl der Kathetergröße, damit die Flüssigkeit oder Luft im Pleuraspalt ausreichend drainiert wird und der Katheter nicht abknickt oder verstopft.

> **Zubehör für die Thoraxdrainage:**
> - steril verpacktes Einmalset für die Bülau-Drainage,
> - steril verpackte Zwischenstücke und Verbindungsschlauch,
> - sterile Abdecktücher,
> - 1 Lochtuch,
> - sterile Handschuhe,
> - Desinfektionsmittel für die Haut,
> - Seide, Nr. 0, für die Fixation der Drainage,
> - nach Bedarf: 2,0-Prolene für die Hautnaht,
> - Lokalanästhetikum in 10-ml-Spritzen für die Infiltrationsanästhesie.

3.2 Welche Kathetergröße?

Die „richtige" Größe des Thoraxkatheters ist teilweise umstritten, daher können nur Empfehlungen gegeben werden:
- Drainage von Blut, Flüssigkeit, Emphysem: mindestens 28 Charr,
- Drainage eines reinen Pneumothorax: 20–24 Charr, bei frischem Pneumothorax auch 28 Charr.
- 32-Charr-Katheter oder größer sind für den Patienten unangenehm und sollten vermieden werden.
- 8- oder 12-Charr-Katheter sind für die Drainage eines einfachen Pneumothorax beim Intensivpatienten nicht sinnvoll, da sie leicht abknicken und rasch durch Fibrinablagerungen verstopft werden.

Wie die Größe des Katheters, hängt auch die Wahl der Punktionsstelle vor allem vom therapeutischen Zweck ab.

3.3 Welche Punktionsstelle?

Grundsätzlich können Thoraxdrainagen vorn oder seitlich eingeführt werden. Der seitliche Zugang wird meist bevorzugt. Zur Entleerung von Flüssigkeit wird der Katheter nach hinten oben, zur Ableitung von Luft nach vorn oben vorgeschoben. Folgendes sollte beachtet werden:

> Wegen der Verletzungsgefahr von Zwerchfell und intraabdominellen Organen dürfen geschlossene Thoraxdrainagen beim Intensivpatienten nicht unterhalb der Mammillarlinie eingeführt werden. Auch darf beim anterioren Zugang niemals medial der Medioklavikularlinie punktiert werden, weil hierbei die A. thoracica interna verletzt werden kann.

- Lateraler Zugang: 4.–6. Interkostalraum in der mittleren Axillarlinie.
- Anteriorer Zugang: 2. oder 3. Interkostalraum in der Medioklavikularlinie.

Beim anterioren Zugang ist die Drainage von Flüssigkeit meist unzureichend, auch sind die kosmetischen Ergebnisse vor allem bei Frauen unbefriedigend.

3.4 Technik der hinteren Drainage

Bei der hinteren Drainage wird der Katheter in der mittleren Axillarlinie – jedoch nicht unterhalb der Mammillarlinie – in den Thorax eingeführt und nach hinten oben zur Pleurakuppe vorgeschoben. Die Drainage erfolgt am liegenden Patienten (Abb. 20.1).

- ▶ Punktionsstelle festlegen; die Hautinzisionsstelle sollte sich im Bereich der vorderen Axillarlinie befinden, damit der Katheter selbst in der mittleren Axillarlinie eingeführt und im Thorax dann nach dorsal vorgeschoben werden kann.
- ▶ Dann Lokalanästhesie der Hautinzisionsstelle, des vorgesehenen 4–5 cm langen subkutanen Kanals sowie der Eintrittstelle am oberen Rippenrand. Um die Eintrittstelle in den Thorax zu anästhesieren, muß zusätzlich ca. 5 cm oberhalb der Hautinzision, am Oberrand der dort befindlichen Rippe, eingestochen und das Lokalanästhetikum injiziert werden. Insgesamt sind etwa 20 ml Lokalanästhetikum erforderlich.
- ▶ Nach Bedarf zusätzliche Öffnungen versetzt in den Katheter schneiden. Diese Öffnungen dürfen jedoch nicht größer als die Originalöffnungen sein, um die Stabilität des Schlauchs zu gewährleisten. Das am weitesten von der Spitze entfernte Loch unbedingt auf dem röntgendichten Markierungsstreifen schneiden, damit später die Position dieser Öffnung auf dem Röntgenbild zu erkennen ist.
- ▶ Nun die Haut ausreichend inzidieren, damit der Katheter leicht eingeführt werden kann; kein Aufspreizen des subkutanen Kanals mit der Schere, damit keine zusätzlichen Hohlräume entstehen.
- ▶ Trokarkatheter, wie in Abb. 20.1 c gezeigt, *senkrecht* zum Thorax durch die Haut in das subkutane Gewebe einführen.
- ▶ Dann Trokarkatheter senken und tangential im vorgesehenen subkutanen Kanal vorschieben
- ▶ Das weitere Vorschieben erfolgt mit dem in Abb. 20.1 e gezeigten Handgriff. Hierbei soll die linke Hand ein unkontrolliertes Vorschieben des Katheters mit der rechten Hand verhindern, wenn der Widerstand mit Eintritt in den Thorax schlagartig nachläßt.

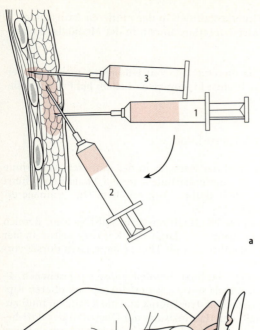

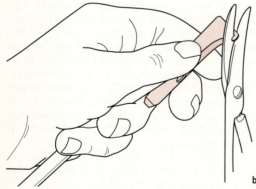

Abb. 20.1 a–g. Einführen einer Thoraxdrainage. **a** Infiltrationsanästhesie; **b** Einschneiden seitlicher Öffnungen in den Drainageschlauch; **c** Einführen des Drains in das subkutane Gewebe, **d** Vorschieben des Drains in der Subkutis; **e** Penetration der Pleura unter Anwendung des gezeigten Handgriffs, durch den ein zu tiefes Eindringen des Drains verhindert werden soll; **f** Vorschieben der Drainage über den Führungsspieß in den Pleurraum; **g** Verlauf der Drainage im subkutanen Kanal

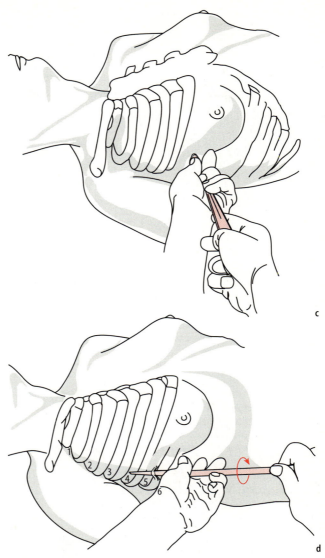

Abb. 20.1 (Legende s. S. 580)

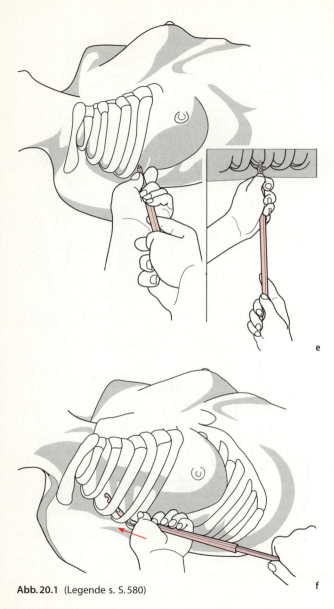

Abb. 20.1 (Legende s. S. 580)

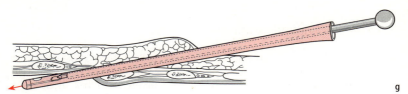

Abb. 20.1 (Legende s. S. 580)

- Nun Trokarkatheter wieder senkrecht zur Thoraxwand stellen, dann mit der Metallspitze die Rippen abtasten und an deren Oberrand mit einem kräftigen kurzen Stoß den Thoraxraum perforieren; danach Trokarspitze etwas in den Thoraxraum vorschieben.
- Anschließend Richtung erneut ändern: Trokar in Richtung der geplanten Lage des Katheters halten, dann den Knopf am Ende des Trokars mit der rechten Hand festhalten und den Katheter mit der linken Hand in den Thorax vorschieben; hierbei muß sich die Spitze des Trokars weiter im Thorax befinden, um die Führung des Katheters im Thorax zu gewährleisten.
- Ist der Katheter weit genug vorgeschoben worden, wird der Trokar entfernt. Bei korrekter Lage muß nun Blut oder andere Flüssigkeit aus dem Katheter treten oder der Katheter innen mit Wasserdampf beschlagen.
- Zum Schluß Katheter an der Haut festnähen und an ein Drainagesystem anschließen.
- Sofort danach röntgenologische Lage- und Erfolgskontrolle der Thoraxdrainage!

3.4.1 Drainage der basalen Abschnitte

Um bei einem Hämatothorax die tiefsten Thoraxabschnitte besser zu drainieren, kann die hintere Thoraxdrainage auch nach basal in den Sinus phrenicocostalis vorgeschoben werden. Die Punktionsstelle ist die gleiche wie bei der hinteren oberen Drainage, allerdings erfolgt die Hautinzision in der vorderen Axillarlinie, ca. 5 cm *oberhalb* der Eintrittstelle des Katheters in den Thorax. Außerdem muß der Schlauch nach oben abgeleitet werden, damit er nicht abknickt. Da die vordersten Öffnungen der basalen Katheter Gewebe ansaugen und hierdurch rasch verschlossen werden, müssen immer zusätzliche Öffnungen eingeschnitten werden.

3.5 Technik der vorderen Drainage

Punktionsstelle bei der anterioren Drainage ist der 2. Interkostalraum in der Medioklavikularlinie; von hier wird der Katheter nach vorn oben gegen die Pleurakuppe vorgeschoben. Dieser Zugang wird vor allem in lebensbedrohlichen Situationen gewählt oder wenn kosmetische Gesichtspunkte keine Rolle spielen. Bei Mädchen und jüngeren Frauen sollte wegen der Narbenbildung der Zugang über die vordere Axillarlinie oberhalb der Mammillarlinie erfolgen.

▶ Lokalanästhesie wie zuvor beschrieben; Hautinzision ebenfalls.
▶ Die Eintrittstelle des Katheters am Oberrand der 3. Rippe muß außerhalb der Medioklavikularlinie, mindestens jedoch $2^1/_2$ Querfinger seitlich vom Sternumrand liegen, um eine Verletzung der A. thoracica interna zu vermeiden.
▶ Weiteres Vorgehen wie oben beschrieben. Sicherungsgriff nicht vergessen! Bei Perforation der Thoraxwand Trokar strikt senkrecht zur Thoraxwand halten, damit der Katheter nicht unter den M. pectoralis statt in den Pleuraraum gelangt.

3.6 Komplikationen

In den Händen des Geübten ist die Komplikationsrate gering, vor allem wenn die beschriebenen Regeln und die empfohlenen Punktionsstellen oberhalb der Mammillarlinie und außerhalb der Medioklavikularlinie strikt eingehalten werden. Grundsätzlich können folgende teils schwerwiegende Komplikationen auftreten:

Komplikationen durch Thoraxdrainagen:
- Verletzungen des Zwerchfells und der Bauchorgane bei zu tiefer Eintrittstelle (häufiger Anfängerfehler!),
- Verletzungen der Lunge,
- Blutungen durch Verletzung von Interkostalarterien oder der A. thoracica interna,
- Fehllage der Drainage,
- Herzrhythmusstörungen durch Kontakt der Drainage mit dem Herzen,
- Arrosion großer Gefäße (extrem selten),
- Infektionen.

Verletzungen des Zwerchfells oder der Bauchorgane. Sie treten vor allem beim seitlichen Zugang auf, wenn die Kathetereintrittstelle nicht sorgfältig identifiziert und der Katheter unterhalb der Medioklavikularlinie eingeführt wurde. Akut lebensbedrohlich ist vor allem die Fehlplazierung der Thoraxdrainage in die **Leber**: Sie kann innerhalb kurzer Zeit zum hämorrhagischen Schock führen. Andere Organe wie Milz, Niere, Darm, aber auch das Herz sind ebenfalls schon verletzt worden.

Zerreißung von Blutgefäßen. Frische Blutungen aus der Drainage beruhen zumeist auf der Zerreißung einer Interkostalarterie beim Einführen des Trokarkatheters, besonders bei posteriorem Zugang in der Axilla oder beim Abweichen vom Oberrand der Rippe. Die Verletzungsgefahr ist bei alten Menschen größer, weil die Interkostalgefäße ihre ursprüngliche Position am Unterrand der Rippe verlassen haben können und im Interkostalraum wandern.

Eine Verletzung der A. thoracica interna beruht auf der falschen Wahl der Punktionsstelle (s. oben).

Verletzungen der Lunge. Oberflächliche Verletzungen der Lunge sind ungefährlich. Liegt die Drainage jedoch intrapulmonal, so können größere Gefäße arrodiert werden. Bei Verdacht auf eine intrapulmonale Lage wird ein seitliches Röntgenbild des Thorax angefertigt. Bestätigt sich die Fehllage, so muß der Katheter entfernt und durch einen anderen ersetzt werden, damit die verletzte Lunge heilen kann.

Infektionen. In seltenen Fällen kann die Thoraxdrainage zur Infektion und zum Pleuraemphysem führen. Beim akuten Thoraxtrauma soll die Häufigkeit dieser Komplikation weniger als 3% betragen.

3.6.1 Wie können Komplikationen vermieden werden?

Die meisten Komplikationen durch Thoraxdrainagen sind vermeidbar, wenn folgende Grundsätze beachtet werden:
- Bei lateralem Zugang immer oberhalb der Mammillarlinie bleiben oder den Katheter unter Ultraschallkontrolle einführen.
- Bei anteriorem Zugang keine Punktion medial der Medioklavikularlinie!
- Einführen des Trokarkatheters immer am Oberrand der Rippe, denn die Interkostalgefäße verlaufen bekanntlich am Unterrand.
- Den Pleuraraum möglichst stumpf penetrieren (s. S. 587).
- Einführen der Drainage nur nach sicherer Identifikation des Pleuraraums (Palpation der Lunge mit dem Finger).

▶ Im Zweifel Korrektur der Drainage, vor allem beim Spannungspneumothorax, da eine Fehllage akut lebensbedrohlich ist.

4 Thoraxdrainage über Minithorakotomie

Die offene Thoraxdrainage über eine Minithorakotomie gilt für viele Intensivmediziner beim beatmeten Patienten als Verfahren der Wahl, weil hierdurch schwerwiegende Verletzungen verschiedener Organe sicher vermieden werden können. Außerdem können leichter großlumige Drainagen eingeführt werden.

4.1 Technik der Minithorakotomie

▶ Lokalanästhesie wie bei „geschlossener Drainage" beschrieben, allerdings breitflächiger.
▶ Hautinzision, 3–4 cm lang, im 5. ICR oder über der 6. Rippe in der mittleren Axillarlinie.
▶ Dann Präparation der Subkutis und Längsspaltung des M. serratus anterior mit der stumpfen Schere oder Klemme, hierbei, wenn erforderlich, M. latissimus zur Seite halten (Abb. 20.2).

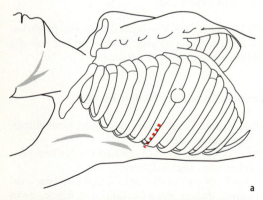

Abb. 20.2 a–d. Thoraxdrainage über Minithorakotomie. **a** Inzision der Haut über der 6. Rippe; **b** subkutane Präparation mit der Schere, Inzision der Interkostalmuskeln am oberen Rand der 6. Rippe; **c** Perforation der Pleura und Exploration der Pleurahöhle mit dem Finger; **d** Einführen der Drainage; der Finger dient als Leitschiene und dirigiert den Drain in die erforderliche Richtung

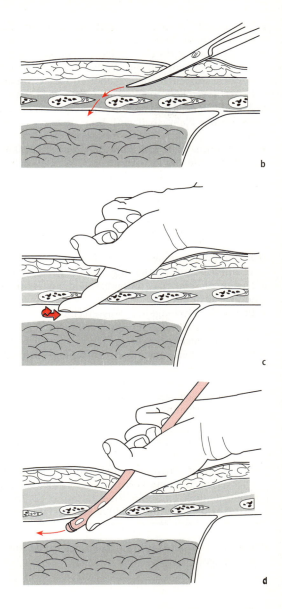

Abb. 20.2
(Legende s. S. 586)

4 Thoraxdrainage über Minithorakotomie | 587

- Nun den M. serratus mit dem Haken fassen, dann die Interkostalmuskulatur am Oberrand der Rippe inzidieren und die Pleura parietalis in Längsrichtung durchtrennen. Zeigefinger einführen und den Pleuraraum palpieren; geringe Verwachsungen stumpf lösen; bei stärkeren Verwachsungen vorsichtshalber einige Zentimeter höher eine neue Eintrittstelle suchen, um Verletzungen der Lunge zu vermeiden.
- Anschließend den eingeführten Finger als Leitschiene benutzen, Katheter in den Pleuraspalt einführen und in die gewünschte Position vorschieben.
- Die Hautinzision mit Subkutan- und Hautnaht verschließen und den Katheter mit Seide fixieren. Ein Verschluß der gespaltenen Serratusmuskulatur und der Inzision in der Interkostalmuskulatur ist nicht erforderlich.

5 Absaugsysteme

Um eine bessere Ableitung von Flüssigkeit und Luft aus dem Pleuraspalt und eine raschere Entfaltung der Lunge zu erreichen, wird die Thoraxdrainage an ein Dauerabsaugsystem angeschlossen. Folgende Systeme sind gebräuchlich:
- Einflaschendrainage mit Wasserschloß,
- Zweiflaschenabsaugung mit Wasserschloß,
- Dreiflaschensaugsystem,
- Kompaktsysteme nach dem Dreikammerprinzip.

Kompakte, geschlossene Einwegdrainagesysteme sollten beim Intensivpatienten bevorzugt werden, da Fehlfunktionen seltener auftreten und meist auch besser erkannt werden.

- Der Sog wird bei der Thoraxdrainage normalerweise auf 20–25 cm H_2O eingestellt.
- Nach einer Pneumektomie sollte der Sog 5 cm H_2O nicht überschreiten, um eine Verlagerung des Mediastinums zu vermeiden.
- Gelegentlich sind beim Pneumothorax Sogleistungen von 45–100 cm H_2O erforderlich, um die kollabierte Lunge wieder zu entfalten.

Reicht die Drainagekapazität nicht aus, muß eine zweite Drainage eingeführt werden.

5.1 Einflaschendrainage mit Wasserschloß

Hierbei wird nicht gesaugt, sondern mit Hilfe der Schwerkraft drainiert. Die Thoraxdrainage wird mit einer Wasserschloßröhre in der Drainageflasche verbunden, die über eine kurze Röhre entlüftet wird. Die Spitze der langen Glasröhre wird etwa 2 cm unter die Wasseroberfläche getaucht. Steigt nun der Druck im Pleuraraum auf mehr als 2 cm H_2O an, fließt die Flüssigkeit oder Luft aus dem Pleuraraum in die Flasche. Luft entweicht über die kleine Röhre nach außen. Je tiefer die lange Glasröhre in das Wasser eintaucht, desto größer muß der interpleurale Druck sein, um Luft oder Flüssigkeit herauszubefördern. Gelangt die Glasröhre hingegen über die Wasseroberfläche, so kann Luft von außen in den Pleuraraum gesaugt werden.

Die normale Funktion der Drainage ist an folgendem erkennbar:
- Mit der Inspiration steigt die Wassersäule in der Glasröhre.
- Mit der Exspiration fällt die Wassersäule.
- Blubbern weist auf ein Leck in der Lunge oder im Bronchus hin.

5.2 Zweiflaschenabsaugung mit Wasserschloß

Reicht die einfache Schwerkraftdrainage mit Wasserschloß nicht aus, wird die Zweiflaschenabsaugung mit Wasserschloß und Absaugquelle eingesetzt. Die zweite Flasche dient als Saugkontrolle. Ein kurzer Schlauch in der Saugflasche ist mit der Wasserschloßflasche verbunden, ein anderer Schlauch mit der zentralen Vakuumanlage. Ein Röhrchen wird etwa 10–20 cm tief unter die Wasseroberfläche getaucht, wobei die Eintauchtiefe dem Sog in cm H_2O entspricht.

5.3 Dreiflaschensaugsystem

Dieses System besteht aus Drainageflasche, Absaugkontrollflasche und Wasserschloßflasche. Mit Hilfe der Drainageflasche kann die abgesaugte Flüssigkeit gemessen werden.

Kompaktes Ableitsystem. Hierbei handelt es sich um ein steriles, geschlossenes Einmalabsaugsystem nach dem Dreikammerprinzip mit Sekretsammelgefäß, Wasserschloß und Sogbegrenzer (Abb. 20.3). Der Sog im Pleuraraum kann direkt am Manometer des Wasserschlosses abgelesen werden. Das Kompaktsystem kann am Bett aufgehängt oder auf den Boden gestellt werden.

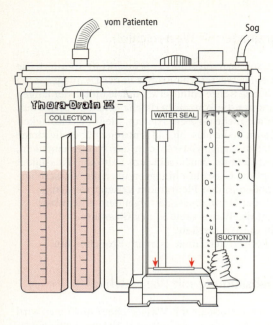

Abb. 20.3. Kompaktes Thoraxdrainagesystem (*Thora-Drain III*)

Die Vorteile sind:
- Ein Transport des Patienten ist möglich, ohne daß ein Pneumothorax entsteht, da der Sog bis zu 2 h Dauer erhalten bleibt, sofern kein Loch besteht.
- Schutz vor einem Pneumothorax durch Sicherheitsventile,
- Manometer für die Soganzeige im Pleuraspalt,
- geringere Kontaminationsgefahr, da kein Wechsel von Sammelgefäßen erfolgt.

Von Nachteil ist die relativ geringe Saugleistung (bis maximal 30 cm H_2O).

6 Kontrolle und Überwachung der Thoraxdrainagen

Funktionsstörungen einer Thoraxdrainage können akut lebensbedrohlich sein. Darum müssen Thoraxdrainagen bei beatmeten Patienten lückenlos durch geschultes Personal überwacht werden.

- Thoraxdrainagen und Verbindungsschläuche regelmäßig auf Durchgängigkeit und richtiges Funktionieren überprüfen. Die Wassersäule im Wasserschloß muß sich atemabhängig bewegen. Die häufigste Ursache für eine ungenügende Drainage ist die Verstopfung durch Fibrin oder Blut sowie die Abknickung des Drains oder der Verbindungsschläuche. War die Lunge mehrere Tage lang kollabiert, muß eine zu rasche Expansion vermieden werden, da sonst ein **Reexpansionslungenödem** auftreten kann.
- Saugleistung häufig kontrollieren: Ein leichtes Blubbern muß hörbar sein.
- Abgesaugte Flüssigkeitsmenge messen; Aussehen und Konsistenz überprüfen.
- Längere Liegedauer kann mit einer Infektion einhergehen; darum bei Bedarf bakteriologische Kontrolle 3mal pro Woche durch Punktion des Latexschlauchs und Aspiration durchführen.

7   Entfernen der Thoraxdrainage

Wegen der potentiellen Komplikationen sollten Thoraxdrainagen nur solange wie unbedingt notwendig liegen gelassen werden.

> Drainagen, die keine Flüssigkeit oder Luft mehr fördern, sollten für wenige Stunden abgeklemmt und nach Röntgenkontrolle des Thorax entfernt werden, vorausgesetzt die Lunge ist vollständig entfaltet und keine Leckage mehr nachweisbar.

Eine geringe Sekretproduktion von 100–200 ml/Tag kann allein durch eine Reizung der Pleura durch den Drainageschlauch bedingt sein und ist kein Grund, das Ziehen der Thoraxdrainage zu verschieben.

Wird über einen Zeitraum von 12 h keine Luft mehr drainiert, kann die Drainage ebenfalls entfernt werden. Vorher muß jedoch die Dichtigkeit überprüft werden; hierzu kann beim kompakten System die Wassersäule des Wasserschlosses verwendet werden, ansonsten das Hebersystem. Größere Luftmengen können durch Knicken des Drainageschlauches festgestellt werden: Hierbei entweichen größere Luftmengen als Luftbläschen durch die Flüssigkeit im Drainageschlauch.

Praktisches Vorgehen:
- Verbände vollständig entfernen.
- Hautnähte durchschneiden und das Wundgebiet mit Desinfektionsmittel einsprühen.
- Die intraoperativ gelegte Tabakbeutelnaht festhalten, Sog kurzfristig erhöhen.
- Um das Eindringen von Luft in den Pleuraspalt beim Entfernen der Drainage zu vermeiden, Pflasterquadrat mit sterilem Tupfer oder Kompresse in der Mitte auf die Drainageeintrittstelle legen.
- Dann die Drainage unter Sog rasch entfernen, gleichzeitig den Verband fest auf die Eintrittstelle drücken oder die Tabakbeutelnaht fest zuziehen.
- Waren 2 Drainagen gemeinsam über ein Y-Stück an die Absaugung angeschlossen, so müssen sie vor dem Ziehen abgeklemmt werden, damit keine Luft über den Y-Schenkel in die 2. Drainage in den Pleuraspalt gelangen kann.
- Nach Entfernen der Thoraxdrainage Röntgenkontrolle durchführen. Ist ein geringer Pneumothorax vorhanden, wird der spontan atmende Patient sorgfältig beobachtet und die Röntgenaufnahme nach ca. 1 h wiederholt. Ist der Befund unverändert, sollte nach 8 h erneut geröntgt werden, danach 1mal pro Tag.
- Entwickelt sich hingegen nach Entfernen der Thoraxdrainage ein deutlicher Pneumothorax, besteht sehr wahrscheinlich eine Leckage. Dann muß erneut drainiert werden.

Literatur

Baumann MH, Sahn SA (1993) Tension pneumothorax: Diagnostic and therapeutic pitfalls. Crit Care Med 21: 177–179

Brandt ML, Luks FI, Lacroix J et al. (1994) The pediatric chest tube. Clin Intens Care 5: 123–129

Gschnitzer F (Hrsg) (1989) Chirurgie des Thorax. 2. Auflage, Urban & Schwarzenberg, München

Kam AC, O'Brian M, Kam PCA (1993) Pleural drainage systems. Anaesthesia 48: 154–161

Soni N, Riley B (1993) Insertion of a chest drain. Curr Anaesth Crit Care 4: 46–52

21 Akutes Lungenversagen (ARDS)

ÜBERSICHT

1	**Definitionen**	594
2	**Häufigkeit**	595
3	**Ätiologie**	595
4	**Pathogenese und pathologische Anatomie**	598
4.1	Exsudative Phase	599
4.2	Frühe proliferative Phase	599
4.3	Späte proliferative Phase	599
5	**Pathophysiologie**	600
5.1	Lungenödem	600
5.2	Arterielle Hypoxie	600
5.2.1	Abnahme der funktionellen Residualkapazität	601
5.2.2	Ungleichmäßige Verteilung der Atemluft ventilierter und nichtventilierter Bezirke	601
5.3	Pulmonale Hypertonie	602
6	**Klinisches Bild**	602
6.1	Schweregrad des ARDS	604
7	**Diagnose des ARDS**	604
7.1	Auslösendes Ereignis	604
7.2	Klinisches Bild	605
7.3	Blutgasanalyse	605

7.4	Röntgenbild des Thorax	605
7.5	Pulmonalarteriendruck und Wedgedruck	606
7.6	Extravasales Lungenwasser	606
7.7	Lungencompliance	606
7.8	Differentialdiagnose	607
8	**Therapie des ARDS**	**607**
8.1	Beatmungstherapie	607
8.2	Ziele der Beatmung	608
8.3	Druckkontrollierte Beatmung (pcCMV)	609
8.3.1	pcCMV-IRV	610
8.3.2	„Airway pressure release ventilation" (APRV) und BIPAP	611
8.3.3	IMPRV	611
8.4	Positiver endexspiratorischer Atemwegsdruck (PEEP)	611
8.5	Permissive Hyperkapnie	612
8.6	Lagerungsmaßnahmen	613
8.7	Inhalation von Stickstoffmonoxid (NO)	614
8.7.1	Extrakorporale CO_2-Elimination + LFPPV	614
8.8	Medikamentöse Therapie	616
8.9	Prognose des ARDS	616
	Literatur	616

1 Definitionen

ARDS („acute respiratory distress syndrome"). Beim ARDS (früher: „adult respiratory distress syndrome") handelt es sich um eine akute, schwere pulmonale Insuffizienz als typische Reaktion der Lunge auf unterschiedliche Noxen. Das ARDS ist keine Krankheitseinheit, sondern ein entzündliches Syndrom der Lunge, gekennzeichnet durch eine diffuse alveoläre Schädigung und eine gesteigerte Permeabilität der Lungenkapillaren mit Zunahme des extravasalen Lungenwassers (nichtkardiogenes Lungenödem). Klinisch ist das Syndrom charakterisiert durch schwere Dyspnoe, Tachypnoe, Zyanose trotz O_2-Zufuhr, verminderte Lungencompliance und bilaterale diffuse Infiltrationen in allen Lungenbereichen.

Nach den Empfehlungen der AECC sollten für die Definition des ARDS folgende **Kriterien** erfüllt sein:
- akuter Beginn der Erkrankung,
- Oxygenierungsindex $p_aO_2/F_IO_2 < 200$ mm Hg (1 mm Hg = 133,332 Pa), unabhängig von der Höhe eines PEEP,
- bilaterale Infiltrate auf der a.-p.-Thoraxaufnahme,
- Lungenkapillarenverschlußdruck (PCWP) < 18 mm Hg (wenn gemessen) bzw. kein Anhalt für eine kardiale Genese des Lungenödems.

ALI („acute lung injury"). Nach der Definition der AECC ist ALI der Oberbegriff für alle akut einsetzenden pulmonalen Störungen nichtkardialer Genese. Diagnosekriterien sind:
- akuter Beginn,
- Oxygenierungsindex $p_aO_2/F_IO_2 < 300$ mm Hg,
- bilaterale Infiltrate auf der a.-p.-Thoraxaufnahme,
- PCWP < 18 mm Hg (wenn gemessen).

Kritik der Begriffe: Der Oxygenierungsindex berücksichtigt nicht, ob ein PEEP angewandt wird.

Da beim ARDS durch einen PEEP fast immer die Oxygenierung verbessert wird, können bei gleichem Schweregrad der Krankheit, je nach PEEP, die ARDS-Kriterien erfüllt sein oder nicht.

2 Häufigkeit

Die genaue Inzidenz des ARDS ist unbekannt, v.a. weil in den unterschiedlichen Untersuchungen meist keine einheitliche Definition verwendet wird. Insgesamt ist das ARDS jedoch selten: In Europa sollen 1,5–4,5 Erkrankungsfälle pro 100 000 Einwohner auftreten, in Berlin 3 pro 100 000 und in den USA 1,5–3,5 pro 100 000.

3 Ätiologie

Das Syndrom ARDS wird zwar durch eine Vielzahl unterschiedlicher Noxen ausgelöst, doch sind klinisches Bild und pathologisch-anatomische Veränderungen bei den meisten Patienten ähnlich. Das ARDS kann durch eine *direkte* Lungenschädigung in Gang gesetzt werden, z.B. durch die Aspiration sauren Magensaftes, Inhalation toxischer Gase oder durch Bakterien, Viren, Pilze und Parasiten. Häufiger entsteht das Syndrom aber *indirekt*, hämatogen vermittelt, durch Vorgänge, an denen die Lunge primär nicht beteiligt ist, z. B. bei Sepsis, Schock, Massivtransfusionen, Polytrauma und disseminierter intravasaler Gerinnung. Somit ist das ARDS eine relativ uniforme Reaktion des Lungenparenchyms auf zahlreiche Noxen ohne erkennbare Gemeinsamkeit. In der Übersicht sind bekannte Auslöser eines ARDS zusammengestellt. Es gilt aber:

Pulmonale und nichtpulmonale Infektionen sind die häufigsten Auslöser eines ARDS. Am wichtigsten sind hierbei das SIRS und die Sepsis.

Auslöser oder Risikofaktoren für ein ARDS:
Infektionen (Bakterien, Viren, Pilze, Parasiten):
- primäre Pneumonien,
- intraabdominelle Infektionen,
- extraabdominelle Infektionen.

Trauma:
- hämorrhagischer Schock mit Massivtransfusionen,
- Verbrennung,
- Lungenkontusion,
- Quetschwunden,
- Fettembolie bei Frakturen der langen Röhrenknochen.

Inhalationstrauma der Lunge:
- toxische Gase oder Dämpfe,
- Sauerstoff,
- saurer Magensaft,
- Beinaheertrinken.

Metabolische Auslöser:
- Nierenversagen,
- Leberversagen,
- diabetische Ketoazidose.

Medikamente und Gifte (Auswahl):
- Barbituratvergiftung, andere Schlafmittel (z. B. bromhaltige),
- Kokain,
- Heroin, Methadon,
- Ergotamin,
- Paraquat,
- organische Phosphate.

Verschiedene Auslöser (Auswahl):
- Pankreatitis,
- extrakorporale Zirkulation,
- disseminierte intravasale Gerinnung,
- Präeklampsie/Eklampsie,
- Fruchtwasserembolie,
- Chorionamnionitis,
- Luftembolie,
- Darminfarkt,
- Massivtransfusionen,
- systemischer Lupus erythematodes,
- Erhängen,
- Atemwegsobstruktion.

Zu den häufigsten Auslösern eines ARDS gehören:
- Sepsis und MODS,
- Trauma,
- Aspiration von Magensaft.

SIRS, Sepsis und Multiorgandysfunktionssyndrom. Zwischen ARDS und SIRS, Sepsis und Multiorgandysfunktionssyndrom besteht eine enge Beziehung. Das SIRS („systemic inflammatory response syndrome") führt häufig zum „hämatogen" ausgelösten ARDS. Einige Autoren gehen sogar davon aus, daß ein ARDS nichts anderes ist als die pulmonale Manifestation eines schweren SIRS, wobei das SIRS durch infektiöse und nichtinfektiöse Prozesse wie Polytrauma, Verbrennungen, Pankreatitis oder Ischämiereperfusionsschäden ausgelöst worden sein kann.

Kriterien eines SIRS:
- Temperatur > 39°C oder < 36°C,
- Herzfrequenz > 90/min,
- Atemfrequenz > 20/min oder p_aCO_2 < 32 mmHg,
- Leukozytose > 12 000/µl oder Leukopenie < 4 000/µl oder > 10% unreife Formen.

Sepsis: SIRS als Reaktion auf eine Infektion mit Bakterien, Viren, Pilzen u. a.

Schwere Sepsis: Sepsis, die mit dem Versagen eines Organs assoziiert ist.

Schweres SIRS: SIRS mit begleitendem Organversagen.

25% aller Patienten mit gramnegativer Sepsis sollen ein ARDS entwickeln, im gramnegativen septischen Schock soll der Anteil auf 95% ansteigen.

Trauma. Schwerverletzte Patienten weisen ein erhöhtes ARDS-Risiko auf, jedoch scheinen hierbei mehrere Faktoren zusammenzuwirken, z.B. hämorrhagischer Schock, Lungenkontusion, Massivtransfusionen, Fettembolie, Infektionen usw.

Massivtransfusionen galten früher als Auslöser eines ARDS, das entsprechend als „Transfusionslunge" bezeichnet worden ist. Die klinische Erfahrung hat aber gezeigt, daß Massivtransfusionen allein nicht zum ARDS führen, sondern andere Risikofaktoren hinzutreten müssen.

Schock. Unabhängig von der jeweiligen Ursache kann ein Schock mit einem ARDS einhergehen, daher wurde das ARDS früher fälschlich auch als „Schocklunge" bezeichnet. Denn der Schock scheint als Einzelfaktor keine entscheidende Rolle zu spielen, da nur 2–7% aller Patienten mit hämorrhagischem Schock ein ARDS entwickeln. Wahrscheinlich entsteht das ARDS durch das Zusammenspiel mehrerer Faktoren, z.B. multiple Verletzungen, Massivtransfusionen usw.

Pulmonale Aspiration. Die nachgewiesene Aspiration von saurem Magensaft bewirkt bei ca. 34% aller Patienten ein ARDS, besonders wenn der pH-Wert des Aspirats < 2,5 beträgt; allerdings kann ein ARDS auch bei höheren pH-Werten auftreten, ebenso bei Aspiration fester Partikel.

4 Pathogenese und pathologische Anatomie

Bereits im frühen ARDS sind Flüssigkeitsgehalt und Gewicht der Lunge erhöht („wet lung") und der Luftgehalt vermindert. Im Spätstadium ist die Lunge makroskopisch düsterrot, die Konsistenz wird als leberartig beschrieben (Hepatisation).

Im Zentrum der Pathogenese des ARDS steht nach derzeitiger Auffassung die Schädigung der alveolokapillären Membran aufgrund einer Entzündungsreaktion. Die Schädigung kann direkt durch Toxine erfolgen oder indirekt unter Beteiligung des Komplement- und Gerinnungssystems, neutrophiler Granulozyten, O_2-Radikalen, Thrombozyten, Serotonin, Histamin und Produkten des Arachidonsäurestoffwechsels.

Unabhängig von der auslösenden Ursache und den anfänglichen pathogenetischen Mechanismen entwickelt sich schließlich ein einheitliches morphologisches Bild der Lungenschädigung. Hierbei können vereinfacht 3 Stadien unterschieden werden:

- exsudative Phase oder Akutstadium,
- frühe proliferative Phase oder Intermediärstadium,
- späte proliferative Phase oder chronisches Stadium.

4.1 Exsudative Phase

In der exsudativen oder akuten Phase kommt es durch Einwirkung unterschiedlicher Noxen innerhalb weniger Stunden zur Schädigung des pulmonalen Kapillarendothels und der Typ-I-Zellen des Alveolarepithels. Die Permeabilität des Endothels für Flüssigkeit, Makromoleküle und Zellen nimmt zu, und es entwickelt sich ein eiweißreiches Ödem der alveolokapillären Membran, das die Kapazität der Lymphdrainage überschreitet. Es folgt ein alveoläres Ödem, ein Exsudat aus eiweißreicher Flüssigkeit, Fibrin, Erythrozyten und Leukozyten. Das Initialstadium des ARDS ist somit durch ein Kapillarleckagesyndrom („capillary leakage syndrome") gekennzeichnet.

4.2 Frühe proliferative Phase

Etwa 7–10 Tage nach dem auslösenden Ereignis beginnt die frühe proliferative Phase oder das Intermediärstadium: Die Alveolen und Alveolargänge sind von hyalinen Membranen bedeckt, das Alveolarepithel proliferiert und die Extravasate werden durch Makrophagen und Granulozyten organisiert. In den Kapillaren finden sich Mikrothromben, hyalines Material und einsprossendes Bindegewebe. Dieses Stadium der geringen Fibrosierung kann vollständig reversibel verlaufen.

4.3 Späte proliferative Phase

Im Spätstadium steht die generalisierte Fibrose im Vordergrund: Die Alveolarsepten sind verdickt, die Alveolarräume werden durch Bindegewebebeschichten komprimiert oder durch Narbenzug gedehnt. Neben kollabierten Alveolen bestehen zystische Lufträume. Die Kapillaren der Alveolen und auch die Arteriolen sind teilweise fibrotisch verschlossen. Die alveolokapilläre Membran ist bis zum 5fachen des Normalen verdickt, das Kapillarvolumen und die Kapillarfläche sind drastisch vermindert, so daß auch die Diffusionskapazität entsprechend stark erniedrigt ist. Insgesamt besteht somit im Spätstadium ein Umbau der Alveolen- und Azinusarchitektur, der häufig tödlich verläuft, allerdings bei einigen Patienten auch partiell reversibel sein kann.

5 Pathophysiologie

Pathophysiologisch ist das ARDS durch folgende Veränderungen gekennzeichnet:
- nichtkardiogenes Lungenödem,
- schwere arterielle Hypoxie.

5.1 Lungenödem

Wie bereits dargelegt, ist beim ARDS das extravasale Lungenwasser erhöht, obwohl der kolloidosmotische und der pulmonalvenöse Druck anfänglich normal sind. Die Ursache des nichtkardialen Lungenödems ist die gesteigerte Permeabilität der alveolokapillären Membranen und der erhöhte Pulmonalarteriendruck. Das interstitielle und später auch alveoläre Ödem entwickelt sich innerhalb von 24 h nach dem auslösenden Ereignis. Die Überflutung der Alveolen mit Flüssigkeit führt zusammen mit Störungen des Surfactant zu ausgedehnten Atelektasen.

Pulmonale Compliance. Durch Zunahme des extravasalen Lungenwassers im exsudativen Stadium des ARDS und den Kollaps von Alveolen nimmt die Compliance der Lunge ab. In den späteren Stadien mit fibrotischem Umbau entwickelt sich schließlich eine „steife Lunge" mit niedriger Compliance und Abnahme aller statischen Lungenvolumina.

5.2 Arterielle Hypoxie

Die Hypoxie (Abfall des p_aO_2) gehört zu den zentralen diagnostischen Kriterien eines ARDS. Sie entsteht im wesentlichen durch 2 Mechanismen:
- intrapulmonaler Rechts-links-Shunt,
- Störungen des Belüftungs-Durchblutungs-Verhältnisses.

Intrapulmonaler Rechts-links-Shunt. Die wichtigste Ursache der Hypoxie beim ARDS ist die anhaltende Durchblutung nichtbelüfteter Alveolen, die echte Shuntdurchblutung, die durch Erhöhung der inspiratorischen O_2-Konzentration nicht beeinflußt werden kann. Nicht belüftet werden beim ARDS flüssigkeitsgefüllte oder kollabierte Alveolen. Bei leichten Formen des ARDS beträgt der Shunt ca. 25–30% des Herzzeitvolumens, bei schweren Formen hingegen bis zu 70%!

Störungen des Belüftungs-Durchblutungs-Verhältnisses. Neben ausgedehnten Shuntarealen finden sich beim ARDS auch kleinere Gebiete mit niedrigem Ventilations-Perfusions-Quotienten, die ebenfalls zur Hypoxie beitragen, jedoch durch Erhöhung der O_2-Zufuhr günstig beeinflußt werden können.

Im Frühstadium des ARDS ist der p_aCO_2 meist erniedrigt, bedingt durch eine kompensatorische Hyperventilation noch gesunder Alveolarbezirke, also Areale mit hohem Ventilations-Perfusions-Quotienten.

5.2.1 Abnahme der funktionellen Residualkapazität

Beim ARDS nimmt die funktionelle Residualkapazität ab, meist auf die Hälfte des Normalwerts. Ursachen sind einerseits der Kollaps von Alveolen und andererseits die Überflutung von Alveolen mit Ödemflüssigkeit. Durch die Abnahme der funktionellen Residualkapazität nimmt der intrapulmonale Rechts-links-Shunt zu und hierdurch auch die Hypoxie.

5.2.2 Ungleichmäßige Verteilung der Atemluft ventilierter und nichtventilierter Bezirke

Computertomographische Bilder zeigen, daß pulmonale Verdichtungen v. a. in den *abhängigen* Lungenpartien auftreten, ventilierte und nichtventilierte Bezirke in der ARDS-Lunge somit ungleichmäßig verteilt sind. Nach Gattinoni können 3 Zonen der ARDS-Lunge unterschieden werden:
- Zone H,
- Zone R,
- Zone D.

Zone H (h = healthy). Hierbei handelt es sich um gesunde Lungenbezirke mit normaler Compliance und funktioneller Residualkapazität sowie normalem Belüftungs-Durchblutungs-Verhältnis. Beim schweren ARDS sind häufig nur noch 20–30 % normal ventilierte und durchblutete Areale vorhanden. Nur über diese auch als „Babylunge" bezeichneten Bezirke ist zunächst der Gasaustausch möglich.

Zone R (r = recruitible). Dies sind Areale mit Atelektasen, die durch ein entsprechendes Atemzugvolumen und/oder einen PEEP entfaltet werden können, also für den pulmonalen Gasaustausch noch potentiell rekrutierbar sind und damit in die Zone H überführt werden können.

Zone D (d = diseased). In diesen verdichteten Arealen ist kein pulmonaler Gasaustausch mehr möglich. Alveoläre Verdichtungen entsprechen den Bezirken mit wahrem Shunt, vaskuläre Verdichtungen sind alveolärer Totraum.

5.3 Pulmonale Hypertonie

Bereits im Frühstadium des ARDS nimmt der pulmonalarterioläre Widerstand zu, bedingt durch Mikro- und Makrothrombosen der pulmonalen Strombahn sowie durch eine hypoxische pulmonale Vasokonstriktion. Initial kann die pulmonale Hypertonie noch durch Vasodilatatoren beeinflußt werden, später ist sie fixiert und therapierefraktär. Der Lungenkapillarenverschlußdruck (Wedgedruck) ist hingegen beim ARDS normal, vorausgesetzt, es besteht keine Linksherzinsuffizienz.

6 Klinisches Bild

Schematisch vereinfacht können klinisch folgende 3 Stadien des ARDS unterschieden werden:

Stadium I. Am Anfang steht ein auslösendes Ereignis, z. B. Schock, Sepsis, Trauma, Aspiration. 12–24 h später entwickelt sich eine schnelle, tiefe Atmung, die mehr und mehr als Dyspnoe empfunden wird. Kompensatorisch wird hyperventiliert: Der p_aCO_2 ist erniedrigt, der pH-Wert erhöht (respiratorische Alkalose); meist besteht eine geringgradige Hypoxie (leicht erniedrigter p_aO_2). Es finden sich erweiterte segmentale Lungengefäße im hilusnahen Bereich. Oft wird dieses Stadium erst retrospektiv erkannt; bei initial schwerer Läsion, z. B. durch Aspiration von saurem Magensaft oder Inhalation von Reizgas, kann es vollständig fehlen und sofort das Stadium II auftreten.

Stadium II. Es besteht eine schwere Hypoxämie mit extrem erniedrigtem p_aO_2 trotz anhaltender Hyperventilation. Der Patient ist blaß-zyanotisch, tachykard, benommen und verwirrt und wegen der gesteigerten Atemarbeit erschöpft. Auskultatorisch sind feinblasige Rasselgeräusche zu hören. Röntgenologisch findet sich ein interstitielles Lungenödem mit feinen, schleierartigen Verschattungen wechselnder Intensität, die unregelmäßig über die Lunge verteilt und von normal aussehenden Strukturen abgegrenzt sind. In der Nähe der erweiterten Gefäße sind kleine azinäre Strukturen zu erkennen. Insgesamt ist das Röntgenbild sehr variabel und ermöglicht keine Aussagen über die zugrunde liegende pulmonale Störung.

Stadium III. Können Stadium I oder II nicht durch therapeutische Maßnahmen günstig beeinflußt werden, so geht das ARDS in das Stadium III über. Trotz hoher Beatmungsdrücke und hoher inspiratorischer O_2-Konzentrationen kann die schwere Hypoxie nicht beseitigt werden. Durch die immer mehr zunehmende alveoläre Totraumventilation nimmt nun auch der p_aCO_2 zu, und es entwickelt sich eine respiratorische Globalinsuffizienz.

Radiologisch geht das schleierartige interstitielle Ödem in die typischen großflächigen, konfluierenden Verschattungen über, die sog. „weiße Lunge".

Tabelle 21.1. „Lung injury score": Schweregrade des akuten Lungenversagens. (Nach Murray et al. 1988)

		Scorewert
1. Röntgenbefund der Lunge:		
• keine alveolären Verschattungen		0
• alveoläre Verschattungen in 1 Quadranten		1
• alveoläre Verschattungen in 2 Quadranten		2
• alveoläre Verschattungen in 3 Quadranten		3
• alveoläre Verschattungen in allen Quadranten		4
2. Hypoxiescore:		
• p_aO_2/F_iO_2	≥300 mm Hg	0
• p_aO_2/F_iO_2	225–299 mm Hg	1
• p_aO_2/F_iO_2	174–224 mm Hg	2
• p_aO_2/F_iO_2	100–174 mm Hg	3
• p_aO_2/F_iO_2	≤100 mm Hg	4
3. PEEP-Score (sofern beatmet):		
• PEEP	≤5 cm H_2O	0
• PEEP	6–8 cm H_2O	1
• PEEP	9–11 cm H_2O	2
• PEEP	12–14 cm H_2O	3
• PEEP	>15 cm H_2O	4
4. Compliance des respiratorischen Systems:		
• effektive Compliance	>80 ml/cm H_2O	0
• effektive Compliance	60–79 ml/cm H_2O	1
• effektive Compliance	40–59 ml/cm H_2O	2
• effektive Compliance	20–39 ml/cm H_2O	3
• effektive Compliance	<19 ml/cm H_2O	4
Der definitive Scorewert ist die Summe der Gruppenwerte, dividiert durch die Anzahl der berücksichtigten Gruppen:		
• keine Lungenschädigung		0
• leichte bis mäßige Lungenschädigung		0,1–2,5
• schwere Lungenschädigung (ARDS)		>2,5

Der Tod tritt meist durch ein hypoxisch bedingtes Herz-Kreislauf-Versagen ein.

6.1 Schweregrad des ARDS

Der Schweregrad eines ARDS kann durch das Scoresystem von Murray et al. erfaßt werden (Tabelle 21.1), bei dem die Messung des Pulmonalarteriendrucks nicht erforderlich ist.

Für die weitere Charakterisierung des ARDS sind noch folgende Faktoren von Bedeutung:
- primär pulmonale Ursache, z. B. Aspiration, toxisch, Pneumonie;
- sekundäre Folge anderer Störungen, z. B. Sepsis, Pankreatitis;
- akutes Auftreten bei entsprechenden Risikofaktoren;
- eher chronische Entwicklung, z. B. beim MODS.

7 Diagnose des ARDS

Die Diagnose ARDS ergibt sich aus Anamnese, klinischem Bild, radiologischen Veränderungen der Lunge, Blutgasanalyse, Lungenfunktionsparametern und hämodynamischen Veränderungen. Spezifische, ein ARDS beweisende Laborparameter stehen hingegen derzeit nicht zur Verfügung.

Diagnostische Kriterien für ein ARDS:
- anamnestisch auslösendes Ereignis, z. B. Sepsis, Schock, Aspiration;
- $p_aO_2 < 50$ mm Hg trotz $F_IO_2 = 0{,}6$, bzw. $p_aO_2/F_IO_2 < 200$ mm Hg, unabhängig von der Höhe des PEEP;
- Thoraxröntgen: beidseitige diffuse Infiltrationen;
- Wedgedruck < 18 mm Hg oder klinisch keine Hinweise auf kardiale Genese des Lungenödems.

7.1 Auslösendes Ereignis

In den meisten Fällen läßt sich anamnestisch ein auslösendes Ereignis für die akute respiratorische Insuffizienz nachweisen, zumindest aber vermuten. Dies gilt insbesondere für Schock, schweres Trauma, Sepsis, Aspiration oder Inhalation von Reizgasen.

7.2 Klinisches Bild

Das initiale klinische Bild des ARDS beruht auf dem Lungenödem und der Hypoxie. Allerdings sind die Zeichen und Symptome unspezifisch und werden im weiteren Verlauf durch therapeutische Maßnahmen verändert. Als „typische" initiale Zeichen gelten:
- Dyspnoe,
- flache, schnelle Atmung,
- Zyanose,
- interkostale Einziehungen.

7.3 Blutgasanalyse

Typischerweise besteht initial ein erniedrigter p_aO_2 zusammen mit einem erniedrigten p_aCO_2 (kompensatorische Hyperventilation). Charakteristischerweise kann die Hypoxie durch Erhöhung der inspiratorischen O_2-Konzentration nur wenig beeinflußt werden. In späteren Stadien entwikkelt sich neben der ausgeprägten Hypoxie auch eine zunehmende Hyperkapnie (s. Abschnitt 6, Stadium III) als Zeichen der schweren respiratorischen Globalinsuffizienz.

Der alveoloarterielle O_2-Partialdruckgradient ist erhöht, bedingt durch den intrapulmonalen Rechts-links-Shunt.

7.4 Röntgenbild des Thorax

Das Röntgenbild der Lunge ist für die Diagnose des ARDS von besonderer Bedeutung, denn bereits frühzeitig, d.h. innerhalb von 12–24 h, entwikkeln sich bei den meisten Patienten die beschriebenen diffusen bilateralen alveolären Infiltrationen ohne Veränderung der Herzgröße oder Pleuraergüsse. Im weiteren Verlauf entsteht das typische Bild der weißen Lunge des ARDS. Im Endstadium findet sich eine retikuläre Zeichnung.

Zu beachten ist, daß die radiologischen Veränderungen durch therapeutische Maßnahmen beeinflußt werden können. So werden pulmonale Infiltrationen durch Überwässerung des Patienten verstärkt; andererseits können hohe Beatmungsdrücke oder ein hoher PEEP u.a. zur Überblähung der Lunge oder zum Pneumothorax führen.

CT der Lunge. Das CT der Lunge ist für die Diagnostik eines ARDS nicht erforderlich, jedoch kann hiermit im weiteren Verlauf die Verteilung der

Lungenparenchymveränderungen nachgewiesen werden, außerdem lokalisierte Prozesse wie ein Pneumothorax ventraler oder dorsaler Lungenabschnitte, Pleuraergüsse, Abszesse oder Bullae.

7.5 Pulmonalarteriendruck und Wedgedruck

Mit Hilfe eines Pulmonaliskatheters läßt sich frühzeitig ein erhöhter Pulmonalarteriendruck nachweisen, während der pulmonale Wedgedruck, im Gegensatz zum kardialen Lungenödem, beim ARDS nicht erhöht ist. Der Pulmonaliskatheter ermöglicht also die Abgrenzung des ARDS-Lungenödems gegenüber einem kardialen Lungenödem. Allerdings findet sich bei einigen ARDS-Patienten auch ein erhöhter PCWP, möglicherweise bedingt durch eine septische Kardiomyopathie mit Linksherzinsuffizienz oder einen Anstieg des linken Vorhofdrucks durch übermäßige Volumenzufuhr.

Rechts-links-Shunt. Wie bereits dargelegt, besteht beim ARDS ein ausgeprägter Rechts-links-Shunt von 25–30% oder mehr, der zur Hypoxie führt. Diese Hypoxie ist durch Erhöhung der inspiratorischen O_2-Konzentration kaum zu beeinflussen.

7.6 Extravasales Lungenwasser

Durch die Bestimmung des extravasalen Lungenwassers kann die Diagnose des ARDS bereits frühzeitig gestellt werden, denn die Zunahme des extravasalen Lungenwassers (normal 5 ml/kg, bei ARDS meist > 15 ml/kg) gehört zu den ersten pathogenetischen Veränderungen. Außerdem kann mit Hilfe der Lungenwasserbestimmung die Behandlung des Lungenödems gesteuert werden.

7.7 Lungencompliance

Bei Patienten mit ARDS ist die Lungencompliance erniedrigt. Bei beatmeten Patienten kann die totale statische Compliance der Lunge orientierend nach folgender Formel abgeschätzt werden:

$$C_{tstat} \text{ (ml/cm } H_2O) = V_T/(p_{endinsp} - PEEP).$$

7.8 Differentialdiagnose

Zu den wichtigsten Erkrankungen, die bei Verdacht auf ARDS differentialdiagnostisch erwogen werden müssen, gehören:
- kardiales Lungenödem,
- Lungenembolie,
- primäre bakterielle oder virale Pneumonien,
- Hypersensitivitätspneumonien,
- eosinophile Pneumonien,
- fulminante idiopathische fibrosierende Alveolitiden,
- medikamenteninduzierte Lungenerkrankungen.

8 Therapie des ARDS

Eine spezifische Therapie des ARDS, durch die das Kapillarleckagesyndrom und die Fibrose beeinflußt werden könnten, gibt es derzeit nicht. Im Mittelpunkt der Behandlung steht vielmehr die maschinelle Beatmung mit PEEP, ergänzt durch andere supportive Maßnahmen wie Stützung der Herz-Kreislauf-Funktion, Flüssigkeits- und Ernährungstherapie, Prävention und Behandlung von Infektionen und (iatrogenen) Komplikationen. Wenn immer möglich, sollte die auslösende Ursache beseitigt bzw. die zugrunde liegende Erkrankung behandelt werden.

8.1 Beatmungstherapie

Die meisten Patienten mit ARDS benötigen eine maschinelle Beatmung mit einem PEEP. Wann mit der Beatmung begonnen werden soll, ist allerdings derzeit nicht eindeutig definiert. Als wesentliches Kriterium für den Beginn der Beatmungstherapie gilt der zunehmende Abfall des arteriellen pO_2 trotz Zufuhr von Sauerstoff. Der arterielle pCO_2 ist initial gewöhnlich erniedrigt und daher als Kriterium weniger hilfreich; ein normaler p_aCO_2 trotz schwerer Hypoxie sollte jedoch als Hinweis auf ein drohendes Ventilationsversagen gewertet werden. Nach übereinstimmender Auffassung sollte beim ARDS frühzeitig mit einer PEEP-Beatmung oder zumindest CPAP-Atmung begonnen werden. Eine prophylaktische Wirkung kommt jedoch der Beatmung mit einem PEEP entgegen weitverbreiteter Meinung nicht zu.

Merke: Durch prophylaktische Beatmung mit einem PEEP kann die Entwicklung eines ARDS nicht verhindert werden!

8.2 Ziele der Beatmung

Grundlegendes Ziel der Beatmungstherapie beim ARDS ist die Beseitigung der schweren Hypoxie, v. a. durch Erhöhung der erniedrigten FRC und Verbesserung des Ventilations-Perfusions-Verhältnisses. Bei ausgeprägtem ARDS ist dieses Ziel allerdings oft schwer zu erreichen, zumal die Beatmung selbst zum Fortschreiten des ARDS beitragen kann. So führt die *konventionelle* Beatmung mit hohen Atemzugvolumina und niedrigen Atemfrequenzen beim ARDS mit stark erniedrigter Compliance zu sehr hohen Beatmungsdrücken. Hohe Atemzugvolumina und hohe Atemwegsspitzendrücke oder Plateaus können aber zumindest im Tierversuch ein akutes Lungenversagen auslösen. Und auch hohe inspiratorische O_2-Konzentrationen (>50%) können nicht nur erkrankte Lungenbezirke noch mehr schädigen, sondern zusätzlich auch gesunde Lungenareale. Außerdem wird durch sehr hohe Atemwegsdrücke die Herz-Kreislauf-Funktion und damit die O_2-Versorgung der Organe beeinträchtigt. Zu den sekundären Therapiezielen beim ARDS gehört daher auch die Vermeidung iatrogener Komplikationen durch die Beatmung.

Merke: Hohe Atemzugvolumina, hohe Atemwegsdrücke und hohe inspiratorische O_2-Konzentrationen können zur Verschlechterung des ARDS beitragen und sollten daher möglichst vermieden werden.

Die Ziele der Beatmungstherapie beim schweren ARDS sind:
- Rekrutierung der infiltrierten, atelektatischen und konsolidierten Lunge,
- Verminderung des anatomischen und alveolären Totraums,
- Vermeidung einer hohen inspiratorischen O_2-Konzentration,
- Schutz der ventilierten Lunge.

Entsprechend sollte beim *schweren* ARDS die konventionelle volumenkontrollierte Beatmung mit hohen Atemzugvolumina und hohen Atemwegsdrücken nicht mehr angewandt, sondern durch die druckbegrenzte Beatmung mit kleineren Atemzugvolumina ersetzt werden.

Prinzipien der Beatmung beim schweren ARDS:
- druckbegrenzte/-kontrollierte maschinelle Beatmung (pcCMV) mit einem PEEP von 5–15 mbar (1 mbar = 100 Pa),
- niedrige Atemzugvolumina: 5–6 ml/kg,

- Druckbegrenzung 35 mbar bzw. Plateaudruck ≤35 mbar,
- evtl. Beatmung mit umgekehrtem Atemzeitverhältnis (IRV),
- Vermeidung hoher inspiratorischer O_2-Konzentrationen, p_aO_2 von 55–60 mmHg,
- permissive Hyperkapnie,
- Lagerungsmaßnahmen:
  - Bauchlage,
  - Seitenlage;
- Verminderung des Lungenödems:
  - negative Flüssigkeitsbilanz, wenn kardiovaskulär vertretbar,
  - Diuretika,
  - kontinuierliche venovenöse Hämofiltration.

8.3 Druckkontrollierte Beatmung (pcCMV)

Die konventionelle Beatmung mit hohen Atemzugvolumen bei ARDS-Patienten mit wesentlich erniedrigter Compliance der Lunge führt zu hohen Atemwegsspitzendrücken. Wie in Kap. 15 dargelegt, schädigen v. a. folgende Faktoren bei der maschinellen Beatmung die Lunge:
- hohe Atemzugvolumina: Volumentrauma;
- hohe Atemwegsdrücke: Barotrauma;
- hohe inspiratorische O_2-Konzentrationen.

Im Tierexperiment fand sich eine stärkere Schädigung der Lunge durch hohe Atemzugvolumina als durch hohe Atemwegsdrücke. Daher sollten hohe Atemzugvolumina, aber auch hohe Atemwegsdrücke und hohe inspiratorische O_2-Konzentrationen bei Patienten mit schwerem ARDS vermieden werden. Um diese Ziele zu erreichen, sollten druckkontrollierte Beatmungsmodi der volumenkontrollierten Normoventilation vorgezogen werden, wenn nötig unter Hinnahme eines erhöhten p_aCO_2.

Merke: Beim schweren ARDS sollte die druckkontrollierte Beatmung der volumenkontrollierten Beatmung vorgezogen werden, um das Risiko des Volumen- und Barotraumas der Lunge zu vermindern.

Bei der druckkontrollierten Beatmung wird, wie in Kap. 8 beschrieben, mit vorgewählter Beatmungsfrequenz über einen bestimmten Zeitraum in der Lunge ein vorgewählter Druck erzeugt und während der Inspirationsphase aufrechterhalten. Hierdurch können die Alveolen, entsprechend ihrer jeweiligen Zeitkonstanten, gleichmäßig mit der Atemluft gefüllt werden, so daß eine Überblähung von Alveolarbezirken mit langsamer Zeitkonstante vermieden wird. Zu den derzeit gebräuchlichen Verfahren der druckkontrollierten Beatmung gehören:

- pcCMV mit normalem Atemzeitverhältnis;
- pcCMV-IRV: druckkontrollierte Beatmung mit umgekehrtem Atemzeitverhältnis;
- APRV („airway pressure release ventilation");
- BIPAP: Beatmung mit biphasischem positivem Atemwegsdruck,
- IMPRV („intermittent mandatory pressure release ventilation").

8.3.1 pcCMV-IRV

Bei der druckkontrollierten Beatmung mit umgekehrtem Atemzeitverhältnis wird während der verlängerten Inspirationsphase ein weitgehend konstanter, hoher mittlerer Atemwegsdruck aufrechterhalten. Hierdurch werden die Alveolen über einen längeren Zeitraum offen gehalten, und die Kontaktzeit des Atemgases mit dem Lungenkapillarblut nimmt zu. Entsprechend wird die Oxygenierung des Blutes verbessert. Außerdem wirkt die verkürzte Expirationszeit einem Alveolarkollaps während der Exspiration entgegen. Weiterhin nimmt durch die kurze Exspirationsphase das endexspiratorische Lungenvolumen zu, so daß sich ein Auto-PEEP entwickeln kann (s. Kap.12), der über die Erhöhung des mittleren Atemwegsdrucks ebenfalls die Oxygenierung verbessert.

> Insgesamt kann durch die pcCMV-IRV häufig die Oxygenierung mit niedrigeren Beatmungsspitzendrücken und geringerem PEEP günstiger beeinflußt werden als durch eine druckkontrollierte oder volumenkontrollierte Beatmung mit normalem Atemzeitverhältnis. Die Überlegenheit im Vergleich mit anderen Verfahren ist allerdings nicht gesichert.

Günstige Effekte der pcCMV-IRV auf die Gasverteilung und alveoläre Füllung bzw. die Oxygenierung lassen sich jedoch nur dann erreichen, wenn die Spontanatmung des Patienten vollständig ausgeschaltet ist. Daher muß der Patient bei Anwendung der pcCMV-IRV tief sediert und wenn erforderlich auch relaxiert werden.

Komplikationen. Werden hohe Atemwegsdrücke (>35 cm H_2O) angewandt, so erhöht auch die pcCMV-IRV das Risiko eines pulmonalen Barotraumas. Die hohen inspiratorischen Mitteldrücke können zu einer erheblichen Beeinträchtigung der Herz-Kreislauf-Funktion führen.

8.3.2 „Airway pressure release ventilation" (APRV) und BIPAP

Einzelheiten dieser Techniken sind in Kap. 12 beschrieben. Durch die APRV wird der mittlere Atemwegsdruck erhöht und das Lungenvolumen vergrößert, beim BIPAP kann der Patient auf beiden CPAP-Niveaus spontan atmen. Bei erhaltenem Atemantrieb und weniger schwer ausgeprägtem ARDS kann die Beatmungstherapie meist mit unterstützter Spontanatmung durchgeführt werden; in leichteren Fällen reicht sogar die Unterstützung mit einem Masken-CPAP aus.

Möglicherweise kann durch die APRV die Oxygenierung bei niedrigeren mittleren Atemwegsdrücken günstiger beeinflußt werden als durch die IRV; außerdem sind weniger Sedativa und Muskelrelaxanzien erforderlich.

Vermutlich können durch die erhaltene Spontanatmung auch einige Nebenwirkungen kontrollierter Beatmungsformen vermieden werden. Allerdings ist bisher nicht erwiesen, daß die APRV und ihre Modifikationen die Häufigkeit des pulmonalen Barotraumas im Vergleich zur konventionellen maschinellen Beatmung vermindern.

8.3.3 IMPRV

Bei der IMPRV werden druckunterstützte Atmung und APRV miteinander kombiniert. Im APRV-Modus wird das Druckniveau regelmäßig mit vorgewählter Frequenz gesenkt, im IMPRV-Modus hingegen in der Exspirationsphase eines durch den Patienten ausgelösten druckunterstützten Atemzugs. Im günstigen Fall werden durch die IMPRV das Atemminutenvolumen und die CO_2-Elimination gesteigert und die Atemfrequenz gesenkt.

8.4 Positiver endexspiratorischer Atemwegsdruck (PEEP)

Wie bereits dargelegt, beruht die Oxygenierungsstörung beim ARDS auf dem erhöhten intrapulmonalen Rechts-links-Shunt und der deutlich erniedrigten FRC. Durch Anwendung eines Atemmodus mit einem PEEP kann bei Patienten mit ARDS die funktionelle Residualkapazität erhöht und die Oxygenierung verbessert werden. Günstige Effekte des

PEEP sind v. a. dann zu erwarten, wenn noch rekrutierbare Alveolarbezirke vorhanden sind, der PEEP also frühzeitig eingesetzt wird: Der Anteil belüfteter Lungenareale nimmt mit steigendem PEEP zu, der Rechts-links-Shunt ab. Andererseits kann durch falsche Anwendung eines PEEP die Lungenschädigung weiter zunehmen, wenn die Durchblutung ventilierter Lungenbezirke durch den erhöhten alveolären Druck zusätzlich vermindert wird. Daher muß der Kliniker beim ARDS-Patienten den „Best-PEEP" individuell ermitteln. Wenngleich die optimale Höhe des PEEP derzeit strittig ist, zeigt die klinische Erfahrung:

Selbst beim schweren ARDS muß nur selten ein PEEP von 12–15 cm H_2O überschritten werden, um den Gasaustausch zu verbessern.

8.5 Permissive Hyperkapnie

Bei konventioneller Beatmungstherapie des ARDS mit hohen Atemzugvolumina wird eine Normoventilation angestrebt, selbst wenn hierdurch sehr hohe inspiratorische Atemwegsdrücke auftreten. Dieses Verfahren kann aber, wie beschrieben, selbst eine Lungenschädigung auslösen oder die bestehenden Schäden verstärken. Bei der modernen Beatmungstherapie des ARDS werden niedrige Atemzugvolumina, ein individuell ermittelter PEEP, niedrige Beatmungsspitzendrücke von < 35 mbar und eine möglichst niedrige inspiratorische O_2-Konzentration angewandt, um diese Schäden zu verhindern. Bei schweren Formen des ARDS entwickelt sich unter diesem Beatmungskonzept jedoch zwangsläufig eine Hyperkapnie, die, wenn sie aus therapeutischen Gründen hingenommen wird, auch als „permissive Hyperkapnie" bezeichnet wird.

Die permissive Hyperkapnie ermöglicht die Anwendung niedrigerer Beatmungsspitzen- und Plateaudrücke.

Auswirkungen der Hyperkapnie. Entsteht die Hyperkapnie langsam, d. h. im Verlauf mehrerer Stunden oder Tage, so sind die Auswirkungen gering. Schließlich werden selbst ausgeprägte Hyperkapnien meist gut toleriert, sofern eine ausgeprägte respiratorische Azidose vermieden wird. Ein Anstieg des p_aCO_2 um 100% ermöglicht eine Verminderung der alveolären Ventilation um mindestens 50%; ein möglicherweise hierdurch hervorgerufener Abfall des p_aO_2 kann gewöhnlich durch eine geringe Erhöhung der inspiratorischen O_2-Konzentration kompensiert werden. In der Literatur sind mittlere p_aCO_2-Werte von 62 mm Hg als Bestandteil des Beatmungskonzepts beschrieben worden, Einzelwerte überschritten hierbei sogar deutlich 100 mm Hg.

Komplikationen. Unter der permissiven Hyperkapnie entwickelt sich eine respiratorische Azidose, jedoch sinkt der pH-Wert nur selten unter 7,2 ab, so daß sie im wesentlichen vernachlässigt werden kann, zumal die ebenfalls entstehende intrazelluläre Azidose sich innerhalb weniger Stunden normalisiert. Weitere mögliche Komplikationen sind:
- zerebrale Krampfanfälle (meist nur bei sehr stark erhöhten p_aCO_2-Werten),
- systemische Vasodilatation mit Blutdruckabfall,
- Beeinträchtigung der Myokardkontraktilität durch die hyperkapnische Azidose,
- Herzrhythmusstörungen,
- Steigerung des pulmonalarteriellen Drucks,
- Hyperkaliämie,
- Rechtsverschiebung der O_2-Bindungskurve,
- veränderte Pharmakokinetik einiger Pharmaka.

8.6 Lagerungsmaßnahmen

In Rückenlage finden sich in den abhängigen posterobasalen Lungenabschnitten von Patienten mit ARDS nahezu regelmäßig Verdichtungen, die durch Minderbelüftung und Atelektasen bedingt sind und zu Störungen der Oxygenierung führen. Durch Umlagerung des Patienten aus der Rücken- in die Bauchlage kann häufig die Oxygenierung verbessert werden, erkennbar an einem deutlichen Anstieg des p_aO_2. Ursache dieses Effekts ist vermutlich eine Verbesserung des Belüftungs-Durchblutungs-Verhältnisses. Bei den Lagerungsmaßnahmen kann zwischen sofortigen und verzögerten Auswirkungen unterschieden werden. Die sofortige Verbesserung des p_aO_2 wird auf eine Umverteilung der Durchblutung in noch gesunde oder zumindest weniger geschädigte Areale und die Rekrutierung von Alveolen zurückgeführt, während die verzögerten Effekte durch Zunahme der FRC, Änderungen der Verteilung der Atemluft, Abnahme des Lungenödems, bessere Sekretdrainage usw. bedingt sein sollen.

Klinisch gilt folgendes:

> Bei Patienten mit ARDS kann durch eine Bauchlagerung versucht werden, die Oxygenierung zu verbessern. Spricht der Patient auf diese Maßnahme an, sollte die Bauchlagerung täglich für mehrere Stunden angewandt werden.

8.7 Inhalation von Stickstoffmonoxid (NO)

Stickstoffmonoxid (NO), eine körpereigene Substanz, relaxiert die Gefäßmuskelzelle und kann im Tierexperiment eine akute pulmonale Vasokonstriktion aufheben. Bei Patienten mit ARDS kann durch die *Inhalation von Stickstoffmonoxid* selektiv die Durchblutung belüfteter Lungenbezirke gesteigert und die Oxygenierung verbessert werden, so daß die Beatmung mit niedrigeren Drücken und einer niedrigeren inspiratorischen O_2-Konzentration durchgeführt werden kann.

- Systemische Vasodilatatoren: Senkung des Pulmonalarteriendrucks, Zunahme des Rechts-links-Shunts und Verschlechterung der Oxygenierung.
- Inhalation von Stickstoffmonoxid: Senkung des Pulmonalarteriendrucks, Abnahme des Rechts-links-Shunts und Verbesserung der Oxygenierung.

Um die Oxygenierung bei ARDS-Patienten zu verbessern, genügen bereits sehr geringe Konzentrationen von Stickstoffmonoxid, während für die Senkung des erhöhten pulmonalarteriellen Drucks deutlich höhere Konzentrationen erforderlich sind.

Trotz der meist zu beobachtenden Verbesserung der Oxygenierung konnte ein günstiger Einfluß der NO-Inhalation auf die Überlebensrate von ARDS-Patienten nicht nachgewiesen werden.

8.7.1 Extrakorporale CO_2-Elimination + LFPPV

Anstelle der vollständigen extrakorporalen Membranoxygenierung wird derzeit die extrakorporale CO_2-Elimination ($ECCO_2$) über eine Membranlunge durchgeführt, während die O_2-Aufnahme teilweise über die Lunge des Patienten erfolgt (s. auch Kap. 13).

> ECCO$_2$-R + LFPPV = „extracorporeal CO$_2$-removal + low frequency positive pressure ventilation". Bei diesem Verfahren erfolgt die Elimination von Kohlendioxid extrakorporal über Membranlungen, die Oxygenierung hingegen teilweise über die Lunge des Patienten.

Durch die extrakorporale CO$_2$-Elimination über Membranlungen in Kombination mit kontrollierter Beatmung der erkrankten Lunge mit kleinen Atemzugvolumina, niedrigen Beatmungsdrücken und -frequenzen kann die Schädigung der Lunge durch Beatmung auf ein Minimum reduziert werden.

Für den extrakorporalen Kreislauf werden nichtthrombogene, heparinbeschichtete Polyäthylenoberflächen verwendet, so daß eine systemische Heparinisierung des Patienten nicht erforderlich ist. Hierdurch konnte das Risiko lebensbedrohlicher Blutungen während der extrakorporalen CO$_2$-Elimination wesentlich verringert werden.

> Die ECCO$_2$-R + LFPPV wird in einigen wenigen Zentren eingesetzt, wenn die beschriebenen Beatmungsverfahren nicht zu einer Verbesserung der Oxygenierung führen.

Indikationen. Bei der Indikation zur ECCO$_2$-R + LFPPV wird zwischen „Fast entry"- und „Slow-entry-Kriterien", d.h. umgehendem und verzögertem Beginn unterschieden.

> **Kriterien für den Beginn der ECCO$_2$-R + LFPPV:**
> **Fast-entry-Kriterien:**
> - $p_aO_2/F_IO_2 < 50$ mm Hg,
> - PEEP > 10 cm H$_2$O.
>
> **Slow-entry-Kriterien:**
> - $p_aO_2/F_IO_2 < 150$ mm Hg,
> - PEEP > 10 cm H$_2$O,
> - Rechts-links-Shunt > 30% des HZV,
> - EVLW > 15 ml/kg,
> - $C_{tstat} < 30$ ml/cm H$_2$O oder rezidivierende Barotraumen.

Die Überlebensrate von ARDS-Patienten, die mit ECCO$_2$-R + LFPPV behandelt wurden, beträgt als Mittelwert verschiedener Untersuchungen 53% und ist somit statistisch nicht höher als bei einer Behandlung mit konservativen Methoden.

8.8 Medikamentöse Therapie

Eine spezifische medikamentöse Therapie, durch die ein ARDS verhindert oder der Verlauf günstig beeinflußt werden könnte, liegt derzeit nicht vor. Zwar können viele der am Entstehen des ARDS beteiligten zellulären und humoralen Mediatoren durch Antikörper blockiert oder durch Antagonisten in ihrer Wirkung abgeschwächt werden, jedoch ist der klinische Nutzen solcher Verfahren bisher nicht nachgewiesen worden.

8.9 Prognose des ARDS

Auch neueste Untersuchungen zeigen eine unverändert hohe Letalität des ARDS. Der frühe Tod beim ARDS ist in erster Linie Folge der Grundkrankheit, im späteren Verlauf spielen Sepsis und Multiorganversagen eine herausragende Rolle. Bei unkompliziertem Lungenversagen beträgt die Letalität ca. 40%, beim Multiorgandysfunktionssyndrom steigt sie auf etwa 80% an. Nur ein geringer Prozentsatz der Patienten (10–16%) stirbt am respiratorischen Versagen, beim überwiegenden Anteil ist der Tod durch Komplikationen anderer Organsysteme bedingt. Bei 60% aller Patienten mit ARDS entwickelt sich eine Sepsis. Patienten, die ein ARDS überleben, haben 1 Jahr später häufig eine leicht eingeschränkte Lungenfunktion, jedoch meist ohne Einschränkung der täglichen Aktivitäten. Im Langzeitverlauf normalisieren sich die Lungenfunktionsstörungen häufig wieder oder bleiben zumindest stabil.

Literatur

Ashbaugh DG, Bigelow DB, Petty TL, Levine BE (1967) Acute respiratory distress in adults. Lancet 2: 319–323

Beale R, Grover ER, Smithies M, Bihari D (1993) Acute respiratory distress syndrome („ARDS"): no more than a severe acute lung injury? BMJ 307: 1335–1339

Bernard CR, Artigas A, Brigham KL et al. (1994) Report of the American-European consensus conference on ARDS: definitions, mechanisms, relevant outcomes and clinical coordination. Intensive Care Med 20: 225–232

Bone RC, Balk RA, Cerra FB et al. (1992) American College of chest physicians/society of critical care medicine consensus conference: Definitions for sepsis and organ failure and guidelines for the use of innovative therapies in sepsis. Crit Care Med 20: 864–874

Demling RH (1990) Current concepts on the adult respiratory distress syndrome. Circ Shock 30: 297–309

Eklund J (1991) Management of the fluid balance in prevention and therapy of ARDS. Acta Anaesth Scand 35 [Suppl 95]: 102–105

Gattinoni L, Pelosi P, Vitale G (1991) Body position changes redistribute lung computed tomographic density in patients with acute respiratory failure. Anesthesiology 74: 15–23

Hert R, Albert RK (1994) Sequelae of the adult respiratory distress syndrome. Thorax 49: 8–13

Hickling KG, Henderson SJ, Jackson R (1990) Low mortality associated with low volume pressure limited ventilation with permissive hypercapnia in severe adult respiratory distress syndrome. Intensive Care Med 16: 372–377

Ingram HI (1994) Adult respiratory distress syndrome. In: Harrison's principles of internal medicine, 13th edn. Mc Graw-Hill, New York St. Louis, pp 1240–1244

Joillet P, Bulpa P, Chevorlet JP (1998) Effects of the prone position on gas exchange and hemodynamics in severe acute respiratory distress syndrome. Crit Care Med 26: 1977–1985

Kleinschmidt S, Ziegenfuß T, Bauer M, Fuchs W (1993) Einfluß intermittierender Bauchlage auf den pulmonalen Gasaustausch beim akuten Lungenversagen. Anästhesiol Intensivmed Notfallmed Schmerzther 28: 81–85

Krafft P, Friedrich P, Pernerstorfer T et al. (1996) The acute respiratory distress syndrome: definitions, severity and clinical outcome. An analysis of 101 clinical investigations. Intensive Care Med 22: 519–529

MacNaughton PD, Evans TW (1992) Management of adult respiratory distress syndrome. Lancet 339: 469–472

Marini JJ (1994) Ventilation of the acute respiratroy distress syndrome. Looking for Mr. Goodmode. Anesthesiology 80: 972–975

Messent M, Griffiths MJD (1992) Pharmacotherapy in lung injury. Thorax 47: 651–656

Morris AH, Wallace CJ, Menlove RL et al. (1994) Randomized clinical trial of pressure-controlled inverse ration ventilation and extracorporal CO_2 removal for adult respiratory distress syndrome. Am J Respir Crit Care Med 149: 296–305

Pesenti A (1990) Target blood gases during ARDS ventilatory management. Intensive Care Med 16: 349–351

Pison U, Falke K (1991) Pathogenese und Diagnostik des akuten Lungenversagens. Dtsch Med Wochenschr 116: 1599–1602

Repine JE (1992) Scientific perspectives on adult respiratory distress syndrome. Lancet 339: 466–469

Rossaint R, Lewandowski K, Pappert D, Slama K, Falke K (1994) Die Therapie des ARDS. Teil 1. Anaesthesist 43: 298–308

Murray FJ, Matthey MA, Luce JM, Flick MR (1988) An expanded definition of the adult respiratory distress syndrome. Am Rev Resp Dis 138: 720

Rossaint R, Pappert D, Gerlach K, Falke K (1994) Die Therapie des ARDS. Teil 2. Anaesthesist 43: 364–375

Seeger W (1992) Behandlung des ARDS – Gesicherte Konzepte und therapeutische Perspektiven. Intensivmedizin 29: 201–218

Wiener-Kronish JP, Gropper MA, Matthay MA (1990) The adult respiratory distress syndrome: Definition and prognosis, pathogenesis and treatment. Br J Anaesth 65: 107–129

22 Akute respiratorische Insuffizienz bei chronisch-obstruktiver Lungenerkrankung (COPD)

ÜBERSICHT

1	**Ätiologie und Pathogenese**	620
1.1	Lungenemphysem	620
1.2	Chronische Bronchitis	622
2	**Pathophysiologie der COPD**	623
2.1	Exspiratorische Obstruktion	623
2.2	Störungen des Ventilations-Perfusions-Verhältnisses	623
2.3	Überblähung (Hyperinflation)	624
2.4	Erhöhte Atemarbeit	625
2.5	Hypoxische pulmonale Vasokonstriktion	625
2.6	Pulmonaler Gasaustausch	625
2.7	Atemregulation	626
2.8	Herzfunktion	626
3	**Akute respiratorische Insuffizienz bei COPD**	627
3.1	Auslösende Faktoren	627
3.1.1	Infektionen	627
3.1.2	Kardiale Störungen	628
3.1.3	Medikamente	628
3.1.4	Lungenembolie	628
3.1.5	Ermüdung der Atemmuskulatur	629
3.1.6	Pneumothorax, Pleuraerguß	629
3.2	Klinisches Bild	630
3.2.1	Klinische Einteilung: „pink puffer" und „blue bloater"	630

| 4 | Diagnose der akuten Dekompensation | 631 |
| 4.1 | Lungenfunktionsprüfung und arterielle Blutgasanalyse | 632 |

5	**Konservative Therapie der akuten Dekompensation**	632
5.1	O_2-Zufuhr	633
5.2	Bronchodilatation	634
5.2.1	β_2-Sympathikomimetika	634
5.2.2	Theophyllin	635
5.2.3	Glukokortikoide	637
5.2.4	Anticholinergika	637
5.3	Expektoranzien	637
5.4	Thoraxphysiotherapie	638
5.5	Antibiotika	639
5.6	Digitalis, Diuretika	639

6	**Maschinelle Beatmung**	639
6.1	Indikationen	639
6.2	Formen der Beatmung	640
6.2.1	SIMV	640
6.2.2	Druckunterstützte Beatmung	641
6.2.3	Kontrollierte, volumenkonstante Beatmung	641
6.3	Einstellung des Respirators	641
6.3.1	Intrinsischer und externer PEEP	643
6.4	Entwöhnung von der Beatmung	643

| 7 | **Komplikationen** | 644 |

| 8 | **Prognose** | 645 |

Zur Gruppe der Erkrankungen mit chronischer Atemwegsobstruktion („chronic airflow obstruction", CAO) gehören unterschiedliche Krankheiten wie chronische Bronchitis, Lungenemphysem, Bronchiolitis, Bronchiektasen und die chronische Form des Asthma bronchiale.

Der Begriff COPD („chronic obstructive pulmonary disease") umfaßt hingegen nach einer Empfehlung der American Thoracic Society die **chronische Bronchitis** und das **Lungenemphysem.** Beide Erkrankungen gehen mit einer Atemwegsobstruktion einher, die, im Gegensatz zum reversiblen Asthma bronchiale, fixiert oder nur partiell reversibel ist. Daher wird das Asthma nicht zur COPD gerechnet, wenngleich diese Erkrankung ebenfalls Phasen geringer Reversibilität aufweisen oder in eine Erkrankung mit chronischer Atemwegsobstruktion übergehen kann.

Chronische Bronchitis: Husten und Auswurf über mindestens 3 Monate im Jahr in 2 aufeinanderfolgenden Jahren; spezifische Erkrankungen oder Bronchiektasen als Ursache des Auswurfs müssen ausgeschlossen worden sein. Die Erkrankung führt im Bereich der Bronchien zur Vergrößerung der Schleimdrüsen, Atrophie des Bronchialknorpels und Hyperplasie der Bronchialschleimhaut.

Lungenemphysem: Irreversible Erweiterung der distalen, dem Bronchiolus terminalis anhängenden, Lufträume der Lunge mit Destruktion ihrer Wände und Verlust der Lungenelastizität. Je nach betroffenem Abschnitt des emphysematischen Umbaus wird zwischen zentrilobulärem, panlobulärem und irregulärem Emphysem unterschieden. Reine Emphysemtypen sind selten, meist liegt eine Kombination vor.

Für den Intensivmediziner ist v. a. die akute (hyperkapnische) respiratorische Insuffizienz bzw. Dekompensation der COPD von Bedeutung: Zahlreiche Patienten mit akuter Exazerbation benötigen eine intensivmedizinische Behandlung, etwa $1/3$ muß maschinell beatmet werden.

1 Ätiologie und Pathogenese

Die wichtigsten Ursachen der COPD sind das Inhalationsrauchen, bronchiale Hyperreaktivität, allgemeine Umweltfaktoren (Luftverschmutzung, Klimaeinflüsse) und wiederholte virale und bakterielle Infektionen der Atemwege. Bei einer geringen Anzahl von Patienten besteht ein genetisch bedingter Mangel an α_1-Proteinaseinhibitor (α_1-Antitrypsin).

1.1 Lungenemphysem

Das Lungenemphysem entsteht durch das Zusammenwirken zahlreicher exogener und endogener Faktoren. Unter den endogenen Faktoren spielt nach derzeitigem Kenntnisstand ein Ungleichgewicht zwischen Proteasen und Antiproteasen eine wesentliche Rolle. Der wichtigste exogene Faktor ist das **Inhalationsrauchen:** Die Oxidanzien im Tabakrauch bewirken eine Sequestration von Leukozyten, inaktivieren die Elastaseinhibitoren und beeinträchtigen die Neusynthese von Elastin. Außerdem hemmt der Tabakrauch die Phagozytoseaktivität von Alveolarmakrophagen und beeinträchtigt auf diese Weise die normalen Abwehrmechanismen des Bronchialsystems.

Pathologisch-anatomisch ist das diffuse Lungenemphysem gekennzeichnet durch eine irreversible Erweiterung der Lufträume distal der terminalen Bronchiolen, verbunden mit destruktiven Veränderungen der Alveolarwände. Beim **panlobulären Emphysem** (Abb. 22.1) sind alle Luft-

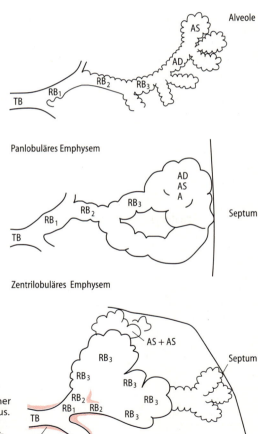

Abb. 22.1. *Oben:* schematischer Aufbau eines normalen Azinus. *Mitte:* lobuläres Emphysem. *Unten:* zentrilobuläres Emphysem

räume eines Lobulus mehr oder weniger uniform vergrößert, bei leichten Formen weniger als 1 mm, bei schweren Formen bis zu 5 mm.

Beim **zentrilobulären Emphysem** entsteht durch die Destruktion der respiratorischen Bronchiolen und ihrer benachbarten Alveolen in der Mitte eines jeden Azinus eine Höhle, deren Durchmesser bis zu 5 mm betragen kann. Eine reguläre Wand ist nicht vorhanden (Abb. 22.1).

1.2 Chronische Bronchitis

Die chronische Bronchitis (Abb. 22.2) beruht ebenfalls auf dem Zusammenspiel exogener und endogener Faktoren; weiterhin sind prädisponierende konstitutionelle Faktoren mit Einschränkung der bronchopulmonalen Abwehr von Viren und Bakterien von Bedeutung. Im Zentrum der exogenen Faktoren steht wiederum das Inhalationsrauchen, während die Bedeutung der chronischen Luftverschmutzung umstritten ist.

Die exogenen Noxen führen zu Hyperplasie und Hypertrophie der Bronchialwanddrüsen, gesteigerter Schleimproduktion (Hyperkrinie) und Veränderungen der Schleimzusammensetzung (Dyskrinie). Durch

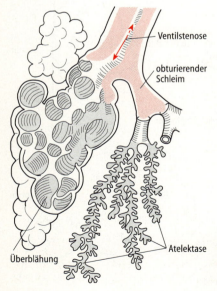

Abb. 22.2. Chronische Bronchitis und Bronchiolitis mit Dyskrinie, Sekretretention mit Ventilmechanismus und Überblähung sowie Totalobstruktion mit Atelektasen. (Mod. nach Matthys 1988)

den Umbau des Flimmer- und Zylinderepithels in funktionsloses Plattenepithel wird die mukoziliäre Clearance beeinträchtigt. Im weiteren Verlauf wandern Bakterien immer tiefer in die Wandschichten der Bronchien und bewirken eine deformierende Bronchitis. Hyperkrinie, Dyskrinie und entzündliche Reaktion führen zur obstruktiven Ventilationsstörung.

2 Pathophysiologie der COPD

Die wichtigsten pathophysiologischen Folgen der schweren COPD sind:
- Einschränkung des Atemflows und der alveolären Minutenventilation,
- Verteilungsstörungen der Atemluft,
- Störungen des pulmonalen Gasaustausches,
- Zunahme des Atemwiderstands mit Erhöhung der Atemarbeit,
- „air trapping" und Überblähung der Lunge,
- Abnahme der maximalen Kraft der Atemmuskulatur.

2.1 Exspiratorische Obstruktion

Zu den wichtigsten pathophysiologischen Veränderungen bei der COPD gehört die Einschränkung des exspiratorischen Flows. Die Behinderung der Exspiration beruht auf folgenden Faktoren:
- erhöhter Tonus der Bronchialmuskulatur (Bronchospasmus),
- Hypersekretion der Schleimdrüsen,
- Störungen der mukoziliären Clearance,
- Verstopfung durch Schleimpfröpfe,
- Hyperplasie und Ödem der Bronchialschleimhaut,
- Entzündung der kleinen Atemwege (Bronchiolitis),
- Verlust elastischer Fasern mit exspiratorischem Kollaps kleiner Atemwege.

Die obstruktiven Veränderungen der Atemwege sind ungleichmäßig verteilt und führen regional zur ungleichmäßigen Verteilung der Atemluft.

2.2 Störungen des Ventilations-Perfusions-Verhältnisses

Die ungleichmäßige Verteilung der Atemluft führt einerseits zur regionalen Minderbelüftung und einem niedrigen Ventilations-Perfusions-Verhältnis, andererseits zur regionalen Überbelüftung mit einem hohen

V/Q. Die Minderbelüftung bewirkt eine alveoläre Hypoxie und Hypoxämie, während die Überbelüftung den physiologischen Totraum erhöht.

> Die Störungen des Ventilations-Perfusions-Verhältnisses bei der COPD prädisponieren zur arteriellen Hypoxie und Hyperkapnie. Um normale Blutgase aufrechtzuerhalten, muß der Patient kompensatorisch sein Atemminutenvolumen steigern. Hierdurch nimmt der O_2-Verbrauch der Atemmuskulatur erheblich zu.

2.3 Überblähung (Hyperinflation)

Regional können durch die Obstruktion der Atemwege so hohe Widerstände entstehen, daß die Alveolen mit Beginn der nächsten Inspiration noch nicht ausreichend entleert sind und das vorhergehende Atemzugvolumen somit nicht vollständig ausgeatmet wird. Hierdurch kommt es zum sog. „air trapping", dem „Gefangensein" der Luft in den Alveolen, und zur Überblähung.

> Das Lungenvolumen in Atemruhelage, das Residualvolumen und die funktionelle Residualkapazität (FRC) nehmen durch die Überblähung zu.

Der Verlust an elastischen Fasern (Abnahme der Retraktionskraft der Lunge) und der erhöhte Atemwegswiderstand vermindern den erweiternden Druck auf die Atemwege und begünstigen den dynamischen Kollaps der kleinen Atemwege während der Exspiration. Erhöht der Patient seine Exspirationsbemühungen, so steigt der „positive" intrapulmonale Druck weiter an, und der Atemwegskollaps wird verstärkt.

> Die Überblähung der Alveolen beim dynamischen Atemwegskollaps erhöht die endexspiratorischen elastischen Retraktionskräfte und führt zum positiven endexspiratorischen Druck, dem sog. intrinsischen PEEP oder Auto-PEEP, der 2,5–10 mbar betragen kann (1 mbar = 100 Pa). Bei Verkürzung der Exspirationszeit und dynamischem Atemwegskollaps nehmen „air trapping", Überblähung der Alveolen und Auto-PEEP zu.

2.4 Erhöhte Atemarbeit

Ein erhöhter Atemwegswiderstand, ein intrinsischer PEEP und eine Überblähung der Alveolen verstärken die Atemarbeit. Bei jedem Atemzug muß zunächst der intrinsische PEEP überwunden werden, bevor Luft in die Lunge einströmen kann.

Durch die Überblähung der Alveolen sind die Inspirationsmuskeln zu Beginn der Inspiration kürzer als normal; jedoch kann sich das Zwerchfell bei chronischer Überblähung durch Änderung seines Verhältnisses von Muskelfaserlänge und Spannungsentwicklung anpassen und hierdurch die maximale Kraftentwicklung meist aufrechterhalten. Bei akuter Überblähung hingegen sind die Inspirationsmuskeln kürzer und können sich daher nicht optimal kontrahieren; auch wird die Zwerchfellkontur stärker abgeflacht; die Zwerchfellaktivität wird weniger effektiv, auch verschlechtert sich die Energiebilanz, so daß die Ermüdung der Atemmuskulatur begünstigt wird. Die Folge:

> Die Überblähung der distalen Alveolen führt zur flachen, schnellen Atmung. Hierdurch verschlechtert sich das Ventilations-Perfusions-Verhältnis, und die Hyperkapnie nimmt zu.

2.5 Hypoxische pulmonale Vasokonstriktion

Die alveoläre Hypoxie bewirkt eine regionale pulmonale Vasokonstriktion; hierdurch wird das Blut in die besser ventilierten Lungenanteile umgeleitet. Allerdings nimmt der pulmonale Gefäßwiderstand wegen der Rarefizierung des Kapillarbetts in den destruierten Alveolen zu und damit auch die Belastung des rechten Ventrikels.

Die alveoläre Hypoxie kann neben der Vasokonstriktion auch eine regionale Bronchokonstriktion hervorrufen und so die Atemwegsobstruktion verstärken.

2.6 Pulmonaler Gasaustausch

Die ungleichmäßige Verteilung der Atemluft mit niedrigem Belüftungs-Durchblutungs-Verhältnis und die Überblähung der distalen Alveolen mit Zunahme der Totraumventilation führen zur arteriellen Hypoxie, später auch zur chronischen Hyperkapnie, d.h. zur respiratorischen Globalinsuffizienz. Hierbei werden p_aCO_2-Werte von 70 mm Hg und mehr beobachtet (1 mm Hg = 133,332 Pa).

Respiratorische Azidose. Durch die chronische Hyperkapnie entwickelt sich eine metabolisch kompensierte respiratorische Azidose: Standardbikarbonat und Basenüberschuß sind erhöht, der pH-Wert liegt oft noch im Normbereich.

2.7 Atemregulation

Der zentrale Atemantrieb ist bei Patienten mit COPD erhöht, obwohl die Ansprechbarkeit auf Änderungen des arteriellen pH-Werts und des p_aCO_2 im Vergleich zu Gesunden vermindert ist. Bei einigen Patienten mit chronischer Hyperkapnie führt die Zufuhr hoher inspiratorischer O_2-Konzentrationen zur Hypoxie, möglicherweise aufgrund einer Hemmung des hypoxischen Atemantriebs oder aber Veränderungen des Belüftungs-Durchblutungs-Verhältnisses durch Aufhebung der hypoxischen pulmonalen Vasokonstriktion. Insgesamt reagieren Patienten mit stabiler COPD nur selten oder nur in geringem Ausmaß mit einer Hyperkapnie auf die Zufuhr von Sauerstoff. Merke aber:

Bei akuter respiratorischer Insuffizienz des COPD-Patienten muß mit einem stärkeren p_aCO_2-Anstieg unter der O_2-Therapie gerechnet werden.

2.8 Herzfunktion

Kardiovaskuläre Veränderungen entstehen durch die Zunahme des pulmonalen Gefäßwiderstands. Die pulmonale Widerstandserhöhung beruht auf der Rarefizierung des Kapillarbetts und der hypoxischen pulmonalen Vasokonstriktion. Die pulmonale Hypertonie erhöht die Nachlast für den relativ druckempfindlichen rechten Ventrikel, und es entwickelt sich ein chronisches Cor pulmonale. Bei pulmonaler Hypertonie ist eine höhere Vorlast für den rechten Ventrikel erforderlich, um eine ausreichende Funktion zu gewährleisten. Ein intrinsischer PEEP kann die Vorlast vermindern, besonders wenn eine Hypovolämie vorliegt. Oft besteht außerdem eine Tachykardie; hierdurch wird die Füllungszeit des Ventrikels verkürzt und die Vorlast weiter vermindert: ein Abfall des Herzzeitvolumens und Hypotension können die Folge sein, besonders wenn mit der Überdruckbeatmung begonnen wird.

3 Akute respiratorische Insuffizienz bei COPD

> Eine akute hyperkapnische Insuffizienz bei COPD ist gekennzeichnet durch einen Abfall des p_aO_2 auf < 50 (60) mm Hg und einen Anstieg des p_aCO_2 auf > 50 mm Hg unter Atmung von Raumluft.

Da diese Kriterien häufig bereits von stabilen ambulanten COPD-Patienten erfüllt werden, sollte per Definition der p_aO_2 niedriger oder der p_aCO_2 höher sein, als normalerweise bei dem betreffenden Patienten zu erwarten ist.

Nach einer ebenfalls gebräuchlichen Definition liegt ein hyperkapnisches Atemversagen vor, wenn die Veränderungen der Blutgase im Zusammenhang mit einer akuten Exazerbation der Dyspnoe und anderen Symptomen stehen und objektive Zeichen der akuten Dekompensation vorhanden sind.

3.1 Auslösende Faktoren

Zu den häufigsten Auslösern einer akuten respiratorischen Dekompensation gehören Infektionen, weiterhin kardiale Störungen, Umweltfaktoren, Medikamente, übermäßige O_2-Therapie, Lungenembolie und Ermüdung der Atemmuskulatur.

3.1.1 Infektionen

Virale Infektionen oder bakterielle Superinfektionen des Respirationstrakts gelten als der häufigste Auslöser eines akuten Ventilationsversagens bei COPD. Zwar lassen sich oft Streptokokken und Haemophilus influenzae in Sputumkulturen nachweisen, jedoch kann es sich hierbei auch lediglich um eine bakterielle Besiedlung des Respirationstrakts handeln.

Der Nutzen einer Antibiotikatherapie ist nicht gesichert, v. a. bei fehlendem Erregernachweis. Antibiotika werden aber häufig empfohlen, vermutlich weil die Risiken der Therapie gering, die Gefahr einer weiteren Verschlechterung hingegen größer sind.

Pneumonien können rasch zu einer klinischen Verschlechterung führen und müssen daher frühzeitig behandelt werden.

3.1.2 Kardiale Störungen

Herzerkrankungen wie koronare Herzkrankheit, Herzrhythmusstörungen oder Cor pulmonale können eine akute Exazerbation auslösen. Umgekehrt werden die Auswirkungen dieser Erkrankungen durch die Hypoxämie/Hyperkapnie verstärkt. Bei akuter respiratorischer Insuffizienz des COPD-Patienten treten sehr häufig supraventrikuläre Herzrhythmusstörungen auf, besonders multifokale Vorhoftachykardien, die durch Hypoxie, Hyperkapnie und Elektrolytstörungen verstärkt werden.

3.1.3 Medikamente

COPD-Patienten erhalten häufig eine größere Anzahl von Medikamenten, deren Interaktion zu erhöhter Toxizität oder Wirkungsverlust führen kann. Auch muß damit gerechnet werden, daß zahlreiche Patienten die verordneten Atemtherapeutika nicht, wie verschrieben, einnehmen und hierdurch eine akute Exazerbation ausgelöst wird.

Zu beachten ist weiterhin, daß β-Blocker einen schweren Bronchospasmus hervorrufen können und daher vermieden werden müssen. Sedativhypnotika wie die Benzodiazepine und Opioide wirken atemdepressiv und können eine akute Dekompensation auslösen. Daher gilt:

> Sedativa, Hypnotika und Opioide sollten bei spontan atmenden Patienten mit schwerer COPD möglichst nicht eingesetzt werden.

3.1.4 Lungenembolie

Die COPD prädisponiert möglicherweise zu Thromboembolien, denn autoptisch finden sich bei einer großen Zahl von Patienten Lungenembolien. Die Ursache könnte eine abnorme Thrombozytenfunktion mit gesteigerter Gerinnungsaktivität sein. Die Diagnose läßt sich durch Angiographie sichern, während die Lungenszintigraphie nicht immer eindeutige Befunde zeigt. Wegen der gesteigerten Empfindlichkeit von COPD-Patienten gegenüber Thromboembolien wird bei kardiovaskulären Störungen eine Therapie mit Antikoagulanzien empfohlen, sofern keine Kontraindikationen bestehen.

3.1.5 Ermüdung der Atemmuskulatur

Derzeit ist nicht geklärt, ob eine Ermüdung der Atemmuskulatur der auslösende Faktor einer akuten respiratorischen Dekompensation bei der COPD sein kann. Möglicherweise handelt es sich bei der respiratorischen Insuffizienz durch Ermüdung der Atemmuskulatur um einen fortschreitenden Prozeß, nicht um ein akutes Ereignis. Die Ermüdung entstünde dann „schleichend" aufgrund der erhöhten mechanischen Belastung. Bestimmte Faktoren beeinträchtigen die Funktion der Atemmuskulatur und können so zur respiratorischen Insuffizienz beitragen. Zu diesen Kofaktoren gehören:
- Elektrolytstörungen wie Hypokaliämie, Hypophosphatämie, Hypokalziämie, Hypomagnesiämie;
- Hypoxie und Hyperkapnie;
- Kortikosteroide (experimentelle Befunde);
- endokrine Störungen: Hyper- und Hypothyreose;
- schlechter Ernährungszustand;
- eingeschränkte O_2-Zufuhr;
- erhöhter O_2-Bedarf;
- Sedativa.

Diese Faktoren müssen bei der Therapie der akuten Dekompensation ebenfalls beseitigt werden.

3.1.6 Pneumothorax, Pleuraerguß

Der Pneumothorax gehört zu den möglichen Komplikationen der COPD, die eine akute respiratorische Dekompensation auslösen können. Nicht immer ist der Pneumothorax leicht zu erkennen, da die typischen klinischen Zeichen wie abgeschwächtes Atemgeräusch und hypersonorer Klopfschall auch beim Lungenemphysem ohne Pneumothorax gefunden werden.

Ausgedehnte Pleuraergüsse können beim COPD-Patienten ebenfalls rasch zur akuten Dekompensation führen; sie sollten bei akuter respiratorischer Insuffizienz drainiert werden!

3.2 Klinisches Bild

> Die akute respiratorische Insuffizienz bei der COPD manifestiert sich primär als Dyspnoe. Sie entwickelt sich meist progredient über mehrere Tage, seltener akut. Weitere typische Zeichen sind Husten und Auswurf, wobei der Auswurf eine gelbliche oder grüne Farbe annehmen kann und so auf eine Infektion hinweist.

Nimmt bei einem Patienten mit chronischem produktivem Husten die **Dyspnoe** sehr stark zu und die **Sputumproduktion** schlagartig ab, so liegt vermutlich eine Retention eingedickter Sekrete vor.

Tachypnoe, Tachykardie und Abnahme des Atemzugvolumens sind Frühzeichen der respiratorischen Insuffizienz, während asynchrone Atembewegungen, Einsatz der Atemhilfsmuskulatur oder gar paradoxe Atembewegungen bei fortgeschrittener Insuffizienz auftreten. Allerdings können atypische Atembewegungen auch bei Patienten mit stabiler COPD vorhanden sein.

Kopfschmerzen weisen auf eine Hyperkapnie hin; Schwitzen, Verwirrtheit, Einschränkung des Bewußtseins und Tremor sind meist durch Hypoxie und Hyperkapnie bedingt.

3.2.1 Klinische Einteilung: „pink puffer" und „blue bloater"

COPD-Patienten werden klinisch in 2 Typen eingeteilt:
- Typ A („pink puffer"),
- Typ B („blue bloater").

Diese Typisierung kennzeichnet allerdings Extreme, zwischen denen sich die meisten Patienten mit Lungenemphysem bewegen.

Typ A („pink puffer"). Hierbei handelt es sich um den primär emphysematischen asthenischen Patienten mit blaß-rosiger Hautfarbe. Morphologisch besteht ein panlobuläres Lungenemphysem; klinisches Leitsymptom ist die Dyspnoe.

Typ B („blue bloater"). Im Vordergrund steht die chronische Bronchitis mit Husten, Auswurf, Zyanose und plethorischem Gesicht („blue bloater"); der Habitus ist gedrungen-adipös; morphologisch besteht ein zentrilobuläres Emphysem (Tabelle 22.1).

Tabelle 22.1. Klinische, radiologische und funktionelle Befunde bei COPD

Typ A („pink puffer"): Emphysemtyp	Typ B („blue bloater"): bronchitischer Typ
Asthenischer Habitus	normal oder pyknisch
Faßförmiger Thorax	meist normale Form
Meist deutliche und konstante Dyspnoe	Dyspnoe zeitweise oder fehlend
Wenig Husten	starker Husten
Spärlicher, muköser Auswurf	reichlich Auswurf, zeitweilig purulent
Leises Atemgeräusch	normal, bronchitische Nebengeräusche
Hämatokrit < 50 %	Hämatokrit > 50 %
Erhöhte Strahlentransparenz	normale Strahlentransparenz
Verminderte Gefäßzeichnung	normale Gefäßzeichnung
Herzform klein und schlank	Herz verbreitert
FEV_1 vermindert	FEV_1 vermindert
R_{aw} normal bis leicht erhöht	R_{aw} deutlich erhöht
RV und TLC erhöht	RV erhöht, TLC normal
Compliance erhöht	Compliance normal bis erhöht
Lange Zeit leichte Hypoxie, erst spät Globalinsuffizienz	frühzeitig Hypoxie und Globlainsuffizienz
Cor pulmonale: relativ spät	Cor pulmonale: frühzeitig

4 Diagnose der akuten Dekompensation

Die Diagnose der akuten respiratorischen Insuffizienz bei COPD wird durch die arterielle Blutgasanalyse gesichert, allerdings müssen andere Ursachen des akuten hyperkapnischen Atemversagens mit Dyspnoe und möglicherweise auch ein Bronchospasmus (s. Übersicht) differentialdiagnostisch ausgeschlossen werden.

Störungen, die mit Bronchospasmus einhergehen:
- Asthma,
- COPD,
- Lungenembolie,
- Lungenstauung,
- Aspiration von Mageninhalt,
- zystische Fibrose,
- Karzinoidsyndrom,
- Anaphylaxie,
- Inhalationstrauma.

4.1 Lungenfunktionsprüfungen und arterielle Blutgasanalyse

Lungenfunktionsprüfungen ermöglichen die Diagnose und Einschätzung des Schweregrads der COPD, während durch die Blutgasanalyse das Ausmaß der respiratorischen Insuffizienz bestimmt werden kann. Bei der COPD besteht eine Behinderung des exspiratorischen Flows, die Obstruktion wird durch Inhalation von β_2-Sympathikomimetika nicht oder nur wenig vermindert; das Residualvolumen ist erhöht, das Verhältnis von FEV_1 zu FVC erniedrigt. Klinisch gilt folgendes:

Mit einem hyperkapnischen Atemversagen muß gerechnet werden, wenn die FEV_1 auf 1 l oder weniger abfällt.

Mit Hilfe der Blutgasanalyse kann festgestellt werden, ob es sich um die akute Verschlechterung einer chronischen oder um eine chronische respiratorische Azidose handelt. Die Diagnose ergibt sich aus der Beziehung zwischen den Veränderungen des p_aCO_2 und den Veränderungen des pH-Werts bzw. der H^+-Ionenkonzentration.

5 Konservative Therapie der akuten Dekompensation

Zu unterscheiden ist zwischen konservativen Maßnahmen und Atemhilfe oder Beatmungstherapie. Bei der Mehrzahl der Patienten kann mit konsequent durchgeführten konservativen Maßnahmen die akute respiratorische Insuffizienz beseitigt werden. Nur bei Patienten mit schwerer Hypoxämie und Azidose ist häufig eine, nicht selten langwierige, Beatmungstherapie erforderlich.

Die wichtigsten Therapieziele sind:
- Beseitigung der Hypoxämie,
- Verminderung der CO_2-Produktion durch Reduktion der Atemarbeit,
- Steigerung der CO_2-Ausscheidung durch Verbesserung der alveolären Ventilation,
- Behandlung des Bronchospasmus,
- Sekretolyse und Sekretmobilisation,
- Behandlung von Infekten.

5.1 O_2-Zufuhr

Primäres Ziel der Akutbehandlung ist die Beseitigung der Hypoxämie. Hierfür ist die Zufuhr von Sauerstoff erforderlich.

> Die Zufuhr von Sauerstoff ist die wichtigste initiale Maßnahme bei akuter Dekompensation der COPD. Angestrebt wird eine arterielle O_2-Sättigung von 90 % bei ausreichendem Hämoglobingehalt des Blutes oder ein arterieller pO_2 von 50–60 mm Hg.

Meist genügt die Zufuhr weniger Liter O_2/min bzw. niedriger inspiratorischer Konzentrationen, um diese Therapieziele zu erreichen. Eine rasche Normalisierung des p_aO_2 durch eine zu hohe inspiratorische O_2-Konzentration kann bei hypoxämischen und hyperkapnischen Patienten zum Wegfall des hypoxischen Atemantriebs und Zunahme des Totraumanteils am Atemzugvolumen führen, so daß der p_aCO_2 noch weiter ansteigt. Allerdings werden nach Ansicht einiger Autoren die Gefahren der O_2-Therapie – Zunahme der Hyperkapnie bis hin zur CO_2-Narkose oder gar Atemstillstand – überschätzt und der Patient durch Zufuhr von zu wenig Sauerstoff oder gänzliches Vorenthalten oder Abbrechen der O_2-Therapie bei einer Verschlechterung des Zustands zusätzlich gefährdet.

Praxistip:
- Die O_2-Zufuhr sollte 2–4 l/min über eine Nasensonde betragen oder 24–28 % bei Verwendung einer Venturi-Gesichtsmaske. Keinesfalls darf einem Patienten im Stadium der akuten Dekompensation Sauerstoff aus Furcht vor einer Zunahme der Hyperkapnie vorenthalten werden.

Günstige Auswirkungen der O_2-Therapie:
Die Beseitigung der Hypoxämie hat folgende günstige Auswirkungen:
- Abnahme des anaeroben Stoffwechsels und der Laktatproduktion,
- Verbesserung der Hirnfunktion bzw. des mentalen Zustands,
- Abnahme von Herzrhythmusstörungen und Myokardischämie,
- Abnahme des pulmonalen Hypertonus,
- Verbesserung der rechtsventrikulären Funktion oder Rechtsherzinsuffizienz,
- Verminderung der ADH-Freisetzung und Zunahme der renalen Wasserclearance,

- Reduktion des extravasalen Lungenwassers,
- Senkung des erhöhten Hämatokrits.

Überwachung der O_2-Therapie. Die O_2-Zufuhr bedarf der sorgfältigen Überwachung anhand folgender Parameter:
- mentaler Status des Patienten,
- Oxygenierung des arteriellen Blutes,
- pH-Wert.

Der aktuelle p_aCO_2 ist demgegenüber von nachrangiger Bedeutung, zumal zahlreiche Patienten an chronisch erhöhte p_aCO_2-Werte gewöhnt sind.

5.2 Bronchodilatation

Günstige Wirkungen von Bronchodilatatoren sind v. a. bei Patienten mit bronchialer Hyperreagibilität zu erwarten, jedoch ist oft auch bei akuter Exazerbation eine reversible Komponente am Bronchospasmus beteiligt. Bei diesen Patienten kann durch β_2-Sympathikomimetika und Theophyllin eine gewisse Bronchodilatation und Verminderung der Atemarbeit erreicht werden.

5.2.1 β_2-Sympathikomimetika

Diese Substanzen wirken am stärksten bronchospasmolytisch und sind daher die Mittel der ersten Wahl zur Behandlung des Bronchospasmus bei akuter Dekompensation einer COPD. Die β_2-Sympathikometika dilatieren nicht nur die Bronchien durch Stimulation der β_2-Rezeptoren der Bronchialmuskeln, sondern verbessern auch die mukoziliäre Clearance, u. a. durch Aktivierung der Zilienfunktion des Flimmerepithels und Beeinflussung der Schleimqualität. Die unspezifische Entzündungsreaktion wird durch kurz wirkende β_2-Sympathikomimetika hingegen nicht beeinflußt.

Anwendung. Die Zufuhr erfolgt bevorzugt durch Inhalation als Dosieraerosol, weil hierdurch die kardiovaskulären Nebenwirkungen wesentlich vermindert werden können und außerdem nur $^1/_{10}$ der oralen Dosis erforderlich ist. Die intravenöse Injektion ist hingegen in erster Linie schweren Atemwegsobstruktionen wie dem Status asthmaticus vorbehalten. Bei inhalativer Zufuhr tritt die Wirkung der β_2-Sympathikomimetika innerhalb weniger Sekunden ein und ist nach 5–10 min maximal ausgeprägt; die Wirkungsdauer beträgt 4–6 h.

> **Gebräuchliche β_2-adrenerge Bronchospasmolytika:**
> - Carbuterol: 1 Hub = 0,1 mg,
> - Fenoterol: 1 Hub = 0,2 (0,1) mg,
> - Reproterol: 1 Hub = 0,5 mg,
> - Salbutamol: 1 Hub = 0,1 mg,
> - Terbutalin: 1 Hub = 0,25 mg.
>
> Verabreicht werden 2–3 Hübe alle 3–6 h, wobei die maximale Obergrenze nicht gesichert ist.

Bei schwerer Atemwegsobstruktion können die Substanzen auch über einen Düsenvernebler oder den Vernebler des Beatmungsgeräts zugeführt werden. Wesentlicher **Nachteil der inhalativen Zufuhr:** Nur etwa 10 % der verabreichten Dosis gelangt bis in die Bronchien. Daher ist die korrekte Anwendung von besonderer Bedeutung:
- Aerosolbehälter vor Gebrauch schütteln,
- tief ausatmen, Mundstück mit den Lippen fest umschließen,
- langsam tief einatmen, mit Beginn der Inspiration das Dosierventil betätigen,
- am Ende der Inspiration einige Sekunden den Atem anhalten.

Praxistip:
- Adrenalin, Orciprenalin und Isoproterenol sollten wegen ihrer geringen Selektivität und ihren schwerwiegenden kardiovaskulären Nebenwirkungen nicht mehr als Bronchospasmolytika eingesetzt werden.

Nebenwirkungen. Die Anwendung der β_2-Sympathikomimetika führt praktisch immer zum **Tremor.** Die Intensität hängt von der Dosis ab, ist aber individuell unterschiedlich ausgeprägt. Die **kardiovaskulären Wirkungen** sind bei inhalativer Anwendung gering; der Blutdruck bleibt im wesentlichen unverändert, die Herzfrequenz kann etwas ansteigen; Herzrhythmusstörungen, wie bei einer Theophyllinüberdosierung, sind untypisch.

5.2.2 Theophyllin

Theophyllin gehört, wie Koffein und Theobromin, zu den Xanthinen, Substanzen, die stimulierend auf das zentrale Nervensystem wirken. Die wichtigste Wirkung von Theophyllin ist die Bronchodilatation. Weitere, klinisch vermutlich nicht bedeutsame Wirkungen sind:

- Verbesserung der mukoziliären Clearance,
- Steigerung der Kontraktilität der Herzmuskulatur und des Zwerchfells,
- Hemmung der Freisetzung von Entzündungsmediatoren, somit antiinflammatorische Eigenschaften,
- Verminderung des pulmonalarteriellen Drucks,
- Stimulation von Atemzentren.

Anwendung. Die therapeutische Breite von Theophyllin ist gering. Daher sollte die Substanz, v. a. beim Intensivpatienten, nicht schematisch nach Körpergewicht, sondern nur unter Kontrolle der Serumkonzentrationen zugeführt werden.

> Therapeutischer Bereich der Theophyllinserumkonzentration: 10–12 (15) µg/ml.

Dieser Bereich sollte wegen der zunehmenden kardiovaskulären Nebenwirkungen nicht überschritten werden. Wegen der in hohem Maße individuellen Elimination (Plasmahalbwertszeiten 3–10 h) ist die Dosierung oft schwierig. Außerdem müssen Interaktionen mit anderen Substanzen beachtet werden: Cimetidin, Makrolidantibiotika und Allopurinol beeinträchtigen die Theophyllinclearance, während Phenobarbital, Carbamazepin, Phenytoin und Rifampicin die Elimination steigern.

> Bei akuter respiratorischer Dekompensation der COPD wird Theophyllin intravenös als kontinuierliche Infusion zugeführt. Dosierung: 0,05–0,1 mg/kg/h.

Zu den wichtigsten Nebenwirkungen von Theophyllin gehören:
- Herzrhythmusstörungen, meist tachykarde Formen;
- Kopfschmerzen;
- Hypotonie;
- Unruhe, Schlafstörungen;
- gastrointestinale Symptome: Appetitlosigkeit, Übelkeit, Erbrechen, Durchfälle, Bauchschmerzen;
- bei Serumkonzentrationen von > 40 µg/ml: zerebrale Krampfanfälle.

Zu den relativen Kontraindikationen gehören:
- tachykarde Herzrhythmusstörungen,
- Hyperthyreose, Thyreotoxikose,
- akuter Myokardinfarkt,

- hypertrophe obstruktive Kardiomyopathie,
- Epilepsie.

5.2.3 Glukokortikoide

Bei einigen COPD-Patienten mit akuter respiratorischer Dekompensation wirken systemisch zugeführte Kortikoide bronchodilatierend, v. a. wenn eine Hyperreagibilität besteht. Allerdings liegen hierzu nur wenige Ergebnisse vor. Ein kurzfristiger Therapieversuch über wenige Tage, z. B. mit 0,5 mg/kg Methylprednisolon alle 6–8 h, gilt als gerechtfertigt.

5.2.4 Anticholinergika

Die Anticholinergika Ipratropiumbromid und Oxitropiumbromid wirken bronchodilatierend durch Blockade cholinerger Rezeptoren der Bronchialmuskulatur. Daher sind diese Substanzen v. a. bei COPD-Patienten mit vagovagaler Reflexbronchokonstriktion wirksam, hingegen werden allergisches Asthma und Belastungsasthma klinisch nur unwesentlich beeinflußt.

Ipatropiumbromid und Oxitropimbromid werden *ausschließlich inhalativ* zugeführt. Die Wirkung setzt im Vergleich zu den β_2-Sympathikomimetika verzögert ein (maximaler Effekt frühestens nach 30 min), hält aber länger an. Wesentliche Nebenwirkungen sind auch bei höherer Dosierung nicht zu erwarten.

5.3 Expektoranzien

Die Beeinträchtigung der mukoziliären Clearance bei COPD trägt, wie bereits beschrieben, zur Obstruktion der Atemwege bei. Daher kann durch Beseitigung der Mukostase die akute respiratorische Insuffizienz günstig beeinflußt und auch das Wohlbefinden des Patienten verbessert werden. Therapeutisch werden hierfür Expektoranzien eingesetzt, Substanzen, die den Selbstreinigungsmechanismus der Bronchien verbessern sollen. Allerdings ist die klinische Wirksamkeit der meisten Expektoranzien nicht erwiesen; entsprechend wird der therapeutische Nutzen der derzeit verfügbaren Substanzen vermutlich überschätzt.

Sekretolytika. Diese Substanzen wirken auf die schleimsezernierenden Zellen und sollen die Viskosität des Bronchialschleims vermindern. Eingesetzt werden Mineralsalze, ätherische Öle, Emetin, Bromhexin und Ambroxol.

Mukolytika. Hierzu gehören das häufig verwendete N-Acetylcystein, Detergenzien, Proteinasen und Mercaptoethansulfat. Mukolytika sollen v. a. die Qualität des Bronchialschleims verändern. N-Acetylcystein spaltet Disulfidbrücken und bewirkt hierdurch eine Depolymerisierung der Muzine: Die Viskosität des Schleims nimmt ab.

Sekretomotorika. Diese Substanzen sollen die Flimmerepithelien stimulieren und den Abtransport des Schleims fördern. Die wichtigsten Sekretomotorika sind die β_2-Sympathikomimetika und Theophyllin, in Grenzen auch die Anticholinergika und Benzylamine.

Beachte: Die inhalative Zufuhr von N-Acetylcystein, Proteasen, Detergenzien und Mercaptoethansulfat steigert die Hyperreaktivität der Bronchien und verstärkt die Bronchialobstruktion.

Angesichts dieser Nebenwirkungen und der ungesicherten günstigen Wirkung empfehlen einige Autoren, Expektoranzien nur peroral oder intravenös zuzuführen und sich dabei auf N-Acetylcystein und Ambroxol zu beschränken.

Hydratation. Im Gegensatz zum weit verbreiteten Glauben kann durch eine *gesteigerte Flüssigkeitszufuhr* bei Patienten mit chronischer Bronchitis weder die Sputummenge noch die Sputumviskosität oder die Expektoration günstig beeinflußt werden. Selbst eine Flüssigkeitsrestriktion scheint sich nicht nachteilig auszuwirken.

Antitussiva. Hustenhemmende Medikamente sollten nur bei trockenem, quälendem Husten oder nächtlichen Hustenattacken mit Luftnot zugeführt werden. Zu den wichtigsten Antitussiva gehören Clobutinol und Dihydrocodein, bei sehr starkem Husten auch Hydrocodon.

5.4 Thoraxphysiotherapie

Die Thoraxphysiotherapie ist v. a. bei Makroatelektasen oder röntgenologisch sichtbaren Atelektasen ohne Luftbronchogramm indiziert, vermutlich auch bei COPD-Patienten mit akuter respiratorischer Dekompensation und gesteigerter Schleimproduktion oder Sezernierung zähen Sekrets bei abgeschwächtem Hustenstoß. Läßt sich innerhalb von 1–2 Tagen hierdurch keine Besserung erreichen, sollte die Thoraxphysiotherapie nicht fortgeführt werden.

5.5 Antibiotika

Häufig werden bei einer akuten Exazerbation der COPD routinemäßig Antibiotika zugeführt, obwohl der Nutzen dieser Maßnahme nicht erwiesen ist. Neuere Untersuchungen weisen aber darauf hin, daß die Zeichen und Symptome der akuten respiratorischen Insuffizienz unter Breitspektrumantibiotika früher beseitigt werden als ohne Antibiotika, wenngleich der Unterschied nicht sehr groß ist. Einige Autoren empfehlen daher, bei jeder akuten Exazerbation Breitspektrumantibiotika einzusetzen, andere nur bei eitrigem Sputum oder klinischem Verdacht auf eine bakterielle Pneumonie. Insgesamt ist aber die Frage der routinemäßigen Antibiotikatherapie bei exazerbierter COPD derzeit nicht geklärt.

5.6 Digitalis, Diuretika

Digitalis. Die Wirkung von Digitalis bei COPD-Patienten mit pulmonaler Hypertonie und Cor pulmonale ist nicht gesichert; zudem nimmt bei akuter Dekompensation die Gefahr der Digitalisintoxikation zu. Daher sollte die Indikation für die Zufuhr von Digitalis sehr eng gestellt werden.

Diuretika. Bei akuter Dekompensation mit Rechtsherzinsuffizienz und eingeschränkter Nierenfunktion mit Wasserretention und Hypervolämie sowie erhöhtem extravasalen Lungenwasser kann die Zufuhr von Diuretika indiziert sein.

6 Maschinelle Beatmung

Der Einsatz der maschinellen Beatmung gehört zu den schwierigsten Entscheidungen in der Behandlung der akuten respiratorischen Dekompensation bei COPD, denn meist handelt es sich um Patienten mit schwerer irreversibler Erkrankung, die oft nur unter sehr großem Aufwand, über einen mitunter sehr langen Zeitraum, vom Respirator entwöhnt werden können.

6.1 Indikationen

Grundsätzlich ist die endotracheale Intubation und maschinelle Beatmung indiziert, wenn die konservativen Therapiemaßnahmen versagen. Wann dieser Zeitpunkt erreicht ist, kann allerdings nicht durch spezifische Blutgaswerte und Ergebnisse von Lungenfunktionstests bestimmt werden. Selbst extrem hohe p_aCO_2-Werte sind noch keine Indikation für die Beatmung, wenn der Säure-Basen-Haushalt kompensiert ist und hyperkapniebedingte klinische Zeichen fehlen. Andererseits darf mit der Beatmung nicht so lange gewartet werden, bis der Patient aufgrund der CO_2-Retention in einen stuporösen oder komatösen Zustand verfällt und eine notfallmäßige Intubation erforderlich ist. Die Indikation für die Beatmung stützt sich daher eher auf akute klinische Befunde als auf Atemparameter.

Indikationen für die maschinelle Beatmung:
- akute respiratorische Azidose ($p_aCO_2 > 60$ mm Hg mit niedrigem pH-Wert (<7,2),
- ungenügender p_aO_2 (<45 mm Hg oder 6 kPa) trotz Zufuhr von Sauerstoff,
- Stupor oder Koma,
- schnelle, flache Atmung: f > 30/min, $V_T < 5$ ml/kg,
- paradoxe Atmung und respiratorischer Alternans als Zeichen der Ermüdung der Atemmuskulatur,
- gesteigertes Atemminutenvolumen (> 40 % über Sollwert),
- schwerwiegende kardiovaskuläre Funktionsstörungen.

Die **endotracheale Intubation** ist bei komatösen Patienten ohne Schutzreflexe indiziert, weiterhin bei Patienten mit exzessiv gesteigerter Produktion zähen Sekrets, die nicht mehr ausreichend abhusten können.

6.2 Formen der Beatmung

Das günstigste Beatmungsverfahren bei Patienten mit COPD ist derzeit nicht bekannt. Eingesetzt werden:
- SIMV,
- assistierte, druckunterstützte Beatmung,
- kontrollierte, volumenkonstante Beatmung.

6.2.1 SIMV

Die wichtigsten Vorteile der SIMV sind die niedrigeren Atemwegs- und Pleuradrücke und die Möglichkeit für den Patienten, die Ventilation und damit den p_aCO_2 beeinflussen zu können. Hierdurch wird die Gefahr der Hyperventilation vermindert. Außerdem bleibt die Reflexsteuerung der

Atmung über pulmonale und thorakale Barorezeptoren erhalten, so daß auch seltener Koordinierungsstörungen der Atemmuskulatur bei der Entwöhnung vom Respirator auftreten sollen.

Wird allerdings die zusätzliche Beatmung bei der IMV zu gering gewählt, so kann die Ermüdung der Atemmuskulatur eher noch gefördert werden. Außerdem erhöhen IMV-Systeme mit Demand flow zusätzlich die inspiratorische Atemarbeit. Insgesamt wird daher die IMV bei COPD-Patienten zunehmend kritisch beurteilt.

Praxistip:
- Die initiale Beatmungsfrequenz sollte bei der SIMV auf 4–6/min eingestellt und danach so reguliert werden, daß sich ein normaler arterieller pH-Wert ergibt.

6.2.2 Druckunterstützte Beatmung

Bei bewußtseinsklaren Patienten mit nicht zu ausgeprägter respiratorischer Insuffizienz kann eine druckunterstützte assistierte Beatmung durchgeführt werden. Hierdurch nimmt in der Regel die Atemarbeit des Patienten ab, ebenso der transdiaphragmale Druck und der Gesamt-O_2-Verbrauch.

6.2.3 Kontrollierte, volumenkonstante Beatmung

Bei schwerer respiratorischer Insuffizienz oder zunehmendem Stupor des Patienten oder zunehmend flacher und schneller werdender Atmung sollte eine kontrollierte, volumenkonstante Beatmung durchgeführt werden. Hierdurch soll sich die ermüdete Atemmuskulatur rascher erholen als unter assistierter Beatmung.

Ist allerdings bei anhaltend agitierten Patienten eine stärkere Sedierung oder gar Muskelrelaxierung erforderlich, muß bereits innerhalb weniger Tage mit einer Atrophie der Atemmuskulatur gerechnet werden, die sich später ungünstig auf die Entwöhnung von der Beatmung auswirkt.

6.3 Einstellung des Respirators

Die richtige Einstellung des Respirators bei einer COPD ist derzeit ebenfalls nicht bekannt, so daß nur empirisch abgeleitete Empfehlungen gegeben werden können.

> **Empfehlungen für die Grundeinstellung des Respirators:**
> - Atemzugvolumen 8–15 ml/kg KG,
> - Atemfrequenz 12–18/min,
> - inspiratorischer Spitzendruck < 30–44 mm Hg,
> - schnell ansteigender Spitzenfluß (60–120 l/min) mit konstantem oder dezelerierendem Flow,
> - Atemzeitverhältnis 1:2, bei Obstruktion 1:3,
> - F_IO_2 0,3–0,4, bzw. arterielle O_2-Sättigung > 90 %.

Neueinstellungen des Respirators erfolgen anhand des p_aCO_2 nach dem Prinzip der permissiven Hyperkapnie, um überhöhte Spitzendrücke zu vermeiden. Der p_aO_2 wird über die inspiratorische O_2-Konzentration reguliert.

Praxistip:
- Eine abrupte Senkung des p_aCO_2 durch die Beatmung muß vermieden werden, um eine ausgeprägte metabolische Alkalose zu verhindern. Der erhöhte p_aCO_2 sollte vielmehr langsam über mehrere Tage gesenkt werden, und zwar möglichst auf den Wert, der vor der akuten Dekompensation bestand.

Atemzugvolumen. Bei Patienten mit einer COPD ist der physiologische Totraum erhöht, so daß bei der Beatmung ein hohes Atemzugvolumen erforderlich ist. Allerdings sollte das Atemzugvolumen zu Beginn der Beatmung nicht mehr als 8–15 ml/kg betragen, um die Gefahr des Barotraumas zu mindern und einen zu raschen Abfall des p_aCO_2 zu vermeiden.

Inspirationsflow. Ein hoher inspiratorischer Gasfluß erzeugt Turbulenzen in den Atemwegen. Hierdurch steigen der bronchiale Strömungswiderstand und der Beatmungsdruck bei volumenkonstanter Beatmung erheblich an. Durch einen niedrigen Inspirationsflow werden dagegen Turbulenzen vermindert und außerdem die Atemluft gleichmäßiger verteilt.

Atemzeitverhältnis. Um eine Zunahme des „air trapping" und des intrinsischen PEEP zu vermeiden, sollte bei einer Obstruktion das Atemzeitverhältnis auf 1:3 verlängert werden. Diese Forderung steht allerdings dem Konzept des niedrigen Inspirationsflows entgegen und kann nur verwirklicht werden, wenn auch die Atemfrequenz auf ca. 8–12/min reduziert wird. Daher wird häufig, statt des niedrigen Flows bei kurzer Inspirationszeit, ein schnell ansteigender Flow gewählt (s. Kasten).

6.3.1 Intrinsischer und externer PEEP

Bei schwerer Obstruktion und zu kurzer Exspirationszeit entwickelt sich ein Auto-PEEP, da das eingeatmete Volumen nicht vollständig ausgeatmet werden kann. Hierdurch nimmt die Überblähung der Lunge und die Gefahr des Barotraumas zu, ebenso die kardiovaskulären Nebenwirkungen. Einige Autoren haben versucht, die Nachteile des Auto-PEEP durch Zuschalten eines externen PEEP am Respirator auszugleichen und hierdurch die Atemarbeit des Patienten zu reduzieren. Dieses Konzept steht im Gegensatz zum konventionellen Vorgehen, bei dem ein externer PEEP wegen der Gefahr des Barotraumas abgelehnt wird.

Nach derzeitiger Auffassung kann ein externer PEEP bei *assistierter* Beatmung unter folgenden Voraussetzungen versuchsweise eingesetzt werden:
- Auto-PEEP > 4 mm Hg trotz bronchodilatatorischer Therapie und „optimaler" Einstellung des Beatmungsgeräts,
- keine Veränderung des inspiratorischen Spitzendrucks und des Lungenvolumens bei Zuschaltung des externen PEEP,
- keine vermehrte Aktivität der Exspirationsmuskulatur.

Der externe PEEP sollte etwas niedriger gewählt werden als der Auto-PEEP. Bei kontrollierter Beatmung ist ein externer PEEP nicht indiziert.

6.4 Entwöhnung von der Beatmung

Mit der Entwöhnung von der Beatmung sollte begonnen werden, wenn die akute respiratorische Insuffizienz beseitigt ist, die Atemmuskulatur sich erholt hat und der Patient sich in einem klinisch stabilen Zustand befindet.

Voraussetzungen für die Entwöhnung von der Beatmung:
- erholte Atemmuskulatur,
- inspiratorische O_2-Konzentration < 50 %,
- p_aO_2 55–65 mm Hg,
- pH-Wert > 7,35,
- Hämatokrit > 30 %.

Messung des Okklusionsdrucks. Bei COPD-Patienten gilt der („negative") Munddruck zu Beginn der Inspiration bei kurzfristigem Verschluß als direktes Maß für den neuromuskulären Atemantrieb. Dieser Druck wird innerhalb der ersten 100 ms (0,1 s) nicht durch physiologische Kompensationsreaktion wie reflektorischen Atemstillstand oder verstärkten

Atemantrieb beeinflußt; auch besteht keine Abhängigkeit von der Muskelkraft des Zwerchfells. Er kann daher bei COPD-Patienten herangezogen werden, um den Zeitpunkt der Entwöhnung festzulegen.

Bei Lungenschäden beträgt der Verschlußdruck, p 0,1, unter ruhiger Atmung −3 bis −4 mbar. Ein hoher p 0,1 weist auf einen hohen Atemantrieb hin, der nur für begrenzte Zeit ohne muskuläre Erschöpfung aufrechterhalten werden kann. Es gilt:

p 0,1-Werte von mehr als −6 mbar bei COPD-Patienten sind Zeichen der drohenden muskulären Erschöpfung („respiratory muscle fatigue").

Der Okklusionsdruck kann bei einigen modernen Intensivrespiratoren, z. B. EVITA 4, direkt bestimmt werden.

Nach der Extubation sollte die inspiratorische O_2-Konzentration etwas höher gewählt werden als unter der Beatmung.

Die meisten Patienten können innerhalb von 3 Tagen erfolgreich vom Respirator entwöhnt werden; nur bei einer kleinen Gruppe mißlingt der frühe Extubationsversuch und ein u. U. langdauernder Entwöhnungsprozeß schließt sich an. Hierbei scheint die spezifische Art des Vorgehens nicht von Bedeutung zu sein. Eingesetzt werden:
- T-Stück-Methode,
- SIMV,
- PSV.

Keines dieser gebräuchlichen Entwöhnungsverfahren hat sich gegenüber den anderen als überlegen erwiesen. Ist abzusehen, daß sich der Entwöhnungsvorgang über einen längeren Zeitraum hinziehen wird, sollte die Tracheotomie erwogen werden. Hierdurch kann das Wohlbefinden des Patienten und seine Mobilität meist verbessert werden.

Beachte: Während der Entwöhnungsphase muß eine Zunahme der Atemarbeit vermieden werden. Durch leichte Oberkörperhochlagerung wird das Zwerchfell nach unten verlagert und das Atemzugvolumen erhöht.

7   Komplikationen

Die Beatmungstherapie bei Patienten mit COPD prädisponiert zu einer Vielzahl von Komplikationen. Zu den häufigsten gehören:
- Alkalosesyndrom durch zu starken Abfall des p_aCO_2 mit Tachypnoe, Verwirrtheit, Tremor, Myoklonien, Krämpfen und Herzrhythmusstörungen;
- Tubuskomplikationen;

- Atelektasen;
- Pneumothorax;
- Fehlbedienung des Respirators;
- schwere Hyperkapnie;
- nosokomiale Infektionen, v. a. Pneumonien, Bronchitiden;
- Herzrhythmusstörungen, v. a. Vorhoftachykardien;
- akuter Myokardinfarkt;
- gastrointestinale Blutungen.

8 Prognose

Trotz zahlreicher, teils lebensbedrohlicher Komplikationsmöglichkeiten ist die Kurzzeitprognose von akut respiratorisch dekompensierten COPD-Patienten relativ gut. Zwar schwanken die Angaben zur akuten Krankenhausletalität beträchtlich, doch ergibt sich aus verschiedenen Untersuchungen ein Durchschnittswert von 28%. Die Letalität ist besonders hoch bei Patienten mit einer FEV_1 von weniger als 25% des Vorhersagewerts. Eine vorbestehende Hyperkapnie und ein niedriger pH-Wert sowie ein Cor pulmonale verschlechtern ebenfalls die Prognose. Günstiger ist die Prognose, wenn eine akute Exazerbation einer chronischen Bronchitis die auslösende Ursache der Dekompensation war.

Die Mehrzahl der akut respiratorisch dekompensierten Patienten kann erfolgreich mit konservativen Maßnahmen behandelt werden; etwa $^1/_3$ bedarf einer Beatmungstherapie oder erhält sie zumindest. Die Dauer der Beatmung ist sehr variabel und schwer vorhersehbar: Einige Patienten werden lediglich 1–2 Tage beatmet, andere 10–20 Tage oder mehr.

Die Überlebensrate von nach Hause entlassenen Patienten wird für 1 Jahr mit 58% und für 5 Jahre mit 30% angegeben.

Literatur

Brochard L, Isabey D, Piquet J et al. (1990) Reversal of acute exacerbation of chronic obstructive lung disease by inspiratory assistance with a face mask. N Engl J Med 323: 1523–1530

Ferlinz R (Hrgb) (1994) Pneumologie in Klinik und Praxis. Thieme, Stuttgart

Kuhlen R, Hausmann R, Pappert D et al. (1995) A new method for p 0,1 measurement using standard respiratory equipment. Intensive Care Med 21: 554–560

Pennock BE, Kaplan PD, Carlin BW et al. (1991) Pressure support ventilation with a simplified ventilatory support system administered with a nasal mask in patients with respiratory failure. Chest 100: 1371–1376

Petrof BJ, Legare M, Goldberg P et al. (1990) Continuous positive airway pressure reduces work of breathing and dyspnea during weaning from mechanical ventilation in severe chronic obstructive pulmonary disease. Am Rev Respir Dis 141: 281–289

23 Status asthmaticus

ÜBERSICHT

1	**Ätiologie**	647
2	**Pathogenese und Pathophysiologie**	648
2.1	Atemwegsobstruktion	648
2.1.1	Störungen der Ventilation	649
2.1.2	Störungen des Gasaustausches	650
3	**Klinik des Status asthmaticus**	651
3.1	Klinische Symptomatik	651
3.2	Diagnostik	652
3.2.1	Differentialdiagnose	652
3.3	Stadieneinteilung	653
4	**Therapie des Status asthmaticus**	653
5	**Maschinelle Beatmung beim Status asthmaticus**	655
5.1	Indikationen	655
5.2	Endotracheale Intubation	657
5.3	Vorgehen bei der Beatmung	657
5.3.1	Überwachungsmaßnahmen	659
5.4	Komplikationen der Beatmung	660
5.5	Entwöhnung am Respirator	660
5.6	Prognose	661

Definitionen

Asthma: Klinisches Syndrom, gekennzeichnet durch eine variable und reversible Atemwegsobstruktion aufgrund einer Entzündung und Hyperreagibilität des Bronchialsystems auf verschiedene Stimuli mit Obstruktion der Atemwege, die sich spontan oder nach Gabe eines Bronchodilatators löst.

Asthmaanfall: Kennzeichen des Asthmaanfalls sind plötzlich einsetzende heftige Atemnot mit hörbarem Giemen, Hustenattacken und Auswurf eines zähen, perlartigen Sputums. Der Anfall bildet sich spontan oder nach entsprechender Therapie zurück.

Status asthmaticus: Anhaltender schwerer Asthmaanfall, der trotz Standardtherapie, v. a. mit β_2-Sympathikomimetika und Theophyllin, nicht durchbrochen werden kann. Der Status kann 24 h und länger, mit wechselnder Intensität der Beschwerden, andauern und einen akut lebensbedrohlichen Charakter annehmen.

Chronisches Asthma (Dauerasthma): Wochen, Monate oder Jahre anhaltende Asthmasymptome unterschiedlicher Intensität, die eine entzündungshemmende und bronchospasmolytische Dauertherapie erfordern.

1 Ätiologie

Asthma ist eine variable und reversible Atemwegsobstruktion infolge Entzündung und Hyperreaktivität der Atemwege, deren genaue Ursache derzeit nicht bekannt ist. Umwelteinflüsse, Erbfaktoren, primäre Schädigungen, pathologische Immunreaktionen und eine gesteigerte Empfindlichkeit gegenüber unspezifischen Reizen sind beteiligte Faktoren.

Hyperreaktivität. Dieser Begriff kennzeichnet die gesteigerte Bereitschaft der Atemwege, auf unterschiedliche nichtimmunologische Reize mit einer Engstellung zu reagieren. Solche unspezifischen Auslöser können sein:
- physikalische Reize, z. B. kalte Luft, inhalierte Teilchen, Hyperventilation,
- chemische Reize,
- Pharmaka.

Entzündung. Zwischen der Entzündungsreaktion in der Bronchialwand und der Hyperreaktivität der Atemwege besteht ein enger Zusammenhang. Je stärker die Entzündungsreaktion, desto hochgradiger die bronchiale Hyperreaktivität. Die Entzündungsreaktion selbst ist komplex und in ihren einzelnen Schritten noch nicht geklärt.

2 Pathogenese und Pathophysiologie

Asthma ist eine Funktionsstörung des Bronchialsystems, die nicht durch eindeutige morphologische Veränderungen charakterisiert ist. So sind selbst bei Patienten mit langjährigem Asthma, die im anfallfreien Intervall sterben, die Atemwege und Lungen oft unauffällig. Andererseits sind bei manifester Erkrankung meist bestimmte makro- und mikroskopische sowie zytologische Veränderungen nachweisbar.

Bei akutem Asthmatod finden sich überblähte Lungen, deren Atemwege durch zähen Schleim verschlossen sind. Die Alveolen sind z. T. überbläht, z. T. luftleer und kollabiert. Nur sehr selten sind bei akutem Asthmatod keinerlei makroskopische und mikroskopische Veränderungen nachweisbar. Dann ist der Tod vermutlich rasch durch einen massiven Bronchospasmus eingetreten.

Entzündungszellen. In den Atemwegen befinden sich Mastzellen, Alveolarmakrophagen und Epithelzellen. Sie werden als primäre Effektorzellen bezeichnet und können durch verschiedene inhalative Noxen, z. B. Ozon, Antigene und Erreger von Infektionen aktiviert werden. Hierbei werden Mediatoren freigesetzt, die das Einwandern sekundärer Effektorzellen in das entzündete Gebiet hervorrufen, die ebenfalls proinflammatorisch wirkende Mediatoren enthalten.

2.1 Atemwegsobstruktion

Die Obstruktion der Atemwege ist die Grundstörung beim Asthma! Folgende 3 Mechanismen führen beim Asthma zur Atemwegsobstruktion:
- Bronchospasmus,
- entzündliches Schleimhautödem,
- Verstopfung der Atemwege mit dickem, zähem Schleim (Hyperkrinie, Dyskrinie, Mukostase).

Beim akuten Anfall spielt v. a. der Bronchospasmus eine wichtige Rolle, während bei der Stunden, Tage oder Wochen anhaltenden Atemwegsobstruktion die Entzündungsreaktion im Vordergrund steht, wenngleich auch hier ein Spasmus beteiligt ist. Insgesamt überlagern sich aber diese pathogenetischen Mechanismen.

Die Obstruktion der Atemwege führt zum Anstieg des Atemwegswiderstands mit Zunahme der Atemarbeit und bei entsprechender Ausprägung zu Störungen der Ventilation und des pulmonalen Gasaustausches (Abb. 23.1).

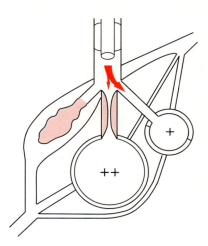

Abb. 23.1. Akuter schwerer Asthmaanfall. Auswirkungen im Bereich der Alveolen

2.1.1 Störungen der Ventilation

Durch die Atemwegsobstruktion wird der Atemwegswiderstand erhöht. Entsprechend muß die Atemarbeit gesteigert werden, um den Atemwiderstand zu überwinden. Hierfür wird zusätzlich die Exspirationsmuskulatur eingesetzt. Allerdings verbessert sich die Ventilation hierdurch nicht wesentlich, weil positive Pleuradrücke erzeugt werden, die zu einer dynamischen Kompression der nicht mit Knorpel ausgestatteten Atemwege führen.

Exspiratorischer Kollaps der kleinen Atemwege. Aufgrund des exspiratorischen Kollaps' der Atemwege wird schließlich die zunehmende Atemarbeit nahezu vollständig von den Inspirationsmuskeln aufgebracht. Die Inspirationsgeschwindigkeit wird erhöht, die Exspirationszeit verlängert, die Lungenvolumina nehmen zu.

Verschiebung der Atemmittellage und Zunahme der Lungenvolumina. Durch die Atemwegsobstruktion wird die Atemmittellage inspirationswärts verschoben, und das Volumen der Atemwege nimmt zu (Abb. 23.2). Die Volumenzunahme führt zu einer Abnahme des Atemwegswiderstands, und der intrabronchiale Druck steigt aufgrund der endinspiratorisch erhöhten Retraktionskraft der Lunge an, der exspiratorische Atemwegskollaps wird somit vermindert. Diese dynamische Lungenüberblähung verschwindet nach dem Anfall wieder vollständig.

2 Pathogenese und Pathophysiologie

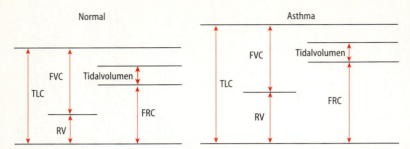

Abb. 23.2. Veränderungen der Lungenvolumina bei schwerem Asthma. *TLC* totale Lungenkapazität, *FVC* forcierte Vitalkapazität, *RV* Residualvolumen, *FRC* funktionelle Residualkapazität

2.1.2 Störungen des Gasaustausches

Störungen des Belüftungs-Durchblutungs-Verhältnisses und die Zunahme des Totraums durch die Überblähung führen beim schweren Asthma zu Störungen des pulmonalen Gasaustausches mit Hypoxie und Hyperkapnie.

Störungen des Ventilations-Perfusions-Verhältnisses. Die akute Atemwegsobstruktion durch Bronchospasmus, entzündliches Ödem und Schleimverstopfung führt zu Störungen des Belüftungs-Durchblutungs-Verhältnisses mit Erniedrigung des Quotienten (>0 und $<0,1$) und Ausbildung langsamer Kompartimente, d.h. Alveolareinheiten, deren Belüftung verlangsamt ist. Hierdurch kommt es zur Hypoxie. Der p_aCO_2 bleibt aber aufgrund einer kompensatorischen Hyperventilation in anderen Gebieten im Normbereich oder ist sogar erniedrigt. Erst bei hochgradiger Obstruktion und Ermüdung der Atemmuskulatur mit Abnahme des Atemminutenvolumens tritt auch eine alveoläre Hypoventilation mit Hyperkapnie auf.

Hypoxische pulmonale Vasokonstriktion. Die ventilatorische Verteilungsstörung mit Hypoxie wird teilweise durch die hypoxische pulmonale Vasokonstriktion ausgeglichen. Bei erheblicher Atemwegsobstruktion kann dieser Mechanismus die Störungen des Belüftungs-Durchblutungs-Verhältnisses allerdings nicht mehr kompensieren.

Rechtsherzbelastung. Alveoläre Hypoxie, erhebliche intrathorakale Druckschwankungen und die Kompression intrathorakaler Blutgefäße steigern im akuten Asthmaanfall den pulmonalarteriellen Druck und dadurch die Belastung für das rechte Herz. Nach Abklingen des Anfalls verschwinden diese Veränderungen wieder vollständig.

3 Klinik des Status asthmaticus

Der Status asthmaticus wird am häufigsten durch akute bronchopulmonale Infekte ausgelöst, seltener durch massive Inhalation von Allergenen und irritierenden Substanzen oder Gasen oder aber durch Medikamentenunverträglichkeit. Bei etwa 40% der Fälle läßt sich keine Ursache nachweisen.

Vorboten des Anfalls. Wegen des teilweise lebensbedrohlichen Charakters des Status asthmaticus muß den Vorboten des Anfalls ein besonderes Augenmerk gelten. Hierzu gehören:
- Abnahme der körperlichen Belastbarkeit,
- Zunahme von Atemnotzuständen, besonders nachts,
- vermehrter Hustenreiz,
- gesteigerter Bedarf an Bronchospasmolytika.

> **Merke:** Oft schätzen Patient und Arzt die Vorboten des Status asthmaticus falsch ein und unterlassen die gebotenen therapeutischen Maßnahmen. Die Mehrzahl der Todesfälle durch Asthma steht in ursächlichem Zusammenhang mit solchen Fehleinschätzungen.

3.1 Klinische Symptomatik

Beim Status asthmaticus besteht eine schwere Ruhedyspnoe, die mit den gebräuchlichen Bronchospasmolytika nicht durchbrochen werden kann. Die Intensität der Beschwerden kann im Verlauf wechseln. Die wichtigsten Zeichen und Symptome sind:
- schwere Dyspnoe und Orthopnoe,
- Tachypnoe (>25/min),
- Giemen, meist diffus,
- verlängertes Exspirium,
- Einsatz der Atemhilfsmuskulatur,
- Tachykardie >120/min wegen gesteigerter Atemarbeit, Wirkung von Bronchospasmolytika und Streß.

Als prognostisch ungünstige Zeichen gelten:
- Atemfrequenz > 50/min,
- maximaler Einsatz der Atemhilfsmuskeln,
- „stille Lunge" bei der Auskultation,
- körperliche Erschöpfung; Bewußtseinsstörungen,
- Wechsel zwischen thorakaler und abdomineller Atmung,
- Tachykardie > 140/min,
- Pulsus paradoxus mit Blutdruckabfall > 20 mm Hg bei Inspiration.

3.2 Diagnostik

Der Erfahrene stellt die Diagnose aufgrund des klinischen Bildes (s. oben), ergänzt durch Fragen zur Anamnese und körperliche Untersuchung.

Lungenfunktionstests. Bestimmt werden die FEV_1 oder der Peak flow (maximaler exspiratorischer Atemstrom). Ist ein forciertes Atemmanöver nicht möglich, so kann dieser Sachverhalt in die Beurteilung des Schweregrads einbezogen werden.

Arterielle Blutgase. Die Bestimmung der arteriellen Blutgase ist unabdingbar; sie sollte initial, sofern möglich, ohne Zufuhr von Sauerstoff erfolgen. Weitere Einzelheiten s. unten.

Thoraxaufnahme. Wichtig für die Differentialdiagnose (s. unten)! In typischen Fällen findet sich eine Überblähung der Lunge mit tiefstehendem Zwerchfell, gelegentlich auch Atelektasen durch Schleimverstopfung.

EKG. Im EKG findet sich eine Tachykardie, häufig auch die Zeichen der gesteigerten Rechtsherzbelastung.

Labor. Wichtig sind Blutbild, Hämatokrit und Elektrolyte. Außerdem sollte bei vorbehandelten Patienten die Serumtheophyllinkonzentration bestimmt werden.

3.2.1 Differentialdiagnose

Bei akutem Bronchospasmus müssen andere Erkrankungen oder Störungen erwogen werden:
- kardiales oder toxisches Lungenödem,
- ausgedehnte Pneumonie,
- Pneumothorax,
- Lungenembolie,
- pulmonale Aspiration,
- Stenosen der oberen Atemwege,
- Anaphylaxie.

3.3 Stadieneinteilung

Während des Status beträgt die FEV_1 in der Regel weniger als 1 l, der Peak flow weniger als 100 l/min, jedoch können die Lungenfunktionsparameter in diesem Zustand häufig nicht korrekt bestimmt werden. Daher werden v. a. die **arteriellen Blutgaswerte** für die Einteilung des Schweregrades und die Beurteilung des Verlaufs herangezogen.

> **Schweregradeinteilung des Status asthmaticus nach Blutgaswerten:**
> Stadium I: p_aO_2 normal, p_aCO_2 durch Hyperventilation erniedrigt;
> Stadium II: p_aO_2 53–68 mmHg (1 mmHg = 133,332 Pa), p_aCO_2 normal;
> Stadium III: p_aO_2 < 53 mmHg, p_aCO_2 > 49 mmHg, respiratorische (häufig auch metabolische) Azidose: pH < 7,35.

Eine Normalisierung des initial erniedrigten p_aCO_2 und ein Abfall des pH-Werts sind Zeichen der beginnenden Erschöpfung. Die akute respiratorische Globalinsuffizienz im Status asthmaticus (Hypoxie und Hyperkapnie) gilt als prognostisch ungünstiges Zeichen.

4 Therapie des Status asthmaticus

Das primäre Therapieziel beim Status asthmaticus ist die Beseitigung der Atemwegsobstruktion durch Bronchospasmolytika und antiinflammatorische Substanzen. Wegen seines lebensbedrohlichen Charakters sollte die Behandlung des Status asthmaticus unter intensivmedizinischen Bedingungen erfolgen.

> **Behandlung des Status asthmaticus:**
> 1. Sauerstoff: 2–4 l über Nasensonde oder Maske.
> 2. Zentraler Venenkatheter.
> 3. Kortikosteroide: 250 mg Prednisolonäquivalent i. v., alle 4–6 h.
> 4. $β_2$-Sympathikomimetika:
>   a) inhalativ:
>   2–4 Hübe aus Dosierbehälter oder über Vernebler,
>   b) subkutan:
>   z. B. 0,25–0,5 mg Terbutalin alle 4–6 h,

c) intravenös:
z. B. 0,09 mg Reproterol langsam i. v., evtl. Wiederholung nach 10 min
Perfusor: 0,018–0,09 mg Reproterol pro Stunde, oder
0,25–0,5 mg Salbutamol langsam i. v.,
Perfusor: 1–5 mg Salbutamol pro Stunde.
5. Theophyllin:
   a) bei Vorbehandlung: 0,3 mg/kg/h,
   b) keine Vorbehandlung: 5 mg/kg über 20 min, dann 0,5 mg/kg/h.
6. Antibiotika: bei gesicherter bakterieller Infektion.
7. Sedativa: möglichst nicht. Wenn unumgänglich, nur in Intubationsbereitschaft.
8. Digitalis: nur bei tachykardem Vorhofflimmern.
9. Diuretika: nur bei entsprechender Indikation.
10. Intubation und Beatmung: bei muskulärer Erschöpfung.

Einzelheiten der antiobstruktiven Therapie sind in Kap. 22 beschrieben, daher wird an dieser Stelle nur auf einige Besonderheiten eingegangen.

Sauerstoff. Die Zufuhr von Sauerstoff gehört zu den initialen Notfallmaßnahmen. Hohe inspiratorische Konzentrationen sollten möglichst vermieden werden, da hierdurch Resorptionsatelektasen mit Zunahme der Kurzschlußdurchblutung und weitere Störungen des Ventilations-Perfusions-Verhältnisses auftreten.

Angestrebt wird daher eine arterielle O_2-Sättigung von wenig mehr als 90 %.

β_2-Sympathikomimetika. Diese Substanzen können auch bei schwerer Obstruktion zunächst inhalativ zugeführt werden, da zumeist noch eine Wirkung zu erwarten ist. Erst wenn keine Besserung des Bronchospasmus zu erreichen ist, sollten die β_2-Sympathikomimetika parenteral verabreicht werden. Die Dosierung richtet sich nach der Wirkung und evtl. auftretenden Nebenwirkungen wie Tremor und Tachykardie.

Theophyllin. Die Methylxanthine gelten im Gegensatz zu den β_2-Sympathikomimetika als nur mäßig wirksame Bronchodilatatoren ohne additiven Effekt. Ihr Einsatz im Status asthmaticus wird daher nicht einheitlich beurteilt. Die klinische Erfahrung zeigt aber nicht selten eine Besserung des Bronchospasmus, so daß Theophyllin ergänzend zu den β_2-Sympathikomimetika zugeführt werden kann, und zwar unter Kontrolle der Serumkonzentrationen, um toxische Blutkonzentrationen zu vermeiden.

Kortikosteroide. Die Kortikosteroide werden beim Asthmaanfall wegen ihrer entzündungshemmenden Wirkung eingesetzt. Da hohe Dosen von 100–250 mg Prednisolonäquivalent erforderlich sind, sollten die Substanzen parenteral zugeführt werden. Die Wirkung setzt allerdings erst im Verlauf einiger Stunden ein.

> **Merke:** Inhalativ zugeführte Kortikoide sind im Status asthmaticus wirkungslos.

Antibiotika. Virusinfektionen gehören zu den häufigen Auslösern des Status asthmaticus. Daher sollten Antibiotika nur bei eitrigem bzw. grünlichem oder gelblichem Sputum zugeführt werden, keinesfalls routinemäßig.

Mukolytika. N-Acetylcystein und andere Mukolytika können die Atemwege reizen und bei bronchialer Hyperreaktivität den Bronchospasmus verstärken. Daher sollten diese Substanzen nicht eingesetzt werden.

5 Maschinelle Beatmung beim Status asthmaticus

Die endotracheale Intubation und maschinelle Beatmung gehen beim Status asthmaticus mit erhöhter Morbidität und Mortalität einher! Darum dürfen nur Patienten mit schwerstem, therapierefraktärem Status asthmaticus mit ausgeprägter Hypoxie und Hyperkapnie beatmet werden. Nach Schätzungen müssen weniger als 5 % aller Patienten mit Asthmaanfall intubiert und beatmet werden. Die Letalität beatmeter Patienten mit Status asthmaticus ist nicht genau bekannt, soll aber etwa 10 % betragen; wesentliche Komplikationen sollen bei bis zu 80 % der Patienten auftreten.

5.1 Indikationen

Erst wenn alle anderen gebräuchlichen Therapiemaßnahmen ausgeschöpft sind und dennoch keine Besserung, sondern eine Verschlechterung eingetreten ist, sollte die Indikation zur maschinellen Beatmung gestellt werden. Die Entscheidung orientiert sich an den aktuellen Blutgaswerten und dem klinischen Gesamtbild.

Beachte: Ein hoher p_aCO_2 ist beim Status asthmaticus noch kein hinreichender Grund für die maschinelle Beatmung. Erst wenn wiederholte Messungen trotz Therapie einen progredienten Anstieg des p_aCO_2 ergeben, ist wahrscheinlich die Intubation und Beatmung erforderlich.

Indikationen für die Beatmung beim Status asthmaticus:
- Bradypnoe, Schnappatmung, Atemstillstand,
- muskuläre Erschöpfung, zunehmende Verwirrtheit, Koma,
- progredienter Anstieg des p_aCO_2 mit respiratorischer Azidose.

Ermüdung der Atemmuskulatur. Die Erschöpfung der Atemmuskulatur trotz aller therapeutischer Maßnahmen ist die grundlegende Indikation zur Beatmung beim Status asthmaticus. Sie tritt gewöhnlich nicht schlagartig auf, sondern kündigt sich durch Wechsel zwischen thorakaler und abdomineller Atmung, Pulsus paradoxus und Schwitzen in Rückenlage an.

Praxistip:

- Sind erste Hinweise auf eine drohende Ermüdung der Atemmuskulatur vorhanden, muß damit gerechnet werden, daß sich der Zustand schlagartig verschlechtert und die notfallmäßige Intubation und Beatmung erforderlich ist. Darum sorgfältige, lückenlose Überwachung und Intubationsbereitschaft!

Drohender Herzstillstand. Einige Patienten sterben bereits vor der Ankunft in der Notaufnahme. Daher muß bei Patienten, die in erschöpftem Zustand mit ermüdeter Atemmuskulatur und respiratorischer Azidose aufgenommen werden, mit der Möglichkeit eines plötzlichen Herzstillstands gerechnet werden. Als **Warnzeichen** des drohenden Herzstillstands gelten:
- Bewußtseinsstörungen,
- offensichtliche Erschöpfung,
- Schwitzen in Rückenlage,
- stille Lunge,
- progrediente Hyperkapnie,
- Pneumothorax,
- Pneumomediastinum.

Arterielle Blutgase. Arterielle pCO_2-Werte von 55–70 mm Hg sowie Anstiege um mehr als 5 mm Hg/h in Verbindung mit einem p_aO_2 von < 60 mm Hg und einer metabolischen Azidose weisen auf eine zunehmende Verschlechterung hin, bei der die elektive Intubation und maschinelle Beatmung erwogen werden sollte.

5.2 Endotracheale Intubation

Die endotracheale Intubation sollte nur vom sehr erfahrenen Arzt durchgeführt werden, da durch die Manipulationen ein Laryngospasmus ausgelöst und auch der Bronchospasmus verstärkt werden kann.

Die *elektive* Intubation des wachen Patienten sollte der notfallmäßigen Intubation vorgezogen werden. Der Intubationsweg wird nicht einheitlich beurteilt. Einige Autoren empfehlen beim wachen Patienten die nasotracheale Intubation, wenn möglich blind, andere die orale Intubation mit einem großlumigen Tubus. Ist die wache Intubation nicht möglich, wird nach Zufuhr eines i. v.-Anästhetikums intubiert. Im Notfall sollte oral intubiert werden.

Vorgehen bei der endotrachealen Intubation:
- Beruhigende Aufklärung des Patienten über die geplanten Maßnahmen.
- Bereitstellung des gesamten Instrumentariums; geübter Helfer.
- Präoxygenierung über einige Minuten.
- Blinde nasale Intubation oder orale Intubation unter Sedierung mit Benzodiazepinen und/oder Lokalanästhesie des wachen Patienten oder nasale oder orale Intubation in Kurznarkose, evtl. unter Muskelrelaxierung.

5.3 Vorgehen bei der Beatmung

Im schweren Status asthmaticus ist der Atemwegswiderstand wegen der Obstruktion wesentlich erhöht, so daß hohe Drücke erforderlich sind, um eine ausreichende Ventilation zu ermöglichen. Hierdurch wird die Gefahr des pulmonalen Barotraumas und ungünstiger hämodynamischer Nebenwirkungen, insbesondere einer Hypotension durch „Herztamponade", verstärkt. Auch kann der pulmonale Gefäßwiderstand durch die Überdehnung der Alveolen ansteigen. Um das Risiko von Komplikationen zu mindern, sollten die Beatmungsdrücke so niedrig wie möglich gehalten werden. Außerdem sollte die Beatmung nur so lange wie unabdingbar erforderlich durchgeführt werden. In den meisten Fällen genügen hierfür wenige Tage; manchmal muß die Beatmung allerdings über einige Wochen fortgesetzt werden.

Empfehlungen für die kontrollierte Beatmung beim Status asthmaticus:
- inspiratorische O_2-Konzentration $<50\%$;
- niedrige Frequenz: ca. 10–14/min;
- Atemzeitverhältnis 1:2–1:3 (4);
- Atemzugvolumen 5–10 ml/kg;
- inspiratorischer Spitzenflow ca. 80–120 l/min;
- Begrenzung des inspiratorischen Spitzendrucks auf 35–40 (50) mbar (1 mbar = 100 Pa), dabei permissive Hyperkapnie;
- arterieller pH-Wert $>7{,}2$, p_aCO_2 <120 mm Hg, S_aO_2 wenig über 90%;
- Oberkörperhochlagerung $>30°$;
- Sedierung, wenn erforderlich auch Muskelrelaxierung;
- Fortsetzung der maximalen Bronchospasmolytikatherapie und Gabe von Kortikosteroiden.

Atemzeitverhältnis. Im Status asthmaticus ist nicht nur die Exspiration behindert, sondern auch die Inspiration. Daher ist die Einstellung des „richtigen" Atemzeitverhältnisses mitunter schwierig. Einige Autoren empfehlen als Kompromiß ein Atemzeitverhältnis von 1:1, durch das der Spitzendruck gesenkt und die Hyperinflation der Lunge reduziert werden kann. Bei Atemzeitverhältnissen von 1:2–1:3 oder 1:4 steht mehr Zeit für die Exspiration zur Verfügung, und die Lunge wird weniger überbläht. Allerdings ist dann auch ein höherer Inspirationsflow erforderlich, der wiederum zu einem stärkeren Anstieg des inspiratorischen Spitzendrucks führt.

Permissive Hyperkapnie. Um hohe Plateaudrücke und hohe inspiratorische Spitzendrücke zu vermeiden, muß zumeist ein niedriges Atemzugvolumen gewählt und evtl. auch eine Druckbegrenzung am Respirator eingestellt werden. Die hierbei häufig entstehende Hyperkapnie kann toleriert werden, solange sich keine wesentliche respiratorische Azidose (pH $<7{,}2$) entwickelt. Einige Autoren setzen bei niedrigen pH-Werten Natriumbikarbonat als Puffer ein. (Beachte: Gefahr der Hypernatriämie und Hyperosmolarität!)

Auto-PEEP. Wie bereits dargelegt, kann die starke Behinderung des Exspirationsflows zur dynamischen Hyperinflation (Auto-PEEP) führen. Dieser Effekt wird durch eine zu kurze Expirationszeit des Respirators noch verstärkt. Hierauf muß besonders bei Verwendung partieller Beatmungsformen wie SIMV oder PSV geachtet werden.

Externer PEEP. Die Anwendung eines niedrigen PEEP unter kontrollierter Beatmung wird von zahlreichen Autoren strikt abgelehnt. Bei assistierten Beatmungsformen soll ein niedriger PEEP die Atemarbeit vermindern.

Sedierung und Relaxierung. Bei vielen Patienten ist unter der Beatmung eine Sedierung, oft in Kombination mit einer Muskelrelaxierung, erforderlich, um einen „Kampf des Patienten gegen den Respirator" zu verhindern, denn Überblähung der Lunge und niedriger pH-Wert bzw. Hyperkapnie wirken als starker Atemstimulus. Gebräuchlich ist der Einsatz von Benzodiazepinen, evtl. auch Ketamin. In Extremfällen sind auch Inhalationsanästhetika wie Halothan oder Isofluran eingesetzt worden, weniger zur Sedierung als zur Durchbrechung des massiven Bronchospasmus.

5.3.1 Überwachungsmaßnahmen

Die Beatmungstherapie sollte durch folgende Maßnahmen überwacht werden:
- Messung der Atemmechanik: Differenz zwischen inspiratorischem Spitzendruck und endinspiratorischem Druck (Plateaudruck) als grobes Maß der Bronchokonstriktion.
- Bestimmung des Auto-PEEP durch Verschließen des Exspirationsschenkels des Respirators am Ende der Inspiration beim kontrolliert beatmeten Patienten und Ablesen des Drucks am Respirator.
- Arterielle Kanüle: kontinuierliche Messung des arteriellen Drucks und häufige Bestimmung der arteriellen Blutgase.
- Pulsoxymeter zur Steuerung der inspiratorischen O_2-Konzentration.
- Kapnometrie: unzuverlässiges Verfahren im Status asthmaticus, da der Totraum erhöht und die Ventilation inhomogen ist.
- Serumelektrolyte und -phosphat.
- Theophyllinkonzentration im Serum.
- Röntgenbild des Thorax.
- Pulmonaliskatheter: Routineanwendung wird nicht empfohlen.

5.4 Komplikationen der Beatmung

Bei der Beatmung von Patienten im Status asthmaticus muß vermehrt mit schwerwiegenden, teils sogar lebensbedrohlichen Komplikationen gerechnet werden. Ein Teil dieser Komplikationen ist vermeidbar, zumindest aber können die negativen Auswirkungen bei rechtzeitigem Erkennen oft verhindert oder minimiert werden. Die wichtigsten Komplikationen sind:

- pulmonales Barotrauma: interstitielles Lungenemphysem, Spannungspneumothorax, Pneumomediastinum,
- Abnahme des venösen Rückstroms und des Herzzeitvolumens,
- Blutdruckabfall,
- Herzrhythmusstörungen,
- pulmonale Hypertonie und Rechtsherzinsuffizienz,
- Sekretverstopfung der Bronchien mit Atelektasen,
- nosokomiale Pneumonie und Sepsis,
- Thromboembolien,
- technische Komplikationen durch Tubus und Respirator,
- Streßulkus.

Beachte: Tubuskomplikationen und Funktionsstörungen des Respirators gehören zu den häufigen, u. U. letalen Komplikationen beim Status asthmaticus.

5.5 Entwöhnung vom Respirator

Im Gegensatz zum COPD-Patienten ist die Entwöhnung von der Beatmung beim Asthmatiker meist ohne größere Schwierigkeiten möglich. Oft kann bereits 24–48 h nach Beginn der Respiratortherapie mit der Entwöhnung begonnen werden. Die mittlere Intubationsdauer wird mit 3–5 Tagen angegeben.

Ein Entwöhnungsversuch ist gerechtfertigt, wenn die Atemwegsdrücke und der Auto-PEEP abgefallen sind, der Bronchospasmus durch β_2-Sympathikolytika beherrscht werden kann, die Sekretion abgenommen hat und die Muskelkraft ausreichend wiederhergestellt ist. Im nachfolgenden Kasten sind Kriterien für die Entwöhnung zusammengestellt: Wie bei der Indikation für die Beatmung muß sich aber die Entscheidung für die Entwöhnung neben den Meßparametern nach dem klinischen Gesamteindruck richten.

Kriterien für die Entwöhnung vom Respirator:
- inspiratorischer Spitzendruck < 50 mbar,
- F_IO_2 < 50%,
- p_aCO_2 < 45 mm Hg,
- p_aO_2/F_IO_2 > 150,
- Atemminutenvolumen < 10 l/min,
- maximaler Inspirationsdruck < −25 mbar,
- Vitalkapazität > 10–15 ml/kg,
- Bewußtseinszustand: wach und orientiert.

Die Kortikoidtherapie sollte so lange fortgesetzt werden, bis sich FEV_1 und p_aO_2 signifikant verbessert haben.

5.6 Prognose

Ein Patient, der wegen eines schweren Status asthmaticus beatmet werden mußte, gehört zur Gruppe der Hochrisikopatienten, mit deren erneuter intensivmedizinischer Behandlung gerechnet werden muß und die möglicherweise an ihrer Erkrankung sterben. Daher ist eine entsprechende Beratung und hausärztliche Betreuung erforderlich.

24 Beatmung beim Thoraxtrauma

ÜBERSICHT

1	Häufigkeit und Letalität	663
2	Klinisches Bild und Diagnose	663
3	Rippenserienfrakturen und instabiler Thorax	665
3.1	Instabilitätstypen	666
3.2	Pathophysiologie	666
3.3	Klinisches Bild und Diagnose	668
3.4	Behandlung von Rippenserienfrakturen	668
3.4.1	Schmerztherapie	668
3.4.2	Atemtherapie, Beatmung	669
4	Lungenkontusion	670
4.1	Pathophysiologie	670
4.2	Klinisches Bild und Diagnose	670
4.3	Behandlung	672
5	Lungenruptur	673
6	Pneumothorax, Spannungspneumothorax	673
7	Hämatothorax	674
8	Verletzungen der Trachea und der Hauptbronchien	675
9	Zwerchfellruptur	676
	Literatur	676

> **Die für den Intensivmediziner wichtigsten Thoraxverletzungen sind:**
> - Rippenserienfraktur mit instabilem Thorax: führt zu Störungen der Ventilation.
> - Pneumothorax, Hämatothorax, Hämatopneumothorax, Spannungspneumothorax: führen zu Störungen der Ventilation und Oxygenierung sowie zur Beeinträchtigung der Herz-Kreislauf-Funktion.
> - Lungenkontusion: bewirkt Störungen der Oxygenierung.
> - Bronchus- oder Trachealruptur; Blutungen in das Tracheobronchialsystem.
>
> Beachte gefährliche Begleitverletzungen: Herzkontusion mit Rhythmusstörungen, Perikarderguß, Aortenruptur, Zwerchfellruptur.

1 Häufigkeit und Letalität

Thoraxverletzungen sind häufig, und etwa 25% aller traumabedingten Todesfälle stehen in Zusammenhang mit Verletzungen des Thorax. Die Krankenhausletalität des isolierten Thoraxtraumas wird mit 4–8% angegeben; zusätzliche Verletzungen anderer Organe erhöhen die Letalität. Am häufigsten ist das stumpfe Thoraxtrauma, meist bedingt durch Verkehrsunfälle. Penetrierende Thoraxverletzungen durch Schuß-, Stich- oder Pfählungsverletzung sind hingegen in Deutschland seltener. Stichverletzungen des Thorax weisen eine niedrige Letalität auf (2–3%), Schußverletzungen mit 14–20% dagegen eine hohe.

2 Klinisches Bild und Diagnose

Schmerzen und Kurzatmigkeit sind die häufigsten Symptome beim schweren Thoraxtrauma. Dyspnoe und Tachypnoe weisen zwar auf eine Verletzung der Thoraxwand oder der Lunge hin, sind jedoch unspezifisch. Die Diagnose wird durch klinische Untersuchung und apparativ gestellt.

Klinischer Untersuchungsgang beim Thoraxauma:
1. Inspektion:
   - Prellmarken am Thorax,
   - paradoxe Thoraxbewegungen,
   - saugende Thoraxwunde,
   - nachschleppende Thoraxbewegungen,
   - äußere Blutungen,

- gestaute Halsvenen (Herztamponade, Herzinsuffizienz?),
- zyanotisches und geschwollenes Gesicht/Hals (Mediastinalkompression?),
- kahnförmig vorgewölbtes Abdomen (Zwerchfellruptur?).

2. **Palpation:**
- Verläuft die Trachea in der Mittellinie?
- Subkutanes Knistern bzw. Schneeballknirschen bei subkutanem Emphysen?
- Partielle Beweglichkeit des Sternums oder Schwellung über dem Sternum: Sternumfraktur?
- Abnormes Thoraxfragment beim Husten tastbar?

3. **Perkussion:**
- Klopfschall auf einer Seite gedämpft? (Hämatothorax?)
- Klopfschall auf einer Seite hypersonor? (Pneumothorax?)
- Ausladende Herzdämpfung? (Hämoperikard?)

4. **Auskultation:**
- Sind die Atemgeräusche beiderseits gleich?
- Ist das Atemgeräusch auf einer Seite abgeschwächt? (Hämatothorax? Pneumothorax?)
- Sind Darmgeräusche im Thorax zu hören? (Zwerchfellruptur?)

Die wichtigsten diagnostischen Maßnahmen bei Verdacht auf ein Thoraxtrauma sind:
- Röntgenbild des Thorax,
- Computertomographie,
- Echokardiographie,
- Elektrokardiogramm,
- Angiographie,
- Bronchoskopie.

Thoraxröntgenbild. Das Röntgenbild des Thorax gehört zu den wichtigsten apparativen Maßnahmen zur Diagnostik und Verlaufsbeobachtung eines Thoraxtraumas. Hierbei sollte auf folgendes geachtet werden:
- subkutane Luft,
- Fremdkörper,
- Frakturen,
- Erweiterung oder Verlagerung des Mediastinums,
- Flüssigkeit im Pleuraspalt,
- Pneumothorax,
- Infiltrate, Atelektasen, Kollaps, Abszeß, Zysten der Lunge,
- Lungenparenchymverletzungen,
- Herzkontur.

Computertomographie. Hiermit können weniger offenkundige und oft auch nicht vermutete Verletzungen festgestellt oder genau lokalisiert werden, z. B.
- Rippen- und Sternumfrakturen,
- Luxation im Sternoklavikulargelenk,
- Fremdkörper,
- retrosternales Hämatom,
- anteromediale und subpulmonale Pneumothoraces,
- posteriore Blut- oder Flüssigkeitsansammlungen,
- Lungenkontusionsherde,
- Wirbelsäulenverletzungen.

Außerdem kann mit dem CT die genaue Lage von Thoraxdrainagen festgestellt werden.

Echokardiographie. Wertvolle ergänzende Untersuchungsmethode zur Beurteilung der Herzwandbeweglichkeit und Herzklappenfunktion, außerdem zur Diagnose von Fremdkörpern oder einem Perikarderguß.

Elektrokardiogramm. Bei Patienten mit stumpfem Thoraxtrauma muß in einem hohen Prozentsatz mit EKG-Veränderungen gerechnet werden. Am häufigsten sind ST-Strecken- und T-Wellenveränderungen sowie die Zeichen des Schenkelblocks.

Angiographie. Die Angiographie ist nach wie vor die Methode der Wahl zur Diagnostik von Verletzungen der großen intrathorakalen Gefäße.

Bronchoskopie. Sie ist bei Verdacht auf Verletzungen der Trachea und/oder Bronchien indiziert, weiterhin bei Hämoptysen, Segment- oder Lappenkollaps und zur Extraktion von aspirierten Fremdkörpern.

3 Rippenserienfrakturen und instabiler Thorax

Frakturen betreffen v. a. die 4.–10. Rippe, während die 1.–3. sowie die 11. und 12. Rippe nur selten verletzt sind. Frakturen von 1–2 Rippen sind meist harmlos, jedoch schmerzhaft und können meist ambulant behandelt werden. Bei Rippenserienfrakturen ist hingegen eine intensive Überwachung und evtl. auch Intensivtherapie erforderlich.

Die Instabilität der Thoraxwand entsteht bei Rippenserienfrakturen, wenn mehr als 2 Rippen jeweils an mindestens 2 Stellen gebrochen sind. Die funktionellen Auswirkungen hängen v. a. von der Größe des betroffenen Segments ab. Schmerzen und Instabilität bewirken eine Ventilationsstörung.

Merke: Ein instabiler Thorax entsteht meist nur durch sehr starke Gewalteinwirkung. Darum muß immer nach schweren intrathorakalen und intraabdominellen Verletzungen gesucht werden.

Bei Verletzungen von mehr als 3 Rippen liegt häufig auch eine Lungenkontusion vor, bei Verletzungen der 10., 11. oder 12. Rippe stumpfe Verletzungen anderer Organe, z. B. Milz, Leber, Zwerchfell und Niere.

3.1 Instabilitätstypen

Schematisch können 3 Typen von instabilem Thorax unterschieden werden: seitlicher, vorderer und hinterer Typ (Abb. 24.1):
- Seitlicher Typ: Fraktur von mindestens 2 benachbarten Rippen in der anterolateralen oder posterolateralen Thoraxregion; häufigster Typ.
- Vorderer Typ: Frakturen der Rippen beiderseits parasternal an der knöchern-knorpeligen Verbindung.
- Hinterer Typ: Frakturen der Rippen beiderseits paravertebral.

3.2 Pathophysiologie

Paradoxe Atmung. Rippenserienfrakturen mit Instabilität der Thoraxwand führen zur paradoxen Atmung: Während der Inspiration wird das instabile Segment einwärts gezogen, während der Exspiration bewegt es sich nach außen. Bei einigen Patienten ist der pulmonale Gasaustausch zunächst ungestört, bei anderen entwickelt sich sehr rasch eine lebensbedrohliche Atemnot bzw. respiratorische Insuffizienz. Der Schweregrad der Störung hängt v. a. von der Größe des instabilen Segments und dem Ausmaß der begleitenden Lungenverletzung ab.

Schmerzen. Thoraxverletzungen gehen zumeist mit erheblichen Schmerzen einher. Hierdurch werden vom Patienten tiefe Atemzüge und wirksame Hustenstöße vermieden. Die Folgen sind:
- ungleichmäßige Belüftung der Lunge,
- ungenügendes Abhusten von Sekreten,
- Bildung von Atelektasen,
- Infektionen der Lunge.

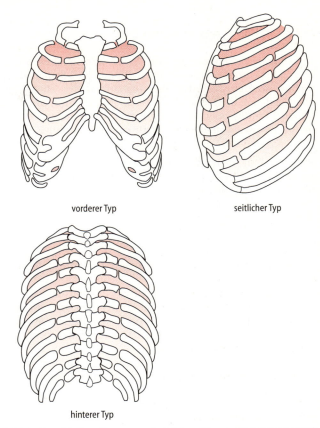

vorderer Typ

seitlicher Typ

hinterer Typ

Abb. 24.1. Verschiedene Typen von instabilem Thorax. (Aus Larsen 1995)

Steigerung der Atemarbeit. Verletzungen der Thoraxwand führen zu oft erheblicher Steigerung der Atemarbeit. Meist wird die Mehrarbeit von sonst gesunden Patienten über eine längere Zeit aufrechterhalten, kann allerdings im weiteren Verlauf, besonders bei schwer kranken Patienten, zur Dekompensation führen.

3.3 Klinisches Bild und Diagnose

Die Diagnose „Thoraxinstabilität" wird klinisch und radiologisch gestellt. Liegen Frakturen von 3 oder mehr Rippen an 2 Stellen vor, muß damit gerechnet werden, daß sich eine Instabilität des Thorax entwickelt. Hier empfiehlt sich die Messung der Vitalkapazität: Ein Abfall der Vitalkapazität auf 15 ml/kg oder weniger gilt als Indikation zur endotrachealen Intubation und maschinellen Unterstützung der Atmung.

Beachte: Eine Instabilität des Thorax entwickelt sich nicht selten erst innerhalb von 8–24 h nach der Aufnahme, wenn die Schienung durch die Kontraktion der Atemmuskulatur nicht mehr aufrechterhalten werden kann. Dann muß mit einer raschen Dekompensation der Atemfunktion gerechnet werden!

3.4 Behandlung von Rippenserienfrakturen

Die Behandlung von Rippenserienfrakturen einschließlich einer instabilen Thoraxwand erfolgt in der Regel konservativ, nur ausnahmsweise durch operative Maßnahmen wie z. B. eine Osteosynthese mit Miniplatten.
  Die wichtigsten therapeutischen Maßnahmen sind:
- ausreichende Schmerztherapie,
- Unterstützung der Atmung, bei schweren Formen endotracheale Intubation und partielle oder kontrollierte Beatmung.

3.4.1 Schmerztherapie

Bei Rippenserienfrakturen können folgende Analgesieverfahren eingesetzt werden:
- systemische Zufuhr von Opioiden (auch als PCA) und nichtsteroidalen Analgetika,
- Periduralanalgesie mit Opioiden und/oder Lokalanästhetika,
- Interkostalnervenblockaden,
- intrapleurale Analgesie.

Die Analgesie über einen thorakalen Periduralkatheter gilt als effektivstes Verfahren. Die Anlage des Katheters ist dem erfahrenen Anästhesisten vorbehalten. Wichtige Nebenwirkungen epidural zugeführter Opioide sind:

- Juckreiz,
- Harnretention,
- Atemdepression.

3.4.2 Atemtherapie, Beatmung

Bei Patienten mit Rippenserienfrakturen und geringer Instabilität ist eine lückenlose intensivmedizinische Überwachung und die regelmäßige Kontrolle der arteriellen Blutgase erforderlich. Die Verschlechterung des p_aO_2 ist ein empfindlicheres Zeichen der drohenden respiratorischen Dekompensation als die Abnahme der Vitalkapazität!

Leichte bis mäßig schwere Formen. Bei leichten bis mäßig schweren Formen der Thoraxwandinstabilität ist eine Unterstützung der Atmung meist nicht erforderlich, vorausgesetzt es liegt keine wesentliche Lungenkontusion oder andere schwerwiegende Verletzung vor. Zu den wichtigsten therapeutischen Maßnahmen gehören:
- Schmerztherapie,
- O_2-Zufuhr, wenn erforderlich Masken-CPAP,
- sorgfältige Bronchialtoilette mit Abhusten, evtl. auch nasotrachealem Absaugen,
- Thoraxphysiotherapie.

Atemunterstützung. Bei schweren Formen der Thoraxinstabilität mit Lungenkontusion ist die maschinelle Unterstützung der Atmung erforderlich. Die wichtigsten Therapieziele sind:
- Verbesserung der gestörten Oxygenierung unter Anwendung eines PEEP,
- Unterstützung der beeinträchtigten Ventilation.

Diese Ziele können mit den gebräuchlichen Atemmodi, unter Beachtung ihrer spezifischen Vorteile und Risiken, erreicht werden. Bei progredienter Oxygenierungsstörung muß die Indikation zur Beatmung großzügig gestellt werden. Bei den meisten Patienten mit schwerer Lungenkontusion ist eine Langzeitbeatmung erforderlich; nur wenige können bereits nach einer Woche von der Beatmung entwöhnt und anschließend extubiert werden. Grundsätzlich ist es aber bei der Beatmungstherapie nicht erforderlich, die Heilung der Rippenfrakturen abzuwarten.

4 Lungenkontusion

Bei etwa 30–40 % aller Patienten mit stumpfem Thoraxtrauma muß mit einer Lungenkontusion gerechnet werden (Abb. 24.2). Quetschungen der Lunge treten v. a. bei Rippenserienfrakturen auf. Die einfache Lungenkontusion ist gekennzeichnet durch einzelne blutdurchsetzte Herde oder ausgedehnte hämorrhagische Bezirke, meist am Ort der Einwirkung. Bei den schweren Kontusionen tritt zusätzlich ein interstitielles und intraalveoläres Ödem mit Mikroatelektasen und Abnahme des Surfactant auf.

4.1 Pathophysiologie

Bei der einfachen Lungenkontusion sind die funktionellen Auswirkungen meist unerheblich, vermutlich weil der Kontusionsherd durch eine hypoxische pulmonale Vasokonstriktion und Nichtbelüftung funktionell ausgeschaltet wird. Bei den schweren Formen hingegen treten durch die beschriebenen morphologischen Veränderungen folgende Störungen auf:
- Abnahme der funktionellen Residualkapazität,
- erheblicher funktioneller Rechts-links-Shunt,
- arterielle Hypoxie.

Gegenwärtig ist noch unklar, warum bei der schweren Form eine lokale Schädigung der Lunge zu einer generalisierten respiratorischen Insuffizienz führen kann. Das Krankheitsbild entspricht weitgehend dem eines ARDS.

4.2 Klinisches Bild und Diagnose

Klinisch können 3 Schweregrade von Lungenkontusionen unterschieden werden.

Schweregrad I. Radiologisch bestehen die Zeichen der Kontusion, anfangs lokalisierte Infiltrate oder Verschattungen, in den nächsten 24–48 h zunehmend größere Verschattungen, die sich im Verlauf der nächsten 3–4 Tage wieder auflösen. Klinisch ist der Patient unauffällig, oder es finden sich geringe (unspezifische) Zeichen der respiratorischen Insuffizienz wie Tachypnoe und Tachykardie.

Schweregrad II. In diesem Stadium bestehen deutliche Zeichen der respiratorischen Insuffizienz wie

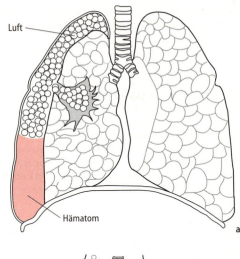
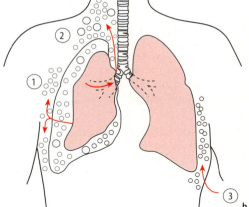

Abb. 24.2 a, b. Thoraxtrauma mit Hämatothorax, Pneumothorax und Lungenzerreißung. (Aus Larsen 1995)

- Tachypnoe,
- Tachykardie,
- Hypoxie bzw. erniedrigter p_aO_2,
- funktioneller Rechts-links-Shunt.

Radiologisch lassen sich ausgedehnte Kontusionsherde nachweisen, die sich innerhalb von 10–14 Tagen wieder zurückbilden.

4 Lungenkontusion

Schweregrad III. Es besteht eine akute respiratorische Insuffizienz bereits bei der Aufnahme des Patienten mit:
- Zyanose,
- Hypoxie: p_aO_2 <50 mm Hg (1 mm Hg = 133,332 Pa),
- Hyperkapnie.

Der Verlauf ist meist tödlich. Die Diagnose wird durch Röntgenbild und Blutgasanalyse gestellt.

Röntgenbild bei Lungenkontusion. Je nach Schweregrad der Kontusion finden sich im Röntgenbild des Thorax kleine Verschattungen, großflächige Infiltrationen oder Verschattungen ganzer Lungenlappen. Nicht selten wird das Röntgenbild durch Blutaspiration verändert. Bei schwerer Kontusion tritt im weiteren Verlauf auch eine Trübung von anfänglich unbeteiligten Lungenbezirken auf.

Merke: Aus dem Röntgenbild läßt sich weder die Indikation zur Intubation ableiten noch eine zuverlässige Prognose stellen.

Blutgasanalyse. Der Schweregrad der Lungenkontusion läßt sich am besten anhand der Blutgaswerte erkennen, weniger zuverlässig aufgrund der röntgenologischen Veränderungen. Eine schwere Hypoxie trotz Zufuhr hoher inspiratorischer O_2-Konzentrationen weist auf eine schwere Lungenkontusion hin. Meist treten diese Störungen erst Stunden nach dem Unfall auf, gelegentlich auch erst einige Tage später.

Merke: Nicht selten kontrastieren eindrucksvolle Veränderungen des Röntgenbildes mit relativ gering ausgeprägten Störungen des pulmonalen Gasaustausches. Daher kann der Schweregrad einer Lungenkontusion nicht allein anhand des Röntgenbilds beurteilt werden.

4.3 Behandlung

Leichte Kontusionen können durch O_2-Zufuhr und Analgetika behandelt werden, bei Schweregrad II ist fast immer die frühzeitige Intubation und partielle Beatmung unter Anwendung eines PEEP erforderlich. Beim Schweregrad III muß der Patient sofort nach der Aufnahme endotracheal intubiert und kontolliert beatmet werden, und zwar nach den gleichen Prinzipien wie beim ARDS.

5 Lungenruptur

Zerreissungen der Lunge gehen meist mit einem Hämatopneumothorax und einer Hämoptyse einher (Abb. 24.2). Massive Blutverluste sind nur bei Verletzungen größerer Gefäße zu erwarten. Sie können zur Hypovolämie führen und außerdem durch Eindringen von Blut in unverletzte Lungenbezirke den pulmonalen Gasaustausch beeinträchtigen (Atelektasenbildung mit Rechts-links-Shunt). Weitere mögliche Komplikationen: intrapulmonales Hämatom oder zystische Höhlenbildung.

Die Therapie der Lungenruptur ist meist konservativ; bei ausgedehnten Zerreißungen des Lungenparenchyms mit Einbeziehung des Hilus kann eine operative Versorgung, evtl. die Resektion oder Pneumektomie erforderlich werden.

6 Pneumothorax, Spannungspneumothorax

Die Luftansammlung im Pleuraspalt führt zum partiellen oder vollständigen Kollaps der Lunge (Abb. 24.2). Solange kein Spannungspneumothorax auftritt, wird ein geschlossener Pneumothorax häufig gut toleriert, da das Blut der betroffenen Lunge in gut belüftete Bezirke umgeleitet wird.

Klinischer Befund:
- verminderte oder aufgehobene Beweglichkeit der betroffenen Thoraxhälfte,
- hypersonorer Klopfschall,
- abgeschwächtes Atemgeräusch.

Die Diagnose wird durch das Thoraxröntgenbild gesichert. Das Einführen einer Thoraxdrainage ist das Behandlungsverfahren der Wahl. Eine spezielle Atemtherapie ist gewöhnlich nicht erforderlich.

Spannungspneumothorax. Ein lebensbedrohlicher Spannungspneumothorax ist meist bei der Erstuntersuchung nachweisbar, kann sich beim Thoraxtrauma aber auch verzögert unter einer Überdruckbeatmung entwickeln.

Verdachtzeichen des Spannungspneumothorax:
- Blutdruckabfall,
- erweiterte Halsvenen,
- Deviation der Trachea,

- hypersonorer Klopfschall,
- aufgehobenes Atemgeräusch der betroffenen Seite,
- plötzliche Verschlechterung der Atemfunktion: hohe Atemwegsdrücke, Abfall des p_aO_2.

Die Diagnose wird durch das Röntgenbild des Thorax gesichert: Kollaps der betroffenen Lunge, Mediastinalverschiebung und Erweiterung der Interkostalräume. Merke aber:

Der Spannungspneumothorax ist ein akut lebensbedrohlicher Notfall. Die Diagnose sollte klinisch gestellt werden, nicht durch zeitraubende Röntgenaufnahmen.

Bei hinreichendem Verdacht kann rasch eine Kanüle in der Medioklavikularlinie des 2. Interkostalraums eingeführt werden. Das Entweichen von Luft oder Luftblasen in die aufgesetzte Spritze sichert die Diagnose. Danach wird umgehend eine Thoraxdrainage eingeführt.

Offener Pneumothorax. Hierbei ist die Kontinuität der Thoraxwand durch ein Trauma unterbrochen, und es entsteht eine saugende Thoraxwunde mit ausgedehntem Pneumothorax bzw. Totalkollaps der Lunge. Je nach Größe der offenen Wunde ist der Patient zunächst beschwerdefrei oder sofort schwerst dyspnoisch. Dramatisch ist das klinische Bild, wenn die Wundöffnung größer ist als der Durchmesser der Trachea: Dann strömt die eingeatmete Luft bevorzugt über die Wunde nach außen und nimmt nicht am pulmonalen Gasaustausch teil.
- Diagnose: schlürfendes Geräusch beim Ein- und Austritt der Luft im Pleuraspalt.
- Therapie: sofort Thoraxdrainage, danach operativer Verschluß.

Merke: Kein provisorischer Verschluß einer saugenden Thoraxwunde ohne Einlage einer Thoraxdrainage. Gefahr des Spannungspneumothorax!

7 Hämatothorax

Bei 60–70 % aller Patienten mit stumpfem Thoraxtrauma und bei 50–60 % mit penetrierendem Thoraxtrauma entwickelt sich ein Hämatothorax oder Hämatopneumothorax. Als Blutungsquelle kommen in Frage:

- zerrissene Gefäße der Thoraxwand einschließlich Interkostalarterien,
- Lungenruptur,
- Verletzungen des Herzens oder der großen Gefäße.

Blutansammlungen von mehr als 1,5 l im Pleuraraum werden als massiver Hämatothorax bezeichnet. Ein massiver Hämatothorax führt zur Hypovolämie und Kompression der großen Venen und behindert außerdem die Entfaltung der Lunge, so daß der Gasaustausch beeinträchtigt wird.

Klinische Zeichen:
- gedämpfter Klopfschall,
- abgeschwächtes oder aufgehobenes Atemgeräusch,
- erweiterte oder gestaute Halsvenen bei massivem Hämatothorax.

Die Diagnose wird durch das Röntgenbild des Thorax gesichert.

Therapie:
- Thoraxdrainage und Volumenersatz bei massivem Hämatothorax,
- operative Intervention nur bei massivem Hämatothorax und anhaltenden Blutverlusten von mehr als 200 ml/h. Selten erforderlich!

8 Verletzungen der Trachea und der Hauptbronchien

Verletzungen der Trachea und Hauptbronchien beruhen meist auf einem stumpfen Thoraxtrauma, sind aber insgesamt selten. Rupturen oder Zerreissungen verlaufen meist transversal zwischen den Knorpelringen; bei der Trachea ist gewöhnlich die Pars membranacea betroffen. Häufige Begleitverletzungen sind Rippenfrakturen, subkutanes Emphysem, Pneumomediastinum und Pneumothorax.

Klinische Zeichen:
- Husten,
- Dyspnoe,
- Hämoptyse,
- subkutanes Emphysem,
- Pneumomediastinum.

Bei anhaltendem Austritt von Luft nach Anlegen einer Thoraxdrainage für einen Pneumothorax sollte immer an die Möglichkeit einer tracheobronchialen Verletzung gedacht werden.

Die Diagnose wird durch Bronchoskopie gesichert, danach sollte sofort die operative Versorgung erfolgen. Zur bronchopleuralen Fistel s. Kap. 15.

9 Zwerchfellruptur

Eine stumpfe Zwerchfellruptur ensteht durch eine abrupte Erhöhung des intraabdominellen Drucks. Das linke Zwerchfell ist häufiger betroffen als das rechte. Bei Verlagerung von Eingeweiden in den Thorax entwickelt sich gewöhnlich eine schwere respiratorische Insuffizienz. Gelegentlich tritt die Herniation auch verzögert ein. Die Diagnose wird nicht selten aufgrund des Thoraxröntgenbildes gestellt, wenn bereits eine Magensonde gelegt worden ist. Liegt keine Herniation vor, wird die Zwerchfellruptur häufig erst bei einer Laparotomie aus anderer Indikation entdeckt.

Bei den häufigeren penetrierenden Zwerchfellverletzungen ist meist keine Herniation vorhanden; im Vordergrund des klinischen Bildes stehen vielmehr die Begleitverletzungen mit Blut im Abdomen. Die Behandlung der Zwerchfellruptur erfolgt durch Operation.

Literatur

Larsen R (1995) Anästhesie, 5. Aufl. Urban & Schwarzenberg, München
Lowry K, Coppel DL (1989) The management of chest trauma. Curr Anaesth Crit Care 1: 26–31
Westaby S, Brayley N (1990) Thoracic trauma I. Br J Med 300: 1639–1643
Westaby S, Brayley N (1990) Thoracic trauma II. Br J Med 300: 1710–1712

25 Beatmung bei Schädel-Hirn-Trauma und erhöhtem intrakraniellem Druck

ÜBERSICHT

1	Primäre und sekundäre Hirnschäden	677
2	Erhöhter intrakranieller Druck	678
2.1	Beziehung zwischen intrakraniellem Druck und Volumen	678
2.1.1	Atmung und Hirndruck	679
2.2	Kontrollierte Hyperventilation	680
2.2.1	Gefahren der Hyperventilation	681
2.2.2	Wann soll die kontrollierte Hyperventilation angewandt werden?	682
3	Beatmungstherapie beim Schädel-Hirn-Trauma	683
3.1	Schädel-Hirn-Trauma und ARDS	684
	Literatur	684

1 Primäre und sekundäre Hirnschäden

Beim Schädel-Hirn-Trauma muß zwischen primären und sekundären Hirnschäden unterschieden werden. Primäre Schäden des Gehirns entstehen durch Scher- und Zugkräfte beim Aufprall; sie führen zu fokalen Hirnkontusionen und zu irreversiblen oder reversiblen diffusen axonalen Schäden.

Sekundäre Schäden entstehen verzögert durch zerebrale Hypoxie-Ischämie, bei den meisten Patienten fokal aufgrund von Kontusion und Blutung, aber auch diffus durch einen posttraumatischen Anstieg des intrakraniellen Drucks. Weitere wichtige Ursachen sekundärer Hirnschäden sind:

- intrakranielle Hämatome,
- metabolische Störungen,
- Hypoxie, Hyperkapnie und Hypotension,
- Hyperglykämie,
- Hyperthermie,
- Störungen der Blut-Hirn-Schranke.

> Primäres Ziel der Intensivbehandlung beim Schädel-Hirn-Trauma ist die Vermeidung sekundärer hypoxisch-ischämischer Hirnschäden.

2 Erhöhter intrakranieller Druck

Der Anstieg des intrakraniellen Drucks beim Schädel-Hirn-Trauma und anderen Erkrankungen entsteht durch eine Volumenzunahme in der Schädelkapsel. Da das weitgehend inkompressible Gehirn von den starren Schädelknochen umgeben ist, führt eine wesentliche Zunahme des intrakraniellen Volumens auch zum Anstieg des intrakraniellen Drucks. Die intrakranielle Volumenzunahme kann folgende Kompartimente betreffen:
- Gehirn: macht etwa 85 % des intrakraniellen Volumens aus und kann durch Hirnödem oder Tumor zunehmen.
- Intrazerebrales Blutvolumen: umfaßt ca. 10 % des intrakraniellen Volumens; Zunahme durch Hyperkapnie oder zerebrale Vasoparalyse.
- Liquorvolumen: ca. 5 % des intrakraniellen Volumens; Zunahme bei Hydrozephalus, z. B. durch Abflußbehinderung.
- Pathologische Kompartimente: intrakranielle Hämatome (subdural, epidural, intrazerebral).

Hohe intrakranielle Drücke können die Hirndurchblutung global vermindern. Phasen einer verlängerten Minderdurchblutung des Gehirns verschlechtern wiederum die Prognose von Patienten mit Schädel-Hirn-Trauma oder anderen zerebralen Erkrankungen.

2.1 Beziehung zwischen intrakraniellem Druck und Volumen

Die intrakranielle Druck-Volumen-Beziehung (dp/dV), auch als intrakranielle Compliance bezeichnet, verläuft nicht linear, sondern biphasisch (Abb. 25.1).

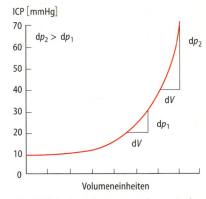

Abb. 25.1. Verhalten des intrakraniellen Drucks (ICP) in Beziehung zu Volumenänderungen der intrakraniellen Bestandteile. Die Kurve beschreibt das Verhalten der intrakraniellen Compliance (Volumendehnbarkeit). Im horizontalen Anfangsteil (hohe Compliance) verändern intrakranielle Massenzunahmen den intrakraniellen Druck nicht wesentlich. Im Übergangsstadium (Zwischenteil) steigt der intrakranielle Druck bei Massenzunahme deutlich an. Im steilen Endteil ist die Compliance erschöpft: Bereits geringe Volumenzunahme führt zu massivem Anstieg des intrakraniellen Drucks. (Aus Larsen 1995)

Abschnitte mit hoher Compliance (niedriges dp/dV). Bei normalem intrakraniellem Volumen kann eine geringfügige Volumenzunahme eines der intrakraniellen Bestandteile kompensatorisch durch Abnahme der anderen Bestandteile ausgeglichen werden: Der intrakranielle Druck verändert sich nicht.

Abschnitte mit niedriger Compliance (hohes dp/dV). Ist allerdings das intrakranielle Volumen bereits kritisch erhöht, so führt auch eine nur geringfügige Zunahme des Volumens zu einem starken Anstieg des Hirndrucks.

2.1.1 Atmung und Hirndruck

Zwischen Hirndurchblutung (CBF) und arteriellem pCO_2 besteht bekanntlich eine enge Beziehung: Eine Hypokapnie bewirkt eine Konstriktion der Hirngefäße, die Hirndurchblutung nimmt ab. Eine Hyperkapnie führt hingegen zur Dilatation der Hirngefäße, die Durchblutung nimmt zu (Abb. 25.2). Diese Reaktionen erfolgen unabhängig vom jeweiligen ar-

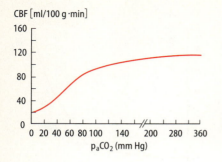

Abb. 25.2. Beziehung zwischen Hirndurchblutung *(CBF)* und p_aCO_2; Hypokapnie vermindert; Hyperkapnie steigert die Hirndurchblutung. (Aus Larsen 1995)

teriellen Mitteldruck bzw. zerebralen Perfusionsdruck (CPP). Erst wenn der zerebrale Perfusionsdruck unterhalb des Autoregulationsbereichs abgefallen ist, wird der Einfluß des p_aCO_2 auf die Hirndurchblutung aufgehoben.

> Die Hirndurchblutung ändert sich pro mm Hg p_aCO_2-Änderung (1 mm Hg = 133,332 Pa) um etwa 2 ml/min · 100 g.

Bei einem p_aCO_2 von 15–20 mm Hg nimmt die Hirndurchblutung um 40–60 % des Normalwerts (ca. 50 ml/min · 100 g) ab; bei einem p_aCO_2 von 70–80 mm Hg steigt sie maximal um 100–120 % an. Diese Veränderungen treten sehr rasch, d.h. innerhalb weniger Minuten, auf.

Bei hoher intrakranieller Compliance bewirkt eine Hyperkapnie zwar eine Zunahme des zerebralen Blutvolumens, jedoch keinen wesentlichen Anstieg des intrakraniellen Drucks. Bei niedriger Compliance hingegen, z. B. durch ein traumatisches Hirnödem, kann ein Anstieg des arteriellen pCO_2 zu einem erheblichen Anstieg des intrakraniellen Drucks führen.

Beachte: Hyperventilation vermindert die Hirndurchblutung und den intrakraniellen Druck, Hypoventilation führt zum Hirndruckanstieg.

2.2 Kontrollierte Hyperventilation

Durch eine kontrollierte Hyperventilation werden Hirndurchblutung, zerebrales Blutvolumen und intrakranieller Druck gesenkt. Die kontrollierte Hyperventilation ist v. a. bei akuten Hirndruckanstiegen wirksam; bei an-

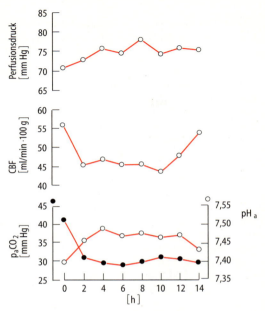

Abb. 25.3. Wirkung der kontrollierten Hyperventilation bei Patienten mit Schädel-Hirn-Trauma. Nach initialer Abnahme normalisiert sich die Hirndurchblutung *(CBF)* trotz fortgesetzter Hyperventilation nach mehreren Stunden. (Aus Larsen 1995)

haltender Hyperventilation treten hingegen Adaptationsmechanismen auf, und die Hirndurchblutung normalisiert sich wieder, d. h., die kontrollierte Hyperventilation verliert ihre Wirksamkeit (Abb. 25.3). Dieser Effekt tritt etwa 24 h nach Beginn der Hyperventilation ein. In diesem Stadium ist eine akute Hirndrucksenkung nur noch durch eine extreme Hyperventilation möglich, für die aber wiederum sehr hohe Atemminutenvolumina erforderlich sind.

2.2.1 Gefahren der Hyperventilation

Die wichtigste Gefahr der kontrollierten Hyperventilation ist eine ausgeprägte Abnahme der Hirndurchblutung, die zu regionaler oder globaler Hirnischämie und entsprechender ischämischer Schädigung des Gehirns führen kann.

Merke: Die Gefahr der Hirnischämie ist besonders groß, wenn p_aCO_2-Werte von 25 mm Hg unterschritten werden.

Da es derzeit keine prospektiven Untersuchungen gibt, die einen günstigen Einfluß der kontrollierten Hyperventilation auf die Prognose von Patienten mit erhöhtem intrakraniellem Druck belegen, werden die Gefahren der Hyperventilation wieder stärker in den Vordergrund gerückt. Ein verbindliches Konzept zum Einsatz der kontrollierten Hyperventilation gibt es allerdings nicht.

2.2.2 Wann soll die kontrollierte Hyperventilation angewandt werden?

Nach derzeitigem Kenntnisstand können folgende Empfehlungen für die kontrollierte Hyperventilation gegeben werden:
- Bei normalem intrakraniellem Druck ist die kontrollierte Hyperventilation nicht indiziert.
- Eine prophylaktische Hyperventilation hat beim Schädel-Hirn-Trauma keinen nachweisbar günstigen Effekt und ist daher ebenfalls nicht indiziert.
- Die kontrollierte Hyperventilation sollte möglichst unter Kontrolle des intrakraniellen Drucks erfolgen, vielleicht auch unter kontinuierlicher Messung der jugularvenösen O_2-Sättigung. Ein Abfall der jugularvenösen O_2-Sättigung auf 55–60 % kann ein Hinweis auf schädliche Effekte der Hyperventilation (zerebrale Ischämie durch Vasokonstriktion) sein.
- Wenn möglich sollte die kontrollierte Hyperventilation nur bei akuten, bedrohlichen Anstiegen des Hirndrucks (> 25 mm Hg) angewandt werden, da bei kontinuierlicher Hyperventilation der Effekt auf den intrakraniellen Druck verloren geht.
- Der Nutzen einer verlängerten Hyperventilation (mehr als 12–24 h) ist nicht gesichert.
- Der Intensivmediziner sollte nicht nur auf eine Senkung des intrakraniellen Drucks bedacht sein, sondern außerdem einen ausreichenden zerebralen Perfusionsdruck bzw. arteriellen Mitteldruck aufrechterhalten. Wird kein Hirndruck gemessen, sollte der mittlere arterielle Druck bei entsprechend gefährdeten Patienten > 100 mm Hg betragen.

3 Beatmungstherapie beim Schädel-Hirn-Trauma

> **Ziele der Atem- und Beatmungstherapie beim Schädel-Hirn-Trauma:**
> - Aufrechterhaltung einer ausreichenden O_2-Versorgung des Gehirns unter Vermeidung hypoxisch-ischämischer Phasen,
> - Sicherung der Atemwege beim bewußtlosen Patienten,
> - Kontrolle des arteriellen pCO_2,
> - Senkung des erhöhten intrakraniellen Drucks und Vermeidung weiterer Anstiege des Hirndrucks.

In zahlreichen Zentren werden Patienten mit schwerem Schädel-Hirn-Trauma routinemäßig relaxiert und kontrolliert beatmet. Hierbei führt der verminderte Tonus der Atemmuskulatur zu einer besseren Drainage des venösen Abflusses aus dem Gehirn. Insgesamt ist dieses Vorgehen jedoch sehr umstritten, weil hierdurch möglicherweise die neurologische Prognose verschlechtert wird. Zudem kann die Beatmung von Patienten mit Schädel-Hirn-Trauma auch ohne Muskelrelaxierung durchgeführt werden, so daß außerdem eine bessere neurologische Beurteilung ermöglicht wird.

Atemwegsdrücke. Die Atemwegsdrücke, v. a. der mittlere intrathorakale Druck und der PEEP, sollten möglichst niedrig gewählt werden, um den venösen Abfluß des Gehirns nicht zu behindern.

> **Merke:** Ein PEEP von 5–8 mm Hg hat meist keinen nachteiligen Einfluß auf den intrakraniellen Druck und kann somit auch beim Schädel-Hirn-Trauma angewandt werden.

Die IRV erhöht den mittleren intrathorakalen Druck und sollte daher bei erhöhtem Hirndruck vermieden werden.

Partielle Beatmungsformen. Bei partiellen Beatmungsformen wie SIMV, MMV, PSV und BIPAP sind die mittleren intrathorakalen Drücke häufig niedriger als bei kontrollierter Beatmung. Sie können daher bei Patienten mit Schädel-Hirn-Trauma und erhaltenem Atemantrieb ebenfalls angewandt werden.

> **Merke aber:** Bei partiellen Beatmungsformen muß strikt darauf geachtet werden, daß der Patient nicht hypoventiliert, da hierdurch der intrakranielle Druck ansteigen kann.

3.1 Schädel-Hirn-Trauma und ARDS

Gelegentlich besteht bei Polytraumatisierten ein Hirnödem zusammen mit einem ARDS. Hierdurch ergibt sich ein therapeutisches Dilemma, da zahlreiche Beatmungskonzepte beim ARDS denen bei erhöhtem Hirndruck entgegenstehen:
- Beatmung bei ARDS: mittlere Atemwegsdrücke und PEEP eher hoch (Verbesserung der Oxygenierung); bei schweren Formen permissive Hyperkapnie.
- Beatmung beim SHT: mittlere Atemwegsdrücke und PEEP eher niedrig (Vermeidung von Hirndruckanstieg); Hyperkapnie kontraindiziert; eher Hypokapnie erwünscht.

Insgesamt muß bei dieser Konstellation individuell entschieden werden. Die Indikation zum invasiven Monitoring mit Hirndrucksonde und Pulmonaliskatheter sollte eher großzügig gestellt werden.

Literatur

Demling R, Riessen R (1991) Lung dysfunction after head injury. In: Vincent JL (ed) Update in intensive care and emergency medicine 14. Springer, Berlin Heidelberg New York Tokio, pp 493–503

Diringer MN (1993) Intracerebral hemorrhage: Pathophysiology and management. Crit Care Med 21: 1591–1603

Larsen R (1995) Anästhesie, 5. Aufl. Urban & Schwarzenberg, München

Maroske D (1984) Das neurogene Lungenödem. In: Grumme T (Hrsg) Das Hirnödem. De Gruyter, Berlin New York, S 79–88

Prien T, Lawin P, Schoeppner H (1984) Hirnfunktion und Beatmung. Anästh Intensiv Notfallmed 19: 289–296

Prough DS, Joshi S (1994) Does early neuromuscular blockade contribute to adverse outcome after acute head injury? Crit Care Med 22: 1349–1350

Hsiang JK, Chesnut RM, Crisp CB et al. (1994) Early, routine paralysis for intracranial pressure control in severe head injury: is it necessary? Crit Care Med 22: 1471–1476

Rawlinson JN (1992) The early management of head injury. Curr Opin Neurol Neurosurg 5: 3–10

26 Beatmung von Kindern

ÜBERSICHT

1	**Atemphysiologische Besonderheiten im Kindesalter**	**686**
1.1	Atemfrequenz	687
1.2	Atemzugvolumen	687
1.3	Inspirationsflow	687
1.4	Totale Compliance	687
1.5	Resistance	688
1.6	Das Zwerchfell – Hauptmuskel der Atmung beim Neugeborenen und Kleinkind	688
2	**Maschinelle Unterstützung der Atmung**	**689**
2.1	Indikationen für die maschinelle Unterstützung der Atmung	689
2.2	Endotracheale Intubation und Tracheotomie	690
2.3	Wahl des Respirators	691
2.4	Wahl des Beatmungsmodus	692
2.4.1	Anwendung des CPAP	692
2.4.2	Kontrollierte oder assistierte Beatmung?	693
2.4.3	IMV – der am häufigsten bei kleinen Kindern eingesetzte Beatmungsmodus	693
2.4.4	IRV und APRV	693
2.5	Einstellung des Respirators	693
2.6	Entwöhnung von der Beatmung	696

Das grundlegende Ziel der Atemunterstützung bei Kindern ist – wie bei Erwachsenen – die Aufrechterhaltung eines ausreichenden pulmonalen Gasaustausches. Grundsätzlich werden hierfür die gleichen Verfahren ein-

Tabelle 26.1. Respiratorische Parameter beim Kleinkind und beim Erwachsenen

Parameter		Kleinkind	Erwachsener
Atemfrequenz	[min^{-1}]	30–40	12–16
Inspirationszeit	[s]	0,4–0,5	1,2–1,4
Atemzeitverhältnis	[I:E]	1:1,5–1:2	1:2–1:3
Inspirationsflow	[l/min]	2–3	24
Atemzugvolumen	[ml]	18–24	500
	[ml/kg]	6–8	6–8
FRC	[ml]	100	2200
	[ml/kg]	30	34
Vitalkapazität	[ml]	120	3500
	[ml/kg]	33–40	52
Totalkapazität	[ml]	200	6000
	[ml/kg]	63	86
Totale Compliance	[ml/cm H$_2$O]	2,6–4,9	100
	[ml/cm H$_2$O/FRC]	0,04–0,06	0,04–0,07
Lungencompliance	[ml/cm H$_2$O]	4,8–6,2	170–200
	[ml/cm H$_2$O/FRC]	0,04–0,074	0,04–0,07
Respiratorische Wasserverluste	[ml/24 h]	45–55	300

gesetzt, jedoch müssen die jeweiligen Techniken und Apparate den spezifischen anatomischen und physiologischen Besonderheiten dieser Altersgruppe angepaßt werden (s. auch Tabelle 26.1).

1 Atemphysiologische Besonderheiten im Kindesalter

Die maschinelle Beatmung von Kindern unterscheidet sich aufgrund der atemphysiologischen Besonderheiten von der des Erwachsenen und hängt naturgemäß in hohem Maße vom jeweiligen Entwicklungsstand der Atemorgane bzw. dem Alter des Kindes ab. Zu den wichtigsten atemphysiologischen Besonderheiten, die Art und Umfang der respiratorischen Unterstützung beeinflussen, gehören:
- Atemfrequenz,
- Atemzugvolumen,
- Inspirationsflow,
- totale Compliance,
- Atemwegswiderstand.

1.1 Atemfrequenz

Die Atemfrequenz des Neugeborenen ist hoch und beträgt in Ruhe 35–40/min, bei Frühgeborenen 50–70/min. Im Verlauf der Entwicklung nimmt die Atemfrequenz mehr und mehr ab und erreicht schließlich am Ende der Kindheit die Erwachsenenwerte von 12–16/min. Die Inspirationszeit ist beim Kleinkind mit 0,4–0,5 s wesentlich kürzer als beim Erwachsenen mit 1,25 s.

> **Merke:** Eine Tachypnoe ist bei Säuglingen und Kindern häufig durch eine pulmonale Erkrankung bedingt.

1.2 Atemzugvolumen

Wenngleich das Atemzugvolumen, bezogen auf das Körpergewicht, dem des Erwachsenen entspricht, ist doch der Absolutwert erheblich geringer. Das Atemzugvolumen eines Neugeborenen beträgt ca. 18 ml, das eines Erwachsenen hingegen ca. 500 ml.

1.3 Inspirationsflow

Der Inspirationsflow beträgt bei Kleinstkindern in Ruhe ca. 2 l/min und kann bei schwerer respiratorischer Insuffizienz auf ca. 20 l/min ansteigen. Im Gegensatz dazu beträgt der Inspirationsflow bei größeren Kindern und Erwachsenen ca. 24 l/min und kann bei Bedarf auf 300–600 l/min gesteigert werden.

1.4 Totale Compliance

Die totale Compliance beschreibt die elastischen Eigenschaften von Lunge und Thorax, d.h. die Volumenänderung pro Druckänderung (s. Kap. 2). Unter kontrollierter Beatmung entspricht die totale Compliance dem Verhältnis von Atemhubvolumen zur Differenz zwischen in- und exspiratorischem Atemwegsdruck $\Delta p_{aw}: C_T = V_t : \Delta p_{aw.}$ Im Verlauf der Entwicklung nimmt der Absolutwert der totalen Compliance bis zum Absolutwert des Erwachsenenalters um das 20fache zu. Bezogen auf das Lungenvolumen oder das Körpergewicht unterscheidet sich hingegen die totale Compliance nicht von der des Erwachsenen: Sie beträgt in beiden Gruppen ca. 0,06 ml/cm H$_2$O pro ml Lungenvolumen.

1.5 Resistance

Die Resistance beschreibt den Widerstand der luftleitenden Wege einschließlich des Endotrachealtubus gegen die Luftströmung (R = Δ Druck/Δ Flow; s. Kap. 2). Bekanntlich ist der Widerstand umgekehrt proportional der 4. Potenz des Radius (r^4) der leitenden Atemwege. Im Gegensatz zum Erwachsenen und älteren Kind, bei denen die oberen Atemwege einschließlich Trachea und Hauptbronchien der Luftströmung den größten Widerstand entgegensetzen, macht bei Kindern unter 5 Jahren der Widerstand in den peripheren Atemwegen ca. 50 % des Gesamtwiderstands aus. Entsprechend tritt in dieser Altersgruppe bei Erkrankungen der peripheren Atemwege, z. B. Bronchiolitis, rasch eine schwere Obstruktion mit erheblicher Zunahme des Atemwegswiderstands auf. Mit zunehmendem Alter des Kindes nimmt die Resistance mehr und mehr ab.

Merke: Endotrachealtubus, hoher Atemgasflow und eine verminderte FRC erhöhen den Atemwegswiderstand bei kleinen Kindern beträchtlich.

1.6 Das Zwerchfell – Hauptmuskel der Atmung beim Neugeborenen und Kleinkind

Beim Neugeborenen und Säugling ist das Zwerchfell der Hauptmuskel der Atmung, da die Rippen in dieser Altersgruppe horizontaler verlaufen als beim Erwachsenen und somit die inspiratorischen Interkostalmuskeln den seitlichen Durchmesser des Thorax noch nicht wesentlich erweitern können.

Wird die Beweglichkeit des Zwerchfells eingeschränkt, treten Atemstörungen auf. Wichtige Ursachen für eine eingeschränkte Beweglichkeit des Zwerchfells sind:
- Überdehnung des Magens, z. B. mit Luft,
- Aufblähung des Abdomens, z. B. bei Ileus oder durch Aszites.

Äußerlich erkennbar ist die erschwerte Atmung bei Neugeborenen und Säuglingen häufig am Einwärtsziehen des Sternums und des Thorax während der Inspiration.

2 Maschinelle Unterstützung der Atmung

2.1 Indikationen für die maschinelle Unterstützung der Atmung

Die wichtigste Indikation für die maschinelle Unterstützung der Atmung ist, wie beim Erwachsenen, die **respiratorische Insuffizienz,** die allerdings nicht ganz scharf definiert ist. Für praktische Zwecke kann die nachfolgende Definition für die Entscheidung zur Atemunterstützung herangezogen werden:

> **Definition der respiratorischen Insuffizienz bei Neugeborenen und Kleinkindern:**
> - p_aO_2 < 50 mm Hg (1 mm Hg = 133,332 Pa) bei einer F_IO_2 von 0,6–1,0,
> - p_aCO_2 > 60 mm Hg unter Spontanatmung.

Bei **Früh- und Neugeborenen** gelten die oben angeführten Grenzwerte der Blutgase als Indikation für die maschinelle Atemunterstützung. Apnoen, die mit Bradykardien einhergehen und durch äußere Reize nicht beseitigt werden können, bedürfen ebenfalls der respiratorischen Therapie.

Bei **Säuglingen und Kleinkindern** kann die Indikation zur maschinellen Atemunterstützung oder Beatmung oft nicht allein aufgrund der Blutgaswerte gestellt werden; vielmehr müssen die zugrundeliegende Erkrankung, das Ausmaß der Atemarbeit, der klinische Gesamtzustand und die Bewußtseinslage berücksichtigt werden.

Bei Kindern mit **zyanotischen Herzfehlern** sind arterielle pO_2-Werte von 30–40 mm Hg keine Indikation zur Beatmung.

Die wichtigsten Ursachen der respiratorischen Insuffizienz bei Neugeborenen und Kleinkindern sind nachfolgend zusammengestellt:

> **Wichtige Ursachen der respiratorischen Insuffizienz bei Kindern:**
> **Früh- und Neugeborene:**
> - idiopathisches Atemnotsyndrom (IRDS),
> - rezidivierende Apnoen,
> - Mekoniumaspiration,
> - Postasphyxiesyndrom,
> - Pneumonie,
> - nach chirurgischen Eingriffen: abdominale Mißbildungen, Operationen mit der Herz-Lungen-Maschine.

Säuglinge und Kleinkinder:
- schwere Obstruktion der Atemwege,
- Bronchopneumonie,
- dekompensierte angeborene Herzfehler,
- Status asthmaticus,
- große chirurgische Eingriffe: Herz, Abdomen.

2.2 Endotracheale Intubation und Tracheotomie

Zur Sicherung der Atemwege ist bei Kindern, wie beim Erwachsenen, häufig ein künstlicher Atemweg erforderlich. Hierbei wird die endotracheale Intubation der Tracheotomie vorgezogen, da sie leichter durchzuführen und mit weniger Komplikationen verbunden ist.

Merke: Die Tracheotomie ist nur indiziert, wenn die endotracheale Intubation nicht möglich oder erkrankungsbedingt kontraindiziert ist oder eine sehr lange Intubationsdauer erforderlich ist.

Einzelheiten der Intubation und Tracheotomie sind in den entsprechenden Kapiteln dargestellt. Bei kleinen Kindern wird – abgesehen von Notfällen – meist nasotracheal intubiert, da dieses Vorgehen gegenüber der oralen Intubation folgende Vorteile aufweist:
- bessere Tolerierung durch das Kind,
- sichere Fixierung,
- freier Mund, wenig behinderter Schluckakt, enterale Ernährung möglich.

Der Endotrachealtubus wird unter Sicht nur so weit vorgeschoben, bis die Spitze in der Tracheamitte bzw. 1–2 cm oberhalb der Carina liegt. Bis etwa zum 8. Lebensjahr werden Tuben ohne Blockmanschette verwendet; hierbei wird ein geringes Leck bei Atemwegsdrücken von 20–30 cm H_2O toleriert. Ein routinemäßiger Tubuswechsel zu bestimmten Zeiten ist nicht erforderlich. Die Liegezeit des Endotrachealtubus kann Wochen bis Monate betragen.

2.3 Wahl des Respirators

Für die Beatmung von Neugeborenen und kleinen Kindern sind spezielle Beatmungsgeräte erforderlich, die folgende technische Anforderungen erfüllen müssen:
- stufenlos einstellbare O_2-Konzentration von 21–100%,
- Atemfrequenz bis 90/min,
- wählbares Atemzeitverhältnis,
- PEEP-Ventil,
- IMV, wünschenswert: CPAP,
- Zeitsteuerung, Druckbegrenzung,
- Anfeuchtung und Erwärmung der Atemluft,
- Alarmsysteme.

Beatmungsgeräte für Kinder sind entweder zeitgesteuert und druckbegrenzt oder volumengesteuert. Für Kinder mit einem Körpergewicht von < 10 kg werden zeitgesteuerte, druckbegrenzte Respiratoren eingesetzt, für Kinder unter 10 kg KG volumenkontrollierte Respiratoren.

Zeitgesteuerte, druckbegrenzte Respiratoren. Volumengesteuerte Respiratoren sind für Kinder < 10 kg KG wenig geeignet, da sie ein hohes, kompressibles Volumen besitzen, Tubuslecks schlecht kompensieren und die Atemarbeit erhöhen können. Demgegenüber weisen zeitgesteuerte, druckbegrenzte Respiratoren folgende **Vorteile** auf:
- kontinuierlicher Frischgasfluß,
- Einstellung hoher Beatmungsfrequenzen möglich,
- Inspirationszeit direkt einstellbar,
- Kontrolle des maximalen Inspirationsdrucks,
- geringes internes Volumen und geringe Compliance,
- einfache Mechanik,
- geringe Atemarbeit,
- bessere Kompensation von Tubuslecks.

Merke: Kinder mit einem Körpergewicht von < 10 kg sollten mit einem zeitgesteuerten, druckbegrenzten Respirator beatmet werden.

Nachteile: Das Atemhubvolumen ändert sich zusammen mit Änderungen der Compliance des Kindes; die Flexibilität der Flow- und Atemmodieinstellung ist begrenzt.

Volumengesteuerte Respiratoren. Diese Respiratoren liefern ein voreingestelltes Volumen innerhalb einer vorgegebenen Inspirationszeit, unabhängig vom entstehenden Spitzendruck. Allerdings wird eine Druckbegrenzung eingeschaltet, um einen exzessiven Anstieg des Beatmungsdrucks zu verhindern. Für Neugeborene und kleine Kinder (< 10 kg KG) sind die Geräte nicht geeignet, da ein konstantes Atemzugvolumen wegen des Kompressionvolumens (2–10 ml/cm H_2O) und der Tubusleckage in dieser Altersgruppe nicht gewährleistet ist. Die Geräte werden daher nur bei Kindern mit einem Körpergewicht von > 10 kg eingesetzt. Der wichtigste Vorteil ist hierbei die Aufrechterhaltung des eingestellten Atemhubvolumens auch bei Änderungen der Compliance.

2.4 Wahl des Beatmungsmodus

Bei Kindern werden v. a. konventionelle Modi der Beatmung angewandt, während unkonventionelle Verfahren eine untergeordnete Rolle spielen. Wie beim Erwachsenen wird auch bei Kindern versucht, bevorzugt Modi mit erhaltener Spontanatmung einzusetzen und die Invasivität der Beatmung nach dem Schweregrad der respiratorischen Störung auszurichten.

2.4.1 Anwendung des CPAP

Durch einen CPAP kann bei vielen Säuglingen die maschinelle Beatmung vermieden werden. Der CPAP erhöht den mittleren Atemwegsdruck; hierdurch werden nicht oder nur wenig belüftete Alveolen rekrutiert und die Oxygenierung verbessert (Einzelheiten s. Kap. 11). Die wichtigsten Indikationen für einen CPAP sind:
- idiopathisches Atemnotsyndrom,
- Mekoniumaspiration,
- Apnoesyndrom,
- respiratorische Insuffizienz nach Herzoperationen.

Ein CPAP kann nicht nur über einen Endotrachealtubus oder eine Trachealkanüle angewandt werden, sondern auch über ein- oder doppelläufige Tuben, die durch die Nase in den Rachen vorgeschoben werden, bis die Spitze unterhalb des weichen Gaumens erscheint. Kurze, in die Nase eingeführte Tuben und dichtsitzende Gesichtsmasken werden ebenfalls eingesetzt. Angewandt werden positive Atemwegsdrücke bis zu 10 cm H_2O.

Der CPAP wird in Schritten von 2–3 cm H_2O erhöht, bis ein p_aO_2 von >70 mm Hg erreicht worden ist.

2.4.2 Kontrollierte oder assistierte Beatmung?

Neugeborene und Säuglinge werden am besten **kontrolliert beatmet**, wenn erforderlich unter Sedierung, um Unruhe und Gegenatmen zu vermeiden. Der Einsatz von Muskelrelaxanzien ist nur ausnahmsweise erforderlich.

Eine **assistierte/kontrollierte Beatmung** ist bei Neugeborenen und Kleinkindern wegen technischer Unzulänglichkeiten der Respiratoren nicht sinnvoll. In dieser Altersgruppe funktionieren die Trigger- und Synchronisationsmechanismen der Geräte meist nicht ausreichend, so daß die Atemarbeit erheblich zunimmt.

2.4.3 IMV – der am häufigsten bei kleinen Kindern eingesetzte Beatmungsmodus

Die IMV, meist in Kombination mit einem PEEP bzw. CPAP, ist derzeit der am häufigsten eingesetzte Modus bei der Beatmung von Kindern. Unter dieser Beatmungsform kann das Kind zu jedem Zeitpunkt spontan atmen (Einzelheiten s. Kap. 11). Während bei modernen Respiratoren für Erwachsene die spontanen Atemzüge über ein Demandventil angefordert werden, sollte bei kleinen Kindern ein kontinuierlicher Flow zugeführt werden, um die Atemarbeit für das Öffnen des Ventils auszuschalten.

2.4.4 IRV und APRV

Zwar liegen Erfahrungsberichte über den erfolgreichen Einsatz der IRV bei Neonaten mit schwerer Lungenschädigung vor, jedoch wird das Verfahren nur sehr selten angewandt, zumal die Überlegenheit gegenüber konventioneller Beatmung mit PEEP nicht nachgewiesen worden ist. Die APRV wird für die Beatmung von Kindern bisher nicht eingesetzt.

2.5 Einstellung des Respirators

Die Einstellung des Respirators muß immer individuell erfolgen, nicht schematisch. Hierfür ist Erfahrung und Geduld erforderlich.

Initiale Einstellung des Respirators für die maschinelle Beatmung:
- Atemfrequenz: Normofrequenzbeatmung oder $^2/_3$ der Normalfrequenz,
- Atemhubvolumen 7,5–10–12 ml/kg KG,
- Atemzeitverhältnis: I:E = 1:2, bei Obstruktion Verlängerung der Exspirationszeit,
- $F_IO_2 = 1,0$,
- PEEP = 3 cm H_2O,
- Ziele: $p_aO_2 > 70$ mm Hg, p_aCO_2 35–45 mm Hg.

Die Neueinstellung des Respirators wird nach Kontrolle der Blutgase vorgenommen.

Atemminutenvolumen. Das Atemminutenvolumen wird normalerweise so gewählt, daß sich ausreichende arterielle Blutgaswerte für die jeweilige Altersgruppe ergeben. Hierbei sollte beachtet werden, daß für die kontrollierte Beatmung von Neugeborenen und Kleinkindern ein wesentlich höheres Atemminutenvolumen eingestellt werden muß, als aufgrund von Normwerten aus Tabellen zu erwarten ist. Die wichtigsten Gründe für ein höheres Atemminutenvolumen des Respirators sind:
- kompressibles Volumen der Beatmungsschläuche,
- Tubusleck bei Verwendung ungeblockter Tuben,
- erhöhter Ventilationsbedarf bei Neugeborenen mit Anpassungsstörungen.

Atemzugvolumen. Um eine ausreichende alveoläre Ventilation zu erreichen, genügen meist Atemzugvolumina von 7,5–10 ml/kg KG. Bei Gefahr des pulmonalen Barotraumas sollte ein geringeres Atemzugvolumen gewählt werden, bei ungenügender CO_2-Elimination ein höheres.

Beatmungsfrequenz. Die meisten Intensivmediziner beatmen Neugeborene und Kleinkinder mit ihrer „normalen" Frequenz (= Normofrequenzbeatmung, Tabelle 26.2). Eine Beatmung mit niedrigeren Frequenzen (10–14/min) oder mit $^2/_3$ der Normalfrequenz wird ebenfalls durchgeführt. Grundsätzlich verläuft die alveoläre Ventilation mit niedrigeren Beatmungsfrequenzen günstiger als mit hohen, so daß häufig auch ein besserer pulmonaler Gasaustausch erreicht wird. Niedrigere Frequenzen sind andererseits mit dem Nachteil höherer Beatmungsdrücke und der Gefahr des Barotraumas und einer Beeinträchtigung der Herz-Kreislauf-Funktion verbunden.

Tabelle 26.2. Einstellung der Beatmungsfrequenz am Respirator bei „Normofrequenzbeatmung"

Alter	Beatmungsfrequenz [min^{-1}]
Frühgeborene	35
Reife Neugeborene	30
4 Monate	27
1 Jahr	24
3 Jahre	22
5 Jahre	20
8 Jahre	18
12 Jahre	16
15 Jahre	14

Inspirationsdruck. Bei einer Beatmungsfrequenz von $^2/_3$ der normalen Frequenz und einem Atemhubvolumen von 10 ml/kg KG ergeben sich – bei normaler Compliance der Lunge – gewöhnlich inspiratorische Atemwegsspitzendrücke von 15–25 cm H_2O. Daher kann bei zeitgesteuerter Beatmung die Druckbegrenzung auf diese Werte eingestellt werden. Ist jedoch die Compliance erniedrigt oder der Atemwegswiderstand stark erhöht, sind wesentlich höhere Drücke erforderlich, um ein ausreichendes Atemhubvolumen zu liefern. So können beim schweren IRDS oder ARDS Spitzendrücke von 50 cm H_2O oder mehr erforderlich sein.

Mittlerer Atemwegsdruck. Der mittlere Atemwegsdruck ist für die Oxygenierung des Blutes von wesentlicher Bedeutung. Daher kann bei ungenügender Oxygenierung der pulmonale Gasaustausch bzw. p_aO_2 – wie beim Erwachsenen – zumeist durch Erhöhung des mittleren Atemwegsdrucks verbessert werden.

Verfahren zur Erhöhung des mittleren Atemwegsdrucks sind:
- Steigerung des Inspirationsflows,
- Erhöhung des Spitzendrucks,
- PEEP,
- Verlängerung der Inspirationszeit bis hin zur IRV,
- Einstellung eines inspiratorischen Plateaus.

Atemzeitverhältnis (I:E). Am häufigsten wird ein Atemzeitverhältnis von 1:2 angewandt, bei idiopathischem Atemnotsyndrom oder schwerem ARDS auch eine Verlängerung der Inspiration auf 2–4:1. Allerdings sollte das Atemzeitverhältnis nur dann verändert werden, wenn sich keine Besserung des p_aO_2 erreichen läßt (s. auch Kap. 10).

2 Maschinelle Unterstützung der Atmung

Inspiratorische O_2-Konzentration. Hohe inspiratorische O_2-Konzentrationen schädigen das Lungengewebe, hohe p_aO_2-Werte führen bei Frühgeborenen zu retrolentaler Fibroplasie mit Erblindung. Daher sollte die inspiratorische O_2-Konzentration nur so hoch gewählt werden, daß sich ein p_aO_2 von 60-90, bei Neugeborenen und Säuglingen von 70 mm Hg ergibt. Bei Frühgeborenen sollte die O_2-Zufuhr unter kontinuierlicher Messung des transkutanen pO_2 erfolgen.

PEEP. Die Indikationen für einen PEEP entsprechen denen beim Erwachsenen (s. Kap. 10): Erhöhung der erniedrigten funktionellen Residualkapazität. Angewandt werden meist PEEP-Werte von 2-6-10 cm H_2O. Änderungen des PEEP sollten in kleinen Schritten von 1-2 cm H_2O erfolgen.

2.6 Entwöhnung von der Beatmung

Die Entwöhnung von der Beatmung erfolgt meist über IMV und/oder CPAP (Einzelheiten s. Kap. 10), spezifische Kriterien für die Entwöhnung von Kindern fehlen allerdings bisher.

Entwöhnung von der Beatmung und Extubation
Vorgehen bei der Entwöhnung:
- IMV-Frequenz erniedrigen
  - bei Kleinkindern bis auf 2-4/min,
  - bei älteren Kindern, bis CPAP möglich ist.
- Danach Reduktion des kontinuierlichen Atemwegsdrucks (CPAP oder PEEP)
  - bei Kleinkindern auf 2-3 cm H_2O,
  - bei älteren Kindern auf 5 cm H_2O oder weniger.

Kriterien für die Extubation:
- ausreichende Schutzreflexe der Atemwege, gesicherte Atemwege,
- $p_aO_2 > 70-80$ mm Hg bei einer F_IO_2 von 0,4 oder weniger,
- p_aCO_2 im Normbereich,
- unauffälliges Atemmuster ohne Tachypnoe, Einziehungen oder exzessiv gesteigerte Atemarbeit,
- ausreichender Hustenstoß, genügendes Abhusten von Sekreten,
- maximaler Inspirationssog (wenn meßbar): > 20-30 cm H_2O.
- Vitalkapazität beim Schreien > 10-15 ml/kg.

Ist die Entwöhnung nicht möglich, sollte die assistierte Atemunterstützung mit den niedrigstmöglichen Drücken und F_IO_2 fortgesetzt werden. Wichtige Gründe für ein Mißlingen der Entwöhnung sind:
- ungenügender Atemantrieb,
- Störungen der Atemmechanik,
- Ermüdung der Atemmuskulatur,
- regionale Atelektasen,
- neurologische Störungen, z. B. durch Ventrikelblutung bei Frühgeborenen, hypoxische Enzephalopathie bei Neugeborenen,
- schlechter Ernährungszustand,
- Herzinsuffizienz.

Nach der Extubation. Unmittelbar nach der Extubation wird zunächst Sauerstoff zugeführt; hierbei sollte die Konzentration ca. 10 % über der zuletzt verabreichten Konzentration liegen. Außerdem ist eine lückenlose Überwachung der Atmung erforderlich.

Merke: Nach der Extubation muß auf Zeichen der Atemwegsobstruktion und ungenügenden Ventilation geachtet werden.

Etwa 15–20 min nach der Extubation sollten die arteriellen Blutgase kontrolliert werden. Liegen die Werte im Normbereich, so kann versucht werden, die inspiratorische O_2-Konzentration zu reduzieren. Eine orale Nahrungszufuhr sollte für die nächsten 6–12 h vermieden werden, da der Glottisverschluß beim Schlucken noch beeinträchtigt sein kann.

27 Intra- und postoperative Beatmung

ÜBERSICHT

1	**Atemfunktion in Narkose**	699
1.1	Wirkungen von Anästhetika auf Atemantrieb und Atemmuster	699
1.2	Lungenvolumina und Atemmechanik	701
1.2.1	Abnahme der funktionellen Residualkapazität	701
1.2.2	Abnahme der Compliance	702
1.3	Pulmonaler Gasaustausch	703
2	**Beatmung während der Narkose**	703
2.1	Narkoserespirator	704
2.1.1	CO_2-Absorber	704
2.1.2	Gasreservoir	705
2.1.3	Überdruckventil	705
2.1.4	Wie hoch muß der Frischgasflow sein?	705
2.1.5	Zusammensetzung der Atemgase	707
2.2	Beatmungsformen während der Narkose	707
2.3	Einstellung der Beatmungsparameter	708
2.4	Beendigung der Beatmung und Extubation ..	710
2.5	Manuelle Beatmung	710
2.5.1	Handbeatmung mit dem Ambu- und Ruben-Beutel	711
3	**Postoperative Beatmung**	711
3.1	Atemfunktion in der unmittelbaren postoperativen Phase	712
3.2	Postoperative respiratorische Insuffizienz	712
3.2.1	Risikofaktoren	713
3.2.2	Therapie	713

1 Atemfunktion in Narkose

Die Allgemeinnarkose führt zu Veränderungen der Atemmechanik und des pulmonalen Gasaustausches. Diese Effekte treten unter Spontanatmung ebenso auf wie unter maschineller Beatmung und sind bei älteren Patienten sowie bei Rauchern und Adipösen stärker ausgeprägt als bei Jüngeren. Bei Lungengesunden sind die Veränderungen meist ohne wesentliche Bedeutung und können zudem durch entsprechende Beatmungstechniken kompensiert werden. Demgegenüber kann bei Patienten mit vorbestehenden Lungenerkrankungen die Allgemeinnarkose zu klinisch bedeutsamen Störungen der Lungenfunktion führen, die ein entsprechend angepaßtes Vorgehen bei der Beatmung erfordern.

> Die Allgemeinnarkose führt zu Störungen des Belüftungs-Durchblutungs-Verhältnisses und einer Zunahme der venösen Beimischung um ca. 10%. Die Größe des Rechts-links-Shunts hängt v. a. vom Ausmaß entstehender Atelektasen ab. Bei vorbestehenden Störungen der Lungenfunktion nimmt die Shuntdurchblutung und die ungleichmäßige Verteilung der Atemluft stärker zu als beim Lungengesunden.

1.1 Wirkungen von Anästhetika auf Atemantrieb und Atemmuster

Alle Allgemeinanästhetika wirken atemdepressiv; die Reaktion auf zugeführtes Kohlendioxid wird vermindert, die CO_2-Antwortkurve nach rechts verschoben und die Apnoeschwelle in den Bereich höherer CO_2-Konzentrationen angehoben.

Durch die Rechtsverschiebung der CO_2-Antwortkurve wird die Atmung bei jeder CO_2-Konzentration in geringerem Maße gesteigert als beim nichtanästhesierten Patienten, d. h. der lineare Anstieg des Atemminutenvolumens mit zunehmendem p_aCO_2 geht verloren.

Die Wirkungen der Allgemeinanästhetika auf das Atemmuster bei Spontanatmung beruhen z. T. auf einer Beeinflussung der Kontraktion der Inspirationsmuskeln: Während die Bauchmuskulatur nicht beeinträchtigt wird, nimmt die Thoraxatmung konzentrationsabhängig ab; die in- und exspiratorische Pause geht zunehmend verloren, schließlich sind In- und Exspiration gleich lang. Da die inspiratorischen Thoraxmuskeln normalerweise durch einen hohen p_aCO_2 stimuliert werden, beruht die Abschwächung des Atemantriebs auf ansteigende CO_2-Werte durch Inhalationsanästhetika v. a. auf der dämpfenden Wirkung auf die Interkostalmuskulatur. Ist die respiratorische Funktion der Bauchmuskulatur beeinträchtigt, z. B. durch erhebliche **Adipositas** oder schwere **COPD**, muß mit verstärkter Hypoventilation gerechnet werden.

Inhalationsanästhetika. Alle gebräuchlichen Inhalationsanästhetika dämpfen den Atemantrieb und verändern das Atemmuster: Bei erhaltener Spontanatmung nimmt das Atemzugvolumen ab, die Atemfrequenz zu, und der p_aCO_2 steigt mit zunehmender Narkosetiefe mehr und mehr an. Bei gleichen MAC-Werten steigt der p_aCO_2 unter Halothan weniger stark an als unter Isofluran und Desfluran; am stärksten ist der Effekt unter Enfluran; demgegenüber ist die respiratorische Wirkung von Lachgas minimal.

- 1 MAC Halothan: p_aCO_2 ca. 45 mm Hg (1 mm Hg = 133,332 Pa),
- 1 MAC Isofluran: p_aCO_2 48–50 mm Hg,
- 1 MAC Enfluran: p_aCO_2 60 mm Hg,
- Desfluran: in niedrigeren Konzentrationen wie Isofluran, in höheren wie Enfluran.

In tiefer Inhalationsanästhesie wird die Atmung noch schneller und flacher, in sehr tiefer Narkose schnappend und unregelmäßig, bedingt durch den Wegfall der Kontraktion der inspiratorischen Interkostalmuskulatur und die ausschließliche inspiratorischer Tätigkeit des Zwerchfells.

Klinisch ist noch folgendes zu beachten:

> Die atemdepressorischen Wirkungen der Inhalationsanästhetika werden durch Kombination mit Opioiden, intravenösen Anästhetika und Sedativa verstärkt.

Weiterhin unterdrücken Inhalationsanästhetika in anästhetischen Konzentrationen (1 MAC) die **Atemsteigerung durch Hypoxie.** Selbst subanästhetische Konzentrationen schwächen die Reaktion des Atemzentrums auf Hypoxie noch ab – ein Effekt, der in der unmittelbaren postoperativen Phase beachtet werden muß.

Opioid-Lachgas-Anästhesie. Durch die Kombination von Opioiden mit Lachgas wird die Atmung, im Gegensatz zur Anästhesie mit halogenierten Inhalationsanästhetika, langsamer, während die Atemtiefe erhalten bleiben kann.

1.2 Lungenvolumina und Atemmechanik

In Allgemeinnarkose treten Veränderungen der Lungenvolumina und der Atemmechanik auf, durch die der pulmonale Gasaustausch beeinträchtigt werden kann. Hierbei spielt die Abnahme der FRK und der totalen Compliance eine wesentliche Rolle.

1.2.1 Abnahme der funktionellen Residualkapazität

In Narkose nimmt die funktionelle Residualkapazität (FRK) ab, ganz gleich, ob der Patient spontan atmet oder maschinell beatmet wird. Die Abnahme der FRK beträgt ca. 15–20 %; sie entwickelt sich in Rückenlage innerhalb weniger Minuten nach der Narkoseeinleitung und nimmt mit zunehmender Narkosedauer nicht weiter zu, hält aber bis in die postoperative Phase hinein an.

> Die funktionelle Residualkapazität nimmt in Narkose um 15–20 % ab. Hierdurch steigt der alveoloarterielle O_2-Partialdruckgradient intraoperativ und postoperativ an. Der Abfall der FRK erfolgt unter Beatmung ebenso wie unter Spontanatmung und wird durch den Grad der Muskelrelaxierung nicht wesentlich beeinflußt.

Die wichtigsten Ursachen für die Abnahme der FRK in Narkose sind:
- Verschiebung des Zwerchfells nach kranial,
- Lage des Patienten,
- Veränderungen des Tonus der Thoraxmuskulatur,
- Zunahme des Atemwegswiderstands,
- hohe inspiratorische O_2-Konzentrationen,
- Sekretretention.

Verschiebung des Zwerchfells. In Allgemeinnarkose wird das Zwerchfell in Rückenlage nach kranial verschoben und der transversale Durchmesser des Thorax vermindert. Hierdurch nimmt die FRK ab.

Lagerung des Patienten. In *Rückenlage* befindet sich ein Teil der Lunge in Zone 3 und 4 nach West (s. Kap. 2). Bei lang dauernden Operationen kann sich daher durch Transsudation Flüssigkeit in den abhängigen Lungenpartien ansammeln und die FRK vermindern. Dieser Effekt wird durch übermäßige Flüssigkeitszufuhr während der Operation verstärkt.

Ähnliche Flüssigkeitsansammlungen können auch bei operationsbedingten *Seitenlagerungen* in der unten liegenden Lunge auftreten und zu Störungen des pulmonalen Gasaustausches führen.

Tonus der Interkostalmuskulatur. In Allgemeinanästhesie nimmt der Tonus der inspiratorischen Interkostalmuskulatur ab, der Tonus der exspiratorischen Bauchmuskulatur am Ende der Exspiration hingegen zu. Hierdurch steigt der intraabdominelle Druck am Ende der Exspiration an und verschiebt das Zwerchfell nach kranial: Die FRK nimmt ab, ebenso das Lungenvolumen.

Anstieg des Atemwegswiderstands. Durch die Abnahme der Lungenvolumina in Narkose nimmt auch der Durchmesser der Atemwege ab und der Atemwegswiderstand entsprechend zu. Dieser durch die Abnahme der FRK bedingte Anstieg des Atemwegswiderstands wird durch die bronchodilatatorische Wirkung der halogenierten Inhalationsanästhetika wieder aufgehoben. Allerdings müssen in Narkose auch andere Ursachen eines Anstiegs des Atemwegswiderstands beachtet werden.

Hohe inspiratorische O_2-Konzentrationen. Liegen bei Patienten Lungenanteile mit niedrigem Belüftungs-Durchblutungs-Verhältnis vor, so kann die Zufuhr hoher inspiratorischer O_2-Konzentrationen in diesen Arealen zu Resorptionsatelektasen mit Abnahme der FRK und Zunahme des Rechts-links-Shunts führen. Dieser Effekt kann bereits bei einer F_IO_2 von 0,5 auftreten.

Merke: Hohe inspiratorische O_2-Konzentrationen sollten in Narkose möglichst vermieden werden.

Sekretretention. Eine ungenügende Anfeuchtung und Erwärmung des Inspirationsgases sowie hohe inspiratorische O_2-Konzentrationen während der Narkose beeinträchtigen die mukoziliäre Clearance und begünstigen die Retention von bronchialen Sekreten und die Entstehung von Atelektasen.

1.2.2 Abnahme der Compliance

Die Compliance des Atemapparats nimmt in Narkose ab, v. a. bedingt durch die Abnahme der FRK und die Entwicklung von Atelektasen, weniger durch die Abnahme der Lungencompliance. Die Abnahme der Compliance wird durch flache, schnelle Atmung begünstigt, wobei dieser Effekt durch Hyperinflation der Lunge weitgehend beseitigt werden kann, vermutlich durch Rekrutierung kollabierter Alveolen. Demgegenüber ist die Hyperinflation bei Atmung mit hohen Atemhubvolumina weniger wirksam.

1.3 Pulmonaler Gasaustausch

> In Narkose ändert sich unter maschineller Beatmung die Verteilung des Inspirationsgases, und es entwickeln sich Lungenregionen mit niedrigem und hohem Belüftungs-Durchblutungs-Verhältnis ($\dot{V}_A/\dot{Q}$). Hierdurch nehmen der alveoloarterielle O_2-Partialdruckgradient und der Totraumanteil des Atemhubvolumens zu, und der arterielle pO_2 fällt ab – bei einigen Patienten um ca. 50%.

Die regionale Durchblutung der Lunge wird durch die Allgemeinanästhesie nicht wesentlich beeinflußt. Demgegenüber ändert sich beim maschinell beatmeten und anästhesierten Patienten die Verteilung der Inspirationsluft. Bei Spontanatmung strömt das Inspirationsgas bevorzugt in die abhängigen Alveolarbezirke, bedingt durch die erhaltene Kontraktion des Zwerchfells mit Abwärtsverschiebung dieser Bereiche. Unter maschineller Beatmung hingegen fließt das Inspirationsgas in Seiten- oder Rückenlage des Patienten bevorzugt in die nichtabhängigen Lungenpartien. Dieser Effekt kann durch Beatmung mit hohen Atemhubvolumina günstig beeinflußt werden.

> **Merke:** Die Beatmung mit hohen Atemhubvolumina (10–15 ml/kg) während der Narkose bewirkt eine gleichmäßigere Verteilung der Atemluft und Rekrutierung von Alveolen in den abhängigen Lungenpartien als die Beatmung mit niedrigen Atemhubvolumina.

2 Beatmung während der Narkose

Die Narkosebeatmung unterscheidet sich grundsätzlich nicht von der Beatmung des Intensivpatienten. Da es sich bei operativen Patienten meist um Lungengesunde handelt, ist die Narkosebeatmung einfach durchzuführen, ebenso die Beendigung der Beatmung am Ende der Narkose. Bestehen allerdings wesentliche Vorerkrankungen der Lunge, muß die Beat-

mungstechnik nach intensivmedizinischen Prinzipien wie bei Patienten mit gestörter Lungenfunktion erfolgen. Außerdem sind folgende Besonderheiten zu beachten:
- Der Narkoserespirator unterscheidet sich vom Intensivrespirator.
- Lagerung und Art der Operation haben Einfluß auf die Beatmungstechnik und die Sicherung des Endotrachealtubus.

2.1 Narkoserespirator

Die *maschinelle* Narkosebeatmung erfolgt heutzutage im Kreissystem, bei dem Inspirations- und Exspirationsschenkel durch Richtungsventile getrennt sind und das überschüssige Gas durch Überdruckventile aus dem Beatmungssystem entweichen und einer Absaugquelle zugeführt werden kann. Das Kreissystem kann als halboffenes, halbgeschlossenes oder geschlossenes Narkosesystem verwendet werden.
- Halboffenes System: ohne jegliche Rückatmung von Exspirationsgas.
- Halbgeschlossenes System: Ein Teil der ausgeatmeten Gase wird dem Inspirationsgas zugemischt und, nach Bindung von Kohlendioxid an Atemkalk, rückgeatmet.
- Geschlossenes System: Das Exspirationsgas wird, mit Ausnahme von Kohlendioxid, vollständig rückgeatmet. Lediglich der verbrauchte Sauerstoff und die im Körper aufgenommenen Inhalationsanästhetika werden als Frischgas zugesetzt.

2.1.1 CO_2-Absorber

Bei Narkosen im halbgeschlossenen oder geschlossenen System, d.h. mit partieller oder vollständiger Rückatmung des Exspirationsgases, muß das ausgeatmete Kohlendioxid vollständig aus der Exspirationsluft entfernt werden, um einen Anstieg des arteriellen pCO_2 zu verhindern. Die Bindung des Kohlendioxids der Exspirationsluft erfolgt in sog. Absorbern, die in das Kreissystem geschaltet sind. Der Absorber besteht aus Natron- oder Bariumkalk mit Wasser, aus dem bei der chemischen Reaktion mit Kohlendioxid entweder Natrium- und Kalziumkarbonat oder Bariumkarbonat entsteht. Die Reaktion verläuft exotherm und benötigt Wasser; ein zu geringer Wassergehalt des Atemkalks beeinträchtigt die Bindung von Kohlendioxid. Auch können bei der Verwendung zu trockenen Atemkalks aus den halogenierten Inhalationsanästhetika signifikante Mengen von Kohlenmonoxid entstehen. Atemkalk enthält einen Farbindikator, der sich bei Erschöpfung des Kalks violett verfärbt.

2.1.2 Gasreservoir

Das Kreissystem enthält ein Reservoir für das Inspirationsgasgemisch, aus dem das Atemgas für den jeweiligen Atemhub entnommen wird. Das Gasgemisch im Reservoir besteht aus folgenden Komponenten:
- zugeführtes Frischgas,
- Anteil der Rückatmungsluft (beim halbgeschlossenen und geschlossenen System).

2.1.3 Überdruckventil

Damit überschüssiges Gas aus dem Kreissystem entweichen kann, muß in den Respirator oder das Kreissystem ein Überdruckventil integriert sein. Bei Federventilen sind folgende Einstellungen möglich:
- Ventil geschlossen: Es kann kein Gas aus dem System entweichen. Bei maschineller Beatmung wird das System geschlossen, da der Druckausgleich im Respirator erfolgt.
- Ventil offen: Bei offenem Ventil kann sich kein überhöhter Atemwegsdruck aufbauen. Die offene Ventilstellung wird üblicherweise bei Spontanatmung während der Ein- oder Ausleitung der Narkose angewandt.
- Eingeschaltetes Ventil: Durch Verstellen des Ventils kann in gewissem Umfang festgelegt werden, bei welchem Druck das Atemgas aus dem System entweichen soll. Diese Regulierung wird v. a. bei der Handbeatmung angewandt, um eine Überdehnung der Lungen oder das Eindringen von Luft in den Magen bei Maskenbeatmung zu verhindern. Üblich ist eine Druckbegrenzung von ca. 20 cm H_2O. Das Ventil kann außerdem für die Einstellung einer Druckbegrenzung während der maschinellen Beatmung eingestellt werden. Hierdurch werden gefährliche Druckanstiege im System verhindert; auch kann praktisch bei volumenkontrollierten Respiratoren auf diese Weise eine druckbegrenzte Beatmung durchgeführt werden.

2.1.4 Wie hoch muß der Frischgasflow sein?

Dem Narkosesystem muß immer eine ausreichende Menge frischer Gase zugeführt werden. Hierbei darf der Frischgasfluß nicht mit dem Inspirationsfluß verwechselt werden.

Frischgasfluß. Der Frischgasflow bezeichnet die Menge an Frischgas in Litern, die dem Narkosesystem pro Minute zugeführt wird. Im halbgeschlossenen und v. a. geschlossenen System ist der Frischgasfluß stets geringer als das Atemminutenvolumen des Patienten.

Inspirationsflow. Der inspiratorische Flow gibt an, mit welcher Geschwindigkeit das Gas in die Lungen des Patienten einströmt, also die Geschwindigkeit, mit der das Atemhubvolumen zugeführt wird. Der Inspirationsflow muß stets deutlich höher sein als das Atemminutenvolumen.

Frischgasflow in den einzelnen Narkosesystemen:
- **Halboffenes System:**
  - Der Frischgasflow muß mindestens so hoch sein wie das Atemminutenvolumen des Patienten, um eine Rückatmung sicher zu vermeiden.
- **Halbgeschlossenes System:**
  - Der Frischgasfluß ist niedriger als das Atemminutenvolumen des Patienten, jedoch deutlich höher als die Aufnahme des Inspirationsgases durch den Organismus.
  - Low-flow-Narkose: Der Frischgasfluß beträgt ca. 1 l/min.
  - Minimal-flow-Narkose: Der Frischgasfluß beträgt ca. 0,5 l/min.
- **Geschlossenes System:** Es wird nur soviel Sauerstoff zugeführt, wie vom Patienten benötigt wird.

Vor- und Nachteile der Low-flow- und Minimal-flow-Anästhesie. Die wichtigsten Vorteile der Narkose mit niedrigem oder sehr niedrigem Frischgasflow unter Rückatmung der Exspirationsgase sind:
- Senkung des Gasverbrauchs und damit Kostenersparnis,
- Minderung der Umweltbelastung durch halogenierte Anästhetika und Lachgas,
- geringerer Wärme- und Feuchtigkeitsverlust aus dem Respirationstrakt.

Bei der Durchführung der Niedrigflußnarkosen ist allerdings ein größerer Überwachungsaufwand erforderlich, um Hypoventilation, Hypoxie und Hyperkapnie bei Undichtigkeiten im System und Erschöpfung der CO_2-Absorber sicher zu vermeiden. Weiterhin ist zu beachten, daß Änderungen der Verdampferkonzentration von Inhalationsanästhetika sich bei der Niedrigflußnarkose mit Verzögerung auswirken. Daher sollte in folgenden Phasen ein höherer Frischgasflow zugeführt werden:
- zu Beginn der Narkose (Initialphase von ca. 15–20 min),
- wenn eine rasche Vertiefung der Narkose erforderlich ist,
- zur Ausleitung der Narkose, d. h. ca. 5–10 min vor der geplanten Extubation.

Für die Ausleitung der Narkose kann die Zufuhr des volatilen Anästhetikums ca. 15 min vor Op.-Ende unterbrochen werden, der niedrige Frischgasfluß jedoch zunächst beibehalten werden.

2.1.5 Zusammensetzung der Atemgase

Im Gegensatz zum Atemgas bei der Intensivbeatmung, das gewöhnlich aus Sauerstoff und Stickstoff besteht, setzt sich das Atemgas bei der Narkosebeatmung meist aus mehreren Komponenten zusammen:
- Sauerstoff,
- Stickstoff,
- Lachgas,
- volatiles Anästhetikum: Halothan, Enfluran, Isofluran, Desfluran oder Sevofluran.

Stickstoff wird in Form von Raumluft zugeführt, allerdings ist die Beimischung von Raumluft nicht bei allen Narkosebeatmungsgeräten möglich. Die Einstellung der Frischgasmenge erfolgt meist mit Hilfe von Rotametern im Narkosegerät, während die inspiratorische Konzentration der volatilen Inhalationsanästhetika direkt am Verdampfer eingestellt wird.

Bei der **totalen intravenösen Anästhesie** (TIVA) wird auf die Zufuhr von Inhalationsanästhetika verzichtet, und die Beatmung erfolgt mit Sauerstoff und Raumluft.

2.2 Beatmungsformen während der Narkose

Im Vergleich zu den Intensivrespiratoren verfügen die Narkoserespiratoren meist nur über wenige einstellbare Atemmodi, auch ist die Variationsmöglichkeit des Atemmusters begrenzt. Da - wie oben ausgeführt - die Atemfunktion durch die Allgemeinanästhesie beeinträchtigt und außerdem die Atemmuskulatur bei zahlreichen Eingriffen durch Muskelrelaxanzien ausgeschaltet wird, erfolgt während der Narkose meist eine kontrollierte Beatmung. Nur bei Maskennarkosen oder kurz dauernden Intubationsnarkosen wird die Spontanatmung häufiger erhalten oder eine assistierte Beatmung durchgeführt.

Bei älteren Narkoserespiratoren ist meist nur die kontrollierte Beatmung durch das Gerät und die Handbeatmung oder die Spontanatmung über den Atembeutel möglich. Diese Beatmungsformen reichen bei Lungengesunden und relativ kurzer Beatmungsdauer aus. Neuere Geräte verfügen zusätzlich über weitere Modi wie A/C, IMV oder SIMV. Liegen hingegen schwere Oxygenierungsstörungen vor, so muß auch für die Narkosebeatmung ein Intensivrespirator verwendet werden. Mit diesen Geräten ist allerdings eine Inhalationsanästhesie nicht möglich, es sei denn, am Gerät kann ein Narkosemittelverdampfer installiert werden.

> Die am häufigsten eingesetzte Beatmungsform bei Narkosen ist die volumenkontrollierte Beatmung (VC-CMV) im halbgeschlossenen System mit einem Frischgasfluß von 1–4 l/min.

2.3 Einstellung der Beatmungsparameter

Das Beatmungsmuster kann bei den meisten Narkoserespiratoren nur begrenzt variiert werden. Gewöhnlich erfolgt die Beatmung mit hohen Atemzugvolumina, um die durch die Narkose und Lagerung des Patienten bedingten Veränderungen der Lungenfunktion zu kompensieren und die Entwicklung von Atelektasen zu verhindern. Da in Narkose der O_2-Bedarf oft abnimmt, kann das Atemminutenvolumen reduziert werden. Häufig wird aber kontrolliert hyperventiliert, um den Atemantrieb durch Kohlendioxid zu unterdrücken.

> Um das im Stoffwechsel entstandene Kohlendioxid zu eliminieren, ist ein Atemminutenvolumen von 80–100 ml/kg/min erforderlich.

Grundsätzlich sollte so beatmet werden, daß sich folgende arterielle Blutgaswerte ergeben:
- p_aO_2 ca. 100 mm Hg,
- p_aCO_2 35–45 mm Hg.

Atemzugvolumen. Meist werden Atemhubvolumen von 10–15 ml/kg angewandt. Zu beachten ist aber, daß bei zahlreichen Narkoserespiratoren das Atemhubvolumen durch den Frischgasflow (FGF), der während der Inspirationszeit (T_i) dem eingestellten Atemhubvolumen (V_{tset}) hinzugefügt wird. Das tatsächlich vom Respirator abgegebene Atemhubvolumen (V_{teff}) vermindert sich um den Betrag des sog. Kompressionsvolumens, das von der Compliance (C) des Beatmungssystems (Gerät und Schläuche) und dem Atemwegsspitzendruck (PAWP) abhängt.

Effektives Atemhubvolumen: $V_{teff} = V_{tset} + (FGF \cdot T_i) - (C \cdot PAWP)$

Das effektive Hubvolumen entspricht somit nicht dem am Respirator eingestellten Volumen, jedoch kann diese Differenz (ca. 1–5 %) normalerweise vernachlässigt werden. Nur bei sehr niedrig eingestelltem Atemhubvolumen und hohem Frischgasflow wird das Atemhub- und Minutenvolumen deutlich unterschätzt.

Atemfrequenz und Atemzeitverhältnis. Meist werden beim Erwachsenen Atemfrequenzen von 8–10/min eingestellt (Kinder s. Kap. 26), das Atemzeitverhältnis sollte 1:2–1:3 betragen.

Inspiratorische O_2-Konzentration. Häufig wird während der Narkosebeatmung aus Sicherheitsdenken eine höhere inspiratorische O_2-Konzentration, als für einen ausreichenden p_aO_2 erforderlich ist, zugeführt. Dieses Vorgehen ist bei kürzeren Eingriffen vertretbar, kann jedoch bei langen Narkosen zu Resorptionsatelektasen und zur Beeinträchtigung der mukoziliären Clearance führen. Allerdings gilt:

> Bei einem Abfall des p_aO_2 bzw. der SO_2 während der Narkose sollte sofort die inspiratorische O_2-Konzentration erhöht und danach die Ursache des pO_2-Abfalls geklärt werden.

PEEP routinemäßig? Grundsätzlich kann bei den meisten Respiratoren ein PEEP eingestellt werden, jedoch ist eine Routineanwendung bei Narkosen nicht erforderlich. Zwar bewirkt der PEEP auch bei der Narkosebeatmung eine Zunahme der FRC, jedoch nimmt hierdurch der p_aO_2 nicht zwangsläufig zu. Meist kann durch eine Erhöhung der inspiratorischen O_2-Konzentration während der Narkose rascher und zuverlässiger der gewünschte Anstieg des p_aO_2 erreicht werden.

Andererseits kann bei sehr lange dauernden Operationen sowie wesentlichen Störungen der Oxygenierung auch während der Narkose ein PEEP – entsprechend den intensivmedizinischen Grundsätzen – angewandt werden.

> **Grundeinstellung des Respirators bei der Narkosebeatmung:**
> - hohe Atemzugvolumen: 10–15 ml/kg,
> - niedrige Atemfrequenz: 8–12/min,
> - I:E = 1:2–1:3,
> - inspiratorische O_2-Konzentration < 50 %,
> - keine Routineanwendung eines PEEP.

2.4 Beendigung der Beatmung und Extubation

Eine spezielle Entwöhnung von der Narkosebeatmung ist nicht erforderlich. In den allermeisten Fällen kann am Ende der Narkose innerhalb einiger Minuten von der kontrollierten Beatmung über partielle Beatmungsverfahren oder assistierte Handbeatmung auf Spontanatmung übergegangen werden. Die Extubation kann in Narkose oder nach vollständigem Erwachen erfolgen.

Extubation in Narkose. Die Extubation in Narkose kann durchgeführt werden, wenn Husten, Pressen oder eine Stimulation des Respirationstrakts oder Belastung des kardiovaskulären Systems vermieden werden müssen.

Merke aber: Die Extubation sollte nicht während der Exzitation der Aufwachphase erfolgen, da hierdurch ein schwerer Laryngospasmus und Bronchospasmus ausgelöst werden können.

Extubation nach Erwachen. Sind ausreichende Schutzreflexe und gesicherte Atemwege zwingend erforderlich, sollte nur im Wachzustand extubiert werden, wenngleich dieses Vorgehen für den Patienten unangenehmer sein kann.

2.5 Manuelle Beatmung

Bei allen Narkoserespiratoren ist eine manuelle Beatmung über den zugehörigen Beatmungsbeutel möglich. Dieser Beutel dient gleichzeitig als Atemgasreservoir, bei einigen Respiratoren auch während der maschinellen Beatmung. Die Handbeatmung kann entweder kontrolliert oder assistiert erfolgen.

Kontrollierte Handbeatmung. Hierbei bestimmt der Anästhesist den Beginn der Inspiration, das Atemhubvolumen, den Atemwegsdruck, den Beginn der Exspiration und somit auch die Atemfrequenz und die Dauer der In- und Exspiration.

Assistierte Handbeatmung. Bei dieser Form der manuellen Narkosebeatmung unterstützt der Anästhesist die erhaltenen Inspirationsbewegungen des Patienten. Im Gegensatz zur kontrollierten Beatmung bestimmt hierbei der Patient den Beginn der Inspiration und die Dauer der Exspiration, der Anästhesist hingegen die Dauer der Inspiration, das Atemhubvolumen und den Beginn der Exspiration.

2.5.1 Handbeatmung mit dem Ambu- oder Ruben-Beutel

Die kontrollierte Handbeatmung ist, auch ohne Respirator, mit Ambu- oder Ruben-Beuteln möglich. Diese Beutel besitzen Nichtrückatmungsventile, so daß Ein- und Ausatmung strikt getrennt sind. Normalerweise befindet sich im Atembeutel Raumluft, jedoch kann die Inspirationsluft, wenn erforderlich, mit Sauerstoff angereichert werden. Dabei kann mit 4–6 l O_2 gewöhnlich eine inspiratorische O_2-Konzentration von ca. 40 % erreicht werden. Wesentlich höhere O_2-Konzentrationen sind allerdings wegen des begrenzten Beutelvolumens nicht möglich. Hierfür muß ein zusätzlicher Reservoirbeutel an den Atembeutel angeschlossen werden. Außerdem kann bei den meisten Systemen ein PEEP-Ventil angebracht werden, so daß eine kontrollierte manuelle Beatmung mit einem PEEP bis zu etwa 10 mbar (1 mbar = 100 Pa) möglich ist.

3 Postoperative Beatmung

Bei den meisten Operationen ist eine Beatmung in der postoperativen Phase nicht erforderlich. Die Beatmung wird im Operationssaal beendet und der Patient auf dem Op.-Tisch extubiert. Danach wird für einen begrenzten Zeitraum im Aufwachraum Sauerstoff zugeführt.

Allerdings treten nach Oberbaucheingriffen und intrathorakalen Operationen regelmäßig Störungen der Lungenfunktion auf, die evtl. eine vorübergehende respiratorische Unterstützung oder Beatmung erfordern.

Eine kurzfristige Nachbeatmung kann unter folgenden Bedingungen erforderlich sein:
- Überhang an Narkosemitteln,
- starke Unterkühlung des Patienten,
- instabile Vitalfunktionen,
- ausgedehnter intrathorakaler, intraabdomineller oder intrakranieller Eingriff,
- intraoperative Entwicklung einer wesentlichen respiratorischen Insuffizienz.

3.1 Atemfunktion in der unmittelbar postoperativen Phase

Postoperativ entwickelt sich häufig eine restriktive Atemstörung mit Abnahme der Vitalkapazität und der FRC. Die Patienten atmen meist flacher, Tiefatmen und effektiver Hustenstoß sind beeinträchtigt. Diese Effekte sind besonders ausgeprägt, wenn in der Nähe des Zwerchfells (Oberbauch, Thorax) operiert wurde. Störungen der Oxygenierung mit **Abfall des pO$_2$** treten in der postoperativen Phase bei zahlreichen Operationen auf: Der p_aO_2-Abfall entwickelt sich in der unmittelbaren postoperativen Phase. Die wichtigste Ursache sind die oben beschriebenen Auswirkungen der Narkose auf die Atemfunktion, weiterhin die Zufuhr von Sedativa oder Opioiden, ein Überhang von Muskelrelaxanzien sowie postoperatives Muskelzittern. Der p_aO_2-Abfall kann meist durch Zufuhr von Sauerstoff beseitigt werden. Auch normalisiert sich die Lungenfunktion bei peripheren Eingriffen innerhalb von ca. 2 h nach dem Narkoseende.

3.2 Postoperative respiratorische Insuffizienz

Nach Oberbaucheingriffen und intrathorakalen Operationen kommt es regelmäßig zu Störungen der Atemmechanik und Ventilation mit Abnahme der Lungenvolumina und der FRC. Der p_aCO_2 kann erhöht oder durch kompensatorische Hyperventilation erniedrigt sein. Am ausgeprägtesten sind die pulmonalen Veränderungen in der Frühphase nach Oberbaucheingriffen: Forcierte Vitalkapazität und FEV_1 sind um bis zu 60 % vermindert, die FRC um bis zu 30 %. Bei Oberbaucheingriffen sind diese Veränderungen weniger ausgeprägt.

Als wesentliche Ursachen der Lungenfunktionsstörungen gelten:
- Einschränkung der Zwerchfellbeweglichkeit, z. B. durch Blähung, Atelektasen, Lungenödem, Erguß,
- Spasmen und Tonuserhöhung von Bauchmuskeln und Zwerchfell,
- Störungen der Zwerchfellkontraktion,
- Schonatmung durch Schmerzen,
- Sekretretention durch Eindickung und Beeinträchtigung des Hustenstoßes.

Bei den meisten Patienten normalisiert sich die Lungenfunktion im Verlauf von etwa 14 Tagen wieder, während sich bei einigen Patienten eine schwere postoperative respiratorische Insuffizienz entwickelt, die durch eine respiratorische Unterstützung bis hin zur maschinellen Beatmung behandelt werden muß.

3.2.1 Risikofaktoren

Häufigkeit und Schwere postoperativer pulmonaler Komplikationen werden durch zahlreiche Risikofaktoren beeinflußt.

> **Risikofaktoren für postoperative pulmonale Komplikationen:**
> - hohes Lebensalter, Adipositas, Nikotinabusus, verminderte Immunabwehr,
> - kardiopulmonale Vorerkrankungen, v.a. COPD, obstruktives Lungenödem,
> - Oberbaucheingriff, intrathorakale Operation, lange Operationsdauer,
> - ungenügende präoperative Vorbereitung.

Vorbestehende restriktive Lungenerkrankungen gehen mit weniger postoperativen pulmonalen Komplikationen einher als obstruktive. Eine ungenügende postoperative Mobilisierung von Patienten mit pulmonalen Vorerkrankungen gilt ebenfalls als wesentlicher Risikofaktor der respiratorischen Insuffizienz.

3.2.2 Therapie

Bei den meisten Patienten kann die postoperative respiratorische Insuffizienz durch folgende Maßnahmen behandelt werden:
- ausreichende Schmerztherapie mit potenten Analgetika (Opioide), evtl. in Kombination mit rückenmarknahen Verfahren,
- Zufuhr von Sauerstoff,
- frühzeitige Mobilisierung,
- Physiotherapie bzw. Atemgymnastik,
- Drainage von Pleuraergüssen,
- nichtinvasive Beatmungstherapie, z.B. Masken-CPAP.

Einige Patienten müssen allerdings nach den in den einzelnen Kapiteln näher beschriebenen Grundsätzen maschinell beatmet werden.

28 Sachverzeichnis

A

A/C-(„assist/control")-ventilation 347, 348
- Nachteile 348
- Vorteile 348
Abklopfen, Thorax 552, 553
Absaugen, endotracheales 230, 545–549
- Absaugsysteme, Thoraxdrainage 588
- Gefahren 547, 548
- geschlossene Absaugung 547
- Komplikationen 547, 548
- Kontraindikationen 546
- laryngoskopisches 551
- Methoden 547
- nasotracheale 550
- – blinde 550
- offene Absaugung 547
- praktische Grundsätze 549
- Praxis 548
- Zubehör 548, 549
Absauggerät 206
ACCP-Konsuskonferenz 405, 438
- Empfehlungen zur HFV 405
- „weaning"-Empfehlungen 438
Acetazolamid 157
N-Acetylstein, Asthmaanfall 655
Acetylsalicylsäure 533
Adipositas 700
Adrenalin 635
„air trapping" 333
„airway closure" 172
„airway pressure release ventilation" (*siehe* APRV) 300, 373–376, 379, 611, 693
ALA („artificial lung assist") 408
Alarme 292, 293
- maschinelle Beatmung 293

- Prioritätsstufen 292, 293
- Sensitivität und Spezifität 293
Albuminkonzentration 146
Alfentanil 532
- Dosierung 532
ALI („acute lung injury") 595
- Definition 595
Alkalämie 137
Alkalose 137, 141–143, 155–157
- metabolische 137, 155–157
- – Diagnose 156
- – klinische Auswirkungen 155
- – Kompensationsmechanismen 156
- – primäre 156
- – respiratorisch kompensierte 157
- – Therapie 157
- – Ursachen 155
- respiratorische 137, 141–143
- – akute 142
- – chronische 143
- – Therapie 143
- – Ursachen 142
ALV („adaptive lung ventilation") 381
Alveolarepithel 18
Alveolarepithelzellen 18
Alveolarkapillaren 21, 62
Alveolarmakrophagen 15, 19
Alveolen 16
- Interalveolarseptum 16, 17
- Kapillarnetz, alveoläres 18
- Überblähung 624
Ambu-Beutel 711
Ammoniak-Ammonium-Puffer 136
Ammoniumsynthese 136
Analgesie, praktische Grundsätze 520
Analgesierungsgrad 520
Analgetika 530–533
- nichtsteroidale (*siehe* NSAID) 533

Analgosedierung (*siehe auch* Sedierung) 517–521
- Grundsätze 521
- Nebenwirkungen 517
- Phasen 518
- Substanzen 521
- Ziele

Anämie 114, 496
- Pulsoxymetrie 496

Anästhesie
- Beatmungsformen 708
- dissoziative 526
- Grundeinstellung des Respirators 709
- Intubation 216
- Lokalanästhesie (*siehe dort*) 213
- „low-flow"-Anästhesie 706
- maschinelle Beatmung 703
- Minimal-flow-Anästhesie 706
- Narkoserespirator 704
- Opioid-Lachgas-Anästhesie (*siehe dort*) 700
- Schleimhautanästhesie 213
- totale intravenöse (TIVA) 707

Anästhetika 212, 213, 699, 700
- Inhalationsanästhetika (*siehe dort*) 700
- intravenöse 213
- Lokalanästhetika 212
- Wirkungen auf Atemantrieb und Atemmuster 699

Anfeuchtung 98, 539
- Atemgase 539
- Atemluft 98

Anfeuchtungssysteme 543
- Gefahren 543
- Komplikationen 543

Angina pectoris 569
Angiographie 665
Anionenlücke („anion gap") 146
Antibiotikatherapie 466
Anticholinergika, COPD 637
Antitussiva 638
Aphonie nach Extubation 243
Apnoe
- Oxygenierung 406
- PSV 361

Apnoealarm 341
APRV („airway pressure release ventilation") 300, 373–376, 379, 611, 693
- ARDS 611
- BIPAP-APRV 379
- Einfluß auf Oxygenierung und Ventilation 374
- Einstellung 375
- Kinder 693
- klinische Bewertung 376
- Nachteile 376
- Varianten 375
- Vergleich mit PC-IRV 375
- Vorteile 376

ARDS („acute respiratory distress syndrom") 593 ff.
- Ätiologie 595
- Auslöser 596, 597, 604
- Beatmungstherapie 607
- Blutgasanalyse 605
- CT der Lunge 605
- Definition 595
- Diagnose 604
- Differentialdiagnose 607
- extravasales Lungenwasser 605
- Häufgkeit 595
- klinisches Bild 602, 605
- Kriterien 595
- Lagerungsmaßnahmen 613
- Lungencompliance 606
- Pathogenese 598
- pathologische Anatomie 598
- Pathophysiologie 600
- Phasen 599
- Prinzipien der Beatmung 608
- Prognose 616
- Pulmonalarteriendruck 606
- Rechts-links-Shunt 600, 606
- Residualkapazität 601
- Risikofaktoren 596
- Röntgenbild des Thorax 605
- Schädel-Hirn-Trauma 684
- Schweregrade 603, 604
- Stadien 538
- Therapie 607
- – medikamentöse 616
- Wedgedruck 606
- Ziele der Beatmung 608

ARF („acute respiratory failure") 419
Argininhydrochlorid 157
Arrosionsblutung, Truncus brachiocephalicus 261, 262
Arteriolen, Lunge 21, 62
Aryknorpel 190, 191, 235
- Luxation 235

ASB („assisted spontaneous breathing") 329, 358

Aspiration 213, 568, 598
- Lokalanästhesie, Aspirationsgefahr 213
- von Mageninhalt 568
- Massivtransfusion 598
- pulmonale 241, 598
Aspirationspneumonie 469
Asthma (*siehe auch* Status asthmaticus) 527, 569, 646 ff.
- Ätiologie 647
- chronisches 647
- Definitionen 647
- Pathogenese 648
- Pathophysiologie 648
Asthmaanfall 647, 649
- akuter schwerer 649
Asthmatod, akuter 648
Atelektasen 321, 326, 418, 463, 558, 567
- Entstehung 463
- PEEP 321, 326
- Prophylaxe 558
- Verhinderung 418
- Wiedereröffnung 418
Atemanhalten 97
Atemantrieb 96, 431
- chemischer 96
Atemarbeit 60, 177, 417, 667
- Erhöhung 177, 667
- Verminderung 417
Atembewegungswiderstand 60
Atemfrequenz 40, 316, 317, 422, 428, 482, 687, 709
- Einstellung am Respirator 317
- Frühgeborene 687
- Neugeborene 687
- niedrige 316
- Steigerung 428
Atemfunktion 699 ff., 712
- in Narkose 699 ff.
- unmittelbar postoperative Phase 712
Atemgase 74, 75, 78, 85, 539, 707
- Anfeuchtung 539
- Diffusion 85
- Erwärmung 539
- Fraktionen 74, 78
- – alveoläre 78
- Partialdrücke 74, 75
- Zusammensetzung 707
Atemgaskonditionierung 540
- Methoden 540
Atemgeräusche 511
Atemhub, maschineller 297

Atemhubvolumen 315, 428, 481
- Einstellungen 315
- Erhöhung 428
- Erniedrigung, Ursachen 481
Atemluft 45, 80, 98, 544
- Anfeuchtung 98, 544
- Erwärmung 98
- Zusammensetzung 80
Atemmechanik 43, 509, 701
- Allgemeinnarkose 701
- Überwachung 509
Atemmehrarbeit, tubusbedingte 434
Atemminutenvolumen 42, 318, 481, 694
- Einstellung 318
- Erniedrigung, Ursachen 481
- Kleinkind 694
- Neugeborene 694
Atemmittellage, Verschiebung 176, 649
Atemmodus 290
Atemmuskulatur 27, 28, 29, 43, 61, 176, 177, 418, 431, 432, 629, 656
- Belastung 432
- eingeschränkte Leistungsfähigkeit 431
- Ermüdung („respiratory muscle fatigue") 176, 177, 418, 629, 656
- – bei COPD 629
- Haupt- und Hilfsmuskeln 28, 29
- Leistungsfähigkeit 432
- O_2-Verbrauch 61
- Status asthmaticus 656
- vermehrte Belastung 431
Atemmuster 302, 424
- kombinierte 302
Atemnebengeräusche 511
Atemnot, Beseitigung 417
Atemnotsyndrom, idiopathisches (IRDS) 689
Atemrhythmus 90, 91
- Entstehung 90
Atemsteigerung, bei Arbeit 96
Atemstillstand 120, 426
Atemstörungen 420, 421
- extrapulmonale 420
- pulmonal bedingte 421
Atemtherapie 422, 552
- Indikationen 422
- physikalische 552
Atemtraining 559
Atemtypen 273, 290, 302
- Kombination 302
Atemunterstützung mit konstantem Flow (*siehe* CFT) 406, 407

Atemversagen, hyperkapnisches 632
Atemwege 2, 208, 210, 233, 418, 421, 429, 475
- Einschätzung 208
- Erkrankungen 421, 569
- - chronische 569
- Infektionen 233
- *Mallampati*-Klassifikation 210, 211
- obere 2
- Sicherung 418
- Überwachung 475
- untere 2
Atemwegsdruck 277, 299, 355–358, 367, 387, 478–480, 683, 695
- Begrenzung 387
- exspiratorischer positiver (*siehe* EPAP) 356, 559, 560
- Kinder 695
- kontinuierlich erhöhter (*siehe* CPAP) 299, 355–358
- mittlerer (Atemwegsmitteldruck) 367, 479, 480
- positiver (*siehe* PEEP) 290, 316, 318–327, 333, 361, 446, 450, 480, 500, 611
Atemwegsobstruktion 648, 649
Atemwegsspitzendruck (*siehe auch* PAWP) 456, 478
- Bedeutung 456
Atemwegswiderstand („resistance") 55–59, 168, 175, 176
- Anstieg 168
- erhöhter 176, 316, 702
- Faktoren 58
- nervale Regulation 59
Atemzeitverhältnis 330, 658, 695, 709
- Kinder 695
Atemzugvolumen 35, 41, 315, 316, 694, 708
- hohes 316
- Kleinkind 694
- Neugeborenes 694
Atemzyklus/Beatmungszyklus 90, 273
Atlantookzipitalgelenk, Beweglichkeit 209, 210
Atmosphärendruck 500
Atmung
- Ausatmung (*siehe auch* Exspiration) 90
- äußere 33
- chemische Regulation 91, 92
- druckunterstützte (*siehe* PSV) 304, 358–361
- Einatmung (*siehe auch* Inspiration) 90
- mit erhöhtem Totraum 556
- Haupt- und Hilfsmuskeln 28, 29
- innere 33
- *Kussmaul*-Atmung 151
- maschinelle Unterstützung 689
- paradoxe 666
- Physiologie 30 ff.
- Regulation 89 ff.
- willkürliche Steigerung 96
ATPS-Bedingungen 80
Atracurium 534, 535
Ausatmung (*siehe auch* Exspiration) 90
Auto-PEEP 450, 461, 480, 658
- Überdehnung der Alveolen 461
Azidämie 92, 137
Azidose 137–141, 146–155, 626
- metabolische 137, 146–155
- - Diagnose 152
- - klinische Auswirkungen 150
- - kombinierte Störungen 152
- - respiratorisch kompensierte 152
- - Therapie 153
- - Ursachen 147
- respiratorische 137, 139–141, 626
- - akute 140, 141
- - chronische 140, 141
- - Therapie 141
- - Ursachen 139
- Therapie 417

B

Babylunge 601
Barbiturate 214, 524
- endotracheale Intubation 214
Barometerdruck 105
Barorezeptorenreflexe 96
Barotrauma, pulmonales 453–461
- Ausbreitung der Luft 455
- Behandlung 458
- Mechanismen 455
- Prävention 460, 461
- Risikofaktoren 457
Basenabweichung 145
- „base excess" 145
- Basenüberschuß 145
Bauchlagerung 560, 561, 614
- ARDS 614
Bauchwandmuskeln 45

Beatmung (*siehe auch* Ventilation)
- Alternativverfahren 310
- Auswirkungen 442 ff.
- Beendigung 710
- Begrenzungsvariable 274
- CMV („continuous mandatory ventilation"; *siehe* CMV) 344–347
- COPD *(siehe dort)* 639–645, 700
- Druckanstieg, intraabdominaler 451
- druckbegrenzte 303
- druckgesteuerte 304
- druckkontrollierte (*siehe* pcCMV) 279, 303, 304, 328, 335, 346, 481, 609
- druckorientierte 304
- druckregulierte volumenkontrollierte 347
- druckunterstützte 304, 641
- Durchführung 423
- Einfluß auf das Herzzeitvolumen 449
- Entwöhnung *(siehe dort)* 357, 361, 429, 430, 660, 696
- flow-/volumenkontrollierte 281
- Flüssigkeitsgleichgewicht 450
- Gehirn 452
- Grundformen 301
- Handbeatmung *(siehe dort)* 710, 711
- Heimbeatmung 388, 389
- Herzzeitvolumen, Abfall 451
- Hochfrequenzbeatmung (*siehe* HFV) 399, 400
- mit sehr kleinen Hubvolumina 300
- Indikationen 419, 422
- intrakranieller Druckanstieg 452
- Invasivität 423
- Komplikationen 442 ff., 660
- mit konstantem Flow (CFV) 407
- kontrollierte 306, 344, 346, 347, 641
- – assistierte/kontrollierte 347
- – Indikationen 346
- – kontrollierte volumenkonstante 641
- konventionelle Verfahren 310
- Kurzzeit- und Langzeitbeatmung 418
- Leberdurchblutung 451
- mandatorische (*siehe* CMV) 306, 344–347
- mandatorische Minutenbeatmung (*siehe* MMV) 352–355, 381
- manuelle 710
- nichtinvasive (*siehe* NIV) 388–392, 559

- Nierenfunktion 450
- partielle 308, 309
- – Nachteile 309
- – Vorteile 308
- postoperative 711
- seitengetrennte (*siehe auch* ILV) 382–384
- Splanchnikusdurchblutung 452
- Standardformen 343 ff.
- Standardverfahren 310
- Status asthmaticus 657
- Steuerungsprinzipien 287
- Triggervariable 274
- Überdruckbeatmung *(siehe dort)* 278, 299, 376, 448, 449, 559
- Überwachung 473 ff.
- mit umgekehrtem Atemzeitverhältnis (*siehe* IRV) 366–372
- unkonventionelle Verfahren 310
- Unterdruckbeatmung 278
- volumen- und druckkontrollierte 283
- volumengesteuerte 304
- volumenkonstante 304
- volumenkontrollierte 304, 305, 328, 334, 346, 481
- – Druckverlauf 305
- volumenunterstützte 362
- während der Narkose 703–705
- zeitkontrollierte 281, 282
- Zeitpunkt 422
- Ziele 414–417
- – klinische Ziele 417
- Zyklusvariable 274
Beatmungsdruck, plötzlicher Anstieg 479, 566
Beatmungsformen/Beatmungsmodus 274, 307, 309, 381, 707
- alternative 364 ff.
- hubvolumenorientierte 307
- minutenvolumenorientierte 307
- partielle 306, 307, 309
- servokontrollierte 381
- Verbreitung 309
- während der Narkose 707, 708
Beatmungsfrequenz 317, 694, 695
- Hochfrequenzbeatmung 317
- Kinder 694, 695
Beatmungsgeräte (*siehe* Respirator) 272 ff.
Beatmungsmodi 303, 378, 379, 424
- kontrollierte 378, 379

- partielle 379
- Wahl 424
Beatmungsmuster 274, 291, 424
Beatmungsparameter, Einstellung 708
Beatmungspneumonie 464
Beatmungstypen 300, 301
Beatmungszyklus 273, 299
- Terminologie der Phasen 299
Bedingungsvariable 273, 291
Begrenzungsvariable 283
Beimischung, venöse 163–165, 167
Belüftungs-Durchblutungs-Verhältnis 72, 601
- Störungen 163, 601
Benzodiazepine 522
- Antagonisierung 522
- Nebenwirkungen 522
Best-PEEP 612
Beta
β_2-Sympathikomimetika 634, 635, 654
- COPD 634
- Nebenwirkungen 635
Bifurkation, Trachea 193
Bikarbonat 123, 124, 133, 144, 149, 153, 154
- aktuelles 144
- Bedarf 154
- Bikarbonatverluste 149
- Kohlensäure-Bikarbonat-System 133
- Natriumbikarbonat 153
- Nebenwirkungen 154
- Standardbikarbonat 144, 145
Bilirubin 497
Bindegewebsseptum 16
Biopsie, transbronchiale 570, 571
BIPAP („biphasic (bilevel) positive airway pressure") 377, 378, 380, 611
- ARDS 611
- als eigene Atemform 380
- Einstellgrößen 378
- Flexibilität 378
- klinische Bewertung 380
BIPAP-APRV 379
BIPAP-CMV 378
BIPAP-IRV 378
BIPAP-SIMV 379
Block, alveolokapillärer 170
„blue bloater" 630
Blutgase 101 ff., 180, 437, 483, 657
- ARDS 605
- Asthma 657

- Entwöhnung 437
- Lungenembolie 180
Blut-Luft-Schranke 19, 20
Blutung
- Arrosionsblutung, Truncus brachiocephalicus 261, 262
- Blutungsrisiko 569
- endobronchiale 568
- Tracheotomie 261
Bohr-Effekt 114
Broenstedt-Definition von Säuren und Basen 131
Bohr-Totraumformel 77
Bronchialbaum 11, 12, 14, 565
- unter bronchoskopischer Sicht 565
- Durchmesser 12
- Wandaufbau 14
Bronchialschleimhaut 15
- Flimmerepithel 15
- Schleimfilm 15
Bronchien 4–6, 9
- Hauptbronchien (siehe dort) 4–6, 675
- Lappenbronchien (siehe dort) 5, 13
- Segmentbronchien 5, 9, 13
Bronchiolen (Bronchioli) 13, 14
- B. respiratorii 13, 14
- B. terminales 13, 14
- - Wandaufbau 14
Bronchitis, chronische 619–622
bronchoalveoläre Lavage (BAL) 514, 570
bronchopulmonales Segment 11
Bronchoskop, Größe 562
Bronchoskopie, fiberoptische 231, 564 ff., 665
- Endotrachealtubus 572
- Indikationen 565–567
- - diagnostische 566
- - therapeutische 566, 567
- Komplikationen 570
- Kontraindikationen 569
- Lokalanästhesie 572
- Lungenkontusion 568
- Prämedikation 571
- Überwachung 573
- Umintubation, fiberbronchoskopische 231
Bronchospasmolytika, β_2-adrenerge 635
Bronchospasmus 631

Bronchusruptur, fiberoptische Bronchoskopie 568
Brust- und Rippenfell 24
Brustwand 25
BTPS-Bedingungen 79
„buffer base" (Pufferbasen) 144, 145
Bunsen-Löslichkeitskoeffizienten 102
Bürstentechnik, geschützte 514
Bürstenzellen 19

C

Carbamatkohlendioxid 125
Carboxyhämoglobin 115, 496
- Pulsoxymeter 496
Carbuterol 635
Cartilago cricoidea (Ringknorpel) 190
Cartilago thyreoidea (Schildknorpel) 190
CFT (Atemunterstützung mit konstantem Flow) 406, 407
- Bewertung 407
CFV (Beatmung mit konstantem Flow) 407
Chemorezeptoren 92, 93
- periphere 92
- zentrale 93
Chlorid 157
Chloridshift 124
cis-Atracurium 534, 535
Clark-Elektrode 483
Clearance, mukoziliäre 15
Clomethiazol 528
Clonidin 529, 530
- Dosierung 530
- Nebenwirkungen 530
„closing capacity" 172
„closing volume" 172
CMV (continuous mandatory ventilation) 306, 344–347
- druckkontrollierte 345
- klinische Bewertung 346
- PC-CMV *(siehe dort)* 345, 378
- S-CMV *(siehe dort)* 347
- volumenkontrollierte 345
CO (Kohlenmonoxid) 88, 115
- Diffusionskapazität 88
- Oxymeter 485
- Vergiftung 115

CO_2 (Kohlendioxid) 33, 74, 78, 79, 82, 86, 89, 121 ff., 386, 500, 501, 614, 699
- Carbamatkohlendioxid 125
- Abgabe 78
- Absorber 704
- Antriebskurve, Rechtsverschiebung 699
- Bindungskurve 125, 126
- - des Blutes 125
- Diffusion 89, 127
- Elimination, extrakorporale ($ECCO_2$-R) 409, 614
- - $ECCO_2$-R + LFPPV *(siehe dort)* 614, 615
- Formen 123
- Herkunft 121
- Konzentration 79, 124, 501
- Löslichkeit 86
- Messung 500
- - Ansprechzeit 500
- - beeinflussende Faktoren 500
- Partialdruck 82
- Produktion 82, 386
- - Senkung 386
- Speicher 127
- Transport 33, 121
- - im Blut 121
- Umwandlung in Bikarbonat 124
COHb 109
Compliance 52–54, 168, 173–175, 316, 321, 326, 334, 446, 509, 679, 702
- Abnahme 175, 702
- ARDS 606
- Atemapparat 52
- FRC-Einfluß 173
- Lunge 53, 173–175
- PEEP 321, 326
- spezifische 54
- statische 53, 509
- Störungen 334
- Thorax 52
- Ventrikel, linker 446
- verminderte 175, 316
Computertomographie 513, 605, 665
- ARDS 605
- Thoraxtrauma 665
„conductance" 55
„continuous-flow"-Systeme 338
COPD („chronic obstructive pulmonary disease") 619–645, 700
- akute respiratorische Insuffizienz 627

- Antibiotika 639
- Anticholinergika 637
- Atemregulation 626
- Ätiologie 620
- β_2-Sympathikomimetika 634
- Blutgasanalyse 632
- Bronchodilatation 634
- Diagnose 630, 631
- – akute Dekompensation 630
- – funktionelle Befunde 631
- – klinische Befunde 631
- – radiologische Befunde 631
- Digitalis 639
- Diuretika 639
- Entwöhnung von der Beatmung 643, 644
- erhöhte Atemarbeit 625
- Expektoranzien 637
- Glukokortikoide 637
- Herzfunktion 625
- kardiale Störungen 628
- klinische Einteilung 630
- klinisches Bild 630
- Lungenfunktionsprüfungen 632
- maschinelle Beatmung 639–645
- – Einstellung des Respirators 642
- – Komplikationen der Beatmungstherapie 644
- O_2-Zufuhr 633
- Pathogenese 620
- Pathophysiologie 622
- Prognose 645
- pulmonaler Gasaustausch 625
- Therapie, konservative 632
- Thoraxphysiotherapie 638
- Überblähung 624
- Ursachen 620
- Ventilationsversagen bei COPD 627

Cor pulmonale 179, 181
- akutes 179
- chronisches 181
- Hämodynamik 181

CPAP-(„continuous positive airway pressure")-Atmung 299, 355–358, 376, 380, 692, 693
- „continuous-flow"-CPAP 355
- CPAP-Formen 356
- „demand-flow"-CPAP 356
- Einsatz 357
- Entwöhnung vom Respirator 357
- intubierter Patient 357
- kanülierter Patient 357
- Masken-CPAP 356, 391
- Nachteile 357
- Säuglinge 692
- Spontanatmungsmodus 380
- Vorteile 357

CPPB („continuous positive pressure breathing") 347
CROP-Index 433
„cuff" 200, 201, 230, 239
- „controlled pressure cuff" 201
- Cuffdrücke 200, 230, 271, 515
- – Kontrolle 230, 271
- – Messung 515
- Cuffhernie 239
- – klinische Zeichen 239

D

Dalton-Gesetz 75, 101
Dauerasthma (*siehe auch* Asthma) 647
Deckzellen 18
Deflationsreflex (*Head*-Reflex) 97
Dehydrobenzperidol (*siehe* DHBP) 528, 529
Dekanülierung 260, 271
delirantes Syndrom 519
„demand-flow"-Systeme 338
Deoxygenation 108
DHBP (Dehydrobenzperidol) 528, 529
- Dosierung 529

Diazepam 522, 523
Diclofenac 533
Diffusionsfläche 87, 171
- Größe 87
- Verminderung 171
Diffusionskapazität 87, 88, 170
- Abnahme 170
- O_2-Diffusionskapazität 88
- pulmonale 87
Diffusionsstörungen 170 ff.
- klinische Bedeutung 171
Diffusionsstrecke, Länge 87
Digitalis 639, 654
Dilatationstracheotomie, perkutane 267
Diskonnektion, vom Respirator 547
2,3-Diphosphoglycerat 114
Diuretikatherapie 155
Doppellumentuben 205

Druck
- Atemweg *(siehe dort)* 277, 299, 355–358, 367, 387, 478–480, 683, 695
- – Mitteldruck 479
- – Spitzendruck 456
- Atmosphärendruck 500
- CPAP *(siehe dort)* 299, 355–358, 376, 692, 693
- Cuff *(siehe auch dort)* 200, 271
- endexpiratorischer 480
- intraabdomineller Druck 446, 451
- – Anstieg, Überdruckbeatmung 451
- intrakranieller Druck *(siehe* ICP) 418, 452, 678, 679
- intraperikardialer 445
- intrapleuraler 48
- intrapulmonaler 47
- intrathorakaler 298, 447
- intravaskulärer 63
- Lungenkapillaren 65
- Lungenkreislauf 62, 63
- Manschette 232
- NEEP („negative endexpiratory pressure") 290, 318
- Niederdrucksystem 21
- Öffnungsdrücke 67
- Partialdrücke *(siehe dort)* 74–76, 80, 87, 101, 103, 104
- PEEP *(siehe dort)* 290, 316, 318–327, 333, 361, 446, 450, 480, 500, 611, 683, 696
- periarterieller 64
- Pulmonalarteriendrücke *(siehe dort)* 64, 65
- transalveolärer 456
- transmuraler 63
- transpulmonaler 278, 297, 298
- transrespiratorischer 278
- Unterstützung *(siehe* PSV) 304, 358–361
- ZEEP („zero endexpiratory pressure") 290, 318

Druckalarm 340
Druckdifferenz 47, 48
- transmurale 47
- transpulmonale 47
- transthorakale 48
Drucksteuerung 286
Druckunterstützung 329, 358
- inspiratorische (IPS) 329, 358

Druck-Volumen-Beziehung, intrakranielle 678
Druck-Zeit-Diagramm 292
Ductus alveolares 14, 15

E

$ECCO_2$-R („extracorporal CO_2-removal) 409, 614
$ECCO_2$-R + LFPPV 614, 615
- Indikationen 615
Echokardiogramm 665
Echokardiographie 665
ECLA („extracorporal lung assist") 408, 410
ECMO (extrakorporale Membranoxygenierung) 408
Einatmung *(siehe auch* Inspiration) 90
EIP („endinspiratory pressure") 285
Elastance 53
Embolie, Lunge *(siehe dort)* 179, 180, 470–472, 507, 628
Emphysem
- Lunge *(siehe dort)* 619–622
- Mediastinum *(siehe dort)* 571, 576
- subkutanes *(siehe* Hautemphysem) 263, 460, 512, 571
Endexspirationsdruck 480
„endinspiratory pressure" (EIP) 285
Endotrachealtuben *(siehe auch* Tubus) 198–204, 466, 690
- allgemeiner Aufbau 198
- Tubusmaterial 198
Entwöhnung vom Respirator („weaning") 357, 361, 429–438, 643, 644, 660, 696
- Beginn 435
- Blutgasanalyse 437
- COPD 643, 644
- CPAP 357
- diskontinuierliche 433
- Empfehlungen der ACCP-Konsensuskonferenz 438
- Kinder 696
- klinische Bewertung 434
- kontinuierliches 434
- Methoden 433
- nach Kurzzeit- und Langzeitbeatmung 435

- PSV, Entwöhnungsphase 361
- Scheitern 437
- Schwierigkeiten 436, 438
- Sekretretention 435, 702
- Voraussetzungen 430
Entwöhnungsindizes 432
Entwöhnungskriterien 432
Entwöhnungsphase 518
EPAP (exspiratorischer positiver Atemwegsdruck) 356, 559, 560
Epiglottis, Kinder 193
Ernährung, enterale 466
Erschöpfung („respiratory muscle fatigue"), muskuläre 644
Etomidat, endotracheale Intubation 214
Expektroranzien, COPD 637
Exspiration 90, 91
- aktive 90
- Flowphase, exspiratorische 289
- Kollaps, exspiratorischer der kleinen Atemwege 649
- Neurone, exspiratorische 91
- Obstruktion 623
- Pause 289
- Verlängerung 333
Exspirationsmuskulatur 28, 44, 45
Exspirationsphase 288, 289
- Ablauf 288, 289
- Unterteilung 289
Exspirationszeit 330, 333, 334
- absolute 334
Extubation 242, 243, 251, 435, 696, 697, 710
- Kinder 696, 697
- Komplikationen 242, 243
- versehentliche 251

F

f/VT-Index 433
Fenoterol 635
Fentanyl 532
- Dosierung 532
Feuchtigkeit 539
- absolute 539
- relative 539
FEV$_1$ 422
Filter, Atemwiderstand 543
Fistel
- bronchopleurale 458, 459
- tracheokutane 264
- tracheoösophageale 264
Flimmerepithel, Bronchialschleimhaut 15
Flow
- akzelerierender 281
- CFV 407
- „continuous-flow"-Systeme 338
- „demand-flow"-Systeme 338
- dezelerierender 281, 282
- Frischgas (siehe dort) 705, 706
- Inspiration (siehe dort) 335, 337, 687, 706
- „inspiratory flow assistance" (IFA) 358
- Konstantflow 281, 282
- „low-flow"-Anästhesie 706
- Messung 481
- Rechteckflow 281
- Sinusflow 281, 282
Flowphase
- Beeinflussung 285, 289
- exspiratorische 289
- inspiratorische 289
- No-flow-Phase (siehe dort) 285, 289
Flowsteuerung 288
Flow-Zeit-Diagramm 292
Flunitrazepam 523
- Dosierung 523
Fluß (siehe Flow)
Flüssigkeiten, Partialdrücke 76
Flüssigkleitsgleichgewicht, Beatmung 450
FRC (funktionelle Residualkapazität) 36–39, 172–174, 701
- Abnahme 173
- Altersabhängigkeit 38
- Bedeutung 37
- Complianceeinfluß auf die Lunge 173
- erniedrigte 174, 444
- Veränderungen 172
- Vergrößerung 39
- Verkleinerung 38
- Zunahme 174
Frischgasflow 705, 706
- Narkosesysteme 706
Frühgeborene (siehe auch Kindesalter) 687, 689
- Atemfrequenz 687
- maschinelle Atemunterstützung 689
Führungsstäbe 205

G

γ-Hydroxybuttersäure *(siehe* GBH) 527
Gasaustausch
- im Gewebe 122
- Lungenembolie 180
- pulmonaler 33, 74 ff., 85, 88, 462, 482, 483, 703
- – Überwachung 475
- – Verschlechterung 462
- Störung 421, 650
- Unterstützung 398
Gase, Konzentration 101
Gasgemisch, alveoläres 79
Gasreservoir 705
Gastransport 300
Gasvolumina, Umrechnung 79
Gefäßwiderstand 66–68, 173, 443
- bei hohen Lungenvolumina 68
- pulmonaler 66, 67, 173, 443
Gehirn *(siehe* Hirn)
Gewebewiderstand 60
GHB (γ-Hydroxybuttersäure) 527
- Dosierung 527
Giebel-Rohr 556, 557
- Kontraindikationen 557
Glottis 191
Glukokortikoide, COPD 637
Granulombildung, translaryngeale Intubation 244
Grundlinienvariable 283

H

H^+-Ionenkonzentration 130, 132
- Regulation 132
Halbsättigung, Hämoglobin 112
Haldane-Effekt, Bedeutung 125
Haloperidol 528
Hämatothorax 576, 671, 674, 675
- Thoraxdrainage 576
Hamburger-Verschiebung 124
Hämodilution, Pulsoxymetrie 496
Hämoglobin 108–116, 134, 493, 496
- Carboxyhämoglobin *(siehe dort)* 115, 4906
- fetales 114
- Formen, inaktive 114
- Halbsättigung 112
- Methämoglobin *(siehe dort)* 116, 496

- O_2-Affinität 113
- O_2-Bindungskapazität 109
- O_2-Bindungskurve 109–115
- O_2-Sättigung 109
- O_2-Transport in chemischer Bindung 108
- oxygeniertes 493
- Puffer 134
- Unterscheidung zwischen oxygeniertem und reduziertem 493
Handbeatmung 710, 711
- assistierte 710
- kontrollierte 710
Hauptbronchen 4–6, 675
- extrapulmonale 4
- Gefäßversorgung 6
- Innervation 6
- Schleimhaut 6
- Verletzungen 675
- Wandaufbau 6
Hautemphysem 263, 460, 512, 571, 5 76
- Thoraxdrainage 576
Hautpigmentierung, Pulsoxymetrie 497
Head-Deflationsreflex 97
Hechelüberwachung 341
Heimbeatmung 388, 389
Heiserkeit, nach Extubation 243
Henderson-Hasselbalch-Gleichung 131, 132
Henry-Dalton-Gesetz 75, 101
Hering-Breuer-Lungendehnungsreflex 97
Herz/Herz-Kreislauf-System
- Kompression des Herzens 444
- PEEP 322
- Rechtsherzbelastung 650
- Störungen 464
- Überdruckbeatmung 448
- Überwachung 475, 515
Herzfehler, zyanotische 689
Herzinsuffizienz, Überdruckbeatmung 448
Herzmassage, Messung des $p_{et}CO_2$ 507
Herzstillstand 120, 656
Herzzeitvolumen 88, 106, 119, 449–451
- Abfall 451
- Anstieg 88
- Beatmung, Einfluß auf 449–451
- PEEP-Beatmung, Einfluß auf 450
- Shunt, Einfluß auf 165

Herzzeitvolumenindex 489
HFJV („high frequency jet ventilation") 399, 401, 402
- initiale Einstellung 402
HFO („high frequency oscillation") 300, 399, 403, 404
- klinische Bewertung 404
- Nachteile 404
- Vorteile 403
HFPPV („high frequency pressure ventilation") 399, 401
HFV („high frequency ventilation") 399–401, 405
- Empfehlungen der ACCP-Konsuskonferenz 405
- Formen und Charakteristika 399
- mit positivem Druck (siehe HFPPV) 399–401
- Wirkungsmechanismus 400
Hilfsdruck, inspiratorischer 358
Hirn/Gehirn
- Beatmung 452
- PEEP 323
Hirndruck 679, 680
- Atmung 679
- Hyperventilation 680
- Hypoventilation 680
Hirndurchblutung 453, 679, 680
- Abnahme 453
- arterieller pCO_2 679
- Hyperkapnie 679, 680
- Hyperventilation 680
- Hypokapnie 679, 680
- Hypoventilation 680
- p_aCO_2-Änderung 680
Hirnischämie 682
Hirnschäden 677, 678
- primäre 677
- sekundäre 677
Histamin 99
Hochdruck (siehe Hypertonie)
Hochfrequenzbeatmung (siehe auch HFV) 317, 399–401
- mit positivem Druck (siehe HFPPV) 399–401
Hochfrequenzjetbeatmung (siehe HFJV) 401
Hochfrequenzoszillationsbeatmung (siehe HFO) 300, 399, 403, 404
Hornhautverletzungen, Intubation 235

Hubvolumenerzeugung, Mechanismus 297 ff.
Hüfner-Zahl 109
Husten 554, 555
- mit dem Beatmungsbeutel 554
- beim wachen nichtintubierten Patienten 555
Hyperbilirubinämie, Pulsoxymetrie 497
Hyperinflation (siehe Überblähung) 177, 444, 624, 658
Hyperkapnie 69, 89, 140, 161, 165, 385, 386, 429, 612, 613, 658, 679
- Auswirkungen 385, 612
- Hirndurchblutung 679
- permissive (siehe PHC) 385–388, 429, 612, 613, 658
Hyperoxie, isobare 461
Hypertonie 178, 181, 602
- Hochdrucködem 178
- pulmonale 181, 602
Hyperventilation 97, 127, 165, 680–683
- Anwendung 682
- Gefahren 681
- Hirndurchblutung 680, 681
- kompensatorische 165
- kontrollierte 680
- Schädel-Hirn-Trauma 681
Hypnotika 213
- Sedativhypnotika 213
Hypokapnie 142, 679
- Hirndurchblutung 679
Hypoperfusion 148
Hypopharynx 188
Hypothermie 495
Hypoventilation 105, 128, 161, 162, 167, 361, 426
- alveoläre 161, 162, 167
- PSV 361
Hypoxämie 117, 161, 167, 417, 463
- anämische 117
- Beseitigung 417
- hypoxische 117
- toxische 117
- Ursachen 167, 463
Hypoxie 89, 95, 116, 148, 600, 650, 700
- alveoläre 89, 650
- ARDS 600
- Atemantrieb 95
- Atemsteigerung 700
Hypoxygenation 117

I

I:E-Verhältnis 331–333
- Erhöhung 333
- Verringerung 332
IA („inspiratory assist") 358
ICP („intracranial pressure") 418, 452, 678, 679
- Anstieg, Überdruckbeatmung 452
- erhöhter 678
IFA („inspiratory flow assistance") 358
IHS („inspiratory help system") 358
ILV („independent lung ventilation") 382–384
- Beatmungsverfahren 383
- klinische Bewertung 384
- Nachteile 384
- Vorteile 383
Immunglobuline 98
IMPRV, ARDS 611
IMV („intermittend mandatory ventilation") 349, 351, 352, 693
- Kinder 693
- klinische Bewertung 352
- Nachteile 351
- S-IMV *(siehe dort)* 349–352
- technisches Vorgehen 351
- Vorteile 351
Infektionen 233, 252, 263, 264
- Atemwege 233
- nosokomiale 252
- Tracheostoma 263, 264
Infrarotabsorption, Prinzip 498
Inhalationsanästhetika 700
- respiratorische Wirkungen 700
INPV (intermittierende negative Druckbeatmung) 298
Inspiration 90, 91
- Druckunterstützung, inspiratorische (IPS) 329, 358
- Hilfsdruck, inspiratorischer 358
- „inspiratory assist" (IA) 358
- „inspiratory flow assistance" (IFA) 358
- „inspiratory help system (IHS) 358
- „inspiratory hold" 332
- „inspiratory pressure support" (IPS) 329, 358
- Neurone 91
Inspirationsbeginn, Steuerung 284

Inspirationsdruck 328, 329, 695
- Kinder 695
- maximaler (P_{max}) 328, 329
Inspirationsflow 335, 337, 687, 706
- hoher 335
- niedriger 337
- Profil 337
Inspirationskraft 422
Inspirationsluft, Zusammensetzung 74
Inspirationsmuskeln 28, 44
Inspirationsphase 285
- Begrenzung 285
- Unterteilung 285
Inspirationszeit 330, 366
- Verlängerung 366
Insuffizienz
- Herz *(siehe dort)* 448
- Nieren *(siehe dort)* 534
- respiratorische *(siehe dort)* 159 ff., 506, 627, 689, 712, 713
Interalveolarseptum 16, 17
Interdependenz, ventrikuläre 445
Interkostalmuskulatur (Mm. intercostales) 28, 29, 44, 702
- äußere 44
- Mm. intercostales interni 45
- Tonus 702
Intubation 182 ff., 194 ff., 223 ff., 539, 540, 657, 690
- in Allgemeinanästhesie 216
- anatomische Grundlagen 185
- Ausrüstung und Zubehör 194, 207
- Auswirkungen 539
- Dauer 233
- endotracheale 182 ff., 220, 657, 690
- fiberoptische 228
- Führungsdraht 231
- Hauptbronchus 238
- Hauptindikation 184
- kardiovaskuläre Reaktionen 238
- Komplikationen 232–234, 237
- – Klassifizierung 233
- – späte 244
- Lagerung des Kopfes 218
- Langzeitintubation *(siehe auch dort)* 200, 250
- mechanische Schäden 234, 240
- Muskelrelaxanzien *(siehe dort)* 215, 216
- nasotracheale 223–228
- – Kontraindikation 223
- – blinde 226

- – fiberoptische 228
- – unter Sicht 224
- – Technik 228
- Ösophagus 236
- orale 217, 222
- – blinde 222
- – fiberoptische 222
- Pharmaka 212–214
- Polytraumatisierte 211
- Postintubationsschäden 241
- Praxis 207
- Risiken, spezifische 250
- Schwierigkeiten 209, 212, 226
- – Befunde 209
- – Schwangere 212
- Status asthmaticus 657
- translaryngeale 184
- Umintubation, fiberbronchoskopische 231
- Verlauf der Intubationsachsen 218
- wacher Patient 216
- Wahl des Spatels 198
Intubationszangen 205, 206, 235
- *Magill*-Zange 206, 235
IPPB („intermittend positive pressure breathing") 347
IPPV 347
- S-IPPV *(siehe dort)* 347
IPS („inspiratory pressure support") 329, 358
IRDS (idiopathisches Atemnotsyndrom) 689
IRV („inverse ratio ventilation") 366–372, 693
- bei obstruktiven Lungenerkrankungen 372
- BIPAP-IRV 378
- druckkontrollierte *(siehe* PC-IRV) 367, 369, 375, 379
- Einfluß auf pulmonalen Gasaustausch 366
- Einstellung 367
- Formen 368
- Kinder 693
- klinische Bewertung 372
- Nachteile 370
- PEEP 369
- volumenkontrollierte (VC-IRV) 367
- Vorteile 370
Isofluran 528
- Dosierung 528
Isoproterenol 635

IVOX (intravaskuläre Oxygenierung) 410

J

Jackson-Wisconson-Spatel 197
Jetrespirator 402
- initiale Einstellung 402
J-Reflex 97

K

Kalium, Serum 151
Kaltbefeuchter (Sprudler) 542
Kanülen *(siehe auch* Trachealkanülen) 260, 270
- Obstruktion 260
- Wechsel 270
Kapillarnetz, alveoläres 18
Kapnogramm 501–503
- Phasen 501
Kapnometer 499, 506
- Genauigkeit 499
- Kleinkinder 506
- Kontrolle der Tubuslage 506
- respiratorische Insuffizienz 506
Kapnometrie 498, 499, 505
Karboanhydrase 125
Katecholamine 99
Kehlkopf 188, 189, 191, 192, 235
- Funktionen 192
- Innervation 191
- Kehlkopfknorpel 188, 189
- Verletzungen 235
Ketamin 214, 526, 527
- Dosierung 527
- endotracheale Intubation 214
- Status asthmaticus 527
Kiefergelenk 187
Kinder
- atemphysiologische Besonderheiten 686, 687
- Atemwegsdruck 695
- Atemzeitverhältnis 695
- Einstellung des Respirators 693, 694
- Entwöhnung von der Beatmung 696
- Epiglottis 193
- Extubation 696, 697
- Frühgeborene *(siehe dort)* 687, 689
- IMV 693

Kinder
- Inspirationsdruck 695
- Intubation 690
- Kapnometer 506
- Larynx 192
- Neugeborene *(siehe dort)* 687–689
- O_2-Konzentration, inspiratorische 696
- PEEP 696
- respiratorische Insuffizienz 689
- Säuglinge *(siehe dort)* 689
- Tracheotomie 690
- Wahl des Beatmungsmodus 692
Kinozilien 15
Kleinkind *(siehe auch* Kindesalter) 686–689
- assistierte/kontrollierte Beatmung 693
- Atemzugvolumen 694
- Beatmungsfrequenz 694
- maschinelle Atemunterstützung 689
- respiratorische Insuffizienz 689
- respiratorische Parameter 686
Kohlendioxid *(siehe* CO_2) 33, 74, 78, 79, 82, 86, 89, 121 ff.
Kohlenmonoxid *(siehe* CO) 88, 115
Kohlensäure-Bikarbonat-System 133
Kollaps der kleinen Atemwege, exspiratorischer 649
Kompressionsatelektasen, PEEP 326
Koniotomie 268
Konstantflow 281, 282
Kontaktzeit, Verkürzung 171
Kontrollkreis 291
Kontrollvariable 273, 279, 302
- Variation 302
Konzentrationseffekt 106
Kortikosteroide, Asthmaanfall 655
Krikothyreotomie 268, 270
- Notfall (Koniotomie) 268
- Technik 269, 270
Krikotracheotomie 247
Kuhn-Tubus 204
Kurzzeitbeatmung 418
Kussmaul-Atmung 151

L

Lagerungsdrainagen 555
- Grundsätze 555

Lagerungstherapie 560
- Indikationen 560
- Kontraindikationen 560
- Wirkungsmechanismen 560
Laktat 147
Laktatazidose 147–149
- Diagnose 149
- hypoxiebedingte 148
- klinische Klassifizierung 148
- klinische Zeichen 149
- Therapie 149
Laktatmetabolismus, Störungen 148
Laktatwerte, Serum 489
Langzeitbeatmung 418
Langzeitintubation 200, 250
- translaryngeale 250
- Tuben 200
Lappenbronchien 5, 13
- Oberlappenbronchus 13
Laryngoskope 195–197, 231
- mit gebogenem Spatel 195, 196
- mit geradem Spatel 195, 197
- mit geradem Spatel und gerader Spitze 197
Laryngoskopie 194, 196, 231
Larynx 188, 192, 248
- Anatomie 248
- Kinder 192
- Stenose 244, 251
- – Lanzeitintubation 244
Lavage, bronchoalveoläre (BAL) 514, 570
- – blinde 514
Leber
- PEEP 323
- Säure-Basen-Gleichgewicht 136
Legionellen 469
Lipide, Pulsoxymetrie 497
Lipidstoffwechsel 99
Lippenbremse 559
Liquorvolumen 678
Lobuli pulmonalis 10
Lokalanästhesie, Aspirationsgefahr 213
Löslichkeitskoeffizienten 102, 108
„low-output-syndrome" 464
Luft
- Atemluft *(siehe dort)* 45, 80, 98
- Barotrauma, pulmonales, Ausbreitung der Luft 455
- Blut-Luft-Schranke 19, 20
- extraalveoläre 453

- Inspirationsluft *(siehe dort)* 74
- O$_2$-Partialdruck 103, 104
- „lung injury score" 603
- Lunge(n) 6 ff.
  - Babylunge 601
  - Blutgefäßsystem 20
  - Endstrombahn 18
  - Hyperinflation 444, 658
  - Innervation 23
  - metabolische- und Speicherfunktionen 99, 100
  - nichtrespiratorische Funktionen 98, 99
  - Ruhedehnungskurve 52
  - Stauungslunge, chronische 171
  - Totalkapazität 34
  - Überblähung 177
  - Überdehnungstrauma 457
  - Ventilation *(siehe dort)*
- Lungenarteriolen 21
- Lungenbläschen 16
- Lungendehnbahrkeit *(siehe* Compliance) 52–54, 168, 173–175, 316, 321, 326, 334, 446, 509, 606
- Lungendehnungsreflex (*Hering-Breuer-*Reflex) 97
- Lungendurchblutung 69–71
  - Verteilung 69–71
  - – ungleichmäßige 69
- Lungenelastizität 49
- Lungenembolie 179, 180, 470–472, 507, 628
  - Antikoagulation 471
  - Auswirkungen 470
  - Beatmung, maschinelle 471
  - Blutgase, arterielle 180
  - COPD 628
  - Diagnose 471
  - Fibrinolyse 471
  - Pathogenese 180
  - Prophylaxe 472
  - pulmonaler Gasaustausch 180
  - Risikofaktoren 180
  - Therapie 471
- Lungenemphysem 619–622
  - Ätiologie 620
  - panlobuläres 621
  - Pathogenese 620
  - Ursachen 620
  - zentrilobuläres 621, 622
- Lungenerkrankungen, restriktive 424, 713

- Lungenfunktionsstörungen, postoperative 712
- Lungengrenzen 25, 26
- Lungenhilus 6
- Lungenkapazitäten 35
- Lungenkapillardruck 65
- Lungenkontusion 568, 670, 671, 672
  - Behandlung 672
  - Blutgasanalyse 672
  - fiberoptische Bronchoskopie 568
  - klinisches Bild und Diagnose 670
  - Pathophysiologie 670
  - Röntgenbild 672
  - Schweregrade 670, 672
- Lungenkreislauf 20, 22, 23, 61, 179
  - Anastomosen 22
  - Aufbau 61
  - Aufgabe 61
  - Blutmenge 23
  - Drücke 62
  - Störungen 179
  - Vasa privata 22
- Lungenläppchen 10
- Lungenlappen 6, 7
  - Topographie 6
- Lungenödem 321, 600
  - ARDS 600
  - PEEP 321
- Lungenparenchym, Erkrankungen 421
- Lungenpflege 537 ff.
  - Maßnahmen 538
- Lungenruptur 673
- Lungensegmente 8–10
- Lungenspitze 25
- Lungenunterstützung, künstliche *(siehe auch* ALA) 408
- Lungenvenen 22
- Lungenversagen, akutes *(siehe* ARDS) 593 ff.
- Lungenvolumina 34–36, 58, 416, 649, 650, 701
  - Allgemeinnarkose 701
  - Erhöhung 416, 649
  - Sollwerte 36
  - Veränderungen bei schwerem Asthma 650
- Lungenwasser 178, 513
  - erhöhtes 178
  - – extravasales 513, 606
- Lungenwurzel 8
- Lungenzerreißung 671

28 Sachverzeichnis | 729

Lymphgefäße der Lunge 23
- oberflächlich-segmentale 23
- peribronchiales 23
Lysinhydrochlorid 157

M

Macintosh-Spatel 195, 196
Magen, Kolonisation 468
Mageninhalt, Aspiration 568
Magensaftverluste 155
Magensonde 466, 467
- Lagerungsposition 467
Magill-Tubus 199, 203
Magill-Zange 206, 235
Mallampati-Klassifikation 210, 211
Manschettendruck 232
Maschinenmonitoring (*siehe auch* Monitoring) 475–477
Maschinensteuerung 283, 288
Maschinentriggerung 284
Masken-CPAP 356, 391
Massiftransfusion 598
Mediastinalemphysem 571, 576
- Thoraxdrainage 576
Membran
- alveolokapilläre 87
- ECMO (extrakorporale Membranoxygenierung) 408
Metamizol 533
Methämoglobin 116, 496
- Pulsoxymeter 496
Methohexital 524
- Dosierung 524
- Nebenwirkungen 524
Midazolam 523
- Dosierung 523
- endotracheale Intubation 213
Miller-Spatel 195, 197
Minimal-flow-Anästhesie 706
Minithorakotomie, Thoraxdrainage 586, 587
- Technik 578
Minitracheotomie 247, 268, 269
Mivacurium 534
MMV (mandatorische Minutenbeatmung) 352–355, 381
- Funktionsweise 353
- klinische Bewertung 354
- Nachteile 354

- Unterschiede zur IMV und S-IMV 353
- Vorteile 354
Mobilisierung 556
Monitoring, Respirator 475–477
Montgomery-Röhrchen 256
Morphin 532
- Dosierung 532
MRSA-Nachweis 469
Mukolytika 638, 655
- Asthmaanfall 655
Multiorgandysfunktionssyndrom 597
Mundhöhle 186
Muskelerkrankungen 162
Muskelrelaxanzien 215, 216, 534
- Auswahl 534
- Indikationen 534
- Intensität der Blockade 534
- Intubation 215
- nichtdepolarisierende 216
Muskelrelaxierung 418, 533–536
- Komplikationen 535
- Nachteile 535
- verlängerte 536
- Wachheit 536
Muskelspindeln 97
Myoglobin 114, 115, 120
Myokardinfarkt, frischer 569

N

N_2 (Stickstoff) 74, 79
N-Acetylstein, Asthmaanfall 655
Nachlast 322, 448
- linker Ventrikel 448
- PEEP 322
Nagellack, Pulsoxymetrie 497
Narkose (*siehe* Anästhesie)
Nase 186
Nasen, künstliche 542–544
- klinische Bewertung 544
- Kontraindikationen 543
Nasopharynx 187
Natriumbikarbonat 153
NEEP („negative endexpiratory pressure") 290, 318
N. laryngealis recurrens 191, 192
N. laryngealis superior 191, 192, 213
- Blockade 213

Neugeborene (*siehe auch* Kindesalter) 687–689
- assistierte/kontrollierte Beatmung 693
- Atemfrequenz 687
- Atemzugvolumen 687, 694
- Beatmungsfrequenz 694
- Inspirationsflow 687
- maschinelle Atemunterstützung 689
- respiratorische Insuffizienz 689
- totale Compliance 687
- Wahl des Respirators 691

Neurone
- exspiratorische 91
- inspiratorische 91
- postinspiratorische 91

Niederdruckmanschetten 200
Niederdrucksystem 21
Niere
- Beatmung 450
- PEEP 323

Niereninsuffizienz, Muskelrelaxanzien 534
NINPV („noninvasive negative pressure ventilation") 392, 393
- Bewertung 393
- Nachteile 393
- Vorteile 393

NIPPV, Beatmungsformen 391
NIV („noninvasive ventilation") 388–392, 559
- Gefahren 391
- Indikationen 389
- Masken 390
- Methoden 390
- mit negativem Druck (*siehe* NINPV) 392, 393
- mit positivem Druck 390
- praktisches Vorgehen 391

NO (Stickstoffmonoxid) 19, 69, 614
- Inhalation von 614

No-flow-Phase 285, 289
- Beeinflussung 289
- exspiratorische 289
- inspiratorische 285

Nottracheotomie 249
NSAID (nichtsteroidale Analgetika) 533
- Dosierung 533

O

O_2 (Sauerstoff) 33, 74 ff., 82 ff., 92, 103 ff., 633, 652
- Affinität des Hämoglobins 113
- Alarm 341
- Angebot 118, 119, 325
- – bestes 325
- – Beziehung zwischen O_2-Angebot und O_2-Verbrauch 119
- – an die Organe 118
- Antwortkurve 92
- Aufnahme 78
- Bedarf, myokardialer 418
- Bindungskapazität des Hämoglobins 109
- Bindungskurve 109–113, 115
- – Linksverschiebung 113
- – Rechtsverschiebung 113
- – Verlauf 111
- Diffusion 86
- Diffusionskapazität 88
- Dissoziationskurve 111
- Gehalt des Blutes 116, 117
- – gemischtvenöser 117
- Insufflation, tracheale (TRIO) 407
- Kapazität 109
- Kaskade 103
- Konzentration 79, 105, 118, 314, 315, 426, 477, 696, 702, 709
- – Einstellungen 314
- – inspiratorische 105, 315, 426, 477, 696, 702, 709
- – untere Grenzwerte 118
- Löslichkeit 86
- Partialdruck 75, 82, 83, 103, 104
- – alveolärer 83
- – Inspirationsluft 104
- – Luft 103
- Partialdruckdifferenz, alveolärarterielle 485
- Sättigung 109, 110, 113, 484, 488, 490, 494
- – arterielle 484
- – Einfluß von pH-Wert und pCO_2 113
- – gemischtvenöse (SVO_2) 488
- – Hämoglobin 109
- – Normalwert 109
- – partielle 110
- – rasche Änderungen 494
- – zentralvenöse 490

O_2
- Speicher 120
- Status des Blutes 116, 487
- - arterieller 116
- - gemischtvenöser 487
- Therapie, COPD 634
- Toxizität 461, 462
- - Lungengewebe 461
- Transport 33, 107–109
- - im Blut 107
- - in chemischer Bindung 108
- - in physikalischer Lösung 108
- Verbrauch 105, 119
- Vorräte 120
- Zufuhr 633, 654
- - COPD 633
Oberflächenkräfte, alveoläre 50
Oberlappenbronchus 13
Obstruktion
- Atemwege 429, 648, 649
- exspiratorische 623
- Trachealkanüle 260
- Tubus 239
Ödem
- Hochdruck 178
- Lunge *(siehe auch dort)* 321
- Permeabilitätsödem 178
- subglottisches 264
Öffnungsdrücke 67
Okklusionsdruck, Messung 644
Opioide 213, 214, 531
- endotracheale Intubation 214
- Wirkungsmechanismus 531
Opioid-Lachgas-Anästhesie, Atmung 700
Orciprenalin 635
Organfunktionen, Überwachung 476
Oropharynx 188, 467
- Kolonisation 467
Ösophagus, Intubation 236
Oszillationen 502
- Hochfrequenzoszillationsbeatmung *(siehe* HFO) 300, 399, 403, 404
- kardiogene 502
Otitis media 241
Oxford-Tubus 199, 204
Oxygenierung 108, 321, 406, 415, 425–427, 430, 471, 485, 595
- apnoische 406
- ausreichende 430
- Deoxygenation 108
- ECMO (extrakorporale Membranoxygenierung) 408

- intravaskuläre (IVOX) 410
- Leitsymptom 426
- Störungen 425–427, 471
- - therapeutisches Ziel 427
Oxygenierungsindex 485, 595
- ARDS 595
Oxygenierungsversagen 160, 161

P

P_aCO_2 422
Pancuronium 534
P_aO_2 422
Paracetamol 533
Partialdrücke 74–76, 80, 82, 87, 101, 103, 104
- alveoläre 80
- Atemgas 74
- CO_2 82
- Flüssigkeiten 76
- Gas 75, 101
- O_2 *(siehe dort)* 75, 82, 83, 103, 104
- Partialdruckdifferenz 87
Patientensteuerung 288
Patiententriggerung 284
Pause
- exspiratorische 289
- inspiratorische 285, 334
PAV („proportional assist ventilation") 381
PAWP („peak airway pressure") 478
PC-CMV (druckkontrollierte Beatmung) 279, 303, 304, 328, 335, 345, 346, 378, 481, 609
- Druckverlauf 304
- Nachteile 345
- Vorteile 345
PC-CMV-IRS 610
- ARDS 610
- - Komplikationen 610
PC-IRV (druckkontrollierte IRV) 367, 369, 375, 379
- Vergleich mit der APRV 375
PC-SIMV 379
PCO_2 81, 82, 92, 128, 490, 508
- alveolärer 81, 82
- Anstieg 92, 128
- - bei Atemstillstand 128
- - bei Hypoventilation 128
- Antwortkurve 93

- arterieller 490
- transkutane Messung 508
PCO_2-Differenz, arterioendexspiratorische 502
PCO_2-Elektrode 490
PCO_2-Kurven, pathologische 502
PEEP („positive endexpiratory pressure") 290, 316, 318–327, 333, 361, 446, 450, 480, 500, 611, 643, 683, 696, 709
- Abfall des rechtsventrikulären enddiastolischen Volumens 446
- Auswirkungen auf Herzzeitvolumen 450
- Auto-PEEP (siehe auch dort) 450, 461, 480, 658
- Best-PEEP 612
- Bewertung des PEEP-Konzepts 327
- COPD 643
- externer 659
- extrinsischer 319
- Herz-Kreislauf-System 322
- Hirn 323
- Indikationen 323
- intrapulmonales Gasvolumen 320
- intrathorakaler Druck 320
- intrinsischer 290, 319, 333, 366, 480
- IRV und PEEP 369
- Kinder 696
- Leber 323
- Lungenfunktion 320
- Lymphdrainage 322
- minimaler 325
- bei Narkosen 709
- Niere 323
- obstruktive Erkrankungen 324
- optimaler 325
- Oxygenierungsstörungen 324
- PO_2-/PCO_2-Messung 500
- PSV 361
- restriktive Erkrankungen 324
- Schädel-Hirn-Trauma 683
- Totraum 322
- Traumatisierung der Lunge 322
- Überdehnung der Alveolen 461
- Ventilationsstörungen 324
- wie hoch? 324
- Zeitpunkt der Anwendung 324
PEEP-Seufzer 340
$PEEP_{total}$ 320
Perfusionsdruck 63
- pulmonaler 63

Peritonitis 151
Permeabilitätsödem 178
$p_{et}CO_2$ 504
Pharynx 187, 188
Phasenvariable 273, 283 ff., 301
- maschinelle Beatmung 286
- Variation 301
PHC (permissive Hyperkapnie) 385–388, 429, 612, 613
- begleitende Maßnahmen 386
- Indikationen 387
- klinische Bewertung 388
- Komplikationen 613
- Kontraindikationen 387
Phosphatpuffer 136
pH-Wert 92, 95, 130, 135, 386, 491
- Anhebung 386
- Abfall 92
- Antwortkurve 95
- pulmonale Regulation 135
- renale Regulation 135
Pickwick-Syndrom 92
„pink puffer" 630
Plasmalbuminkonzentration 146
Plateaudruck, endinspiratorischer 285, 479
- inspiratorischer 285
Plateauzeit 335
Pleura 6, 23, 24
- Druck, intrapleuraler 48
- Innervation 24
- parietalis 6, 24
- visceralis 6, 24
Pleurablätter 49
Pleuradrainagen, korrekte Lage 512
Pleuraerguß, COPD 629
Pleuragrenzen 25, 26
Pleurahöhlen 23, 24
Plexus pulmonalis 23
P_{max} (siehe Inspirationsdruck, maximaler) 328, 329
Pneumomediastinum 262, 460
Pneumonie, nosokomiale 241, 464–470, 566
- Aspiration 469
- Behandlung 469
- Diagnose 468, 566
- Erreger und begünstigende Faktoren 466
- Häufigkeit 465
- Mortalität 465
- Pathogenese 467

Pneumonie
- Prophylaxe 470
- unklarer Genese 469
Pneumoperikard 460
Pneumoperitoneum 460
Pneumoretroperitoneum 460
Pneumothorax 262, 454, 458, 512, 561, 575, 629, 671, 673, 674
- Anzeichen 512
- unter Beatmung 454, 458
- COPD 629
- klinischer Befund 673
- offener 674
- Spannungspneumothorax *(siehe dort)* 561, 562, 673, 674
- Thoraxdrainage 575
PNPB („positive negative pressure breathing") 347
PO_2 81–84, 92, 93, 104, 106, 110, 169, 483, 484, 486
- Abfall 92
- alveolärer 83, 104, 106
- alveoloarterielle PO_2-Differenz 84, 106, 169, 486
- Antwortkurve 93, 95
- arterieller 110, 483
- Messung 483, 484, 498
- – mit *Clark*-Elektrode 483
- – kontinuierliche intravasale 484
- – transkutane 498
- Normalwerte 107
Polypeptide, vasoaktive 99
Polytraumatisierte, Intubation 211
Postinspirationsphase 90
Postintubationsschäden 241
Präoxygenierung 97
Propofol 214, 526
- Dosierung 526
- endotracheale Intubation 214
- Nebenwirkungen 526
Pseudoperitonitis 151
PSO_2 110
PSV („pressure support ventilation) 304, 358–361
- klinische Bewertung 361
- Nachteile 360, 361
- Vergleich zur CMV oder A/C 360
- Vergleich zur CPAP 360
- Vergleich zur MMV 360
- Vergleich zur SIMV 360
- Vorteile 360
Pufferbasen („buffer base") 144, 145

Pufferung 132
- Tris-Puffer 154
Pulmonalarterien 21, 62
Pulmonalarteriendrücke 64, 65, 606
- ARDS 606
- atemzyklische Schwankungen 64
- erhöhte 65
Pulmonalarterienkatheter, fiberoptischer 489
Pulsoxymeter 493
Pulsoxymetrie 491–497
- Anämie 496
- beinflussende Faktoren 495
- Bewegungsartefakte 497
- Genauigkeit 494
- Grenzen der Methode 495
- Hämodilution 496
- Indikatorfarbstoffe im Blut 496
- klinische Bewertung 497
Pyruvat 147

Q

Quotient, respiratorischer 78

R

Radix pulmonis 8
Ramsey-Score, Sedierungsgrad 519, 520
Recessus
- costodiaphragmaticus 25
- costomediastinalis 24
- pleurales 24
Rechteckflow 281
Rechtsherzbelastung 650
Rechts-links-Shunt *(siehe auch* Shunt) 73, 164–166, 180, 486, 600, 606
- anatomischer 166
- ARDS 600, 606
- funktioneller 165
- intrapulmonaler 73, 164, 180, 486
„Recruitment" 173
Rekrutierung der Kapillaren 68
Relaxierung 418, 533, 534
Relaxierungsgrad 520
Reproterol 635, 654
Reservevolumen 35
- exspiratorisches 35
- inspiratorisches 35

Residualkapazität 601, 701
- ARDS 601
- funktionelle (*siehe* FRC) 36–39, 172–174, 701
- Narkose 701
Residualvolumen 35, 36, 38
- Altersabhängigkeit 38
- funktionelle 36
Resinilkanüle 256
„Resistance" (*siehe* Atemwegswiderstand) 55–59, 168, 175, 176, 509, 688
Respirationstrakt 3, 185
- Einteilung 3
- oberer, Anatomie 185
Respirator 272 ff.
- Alarmsysteme 292
- Antrieb 277
- mit Bakterien kontaminiertes Zubehör 467
- Begriffsdefinitionen 277
- Diskonnektion 547
- Einstellung 274, 313 ff., 336, 457, 642, 693, 694
- – bei COPD 642
- – bei Kindern 693, 694
- Entwöhnung (*siehe dort*) 357, 361, 429–438, 643, 644
- Jetrespirator (*siehe dort*) 402
- Kleinkind, respiratorische Parameter 686
- Monitoring (*siehe dort*) 475–477
- Narkoserespirator 704
- Neugeborene 691
- Relationen 277
- respiratorassoziierte Pneumonie 464
- Steuerungsprinzipien 275
- Steuerungsvariable 275, 300
- Triggerempfindlichkeit (*siehe dort*) 338, 339
- zeitgesteuerte, druckbegrenzte für Kinder 691
respiratorische Insuffizienz 159 ff., 506, 627, 689, 712
- COPD 627
- Kapnometer 506
- Kinder 689
- Kleinkinder 689
- Neugeborene 689
- postoperative 712, 713
„respiratory muscle fatigue" (Ermüdung der Atemmuskulatur) 176, 177, 418
Rhythmogenese, zentrale 90

Ringknorpel (Cartilago cricoidea) 190
Rippenfell 24
Rippenserienfrakturen 576, 665–669
- Atemtherapie 669
- Beatmung 669
- Behandlung 668
- Schmerztherapie 668
- Thoraxdrainage 576
Rocuronium 534
Röntgenbild, Thorax 511, 512, 605, 664
- – ARDS 605
- – Thoraxtrauma 664
- – Verschattungen 512
Rotationsbett 561
Ruben-Beutel 711
Ruhedehnungskurve 52
- Bestimmung 52

S

Salbutamol 572, 635, 654
Salzsäure 157
Sättigung
- gemischtvenöse 489
- Hämoglobin, Halbsättigung 112
- normale 494
- niedrige 494
- O_2 (*siehe dort*) 109, 110, 113, 484, 488, 490, 494
Sauerstoff (*siehe* O_2)
Säuglinge (*siehe auch* Kindesalter) 689
- CPAP 692
- maschinelle Atemunterstützung 689
Säureausscheidung, verminderte renale 150
Säure-Basen-Gleichgewicht 136–138
- Rolle der Leber 136
- Störungen 136–157
- – metabolisch bedingte 138, 143–157
- – respiratorisch bedingte 138, 139–143
Säure-Basen-Haushalt 129 ff., 492
- Befundung, automatische 138
- *Broenstedt*-Definition 131
- metabolische Komponente 134
- physiologische Grundlagen 130 ff.
- respiratorische Komponente 134
- Störungen 492
Säurezufuhr 150

Schädel-Hirn-Trauma 681–684
- und ARDS 684
- Beatmungstherapie 683
- kontrollierte Hyperventilation 681
- partielle Beatmungsformen 683
- PEEP 683
- prophylaktische Hyperventilation 682

Schildknorpel (Cartilago thyreoidea) 190
Schleimfilm, Bronchialschleimhaut 15
Schleimhautanästhesie 213
Schmerzbehandlung, Grundsätze 530
Schnüffelposition 219
Schock, ARDS 598
Schutzreflexe des Respirationstrakts 97
Schwangere, Intubation 212
SCMV („synchronized controlled mandatory ventilation") 347
Sedativhypnotika 213
Sedierung (*siehe auch* Analgosedierung) 517–521
- praktische Grundsätze 520
- Substanzen 521

Sedierungsgrad 519
Segmentbronchien (bronchopulmonales Segment) 5, 8, 9, 11
Sekret, Trachea 469, 514, 546, 556
- Methoden der Sekretgewinnung 514
- Untersuchung 469
- verflüssigtes 556
- Zeichen der Sekretansammlung 546

Sekretolytika, COPD 637
Sekretomotorika 638
Sekretretention 435, 567, 702
Selbsttriggerung 339
Sepsis 597
Serotonin 99
Serumkalium 151
Serumlaktatwerte 489
servokontrollierte Beatmungsformen 381
Seufzer 339, 340
- exspiratorischer 340
- inspiratorischer 340

Shunt 73, 74, 84, 107, 163, 164, 180, 486, 600, 606
- anatomischer 74, 84, 107, 164
- effektiver 164
- Einfluß des Herzzeitvolumens 165
- extraalveolärer 74
- funktioneller 164
- pathologischer 164
- physiologischer 84, 164
- Rechts-links-Shunt (*siehe dort*) 73, 164–166, 180, 486, 600, 606
- Shunt-in-time 164
- virtueller 164
- wahrer 164

Shuntdurchblutung 73
SIMV („synchronized intermittend mandatory ventilation") 349–352, 379, 641
- BIPAP-SIMV 379
- COPD 641
- klinische Bewertung 352
- Nachteile 351
- PC-SIMV 379
- technisches Vorgehen 351
- Voteile 351

Sinusflow 281, 282
Sinusitis 241, 252
- nasotracheale Intubation 241
- Tracheotomie 252

SIPPV („synchronized intermittend positive pressure ventilation" 347
SIRS („systemic inflammatory response syndrome") 597
- Kriterien 597
- schweres 597

Spannungspneumothorax 561, 562, 673, 674
- klinische Zeichen 562
- radiologische Zeichen 562
- Verdachtszeichen 673

Spatel (*siehe auch* Laryngoskope) 195–197, 221
- gebogene 195, 196, 221
- gerade 195, 197, 221

Spirometrie, inzentive 557–559
- Indikationen 558
- Kontraindikationen 558
- praktisches Vorgehen 558, 559

Splanchnikusdurchblutung, Beatmung 452
Spontanatmung
- Druckverlauf 297
- Spontanatmungsformen 308

Sprechkanülen 255
Sprudler (Kaltbefeuchter) 542
SRS-A 99
Stagnationsanoxie 119

Standardbikarbonat 144, 145
Standardtracheotomie 249, 253 ff.
- allgemeine Indikationen 249
- Komplikationen 259
Status asthmaticus (*siehe auch* Asthma) 527, 569, 646 ff.
- Definitionen 647
- Diagnostik 652
- Differentialdiagnose 652
- Ketamin 527
- Klinik 651
- maschinelle Beatmung 655, 656
- - Indikationen 655, 656
- Prognose 661
- Stadieneinteilung 653
- Therapie 653
- Überwachungsmaßnahmen 659
Stauungslunge, chronische 171
Stenose
- Larynx 244
- subglottische 264
- Tracheal 244, 251, 265
Steuerungsvariable 275, 300
Stickstoff (*siehe* N_2) 74, 79
Stickstoffmonoxid (*siehe* NO) 19, 69, 614
Stimmbänder 191, 192
- falsche 191
- Granulome 251
- Lähmung 192, 243, 251
- - nach Extubation 243
Stimmlosigkeit, nach Extubation 243
Stimmritze 191
STPD-Bedingungen 79
Stridor, nach Extubation 243
Strömung 56
- laminare 55
- turbulente 55
Strömungswiderstand, Respirationstrakt 58
Succinylcholin 215, 535
- endotracheale Intubation 215
- Kontraindikation 215, 535
Sufentanil 533
- Dosierung 533
„Surfactant" 19, 50, 51, 321
- PEEP 321
- Wirkung 51
SVO_2 (*siehe* O_2-Sättigung, gemischtvenöse) 488
Syndrom, delirantes 519
Syndrome (nur Namen)

T

Tachypnoe 360, 687
Terbutalin 635
THAM 154
Theophyllin 635, 636, 654
- Anwendung 636
- Kontraindikationen 636
- Nebenwirkungen 636
- therapeutischer Bereich 636
Thiopental 525
- Dosierung 525
- Nebenwirkungen 525
Thorax
- Abklopfen 552, 553
- Auskultation 510
- Inspektion 510
- instabiler 665–667
- Palpation 510
- Perkussion 510
- Röntgenbild 511
- Ruhedehnungskurve 52
- Stabilisierung 418
- Überwachung 475
- Vibrationsmassage 552, 553
Thoraxdehnbarkeit (*siehe* Compliance)
Thoraxdrainage 561, 574 ff., 674
- Absaugsysteme 588
- Dreiflaschensaugsystem 489
- Einflaschendrainage 589
- Einführen 580
- Entfernen 591
- geschlossene 577, 581
- Indikationen 575
- Kathetergröße 578
- kompaktes Thoraxdrainagesystem 590
- Komplikationen 584
- Kontraindikationen 577
- Kontrolle 590
- Minithorakotomie (*siehe dort*) 586, 587
- Pneumothorax (*siehe dort*) 575
- prophylaktische, bei hohem PEEP 576
- Punktionsstelle 578
- Technik 579, 584
Thoraxdrainage
- Überwachung 590
- Zubehör 577, 578
- Zweiflaschenabsaugung mit Wasserschloß 589

Thoraxelastizität 51
Thoraxinstabilität 668, 669
- Atemunterstützung 669
- klinisches Bild und Diagnose 668
Thoraxskelett 27
Thoraxtrauma 663, 671
- klinischer Untersuchungsgang 663
Thoraxverletzungen 662 ff.
- Beatmung 662 ff.
- Diagnose 663
- Häufigkeit 663
- klinischer Untersuchungsgang 663
- klinisches Bild 663
- Letalität 663
- Röntgenbild 664
Thoraxwunde, saugende 674
Tidalvolumen 297
„tight junctions" 19
TIVA (totale intravenöse Anästhesie) 707
Totalkapazität 34, 36, 38
- Altersabhängigkeit 38
Totraum 41, 42, 73, 76, 77, 163, 429, 508, 556
- alveolärer 73, 76
- anatomischer 41, 76
- Atmung mit erhöhtem Totraum 556
- Berechnung 41, 508
- *Bohrsche* Totraumformen 77
- physiologischer 42
- Reduktion 429
- Tubustotraum 203
Totraumventilation 41, 166
- alveoläre 166
Trachea 3–5, 193, 248, 675
- Aufbau der Wand 3
- Bifurkation 193
- Innervation und Gefäßversorgung 4
- Schleimhaut 4
- Verletzungen 675
- Zugangswege 248
Trachealkanülen 254, 255, 270
- Dekanülierung 271
- flexible 254
- gefensterte 255
- Kanülenwechsel 270, 569
- Sprechkanülen 255
Trachealsekret, Untersuchung 469
Trachealstenose 244, 251, 265
Tracheitis 241
Tracheobronchialsystem, Kolonisation 467

Tracheostoma 247
- Wundinfektion 263, 264
Tracheostomaset 255
Tracheostomie 247
Tracheotomie 246 ff.
- bettseitige 249
- Blutungen 261
- Dekanülierung 260
- Dilatationstracheotomie 267
- Indikationen 248, 249
- Kanülenwechsel 270
- Kompliktionen 251, 259
- - periphere 251
- Krikotracheotomie 247
- Minitracheotomie 247, 268, 269
- Nottracheotomie 249
- Obstruktion der Kanüle 260
- operatives Vorgehen 256
- perkutane 247, 265, 266
- - Kontraindikationen 266
- Risiken, spezifische 250
- sekundäre 250
- Standardtracheotomie *(siehe auch dort)* 249, 253 ff.
- Vorteile 248
- Wahl des Zeitpunkts 252
Tracheotomie, Kinder 690
Transfusion 598
- als Auslöser eines ARDS 598
Trauma, ARDS-Risiko 598
Trigger
- Bedeutung 308
- Maschine 284
- Patient 284
- Selbsttriggerung 339
Triggerempfindlichkeit, Beatmungsgerät 338, 339
- Einstellung 339
Triggerlatenz 339
Triggervariable 283
TRIO (tracheale O_2-Insufflation) 407
Tris-Puffer 154
Trometamol 154
Truncus brachiocephalicus 261, 262
- Arrosionsblutung 261, 262
Tubus 199–204
- Arten 203
- Aufbau 198
- Blockmanschetten 199
- Doppellumentuben 205
- Durchmesser 203

- endotracheale *(siehe dort)* 198, 199, 466, 690
- Fixierung 229
- Größen 201, 202
- *Kuhn*-Tubus 204
- Lage 222, 230
- – Kontrolle 222, 230, 511
- Länge 201
- Langzeitintubation 200
- *Magill*-Tubus 199, 203
- Material 198
- Obstruktion 239
- *Oxford*-Tubus 199, 204
- Pflege 228, 229, 569
- Sicherung der Tubusdurchgängigkeit 229
- Totraum 203
- Wechsel 231
- Widerstand 201–203
- *Woodbridge*-Spiraltubus 199, 204

Tubuskompensation, automatische 434
Tubuswiderstand 434

U

Überblähung (Hyperinflation) 177, 444, 624, 658
- Alveolen 624
- COPD 624
- Lunge 177

Überdehnungstrauma, Lunge 457
Überdruckbeatmung 278, 299, 376, 448, 449, 559
- hämodynamische Effekte 449
- Herz-Kreislauf-System 448
- intermittierende 559

Überdruckventil 705
Überwachungsparameter 293
Ultraschallvernebler 542
Undines Fluch 92
Unterdruckbeatmung 278
Unterkiefer 186
Unterstützung, respiratorische 310

V

Vasokonstriktion, hypoxische pulmonale 68, 625, 650
VC-IRV (volumenkontrolliere IRV) 367
Vecuronium 534

Venenkatheter, zentrale, Lage 513
Venolen 62
Ventilation (*siehe auch* Beatmung) 33, 39–43, 61, 71, 72, 105, 161 ff., 416, 425, 649
- A/C („assist/control ventilation") 347, 348
- ALV („adaptive lung ventilation") 381
- APRV („airway pressure release ventilation" 300, 373–376, 379, 611, 693
- alveoläre 40, 43, 76, 81, 83, 105, 425
- – Störungen 425
- ausreichende 430
- „constant volume ventilation" 304
- CMV („controlled mechanical ventilation") 344–347
- Erhöhung 416
- HFJV („high frequency jet ventilation") 399, 401, 402
- Hauptstrommessung 499
- klinische Anwendung 505
- Messung im Nebenstrom 499
- Spontanatmung 506
- HFPPV („high frequency pressure ventilation") 399, 401
- HFV („high frequency ventilation") 399, 400
- Hyperventilation *(siehe dort)* 97, 127, 165, 680–683
- Hypoventilation *(siehe dort)* 105, 128, 161, 162, 167
- ILV („independent lung ventilation") 382–384
- IMV („intermittend mandatory ventilation") 349, 351, 352, 693
- IRV („inverse ratio ventilation") 366–372, 693
- NINPV („noninvasive negative pressure ventilation") 392, 393
- NIV („noninvasive ventilation") 388–392, 559
- PAV („proportional assist ventilation") 381
- „pressure controlled ventilation" 303
- „pressure limited ventilation" 303
- „pressure targeted ventilation" 304
- PSV („pressure supported ventilation") 304, 358–361
- spezifische 42

Ventilation
- S-IMV („synchronized intermittend mandatory ventilation") 349–352
- Störungen 161–163, 427, 431, 649
- – Behandlung 427
- – obstruktive 163
- – restriktive 162
- Totraumventilation *(siehe dort)* 41, 166
- Verteilung, ungleichmäßige 71
- Verteilungsstörung 169
- „volume controlled ventilation" 304
- „volume cycled ventilation" 304
- Wirkungsgrad 61

Ventilations-Perfusions-Ungleichgewicht 167
Ventilations-Perfusions-Verhältnis 72, 427, 623, 624, 650
- Störungen 427, 623, 624, 650
Ventilationsversagen 161, 627
- akutes bei COPD 627
Ventrikel 445 ff.
- linker 446
- – Compliance 446
- – Einfluß auf Nachlast 448
- rechter 448
- – Einfluß auf Funktion 448
Ventrikelseptum, Verlagerung 445
Verdampfer 541, 545
- Infektionskontrolle 545
Vernebler 541
Verschattungen, Röntgenbild 412
Verschlußdruck 644
Verteilungsstörung, ventilatorische 169
Vibration, intrapulmonale 554
Vibrationsmassage, Thorax 552, 553
Vitalkapazität 34–38, 422
- Altersabhängigkeit 38
- exspiratorische 35
- inspiratorische 34
- klinische Bedeutung 37
Volumenalarm 341
Volumensteuerung 288
Volumen-Zeit-Diagramm 292
Vorlast, PEEP 322

W

Warmbefeuchter 541
Wasserdampf 74, 500
Wasserdampfdruck 75
„weaning" (*siehe* Entwöhnung vom Respirator) 357, 361, 429–438
Wedgedruck, ARDS 606
Wiederbelebung, kardiopulmonale 507
Woodbridge-Spiraltubus 199, 204

Z

Zähne 187
Zahnschäden, Intubation 234
ZEEP („zero endexpiratory pressure") 290, 318
Zeitsteuerung 288
Zunge 187
Zwerchfell 25, 27, 29, 44, 45, 177, 688, 701
- Einschränkung der Funktion 177
- Innervation 29
- Kleinkind 688
- Neugeborenes 688
- topographische Lage 27
- Verschiebung 701
Zwerchfellruptur 676
Zyklusvariable 286